Alexander L. Rossaint

Medizinische Kinesiologie, Physio-Energetik und Ganzheitliche (Zahn-) Heilkunde

Alexander L. Rossaint

Medizinische Kinesiologie, Physio-Energetik und Ganzheitliche (Zahn-) Heilkunde

Das Handbuch für Therapeuten

Mit 280 Fotos, 36 Schaubildern
und 18 Tabellen

VAK

VAK Verlags GmbH
Kirchzarten bei Freiburg

Das vorliegende Buch ist die vollständig überarbeitete, aktualisierte, stark erweiterte und neu gestaltete Ausgabe des 1985 erschienenen Buches *Ganzheitliche Zahnheilkunde in physischer, psychischer und metaphysischer Schau.* (1.–4. Auflage [1997] im Verlag Hüthig, Heidelberg; ISBN 3-7785-2551-4)

Bibliografische Information der Deutschen Bibliothek
Die Deutsche Bibliothek verzeichnet diese Publikation in der Deutschen Nationalbibliografie; detaillierte bibliografische Daten sind im Internet über http://dnb.ddb.de abrufbar.

VAK Verlags GmbH
Eschbachstraße 5
79199 Kirchzarten
Deutschland
www.vakverlag.de

Fotos: Ernst Johnen (Schädelfotos u. 3-D-Simulation: Anselm Cosler, Images)
Satz und Umschlag: Karl-Heinz Mundinger, VAK
Druck: J. P. Himmer GmbH & Co. KG, Augsburg
Printed in Germany
ISBN 3-935767-49-8

Inhalt

Inhalt

Inhalt

Krankheit und Leid sind das Resultat einer falschen Verwertung schöpferischer Energien. Sie sind jedoch ein Teil der Schöpferkraft. Sie sind nicht anderen Ursprungs als beispielsweise Gesundheit und Vitalität. Leid ist an sich nicht gut für die Seele, es sei denn, ihr lerntet dadurch ihm ein Ende zu setzen. Darin liegt der Zweck.

SETH

(Quelle: ROBERTS 1979, S. 345)

Vorwort

Zufall ist nur der Name für ein noch unbekanntes Gesetz. Anders ausgedrückt: Wenn uns etwas zufällt, dann immer per Gesetz. An diesen Gedanken müssen wir uns in einem vom naturwissenschaftlichen Denken geprägten Zeitalter erst wieder gewöhnen. Dennoch existiert diese Gesetzmäßigkeit – ob wir daran glauben oder nicht –, die als Netz unsere Existenz umspannt und sinnvoll zusammenhält. C. G. Jung spricht von Synchronizität, wenn diese Gesetzmäßigkeit dem Einzelnen die geheimnisvollen innerpsychischen Zusammenhänge des Tao der chinesischen Philosophie offenbart.

Wie die Physiker die alles miteinander verbindende Netzstruktur des Universums, d. h. des Makrokosmos, entdeckt haben, so haben die Anatomen dieses Maschenwerk im Mikrokosmos Mensch in der Grundsubstanz beschrieben. Wir ganzheitlich orientierten Praktiker arbeiten mit dem schon seit Jahrtausenden aus der Akupunktur bekannten funktionellen Netz und der funktionellen Einheit des menschlichen Körpers, um hinter die Gesetzmäßigkeit des „Zufalls" Krankheit mit seinen Symptomen zu kommen.

Dieses Vorhaben, die hinter dem Symptom Krankheit steckenden Zusammenhänge sichtbar zu machen, versuche ich durch das vorliegende Buch Medizinische Kinesiologie, Physio-Energetik und Ganzheitliche (Zahn-) Heilkunde umzusetzen. Es ist die ***überarbeitete, aktualisierte und stark erweiterte 5. Auflage meines 1985 erschienenen Buches Ganzheitliche Zahnheilkunde****. Die Leitmotive für meine damalige Arbeit betrachte ich als heute immer noch gültig; deshalb möchte sie hier auszugsweise zitieren. So schrieb etwa Christoph Herrmann (Heidelberg), der Autor des Buches Ganzheitliche Kieferorthopädie, in seinem damaligen Geleitwort.*

> *„Die Zahnheilkunde wird noch heute weitgehend technisch und vom übrigen Menschen getrennt gesehen und betrieben. Wenn es auch Forscher wie Euler (Breslau), Fischer (Greifswald), Balters (Bonn), Altmann (Wien) und viele andere gab, die schon früh die Zahnheilkunde ganzheitsbezogen betrachteten und ausübten, so muss man leider in heutiger Zeit einen Mangel in dieser Wissenschaftsschau beklagen. ... Wenn ein Zahn zum Beispiel beherdet ist, so ist auch der gesamte Mensch erkrankt; sein ganzes psychosomatisches Gefüge ist betroffen. ... Die Zeit, in der man noch glaubte, fast alle Erkrankungen im Zahn-, Mund- und Kieferbereich mit Bohren, Biegen und Brechen zu beheben, ist sicher zu Ende. Es ist höchste Zeit zum Umdenken. Dazu kann dieses Buch anregen. ...*
>
> *Für die Zukunft wird es nötig sein, sich ständig weiter mit den Zusammenhängen und gegenseitigen Beeinflussungen im Individuum wie in der Gesellschaft, ja letztendlich mit dem Verwobensein von Mensch – Erde – Kosmos zu befassen.*

Arzt wie Patient werden sich in einer neuen und auch alten Weise wieder begegnen, der Mensch wird wieder vom Objekt zum Subjekt, und er wird somit den Platz erhalten, der ihm in der Gesamtordnung der göttlichen Schöpfung zukommt.“

Und WERNER CH. NAWROCKI *(Frankfurt), der mir freundschaftlich verbundene Arzt für Naturheilverfahren, schrieb damals:*

„Das Ende des rein naturwissenschaftlichen Zeitalters ist da. ALDOUS HUXLEY *sagte: ‚Als Darstellung der Wirklichkeit ist die naturwissenschaftliche Abbildung der Welt nicht ausreichend, einfach aus dem Grund, weil die Naturwissenschaft nicht einmal den Anspruch erhebt, sich mit Erfahrung schlechthin zu befassen, sondern nur mit bestimmten Ausschnitten und nur in bestimmten Zusammenhängen.' ...*

Die rein naturwissenschaftliche Methodik ist überwiegend auf Zweckmäßigkeit und Nützlichkeit ausgerichtet. Damit sind wir aber vom lebendigen Ganzen, vom Menschen ‚fort-geschritten'. ...

Prof. RUPERT RIEDEL *(Evolutionsforscher aus Wien) meint: ‚Alle Grenzen, die man bisher in der Geschichte unserer Wissenschaft vermeinte ziehen zu müssen, haben sich als Irrtum herausgestellt.' Auch das vorliegende Buch von meinem Freund und Kollegen Alexander Rossaint sprengt Grenzen. Es ist eine Freude festzustellen, daß heute selbst ein Spezialist wie ein Zahnarzt den engen, ‚mundbegrenzten' Raum verläßt und die lebendige Einheit Mensch holistisch erfaßt! Dies ist Alchemie, nämlich Evolution.“*

Ich selbst charakterisierte das damalige Buch im Vorwort so – und dies gilt auch hier:

„... dem Zahnarzt wird einiges zunächst fremd erscheinen, es scheint mir jedoch unumgänglich für jeden Therapeuten, stets den ganzen Menschen zu betrachten; dabei bildet die Zahn-, Mund- und Kieferheilkunde keine Ausnahme. Diese Tatsache ist bisher in den Veröffentlichungen leider immer etwas zu kurz gekommen. Daß sich viele meiner Ausführungen mit allgemeinen Themen beschäftigen, liegt daher in der Natur der Sache und soll das Verständnis für die Gesamtschau wecken.

... sollten die ausgewählten Kapitel weiterhin kurzgefaßte Übersichten bleiben, um den Leser anzuregen, sich auf seine Weise weiter damit zu beschäftigen. In diesem Sinne sollte weder ein Lehrbuch entstehen noch – bis auf wenige Ausnahmen – eine Arbeitsanleitung für die tägliche Praxis. Vielmehr steht im Vordergrund das Bemühen, in kürzester Zeit über das jeweilige Thema umfassend und übersichtlich zu informieren. Denn mittlerweile füllt der Inhalt eines jeden Kapitels ganze Bücher, aber überall muß man sich erst zum Wesentlichen durchar-

beiten, bis man den hier aufgeführten Extrakt als Konzept erkennen kann. Da viele der wesentlichen Passagen in der Prägnanz von mir nicht besser und vor allem kürzer formuliert werden konnten, habe ich diese Stellen im jeweiligen Originalwortlaut übernommen. …

Holistische Zahnmedizin aus physischer, psychischer und metaphysischer Sicht: eine Herausforderung und große Aufgabe, die ein Leben und mehr ausfüllen kann. Vor allem macht sie deutlich, daß ein engumgrenztes Fachgebiet allein niemals dem anspruchsvollen Ansinnen auf Heilung = Ganzwerdung gerecht werden kann. ...

Die Formulierung des dritten hermetischen Prinzips (Prinzip der Schwingung) verdeutlicht, dass es in der Fortschrittspirale der Evolution keinen Stillstand gibt, höchstens einen Stillpunkt (wie in der cranio-sakralen Therapie nach UPLEDGER), um sich neu orientieren zu können. Man beachte das Wort ‚orientieren' – in ihm steckt das Wort Orient, jener Teil der Welt, wo das Licht aufgeht: ex oriente lux. …

Polarität – entsprechend dem vierten hermetischen Prinzip – kennzeichnet unseren Kosmos und unser Bewußtsein. Aus dem Vorhandensein einer äußeren Form kann man auf deren Inhalt schließen, das heißt, jeder Form muß ein ideeller Inhalt vorausgegangen sein, wie bei einem Haus, das nach den Ideen des Eigentümers / Architekten, nach den jeweiligen Bedürfnissen gebaut wird. Vor allem diesen Bedürfnissen, besser gesagt: den Absichten von Krankheiten (Symptomen), gilt es mehr nachzugehen.

Die Kapitel über Resonanzphänomene, Parodontopathien und ganzheitliche Aspekte der Weisheitszähne sind besonders unter diesem Gesichtspunkt geschrieben, so daß das Metaphysische in der Ganzheitlichen Zahnheilkunde deutlicher wird. Die Beschreibungen des Formaspekts und damit der funktionellen Zusammenhänge nehmen genug Raum in den klinischen Lehrbüchern ein und werden deshalb hier vernachlässigt, ohne deren Wert schmalern zu wollen.

Wir brauchen nämlich beides, das eine, um im Alltag arbeiten zu können, das andere, um Krankheit als solche verstehen zu lernen und uns als Patient die Möglichkeit der Einsicht in die nötige Veränderung zu geben."

Das neu gestaltete Werk über Medizinische Kinesiologie, Physio-Energetik und Ganzheitliche (Zahn-) Heilkunde** trägt angesichts zunehmender chronischer Erkrankungen dazu bei, Medizin und Zahnmedizin durch die hier beschriebene holistische Denkweise wieder auf ihren gemeinsamen Nenner zurückzuführen. Es gibt sowohl dem Einsteiger wie auch dem schon Fortgeschrittenen einen klar gegliederten Überblick über **emotionelle Krankheitshintergründe sowie Diagnose- und die Therapieverfahren

der Ganzheitsmedizin*; es vermittelt außerdem eine Philosophie des Krankseins, um in einer Zeit schnellen Umbruchs und dadurch größerer Verunsicherung dem linearen kausalen Denken ein entsprechendes vernetztes Weltbild gegenüberzustellen, das die Metaphysik mit einbezieht und damit den zunehmenden menschlichen Problemen unserer Zeit gerecht zu werden versucht.*

Hier lernt der Leser neben der heute üblichen wissenschaftlichen Denkweise erst einmal eine relativ unbekannte, ungewohnte, eventuell sogar unbequeme Sichtweise kennen, in die er sich einlesen und eindenken muss, um sie nachvollziehen und verstehen zu können (wie es auch für andere wissenschaftliche Disziplinen nötig ist). Es ist eine andere wissenschaftliche Betrachtungsweise, die sich nicht am mechanistisch-naturwissenschaftlichen Weltbild orientiert, sondern vor allem an der Philosophia perennis (immer währende Philosophie; Philosophie im Hinblick auf die in ihr enthaltenen, überall und zu allen Zeiten gültigen Grundwahrheiten) bzw. am **Analogiedenken** *der westlichen „hermetischen Philosophie“, jener Wissenschaft, die sich auf* HERMES TRISMEGISTOS *beruft, den „dreimal größten (dreifach weisen) Hermes“, jenen altägyptischen Weisen, den man als den Gott Toth besser kennt und der seine Lehren auf einer Smaragdtafel, der Tabula smaragdina, festgehalten haben soll. Das bekannteste seiner sieben Prinzipien ist jenes, das die Beziehung zwischen Makrokosmos und Mikrokosmos beschreibt, wie sie später auch von* PARACELSUS *formuliert wurde (s. Kap. 8 und 10). (Wer intensiver und tiefer in das Analogiedenken einsteigen möchte, lese die Bücher von R.* DAHLKE*: Der Mensch und die Welt sind eins bzw. Das senkrechte Weltbild.)*

> *„Dass es sich dabei [bei der Philosophie des Hermes, A. R.] ebenfalls um einen rationalen Denktypus handelt, zeigt nicht nur der formale Charakter seiner Gesetzmäßigkeiten, sondern auch die Universalität seiner Anwendung und seine intersubjektive Kommunikabilität.“ (*GLOY *1998)*

So repräsentiert das Buch auch aus (zahn-) medizinischer Sicht die oben genannten allgemeinen Gedanken in besonderem Maße durch die grenzüberschreitende Informationsvielfalt, die vor allem aufgrund der dargestellten Krankheitsphilosophie Medizinern wie Zahnmedizinern, ja eigentlich allen Therapeuten neue Impulse gibt. Aber auch die praktischen (funktionellen) Aspekte eröffnen neue Horizonte, hinter denen die Schicksalsgemeinschaft von Mensch und Krankheit erst einmal sichtbar, dann transparente und schließlich behandelbar wird.

Betrachtet man ***die heutige Zeitepoche*** *– das durch* GALLILEO GALILEI *seit circa 600 Jahren vom naturwissenschaftlichen Weltbild geprägte und dominierte Zeitalter – aus einer größeren, übergeordneten Sicht, so ist sie lediglich ein bescheiden kleiner Zeitraum im gesamten kosmischen Geschehen. Erst die Gesamtschau aus dieser Perspektive ermöglicht es, die heutige Zeit zu bewerten und ihre Probleme nicht nur zu verstehen, sondern auch einer befriedigenderen Lösung zuzuführen.*

Dazu muss man wissen, dass wir uns heute nach astrologischer Tradition – innerhalb eines 25 920 Jahre langen so genannten platonischen Jahres (auch Weltenjahr genannt) mit seinen jeweils 2 160 Jahre dauernden zwölf platonischen Monaten (= Zeitaltern) – am Übergang vom Monat (Zeitalter) des Fisches zum Monat des Wassermanns befinden, in einer „Zeit tiefster geistiger Unwissenheit" (H. Sterneder), die jetzt gerade in ihre Gegenbewegungsphase eintritt; demnach befinden wir uns in der Mitte eines platonischen Jahres.

Aus in Sumer – der ersten historischen Hochzivilisation der Menschheit – gefundenen Tabellen (Z. Sitchin), die fast alle mit der Zahl 12 960 000 beginnen und mit der Zahl 160 (das ist der 216. Teil der Anfangszahl und entspricht 2 160 !) enden, kann man ableiten, dass diese Zahl der Dauer von 10 (!) vedischen „Zeitaltern des Wissens" entspricht. (Siehe dazu die Anmerkung am Ende dieses Vorworts) Das heißt, 50 (!) platonische Jahre (50 x 25 920) entsprechen nur einem „Wissenszeitalter" (1,296 Mio. Jahre, s.u.) und das heißt weiter: 500 (!) dieser platonischen Jahre entsprechen der Gesamtzahl der zehn bis zur ersten historischen Hochkultur abgelaufenen Wissenszeitalter und damit den gefundenen Zahlen in Sumer. Das verdeutlicht, in welch kleinem Zeitrahmen wir uns heute bezogen auf die Gesamtentwicklung des Kosmos befinden.

Dieses jetzige, seit circa 1950 angebrochene Zeitalter des Wassermanns ist mit seinen typischen Phänomenen (unter anderem: Individualität; Originalität; Genialität; Sprung aus der Entwicklung; Unterbrechung der Kontinuität; plötzliche, nicht kalkulierbare Veränderungen; Unvorhersehbares; Verfremdung; Entpolarisierung als Gleichmacherei; Aufhebung von Zentren; Kreativität; Intuition; Technik (Computer); Idee der Freiheit, Gleichheit, Brüderlichkeit; Reform; Revolution, Desorientierung, Gefühlskälte; Unruhe; Nervosität bis Psychose; Geistesblitz; Neuschöpfung etc.) nicht mehr zu verkennen. (S. auch Kap. 8)

Da alle Bereiche des Lebens betroffen sind, ist auch auf dem Büchermarkt so viel im Sinne der Konzentration – ebenfalls ein typisches Wassermannkennzeichen – passiert, dass die neuen Strukturen des alten Verlages meines früheren Buches Ganzheitliche Zahnheilkunde in physischer, psychischer und metaphysischer Schau das Konzept der holistischen Zahnheilkunde nicht mehr mittragen. Daher erscheint dieses neue Buch nunmehr im Verlag VAK, Kirchzarten bei Freiburg – der Wiege der Verbreitung des kinesiologischen Gedankengutes und der kinesiologischen Literatur in Deutschland. Damit ist die alte Kontinuität unterbrochen und neue kreative Möglichkeiten (s.o.) können genutzt werden. Daher habe ich mit besonderer Freude an der Gestaltung dieses Buches gearbeitet. Einmal sind seit der letzten Ausgabe des früheren Buches – gemäß dem fünften hermetischen Prinzip – dem Prinzip des Rhythmus (s. Kap. 8) – die Wogen von Anerkennung und Ablehnung hin- und hergeschwappt und somit kompensiert (da Rhythmus kompensiert), zum anderen sind an der Milleniumswende die Informa-

tionsimpulse so vielfältig, dass das neue Bild des Menschen und damit der Welt immer schneller und mit konstanter Wechselhaftigkeit konkrete Gestalt annimmt.

Nach alter indischer (vedischer) Tradition befinden wir uns zurzeit in einem so genannten Kali-Yuga („Zeitalter der Zwietracht", „dunkelstes Zeitalter"), und zwar im Kali-Yuga des 28. Mahajuga (siehe Anmerkungen am Ende des Vorworts!), nach diesen Vorstellungen also in der Gegenbewegungsphase einer rhythmischen Schöpfung des gesamten Universums (die zyklisch verläuft), in der das Wassermannzeitalter als eine sehr kleine Einheit, wie gesagt als ein Weltenmonat eines platonischen Jahres, gesetzmäßig seinen Platz einnimmt. Orientieren wir uns und leben wir nach dieser Gesetzmäßigkeit, dann erfüllen wir unsere Aufgabe im Hier und Jetzt und tragen so zur echten Evolution bei, nicht mehr und nicht weniger.

In diesem Sinne sind die neuen (quantenphysikalischen) Erkenntnisse auf allen Ebenen eine Bestätigung uralten Wissens (siehe auch U. Warnke mit seinen Büchern (Literaturverzeichnis) oder A. Dietrich: Propädeutik in der Ganzheitlichen Zahnmedizin und H. und P. Pflaum: Synopsis der Ganzheitlichen Zahnheilkunde). Dadurch wächst das Vertrauen in eine immer währende Gesetzmäßigkeit, die sich auch in der Philosophia perennis wiederspiegelt.

Im vorliegenden Buch verarbeite ich ***viele neue, wichtige Erkenntnisse****, zum Beispiel in Bezug auf die Matrix, auf Hyperboloide, die unspezifische Mesenchymreaktion, NICO, Ernährung, Esogetik sowie – auf einer anderen Ebene angesiedelt – quantenphysikalische und skalarwellenphysikalische Erkenntnisse. Vor allem aber werden dargestellt: die für alle Therapeuten relevante ZahnÄrztliche Physio-Energetik (ZÄPE), insbesondere der odontogene Challenge, die Einbindung aurikulomedizinischer Techniken, der Omura-Test (insbesondere in der Handhabung der Akupunkturpunkt-Biophotonen-Testung nach van Benschoten, die die Biophotonenabstrahlung der Akupunkturpunkte berücksichtigt), außerdem die Auswirkungen der Schwermetalle, die funktionellen und strukturellen Hologramme sowie die kontaktlose Resonanztestung und energetische Psychotherapie, besonders die Kausal-Feld-Therapie nach Rossaint. Die Kapitel über Spagyrik nach Zimpel wie über kreative Homöopathie nach A. Peppler als innovative (und dennoch alte) Therapien für das neue Zeitalter dürften ebenfalls Neugier wecken.*

Alle Abbildungen dieses Buches sind in der zweiten Buchhälfte zusammengefasst. Dieser ***Bildteil*** *ist mit neuen Aufnahmen ausgestattet worden, darunter insbesondere solche von Mudras und kinesiologischen Techniken (unter anderem aus der Aurikulomedizin). Er wurde außerdem stark erweitert, mit Fotos von den Biophotonen-Mudras sowie mit neuen Texten, unter anderem zum Lykotronic-System, zur Psychosomatik der Akupunkturmeridiane und zur Psychodontie. Das* ***Literaturverzeichnis*** *präsentiert ein sehr breites Spektrum m. E. empfehlenswerter, ganzheitlich ausgerichteter Bücher* *zum Thema Gesundheit. Ein* **Abkürzungsverzeichnis** *erleichtert das Verständnis der zahlreichen Abkürzungen aus der Fachsprache, die ich in diesem Buch benutze.*

Insgesamt, so glaube ich, hat dieses Buch gegenüber den früheren Auflagen durch die vielfältigen Änderungen und Neuerungen eine neue Dimension hinzugewonnen und bringt für alle Kollegen neue, interessante Anregungen. Übrigens: Wenn ich Aussagen wiederhole, tue ich das bewusst, damit sie sich – angesichts der Fülle der hier vermittelten Informationen – besser einprägen.

Danken möchte ich allen Helfern, die es mir ermöglicht haben, dieses Buch zu schreiben. Besonderer Dank gilt meiner Familie, ohne deren Geduld dieses Buch nicht entstanden wäre und die mich während der Entstehungszeit kräftig unterstützt hat. Ich danke auch meinem Freund und kinesiologischen Mitstreiter (seit den ersten Tagen der Verbreitung des zahnärztlich-kinesiologischen Gedankengutes in Deutschland) Jörg Born aus Reinbek, der mir noch kurz vor seinem plötzlichen Tod im Juli 2003 die Tabelle über die psychischen Zusammenhänge zu den Zähnen für die Veröffentlichung in meinem Buch zur Verfügung stellte. Ebenso gilt Herrn B. Gopalsamy Naidu Dank für die freundliche Überlassung der Abbildungen der fünf Wandlungsphasen der Zähne in Bezug zu den spagyrischen Mitteln.

Das Buch ist für alle Interessierten Fundgrube und Nachschlagewerk zugleich, es beschreibt gleichermaßen Realität wie Vision.

Dr. Alexander Rossaint ***Herbst 2004***

Anmerkungen

Vgl. A. RISI in seinem Buch Der multidimensionale Kosmos und in seinem Beitrag: „Wie alt ist die Welt?“ in: Wege und Visionen, 3/97, Seite 7–13.

1 Yuga = 1 Weltalter (Zeitalter)

1 Mahayuga (= 4,32 Millionen Erdenjahre) besteht aus vier einzelnen Yugas: Satya-yuga (goldenes Zeitalter) = 1,728 Mio. Jahre (4 x 432 000); Treta-yuga (Wissenszeitalter) = 1,296 Mio. Jahre (3 x 432 000); Dvapara-yuga (Opferzeitalter) = 864 000 Jahre (2 x 432 000) und Kali-yuga (Zwietracht-Zeitalter; dunkelstes Zeitalter) = 432 000 Jahre. Dabei machen 1 000 Maha-yugas (d.h. 4,32 Milliarden Jahre = 1 Manvantara) erst die wichtigste vedische Zeiteinheit, nämlich ein Kalpa, d.h. einen Tag Brahmas aus, dessen Nacht noch einmal so lange dauert und dessen Gesamtlebenszeit 100 Brahma-Jahre, also 36 000 Kalpas = 311 Billionen und 40 Milliarden Erdenjahre beträgt (= 1 Brama-yuga).

Während eines Kalpas erscheinen und vergehen nach vedischen Überlieferungen 14 Manus, d.h. höherdimensionale Weltenlehrer mit entscheidender Bedeutung für die Entwicklung der Menschheit, deren Dauer jeweils einer kosmischen Epoche von 308 Millionen Erdenjahren entspricht, wobei wir nach vedischer Tradition zurzeit etwa in der Wirkenszeit des 7. Manu sind (die circa 71 Maha-yugas dauert), also etwa in der Hälfte eines Kalpa.

Demnach brauchen wir also noch keine Zukunftsängste zu haben, zumal aus diesen Zahlen hervorgeht, dass hier eine Gesetzmäßigkeit am Werk ist, die auf anderer Ebene so bestechend ist wie auf physikalischer Ebene die Quantenmechanik und die auf anderen Kriterien beruht als auf rein naturwissenschaftlichen.

Dabei ist die Frage interessant: Wie kamen die alten Inder zu diesen konkreten Zahlen? Wer mehr darüber wissen will, lese A. RISI: Der multidimensionale Kosmos (3 Bde.) oder bei Z. SITCHIN.

Am Ende eines Kalpa kommt es nach der oben genannten Überlieferung zum so genannten Kalpadha, das heißt zu einer großen Hitze: „Die tausend Strahlen der Sonne ballen sich zu sieben Strahlen, von denen jeder wie eine eigene Sonne zu glühen beginnt. Allmählich wird die Sonne hundertmal größer und verglüht die drei Welten.“ (Brahmananda Purana I. 1.5. 121, 123; nach RISI)

„Als die Schöpfung des letzten Kalpas (vor circa 6,32 Milliarden Jahren) vom Samvartak-Feuer verbrannt wurde, schmolzen auf der Erde die Gebirge und die Gesteine.“ (Brahmananda Purana I. 2.7.96) Von heute aus gerechnet wird dies also nach obiger Rechnung erst wieder in circa 2 Milliarden Jahren der Fall sein.

Im Spiegel der modernen Wissenschaft wird das so formuliert: „Die Sonne hat im Moment etwa die Hälfte ihres Lebensweges hinter sich. Mit zunehmendem Alter wird sich die Sonne allmählich in einen größeren, helleren und heißeren Stern verwandeln. Im Laufe der nächsten 2 Milliarden Jahre wird sich die Sonne zu einem sogenannten roten Riesen aufblähen und hundertmal größer und hundertmal heller als heute sein. ... Die aufgeblähte Sonne wird das Oberflächenmaterial der Erde schmelzen lassen.“ (KENDRIK FRAZIER in: Das Sonnensystem (Time-Life-Bücher, Amsterdam 5/1988): Der Planet Erde, Seite 54; zitiert in RISI)

Unter den Ärzten werden es die Naturärzte sein, die die Aufgabe haben, die verlorengehende Kraft der Medizin zu restituieren.
Unter einem Naturarzt verstehe ich einen solchen, der die widernatürliche Verbindung der Medizin mit der Naturwissenschaft löst und die alte mit der Religion wiederherstellt … Wenn … jemand als rechter Arzt das ihm von der Natur anvertraute Gut richtig verwalten will, so muß er den Weg gehen, der alleine zum Ziele führt. Zunächst muß er die Forderung erfüllen, sich selbst in Ordnung zu bringen, denn seine Erkenntnis muß stets auf dem Wege zum höchsten Grade bleiben. Wenn sich diesem Gange ein Hindernis in den Weg stellt, so versagt die Heilkraft.

HANS BLÜHER (1976, S. 27)

Gesundheit und Krankheit aus physischer, psychischer und metaphysischer Sicht

1.1 Zum Begriff der Gesundheit

In diesem Kapitel möchte ich keine neuen Thesen aufstellen oder irgendjemandem zu nahe treten, sondern lediglich ein paar Gedanken vortragen, die mir als Praktiker am Herzen liegen, ohne den Anspruch auf besondere Wissenschaftlichkeit oder Vollständigkeit zu erheben. Über *Gesundheit* und *Krankheit* kann man nicht schreiben, ohne auf die zentrale Bedeutung des Herdgeschehens (siehe Kapitel 2) einzugehen, aber auch nicht ohne den metaphysischen Rahmen zu umreißen, dessen Nichtbeachtung zu der heute üblichen Fehleinschätzung der Problematik führt.

Wenn man medizinische Fachbücher liest, so ist man erstaunt, wie wenig man dort über die Gesundheit findet. Fast ausschließlich wird über „Krankheiten" und ihre vielfältigen Erscheinungsformen gesprochen. Diese fallen auf und beschäftigen den Menschen, wobei er meist übersieht, dass es nur Symptome sind, die ihn beschäftigen und ihm eine Information geben wollen (s. Kapitel 7). Denn entsprechend dem Polaritätsprinzip, das überall Gültigkeit hat, gäbe es keine Gesundheit, wenn es nicht gleichzeitig Krankheit gäbe, das heißt, die „Krankheit ist der Dünger der Gesundheit" (DETHLEFSEN) und nicht umgekehrt. Beide bedingen sich gegenseitig und leben voneinander. So sind wir krank, damit wir gesund – heil, ganz – werden. Daher können nicht alle „krank" sein, ebenso wenig wie alle „gesund", besser gesagt: symptomfrei sein können. Die Entscheidung, wie „krank" jemand wird oder wie „gesund" er bleibt, ist einerseits festgelegt und hängt andererseits letzten Endes von jedem selbst ab.

Jeder ist daher für sein eigenes *Schicksal* verantwortlich, das heißt, jeder hat es bis zu einem gewissen Grade selbst in der Hand, was ihm zum Heil (arabisch: *salam* = Heil; mittelhochdeutsch: *salmann* = Heiler) geschickt wird und was nicht.

Somit rücken Gesundheit und Krankheit aus der rein medizinischen Betrachtungsweise heraus und sind letzten Endes immer mit der „Lebensphilosophie" gekoppelt, das heißt hier: mit einer Weltanschauung, die das eigene Lebensschicksal in Bezug auf größere, sogar metaphysische Zusammenhänge mit einbezieht. Sie gewinnen dadurch eine kosmische Dimension. Hierzu möchte ich S. G. FUDALLA zitieren, der in seinem Buch *Die Gegenwart als Patient* (S. 9) schreibt:

> „Ein Kranker empfindet seine ‚Unpässlichkeit', als die er die Krankheit ansieht, so störend wie einen Flecken auf seinem Anzug und erwartet Ratschläge, wie dieser Fleck zu beseitigen wäre. Er versucht, seinen ‚befleckten Rock' gleichsam beim Arzt abzugeben, denn die ‚Reinigungsanstalt Medizin' ist doch dazu da. Jedoch kümmert er sich als Patient nicht darum, welche Ursachen zur Entstehung des Flecks geführt haben mögen. So denkt er seinerseits kaum daran, etwas Wirksames zu dieser ‚Fleckenbereinigung' beizutragen. Es fehlt ihm ja die Zeit dafür, und schließlich ist der Arzt ja dazu da, und in der Tat, die meisten Ärzte passen sich ihren Patienten an. Willig nehmen sie die befleckten Röcke entgegen."

So muss man manchmal nicht nur dem Patienten beibringen, dass Krankheit kein Fleck ist und der Arzt eigentlich kein geschäftstüchtiger, fachlich wohlinformierter Leiter eines „Reinigungsinstitutes" sein soll und darf.

Eine weitere Ursache für die einseitige Betrachtung liegt wohl auch darin, dass man nicht genau weiß, was Gesundheit eigentlich ist. So hat es nicht an Versuchen gefehlt, den Begriff Gesundheit zu definieren, und gerade diese Tatsache zeigt, dass man das in einer polaren Welt auch gar nicht kann. Denn genau wie das Leben insgesamt enorm vielschichtig ist, so ist auch die Gesundheit im Besonderen so polymorph, dass man sie nicht einfach in einem Satz „bestimmen" kann.

Die WHO versucht das, indem sie sagt, Gesundheit sei allgemein der Zustand völligen körperlichen, seelischen und sozialen Wohlbefindens und das für jeden Menschen erreichbare Höchstmaß an Gesundheit sei eines seiner Grundrechte. Dieses Höchstmaß sei für den Einzelnen nicht auf eine einfache Formel zu bringen, da *Gesundheit die Summe aus metaphysischen Bezügen, aus seelisch-geistiger Einstellung und somatischer Funktionstüchtigkeit* sei.

Hier wird die Gesundheit als ein Grundrecht angesehen; aber, so muss man fragen, warum wird dieses Grundrecht nicht beachtet oder, anders gefragt, warum sind so wenige gesund? Je nach dem Blickwinkel, aus dem man das Problem betrachtet, und je nach der Ebene, für die die Betrachtung gelten soll, fallen die Beschreibungen bzw. Klärungsversuche anders aus.

Eines jedoch ist klar: Gradmesser für alle Überlegungen muss die *Polarität* und das *Individuum*, der Einzelmensch, mit seiner Bindung im gesamtkosmischen Geschehen sein, das heißt, dass neben der körperlichen und seelischen Ebene stets auch der metaphysische Hintergrund gesehen werden muss. A. ROST (Professor in Tübingen) hat auf der Frühjahrstagung 1977 der Ärzte für Naturheilverfahren die Gesundheit folgendermaßen beschrieben:

„Gesundheit ist der Zustand, in dem sich Lebewesen befinden, wenn alle ihre Organe ungestört tätig sind und harmonisch zur Erhaltung des ganzen Wesens zusammenwirken. Die Überwachung der Organtätigkeit, die Registrierung von Störungen und Kompensation wird von einem umfangreichen, in sich verflochtenen und zentralen Regulationssystem vollführt. Die Erhaltung des Regulationssystems ist jedoch Voraussetzung für den Erhalt bzw. die Wiederherstellung der Gesundheit. Der Mensch ist in seiner Leib-Seele-Einheit unteilbar."

Nach RECKEWEG bzw. BERTALANFFY ist der Körper des Menschen ein *Fließsystem*, das sich im Fließgleichgewicht befindet bzw. danach strebt, dieses Fließgleichgewicht unter allen Umständen zu erhalten bzw. wieder herzustellen. Wenn diesem Fließsystem Stoffe in ausreichender und nicht überschüssiger Menge zugeführt werden, die ihm adäquat sind, die es benötigt und verarbeiten kann, dann bleibt das *Fließgleichgewicht* erhalten, das heißt, dann besteht der Zustand der Gesundheit; er ist also nichts anderes – so RECKEWEG – als das Freisein von Giften und Giftschädigungen im Rahmen eines komplizierten kybernetischen Systems. Beide Autoren betrachten also mehr die körperliche und seelische Ebene und man sieht: Aus einer relativ kurzen Definition wird immer mehr eine Umschreibung, weil Gesundheit eben so komplex ist. Daher finde ich die Umschreibung, die BAHNEMANN in seinen Kursen über das Gnathovertebralsyndrom bringt, relativ gut, indem er folgendermaßen formuliert:

„Gesundheit läßt sich – genau wie ‚das Leben' – nicht definieren, sondern nur in ihren Wesensmerkmalen beschreiben.

Gesundheit ist eine Naturerscheinung. Sie verkörpert ein dynamisches Prinzip im harmonisch koordinierten Wechselspiel ihrer Funktionskreise. Sie ist nur im Sinne der Kybernetik zu erfassen … Absolute Gesundheit gibt es nicht, und niemand ist so gesund, wie er sein könnte … Der Mensch braucht – im Unterschied zum Tier – ein auf Gesundheit bewusst ausgerichtetes und gesteuertes Verhalten."

Auch im Weltbild der chinesischen Medizin und damit der Akupunktur ist das Problem von Krankheit und Gesundheit ein energetisches im Sinne eines inneren Gleichgewichts des Menschen einschließlich seiner Beziehungen zum Universum. Dieses Gleichgewicht liegt in der Harmonie zwischen den beiden Polen *Yin* und *Yang* und wird aufrechterhalten durch die fortwährende Zirkulation der Energie im ganzen Körper über die bekannten Meridiane. Hier gewinnt die Polarität, in die die beiden Phänomene Gesundheit und Krankheit eingespannt sind, die Bedeutung, die ihr zukommt, und so hat bei den Chinesen das Gesundheitsproblem also neben dem rein medizinischen auch wiederum einen lebensphilosophischen Hintergrund und erhält dadurch ebenfalls kosmische Dimension. Unter diesem Aspekt muss auch der Leitsatz aus dem *Nei King* gesehen werden: „Der wahre Arzt pflegt den Kranken *vor* der Krankheit", das heißt durch echte Vorbeugemedizin, die nicht zu verwechseln ist mit unserer heutigen Ansicht über Prophylaxe, sondern die meint, dass wir uns freiwillig beugen (vorbeugen), bevor uns das Schicksal beugt.

Als Letztes möchte ich noch folgende Gedanken kurz umreißen, wie sie Maharishi Mahesh Yogi, der Begründer der Transzendentalen Meditation, zu Fragen der Gesundheit dargetan hat, weil sie mir aus der Gesamtschau heraus die Sache am besten zu treffen scheinen.

1.2 Kybernetik als Erklärungsansatz für Gesundheit und Krankheit

Sie enthalten auch einige Ansatzpunkte dafür, gewisse Phänomene bei der Medikamententestung (MT) in der bioenergetischen Medizin verständlich zu machen. Daher bitte ich um Verständnis, wenn ich zu diesem Punkt etwas vom Thema abschweife. Zunächst also **Maharishis Gedanken über die Gesundheit**. Er sagt (S. 207 ff.):

> „Das Problem der Gesundheit ist das wesentlichste Lebensproblem. Alles hängt von der Gesundheit ab; des Menschen innerer Frieden und sein Glück, seine Einstellung und sein Verhalten anderen gegenüber, sein Erfolg im Leben, und vor allem hängt das Leben selbst von der Gesundheit ab. Bei der Betrachtung müssen wir sowohl die Gesundheit des Individuums als auch die der Umwelt berücksichtigen, also den Menschen und seine Atmosphäre. Betrachten wir folgende Aufstellung:

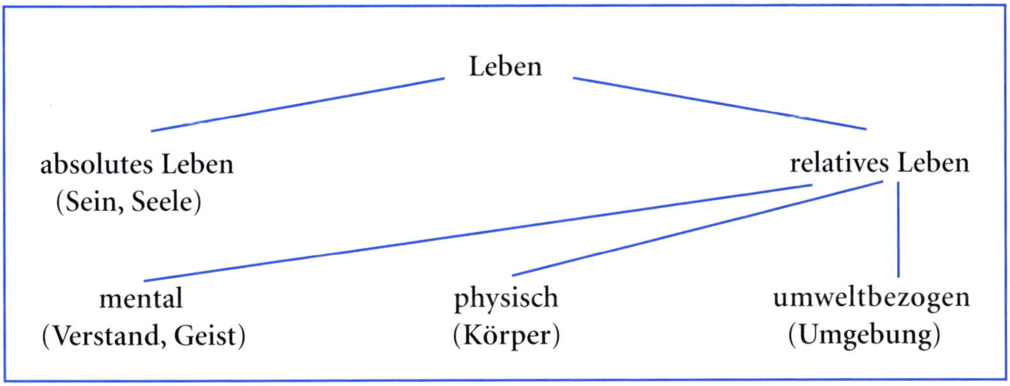

Daraus können wir folgendes erkennen: Die beiden Hauptaspekte des menschlichen Lebens sind das Relative und Absolute. Ersteres ist vergänglich, Letzteres unvergänglich. Absolutes Leben, Seele und Sein sind Synonyme! Das will ich kurz erläutern, ehe wir das relative Leben betrachten.

In der Physik sind verschiedene Energieformen bekannt, die sich ineinander umwandeln können. Die Untersuchungen der Physik führten zu dem Gedanken, daß möglicherweise eine Grundform der Energie, nämlich die absolute Energie, existiert. Die Physik würde sich dann nur als Mittler bzw. sichtbarer Ausdruck dieser absoluten Energie darstellen, und alle physikalischen Energien wären nur Manifestationen dieser absoluten Energie. Diese wäre die Quelle sowohl aller Materie als auch aller Energie, aber sie wäre auf der anderen Seite auch zu subtil, als daß sie mit Methoden der Physik erkannt werden könnte, denn schon die Energie eines Gedankens ist so subtil, daß sie von der heutigen Physik kaum gemessen werden kann.

Unzweifelhaft ist aber mit jedem Gedanken ein energetischer Prozeß verbunden (z. B. Gedankenübertragung). In der Erforschung dieser subtilen Schichten muß die Physik also letztlich an einen Punkt kommen, der jenseits des subtilsten Aspektes eines Energieteilchens liegt, nämlich an die Grundlage des Lebens, das Sein, bzw. die Psyche, das absolute Leben. Denn Sein ist Leben, ist Existenz, und alle Aspekte des Lebens haben ihre Basis und ihren Sinn im Sein."

Damit ist nichts anderes gesagt, als dass wir uns im Sein bzw. absoluten Leben, also jenseits des subtilsten Aspektes eines Energieteilchens, auf dem Gebiet der Information bewegen, die nach dem Vater der **Kybernetik** (N. WIENER) neben Materie und Energie als „dritte Wesenheit und Fundamentalgröße" existiert und meines Erachtens eine sehr wichtige Erklärungsmöglichkeit für die MT darstellt. Sie ist weder an Raum noch an Zeit gebunden, verhält sich somit physikalisch ganz anders als die Erscheinungsformen von Materie und Energie.

„Alles, was existiert, ist im Urgrund Information. Ohne Verständnis für die Information können wir daher weder Leben noch Lebensgesetze verstehen. Eine der Ursachen für das Unbehagen, das viele befällt, wenn sie etwas wahrnehmen, was außerhalb der 5 Sinne liegt (z. B. die MT), ist die Argumentation, daß das ja nicht existieren kann, weil es den Gesetzen der Physik widerspricht. Damit ist jedoch nur die ‚klassische' Physik angesprochen. Denn wenn man die Atomphysik und Kybernetik zu Hilfe nimmt, so läßt sich dieser scheinbare Widerspruch erklären."

Wissen wir doch, dass Materie nicht nur aus Elementarteilchen besteht, sondern auch aus Strahlung. A. KOESTLER formuliert das in seinem Buch *Die Wurzeln des Zufalls* so: „Die Unbestimmbarkeit subatomer Ereignisse geht auf die zweideutige und schwer faßbare Natur dieser kleinsten Materieteilchen zurück, die in Wirklichkeit überhaupt keine Teilchen oder Dinge sind. Es sind janusköpfige Wesen, die sich unter bestimmten Umständen wie ... Kugeln verhalten, unter anderen Gegebenheiten jedoch wie Wellen und Schwingungen, die sich in einem Medium ohne jegliche physikalische Eigenschaften fortpflanzen lassen." Und die alte Vorstellung, „daß bei allen Wechselwirkungen materielle Objekte beteiligt" sind – so MARJENAU, Physikprofessor an der Yale-Universität –, ist nicht mehr haltbar, da feststeht, „daß es Felder gibt, die vollkommen immateriell sind" (MARJENAU).

Das Phänomen der MT beruht demnach also darauf, dass die Medikamente reinen *Informationscharakter* besitzen, sich sozusagen als Informationsträger anbieten. Nach DOBBS, der die Informationen, die ein System speichert, *Psitronen* nennt, können sich diese Psitronen, da sie eine so genannte „imaginäre Masse" haben, ohne Energieverlust schneller als mit Lichtgeschwindigkeit fortbewegen und „dringen in die zerebralen Neurone des Empfängers ein, die sich in einem besonders aufnahmebereiten Zustand befinden, und ... übertragen nicht nur Informationen über den tatsächlichen Zustand des Systems ..., sondern sie übertragen auch Vorentwürfe seines wahrscheinlichen zukünftigen Zustandes, welche sich schon in seinen Fühlern in allen Richtungen widerspiegeln" (Ende des Zitats nach MAYER).

Wenn auf der einen Seite nach russischen Experimenten *Photonen*, also Lichtquanten oder kleinste Energieteilchen einer elektromagnetischen Strahlung, durch Quarzglas biologische Informationen lebender Zellen weitergeben können, dann dürfte es auf der anderen Seite erst recht für Psitronen ein Leichtes sein, nicht nur durch Quarz, sondern auch durch jedes andere Glas Informationen abzustrahlen. Der Informationscharakter der potenzierten Medikamente ist somit als „Signal von höchster Dynamik" – so HEGENAUER – anzusehen und erweitert die „materiell-energetischen Gesetze von Ursache und Wirkung um die Gesetze der informationellen Kommunikation" (HEGENAUER, zit. n. MAYER).

> Nach HANZL beruht die „Voraussage einer evtl. Wirksamkeit einer noch nicht inkorporierten Substanz im Organismus . . . erstens auf dem *energetisch informationellen Aspekt der Materie*, also einem quantenmechanischen Phänomen, zweitens aus der Übertragung dieser Information über *Felder* und drittens der *Resonanzkopplung* entsprechend oszillierender Systeme im Organismus, also auf einer Sender-Empfänger-Wirkung."

Hier hat die Quanten- und Skalarwellenphysik in neuerer Zeit wesentliche, wenn auch rein naturwissenschaftlich umstrittene Erkenntnisse hinzugewonnen (s. Kapitel 16). Basis für eine Erklärung der MT ist jedenfalls die dissipative Struktur des Pischinger'schen Grundsystems (Erläuterung folgt weiter unten), durch die das Phänomen der MT mittels bioenergetischer Methoden anatomisch-funktionell unbestreitbar eine Grundlage findet.

Dass die Ergebnisse einer MT aufgrund subjektiver bioenergetischer Testmethoden gefunden werden, mag zwar für einen an objektive Befunde gewohnten Mediziner eine Unbehagen auslösende Feststellung sein, ist aber einmal wegen der Tatsache der engen Wechselbeziehungen zwischen Arzt und Patient und der damit verbundenen *Subjektivität* eine entscheidende Grundbedingung bei bioenergetischen Testverfahren, zum anderen aber auch aufgrund der vom Nobelpreisträger SCHRÖDINGER gefundenen Veränderung eines Messsystems durch den Beobachter gegenüber einem unbeobachteten System eine physikalische Tatsache. Sie besagt, dass das Ergebnis einer Testung sowohl vom Zustand des Patienten als auch – aufgrund der Wechselwirkung beider Personen – vom Wissensgrad des Untersuchers abhängt (nach LECHNER).

*

So weit der Ausflug in die MT. Doch nun zurück zur Gesundheit und zum „relativen Leben" bei MAHARISHI (S. 207 ff.). Es hat drei Aspekte: einen mentalen, einen physischen und einen umweltbezogenen, also Geist, Körper und Umgebung, so dass das *gesamte* Leben aus vier Komponenten besteht: dem Sein bzw. der Seele, dem Geist, dem Körper und der Umwelt. Erst das richtige Bewusstsein, ein gesunder Körper, eine gesunde Innen- sowie Umwelt und zugleich die gesunde Koordination zwischen diesen einzelnen Komponenten ergeben gemeinsam die vollkommene Gesundheit des Individuums. Werden nicht alle diese Punkte berücksichtigt, so bleibt die Betrachtung über Gesundheit und Krankheit unvollständig und die Lösung des Gesundheitsproblems wird nicht möglich, ja, im Prinzip wird sogar das Leben unmöglich. Es ist bedauerlich, dass – und darin liegt der Kardinalfehler der heutigen Medizin – das Gesundheitsproblem zu sehr von der physischen Seite aus betrachtet wurde und wird.

Erst in jüngerer Zeit wurde die Rolle mentaler Phänomene als Störungsursache im Körper betont, und der Schätzwert von 70 bis 80 Prozent psychisch bedingten Krankheiten dürfte wohl noch niedrig liegen. Eines kann jedenfalls zum Krankheitsproblem in unserem Sinne gesagt werden: Die bisher getroffenen Maßnahmen genügen nicht, die Gesundheit der Menschen zu erhalten. Um das zu ändern, muss man den bestehenden Kenntnissen neue hinzufügen. Dies erfordert eine wohl wollende Haltung der medizinischen Autoritäten gegenüber neuartigen Vorschlägen und die Bereitschaft, Neues – das zugleich das Alte ist – zu erproben; da liegt das Hauptproblem.

Wir sollten jedenfalls für uns selbst das Prinzip fordern, dass wir als ganzheitlich orientierte Therapeuten, aus dem Blickwinkel der Gesamtmedizin, sowohl Kenntnisse aller gröberen als auch der subtileren Aspekte des Körpers besitzen sollten. Es ist daher für die Medizin nötig, dass sie Kenntnisse vom *gesamten* Lebensbereich, also vom Kosmos bis zum Körper und darüber hinaus vom Bereich des Geistes bis zum Zustand des reinen Bewusstseins und der Seele hat. Da das Leben sich andererseits in der dynamischen Einheit von Ordnung und Chaos abspielt, sind auch Gesundheit und Krankheit darin eingebettet und umspannen ebenfalls beide Polaritäten.

So ist Gesundheit die „Mitte zwischen Chaos und Ordnung mit der Fähigkeit zur Erzeugung vieler Gegensätzlichkeiten“, also sozusagen die „ideale gleichwertige Mischung aus Chaos und Ordnung“, die ihre eigene Gegensätzlichkeit enthält mit dem „weißen Rauschen“ als Gegenpol. (Popp 1982, S. 157-161) *Absolute* Ordnung führt zu Starre und Degeneration, *absolutes* Chaos zu Entartung und ungebremstem Wachstum. Erst wenn wir als Therapeuten die Kenntnis all dieser verschiedenartigen Aspekte der individuellen Gesundheit besitzen und zudem wissen, wie wir für das sorgen, was dem Leben zugrunde liegt, nämlich für das Sein, werden wir bei der Wiederherstellung der Gesundheit in allen Schichten Erfolg haben. Dazu ist es aber Vorbedingung, dass wir uns selbst entwickeln und uns in „Ordnung“ bringen (s. Zitat von H. Blüher).

1.3 Psychische und metaphysische Hintergründe

Die *bioenergetischen Messverfahren* bieten mit ihren Gedanken und ihrem praktischen Handeln einen Ansatz zu diesem Weg, indem sie über uns als Therapeuten sicherstellen, dass sich die Menschen ihrer relativen Gesundheit bewusst werden können, indem sie den Krankheitspol akzeptieren, der ihnen die Informationen bietet, die sie zum Heilwerden brauchen. So sind, analog gesehen, Toxine nichts anderes als Probleme, sie geben also symbolisch Auskunft, welches Thema der Patient zu bearbeiten hat. In diesem Sinne müssen wir uns hüten, in die bloße Symptombehandlung abzugleiten, die wir bei den so genannten „Schulmedizinern" kritisieren. Leider sehe ich Anzeichen dafür, dass dies auch derzeit, im Jahre 2004, noch geschicht, und hoffe, dass dadurch die großen Möglichkeiten der Erfahrungsheilkunde nicht zu kurz kommen.

Wir können körperliche Gesundheit also nur erreichen, wenn wir früh genug mit unseren Maßnahmen und Einsichten ansetzen, um dem Körper und dem Patienten die Möglichkeit zu lassen, mit eigenen Mitteln die Krankheit anzugehen und zu bearbeiten. Wir sollten daher als Therapeuten nicht nach eigenem Gutdünken in das kybernetische System eingreifen, sondern es nach seinen eigenen Regeln unterstützen „wissen wir doch heute, daß eine echte ‚körperliche' (Ergänzung des Verfassers) Heilung nur und ausschließlich über die Selbstheilungskräfte möglich ist" (Rost).

In diesem Sinne ist auch die Äußerung Robert Kochs zu sehen, dass die Kunst der Therapie darin bestehe, den kranken Körper durch „vernünftige Änderung seiner Kondition" möglichst „nützlich" reagieren zu lassen (so zitiert in Rost). Damit ist also in wenigen Worten gesagt, worauf es bei jeder noch nicht notfallbedingten Behandlung ankommt: den Körper bewusst nützlich nach Naturgesetzen reagieren zu lassen, seine Regelsysteme in Gang zu setzen und zu unterstützen. Dadurch wird der Patient – das Wort bedeutet ja eigentlich „Dulder" – in die Lage versetzt, den Schleier seiner Symptome zu lüften und mit Geduld zu hinterfragen.

Wie echte **Gesundheitsvorsorge** nicht auf subjektive Symptome verzichten kann, so kann sie auch nicht ohne Regulations-Diagnostik und -Therapie auskommen, wie sie in der biologischen Medizin im Allgemeinen und auf dem Herdsektor im Besonderen durchgeführt werden. Durch den „Gestaltwandel des Krankseins" (Fudalla), der nichts anderes als eine Verschiebung von *einem* Pol auf den *anderen* bedeutet und damit zeigt, dass Krankheit als solche von der Medizin nicht verstanden wird

(s. Kapitel 7), nimmt die Anzahl der chronischen Krankheiten immer mehr zu, die die oben erwähnte Regulationsfähigkeit des Körpers einschränken und sogar blockieren.

Damit nimmt zwangsläufig auch die Zahl der **Herderkrankungen** zu, die mittlerweile Legion geworden sind, ja, man kann sogar sagen: Es gibt praktisch keine chronische Erkrankung, hinter der nicht ein Herdgeschehen steckt. Der Hintergrund des Herdgeschehens ist neben dem *körperlichen* Aspekt natürlich auch *psychischer Struktur* und darf bei der Behandlung nicht außer Acht gelassen werden, damit es nicht zu einer weiteren Symptomverschiebung kommt (s. Kapitel 7). Die meisten Mediziner sehen jedoch immer noch keinen Zusammenhang zwischen chronischer Krankheit (sowohl entzündlicher als auch degenerativer Art) und Herdgeschehen, geschweige denn dem echten psychischen Hintergrund. Daher hat die Schulmedizin die Herdlehre noch nicht in ihr Programm aufgenommen, ja, sie lehnt sie noch ab, weil sie nicht in ihr Programm und Konzept passt.

Wir wissen jedoch, worin somatisch die Bedeutung der Herdlehre liegt, nämlich in der Tatsache, dass eine Organstörung, die durch einen Herd oder ein Störfeld verursacht oder ausgelöst wurde, körperlich eben nur durch die Herdbehandlung gebessert oder geheilt werden kann und durch keine sonstige Maßnahme, sieht man einmal vom psychischen Aspekt ab, der übergeordnet betrachtet werden muss. Versäumt man die Herdeliminierung, so widersteht die Organschädigung allen Therapien, die man dem betreffenden Organ lokal zukommen lässt. Darin liegt ja auch einer der Gründe dafür, dass die Schulmedizin mit ihrem nur auf das kranke Organ gerichteten Denken bei solchen herdbedingten chronischen Leiden so wenig Erfolg sieht.

Daher lautet ein **Grundsatz der biologischen Medizin**: Jede Behandlung muss die Diagnose und – wenn vorhanden – die Ausschaltung von Herden und Störfeldern miteinbeziehen. Das gilt auch für die seelische und geistige Ebene, auf denen unter anderem alte Glaubenssätze bzw. falsch verstandenes „Gurutum“ nicht zu vernachlässigende Faktoren sind, die den Genesungsprozess des Patienten oft blockieren.

Der zurzeit stattfindende *Paradigmenwechsel* in der Medizin (aber auch allgemein) „vom Arzt, der alles weiß, zum Individuum, das die Verantwortung für seine Gesundheit übernommen hat“, führt also dazu, dass wir wieder mehr Anschluss an die Gesamtzusammenhänge finden. Gerade die Einbettung des Krankseins in die Gesamtzusammenhänge ist ja seit Beginn des naturwissenschaftlichen Zeitalters, also seit GALILEO GALILEI, mehr und mehr verloren gegangen. Heute sehen wir wieder, dass diese Integration unverzichtbar ist. Die Gesetzmäßigkeit, mit der das geschieht, verblüfft mich immer wieder aufs Neue.

Egal, *durch welche Blockierungen der Kreislauf des Lebens* ins Stocken gerät, sei es durch ein zu starkes oder zu schwaches Ego, sei es durch Blockierung oder Aufhebung des Empfindens, immer wird die „fehlende innere Bewegung durch äußere Abhängigkeiten, gleich äußeren ‚Prothesen', ausgeglichen (und) es entsteht ein labiles Gleichgewicht der Kompensation, das sich nur im Anspruch an die Umwelt erhalten kann"; das führt dazu, dass „der Mensch ... ohne Wirklichkeit mit einem Mangel an Heil" lebt, und „erkrankt, um den Weg des inneren Heils wiederzufinden" (DÖBEREINER, 1980).

Dabei zeigt sich, unterstützt durch die naturwissenschaftlich orientierte Medizin, „der gigantische Kampf des *Ego* gegen seine Wirklichkeit, das Abdrängen der Infragestellung des Ego, der Versuch, die Erlösung des Menschen im Raum des Ego zu finden" (DÖBEREINER). So merkt der Mensch als Patient nicht, dass die Wirklichkeit zum „dualen Gegenüber", zum „anonymen Gegner (Feind), ungreifbar, *um* den Menschen und *im* Menschen wirksam", wird und sich „durch Infragestellung des Ego bis zu dessen Aufhebung" (Tod) wehrt.

„Seine (der Wirklichkeit) anonym gewordenen Mechanismen führen in einem gewaltigen Geschehen den Untergang des Ego und seiner Pläne herbei." (DÖBEREINER, 1980) So ist „die Katastrophe ... programmiert" und „angesichts der dual angelegten Denkhaltung der Zeit unvermeidlich". „Das *dualistische System* funktioniert (jedoch nur), solange es etwas zu zerstören gibt." (DÖBEREINER) „Die dualistische Denkhaltung, die sich als Wissenschaft organisiert hat, reißt somit alles von ihr Beherrschte mit, in eine immer schneller werdende Bewegung" zu „unbekanntem Ziel", eine „Bewegung, die Ufer und Mitte verloren hat" (ERNST JÜNGER in DÖBEREINER, 1980).

> „Der Mensch, selbst neutralisiert und aus der Eigenart gehoben, ist dem totalen Übergriff des dualen Denksystems ausgeliefert. ... Sein Schicksal wie auch seine Krankheit sind fremdverwaltetes Industriegut. Der Mensch wird gepflegt, um verbraucht werden zu können.
>
> Es scheint fast Zynismus, daß die Heilung des Menschen auf dem dualistischen Denksystem, auf Intellekt und Wissen basiert, die die Erfahrung des Wirklichen ausschließen, das Bild der Krankheit zerstören und Infragestellungen aus der Gegenwart auf Ebenen abdrängen, die sich dem Zugriff wie auch der Kontrolle mehr und mehr entziehen, die Heilung wie Heiligung des Schicksals, damit der Erkrankung, verhindern." (DÖBEREINER)

1

Echte Heilung kann daher nie auf dualistische Weise erfolgen, sondern muss immer die Wirklichkeit, das Wirkliche, die *Heiligung* im Sinne der *Ganzwerdung* miteinbeziehen.

Als **Zusammenfassung** meiner Auffassung von Gesundheit und Krankheit möchte ich diese „kosmische Dimension" und den damit verbundenen metaphysischen Aspekt in zehn Punkten darstellen (nach DETHLEFSEN 1983, S. 126 f.):

„1. Das menschliche Bewußtsein ist polar. Dies ermöglicht einerseits Erkenntnisfähigkeit, andererseits macht es uns un-heil und un-vollkommen.
2. Der Mensch ist krank. Krankheit ist Ausdruck seiner Unvollkommenheit und innerhalb der Polarität unvermeidbar.
3. Das Kranksein des Menschen äußert sich in Symptomen. Symptome sind in die Stofflichkeit gestürzte Schattenteile des Bewußtseins.
4. Der Mensch als Mikrokosmos enthält in seinem Bewußtsein latent alle Prinzipien des Makrokosmos. Da der Mensch aufgrund seiner Entscheidungsfähigkeit sich aber immer nur mit der Hälfte aller Prinzipien identifiziert, gelangt die andere Hälfte in den Schatten und ist damit dem Menschen nicht bewußt.
5. Ein im Bewußtsein nicht gelebtes Prinzip erzwingt sich über den Umweg des körperlichen Symptoms seine Daseins- und Lebensberechtigung. Im Symptom muss der Mensch immer das leben und verwirklichen, was er eigentlich nicht leben wollte. Damit kompensiert die Symptomatik alle Einseitigkeiten.
6. Das Symptom macht den Menschen ehrlich!
7. Als Symptom hat der Mensch das, was ihm im Bewußtsein fehlt!
8. Heilung ist nur dadurch möglich, dass der Mensch den im Symptom verborgenen Schattenteil sich bewußt macht und integriert. Hat der Mensch das ihm Fehlende gefunden, wird das Symptom überflüssig.
9. Heilung zielt auf Ganzwerdung und Einheit. Der Mensch ist heil, wenn er sein wahres Selbst gefunden hat und eins geworden ist mit allem, was ist.
10. Krankheit zwingt den Menschen, den Weg zur Einheit nicht zu verlassen – deshalb ist Krankheit ein *Weg zur Vollkommenheit.*"

Symptomlosigkeit bedeutet keine Heilung …, selbst Sterilität bedeutet keine Gesundheit, weil sie ja auch Schwäche beinhalten kann. Auch das Kranke hat seine Lebensgesetze, und Körpergesundheit allein ohne Gesundheit der Seele … ist Isoliertheit, welche früher oder später zum Ende führt.

Die Vielgestaltigkeit der Symptome gilt es zu durchschauen, um zum Wesen der Krankheit vorzudringen. Die Beseitigung der Symptome bedeutet keine Heilung. Die Therapie muß bis zum Kern des Leidens vordringen.

Wilhelm Balters

Die Bedeutung des Herdgeschehens

2.1 Vorbemerkungen

Auswirkungen von erkrankten Zähnen auf den Gesamtorganismus sind altbekannt und schon im altägyptischen Schrifttum erwähnt. Dennoch hat das Für und Wider die Mediziner bis heute in mehrere Lager gespalten: Das geht von der völligen Ablehnung bis zum fanatischen Verfechten dieser Theorie. Wie meist im Leben liegt der richtige Weg jedoch in der Mitte. Kennzeichnend für die Diskrepanz waren die verschiedenen einseitigen Auffassungen über das Zustandekommen der Fernwirkungen des Fokus.

So war bis zur Entdeckung des Grundsystems die **Herdforschung** abhängig vom allgemeinen medizinischen Wissensgut ihrer Zeit und zugleich ein Spiegelbild der vorherrschenden wissenschaftlichen Meinungen. Sie entwickelte sich aus der Tatsache, dass die Eliminierung eines umschriebenen chronischen Entzündungsprozesses, meist an gleicher Lokalisation, Krankheiten an anderen Körperstellen heilen oder mitigieren konnte. Zugleich war ihre größte Schwierigkeit, dass unbestreitbar *gleiche* Eingriffe bei Fällen mit *gleichartigen* Fernwirkungen des Herdes völlig wirkungslos blieben oder sogar zu Verschlechterungen führten.

Hier hat besonders die Wiener Schule von **A. Pischinger**, aber auch die Münsteraner Schule um **W. Hauss** den entscheidenden Durchbruch geschafft und uns die weitreichenden und komplexen Wirkungen von Herden und Störfeldern sowie ihren gleichzeitigen Zusammenhang mit gänzlich verschiedenen Krankheitsbildern aufgrund der *vegetativen Basisfunktionen des weichen Bindegewebes* verständlich gemacht. So ist nach den heutigen wissenschaftlich gesicherten Erkenntnissen das Herdgeschehen ein unbezweifelbares Faktum.

Leider sind die Forschungsergebnisse der letzten Jahre und Jahrzehnte viel zu wenig bekannt, und hier muss man den Universitäten den Vorwurf machen, dass sie diesen Grundlagen in Forschung und Lehre zu wenig Beachtung geschenkt haben. So wundert es nicht, wenn die meisten Kollegen den Herdproblemen kenntnislos gegenüberstehen, wobei das lokal und symptomatisch ausgerichtete Denken leicht zu rein symptomatischer Behandlung verführt und keinen Platz für die klinisch kaum fassbaren Herdfernwirkungen lässt.

Da das Herdgeschehen sehr komplex ist, müssen auch die Anamnese und Befunderhebung sowie die Therapie in die verschiedensten Richtungen gehen. Weil der auslösende Faktor (Herd) oft so klein ist und zu Beginn als Herdwirkungen nur Regulationsstörungen auftreten, darf nicht nur ein einmaliger Zustandsbefund erhoben werden, sondern man muss das *Reaktionsverhalten* durch eine *Zweitmessung*, ja sogar *Drittmessung* prüfen. Daher ist auch die *Teamarbeit* zwischen den einzelnen medizinischen Disziplinen so wichtig.

Es kann heute kein Facharzt allein die Herderkrankungen in den Griff bekommen. Zu einem guten „Herdteam" gehören neben dem Allgemeinarzt der Internist, der HNO-Arzt, der Zahnarzt und, sofern nötig, andere Fachärzte, als gleichberechtigte Partner, wobei der Internist die Fäden in der Hand halten sollte. Dabei muss jeder im Team mitarbeitende Arzt auch über beträchtliche Kenntnisse der anderen Fächer verfügen. Ebenso wenig reicht eine *Herdeliminierung* alleine als *Herdsanierungsmaßnahme* aus, wie das früher noch der Fall war, als die Abwehrkapazitäten der Patienten noch groß und die Umwelteinflüsse noch nicht so gravierend waren.

Vielmehr können wir heute nur dann noch einen Herdsanierungserfolg erwarten, wenn wir den Patienten vorbehandelt, seine Herde eliminiert und ihn schließlich nachbehandelt haben – eine hundertprozentig korrekte Herddiagnostik natürlich vorausgesetzt. Dass dies alles nötig ist, kennzeichnet schon den *Wandel in der Verlaufsform der Krankheiten* im Allgemeinen und der Herderkrankungen im Besonderen.

2.2 Ursachen der Herderkrankung

Zwar tritt bis heute die Mehrzahl der Herderkrankungen erst ab dem 40. Lebensjahr auf, aber es ist schon eine Tendenz zu jüngeren Patienten zu erkennen. Woran liegt das? Normalerweise ist das Herdgeschehen nicht an ein bestimmtes Alter gebunden, jedoch lässt die Körperabwehr heutzutage in immer jüngeren Jahren nach. Das ist vor allem eine Folge der in zivilisatorisch hoch entwickelten Industrienationen sich immer mehr vollziehenden Entfernung von natürlichen Lebensbedingungen und

Lebensweisen. Daneben spielen natürlich die *Umwelteinflüsse* eine Rolle (insbesondere klimatische Faktoren [Luftionisation], Unfälle, schwere Erkrankungen, Operationen und psychisch belastende Faktoren). Und nicht zu vergessen sind vor allem die *iatrogenen* Faktoren.

Dazu ein kleiner Exkurs: Die Medizin hat in der Bekämpfung und Behandlung akuter Krankheiten immense Erfolge erzielt, die wir heute nicht mehr missen können und wollen. Sie ist im Grunde eine *Notfallmedizin*, der es – beispielsweise auf dem Gebiet der Zahnheilkunde – darum geht, Löcher zu stopfen, fehlende Zähne zu ersetzen oder akute und degenerative Prozesse zu beseitigen. Für die eigentliche „*Not wendende Medizin*" aber, die „Heilmedizin" (= Medizin zum Heil [im metaphysischen Sinne], im Gegensatz zur Medizin zum Wohl [Symptomfreiheit]), bleibt uns fast keine Zeit mehr, ja es hat den Anschein, als ob Heilmedizin überhaupt nicht gefragt ist. Dass sie aber nötiger denn je ist, zeigt die Tatsache, dass die Notfallmedizin mit den chronischen Krankheiten, zu denen ja auch die Herderkrankungen zählen und die sie zum Teil selbst durch ihre Maßnahmen erst gefördert und unterhalten hat, bis heute nicht fertig geworden ist und auch nicht fertig werden wird, wenn sie nicht einen grundsätzlichen Wandel im Denken vollzieht.

Die Folge ist zwar ein **Abnehmen der *akuten* Krankheitsbilder**, aber eine **Zunahme der *chronischen* Erkrankungen**. Auf die Tatsache des Verschiebens werden wir später (s. Kapitel 7) noch einige Gedanken verwenden, zeigt sie doch, dass im Prinzip Krankheit mit ihrem übergeordneten philosophischen Hintergrund noch gar nicht verstanden wird. Logischerweise kann man chronische Krankheiten nicht mit denselben Medikamenten behandeln wie die akuten, was aber ständig geschieht. (Jeder sechste Schulanfänger ist schon chronisch krank, jeder vierte hat schon eine Allergie.)

Zum anderen wird oft durch die *Zeitverschiebung* zwischen dem Auftreten einer Ersterkrankung und dem Beginn einer *chronischen* Erkrankung das Erkennen des Zusammenhangs zwischen Herd und Folgeerkrankung ungemein erschwert und daher meist nicht mehr vollzogen. Dieses Phänomen ist auch verantwortlich für das Nichterkennen der Zusammenhänge zwischen dem ersten Auftreten körperlicher Symptome und den psychischen Hintergründen, die Erstere nötig gemacht haben.

Hinzu kommt noch die Aufteilung in immer mehr Fachgebiete, die bis zu einem gewissen Grade gut und sogar nötig ist. Leider jedoch wird dadurch auch dem „Fachidiotentum" Vorschub geleistet. Diese Tatsache wird nämlich der Realität der engen Vernetzung jedes „Inwelt-" und Umweltproblems mit anderen Teilbereichen niemals gerecht, wodurch es zu schwerwiegenden Lücken unserer sonst so brillanten medizinisch-biologischen Forschung kommt. FREDERIK VESTER hat das in seinem Buch *Das Überlebensprogramm* so formuliert:

Spezialistentum + Ressortdenken = Selbstmord

Überdisziplinäre Information + Koordinierung = Überleben

Ein Überleben ist so unter anderem nur dann möglich, wenn man sich der Vernetzung aller Strukturen im Universum bewusst wird, wie es die moderne Physik postuliert, wie es aber auch aus alter Überlieferung bekannt ist und wie selbst anatomisch die Grundsubstanz aufgebaut ist.

So wird heute auch der Organismus als biologisches System nicht mehr – wie bisher durch den naturwissenschaftlichen Erkenntnisweg dargelegt – als *geschlossenes System* angesehen, sondern als ein *offenes System*; dieses ist durch die Vernetzung aller Teile des Systems und durch die sich in ihm – aufgrund der „Änderung der Zustandsform flüssigkristallinen Wassers" (HEINE, TRINCHER) – schlagartig und ubiquitär ausbreitende Energie den Gesetzen der Kybernetik zufolge in der Lage, neue Strukturen höherer Ordnung autokatalytisch aufzubauen. Insofern ist der Organismus nach PRIGOGINE als *dissipative Struktur* anzusehen, in der die *Causa efficiens* (Wirkursache, nach ARISTOTELES) als alleinige Ursache nicht mehr zu finden ist.

Das *analytische Denken* in der Medizin wird gefördert durch unsere naturwissenschaftliche Epoche und zeigt sich darin, dass man den Menschen wie eine Maschine ansieht und meint, man könne ihn in seine Bestandteile zerlegen, die Daten daraus wieder addieren und dann habe man auch den ganzen Menschen erfasst.

Man vergisst nur, dass der Mensch mehr ist als die Summe seiner Einzelteile. Aber gerade das ganzheitliche Denken ist das, was wir brauchen; die *Reduzierung des Weltbildes* auf den kausalanalytischen Ansatz als einzige Ursache hat den Blick für die weiteren drei Ursachen nach ARISTOTELES lange verschleiert, und erst durch die Kybernetik und die damit einhergehende intensive Vernetzung aller Dinge miteinander gewinnt das alte Wissen wieder eine neue Bedeutung. (Abb. 1)

Nochmals in der Terminologie des ARISTOTELES: Neben der *Causa efficiens*, der Wirk-Ursache, wird der *Causa materialis* (Stoff-Ursache), der *Causa formalis* (formgebende Ursache) und der *Causa finalis* (bestimmende Ursache, Zweckursache) wieder die gleiche Wichtigkeit zugeordnet mit der Folge, dass die holistische Medizin bis dato unerklärliche Zusammenhänge zwanglos aus diesen Gesetzmäßigkeiten ableiten kann (s. auch DÖBEREINER), auch und gerade im Hinblick auf das Erkennen von Herd und Folgeerkrankung sowie von Symptom und psychischem Hintergrund (s. Abb. 2 bis 6).

> „Die heutige Medizin ist darauf ausgerichtet, Symptome zu behandeln, weil sie die Zusammenhänge nicht mehr sieht. Die heute vorherrschende Therapierichtung, nämlich mit entzündungshemmenden und immunsuppressiven Medikamenten einen Krankheitsprozeß zu unterdrücken, ist doch trotz aller Effekte eine Resignation vor der Heilungsmöglichkeit, obwohl sie natürlich dort Bedeutung hat, wo ein aktiver Therapieweg keine Chance mehr hat."
> (PERGER, 1990)

Aber gerade durch diese symptomatische Therapie wird der Übergang in chronisch progrediente Entzündungsformen gefördert (zum Teil dadurch, dass die entzündungshemmenden und immunsuppressiven Medikamente den O_2-Verbrauch des Organismus vermindern, ablesbar an den erhöhten Restoxyhämoglobinwerten des venösen Blutes – PERGER), und gerade „im Bereich chronischer Erkrankungen und Tumore" ist das „eindimensionale Denken" der Linearität in eine Sackgasse geraten; denn abgesehen davon, dass dadurch das „Wissen um den Hintergrund des Lebens als dem Streben nach Seinserhalt verdrängt" wurde, besteht hier „sehr oft kein kausaler Zusammenhang (mehr) zwischen steuernden Eingaben und Ergebnissen an den Ausgängen des Systems" (HEINE). **„Wer aber *eindimensionale Kausalketten* auf vernetzte Systeme anzuwenden versucht, kann für seine Arbeit nicht mehr den Anspruch der Wissenschaftlichkeit erheben."** (THOMAS)

Und nun möchte ich noch einen *sozialpolitischen Aspekt* erwähnen, der es ratsam erscheinen lässt, sich mehr mit dem Herdproblem zu beschäftigen: Wie allgemein bekannt ist, steigen die *Kosten für das Gesundheitswesen* immer mehr, und überall fragt man sich, wie man diese Kostenlawine in den Griff bekommen kann. Keines der vorgeschlagenen Konzepte konnte bisher befriedigen, geschweige denn einen Effekt erzielen. Man kann kein Patentrezept finden, auch kann und will ich keines anbieten, sondern ich möchte lediglich einen Ansatz aufzeigen.

2.3 Vorbeugemedizin

Das Beste wäre eine echte *Vorbeugemedizin*, wie sie heute teilweise noch völlig unzureichend, aufgrund eines falschen Ansatzes, angestrebt wird durch die Vorsorgeuntersuchungen und wie sie im alten China schon eher vernünftig praktiziert wurde: Damals wurde der Arzt nur bezahlt, wenn er die Patienten gesund erhielt; hatte er

Kranke, so musste er zum einen mehr *tun*, zum anderen bekam er weniger Geld. Daher war er natürlich bestrebt, alle dadurch gesund zu erhalten, dass er die Krankheiten schon im Keime erkannte und behandelte. Das konnte er unter anderem durch die Anwendung bestimmter energetischer Regeln und Gesetzmäßigkeiten der Akupunktur. Man stelle sich dieses System heute vor!

Jetzt, da das Kind „in den Brunnen gefallen" ist, muss man zunächst andere Wege suchen. Einer davon führt über das Herdgeschehen. So steht zur Lösung der Probleme der Medizin und auch der Zahnheilkunde im Vordergrund die Forderung nach einer Neuorientierung. Ihr muss die Erkenntnis und Überzeugung zugrunde liegen, dass der „Vor-Beugung" von Gebissschäden dieselbe praktische Bedeutung zukommen muss wie deren Therapie. Auch MÜHLEMANN sieht eindeutig die Problemsituation der Zahnheilkunde, wenn er in seinem Werk *Einführung in die orale Präventivmedizin* (1974) schreibt:

> „Die Zahnheilkunde befindet sich in einer tiefgreifenden Wandlung, zahlreiche Zahnärztegenerationen standen mit dem Bohrer am Patientenstuhl und kannten nichts anderes als die Reparation kariöser Schäden. Warum verzweifelten sie nicht? Jedes Jahrzehnt scheint der technische Fortschritt Erleichterung und Bewältigung der wahren Sisyphusarbeit zu bringen. Die Tretbohrmaschine wurde zum pfeifenden Turbinenjet. Das plastische Zeitalter schenkte neue Werkstoffe und vereinfachte die Therapie.
>
> Die zahnärztliche Technik näherte sich der Perfektion und leistete Einzigartiges. Das ist die *eine* Seite der Medaille. Soll die *andere* verschwiegen werden? Trotz aller technischen Vollkommenheit steht manch älterer Zahnarzt frustriert vor seinem Lebenswerk, das er als ewiges Flickwerk bezeichnet."

2.4 Statistische Daten

Könnte das nicht anders sein? Es kann, und ich will mit diesem Buch einen kleinen Beitrag dazu leisten. A. ROST (Tübingen) hat bei einer Auswertung von *Röntgenstaten* von 2000 Patienten festgestellt, dass nur 488 = 24,4 Prozent exakt sanierte Gebisse hatten, das heißt, dass drei von vier Patienten potentielle Herdträger waren. Noch deprimierender war das Ergebnis der Auswertung von 3000 vollständigen Röntgenstaten in einem Sanatorium für Herz- und Kreislaufkrankheiten, denn diese Patienten sollten ja grundsätzlich vor der Kur saniert sein, ja, die Sanierung ist sogar zwingend vorgeschrieben als *Voraussetzung* für die Kur: Sanierte Gebisse hatten nur

948, nicht einmal ein Drittel; die übrigen wiesen 5506 allein im Röntgenbild herdverdächtige Prozesse im Kieferbereich auf. Weiter stellte K. THIELEMANN (1969) fest, dass von 100 Patienten sich nur 50 Prozent sanieren ließen. Von diesen wurde wieder nur ein Teil wirklich saniert, die anderen ließen sich nur *teilweise herdsanieren*, wobei deren Krankheitsverlauf nicht signifikant besser war. Dagegen war der Krankheitsverlauf der *voll sanierten Patienten* deutlich schneller und besser und auch wirtschaftlicher, da die *Belastung für die Krankenkasse* geringer war, und zwar im Verhältnis 1:20 zugunsten der voll sanierten Patienten. Auch PERGER (1977) hat den *kostensparenden Effekt* durch Herd- und Regulationsbehandlung bei 156 Patienten (102 herdsanierte, 54 nichtsanierte) eindeutig nachgewiesen. Dabei lag die Mehrbelastung „für die Gruppe der Träger stummer chronischer Entzündungen . . . zwischen 5 – 10 mal höher" (PERGER). Auch bei den *Ausfalltagen* durch vermehrte *Krankenstände* innerhalb von zehn Jahren waren es bei den nichtoperierten etwa fünfmal mehr als bei den operierten. Sogar die *Invaliditätsrate* nach 18 Jahren lag mit < 1 Prozent bei den sanierten Patienten um circa 8 Prozent niedriger als bei den nichtsanierten (9 Prozent dauernd arbeitsunfähig).

Man kann daraus den Schluss ziehen, dass *Herdsanierung sozial, wirtschaftlich, sinnvoll und notwendig ist*, wenn sie richtig durchgeführt wird.

In diesem Sinne ist Herddiagnostik und -therapie bei korrekter Ausübung beileibe keine Außenseitermethode. Vielmehr erlaubt eine sinnvolle Kombination der klassischen klinischen Untersuchungsmethoden mit neuraldiagnostischen und -therapeutischen Maßnahmen sowie vor allem dem energetischen Denken der Akupunktur und den elektrischen Verfahren, eine Fokalerkrankung (sei sie nun dentogen, sinusidal, tonsillogen, otogen oder wie auch immer) in 100 Prozent der Fälle zu diagnostizieren. Grundlage dafür ist das Verständnis und die Beachtung der vegetativen Grundformation PISCHINGERS bzw. des mesenchymalen Systems nach HAUSS.

Man kann zwar alt werden mit Herden, speziell mit kranken Zähnen, aber man kann mit Herden im Alter nicht gesund bleiben. Die *Tragik des Herdgeschehens* liegt in der Bagatellisierung der Anfangssymptome, nämlich der oben erwähnten Regulationsstörungen bzw. Fehlsteuerungen wie vegetative Dystonie, Migräne, Allergie, leichte Ermüdbarkeit, Wetterempfindlichkeit usw., die in ihrem Stellenwert nicht richtig eingeordnet werden. Erst recht werden dadurch auch die psychischen Hintergründe und Zusammenhänge nicht gesehen, die es ermöglichen würden, frühzeitig zu erfahren, wo und wie man aus der Ordnung gefallen ist. Damit *Sie* aber diesen Stellenwert richtig einschätzen lernen, will ich Ihnen die Grundlagen des Herdgeschehens im nächsten Kapitel näher bringen.

Daher ist das oberste Gesetz aller ärztlichen Kunst:

Werde dir klar, wohin du deinen Kranken zu heilen hast. Das Wie kommt dann erst hinzu. Heilung kann nicht bedeuten, dass lästige Symptome zum Schweigen gebracht worden sind…

Es kann auch nicht bedeuten, … dass der kranke Mensch „zur Norm zurückzuführen" sei, wobei man, naturwissenschaftlich-statistischer Methode getreu, die Norm aus dem Durchschnittsbefund ermittelt. „Norm" im Sinne eines wirklichen hohen Ziels der Heilkunst wird stets eine Angelegenheit der Schau bleiben.

Ist Allopathie mechanistisch-materialistische Medizin, so darf ihr gegenüber Naturheilkunde als biologische Medizin bezeichnet werden. Jedoch wahre Menschenheilkunde kann sich nicht auf die biologische Ebene beschränken, weil der Mensch im Bios nur wurzelt, nicht wipfelt, nur wohnt, nicht aber sehnt, sucht und findet.

Als dritte Richtung der Heilkunst sehen wir die Homöopathie vor uns. Sie ist grundsätzlich Arznei-Heilkunst und bekennt sich damit zum Prinzip der Kunstheilung.

Herbert Fritsche (1979)

Der heutige Stand der Herdlehre

Dieses Kapitel über den modernen Stand der Herdlehre ist als Zusammenfassung gedacht, die Sie anregen soll, sich näher damit zu beschäftigen. Die Existenz und Wirkung von Herden ist ein Faktum, um das wir nicht herumkommen. Meine Ausführungen stützen sich auf gesicherte Erkenntnisse der „Schulmedizin".

> „Anfänglich unterlief der Herdlehre der Fehler der Einseitigkeit. So war sie bis vor kurzem abhängig vom allgemein-medizinischen Wissensgut ihrer Zeit und gleichzeitig ein Spiegelbild der vorherrschenden wissenschaftlichen Meinungen." (PERGER 1984)

3.1 Geschichtlicher Hintergrund

Man kann den Beginn der wissenschaftlichen Beschäftigung mit dem Herdgeschehen in das Jahr 1909 (nach TÜRK) legen. Zu dieser Zeit wurde von PAESSLER, ROSENOW und FISCHER der Begriff der „oralen Sepsis" geprägt, der auf die monokausale bakterielle Genese eines Herdgeschehens hindeutete.

1930 gelang es STEIN (Wien) histologisch und bakteriologisch nachzuweisen, dass die *Bakterienbesiedlung* bis 4 mm ins Dentin reicht, selbst wenn der Zahn *lege artis* wurzelgefüllt war. Zur gleichen Zeit etwa diskutierte RÖSSLE (Berlin) die „immuntoxische Komponente der Herdwirkung", während SLAUCK (Aachen) das so genannte *Muskelfibrillieren* als Beweis ansah, dass die Bakterientoxine sich entlang der Nervenbahnen fortleiteten. Aber auch diese Erweiterung des Blickfeldes – nach der zu starken Fixierung auf den lokalen, bakteriellen Prozess – zur *Fokaltoxikose* durch SLAUCK war noch zu eng gefasst.

Die Betonung toxischer Wirkungen leitete zwangsläufig zur Theorie der *Fokalallergie* über, wie sie zunächst durch VEIL, HANSEN und DITTMAR vertreten und später durch ALTMANN fortgeführt wurde. Wenn auch gewisse Gesetzmäßigkeiten der Allergielehre beachtet werden müssen, so sprach doch vieles gegen eine streng spezifische *Antigen-Antikörper-Reaktion*.

Durch den Krieg geriet die Herdlehre in Vergessenheit. Erst ab 1950, im Jahre der Gründung der Deutschen Arbeitsgemeinschaft für Herd- und Regulationsforschung (DAH) durch ZABEL, wurden die wissenschaftlichen Aktivitäten wieder etwas reger. Während man vor dem Krieg zur Diagnostik von Herden primär serologische Teste wie den GANSLMEYER-Test oder den Antisepton-Test benutzte, wurden in den fünfziger Jahren die ersten „physikalisch-physiologischen Herdteste" nach GOTSCH-BLUMENCRON als „Petechienteste" entwickelt.

Das *Sekundenphänomen* HUNEKES zeigte schließlich, dass weitere Bereiche als nur eine Antigen-Antikörper-Reaktion durch das Herdgeschehen erfasst wurden, und verdeutlichte zum ersten Mal, dass auch *abakterielle Veränderungen* Fernwirkungen auslösen können. Also konnte nicht allein der immunologische Reaktionsweg für eine Herdwirkung in Frage kommen, und so nimmt es nicht wunder, dass die Immunologie keine Erkenntnisse bezüglich einer Sonderstellung herdmäßiger Entzündungen bringen konnte. Die Besonderheit eines Herdes liegt ausschließlich in seiner histologischen Lokalisation – und in seiner Chronizität. Da selbst das Sekundenphänomen und die Wirkung als prädisponierender Faktor nur fakultativ in Erscheinung tritt, musste die obligate Wirkung eines Herdes in einem anderen Bereich zu finden sein. So wurde zunächst seine Wirkung über das vegetative Nervensystem im Sinne der Ricker-Speransky'schen Relations-Neuralpathologie erklärt. Aber auch diese nerval-vegetativen Vorgänge sind nur mitbeteiligt, wenn auch zum ersten Mal die Abwehrvorgänge als Ganzes in den Mittelpunkt gestellt wurden. Konsequenterweise ergab sich daraus auch, dass eine nur teilweise Eliminierung von Herdbelastungen zwar den Organismus entlastet, aber den Druck nicht behebt und somit letzten Endes unwirksam bleiben muss.

In den sechziger Jahren fand HILLER im denaturierten Pulpeneiweiß neben Bakterienabbauprodukten noch *tryptisch und peptisch abgebautes Dentineiweiß* in Form von *Polypeptid*-Ketten und hochtoxischem *Merkaptan*, während GRÄBELEIN als letzte Abbaustufe vieler dieser Polypeptidketten den ebenfalls hochtoxischen *Thioäther* fand, ein Fermentgift, das in der Leber nicht mehr abgebaut werden kann.

3.2 Die unspezifische Mesenchymreaktion

Etwa zur gleichen Zeit prägte G. JUNGE-HÜLSING den Begriff der *Transitstrecke;* das ist jene Strecke des weichen Bindegewebes zwischen Kapillare und Parenchymzelle. G. JUNGE-HÜLSING sowie W. HAUSS und U. GERLACH beschäftigten sich weiter mit der unspezifischen Mesenchymreaktion und der Pathogenese der Mesenchymerkrankungen. Aufgrund dieser Untersuchungen stellt sich die **Pathogenese der Herderkrankung** stichwortartig so dar:

Pathogene exogene oder endogene Noxe

→ unspezifische Mesenchymreaktion

→ Ausregulierung

→ weitere pathogene Noxen

→ Bemühung des Grundgewebes, zunächst und oftmals über längere Zeit die Dekompensation physiologisch auszuregulieren, entsprechend der Kompensationsfähigkeit und Abwehrkraft des jeweiligen Individuums

→ weitere Noxen oder Dauernoxen wie zum Beispiel Kopfherde und hier insbesondere die zahlreichen odontogenen Herdmöglichkeiten; Summationseffekte und Additionsphänomene

→ schließlich funktionelle Beschwerden verschiedenster Art entsprechend der individuellen Anfälligkeit

→ beginnende Fehltexturen

→ letztlich schwere Transport- und Ernährungsstörungen in den MPS-Zonen

→ damit im Gefolge Parenchymstörungen oder -schädigungen;

→ als Folge chronische Krankheiten:

→ Störungen der Synthese, die sich schließlich als Gewebeabbau oder -anbau oder wilde Wucherung oder nekrotische Zerstörung demonstrieren, die in fortgeschrittenem Stadium irreparabel sind.

Bei der unspezifischen Mesenchymreaktion (UMR) handelt es sich um die grundsätzlich und initial auf Reize ablaufende unspezifische Reaktion des mesenchymalen Systems (Hauss), die unabhängig von der Art der Reizauslösung ist. Die UMR wird in drei Phasen eingeteilt: Sie ist im physiologischen Bereich (UMR I) nichts anderes als eine regulierte Schwankung im Stoffwechsel der Mesenchymzellen und wird erst pathologisch, wenn die physiologische Regulationsfähigkeit überfordert wird. Insofern betrifft die UMR I die so genannten endogenen und exogenen Risikofaktoren, die auch in Phase II noch physiologisch – und zwar individuell unterschiedlich je nach Art und Stärke der pathogenetischen Faktoren sowie der vorprogrammierten Reaktionslage – reguliert werden.

Die UMR II stellt daher das „initiale Phänomen bei der Entstehung der reaktiven, chronischen Mesenchymreaktion" (HAUSS) dar, ist aber – und das ist wichtig – in diesem Stadium *histologisch* noch nicht feststellbar. Dies geschieht erst in der pathologischen UMR III-Phase und ist somit bereits eine sekundäre Veränderung, so dass einmal die chronischen Mesenchymerkrankungen als Folge der auf die Mesenchymzellen einwirkenden pathogenetischen Reize von den Parenchymzellerkrankungen diagnostisch abgegrenzt werden müssen und zum anderen Letztere erst als Folge der Mesenchymstörung anzusehen sind.

Interessant ist in diesem Zusammenhang ein Ergebnis der Mesenchymforschung von HAUSS, nämlich dass er die aus der Homöopathie bekannte Umkehrwirkung anhand des Kortisons beweisen konnte: Kortison bis zu D6 hemmte den Mesenchymstoffwechsel, während er ab der D8 aktiviert wurde (!). Die Forschungen der Münsteraner Schule um W. HAUSS decken sich mit denen der Wiener Schule um A. PISCHINGER, der *unabhängig* und ohne von HAUSS zu wissen ebenfalls über das Bindegewebe arbeitete. Er schuf den der Transitstrecke entsprechenden Begriff des Zelle-Milieu-Systems und arbeitete dafür Tests aus wie den *Jodometrietest*, den *Leukozyten-Test* und die *Oxymetrie*, um die Wirkung von Noxen auf das Grundgewebe messen zu können.

Erst die Entdeckung eines Serumextraktes mit extrem unspezifischer Wirkungsweise durch LUTZ, einer dreifach ungesättigten konjugierten, wasserlöslichen Fettsäure, wie PISCHINGER herausfand, schaffte die Voraussetzung, dass PISCHINGER diesen Regulationsmechanismus, der neben dem Immun-, Nerven- und Hormonsystem existiert, als *System der Grundregulation* beschreiben konnte: Er fand unspezifische humorale Leistungen, die den zellulären und spezifisch-immunologischen Abwehrleistungen vorgeschaltet sind. Damit wurde die Zweischichtigkeit der Abwehrleistungen dokumentiert, die verdeutlicht, dass noch vor dem Anlaufen von Immunprozessen schwerwiegende, obligate Veränderungen im mesenchymalen Regulationssystem entstehen.

BERGSMANN fand später „die *Seitenkonkordanz* im Herdgeschehen und damit das Prinzip der einseitigen Veränderung der Reaktion bei einseitiger Herdbelastung (TÜRK). In der Zwischenzeit wurden vor allem durch Praktiker *elektrische und thermographische Testmethoden* entwickelt, so von GEHLEN und STANDEL, WOLKEWITZ, CROON, VOLL und SCHWAMM.

Aber auch die Wissenschaft im Osten war nicht untätig: DJERASSIE (Sofia) konnte anhand szintigraphischer Untersuchungen wurzelgefüllter Zähne belegen, dass auch bei lege artis durchgeführten *Wurzelfüllungen* schon nach vier Stunden radiumhaltiges *Jod* in der *Schilddrüse* nachzuweisen war, nach 24 Stunden die gleiche Menge wie bei amputierten Pulpen. RAVNIK (Ljubljana) untersuchte schließlich die immunologische Abwehrlage des Zahnes und fand ebenfalls szintigraphisch, dass die *Weil'sche Zone*, die sich bei der Dentition aus den bis dahin ungeordneten Fibroblasten der Pulpa organisiert, bei gesunder Abwehrlage alle Toxine abbaut, die Dentin und Schmelz durchdringen können. Wird die *Weil'sche Zone* durch endogene und exogene Noxen geschädigt, dann dringen die Bakterien-Toxine ungehindert in die Restpulpa, und die humorale Abwehr muss sich dann mit diesen Toxinen auseinander setzen.

3.3 Das Grundsystem

Bevor wir uns den Einzelheiten des Grundsystems zuwenden, noch einige Worte zu diesem Serumextrakt, der als Elpimed® ja schon bekannt ist und als *Mesenchymfaktor M* (Monozytenfaktor) die Makrophagenphase der zellulären Abwehrleistungen auslöst, indem er die Monozyten erhöht und die Lymphozyten erniedrigt. Damit war es möglich, oft die unspezifische Abwehr anzukurbeln, vor allem dann, wenn eben diese wasserlöslichen Fettsäuren in nicht genügender Konzentration und Aktivität vorhanden waren. War also damit der Auslösungsmechanismus der Monozytenphase gelöst, so blieb derjenige für die letzte Phase, nämlich für die lymphozytäre Reaktion, noch ungeklärt, bis PISCHINGER, kurz vor seinem Tod, einen eiweißfreien extrazellulär gewonnenen Lymphextrakt, den *Mesenchymfaktor L* = Lymphomed®, aus den postkapillären Venensinus isolieren konnte. Es ist ein Nukleotidkomplex, der im eiweiß- und triglyceridfreien Serum vorhanden ist und die gegenteilige Wirkung wie Elpimed® hat, nämlich eine Monozytensenkung und eine Lymphozytensteigerung (T- und B-Lymphozyten). Damit ist es auch möglich geworden, schon weitgehend regulationsstarre Systeme wieder zu aktivieren.

Nun zurück zum Grundsystem: Dieses System der Grundregulation, das man auch *Zelle Milieu System* oder *Transitstrecke* nennt, setzt sich zusammen aus:

1. der *extrazellulären Gewebsflüssigkeit*,
2. den Zellen des Bindegewebes, den *Fibroblasten:* Diese sind undifferenziert und totipotent. Sie können sich nämlich unter Änderung des Biopotentials und des pH-Wertes in andere Zellen umwandeln, und zwar in Histiozyten, Monozyten, Plasmazellen usw.

Nur sie sind als Regelzentrum der Grundsubstanz in der Lage, „in Rückkopplung zu allen zellulären und nervösen Komponenten eine situationsgerechte (der Situation adäquate – der Verfasser) Grundsubstanz zu synthetisieren." (HEINE)

3. dem *Nervenendfasergeflecht*, dem so genannten nervalen Terminalretikulum, und
4. dem *Kapillarsystem*.

Die aus den Fibroblasten stammende synzytial aufgebaute „funktionell dissipative" (DRACZYNSKI) Grundsubstanz mit ihren „Strukturkombinationen aus Wasser und Zuckerbiopolymeren" (HEINE), die die ganze extrazelluläre Gewebsflüssigkeit durchzieht und aufgrund der Netzstruktur auch für den mechanischen Gewebezusammenhalt verantwortlich ist, besitzt aufgrund der molekularen Struktur des Gewebewassers (TRINCHER) und der Negativladung der Zucker in einem hohen Maße die Fähigkeit, Informationen zu leiten und Fehlinformationen zu speichern, einwertige gegen zweiwertige Kat-Ionen auszutauschen und Wasser zu binden. Sie kann so durch den „elektrostatischen Grundtonus" (HEINE) die *Homöostase* (Isoionie, Isoosmie und Isotonie) aufgrund der schnellen Informationsverarbeitung optimal aufrecht halten.

Das aus hochpolymeren *Zucker-Protein-Komplexen*, vorwiegend negativ geladenen Proteoglykanen/Glukosaminoglykanen (PG/GAGs) und Strukturglykoproteinen (zum Beispiel Kollagen, Elastin, Fibronektin, Laminin) bestehende maschenartige Netz („Molekularnetz") ist als „schockabsorbierendes System" (HEINE) anzusehen, das sich an den Organzelloberflächen zur zell- und gewebstypischen so genannten Glykokalyx (Zuckerkelch) kondensiert.

Die funktionellen Einheiten der Maschen dieses Molekularsiebs nennt man *Matrisome*; diese binden mit Hilfe der PG/GAGs als „Informationsvermittler und -filter" Stoffwechselsubstanzen, Zytokine, Hormone, Neuropeptide, Neurotransmitter, Proteasen und ihre Inhibitoren, Gerinnungs- und Komplementfaktoren, Prostaglandine, Leukotriene und Radikalionen (nach HEINE). Wie groß die Poren dieses Filters, durch den der gesamte Stoffwechsel strömen muss (Transitstrecke), gestellt werden, hängt von der jeweiligen Proteoglykankonzentration ab, ihrem Molekulargewicht, und der Elektrolytmenge sowie dem pH-Wert.

Mit Hilfe von so genannten Hyperboloid-Strukturen, die sich im Molekursieb als tunnelähnliche oszillierende Gebilde aufbauen, kann der Stofftransport mit geringstem Energieaufwand und gezielt vom Kapillarsystem zur Andockstelle an der

Glykokalyx gebracht werden (und *vice versa* natürlich). (S. auch Kap. 16) Analog den Ionenkanälen der Zellwände können sich diese Hyperboloid-Strukturen blitzschnell dem augenblicklich nötigen Metabolismusbedarf anpassen und so selektiv Substanzen an die Zellwand lassen oder sie daran hindern (HEINE 1997). Sie sind auch die Basis für die in den bioenergetischen Regulationsverfahren angewandten Resonanzteste/Medikamententeste.

Erfolgt irgendeine Veränderung in der Grundsubstanz, so wird die dabei auftretende Potentialschwankung des Synzytiums, die die verschlüsselte Information enthält, dem Zuckerkelch der Zellmembran mitgeteilt, so dass die Zelle aufgrund der Informationsselektion reagieren kann, so vor allem bei Nerven und Muskelzellen; bei den anderen Zelltypen wiederum kann über komplizierte Reaktionskaskaden die „Übersetzung der Information in zelleigene Produkte“ erfolgen (HEINE).

> „Die *Glykokalyx* selbst ist (also) der entscheidende Filter für Informationsein- und -ausgänge. Sie bildet die Gesamtheit der Rezeptoren und zellständigen Antigene, das heißt, sie bestimmt in Abhängigkeit von der Zusammensetzung der Grundsubstanz das gesamte Zellverhalten und die Zellindividualität.“ (DRACZYNSKI 1989)

> „Da sich Kapillaren, vegetative Nervenfasern und die die Grundsubstanz regulierenden Bindegewebszellen über wandernde Bindegewebszellen (Makrophagen, Leukozyten, Mastzellen) gegenseitig informativ über freigesetzte Zellprodukte (Prostaglandine, Interleukine, Interferone, Proteasen, Proteaseninhibitoren u. a. m.) beeinflussen können, ergibt sich ein ungeheuer komplexes vernetztes humorales System.“ (HEINE)

Erst das Erkennen der funktionellen Einheit dieses Systems offenbart die Bedeutung aus ganzheitsbiologischer Sicht. Während am Kapillarsystem die so genannte *vasohumorale Regulation* stattfindet, das heißt der Austausch von Stoffen mit der extrazellulären Flüssigkeit, wird von den großen und kleinen Retikulumzellen die so genannte *cyto-humorale Regulation* getätigt, das heißt die Veränderung der extrazellulären Flüssigkeit durch „Auflösung, Vermehrung oder Abgabe von Stoffen“ (DRACZYNSKI).

Durch die enge Beziehung des Terminalretikulums zu den arterio-venösen Anastomosen findet schließlich die *neuro-humorale Regulation* statt, indem Noradrenalin bzw. Acetylcholin, je nach Sympathikus- oder Vagusreiz, in die extrazelluläre Flüssigkeit sezerniert werden. Wichtig ist, dass weder die vegetativen marklosen Nervenfasern noch die Kapillaren je in direkten Zusammenhang mit einer Parenchymzelle treten. Die Übertragung von Reizen und Stoffwechselvorgängen wird nur über die Transitstrecke der extrazellulären Flüssigkeit getätigt.

Das Grundsystem ist *ubiquitär* vorhanden, reagiert auch ganzheitlich, selbst auf Reize lokaler Art, und bildet außerdem organhafte Konstruktionen in Form des RES, der Milz und der Lymphknoten, die ihrerseits ja die Schaltstellen zur Immunreaktion sind. Es hat natürlich auch Verbindung mit übergeordneten Regelsystemen, und zwar über das Blut: sowohl mit dem Hormonsystem als auch mit dem zellulären Pol und über die Nerven mit dem Zentralnervensystem.

Psychischer Stress (wie auch jeder andere) verändert diesen „inneren Kreislauf" (EPPINGER), so dass sich hier, exoterisch und biologisch gesehen, klären lässt, ob es sich um eine psychosomatische oder somatopsychische Erkrankung handelt.

Im Grundsystem werden neben Abwehrleistungen auch die *Lebensgrundfunktionen* wie der Wasser-, Sauerstoff-, Säure-, Basen- und Elektrolythaushalt gesteuert. Durch seine energetischen Funktionen steuert es auch weitgehend die Intensität der Immunantwort. Auf diese Weise wird vom Grundsystem die Verlaufsform der Reizbeantwortung bestimmt, das heißt, ob es zu einer akuten, subakuten, chronisch rezidivierenden, chronisch progredienten oder konsumierenden Reaktion kommt (Abb. 7). Herdartige Gewebsveränderungen gleich welcher Art reichen stets in dieses Grundgewebe hinein, wo immer sie anatomisch gefunden werden. Damit setzen sie einen Dauerreiz, der die Grundfunktionen so schwerwiegend verändert, dass es zu folgenden Reaktionen kommt:

1. Herabsetzung der Reizschwelle,
2. Änderung der Reaktionsweise,
3. Einschränkung der Reagibilität,
4. Störungen des O_2-Haushaltes,
5. Änderung der ungesättigten Bindungen im Blut und in der Gewebsflüssigkeit und
6. Seitendifferenzen der Gesamtreagibilität. (BERGSMANN 1984)

Die *Reizschwellen* sind auf 1/50 bis 1/1000 herabgesetzt. Bei der Reaktionsweisenveränderung geht es von der normalen dreiphasigen Reaktion über die einphasige Regulationseinschränkung bei allergischen, schubweise entzündlichen Erkrankungen bis zu einer Reaktionsstarre bei chronisch-progredienten und konsumierenden Krankheitsprozessen (Abb. 7).

Die Regulationseinschränkung zeigt sich derart, dass sich die bei der akuten Entzündung festzustellende Abweichung der Elektrolyte zwischen 25 und 30 Prozent vom Ausgangswert bei Allergien vom verzögerten Typ bereits auf 10 bis 15 Prozent reduziert und bei chronisch-progredienten Entzündungen mit 3 Prozent fast erstarrt ist. Die *Oxyhämoglobinwerte* im Venenblut sind bei Herdbelastungen erhöht, während sie bei stark konsumierenden Prozessen erniedrigt sind. Das Gleiche gilt für die Werte der ungesättigten Bindungen im Blutserum, die mit der *Jodometrie* erfasst werden.

Evident verändert ist auch die *physiologische Leukolyse*, deren Sinn in der Versorgung des Gewebes mit den gesamten biologischen Wirkstoffen der körpereigenen Zellen und der damit verbundenen Regulierung der Lebensgrundfunktionen besteht: Während beim Gesunden der Anteil der zerfallenden Granulozyten etwa 7 Prozent beträgt, beläuft er sich bei Herdbelasteten und bei konsumierenden Prozessen nur noch auf 1 bis 2 Prozent.

Schließlich zeigten die unbestreitbaren deutlichen Seitendifferenzen, die BERGSMANN gefunden hat (und von denen wir später noch mehr hören werden) auf der Seite der stärkeren Belastung stets die eingeschränktere Reaktion und Reagibilität. (Und zwar finden sich beim *Leukozyten-Test*, wie ihn GLASER und TÜRK (Pyrmont) anwenden, auf der beherdeten Seite bis zu 3000 Leukozyten weniger als auf der gesunden Seite). Da man bei den Untersuchungen herausfand, dass auch andere Faktoren in zunehmendem Maße das Grundsystem nach gleichen Gesetzen und Regeln reagieren lassen – wie zum Beispiel immundepressiv wirkende Pharmaka (zum Beispiel Kortikoide), „überzogene Chemotherapien mit nichtsteroiden Antirheumatika, mit Antibiotika und mit den diversen Psychopharmaka", „die Umweltverschmutzung, die Fehlernährung und der leichtsinnige Umgang mit toxischen Substanzen" (PERGER) und die daraus resultierende toxische Schwermetallbelastung sowie Mineralstoff- und Spurenelementmangel – besitzt das Herdgeschehen zwar kein Monopol und keine Sonderstellung mehr, aber es bleibt doch einer der wichtigsten Faktoren im Regulationsgeschehen.

Man findet also *obligat* die rein regulationspathologischen Folgen des Herdgeschehens und der herdähnlich wirkenden Belastungen. (Bleibt diese Belastung isoliert, finden wir Erscheinungen in der Art der vegetativen Dystonie.) Durch die Reagibilitätseinschränkungen können aber auch die Noxen, die bei normaler Reaktionsweise nicht hätten wirksam werden können, ihre Wirkung entfalten, wie es zum Beispiel bei der MS der Fall ist (PERGER).

Fakultativ können zusätzlich Immunreaktionen, auch vom Wurzelkanal her auftreten, und zwar gegen Bakterien in Form der Sepsis, der bakteriellen Toxikose oder Allergie, aber auch als Immunantwort auf Fremdeiweiß oder Eigeneiweiß-Abbauprodukte. Das Fokusproblem ist kein quantitatives, vielmehr ein *qualitatives Problem*, denn der quantitativ kleinste Fokus kann noch in einer Dimension von 10^{-5} bis 10^{-8} im Verhältnis zu 60 000 bis 90 000 ccm Körperflüssigkeit das gesamte Gewebe irritieren (GLASER und TÜRK).

Die *herdwirksamen Faktoren* beschränken sich, nach RAAB, im Wesentlichen auf drei Gruppen:

1. *Sensibilisierung* und *Allergisierung* des Gesamtkörpers durch Eiweißabbauprodukte,
2. *chronische Entzündung*, verbunden mit einer dabei mitspielenden, besonderen vegetativen Reagibilität des betreffenden Gewebes und
3. permanente vegetativ-neurale Irritation des Gesamtorganismus durch dentogene neurale Störfelder, vorwiegend durch *nicht abbaubares Material.*

Die *Herdforschung* hat sich durch die oben geschilderte Neuentwicklung zu einer *Regulationsforschung* gewandelt, die nicht mehr ohne *Regulationsteste* auskommt. So ergeben sich *neun typische Reaktionsformen* (Reaktionsformen nach KELLNER) (Abb. 8). Dabei wird die Bezeichnung Regulationsphysiologie und -pathologie auch der Tatsache gerecht, dass die Herdeliminierung allein nicht ausreicht, die Reagibilität des Grundsystems wiederherzustellen, das heißt eine *Herdeliminierung* ist noch keine Herdtherapie, sondern lediglich die *Basistherapie*, die aber unbedingte Voraussetzung dafür ist, dass die nachfolgende spezielle, reaktivierende Behandlung überhaupt Erfolg hat. Sie entlastet primär das Grundsystem und bedeutet erst sekundär eine Befreiung von spezifischen Noxen. Schließlich wird der *Herdträger*, der Patient als Mensch, dadurch in die Lage versetzt, sich wieder in die Ordnung einzufügen, die er ohne die Deblockierung alleine nicht hätte erreichen können.

Erfolg und Misserfolg hängen also von folgenden Faktoren ab:

1. *Gründlichkeit der Entlastung* und
2. Fähigkeit des Organismus, von sich aus oder durch unterstützende therapeutische Maßnahmen wieder zu *normalen Adaptionen* zurückzufinden.
3. Einsicht des Patienten (und Therapeuten) in die Notwendigkeit einer *Neuorientierung*, für die ihm seine Organsprache, die sich ihm als Symptom mitteilte, einen Hinweis gegeben hat.

Alle Experimente beweisen, dass unmittelbar nach Einwirkung einer Noxe eine lokale Auseinandersetzung des Herdes mit seiner mesenchymalen Umgebung beginnt. In diesem Sinne möchte ich hier die moderne, heute gültige Definition des Herdgeschehens anführen. Sie lautet:

> „Als Fokus gilt diejenige krankhafte lokale Veränderung im weichen Bindegewebe, mit welcher sich die lokalen und allgemeinen Abwehrregulationen des Körpers sofort in ständiger aktiver Auseinandersetzung befinden. Erst mit dem Zusammenbruch dieser lokalen Abwehrschranke durch endogene Noxen beginnt die Fernwirkung des Fokus auf den Organismus und damit die eigentliche Herderkrankung.“ (DAH-Definition)

Die *fernwirksame Substanz* des Fokus ist ein nicht mehr abbaufähiger Stoff, das heißt, er kann vom Körper nicht mehr durch eine Entzündung oder Nekrose abgebaut oder abgestoßen werden und bleibt so oft jahrelang im weichen Bindegewebe. Die Wirkung dieser Störfelder bakterieller und abakterieller Art liegt also darin, dass, wie oben erläutert, die Leistungen des Pischinger'schen Grundsystems qualitativ (durch Störungen der O_2-Utilisation) messbar verändert werden. Die Konsequenzen der Neuorientierung der Herdlehre im Rahmen der Regulationspathologie stellen sich nach PERGER(1990) also etwa folgendermaßen dar:

1. Ohne *Regulationstestung* ist keine chronische Entzündung als Herd zu bezeichnen. Entscheidend ist nicht der lokale Prozeß, sondern die Antwort des Gesamtorganismus auf diesen.
2. Die Wirkung herdmäßiger Belastungen als *prädisponierende Faktoren* bedeutet zugleich, dass es Noxen gibt, die erst bei vorheriger Einengung der Reagibilität wirksam werden können. Dieses Prinzip beginnt bei den Allergenen und reicht bis zur Malignombildung.
3. *Regulationspathologische Vorgänge* werden sowohl durch bakterielle als auch durch abakterielle Gewebsveränderungen und andere Belastungen ausgelöst.
4. Es finden sich aufgrund dieser Erkenntnisse neue Ansatzpunkte für die Therapie der chronisch-rezidivierenden und chronisch-progredienten Entzündung, solange noch eine Normalisierung des Grundsystems möglich ist.

Ziel dieser Therapie ist die *Wiederherstellung normaler unspezifischer Regulationen* und erst sekundär damit auch normaler Immunleistungen.

Nach HEINE kommt es vor allem dadurch zu *chronischen Krankheiten*, die ja sehr oft herdbedingt sind, dass die Grundsubstanz mit zunehmender Alteration immer mehr unphysiologisch strukturiert wird, weil das Fibrozyten-Makrophagen-System, das für den normalen Auf- und Abbau der Grundsubstanz verantwortlich ist, dergestalt gestört ist, dass die Fibrozyten einerseits nicht mehr die adäquate Synthese der Proteoglykane und Strukturglykoproteine gewährleisten können und die Makrophagen andererseits ihre Aufgabe der Phagozytose in der Grundsubstanz nicht mehr regelrecht wahrnehmen können.

Wesentlich dabei ist, dass prinzipiell „die bei der enzymatischen Sauerstoffmetabolisierung auftretenden Elektronen- und Protonenverschiebungen zu vielfältigen *„radikalen Bildungen" an den beteiligten Enzymsystemen* führen, deren Energie im oben genannten Sinne „über die Grundsubstanz in das physiologische *Redoxpotential* des Organismus eingespeist wird" (HEINE).

Die aus dem Anstau von Radikalen „resultierende unphysiologische Veränderung des Redoxpotentials der Grundsubstanz" (HEINE) führt, vor allem wenn dieser Zustand länger bestehen bleibt, „zur Gefahr der Entwicklung chronisch entzündlicher Erkrankungen bis hin zu Tumoren" (PISCHINGER, PERGER, zit. nach HEINE), bei denen also immer „ein verändertes, therapeutisch häufig nicht mehr regulierbares Redoxpotential" (HEINE) vorhanden ist.

„Die große Bedeutung des Wasser-Zucker-Polymer-Systems ist dabei deutlich zu erkennen. Bei allen daraufhin untersuchten akuten und chronischen Erkrankungen lassen sich (also) Regulationsstörungen und ultrastrukturelle Veränderungen der Grundsubstanz nachweisen." (HEINE, zit. nach DRACZYNSKI 1977)

3.3.1 Metallherde und Allergie

Bei einer Herderkrankung handelt es sich vorwiegend um eine Abwehrentgleisung mit Fehlleitung von Antigen-Antikörper-Reaktionen. Dabei muss zur Entstehung von Autoantikörpern die exogene Noxe nicht spezifisch sein, das heißt, die Spezifität der Noxe ist zweitrangig. Später hinzutretende entzündliche oder allergene Noxen können für den weiteren Verlauf wesentlich größere Bedeutung gewinnen als der Primärherd. Denn die Herderkrankung basiert ja auf der Grundtatsache einer Entgleisung von der Normaladaptation, wobei *jede* Noxe auf Grund der bestehenden Belastungsverminderung des Organismus den Prozess fördern kann.

So können auch (Schwer-) Metalle auf Herderkrankungen Einfluss nehmen. Dabei ist dann das toxische Problem in den Hintergrund getreten, während die immunologischen Folgen und die galvanischen Ströme wichtiger werden, und zwar im Hinblick auf die biologischen Mundschleimhautverhältnisse bezogen auf eine veränderte Mundflora (Bakterien / Pilze). Man spricht von einer „Leukoplakia electrolytica" (ULLMANN).

Auch sind eventuelle aus den Veränderungen der elektrischen Spannungsverhältnisse resultierende Fernwirkungen über das Pischinger'sche Grundsystem zu verstehen, da unter anderem das Gewebepotential über die Gewebsfunktion entscheidet, wobei es zwei indirekte Wege des Nachweises für diese galvanischen Ströme und deren Fernwirkungen gibt:

1. über die Vermehrung des Bakterienwachstums und des Stoffwechsels von Schimmelpilzen auf Nährböden durch elektrische Schwachströme, so dass das Keimwachstum gefördert und die Widerstandskraft der Mundschleimhaut herabgesetzt wird, und
2. über die elektrochemische Auflösung des niederwertigeren Metalls im Mund, sichtbar unter anderem an den galvanischen Anlagerungen an den hochwertigeren Edelmetallarbeiten durch die Metallionen (bei circa 5 bis10 unter 1000 Kronenträgern).

Gleich ob die Metallionen über die Schleimhaut oder bei der Nahrungsaufnahme oder über andere Quellen (zum Beispiel Aufnahme von Nägeln, Splittern, im Rahmen der beruflichen Tätigkeit; Therapie) in den Organismus gelangen, das Resultat ist immer eine Sensibilisierung. Diese ist nicht mit Antikörpertitern bestimmbar, da die Metallionen keine Vollantigene, sondern Haptene sind, die erst der Bindung an Eiweiße als so genannte Schleppersubstanzen bedürfen, um zu Vollantigenen zu werden.

Über die unspezifischen Reaktionen der extrazellulären Matrix ist jedoch ein indirekter Nachweis möglich, da jeder Schwellenreiz eine Schockreaktion im Blutbild sowie im Ionen- und Fettstoffwechsel erzeugt und die Reizschwelle bei Sensibilisierten um circa 1/50 niedriger liegt. Dabei sinken in den ersten 1 bis 4 Stunden zum Beispiel die Eosinophilen um 5 Prozent, das Calcium (Ca) um 0,6 mg% und das Cholesterin um 50 mg%, während sich das Magnesium (Mg) um 0,4 mg% erhöht (PERGER). Bei hochgradig Sensibilisierten erstreckt sich diese Schockreaktion sogar über 24 Stunden (PERGER1990). Treten also Schockreaktionen nach Metallapplikationen auf, so kann davon ausgegangen werden, dass eine Sensibilisierung gegen das Metall vorliegt.

Erst kürzlich (2003) wurde an den Universitäten Aachen und Erlangen mit Hilfe des so genannten DMA-Meters (eines Gerätes zur Bestimmung des Potentials einer Zahnfüllung / Elektrode mit Hilfe einer Bezugselektrode aus Ag/AgCl) bei „aktiv" befundenen Füllungen die eindeutige Korrelation zwischen DMPS-Testen und den Korrosionszuständen bei Amalgamfüllungen bewiesen; das heißt, bei hohen Hg-

Konzentrationen bezogen auf den Kreatininwert im Urin wurden auch hohe Spannungspotentiale gemessen, während diese Korrelation bei überwiegend nicht „aktiven" Füllungen nicht nachzuweisen war (N. GUTKNECHT, R. FRANZEN, A. KIAL, H. DREXLER, F. LAMPERT).

Der MELISA-Test

Leichter kann eine Sensibilisierung mit dem Lymphozyten-Transformations-Test (LTT-Test) nach W. P. BIEGER bzw. mit dem sensibleren MELISA-Test (Memory Lymphocyte Immuno-Stimulation Assay) nach V. STEJSKAL über die Provokation von Mediatorenfreisetzungen wie Zytokinen, Leukinen etc. ermittelt werden. Dabei stellte sich heraus, dass neben **Nickel (Ni), Quecksilber (Hg) und Cadmium (Cd) das Gold (Au) als Sensibilisierungsfaktor schon an *zweiter* Stelle** steht. Palladium (Pd), organisches Hg, Titan (Ti), Silber (Ag) und Zinn (Sn) folgen erst danach, während Chrom (Cr), Platin (Pt), Kobalt (Co), Molybdän (Mo) und Kupfer (Cu) – in dieser Reihenfolge – die Schlusslichter bilden.

Nach einer Metallsensibilisierung können pathogenetische Autoantikörper (AK) in Form von Serotonin-AK, CIC (zirkulierenden Immunkomplexen), Gangliosid-AK und Nerven-AK entstehen, wobei das Auftreten von Nerven-AK (besonders durch Hg, Cd und Ni) ein sicherer Nachweis der Schädigung von Nervengewebe durch diese Stoffe (Neurotoxine) ist. (W. MAYER: „Immunologie der Schwermetalle", Beitrag zum Kongress der *International MELISA Study Group* 1998 in Steibis, Allgäu)

Therapie von Neurotoxinen

Interessant ist, dass nach Austausch von Metallrestaurationen die Sensibilisierung auf Hg, Au und Cu im MELISA-Test nach etwa zwei bis vier Jahren fast wieder verschwand, während diejenige auf Ni bestehen blieb (STEJSKAL, s.o.). Nach einer gelungenen **Amalgamsanierung**, das heißt, wenn die extrazellulären (Matrix) wie die intrazellulären Entgiftungsmechanismen (Phase-1- und Phase-2-Reaktionen) funktionierten, normalisierten sich auch intrazellulär die Werte von Mg, Ca und Mangan (Mn). (R. HUDECEK, vgl. den o.g. Kongress; s. auch Abb. 107 b).

Andererseits ermöglicht ein Mineralstoffmangel es toxischen Metallen, sich an freie Bindungen anzudocken, so dass die Substitution von Mineralien und Elektrolyten – unter anderem durch Algen oder durch unraffiniertes Kristallsalz (täglich als Solekur), Meersalz (*sel atlantique*) oder Steinsalz – alleine schon die Möglichkeit und Voraussetzung für eine Metallentgiftung darstellt und als Grundbehandlung durchgeführt werden sollte. Auch die Substitution von Aminosäuren (zum Beispiel

L-Cystein, NAC (N-Acetylcystein), Taurin, Glutathion) ist bei entsprechender Indikation sinnvoll, da sie die Synthese von Metallothioneinen fördern und blockierte Glutathion-S-Transferasen wieder aktivieren (s. Abb. 58 bis 60).

Gerade die intrazellulären Stoffwechselvorgänge zur Entgiftung sind besonders bei Fehlen von Antioxidantia (Vitamin C / E, Selenmethionin, Coenzym Q in Phase 1) und reduziertem Glutathion (GSH) inklusive Glutathion-S-Transferase (GST) (Phase 2) störanfällig, abgesehen davon, dass die hier im Buch dargestellten ungestörten Grundsystemfunktionen Voraussetzung für den Abtransport von Neurotoxinen wie Metallen und Xenobiotika sind. Hg hemmt im Besonderen die für den GSH-Stoffwechsel nötigen Enzyme (GSH-Synthetase, -Reduktase, -Peroxidase).

Wenn schließlich die durch Reduktion gebildeten konjugierten und chelierten Ausscheidungsprodukte die Matrix und über die Galle (Mercaptursäuren) den Darm erreicht haben, entscheiden das enterische Nervensystem (Bauchhirn) – auf Grund der durch die Affinität der Neurotoxine bedingten Rückresorption ins vegetative Nervensystem – sowie die Güte der Darmflora darüber, ob sie ihre ursprüngliche Toxizität wieder zurückgewinnen. Diesem Umstand sollte man in der Therapie besonders Rechnung tragen, um eine intestinale Autointoxikation zu vermeiden. Das heißt, dass man neben Glutathion (auch S-Acetylglutathion nach OHLENSCHLÄGER) – das wiederum nur in Verbindung mit den Kofaktoren Liponsäure, Selen und Riboflavin (Vitamin B2) sinnvoll ist – auch Darmmittel (Symbioselenkung) und weitere Bindungsmittel wie zum Beispiel *Chlorella (vulgaris/pyrenoidosa)* verabreichen muss.

Spagyrisch erfolgt eine **Entgiftungskur im Hinblick auf Schwermetalle** mit einer Mischung folgender Mittel von Phylak:

Allium cepa, Cynara scolymus, Betula alba, Neem (Azadirachta indica), Fucus, Taraxacum off., Sambucus nigra, Okoubaka aubrevillei, Thuja occidentalis, Neem, Taxus baccata,

jeweils 1 Anteil der Pflanzen in der angegebenen Reihenfolge (2 x Neem) auf 100 ml, Dosierung 3 x 15 bis 20 Tropfen pro Tag.

Alternativ bzw. zusätzlich zur Unterstützung der Leber-Galle-Funktion kann folgende Mischung verordnet werden:

Chelidonium majus, Taraxacum off., Carduus marianus, Angelica archangelica, Drosera, Eupatorium perfoliatum, Cynara scolymus, Neem, Betula alba, Propolis, Okoubaka aubrevillei (je ein Teil auf 100 ml).

Neurotoxine im Gehirn

Mit der nuklearmedizinischen SPECT-Methode *(Single Photon Computed Tomography)* wurden funktionell die Auswirkungen von Neurotoxinen im Gehirn an den dortigen Rezeptoren (zum Beispiel Dopaminrezeptoren) untersucht. Dabei stellte sich heraus, dass gerade die Basalganglien im *Nucleus caudatus* und *Corpus striatum* nach Lösungsmitteln an zweiter Stelle von Metallen im Sinne einer Dopamin-D2-Rezeptorenblockade und allgemein einer chronischen Vasculitis (Aufquellung und Hyperplasie der Endothelzellen) beeinträchtigt werden (LABOUVIE: „Nuklearmedizinische Untersuchungen zu Patienten mit *Multiple Chemical Syndrome*"; K. MÜLLER: „Expression von Zelladhäsionsmolekülen durch Metalle"; vgl. den oben erwähnten Kongress; siehe auch Abb. 98).

Für das (zentrale) Nervensystem sind daher besonders Fettsäuren (FS), vor allem Omega-6-FS (Nachtkerzenöl, Borretschöl) und Omega-3-FS (Fischöl), mit hohem Anteil an DHA (Docosahexaensäure) und EPA (Eicosapentaensäure) wichtig, damit es vor den fettlöslichen Metallen geschützt wird.

Nach STEJSKAL weisen aber circa 30 Prozent (!) der Bevölkerung auch eine **hereditär-genetische *Gold*unverträglichkeit** auf, weitere 30 Prozent erwerben eine Sensibilisierung durch längere Liegedauer (Tagung der *International Study Group*, Stockholm 1997).

Sensibilisierungen auch sekundär

Aber eine Sensibilisierung gegen Metalle braucht nicht primär zu sein, sie kann auch sekundär auftreten, das heißt, die Neigung, eine Überempfindlichkeit gegen Metallionen zu entwickeln, trifft besonders auf Menschen zu, die bereits eine Entgleisung ihrer Adaptationsleistungen erworben haben und bei denen eine allgemeine Neigung zu Sensibilisierungen besteht. Metallallergie ist also in vielen Fällen erst ein sekundärer Belastungsfaktor (PERGER 1990). Dabei entsprechen die meisten Sensibilisierungen dem Allergie-Typ IV (verzögerte Reaktion) und kaum dem klassischen IgE-vermittelten Sofort-Typ I.

Ein einmal in Gang gekommener chronischer Krankheitsprozess wird nicht nur von seinen Primärherden unterhalten, sondern auch von den sekundären Belastungsfaktoren, das heißt, Aktivierungen von Adaptationserkrankungen erfolgen besonders durch sekundäre Einflüsse. So wirken auch Metallsensibilisierungen fördernd auf chronische Krankheitsprozesse, selbst wenn sie später als die Hauptkrankheit erworben wurden. Es ist daher sinnvoll, neben einem LTT- / MELISA-Test ein Entgiftungsprofil des betroffenen Patienten erstellen zu lassen.

Die beste Therapie bei chronischen Erkrankungen im Zusammenhang mit Metallen ist aber die Verhinderung der Zufuhr neuer reaktionsfähiger Metallionen.

3.3.2 Nebenwirkungen von Chemotherapeutika auf das Grundsystem

Jeder Stoffwechselvorgang und jeder nervale Reiz wird über die Matrix, das heißt die extrazelluläre Gewebsflüssigkeit reguliert. Dabei verdient die *Zweischichtigkeit* der Abwehr besondere Beachtung, das heißt a) die unspezifische, nur Funktionen des Grundsystems betreffende und b) die spezifisch immunologische Abwehrreaktion. Während bei a) die Noxe über die Histiozytenwallbildung, das Gewebsödem, die Granulozyteninvasion, die Granulozytolyse bis hin zur Makrophagenaktivität bekämpft wird, ehe sie in die Lymphbahn und die Lymphknoten gelangt, wird bei b) die zweite, die spezifisch zelluläre und humorale Immunreaktion hervorgerufen.

Das gilt auch für die Chemotherapeutika, die zuerst als Stress wirken (mit der typischen Auslösung einer Schockphase der Alarmreaktion nach Seljye) und deren weitere „Verarbeitung“ unter anderem von der Reaktionsweise und Ausgangslage des Grundsystems abhängt.

Der Wirkungsmechanismus einer immunsuppressiven Therapie besteht ja in der Verhinderung der Bildung pathologischer humoraler Abwehrstoffe und pathologischer Reaktionen der immunkompetenten Lymphozyten. Außerdem verursachen Immunsuppressiva eine Hemmung der Zellmitosen durch Inhibierung der DNA- und RNA-Polymerasen sowie eine Unterbindung der Gamma-Globulin-Bildung. Dabei ist die gesamte Gamma-Globulin-Menge in circa 21 Tagen aufgebraucht bzw. aufgelöst, mit der Folge von Leukopenien, Agranulozytosen, erhöhter Infektanfälligkeit und der möglichen Provokation von Neoplasmen-Neubildung vor allem im lymphoretikulären System und im epithelialen Bereich, abgesehen von den Wirkungen auf die Matrix, in der es zu Spätkomplikationen bei der Infektabwehr im Sinne einer Starre bzw. Regulationsblockade mit möglicher Malignombildung und späten allergischen Erscheinungen kommt.

Alle Störungen erfolgen gesetzmäßig in Form zunehmender Einschränkungen der Matrix mit starken zeitlichen Verzögerungen der Reaktionsabläufe bis hin zur Abwehrblockierung.

Über eine Gewebsazidose, Wasserretention sowie Elektrolytmangel und erhöhten O_2-Verbrauch kommt es zu einem Energieverlust, wodurch wiederum eine Verlangsamung der Steuerungssignale und eine Dauerdepolarisation der Zellmembran und Inhibierung der Enzymaktivitäten erfolgt – also ein **Stoffwechsel-Mangelsyndrom** (s. Abb. 107).

Will man das Grundsystem wiederbeleben, so geht dieser Prozess gesetzmäßig immer über die Phase der exsudativ-allergischen Reaktion, die allerdings mit der Gefahr eines Rezidivs (zum Beispiel rheumatischer Prozesse) oder mit einem erhöhten Risiko durch Allergien vom Sofort-Typ verbunden ist. So ist es auch bei einer Strahlen- und Immuntherapie von Malignomen, wobei die De-novo-Bildung von Malignomen unter und nach immunsuppressiver Therapie nur durch die Schädigung des Grundsystems zu erklären ist.

Dabei ist die Kortikosteroidwirkung auf die Matrix im Prinzip gleich wie bei Immunsuppressiva, sie geschieht auf Grund des primär anderen Angriffpunktes nur langsamer, das heißt erst nach mehrwöchiger Verabreichung bzw. erst nach Monaten, wenn man die Zirkadianrhythmen beachtet. Der einzige Unterschied besteht darin, dass die Kortikoide zu Beginn eine Verminderung der O_2-Utilisation bewirken, während die Immunsuppressiva von Anfang an einen erhöhten O_2-Verbrauch verursachen (PERGER 1990).

Bei üblicher Dosierung der Kortikosteroide kommt es zu einem humoral-antiinflammatorischen Effekt, das heißt zu einer Vasokonstriktion, Verminderung der Kapillarpermeabilität, Hemmung der Lymphozyteninvasion ins Entzündungsgebiet sowie zu einer Verminderung der Phagozytose im RES.

Nur bei hoher Dosierung und/oder Langzeittherapie über sechs Wochen (bzw. vier Monate unter Beachtung der Zirkadianrhythmen) kommt es zu einer Blockierung des Grundsystems. In der therapeutischen Konsequenz bedeutet das – wenn möglich: Kortikoide möglichst selten und wenn schon, dann maximal sechs Wochen bzw. vier Monate verabreichen! Als humorale Gegenregulation kommt es zu einer Vermehrung der dreifach ungesättigten Fettsäuren aus mononuklearen Zellen der Matrix und des Blutes, die damit die körpereigenen Antidote der Kortikoide darstellen.

Als Komplikationen einer länger dauernden Kortikoidtherapie treten neben erhöhter Infektanfälligkeit (wie bei den Immunsuppressiva) vor allem die folgenden auf:

1. ein Steroid-Diabetes (durch die Kapillarhypopermeabilität)
2. ein Steroid-Katarakt (weil in der nerven- und kapillarlosen Linse der Stoffwechsel allein vom Grundsystem geleistet wird)
3. eine Steroid-Osteoporose (durch die Elektrolytstörung)
4. ein Kortisonismus bei dauernder exogener Zufuhr (durch die Funktion der Matrix als Transmitterorgan zum Regelkreis Hypothalamus-Hypophysenvorderlappen-NNR)

Die Blockierungen im Grundsystem sind letztlich der Grund dafür, dass chronische Krankheiten unheilbar werden. Das gilt auch für andere Chemotherapien, wie zum Beispiel für die frühere Hg-Schmierkur bei MS oder die Goldtherapie, bei der die Metallionen primär ins RES, ins Mesenchym, in Knochen, Knorpel und die Synovia gehen, ehe sie in alle Organe wandern. Die Golddepots in gelenknahen Knochen führen außerdem zur so genannten „idiopathischen" Nekrose in besonders beanspruchten Gelenken, wie das auch bei Blei und Nickel der Fall ist.

Dabei beruhen die klinische Wirksamkeit wie auch die Komplikationen auf der Einlagerung ins RES und Mesenchym. Denn die Hemmung der Immunreaktionen erfolgt nicht schlagartig, sondern über die Phase der unspezifischen allergischen Diathese, die ihrerseits auf der pathologisch verlängerten Schockphase und der Herabsetzung der Reagibilitätsgrenze für Ganzheitsreaktionen auf 1/100 beruht und gekennzeichnet ist durch Eosinophilie, Thrombopenie, Pruritus, Exanthem, Stomatitis sowie eine Gastroenterokolitis.

Solange noch eine Restreagibilität besteht, ist dieser Vorgang reversibel, wohingegen die Komplikationen dann irreversibel werden, wenn die Matrix endgültig blockiert ist, wie es bei der Agranulozytose, der aplastischen Anämie, der Nephro- und Lebernekrose, der Polyneuritis sowie der Encephalitis der Fall ist (PERGER 1981). Die Spätfolgen einer „erfolgreichen" Goldtherapie zeigen sich in jahrelangen Hemmungen der zellulären und humoralen Abwehrleistungen mit erhöhter Infekt- und Allergieanfälligkeit sowie einer erhöhten Malignomrate.

Alle aufgeführten Komplikationen treten nicht auf, sobald die unspezifische Reagibilität spontan oder mit therapeutischer Hilfe wieder in Gang kommt. *Dabei muss man berücksichtigen, dass alle gängigen antiinflammatorischen Substanzen gesetzmäßig die gleiche Wirkung auf die Matrix haben, nämlich die Blockierung der unspezifischen Abwehrleistungen.*

Auch Bakterizide und Bakteriostatika (Antibiotika/Sulfonamide) wirken ab dem Eintritt einer Blockierung immunsuppressiv, das heißt, der Weg geht auch hier über die Schockreaktion letztlich in die Blockierung des Grundsystems, beginnend mit einem Abfall von Calcium (Ca), Kalium (K) und Cholesterin sowie einem Anstieg von Magnesium (Mg) im Serum und erhöhten venösen Oxyhämoglobinwerten, solange der Patient noch in der reversiblen Phase ist.

In der irreversiblen Phase findet man dann anhaltend erniedrigte Ca-, K- und Mg-Werte im Serum, eine Eosinopenie sowie erniedrigte Oxyhämoglobinwerte und schwankende Cholesterinwerte (PERGER 1981).

Auch bei hoch fieberhaften Infekten wird die Immunleistung bei Antibiotikagaben deutlich inhibiert, sichtbar an einer deutlich geringeren Gammaglobulin-Erhöhung, wobei eine länger dauernde Antibiotikagabe wieder in die Blockierung führt, vor allem, wenn man sie prophylaktisch gibt. Die Kombination von Antibiotikatherapie und OP-Schock führt zu einer Verlängerung des Heilungsvorganges.

> Aufgrund der Verstärkung und Verlängerung der Schockreaktion im Extrazellulärraum kommt es durch eine Antibiotikagabe zu einer höheren Komplikationsrate vor allem bei einer Tonsillektomie (zum Beispiel Myocarditis, arthritische Schübe und MS-Schübe). Daher ist eine *Antibiotikagabe mit einer Herdsanierung*, deren Ziel ja gerade die Wiederherstellung der unspezifischen Abwehrleistungen ist, *nicht vereinbar*.

Die gleichen biologischen Gesetzmäßigkeiten gelten für Antimykotika, Analgetika, Psychopharmaka, Antidepressiva und Hypnotika: Immer geht es über die allergisch exsudative Reaktion in die Lähmung unspezifischer Abwehrleistungen.

3.4 Die Kybernetik des Herdgeschehens

Neben diesen *humoralen Zusammenhängen* und Möglichkeiten der gegenseitigen Beeinflussung zwischen Herd und chronischer Entzündung kann das Herdgeschehen auch aus *kybernetischer Sicht* als Faktum angesehen und dementsprechend logisch und wissenschaftlich erklärt werden. Demnach ist der Herd eine „Störstelle, von der Dauerreize wechselnder Intensität ausgehen". Im Sinne dieser biokybernetischen Betrachtung sind Herd und Störfeld Synonyma mit gleichen regulatorischen

Konsequenzen, deren gemeinsamer Nenner die Belastung der Regulationssysteme ist (BERGSMANN). Sie äußert sich vor allem in zwei *pathogenetischen Abläufen* (nach BERGSMANN):

1. Bei einer entstehenden Krankheit werden die Regelvorgänge durch die zusätzlichen vom Herd oder Störfeld ausgehenden Signale so verändert, dass der Krankheitsablauf durch die herdabhängigen Regelvorgänge variiert wird. Man nennt dies den *Variationsfaktor* der Krankheit.
2. Die primäre herdbedingte Regulationsbelastung bindet die lokalen und allgemeinen Abwehrkräfte, so dass eine hinzutretende Sekundärbelastung, die an und für sich harmlos ist, pathogenen Stellenwert erhält. (Ich erinnere an die Ausführungen im vorhergehenden Kapitel.) Hier erfüllt der Herd oder das Störfeld die *Starterfunktion*.

> „Beide Abläufe sind klinischer Ausdruck des gleichen pathophysiologischen Vorganges, nämlich des Zweitschlages im vorbelasteten Regelsystem. Dabei kommt es durch den Herd zu Regulationsstörungen, aus denen durch Potenzierung mit anderen Noxen Fernstörungen resultieren." (BERGSMANN 1977)

„Bei den *herdbedingten Veränderungen im Segment*, in dem alle Formationen in reflektorischen Wechselbeziehungen stehen, kommt es dadurch zwangsläufig zu Funktionsänderungen aller Organe des Segments." Man spricht vom *segmental-reflektorischen Komplex* und ist sich dabei bewusst, dass damit die vielseitige, vermaschte regulatorische Wechselbeziehung aller Substrate mit allen Substraten angesprochen wird. Da der segmental-reflektorische Komplex durch segmentüberschreitende Querverbindungen mit Nachbarsegmenten in Verbindung steht, greift automatisch die Funktionsänderung eines Segments auf die Nachbarsegmente über. Wir wissen, dass die herdbedingten Reize klein sind und kumulieren. Das bedeutet nach der Arndt-Schultz'schen Regel schon theoretisch, dass wir mit einem Erregungszustand des segmentalreflektorischen Komplexes rechnen müssen. „Aber auch aus rein kybernetischer Sicht führt diese *Vorbelastung der Regelkreise* durch die herdbedingten Reize zwangsläufig zur *Instabilität der Regelung*, die sich klinisch in *Hypersensibilität* und *Hyperreaktivität* äußert. Die Weiterleitung der herdbedingten Störsignale zentripetal erfolgt auf den bekannten Bahnen, wobei das *Divergenzprinzip* der neuralen Schaltung pathogenetisch eine bedeutende Rolle spielt. Denn jedes Signal erregt danach bei der Schaltung auf das nächst höhere Leistungselement wieder neue Neurone."

Damit ist die Erfassung eines großen Körperabschnittes durch den lokalen Herdreiz erklärbar, denn „seine Signale werden entsprechend der *Integralfunktion der Neurone* gespeichert und versetzen diese in einen Erregungszustand mit gesenkter Reizschwelle. Dadurch ist ermöglicht, dass zusätzliche, an sich unterschwellige Reize diese Neurone entladen können und entsprechende Symptome fernab vom Herd auslösen.“ (BERGSMANN) Diese Signale werden selbstverständlich auch subkortikal und kortikal wahrgenommen und führen dort zur Erregung der entsprechenden Repräsentationszonen, erkennbar an den zentral bedingten Dysregulationen, die sich klinisch als so genannte vegetative Dystonie manifestieren, solange die Belastungen isoliert bleiben.

Die hier kurz angedeuteten kybernetischen Zusammenhänge *fordern* demnach geradezu die *Fernstörung als logische Konsequenz* des Herdgeschehens. Da die herdbedingten Signale unterschwellig aber permanent sind, ist der Herd selbst entweder *asymptomatisch* oder *oligosymptomatisch* und wird, wie gezeigt, infolge des Divergenzprinzips auf eine größere Anzahl von Neuronen geschaltet, die dadurch erregt werden. Trifft auf den entsprechenden Körperabschnitt nun ein zweiter, ebenfalls unterschwelliger Reiz, so wird dieser wegen der gesenkten Reizschwelle inadäquat überschießend beantwortet. Daraus folgt konsequenterweise, dass es *„keine monofokal bedingte Herderkrankung im klassischen Sinne“* geben kann; vielmehr muss zur Manifestation herdbedingter Regulationsstörungen immer das Zusammentreffen mehrerer Faktoren kommen (BERGSMANN).

Eine weitere logische Konsequenz daraus ist dann aber auch, dass der Herd in jedem pathogenetischen Geschehen die Rolle als Gestaltungsfaktor spielt bzw. spielen kann. Die klinischen Manifestationen des Herdgeschehens äußern sich (nach BERGSMANN):

1. als *induzierte Exazerbation*,
2. als *parallergische Erscheinungen*,
3. im Prinzip der *Seitenkonkordanz*,
4. im Sinne der vasalen Quadrantenreaktion,
5. als *herdbedingte Funktionsminderung* innerer Organe,
6. als herdbedingte *Therapiebehinderung*.

Zu 1.: Durch die herdbedingte Regulationsbelastung wird die Abwehrkraft des Organismus so geschwächt, dass andere Krankheiten sich leichter entwickeln. Da dabei die Pathogenität der Keime nur sekundär eine Rolle spielt, sprechen wir von induzierter Exazerbation.

Zu 2.: Die parallergischen Erscheinungen sind im Grunde der experimentelle Beweis dieser induzierten Exazerbation. So wird zum Beispiel die Tuberkulinempfindlichkeit bei Patienten, die beherdet sind, nach Ausschaltung des Herdes signifikant herabgesetzt, das heißt, der Schwellenwert für Tuberkulin steigt um durchschnittlich drei Zehnerpotenzen.

Zu 3. und 4.: Das Prinzip der Seitenkonkordanz haben wir schon durch die asymmetrischen Tests kennen gelernt, aber es ist nicht allein auf die humoralen Wege beschränkt, sondern äußert sich auch zum Beispiel in der Konkordanz der Herdbelastung und der homolateralen algetischen Beschwerden. Es bedeutet nichts anderes, als dass durch den herdbedingten Reiz „Regulationsmechanismen der homolateralen Seite labilisiert" werden, was sich experimentell zum Beispiel auch bei chronischen Sinusitiden bestätigen ließ, indem durch feine daktyle Reize in Reflexzonen kranker Organe der Gefäßtonus des homolateralen Gefäßquadranten im Rheogramm verändert wurde, während der gleiche Reiz im reflektorisch nicht angesprochenen Gebiet unwirksam blieb. Damit ist die vasale Quadrantenreaktion auf Grund des Herdes experimentell bewiesen.

Zu 5.: Die Phänomene der induzierten Exazerbation und der Seitenkonkordanz werden durch herdbedingte Regulationsänderungen ausgelöst, die sowohl den segmental-reflektorischen Komplex erfassen als auch innerorganische Regelvorgänge labilisieren. Regulatorische Labilität bedeutet aber Leistungsminderung.

Zu 6.: Die herdbedingte Therapiebremse ist die schlimmste Folge des Herdgeschehens, das heißt: Durch das Herdgeschehen wird eine spezifische Therapie behindert, die sonst gut anspricht. Sie kann erst wieder *nach* erfolgreicher Herdtherapie wirksam werden. Die häufigste Erstmanifestation der herdbedingten Regulationslabilität ist ein allgemeiner Leistungsabfall. Denn die *regulatorische Labilität* stört das ökonomische Prinzip normaler Regelvorgänge, nach dem alle Funktionsgrößen auf kürzestem Weg und mit geringstem Energieaufwand den aktuellen Erfordernissen angepasst werden, und sie bedeutet weiter, dass für jede geforderte Leistung wegen der überschießenden Reaktion viel mehr Arbeit aufgebracht werden muss, als nötig ist (Bergsmann).

3.5 Zusammenfassung

„Jeder Krankheitsprozeß und Krankheitsverlauf kann durch *herdbedingte Regulationsstörungen* variiert werden. In dem Sinne ist der Herd als *Gestaltungsfaktor* der Krankheit anzusehen.

3

> Die wichtigste Tatsache dabei ist, dass jedes akute Geschehen in *Chronizität* abgleiten kann und eine sonst gut ansprechende spezifische Therapie blockiert wird. Die herdbedingten Reize irritieren alle vegetativen Funktionen im zugehörigen Segment der Quadranten durch Labilisierung des segmentalreflektorischen Komplexes. Klinisch findet man als Symptom *Hyperreaktivität* und *Hypersensibilität* als vasale Quadrantenreaktion. Die weitere Reizausbreitung folgt den anatomisch vorgegebenen Bahnen, wobei die reizbedingten Regulationsveränderungen den Gesetzen der Kybernetik gehorchen." (BERGSMANN 1984)

Die *Konsequenzen*, die sich daraus für die *Pathogenese*, aber auch für die *Therapie* ergeben, sind folgende (nach BERGSMANN 1984):

1. Es gibt keine Herdkrankheit im überkommenen Sinne.
2. Jede Krankheit kann durch herdbedingte Regulationsstörungen variiert werden.
3. Bei chronischen Krankheiten ist immer an zusätzliche Herdbelastungen außerhalb des eigentlichen Krankheitsgeschehens zu denken.
4. Chronische Krankheiten begünstigen ihrerseits wiederum die Entstehung von Herden.
5. Herdbedingte Regulationsstörungen wirken als Therapiebremse.
6. Unter einer herdbedingten Regulationsstörung kann jeder Regelkreis instabil werden. Dadurch arbeitet er unökonomisch. Als klinische Symptome einer herdbedingten Regulationsstörung finden wir Leistungsschwäche, Hyperreaktivität und Hypersensibilität.
7. Therapeutisch gesehen ist es in jedem Fall sinnvoll, neben der spezifischen Therapie eine konsequente Herdtherapie durchzuführen.

Herde und herdähnliche Belastungen schwächen also den Organismus und ermöglichen dadurch erst Fehlreaktionen und Milieuänderungen für eventuelle Folgeerkrankungen, so dass neben der Vollständigkeit der erfassten Prozesse und dem Zeitpunkt der Herdsuche der *Abwehrlage* und *Immunsituation* die größere Bedeutung zukommt als der spezifischen Noxe (s. Kapitel 5). Da nur in *circa 3,3 Prozent der Fälle ein „direkt-kausaler Zusammenhang zwischen Herd und Sekundärerkrankung"* vorhanden ist, liegt die Bedeutung des Herdgeschehens also in der *ständigen Bindung der Abwehrkräfte* und der „Beanspruchung der Abwehrleistungen" (PERGER1986).

Das Wesentliche der regulationspathologisch wirksamen Veränderungen liegt nach heutigem Wissen daher darin, dass die normal eng vermaschten *zwei Abwehrschichten* (Grundsystem und Immunsystem) im Laufe der Belastungszeit immer mehr *dissoziieren*, „bis schließlich das unspezifische Grundsystem weitgehend erstarrt und auf Reize nicht mehr antworten kann, während das spezifische Immunsystem zuletzt die gesamte Last der Abwehr zu tragen hat, wobei aber wesentliche Ordnungsprinzipien, z. B. die Immuntoleranz gegenüber Eigengewebe, verloren gehen können" (PERGER).

Eine Folge davon ist, dass der Organismus nun selbst kleinste Reize, die sonst lokal abgefangen werden, mit seiner Gesamtenergie ausregulieren muss, weil das System als Ganzes auf diese Reize anspricht.

Eine andere „nicht minder wichtige" Folge ist, dass unter der zunehmenden Dissoziierung die *Stabilität der Spurenelemente* im Regulationstest einer immer größer werdenden *Labilität* Platz macht, aus deren Vorhandensein man dann schließen kann, dass die Wiederherstellung einer normalen Abwehr „mit unseren bisherigen Mitteln nicht mehr zu erreichen" (PERGER) ist, zumal es von den Spurenelementen her – neben *Kupfer und Eisen* – vor allem an *Zink* mangelt, ohne das bei vorhandener Labilität eine zufrieden stellende Immunleistung nicht erreicht werden kann, weil die *Immunglobulinfreisetzung* „weitgehend der körpereigenen Kontrolle entglitten ist" (PERGER). Das „bedeutet aber derzeit noch die Unheilbarkeit einer Systemerkrankung und beschränkt die Therapie auf symptomatische Maßnahmen" (PERGER 1990).

3.6 Misserfolge

Da auch in der *Regulationsmedizin* immer öfter (1990) *Misserfolge* der Therapie auftreten, muss man sich fragen, woher das kommen kann. Zum einen tragen, wie schon erwähnt, die *Immunsuppressiva*, allen voran die Kortikoide, bei längerer Anwendung durch ihre das Grundsystem blockierende Wirkung dazu bei, zum anderen sind es aber auch die heute übertrieben angewandten *Chemotherapeutika* (nichtsteroide Antirheumatika, Antibiotika, Psychopharmaka), die „zu energetischen Defiziten für die unspezifischen Abwehrvorgänge und für die Enzymvorgänge" (PERGER) führen.

Hinzu kommen *externe Faktoren* wie „Umweltverschmutzung, die Fehlernährung und der leichtsinnige Umgang mit toxischen Substanzen" (PERGER), die unter anderem dazu führen, dass *Mineralstoff- und Spurenelementmangel* auftreten, ja sich sogar *toxische Schwermetalle* im weichen Bindegewebe ansammeln; dabei wird die Wirkung regulationsmedizinischer Maßnahmen dadurch verhindert, dass die *„humoralen Schockreaktionen"* (PERGER) über Wochen und Monate bestehen bleiben. So kommt es zur „Hemmung der zellulären und humoralen Abwehrleistungen" sowie zu einer unvertretbar langen „Rekonvaleszenz mit allen ihren Komplikationsrisiken" (PERGER).

Aber nicht nur die unspezifische Abwehr, auch spezifische Enzymfunktionen werden gestört. So tragen zum Beispiel „die verschiedenen organischen und anorganischen *Schwermetallverbindungen*, das *Kohlenmonoxyd* und *-dioxyd*, die *Schwefelsäure* und die *Stickoxyde*" (PERGER 1990) dazu bei, dass die *Helfer-T-Zellen* überwiegen, wodurch *Allergien* und *autoimmune Erkrankungen* zunehmen. Außerdem kommt es zu einem *IgA-Mangel auf den Schleimhäuten* mit erhöhter Infektanfälligkeit sowie zu einer *verminderten Synthese von IgG.*

> „Diese Störungen in der Immunglobulinsynthese spielen sich vor dem Hintergrund eines blockierten bzw. gelähmten Grundsystems ab, das in diesem Zustand nicht in der Lage ist, ausreichend Energie für die Immunreaktionen freizusetzen und die Zellmembran wieder zu repolarisieren." (PERGER 1990)

Gerade die als *Enzymgifte* wirkenden Umwelttoxine blockieren die Enzyme durch *Verdrängen der physiologischen Koenzyme* (zum Beispiel Zn, Cu, Fe, Mn) und sind so neben den eigentlichen Herden für die immer mehr zunehmenden Lahmlegungen des Grundsystems mit den *verzögerten Abwehrreaktionen und der Fehlsteuerung spezifischer Immunvorgänge* mitverantwortlich.

Der Unterschied zwischen der Wirkung zentral abgelagerter Schwermetalldepots (etwa im ZNS) und zum Beispiel den peripheren bakteriellen Herden bzw. abakteriellen Narbenstörfeldern liegt nun darin, dass Erstere von Anfang an schon den Gesamtorganismus beeinträchtigen, während letztere ihre Wirkung zunächst lokal, später über Gefäßbezirke und die jeweilige Körperhälfte und erst zum Schluss auf den ganzen Organismus ausüben.

Ähnliche *„vegetativ-zentrale Störungen"* wie durch die Schwermetall-Toxikosen werden auch durch Darmmykosen (ab > 10^5 Organismen/g Stuhl) im Sinne der *Autointoxikation* ausgelöst. Ja selbst *Mangelsituationen bei Mineralien* (vor allem Ca, Mg) *und Spurenelementen* (Zn, Fe, Cu) – sei es nun in Verbindung mit den Toxikosen oder isoliert – wirken sich in der Regulationsmedizin immer mehr störend in der Vielschichtigkeit der Abwehrfunktionen aus (s. o.).

Während nach heutigem Wissen der *Mineralstoffmangel vor allem das Grundsystem und seine Funktionen betrifft* (Veränderungen des Molekularsiebs, Freisetzung der kleinen und großen Retikulumzelle, Störungen enzymatischer und immunologischer Funktionen), sind beim *Spurenelementmangel primär die „Enzymvorgänge in den anderen Regelsystemen der Abwehr“* (PERGER 1990) *betroffen* (Störungen der Neurotransmittersynthese, Störungen der Entgiftungsfunktionen).

Die Konsequenz des oben Gesagten ist, dass man

a) möglichst das *gesamte Belastungsspektrum* erfassen muss und

b) in der *Rehabilitation* mit mehreren Regulationstherapien und von mehreren Seiten an die *„Normalisierung von Körperfunktionen*, insbesondere die der *Abwehrregelsysteme“* (PERGER 1990) herangehen muss, um die schon in mehreren Ebenen zu findenden Störungen zu beheben.

Die Zahnreihen haben einen tieferen Sinn, als aus dem Zweck der Speisezerkleinerung hervorgeht.

Wilhelm Balters

Kapitel 4

Anamnese und Hinweisdiagnostik beim Herdgeschehen

4

4.1 Anamnestische Vorgaben

Wir wollen uns nun mit der Anamnese aus *dem* Blickwinkel befassen, wie sie in Bezug auf das *Herdgeschehen* erhoben werden sollte. Im Zusammenhang damit möchte ich Ihnen auch einige Tipps an die Hand geben, mit deren Hilfe Sie – sozusagen als *Hinweisdiagnostik* – schon eruieren können, ob bei dem betreffenden Patienten eine Herderkrankung vorliegen könnte oder nicht.

Anamnestische Hinweise sind meist *uncharakteristisch*, abgesehen von akuten Prozessen im ZMK-Bereich, denn das *dentogene Herdgeschehen* ist ein *chronischer Prozess*, der vom Patienten und von den meisten Behandlern nicht oder nur selten erkannt wird. Der Patient ist vielmehr mit einer Symptomatik beschäftigt, die sich anderswo abspielt, nämlich im Vegetativum, im abdominellen Bereich, an Herz und Kreislauf, am Muskel-Gelenk-System oder im Urogenitalbereich. So wird er zunächst einmal auf *Organstörungen* bzw. -schäden hin untersucht und der Arzt wird dadurch von vornherein in eine falsche Richtung gelenkt.

Hier sei mir allerdings der Hinweis erlaubt – damit ich nicht missverstanden werde –, dass es natürlich falsch wäre, die eigentliche Herdsuche *vor* eine Differentialdiagnostik konventioneller Art zu setzen. Denn:

> Die Bevorzugung vegetativer Symptome, mit denen, wie wir später genauer sehen werden, eine Herderkrankung zunächst in Erscheinung tritt, macht es notwendig, nach den verschiedensten Richtungen hin differentialdiagnostisch tätig zu sein, um entweder zur Exklusion oder zur Affirmation von Herden zu kommen.

Deshalb sollte man möglichst parallel zum Spektrum der klinischen Diagnostik auch solche Methoden einsetzen, mit denen man Herde aufspüren kann. Nach

PERGER, BERGSMANN, JUNGE-HÜLSING, RAUCH, SCHUH und anderen sollte man bei jeder chronischen Krankheit nach Herden suchen, da man nie sicher sein darf, dass ein Herd nicht in irgendeiner Form eine Rolle spielt. Da das aber leider viel zu oft vergessen wird, bekommt der Patient am Ende der meist mit immensem Aufwand durchgeführten Untersuchungen oft folgenden Kommentar zu hören:

> „Trotz sehr intensiver Untersuchungen konnten wir keine Organschäden feststellen; Sie sind organisch vollkommen gesund. Ihre Beschwerden sind sicher psychisch bedingt. Sie sollten deshalb einen Psychologen oder Psychosomatiker aufsuchen. Zur Beruhigung Ihres strapazierten Nervensystems verordnen wir Ihnen ein Beruhigungsmittel." (SCHIMMEL 1976)

Damit hat die medizinisch-diagnostische Mechanik (wie SCHIMMEL das nennt) einen morphologisch gesunden, jedoch herdkranken und infolge der Frustration und verzweifelten Ungewissheit nun auch wirklich psychisch traumatisierten Patienten hinterlassen. Und das Interessante daran ist: Beide (der Kliniker und der biologisch orientierte Mediziner) haben Recht und Unrecht zugleich – aber anders als sie denken.

Denn die Kliniker meinen diesen Befund als Abwertung und befinden sich damit auf dem Holzweg, und die biologisch orientierten Mediziner verwechseln oft Kausalität mit Synchronizität (C. G. JUNG). *Krankheitssymptome* sind und bleiben eine *Frage der Affinität* aufgrund einer psychischen Problemstellung des Patienten, der durch seine Symptomatik die „Schattenanteile des Bewusstseins" (DETHLEFSEN 1983) körperlich ausleben muss, da sie ihm im Bewusstsein fehlen.

So sind *Herdsymptome* die untrüglichen Zeichen eines im Bewusstsein *nicht integrierten psychischen Dauerkonflikts* (ROSSAINT), dessen *Schattenanteile* sich somatisiert haben, und daher muss in der Anamnese dem Aufspüren dieser Konflikte genügend Aufmerksamkeit geschenkt werden. Dabei ist auch der Abgrenzung zu eventuell vorhandenen Depressionen nachzugehen bzw. zu erklären, wie weit diese herdbedingt sind.

4.2 Stadien des Herdgeschehens und der Therapie

Aus *klinischer Sicht* vollzieht sich der Prozess des Herdgeschehens etwa folgendermaßen:

Im **Stadium 1** hat der Patient psychovegetative, *unspezifische Beschwerden ohne manifesten Organbefund*, eventuell mit temporären Gelenkserscheinungen (reversibel).

Im **Stadium 2** weist der Patient Symptome auf, die immer deutlicher auf ein Organ hinweisen und die sich oft über Wochen und Monate, ja manchmal Jahre hinziehen, *ohne* dass *fassbare röntgenologische Veränderungen* erkennbar sind (reversibel).

Im **Stadium 3** stehen *Organbefunde mit Umbauvorgängen* (wie Fibrose, Osteoporose usw.) im Vordergrund, mit *röntgenologisch* bereits *sichtbaren Veränderungen* oder messtechnisch erfassbaren *Labordaten* (irreversibel, kompensiert).

Im **Stadium 4** schließlich zeigt sich das *Vollbild einer Organerkrankung* mit bereits fortgeschrittener, irreversibler, nicht kompensierter Organveränderung, wobei der verantwortliche *Herd in eine sekundäre Rolle abgedrängt* wird. Der Vielzahl der Möglichkeiten, die sich daraus ergeben, entspricht natürlich auch die Anzahl der klinischen Zeichen herdbedingter Störungen.

Doch bevor wir diese näher betrachten, möchte ich noch kurz die *Therapiewege* dieser vier Stadien vorstellen:

In den **Stadien 1 und 2** erfolgt die herdgerechte „Kausaltherapie", bestehend aus Vorbehandlung, chirurgischer Herdeliminierung (falls nötig) und kontrollierter Nachbehandlung.

Im **Stadium 3** betreiben wir die *Herdeliminierung* als Versuch, die Progredienz aufzuhalten.

Im **Stadium 4** schließlich erfolgt nur noch eine *symptomatische Therapie.*

Diese Einteilung zeigt, dass eine Fokaltherapie nur so lange Aussicht auf Erfolg hat, als Funktionsstörungen von Organen vorliegen. Andernfalls ist es nicht mehr möglich, bereits bestehende anatomische Organ- oder Gelenkveränderungen durch die Entfernung des Herdes rückgängig zu machen. Bestenfalls ist eine Progredienz des Leidens aufzuhalten und eine Abschwächung der Symptome zu erreichen. Im Stadium 4 ist von der direkten Fokaltherapie kein Erfolg mehr zu erwarten.

4.3 Klinik des Herdgeschehens

Im Folgenden befassen wir uns mit den klinischen Zeichen, nach denen Sie in der Anamnese fahnden müssen. Die *Symptomatik der vegetativen Syndrome* macht dies besonders schwierig, weil die ersten Anfänge von Krankheiten oft vegetativer Art sind. *Hier unterscheiden sich Patienten mit aktiven Herden kaum von solchen, deren*

Krankheit primär organischer Art ist (zum Beispiel Hepatitis, latenter Diabetes, Früh-Bechterew). Schließlich kann dies aber kaum verwundern, denn ein noch lokalisierter Herd ist ja eine organische Erkrankung.

- Sie finden bei vielen Fällen den *schleichenden Beginn* mit gelegentlichen *schubweisen Exazerbationen*, nach denen Sie fast die Uhr stellen können, denn diese Verschlimmerungen treten durch den *Toxinschub* schlagartig auf, das heißt, die Patienten können Ihnen genau sagen, zu welcher Uhrzeit die Schmerzen auftreten, im Gegensatz zu *nicht* herdbedingten Schmerzen. Als *unspezifische Symptome* oder Prodromalbeschwerden (wie FUDALLA sie genannt hat) finden Sie *Wetterfühligkeit, Müdigkeit, Schwindel, Unwohlsein, Abgeschlagenheit, Arbeitsunlust, unruhigen Schlaf* und vieles mehr (zum Beispiel Leistungsdruck, *leichte Ermüdbarkeit, subfebrile Temperaturen, Allergieanfälligkeit*, Stoffwechselstörungen). Hier hilft die so genannte *Maximalzeitenuhr* aus der chinesischen Medizin weiter, die wir im Zusammenhang mit der Hinweisdiagnostik weiter unten näher betrachten werden.
- Außerdem finden Sie Parenchymschädigungen bzw. *Schädigungen parenchymatöser Organe*, wie sie durch länger dauernde funktionelle Störungen des interstitiellen Kreislaufs hervorgerufen werden, oder *in der Ausheilung stecken gebliebene Organerkrankungen* (davon entfallen etwa 70 Prozent auf den rheumatischen Formenkreis, auf Leber- und auf Darmschädigungen).
- *Drittens* finden Sie *Beschwerden*, aus denen man aufgrund der entsprechenden anamnestischen Hinweise auf einen *Summationseffekt* schließen kann.
- *Viertens* finden Sie Veränderungen am Kreislaufsystem in Form von *Hyper-* bzw. *Hypotonie*.
- *Fünftens* erkennen Sie oft schon *klinisch die eigentlichen Störstellen = Herde*.
- *Sechstens* – aber nicht zuletzt – finden Sie in den Laboruntersuchungen eine *geänderte Reaktionslage* (wie PISCHINGER, KELLNER, PERGER und BERGSMANN sie in Asymmetrietesten darstellen können).

Wenn *drei der hier aufgeführten Anzeichen erfassbar* sind (sei es anamnestisch, klinisch, röntgenologisch oder labormäßig), *dann spricht man schon von einem Herdgeschehen*. Da nun die Störstelle wie auch die geänderte Reaktionslage anamnestisch *nicht* erfassbar sind, sollte man **nach folgenden Symptomen fragen:**

a) Bestanden oder bestehen Störungen der Leberfunktion, besonders an den intrahepatischen Gallengängen?

b) Bestand eine Hepatitis (wie sind die jetzigen Leberfunktionsproben)?

c) Bestanden oder bestehen Störungen der Darmfunktion?

d) Bestehen Störungen im Nieren-Blasen-Bereich?

e) Bestehen Störungen im Bereich der Haut (Allergie, Ekzeme)?

f) Bestehen oder bestanden Pankreasstörungen?

Wird eine dieser Fragen positiv beantwortet, dann müssen herdbezogene Untersuchungen vorgenommen werden. Fragen nach ständiger Katarrhdisposition, nach Fieber bei Infekten, nach der Dauer der Ausheilung und nach der Arbeitsleistung geben nähere Auskünfte über den Regulationsmechanismus bzw. über die Reaktionslage, die Sie über die Untersuchungen, wie sie von M. GLASER bzw. R. TÜRK durchgeführt wurden, objektivieren müssen (Leukozytentest usw.).

Schließlich muss man wissen, dass Stellen einer abnormen Erbanlage im Sinne eines konstitutionell minderwertigen Systems oder frühere Krankheitsbezirke bzw. Stellen einer erhöhten lokalen Gewebsbelastung prädisponiert sind, weil das Stellen eines geringeren Widerstandes sind *(Loci minoris resistentiae)*. Umgekehrt ist aber auch eine solche Vorbelastung im Unspezifischen oft die Ursache dafür, dass eine Heilung derartiger schon früher bestehender Beschwerden lokaler Art behindert wird. Daher werden auch exogen verursachte, nicht herdbedingte und therapieresistente Erkrankungen oft erst dann beherrscht, wenn die gleichzeitig vorhandenen Herde und Störfelder beseitigt werden.

Nach SCHIMMEL liegen den chronischen Erkrankungen bestimmte so genannte „pathogenetische Grundmuster“ zugrunde, bei denen einzelne *Kausalketten* (SCHIMMEL 1989) oder *Kausalnetze* (ROSSAINT) wirksam sind. Dabei ist die Polarität von unten und oben die wichtigste, ähnlich wie bei MANDEL, da nach beiden (SCHIMMEL, MANDEL) die *meisten Kopfbelastungen von Bauch und Becken* ausgehen, wobei sich *auch Störungen am Zahnsystem* zeigen, die ihrerseits irgendwann „plötzlich zu Störfeldern“ werden können, aber umgekehrt genauso auch über eine Therapie des „unteren Pols“ beeinflussbar sind.

So kann dieses Konzept dazu beitragen, dem Zahnarzt im „*immunologischen Wechselspiel zwischen Zahnherden und Organismus*“ (SCHIMMEL) wichtige Hinweise darauf zu liefern, ob und wann das Zahnsystem primär oder erst später saniert werden soll bzw. muss.

Die Bedeutung zahnärztlicher Werkstoffe, besonders des Amalgams

Weiter gibt die Anamnese Ihnen Auskunft darüber, dass ein Herdgeschehen vorliegt, wenn beim Patienten eine *Zahnempfindlichkeit bei Klimawechsel* vorkommt oder wenn er Ihnen sagt, dass er *bestimmte Speisen und Getränke nach jahrelanger Toleranz plötzlich nicht mehr vertragen* kann. Das Gleiche *gilt* übrigens *im zahnärztlichen Bereich auch für Füllungsmaterialien und Werkstoffe.* Erst wenn der Herd bzw. der störende Werkstoff mit entsprechender Nachbehandlung beseitigt ist, verträgt der Patient das neue Material. Daher müssen Sie bei der Anamnese besonders diejenigen Symptome auswerten, die auf eine Materialunverträglichkeit hinweisen. So äußert sich zum Beispiel eine **Amalgamüberempfindlichkeit** in den folgenden Symptomen, die ROST zusammengestellt hat:

- Kopfschmerzen
- Herzschmerzen
- Gesichtsschwellung und Entzündung aller Schleimhäute
- Müdigkeit
- Schlaflosigkeit
- Depressionen
- einseitige Gelenkschmerzen
- Ekzem der Hände
- Hautjucken, vor allem nach sauren Speisen und Getränken
- Mattigkeit
- Gedächtnisschwäche
- Suizidgedanken

Eine noch genauere, weitergehende Tabellierung hat THOMSEN vorgenommen. Ihr liegt die klinische Feststellung zugrunde, dass es kein Organ und kein Gewebssystem gibt, das durch Amalgam nicht gestört werden kann. So ist die Aufstellung kein wahlloser Symptomkatalog, sondern aufgrund der *homöopathischen Arzneimittelbilder der Einzelbestandteile* systematisch nach den betroffenen Systemen aufgebaut. (Siehe auch ALTROCK: *Gefahren durch Dentalmaterialien und Umweltnoxen*)

Die Yang-Nieren-Problematik

Interessant ist, dass viele dieser Symptome in Zusammenhang gebracht werden können mit der nach BEISCH übergeordneten *suprarenalen Immundefizienz* (Yang-Nieren-Problematik), die sich in der Zahnheilkunde besonders bei *Problemen im Front- und Weisheitszahngebiet* äußert. Die Bedeutung dieser so genannten *Yang-Nieren-Problematik* liegt darin, dass sie einen übergeordneten immunologischen Aspekt darstellt, der bei Nichtbeachtung zu einer kaum noch wiedergutzumachenden *iatrogenen Immunschwäche* führt (BEISCH).

Denn die Yang-Niere, das heißt die Einheit von Niere und Nebenniere, stellt das *Energiezentrum* des Menschen dar, wodurch dem *achten Zahnfach*, der Entsprechung der Yang-Niere, auch analog gesehen, *eine besondere Bedeutung* als „Nabel der Zahnheilkunde“ zukommt (s. auch Kapitel 7).

Für den Therapeuten, der sich nicht mit bioenergetischen Testmethoden beschäftigt, ist eine *Yang-Nierenschwäche*, die im übrigen bei Frauen zu 90 Prozent auf der rechten und bei Männern zu 90 Prozent auf der linken Körperseite vorhanden ist, klinisch und röntgenologisch oft schon **an folgenden Symptomen zu erkennen** (nach BEISCH):

- Nichtanlage oder Verlagerung. Retinierung von Weisheitszähnen
- Zapfzähne in der Front
- Autoimmunerkrankungen
  juveniler Diabetes
- gehäufte Frühgeburten
- adoleszenter Riesenwuchs
- Kälte in der Lendenregion
- Mesiodens
- Engstand des Gebisses
- Allergien
- Colon irritabile
- Migräne
- kalte Hände und Füße
- Sterilität; Reizblase

Heute gilt nicht ohne Grund der Satz, dass es fast keine chronische Krankheit gibt, hinter der nicht ein chronisches Herdgeschehen steckt. Aufgrund aller dieser Erkenntnisse haben M. GLASER-TÜRK und R. TÜRK den Anamnesebogen von ALTMANN, einem der Pioniere der Erforschung des Herdgeschehens, modifiziert. Danach kann man in der Praxis vorgehen, um die Situation gut zu erfassen. Auch PFLAUM hat für die BFD einen sehr brauchbaren Anamnesebogen entwickelt, genau wie THOMSEN im Rahmen der EAV. Als Minimum sollte man einen Anamnesebogen verwenden, wie ihn zum Beispiel SCHWARZ (Tübingen) entworfen hat. Ich persönlich verwende einen Bogen, der eigentlich für das dentale Dis-Stress-Syndrom von A. FONDER entworfen und von J. BORN (Reinbek) ins Deutsche übersetzt wurde. So kann jeder für seinen persönlichen Gebrauch einen entsprechenden Fragebogen benutzen, der seiner Affinität am nächsten kommt, wohlwissend, dass der gesamte Komplex immer Gültigkeit hat und die von ihm benutzte und gefundene Facette des Herdgeschehens nur seiner persönlichen Problematik entspricht (ROSSAINT).

Findet also jemand vor allem Herde im Magen-Darm-Bereich, so muss er sich als Therapeut fragen, welche noch unbearbeiteten Probleme er selbst auf diesem Gebiet hat, seien sie physisch oder seelisch-geistig. Das Gleiche gilt für andere Bereiche, zum Beispiel Urogenitalgebiet oder Kopf.

4.4 Die Organuhr

Ich erwähnte bereits die Bedeutung der so genannten *Maximalzeitenuhr* im Hinblick auf die *Hinweisdiagnostik* krankhafter Beschwerden. Dabei können folgende **Symptome** bewertet werden (nach VOLL 1982):

a) Schmerzen in den verschiedensten Ausdrucksformen, in den verschiedensten Körperregionen und Gewebssystemen

b) Heißhunger als abnormer Hunger

c) Juckreiz an bestimmten Körperstellen und -gebieten

d) Schlafstörungen (Einschlaf- und Durchschlafstörungen)

e) Schwächeanfälle

f) Erbrechen

Anhand einiger Beispiele möchte ich aufzeigen, was Sie an der *Organuhr* ablesen können. Nach den Erkenntnissen der traditionellen chinesischen Medizin produziert jedes Organ bzw. Gewebssystem Energie, und zwar im 24-Stunden-Rhythmus jeweils zwei Stunden lang. (Abb. 31) Während dieser Zeit kann das Organ am meisten leisten, seine Aufgaben optimal erfüllen und so auch am meisten belastet werden. Auf der anderen Seite zeigen sich aber auch Störungen und Schwächen am ehesten zu dieser Maximalzeit des betreffenden Organs, wenn dieses krank ist. So kann man aus dem zeitlichen Auftreten all der vorstehend genannten Symptome Rückschlüsse darauf ziehen, welches Organ ursächlich an den Beschwerden beteiligt ist. Denn Krankheiten beginnen immer mit einer Störung in der Energieversorgung der Organe und Gewebssysteme.

Allerdings gelten die Maximalzeiten nur dann, wenn der Mensch in einem normalen Rhythmus lebt, sonst ist seine innere Uhr verschoben (wie etwa bei Schichtarbeitern oder Vagotonikern). So gibt Ihnen zum Beispiel die Zeit des Auftretens von Schlafstörungen, die ja als vegetative Symptome beim Herdgeschehen, wie erwähnt, eine Rolle spielen, Auskunft darüber, wo Sie mit Ihrer Therapie ansetzen müssen. Treten die Schlafstörungen zwischen 23 und 1 Uhr auf, müssen Sie das System der Gallenblase behandeln. Treten Durchschlafstörungen zwischen 1 und 3 Uhr auf, so deutet das auf eine Insuffizienz der Leber hin. Wenn Sie in dieser Zeit Schlaftabletten verordnen (oder selbst einnehmen), so belasten Sie die Leber noch mehr. Vielmehr müssen Sie zur Beseitigung der Schlafstörung dem Patienten ein Leberpräparat geben; dann wird er mit Sicherheit einschlafen. Tritt die Schlafstörung zwischen 3 und 5 Uhr auf, also zur Maximalzeit der *Lunge*, so deutet das auf eine Schwäche des kleinen Kreislaufs hin.

Zur Klärung der *Ätiologie der Kopfschmerzen*, die anamnestisch als zweithäufigstes Symptom auftreten, hilft Ihnen die Organuhr auch gut weiter, denn die Kopfschmerzen treten meist entweder *erstmals* zur Maximalzeit eines Organs auf oder sie sind während dieser Zeit *am stärksten*.

4.4.1 Lokalisation von Kopfschmerzen

Einen weiteren wichtigen Hinweis gibt Ihnen die *Lokalisation der Kopfschmerzen entsprechend dem Verlauf der Meridiane*, also jener Energieleitbahnen der Akupunktur, entlang derer die in den Organen produzierte Energie in bestimmter Reihenfolge (die Sie ebenfalls aus der Maximalzeitenuhr ersehen können) durch den Körper fließt. (Schuldt bezeichnet die Meridiane als Kraftfeldverdichtungen des intrakorporalen Elektropotentials.)

So deutet zum Beispiel ein Kopfschmerz in der Schläfe und dem seitlichen Hinterkopf auf eine *biliäre Beteiligung*, während der so häufig angegebene Kopfschmerz, der sich vom Nacken über die Schädelmitte bis zu den Augen hinzieht, eine *urogenitale Störung* bedeutet.

Haben Sie eventuell einen mehr punktförmigen Kopfschmerz am Schnittpunkt der Sutura coronalis und der Linea temporalis inferior, also in der oberen Schläfenregion, so deutet das auf eine *gastrogene Ätiologie*.

(Daneben kennt man natürlich noch andere Entstehungsmöglichkeiten wie vasal, endokrin, zerebral, meningeal, sinusidal, ophthalmologisch, otologisch, tonsillogen, odontogen, allergisch, vertebral, psychogen.)

Haben Sie *Schmerzen allgemeiner Art*, so gilt das Entsprechende. Dabei brauchen jedoch die Schmerzen nicht unbedingt an Ort und Stelle des Geschehens aufzutreten, sondern sie können irgendwo *im Meridianverlauf* oder *im entsprechenden Segment* auftreten. Denn das Entscheidende dabei ist, dass Schmerzen bedingt sind entweder durch einen hyperenergetischen Zustand oder durch Energiemangel bzw. – wie Voll es einmal formuliert hat: „Der Schmerz ist der Hungerschrei des Gewebes nach fließender Energie."

Nach Döbereiner (1980) ist der Schmerz die „Erfahrung der eigenen Unvollständigkeit" und als Aufforderung zu verstehen, den ins Stocken geratenen Kreislauf des Lebens im Sinne der Ganzwerdung (des Heilwerdens) wieder anzukurbeln. (s. auch Kapitel 1)

4.4.2 Schmerz aus übergeordneter Sicht

Betrachtet man den Schmerz aus einer anderen, übergeordneten Sicht, so findet man, dass es dem Patienten schwerfällt, gerade chronische Schmerzen zu deuten. „Er ‚versteht' sie vielleicht, weil er eine Erklärung von seinem Arzt bekommen hat, doch die Schmerzen geben keinen Sinn, wenn man sie als Warnsignal auslegen will." (STERNBACH) Weiterhin sieht der Patient „nur selten einen Grund für das ‚Warum', so dass er verwirrt ist und auch verbittert über andere, die böse und schlechter sind als er." (STERNBACH) *Der Patient versteht nur selten wirklich, dass die Hintergründe seiner chronischen Schmerzen psychischer Natur sind;* dabei geht aus Untersuchungen klar hervor, dass diese Patienten „emotional gestört" sind und die „Störungen neurotischer Natur" sind, deren Charakteristika „Hypochondrie und Depression" (STERNBACH) sind, beides Eigenschaften, die sowohl den psychogenen als auch den somatogenen Schmerzpatienten gemeinsam sind.

In der *Wechselwirkung zwischen Arzt und Schmerzpatient* kommt es daher oft zu *Rollenspielen*, in denen beide Parteien versuchen, ihre „Identität zu bestätigen". Dabei bestimmt „eine Reihe derartiger Spiele über längere Zeitspannen hinweg ... den Lebensstil des einzelnen" Patienten, so dass immer wieder „bestimmte Symptome und Verhaltensmuster" vorkommen. (STERNBACH) Dabei dient der Schmerz als *„ehrbare Ausrede"*, die der Patient „wegen des psychologischen Ausgleichs" braucht. Das führt dazu, „dass der Patient seine Mitmenschen tyrannisiert, indem er *Verantwortung meidet* und somit das *Verhalten anderer manipuliert*, als Ausgleich". (STERNBACH)

Das geht sogar so weit, dass der Patient aus seinem „Amateurstatus (akuter Schmerzpatient)" herauskommt, zum Profi wird und als „Berufspatient wie auch der Berufsathlet ... für seine Rolle bezahlt" wird (chronischer Schmerzpatient). Um dieses Verwirrspiel zu erkennen und therapeutisch umzusetzen, braucht der Behandler mehr als nur Kenntnisse somatischer Zusammenhänge, und es führt geradezu zum Gegenteil von Heilung, wenn man den Patienten nicht auf die Hintergründe aufmerksam macht: *„Warum gerade ich ..., gerade jetzt ..., gerade das?"* So geht kein chronisch kranker Patient ohne Hinweis auf die psychische Problematik, die hinter seinem Herd- und Schmerzgeschehen steckt, von der Untersuchung aus meiner Praxis nach Hause. Jeder soll die Möglichkeit haben zu verstehen, warum er chronisch krank geworden ist und durch Bewusstwerdung die Symptome überflüssig machen kann (s. Abb. 2 bis 6). Dabei spielt die Herdtherapie oft nur die Rolle einer Starterfunktion bzw. Leitschiene, die die körperlichen Symptome in Ordnung bringt, um den Patienten offen zu machen für die Bewältigung auf der psychischen Ebene. Denn ein Patient, der Schmerzen hat, möchte diese erst einmal loswerden, ehe er sich auf die Hintergründe konzentrieren kann.

4.5 Somatische Hinweise auf Herdgeschehen

Es folgen hier noch einige somatische Hinweise, an denen Zahnärzte in der täglichen Praxis ein Herdgeschehen erkennen können.

Als eines der ersten Zeichen, durch das Sie bei den klinischen Untersuchungen auf ein chronisches Geschehen im ZMK-Bereich aufmerksam werden, finden Sie eine *Druckschmerzhaftigkeit bestimmter Punkte* im Nacken: Das sind die so genannten Langer-Adler'schen Druckpunkte. Sie befinden sich an den Querfortsätzen des 2. Halswirbels für den OK und des 3. Halswirbels für den UK. Für die Nasennebenhöhlen liegen sie am unteren Rand des *Os occipitalis*, in Höhe des 7. Halswirbels am oberen Rand des *Musculus trapezius* für die Tonsillen. Am 4. Halswirbel finden Sie Druckpunkte, besonders bei Tonsillektomierten und bei Schilddrüsenerkrankungen, als Hinweis pathologischer Veränderungen der tiefen Lymphdrüsen.

Sie sollten umgekehrt auch schon vor der manuellen Untersuchung anamnestisch nach HWS-Beschwerden fragen, denn jeder *odontogene Herd* kann den 1. und 2. Halswirbel sowie das 1. und 2. Zervikalsegment belasten, wie jeder *lymphogene Herd* den 3. und 4. Halswirbel bzw. das 3. und 4. Zervikalsegment belasten kann. Erst ab C 5 beginnen die spezifischen Herdwirkungen (Voll).

Bei der *Mundinspektion* geben *verfärbte Zähne, überkronte Zähne*, dunkelrot oder rotblau *verfärbte apikale Regionen* der Gingiva, Verfärbungen der Gingiva durch *Metallreste* usw. weitere Hinweise auf mögliche Herde. Ebenso können *Lockerungsgrad der Zähne und Schmerzhaftigkeit* bei der Palpation der AV-Kämme und bei der *Perkussion* der Zähne wertvolle, aber nur unspezifische Hinweise liefern. Gleichermaßen kann eine *einseitige Zungenschwellung* auf eine Beherdung hinweisen, unschwer zu erkennen an den Zahneindrücken auf der Zunge. Auch die *Mundakupunkturpunkte* nach Gleditsch erlauben einen guten Einblick in betroffene Organe und Gewebssysteme, genauso wie sich die energetische *Mund-Innen-Massage* nach Rossaint in Verbindung mit der medizinischen Kinesiologie bzw. Physio-Energetik dazu eignet.

Während eines operativen Eingriffs, zum Beispiel einer Osteotomie, deuten *folgende Zeichen* auf eine **chronische Entzündung im Kieferknochen**: Die *Kortikalis* ist oft *siebartig unterbrochen*; Sie finden Stellen, wo Sie mit der Sonde hängen bleiben. Beim *Anbohren* mit einem Rosenbohrer oder mit der Lindemann-Fräse *fallen Sie plötzlich (wie in ein Loch)* in ganz weiches Gewebe. Räumen Sie dieses weiche Gewebe aus, bemerken Sie oft *Sickerblutungen* aus dem Knochen, und Sie fallen immer wieder in neue *Kavernen*, aus denen es blutet. So gibt Ihnen die *Vaskularisation* an, wie weit eine Ostitis geht.

4.5.1 Die begrenzte Aussagekraft von Röntgenbildern

Schließlich noch ein Wort zum *Röntgen*. Sie wissen vielleicht, dass *Röntgenbilder nur 30 bis 40 Prozent der herdmäßigen Veränderungen erfassen*; sie enthüllen also lediglich makroskopisch morphologische Veränderungen im ZMK-Bereich, während der immunologische Prozess der toxisch-allergischen Streuung nicht dargestellt wird. Das gilt auch für die energetischen Veränderungen, die ihrerseits wiederum durch die medizinisch- kinesiologischen Verfahren eruiert werden können (s. Kap. 11). Das heißt: Es kann in 60 bis 70 Prozent der Fälle durchaus eine „dentogene Fokaltoxikose" vorliegen, ohne dass Sie einen makroskopisch einschlägigen Röntgenbefund haben. Hier möchte ich Ihnen die *Leichenkieferbilder* von FABIAN (Hamburg) in Erinnerung rufen, die massive destruktive Knochenveränderungen zeigen, die Sie übersehen, wenn Sie das Röntgenbild unter normalen Aspekten betrachten, bzw. die Sie überhaupt nicht sehen, weil das Röntgenbild die „Osteolyse" nicht „hergibt".

Der *Röntgenstatus* ist also *nur als Diagnosehilfsmittel* anzusehen. Immerhin können Sie noch eine ganze Menge Veränderungen feststellen, wenn Sie erst einmal gelernt haben, das Röntgenbild gerade unter dem Aspekt des Herdgeschehens zu betrachten. Dass das nötig ist, sehen wir nur allzu oft, und wir sind immer wieder erstaunt, was alles unter der Diagnose „o. B." läuft, obwohl der erfahrene „Herdzahnarzt", wenn ich ihn einmal so nennen darf, zu einem ganz anderen Ergebnis kommt. So sind vor allem bei Leerkieferstrecken die unterbrochene Kortikalis sowie die fehlende bzw. weite Trabekelstruktur und das Vorhandensein alter Wurzelzeichnungen (Alveolenränder) wichtige Hinweise auf eine chronische Kieferostitis, die im amerikanischen Schrifttum unter dem Namen NICO *(Neuralgia inducing cavitational osteonecrosis)* nach G. BOUQUOT *(West Virginia University)* bekannt ist.

Unter energetischen Gesichtspunkten sieht das Ganze (wie oben angedeutet) etwas anders aus. Nach Y. OMURA und der Erfahrung geschulter Tester findet man mit Hilfe des „direkten Resonanztestes“ unter Verwendung histologischer Präparate, potenzierter Organpräparate und Nosoden auf Grund von Resonanzphänomenen alle physiologischen und pathologischen Strukturen auf einem Röntgenbild (s. Kap. 13.1 u. 16). Das eröffnet ungeahnte Möglichkeiten, besonders in der Prophylaxe.

Eine wertvolle Hilfe zur Absicherung ist die *Spektralanalyse*, wie sie LECHNER (München) durchgeführt hat, mit dem Ergebnis, dass *an der Herdstelle Cu, Fe, Zn signifikant erhöht und P, Ca signifikant erniedrigt* ist, jedoch mit dem Nachteil, dass Sie eine Probeexzision machen oder Vollblut abnehmen müssen.

Das war ein Streifzug durch die Anamnese und die hinweisdiagnostischen Möglichkeiten beim Herdgeschehen, nicht ohne wiederum metaphysische Aspekte mit einzubeziehen, die sich wie ein roter Faden durch die therapeutische Arbeit hindurchziehen sollten. Worauf es mir auch ankam: zu zeigen, dass wir Zahnärzte von unserem lokal ausgerichteten Denken abrücken müssen, um das nötige Verständnis für das Herdgeschehen und seine Hintergründe aufzubringen, und dass wir damit mehr das „Ärztliche“ in unserer Berufsbezeichnung betonen können. Das Herdgeschehen macht deutlich, dass der Mensch nicht nur aus einzelnen Organen besteht, sondern als ganzer Mensch betroffen ist, wenn er krank ist und sozusagen kosmisch, das heißt auf allen Ebenen der Existenz, leidet (Abb. 4). Hier gilt die Analogie von PARACELSUS: Mikrokosmos = Makrokosmos. In diesem Sinne ist der Mikrokosmos Mensch im Makrokosmos Universum genauso eingebettet und hat sich nach dessen Gesetzen zu richten, wie der Mikrokosmos Zelle im Makrokosmos Mensch seine gesetzmäßigen Aufgaben zu erfüllen hat und krank wird, wenn er aus der Ordnung fällt.

Wir haben Angst zu lernen, weil wir Angst haben zu wachsen und die größere Verantwortung zu übernehmen, die mit dem Wachsen einhergeht …

Aber schließlich gibt es keinen anderen Ausweg, als Verantwortung für uns selbst zu übernehmen.

TARTHANG TULKU

Grundlagen und Kriterien erfolgreicher Herdtherapie

5.1 Die Bedeutung der unspezifischen Abwehrlage

Ich möchte nun auf der Basis des Pischinger'schen Grundsystems bzw. der Hauss'schen Mesenchymerkrankung die *Kriterien und Grundlagen für eine erfolgreiche Herdtherapie* darlegen und aufzeigen, wann und warum eine Herdtherapie zu einem Misserfolg führen kann. Bekanntlich kann eine Therapie nur so gut sein, wie die Vollständigkeit der vorausgegangenen Diagnostik es zulässt. Das bedeutet, dass eine Therapie eine *exakte Indikationsstellung* verlangt und ihre Grenzen kennen muss.

Unkenntnis und wahlloses Behandeln haben die Herdtherapie und damit die ganze Herdlehre in Misskredit gebracht, zumal man heute weiß, dass *nur circa 1,7 Prozent der chronischen Krankheiten monokausal durch Herde hervorgerufen* werden (PERGER 1990). Außerdem zeigt sich das Herdgeschehen selbst fast immer multifaktoriell. Der gemeinsame Nenner der multikausalen, durch das Herdgeschehen induzierten und gestalteten Erkrankungen liegt nicht primär im Betroffensein des Immunsystems, sondern allein in dem des Pischinger'schen Grundsystems.

Die **Veränderungen dieser unspezifischen ersten Schicht der Abwehrlage** sind (nach BERGSMANN) erkennbar an:

1. Herabsetzung der Reizschwelle,
2. Änderung der Reaktionsweise,
3. Reagibilitätseinschränkung,
4. Störung des O_2-Haushalts,
5. Seitendifferenz der Gesamtreagibilität und
6. Änderung der ungesättigten Bindungen in Blut und Gewebsflüssigkeit.

Biokybernetisch ist das nach BERGSMANN immer einem *Energieverlust in den Regelkreisen* des Organismus gleichzusetzen, der dazu führt, dass an sich ungefährliche

Noxen wirksam werden können und ihr Reiz inadäquat überschießend beantwortet wird. Dabei kommt es also *vor Einsetzen des spezifischen Immunprozesses* zu den bekannten *Abwehrleistungen des Grundsystems* wie etwa Histiozystenwallbildung, Gewebsödem, Makrophageninvasion oder Granulozytolyse. Diese unspezifischen Reaktionen sind auf jeden Reiz hin immer gleichartig, und zwar zunächst im Sinne einer *primären Schockphase*, während der weitere Verlauf von der energetischen Ausgangslage des Grundsystems abhängt. Ist die Genese einer chronischen Entzündung bekannt, sind Noxe und Abwehrlage von gleicher Bedeutung, nämlich „die Noxe als spezifische Ursache, die Störung der Abwehrlage als Hindernis ihrer Überwindung" (PERGER).

Kennt man jedoch die auslösende Noxe nicht, ist man letztlich auf die *energetische Situation des Grundsystems* angewiesen. Daher ist es bei chronischen Erkrankungen immer nötig, die individuelle Abwehrsituation zu erfassen. Typische Entzündungsvorgänge im klinischen Krankheitsbild korrespondieren jeweils mit „einzelnen Stufen des Reagibilitätsverlustes" (PERGER).

5.2 Reagibilitätsverluste des Grundsystems

> „Bei einem *Reagibilitätsverlust von ca. 50 %* finden wir schubweise verlaufende *exsudative Erscheinungen vom Typ der sofortigen und verzögerten Allergie*, z. B. Allergosen (das sind die Allergien vom Sofort-Typ), akut fieberhafte Gelenkrheumatismen, erste Schübe der seronegativen Polyarthritis und erste Schübe der MS (Allergie vom Spät-Typ).
>
> Bei einem *Reagibilitätsverlust von ca. 75 %* gegenüber der Normalreaktion, finden wir dann *schubweise Entzündungsabläufe vom Typ der verzögerten Allergie mit proliferativen und degenerativen Folgeerscheinungen*, wie sie die späteren Schübe der seronegativen Polyarthritis und die ersten Schübe der seropositiven Polyarthritis darstellen. Schließlich finden wir bei einem *Reagibilitätsverlust von ca. 90 %* und mehr die *chronisch progredienten und chronisch konsumierenden Erkrankungen*, wie die seropositive Polyarthritis bald nach ihrem Beginn, den *M. Bechterew*, die chronisch progrediente MS und die Krankheiten, bei denen es zu Autoantikörperbildung kommt." (PERGER)

Letztlich finden wir bei dieser hohen Einschränkung noch die *Tumorkrankheiten*, die immer nur dann auftreten, wenn das *Grundsystem* bereits *blockiert*, das heißt, wenn seine „Ordnungskraft" (PERGER) erloschen ist (Abb. 7).

„Solange (also) das Grundsystem noch reagibel ist, so lange ist eine Heilung möglich. Ist aber das Grundsystem irreversibel erschöpft, sind wir mit unseren heutigen Mitteln nur mehr ausnahmsweise in der Lage, anhaltende Therapieerfolge zu erzielen" (PERGER), und auch dies natürlich nur bei lebenslanger Überwachung und Behandlung. – (Hier zeichnen sich Ansatzpunkte ab, die uns hoffen lassen: nämlich die Entdeckung eines eiweißfreien, extrazellulär gefundenen Lymphextraktes [„L"], der die immunspezifische Reaktion neben dem Grundsystem selbst mit auslöst, durch PISCHINGER [in den „postkapillaren Venensinus"] mit der Wirkung einer Monozytensenkung und Lymphozytensteigerung [Nukleotidkomplexe], also der gegenteiligen Wirkung des „M"-Faktors [Elpimed] aus dem RES). *Vom Herdgeschehen ist also überwiegend allein das Grundsystem mit seiner unspezifischen Abwehrschicht betroffen* – der Herd, wo immer er anatomisch gefunden wird, reicht nämlich stets ins Grundgewebe hinein; daher kommt es auch, dass bei einer „Herdbelastung ohne zusätzlich entzündliche Noxen" mit der Herdeliminierung die Symptome der so genannten vegetativen Dystonie unter gleichzeitiger „Normalisierung der unspezifischen Regulationen" (PERGER) verschwinden.

Aus der *obligaten Herdwirkung auf das Grundsystem* geht klar hervor, dass Herde *vor allem nichtimmunologische Erkrankungen auslösen* (vegetative Dystonie, normokalzämische Tetanien) und dass sie neben der „Rolle der Infektinduktion" auch für eine bestimmte Zeitspanne, die individuell verschieden ist, die „sekundäre Entzündung" so lange aufrechterhalten, bis letztere sich autonom weiterentwickelt. *Herde sind zurzeit* zwar *noch die häufigsten Belastungsfaktoren*, aber nicht die einzigen. Die Autonomität ist beim Tumor sogar primär vorhanden, so dass er keines „zusätzlichen Einflusses zu seiner Aufrechterhaltung durch einen Herd" bedarf, zumal das Grundsystem ja schon blockiert sein muss, damit „onkogene Noxen" wirksam werden können. Damit wird deutlich, *dass eine Herdtherapie fast ausschließlich im unspezifischen Stadium eingreifen kann* und keinen Einfluss mehr auf die „letztauslösenden spezifischen Noxen" hat, so dass eine Herdeliminierung einer einmal autonom gewordenen chronischen Entzündung nur noch in Verbindung mit anderen Therapiemethoden vereinzelt wirksam werden, das heißt einen Dauererfolg erzielen kann.

Meist müssen wir dann sogar mit einer *Mitigierung der Sekundärerkrankung* zufrieden sein. In diesem Zusammenhang möchte ich an die bekannte Stadieneinteilung 1 bis 4 des Herdgeschehens nach KELLNER erinnern (s. Kapitel 4), die uns die Grenzen der jeweiligen Therapiemaßnahmen aufzeigt. Auf der anderen Seite wird das Therapiespektrum enorm durch die Tatsache verbreitert, dass „die Herdbelastung nicht direkt kausal die Sekundärkrankheit auslöst, sondern nur indirekt die Ausgangslage für das Wirksamwerden anderer Noxen schafft" (PERGER 1990).

5.3 Die Trias der Herdtherapie

Eine *Herdtherapie* besteht heute bekanntlich aus der *Trias* von *Vorbehandlung, Herdeliminierung und Nachbehandlung*, wobei die Eliminierung eine *Conditio sine qua non* für den Therapieerfolg darstellt.

Aus dem Gesagten geht hervor, dass eine *erfolgreiche Herdtherapie immer an die Reagibilität des Grundsystems gebunden* ist bzw. *ihre völlige Wiederherstellung zum Ziel hat* und alles vermeiden muss, was die Reagibilität einschränken könnte.

Daher ist sie mit einer Therapie immunsuppressiven Charakters, die das Grundsystem blockiert, *nicht vereinbar* oder nicht kombinierbar. Andernfalls können schwere Komplikationen die Folge sein, die zeigen, dass der betreffende Therapeut die pathophysiologischen Zusammenhänge nicht verstanden hat oder nicht kennt. „Herdtherapie und Immunsuppression schließen einander aus." (PERGER)

Prophylaktische Antibiotikagaben sind wegen der allergisierenden Nebenwirkung *zu vermeiden*. Es dürfen also keine Kortikoide, Chemotherapeutika, Antibiotika, Zytostatika und Strahlen bei der Herdtherapie verwendet werden. Sie sind *allenfalls im Spätstadium* des Krankheitsverlaufs *indiziert*, wenn die spezifische Sekundärerkrankung autonom geworden ist und die „pathologischen zellulären und humoralen Vorgänge" unterdrückt werden müssen (PERGER).

Der Unterschied beider Behandlungsarten, das kann nicht eindringlich genug betont werden, liegt also nicht nur in den Angriffspunkten – die Herdtherapie setzt in der ersten unspezifischen Abwehrschicht an, während die immunsuppressive Therapie in der zweiten spezifischen Schicht ansetzt –, sondern auch in der Zielsetzung:

5.3.1 Das Ziel einer Herdtherapie

Die Herdtherapie hat die *Normalisierung der Grundsystemfunktionen mit der Steigerung der Abwehrkräfte* zum Ziel, damit dadurch die nach wie vor vorhandenen Noxen wieder unwirksam werden, wie vor Krankheitsausbruch (PERGER 1978). Die *immunsuppressive Therapie will genau das Gegenteil, nämlich die Abwehrkräfte so lahm legen*, dass keine Immunreaktionen mehr stattfinden können. Ihr bisher nicht überwundener Schwachpunkt liegt darin, dass es noch keinen immunsuppressiven Stoff gibt, der selektiv nur auf die „Unterdrückung der krankhaften Vorgänge im Bereich der immunkompetenten Zellen und der Entstehung von 19-s-Makroglobulinen und von 7-s-IgG-Immunglobulinen mit Antiantikörpereffekt" (PERGER) wirkt. Denn gleichzeitig werden durch eine solche Therapie leider *alle anderen Abwehrleistungen beider Schichten*, besonders aber des Grundsystems, *blockiert*. Die Blockierung der unspezifischen Grundsystemregulationen kann dabei sogar so groß sein, dass dieser Vorgang, wenn er eintritt, nicht mehr reversibel ist und dass damit dem Tumor Tür und Tor offen stehen.

Der im Team aufzustellende *Therapieplan* muss nicht nur die *spezifische Diagnose*, die *Abwehrlage* und ihre wahrscheinliche Entwicklung sowie die bestehenden *Belastungen* (wie Herde, Störfelder, Mykosen, Schwermetallbelastungen, Medikamente, psychische Faktoren) berücksichtigen, sondern auch bedenken, dass *operative Eingriffe „im akut entzündlichen Schub* wegen der maximal gesteigerten Reaktionsbereitschaft" (PERGER) *ungeeignet* sind, da sie das Therapieergebnis nur verschlechtern. Hier möchte ich noch einmal das Schema der *neun Reaktionsformen* von KELLNER (Abb. 8) in Erinnerung rufen, das die Bestimmung der geeigneten Zeit einer Herdeliminierung ermöglicht und das zeigt, bei welcher Reaktionslage Sie nicht operieren dürfen.

5.3.2 Die Bedeutung der Schwermetalle

Dagegen ist eine *Ausschwemmung von Schwermetallen* (je nach Fall kann es sich um eine Amalgam-, Blei-, Cadmium- oder Kupferintoxikation handeln) als vorbereitende Maßnahme nicht nur erwünscht, sondern sogar vordringlich, falls sie Priorität in der Behandlung besitzt, während die Allergisierung, die in der *klinischen* Medizin die wichtigste Rolle spielt, in der Erfahrungsheilkunde von untergeordneter Bedeutung ist. Denn:

> Es zeigt sich bei den bioenergetischen Testverfahren, dass die *Blockierung der Informationssysteme heute primär durch Schwermetallbelastungen* und erst sekundär durch das Herd- und Störfeldgeschehen erfolgt. (S. auch 3.3.1 und 13.1)

So ist vor allem das Quecksilber (aber auch das noch toxischere Zinn) für irreversible *Zerstörung der Tubuline* in den Nerven verantwortlich; deswegen *funktioniert* der *axonale Transport nicht mehr* und die Zelle füllt sich aufgrund der nunmehr nur noch vorhandenen Diffusionsmöglichkeit beim Austausch mit der Transitstrecke immer mehr mit Toxinen und geht zugrunde. Das Hg spielt dabei die Rolle eines *Gatekeepers* (KLINGHARDT), der zum Beispiel Umweltgifte (wie Dioxin oder Formaldehyd) im Nerv festhält. Während das Hg als zweiwertiges Ion durch die Ca-Ionenkanäle in die Nervenzelle eindringt, braucht es einen eigenen Kanal, um wieder austreten zu können.

Neben dem DMSO (Dimethylsulfoxyd), das das in den Zellen zerstörte Tubulin wiederherstellt, wurde erst in neuerer Zeit (1997-98) von Y. OMURA (New York) eine Substanz entdeckt, die den retrograden axonalen Transport wieder ermöglicht, das heißt die Nervenzellen (besonders im Gehirn) wieder regeneriert. Es ist das *Korianderkraut (Coriandrum sativum*, besonders in Form des frischen Koriandergrüns – Cilantro), das durch die Mobilisierung der Schwermetalle aus den Nervenzellen dafür sorgt, dass es nun – wieder im weichen Bindegewebe – mit anderen Mitteln, wie zum Beispiel *N-Acetylcystein (NAC)* oder *Algen* (besonders *Chlorella pyreneidosa* bzw. *vulgaris* oder *Spirulina platensis* bzw. Klamathalgen) in Kombination mit *Allium sativum (Knoblauch)* oder *Allium ursinum (Bärlauch)* über den Darm ausgeleitet werden kann (KLINGHARDT) (s. auch Abb. 107).

In der ZÄPE (ROSSAINT, s. Kap. 13) wird in neuerer Zeit auch ein spagyrisch hergestelltes Mittel benutzt, *Alchymarius*, das folgende Zusammensetzung hat: dicke und grüne Bohnen, Gurken, Kartoffeln, Lauch, Paprikaschoten, Rettich (weiß), rote Beete, Sojabohnen, Erdbeeren, schwarze Johannisbeeren zu je 1 ppm.

Im Falle des *Bleis* kann man versuchen, mit einer Calcium-Vitamin C-Therapie einzugreifen (PERGER 1978), im Falle des *Quecksilbers, Zinns und Kupfers* muss neben einer Therapie mit Chelatbildnern (zum Beispiel DMPS, DMSA), die Schwermetalle über die Nieren ausschwemmen inklusive der entsprechenden (schwefelhaltigen) Aminosäuren-, Mineralstoff- und Spurenelement-Supplementation eine isopathische bzw. homöopathische „Detoxifikation" (Ausleitung) erfolgen.

Das Aluminium (eigentlich ein Leichtmetall, *in praxi* aber zu den Schwermetallen gehörend), das zum Beispiel bei M. Alzheimer eine wesentliche Rolle spielt, muss neben dem Hg parallel dazu mit Desferoxamin® ausgeleitet werden. Auch eine *Neuraltherapie* ist als vorbereitende Maßnahme genau wie *Darmentgiftung* mit einer Fastenkur (zum Beispiel *Mayr*-Kur) und/oder *Hydrocolontherapie* bei anschließender *Symbioselenkung* sinnvoll. Bei *schweren Fällen* gehört ferner die Zufuhr von *Elektrolyten, Antihistaminika* und *Vitaminen* sowie, je nach Reaktionstyp, eine alkalisierende oder saure Kost zur Vorbehandlung. (Über die geistigen, spirituellen Hintergründe einer Schwermetallbelastung s. Kapitel 19.15.)

5.4 Die Rolle der Ernährung

Zwar geht man in der Regel davon aus, dass beim Herdgeschehen als chronischem Prozess eine schon lange andauernde *Übersäuerung* des Gewebes vorliegt, die mit alkalisierender Kost zu beseitigen ist, jedoch kann zum Beispiel im Falle von Schwermetallbelastungen vorübergehend eine saure Kost nötig sein, da Metalle bei saurem pH besser löslich sind und besser ausgeschieden werden können.

Grundsätzlich ist die „richtige" *Ernährung* bei der gesamten Problematik von Gesundheit und Krankheit (nicht nur beim Herdgeschehen) von wesentlicher Bedeutung. Allerdings führt die Frage, welche Ernährung die „richtige" ist, sowohl Therapeuten als auch Patienten auf einen Schauplatz heftiger Glaubenskriege. Deshalb möchte ich hier einige allgemeine Kriterien angeben, die dazu beitragen können, im individuellen Krankheitsfall die passende Ernährungsart zu wählen.

Zunächst zeigt die *Vielfalt der angebotenen Ernährungsarten*, dass es keine allgemein- und alleingültige und richtige gibt. Vielmehr entstanden die einzelnen Formen meist aus der persönlichen Not ihrer Vertreter (bzw. deren Patienten), entsprechend der *Affinität*, und stellen so verschiedene Facetten in einem Gesamtkontext dar. Das Problem liegt dann lediglich in der *Verallgemeinerung* und dem *Anspruch auf Alleingültigkeit*, wobei der Wert im Einzelfall durchaus gegeben sein mag.

Allerdings führen *Fehlinterpretationen und Fehleinschätzungen der beobachteten Wirkungen* zuweilen zu einseitigen Schlussfolgerungen. So ist die Forderung von KOLLATH, die Nahrung so natürlich und vollwertig wie möglich zu belassen, grundsätzlich richtig, wurde aber nur auf die Nahrung selbst bezogen und nicht „im Hinblick auf den Konsumenten (!) …, soweit es (nämlich) dem Menschen dienlich ist, soweit es, seiner jeweiligen Natur gemäß ist", das heißt, „die Grenzen des Möglichen liegen nicht beim Nahrungsmittel, sondern beim Menschen, beim kranken Menschen!" (PIRLET)

KOLLATHS Idee von der „Ordnung unserer Nahrung" steht also das Prinzip der „Ordnung unserer Verdauung" nach F. X. MAYR gegenüber und muss miteinbezogen werden, wollen wir die bei chronischen Krankheiten sowie beim Herdgeschehen schon lange bestehenden Veränderungen im Grundsystem wieder rückgängig machen. Dabei ist die Berücksichtigung des Säure-Basen-Haushaltes genauso wichtig. (S. Abb. 9 bzw. 10)

Zusammenfassend kann man also sagen:

„Jede *präventive und therapeutische Diätetik* hat zwei Grundsätze zu beachten:

1. Wir müssen dem Körper all die Stoffe zuführen, die er zur Deckung seines Energiebedarfes und zur Erneuerung seiner im steten Wechsel befindlichen Strukturen braucht. Darum sollen wir die Nahrungsmittel so auswählen und so behandeln, dass eine ausreichende Zufuhr an diesen Grundstoffen gewährleistet ist. Also hochwertig, aber nicht unbedingt alles höchstwertig und naturbelassen. Denn:
2. Wir dürfen dem Körper nur so viel zuführen, wie er ordnungsgemäß verarbeiten kann. Wir dürfen ihm nur das anbieten, was er leicht verdauen, im intermediären Stoffwechsel schlackenfrei umsetzen und schließlich über Niere, Lunge, Haut und Darm restlos ausscheiden kann.

Beiden Forderungen gerecht zu werden ist schwierig, schon beim Gesunden, erst recht beim Verdauungsgestörten und Verdauungskranken, vor allem beim älteren Menschen. *Naturbelassene Nahrungsmittel* – wie rohe Körner, rohe Blätter, rohe Wurzeln, Nüsse – *sind für viele zu schwer verdaulich*, dadurch unbekömmlich. Was aber unverdaut bleibt, das wird im Darm von Bakterien zersetzt. Durch *Gärung* und *Fäulnis* entstehen *toxische und mutagene Substanzen*, die von der Darmschleimhaut, von unserem Wurzelsystem, mit den Nahrungsstoffen in den Körper aufgenommen werden (Benzolderivate, Fuselalkohole).

Es kommt zur *Vergiftung vom Darm in den Körperraum hinein.* Diese *‚intestinale' Autointoxikation* schädigt zunächst die Darmschleimhaut selbst, dann das in der Schleimhaut und hinter der Schleimhaut liegende Immunsystem. Die Vorzüge einer naturbelassenen Kost werden wieder zunichte gemacht. Die *deletären Folgen* zeigen sich – neben frühen Zeichen der Unverträglichkeit – oft erst nach Jahren und Jahrzehnten: Erkrankungen der Verdauungsorgane, chronifizierte Katarrh- und Infektionszustände, Entwicklung einer arteriellen Gefäßsklerose, entzündliche und degenerative Erkrankungen des Bewegungsapparates, auch Neoplasien. Schäden sind wesentlich häufiger als der bisher kaum belegte, aber immer wieder behauptete Nutzen. Gesunde werden krank; Kranke werden nicht gesund.

‚Naturgemäß' kann nur eine Ernährung sein, die der Natur des Einzelnen, der Natur des Kranken gemäß ist.

Der diätetisch erfahrene Arzt muß – gemeinsam mit dem zu Beratenden – abschätzen, was in die therapeutischen Überlegungen, auch in die präventiven Empfehlungen, einzubringen ist: Lebensalter, konstitutionstypologische Eigenart, Ernährungsgeschichte, Leistungszustand der Verdauungsorgane, Leistungszustand der intermediären Stoffwechselsysteme, individuelle Unverträglichkeit, Nahrungsmittelallergien und vieles andere. Eine Ernährungsweise, die sich monoman an der Vollwertigkeit, an der Nährstoffdichte der Nahrungsmittel orientiert, aber die jeweilige Besonderheit des Nahrungskonsumenten, die Not des Patienten, übersieht oder vernachlässigt – eine solche Ernährungsweise kann aus wissenschaftlicher und ärztlicher Sicht nicht als vernünftig bezeichnet werden.

Der Mensch ist das Maß aller Diätetik – nicht das Nahrungsmittel!" (PIRLET 1992)

In diesem Sinne sind auch die heute in der Erfahrungsheilkunde bekannten üblichen diätetischen Maßnahmen wie Schnitzer-Kost, Öl-Eiweiß-Kost nach BUDWIG, Hay'sche Trennkost, Shelton-Diät, Vollwerternährung nach BRUKER und ähnliche einzuordnen, zu bewerten und dem Einzelfall entsprechend anzupassen.

Die Blutgruppendiät

Interessant ist in diesem Zusammenhang auch die so genannte Blutgruppendiät nach D'ADAMO: Sie berücksichtigt, dass die Menschen aufgrund ihrer unterschiedlichen phylogenetischen Entwicklung (Jäger, Agrarier, Nomaden und Neuzeitmenschen) mit den entsprechenden Blutgruppen (0, A, B, AB) einerseits für blutgruppenspezifische Krankheiten aufgrund von Lectin und Kinin anfällig sind. (So ist Blutgruppe 0 anfällig für Verdauungsprobleme und Allergien, A für Herz-Kreislauf-Leiden (aufgrund von rotem Fleisch und gesättigten Fettsäuren bzw. Cholesterin), B für Viruserkrankungen und Nervenprobleme und AB schließlich für Krankheiten ähnlich denen bei A und B). Andererseits können die Menschen ihre jeweils blutgruppengemäße Ernährung besser verstoffwechseln und damit besser vertragen.

Metabolic Typing

Seit einigen Jahren gewinnt eine Ernährungsform immer mehr an Bedeutung, die dem *individuellen* Stoffwechseltyp des Patienten Rechnung trägt: das *Metabolic Typing*. Diese Ernährungsform berücksichtigt vor allem die Einwirkung der Nährstoffe auf die homöostatischen Kontrollsysteme, die den Ablauf vieler Stoffwechselprozesse kontrollieren, voran das Autonome Nervensystem (ANS).

So wird etwa der Sympathikus aktiviert durch eiweiß- und fettreiche Ernährung, während der Parasympathikus durch kohlehydratreiche Ernährung angeregt wird.

Da sich beide Teile des ANS selten im Gleichgewicht befinden (teils konstitutionell bedingt), ist eine „ausgewogene" Ernährung nicht für jeden immer ideal.

So ist eine Basenkost zwar gut für einen „Kohlenhydrat-Typ", der durch Eiweiß „übersauert", jedoch problematisch für einen „Eiweiß-Typ", der trotz – oder gerade wegen? – der eiweißreichen Ernährung nicht „übersauert". Bei so genannten „Schnellverbrennern" ist eine kohlenhydrat- und basenreiche Kost ebenfalls problematisch, da sie dabei viel Kohlensäure produzieren und somit ihre Puffersysteme stark strapazieren.

Mit Fragebogen und dem so genannten Stimulustest (über die Messung von Blutzucker-Veränderungen) kann man seinen Stoffwechseltyp bestimmen. Vernachlässigt man bei der Auswahl der Ernährungsform jedoch den *inhaltlichen* Aspekt, der gemäß dem Gesetz von Inhalt und Form mit dem funktionellen Aspekt gekoppelt ist, so hilft auf Dauer auch die beste Ernährung nichts. (Siehe auch Kap. 8)

5.5 Begleittherapie bei der Herdsanierung

Sind mehrere OPs notwendig, so sollte je nach Krankheitslage und Schweregrad der Abstand zwischen den OPs mindestens drei bzw. sechs bzw. zwölf Wochen betragen. Die *Schutztherapie* nach operativen Eingriffen sollte vor allem antiallergisch sein, damit der durch die Vorbehandlung mühsam erreichte labile Normergiezustand nicht wieder hyperergisch wird, wie das bei der Gabe von Antibiotika der Fall ist. Dazu gibt man vor allem *Calcium, Kalium, Magnesium, Antihistaminika, Vitamin-A- und -B-Komplex* sowie *Vitamin C*. In schweren Fällen kann 48 Stunden nach der Operation synthetisches *ACTH* verabreicht werden (PERGER 1978).

Da die Herdeliminierung nicht Selbstzweck ist, sondern lediglich als Basistherapie zur Wiederherstellung der Abwehrleistung dient, muss heute infolge der veränderten Umweltbedingungen meistens in der *Nachbehandlungsphase* die kürzestmögliche Zeit zur Stabilisierung des Systems aufgewendet werden. Andernfalls besteht die Gefahr erneuter Herdbildung, und zwar wegen der Neigung jeden Infekts, chronisch zu werden, da „jeder Infekt energetisch mit der bestehenden Reaktionsweise" beantwortet wird. Zu diesem Zweck ist jede *unspezifische Therapie* geeignet, die es erlaubt, die *Abwehr auf ein immer höheres Niveau zu bringen*. (TÜRK) Hierzu gehört auch die richtige Ernährung, wie bereits angedeutet. Ebenfalls hilfreich ist die Therapie mit körpereigenen Schwingungen, zum Beispiel mit Hilfe der Bioresonanztherapie bzw. mit der Biophysikalischen Informationstherapie (BIT; siehe auch Kapitel 8) oder mit der Lykotronic-Therapie, die auch bei der Werkstoffdesensibilisierung eingesetzt werden können. Letzten Endes muss man sich darüber im Klaren sein, dass eine Herdtherapie nur so lange Erfolg verspricht, wie noch keine irreversiblen Schäden vorhanden sind, das heißt: Je länger man mit der Herdtherapie wartet, umso mehr steigt die *Misserfolgsquote* bzw. die Anzahl der *Defektheilungen*.

> „Das Herdgeschehen zu ignorieren heißt, das Wesen der chronischen Entzündung zu verkennen, das Herdgeschehen zu bagatellisieren heißt, lieber mit immunsuppressiven, symptombefreienden Methoden zu arbeiten und damit das Karzinom in Kauf zu nehmen, als mit schmerzhaften reaktivierenden Therapien unter Umständen über lange Zeit den kranken Menschen zu helfen." (Kellner)

5.6 Erkrankungen, bei denen Herdtherapie in Frage kommt

Perger (1984) gibt die folgende Übersicht über Erkrankungen, bei denen eine Herdtherapie sinnvoll ist:

„1. *Nichtimmunologische Erkrankungen*, falls Herdbelastung durch Belastungstests oder Sekundenphänomen bewiesen:

a) vegetative Dystonien,

b) larvierte Depressionen,

c) Tetanie,

d) die überwiegende Zahl *hypotoner Kreislaufbeschwerden*, aber auch eine prozentual geringe Zahl von Hypertonien.

2. *Abwehrschwäche* bei bekanntem Infektionsmodus anderer Art, d. h. bei gestortem Heilungsverlauf bei Krankheiten bekannter spezifischer Ursache, deren Infektionsmodus primär unabhängig von einer Grundsystemschwächung erfolgen kann:

a) Hepatopathien nach Hepatitis,

b) Pankreopathien entzündlicher Genese,

c) chronische bakterielle Harnwegsinfekte ohne Nierenschädigung.

3. Erkrankungen vom Typ der sofortigen Allergie, d. h. *Allergosen*, da die allergische Diathese aufgrund einer *allergieprädisponierenden Herdwirkung* entsteht *(Kerl, Urbach)*, während das spezifische Allergen nur die letztauslösende Noxe ist:

a) urtikarielle Allergosen und allergische Ekzeme,

b) Quincke-Ödeme,

c) Asthma bronchiale und asthmatoide Bronchitis.

4. Der wichtigste Bereich sind die *Erkrankungen vom Typ der verzögerten Allergie, solange sie schubweise verlaufen* und die Autoaggressionsvorgänge noch nicht die Oberhand gewonnen haben:

a) Weichteilrheumatismus,

b) die seronegative Oligo- und Polyarthritis,

c) die MS im schubweisen Verlauf,

d) die Fälle seropositiver Polyarthritis, die in der Testung noch Rest von Reagibilität zeigen, d. h. vor allem Fälle, bei denen die Serumrheumaproben nur intermittierend sind,

e) rheumatische Herzerkrankungen.

Alle *chronisch-progredienten Stadien der hier genannten Krankheiten*, der M. Bechterew, die chronische Nephritis, die Kollagenosen und die Tumorkrankheiten mit Herdbelastung im Vorfeld, *sind für eine routinemäßige Herdtherapie* wegen der hohen Risiken *z. Zt. noch nicht geeignet.*“

6

Angst und Lüge sind die beiden großen Krankheitsherde in Seele und Geist. Wer der Angst entrinnen will, muß sich in die Wahrheit begeben. Die Wahrheit ist da zu finden, wo Welt und Überwelt einander durchdringen und einander bedingen.

HERBERT FRITSCHE (1979)

Herddominanz, Dominanzverschiebung und andere Aspekte des Herdgeschehens

6.1 Praktische Fragen des Herdgeschehens und seiner Beurteilung

In diesem Kapitel geht es mir um praktische Fragen der Bedeutung, Art, Valenz und Dominanz der Herde, ihrer Diagnostik und gegebenenfalls ihrer Sanierung. Ein Herd *kann überall im Körper vorkommen*, liegt er doch stets im ubiquitär vorhandenen Grundsystem. Auch die *Möglichkeit von Auswirkungen bakterieller, toxisch-allergischer, neuraler, humoraler und energetischer Art* auf jedes Organ und Gewebssystem ist hinlänglich bekannt (s. Abb. auf dem Faltblatt am Schluss des Buchs!). Die meisten bisher bekannten Fokaldiagnostiktests erfassen jeweils nur eine dieser Möglichkeiten und versagen daher oft beim Vorliegen mehrfacher Auswirkungen, zumal wenn **andere Faktoren** noch **erschwerend** hinzukommen, wie zum Beispiel (nach Schimmel 1980):

1. Geopathogene Reize und ionisierende Strahlen
2. Schwere Toxikosen (wie Salmonellentoxikose, Tuberkulotoxikose, Medikamententoxikose [Ich ergänze: Ökotoxikose; A. R.])
3. Schwere Grunderkrankungen anderer Art (Malignosen, dekompensierte Herz-, Leber-, Nierenerkrankungen usw.)
4. Dysbiosen, Mykosen, Schwermetallbelastungen
5. Psychiatrische Erkrankungen (endogene Depression, Schizophrenie)
6. Starke psychische Stress- und Konfliktsituationen
7. Hohes Senium, eventuell mit Marasmus und Siechtum.

Diese Faktoren haben mit dem Herdgeschehen die *mesenchymale Regulationseinschränkung* bis hin zur totalen Starre mit starkem Energiemangel gemeinsam und verlangen daher vom Therapeuten bei der Auswahl und Anwendung seiner Testmethode entsprechende Rücksichtnahme, damit sie diagnostiziert und bei Vorhandensein eliminiert werden können.

So kommt es oft zu Fehlinterpretationen oder gar zu *keinem* Herdtestergebnis, wenn eine solche *nicht herdbedingte Mesenchymblockade* vorliegt, da ja die Regulation Voraussetzung für die Erfassung eines Herdes ist. Grundsätzliche Überlegungen über Indikation und Zeitpunkt von Herdsanierungen – wie in den vorausgehenden Kapiteln dargestellt – werden allzu gerne und allzu leicht übergangen, ja viele Kollegen in der Praxis sind eher der Meinung, jeder Herd könne und müsse zu jeder Zeit und möglichst rasch saniert werden. Wenn man PISCHINGER verstanden hat, dann weiß man, dass dem nicht so ist. Mag die *Überbetonung der Kopfherde* aufgrund fachärztlicher Praxisstruktur hervorgerufen worden sein und mag dadurch die Vernachlässigung der Herde des Restorganismus erklärbar sein, so führen dennoch die Misserfolge dieses Denkens zum zwingenden Schluss, dass ein Arzt oder Zahnarzt heute in der Lage sein sollte, *individuell* vorzugehen, um „alle Herde zu diagnostizieren, ihre Valenz festzustellen und einer Herd-Dominanz zuzuordnen sowie Beziehungen zur Grunderkrankung aufzudecken“ (SCHIMMEL).

Als ich mich Anfang der siebziger Jahre mit dem Herdgeschehen beschäftigte, glaubte auch ich noch, die stärksten und meisten Herde im Kopfgebiet zu finden. Doch musste ich in den darauf folgenden Jahren trotz vieler Erfolge auch deutliche Misserfolge miterleben, obwohl Herddiagnostik und -therapie meines Erachtens *lege artis* durchgeführt wurden. Erst als sich mein Horizont aufgrund des Verständnisses des Pischinger'schen Grundsystems vervollständigte, begriff ich, dass gerade die Patienten, bei denen die gleichen Kieferabschnitte, Tonsillen und Nasennebenhöhlen wiederholt großen chirurgischen Revisionen unterzogen werden mussten, zu den Opfern der damals herrschenden Meinung gehörten – kamen sie doch nach relativ kurzer Zeit mit den gleichen oder anderen schweren Beschwerden wieder. Und die *erneut durchgeführten* Herdteste waren immer noch oder wieder positiv, so dass den Patienten oft nichts anderes übrig blieb, als sich nochmals operieren zu lassen, wollten sie nicht von den Schulmedizinern als Psychopathen abgestempelt werden. PFLAUM und SCHIMMEL wiesen meines Wissens als Erste darauf hin.

In dieser Hinsicht war ich damals recht unzufrieden, weil ich noch nicht wusste, welche Gründe für das Versagen vorlagen. Inzwischen hat sich das Dickicht gelichtet. Die EAV allein leistete mir zwar wertvolle Dienste, um die komplizierten Zusammenhänge von Herdwirkungen zu erfassen, aber der damit verbundene Aufwand an Zeit und Energie war auf Dauer doch sehr hoch.

Ich stellte mir immer wieder die folgenden Fragen (nach SCHIMMEL 1980, S. 68):

„1. Hat der Patient *überhaupt* einen Herd?
2. *Wieviele* Herde hat der Patient?
3. *Welcher* von mehreren Herden ist zurzeit der schwerste, d. h. *dominant*?
4. Besteht zurzeit überhaupt eine *Beziehung* zwischen einem oder mehreren Herden zu einer Grunderkrankung, zu Beschwerden?
5. *Welche Beziehungen* dieser Art liegen vor?
6. *Warum* wirkt sich ein klinisch morphologisch nachweisbarer Herd z. Zt. nicht auf die Grunderkrankung aus?
7. Warum werden leichte oder auch schwere Herde nach jahrelanger Inaktivität *plötzlich aktiv*?
8. Warum verschwindet plötzlich eine *Herdaktivität* oder wird geringer, ohne daß der Herd saniert oder behandelt wurde?
9. Warum kann eine *chirurgische Herdsanierung* für einen Patienten eine *Verschlechterung* des Allgemeinzustandes oder der Grunderkrankung zur Folge haben?
10. Warum hat eine Herdsanierung überhaupt *keinen* Erfolg?“

All diese Fragen konnte die EAV allein in konventioneller Art zwar zum größten Teil beantworten, ein Teil blieb jedoch unbefriedigend beantwortet, abgesehen von dem enormen Zeitaufwand. Daher habe ich, neben anderen apparativen Testen (zum Beispiel Vega, BFD), dafür immer mehr die Physio-Energetik mit ihrem Armlängenreflex (AR) nach VAN ASSCHE bzw. die medizinische Kinesiologie angewandt. Dass gerade der AR als nicht apparative Methode zur subtilen Diagnostik des Herdgeschehens (besonders im Kieferbereich) geeignet ist, hat LECHNER erst 1996 wieder histologisch beweisen können. Dabei lag der *Fehlerquotient bei nur 0,4 Prozent (!) negativer Histologiebefunde.*

Da der erwähnte Fragenkomplex „grundsätzliche, allgemeinmedizinische Probleme“ (SCHIMMEL) anspricht, will ich versuchen, die *Gründe für die Misserfolge von Herdsanierungen* aus meiner derzeitigen Sicht praktisch zu erläutern. In Erinnerung rufen möchte ich vorweg :

a) die *induzierende Herdwirkung* am *Locus minoris resistentiae* im Sinne einer funktionellen Störung oder einer morphologisch fassbaren Erkrankung und

b) die *Therapiebremswirkung* des Herdes bei der Ausheilung einer bereits vorhandenen Krankheit.

Man kann nach den Erkenntnissen der Regulationspathologie nicht Herde nur diagnostizieren und dann *irgendwann* irgendeinen Fokus sanieren, vielmehr muss man den *optimalen Zeitpunkt* heraussuchen und neben der *Vollständigkeit* der gefundenen Herde den oder die *dominanten Herde* in ihrer Valenz berücksichtigen. Da man vor der Sanierung des dominanten Fokus die oben genannten *komplizierenden Belastungsfaktoren* ausgeschlossen und eliminiert haben sollte, muss man sie bei der Erstuntersuchung besonders berücksichtigen (s. auch Kapitel 3).

6.2 Die Bedeutung der Zusatzbelastungen

Das gilt vor allem für die ***geophysikalischen Stressfelder***, wie BEISCH sie nennt, sowie für *Toxikosen* und *maligne Grunderkrankungen*, um die wichtigsten und häufigsten zu nennen.

Geopathie

Die *Oiko-Geopathologie*, also die Lehre vom krankmachenden Einfluss von Haus *(oikos)* und Umwelt (Geopathologie, Elektromagnetische Störfelder), so wie sie sich heute darstellt, ist zwar immer noch an subjektive Diagnosemethoden gebunden, doch sind die Auswirkungen von Störfeldern zumindest bei keinem chronischen Geschehen wegzudiskutieren. Es ist auch hier zu bedenken, dass ein *Mensch* sich *nicht zufällig an gestörten Plätzen* aufhält und dabei krank wird. Letztlich schaffen wir uns im Grunde nämlich die Natur und die Welt täglich durch die *Inhalte*, die wir setzen, neu (DÖBEREINER/TEPPERWEIN). (Vgl. Kapitel 8) Daraus ergeben sich nach dem Gesetz von Inhalt und Form automatisch die den Inhalten entsprechenden *Funktionen* und konfrontieren uns mit den Folgen.

Das natürliche *Gitternetz* der Erde, das für sich genommen als Potenz sozusagen neutral „schlummert", wird aufgrund der von jedem gesetzten Inhalte entsprechend aktiviert und korrespondiert mit dem analogen Muster des menschlichen „psionischen Gitters" (MANDEL; Abb. 11), das eigentlich neutral (harmonisch) sein sollte, aber aufgrund der somatisierten psychischen Inhalte ebenfalls pathologisch verändert ist. Dadurch legt man als Patient erst die „schlummernde" Potenz der Erdgitternetze frei und nimmt aus diesen äußeren Gitterstrukturen dasjenige auf, für das man eine Affinität entwickelt hat, das heißt, für das man innerlich auf Grund der psychischen Inhalte bereit ist. So vollzieht sich sozusagen ein Einrasten des „Körpergitters" in das der Erde, das nun wirksam wird, weil die Situation des Organismus es zulässt. (Rossaint 1998)

Die Konsequenz daraus ist einfach: Nicht die geopathologische Situation muss verändert (entstört) werden, sondern *wir müssen andere Inhalte setzen*, uns sozusagen selbst entstören, wieder „natürlich" werden, das heißt unserer Natur entsprechend ohne Widerstand die eigene emotionale und geistige Entwicklung wieder mit *dem* in Einklang bringen, was von uns in dieser Hinsicht verlangt wird. Die vom Geobiologen oder Rutengänger bewirkte äußere „Entstörung" sollte also allenfalls parallel laufen und – wie bei der Entherdung – als *funktionelle Maßnahme* begriffen werden, mit der es dem Patienten eher ermöglicht wird, sich zu ändern. Unterbleibt die inhaltliche Änderung, so ist auch die funktionelle Sanierung letztendlich wirkungslos und es kommt zu einer weiteren Symptomverschiebung, denn der Patient hat nicht gelernt, was ihm das Symptom Krankheit – gleichgültig welche es ist – sagen soll.

Man darf also nicht die Ursache, nämlich die Unnatürlichkeit und pathologische Struktur des Menschen auf Grund seiner selbstbewirkten Abweichung von seinem Lebensplan, mit der äußeren Wirkung verwechseln, nämlich der Tatsache der Ablesbarkeit der Erdgitterstruktur auf dem Körper. Auf dem ganzen Körper imprägnieren sich die geopathologischen Strukturen als ein Netz von Linien, die, zum Beispiel mit der *Lecher-Antenne* gemessen, Auskunft darüber geben, mit welcher Intensität diese Faktoren welche Organe belasten (Kunnen).

Gerade im *Kopf als Doppelparabolantenne* kann genau unterschieden werden zwischen exogenen Störungen (und durch sie unterhaltenen „resorbatorischen Herden") einerseits (Kunnen) und *endogenen* Störungen aufgrund autonomer ostitischer bzw. odontogener Herde andererseits. Bevor nicht die exogenen Faktoren, unter denen die elektromagnetischen Umweltbelastungen heute eine wesentliche Rolle spielen, ausgeschaltet sind, ist *bei einer Zahnsanierung mit Rezidiven* bzw. mit Misserfolgen *zu rechnen*. So kommt es bei chirurgischen Herdsanierungen und gleichzeitig vorhandenen Geopathien fast immer zu *schlechterer und verzögerter Wundheilungstendenz* mit zu langer Rekonvaleszenzzeit, zu einem *Nichtansprechen der Therapie* oder gar zu einer *Verschlimmerung der vorherigen Beschwerden* oder der Grunderkrankung. Denn wegen der durch die Geopathie bedingten Abwehrschwäche ist der Organismus nicht mehr in der Lage, den Eingriff plus Grunderkrankung plus geophysikalisches Stressfeld ohne Dekompensationen mit Verschlimmerungen zu verkraften (Schimmel). In diesem Sinne wirkt ja, wie bereits früher erwähnt, eine Geopathie genauso blockierend auf das Grundsystem wie ein Herd, so dass man zunächst einen stabilen normergen Zustand erreichen muss, um überhaupt den chirurgischen Eingriff risikoarm durchführen zu können.

Fazit: Der chirurgischen Herdsanierung muss eine Schlaf- und/oder Arbeitsplatzsanierung – ein bis drei Monate vorher – inklusive *regenerierender Medikamentation* (Pascotox Inj., Revitorgan-Präparate, spagyrische Mittel bzw. HM-Mittel [nach VOLL] wie: *Apis, Hippophae rhamnoides, Sambucus nigra, Sarothamnus scoparius, Thuja, Urtica dioica, Urtica urens*) vorausgegangen sein. Die schweren Toxikosen viraler, bakterieller, medikamentöser und ökologischer Art haben eine ähnliche Wirkung auf das Grundsystem und schränken daher die Organfunktionen, besonders von Leber, Milz, Pankreas, Darm, Herz und Lunge erheblich ein, so dass sie entweder über eine *Mesenchym-Reaktivierungskur* im Sinne VOLLS oder über die Eliminierung so genannter *Schlüsseltoxine* nach SCHIMMEL mit Hilfe der *Schlüsselnosoden* abgebaut werden müssen, ehe man die Herdsanierung beginnt.

6.3 Malignom und Grundsystem

Liegt bereits ein Malignom vor – wie erinnern uns, dass dazu das Grundsystem blockiert sein muss –, so ist es immer als dominanter „Herd“ zu betrachten und muss bei Überschreiten eines kritischen Punktes vordringlich entfernt werden. Dem steht eine biologische, antitoxische, abwehrsteigernde präoperative Therapie nicht im Wege. Eine chirurgische Herdsanierung ist dann wegen der enormen Inanspruchnahme des Grundsystems durch den Tumor entweder nicht mehr oder noch nicht angebracht.

Die Vorbehandlung eines klinisch abgeklärten Tumors mit Nosoden, besonders den Schlüsselnosoden, erbringt „erstaunliche Ergebnisse“, weil durch sie wahrscheinlich die „Hauptinduktoren des Tumorwachstums“ (SCHIMMEL) beseitigt werden. Besteht EAP-mäßig oder thermographisch der Verdacht auf einen Makrotumor, der aber klinisch noch nicht abgeklärt ist, sollte man mit Nosodengaben vorsichtig sein, weil sie den Tumor bioenergetisch so maskieren können, dass anschließend beim Messen die Hinweisdiagnose „Malignom“ nicht mehr gestellt werden kann – was aber nicht heißt, dass der Tumor verschwunden ist (SCHIMMEL). Denn hinter jedem

Tumor steht ja noch der *Tumorträger*, das heißt der ganze Mensch, der nun einmal *nicht zufällig an Krebs erkrankt* ist (Gesetz von Inhalt und Form). Es wäre zu einfach, wenn der Patient durch ärztliche Maßnahmen allein „geheilt" werden würde. Schließlich ist Krebs, wie alle anderen Krankheiten, nur *ein Symptom*, wenn auch eines der massivsten, das den Menschen auf das aufmerksam machen will, was mit ihm nicht in Ordnung ist (s. Kapitel 7). Nach DETHLEFSEN entspricht der Bedeutung des Symptoms Krebs die Bedeutung dessen, was ein Mensch im Bewusstsein nicht gelebt hat, nämlich: die *Liebe*. Krebs zeigt – so sagt DETHLEFSEN –, dass der Betroffene die Liebe missverstanden hat und sie daher in die Körperlichkeit „fallen" musste, als „pervertierte Liebe" bzw. als „Liebe auf der falschen Ebene" (DETHLEFSEN 1983).

Bis der Krebspatient das Prinzip Liebe integriert hat, muss er also mehr tun, als sich nur ärztlicherseits vom Tumor befreien lassen, nämlich *sich selbst ändern*, indem er sich öffnet und im Bewusstsein genau das macht, was ihm die Krebszelle im Körper vormacht: „Alle Grenzen und Schranken" überwinden, das Ego hintanstellen, sich auf alles ausdehnen und vor nichts Halt machen, um sich zu verströmen und letzten Endes eins zu werden mit allem. Das kann er nur durch richtig verstandene, bedingungslose Liebe, und lieben tut der Mensch mit dem *Herzen*, dem einzigen Organ, das „zufälligerweise" vom Krebs nicht befallen wird (DETHLEFSEN).

Der kleine Exkurs an dieser Stelle möge mir verziehen werden, er schien mir aber der Bedeutung wegen gerechtfertigt, ist Krebs doch heute die Herausforderung des 21. Jahrhunderts. – Zurück zum praktischen Thema:

6.4 Reagibilitätsteste und Reaktionsformen

Liegen die vorstehend genannten schweren, komplizierenden Faktoren vor, so zeigen sich beim *Decoder-Dermogramm* oder *Segment-Elektrogramm*, die beide eine ausgezeichnete Vorinformation über die gesamtenergetische Lage sowie das Regulationsverhalten ergeben, zunächst keine Herdzeichen, sondern solche für Energiedefizit und Regulationsblockaden sowie chronische Entzündungen. Da Herde oft „energetisch kompensativ" maskiert sein und erst nach genormter Belastung ermittelt werden können, kommt es also auf das Erfassen des Regulationsverhaltens mit einem *Regulationstest* an, will man sichere Aussagen über die Herde und ihre Dominanz sowie über Organ- und Systembelastungen machen.

Erinnert sei hier noch einmal an die neun *Reaktionsformen* nach KELLNER (1978; vgl. Abb. 8), nach denen das Grundsystem reagieren kann und die Aufschluss über

Verlauf und Prognose des Geschehens geben. Sind die komplizierenden Faktoren ausgeschlossen oder erfolgreich behandelt, sollte man unter allen diagnostizierten Herden den dominanten herausfinden und notfalls fachärztlich weiter abklären lassen. Die eventuell notwendige chirurgische Sanierung sollte aber immer so in das Gesamtkonzept eingebaut sein, dass die aufgrund der humoralen und energetischen Wechselbeziehungen bestehenden individuellen Gegebenheiten berücksichtigt werden. So ist es zwecklos, ZMK-Revisionen durchzuführen, solange noch zusätzlich eine alte chronisch rezidivierende Appendizitis, eine schwere Dysbiose oder Pansinusitis sich als dominant erweisen (SCHIMMEL 1976).

6.5 Dominanz und ihre Verschiebung

Nur wenn die Dominanz eindeutig im ZMK-Gebiet liegt, sollte dort auch mit der Sanierung begonnen werden; ansonsten sollte eben dort angefangen werden, wo der Hauptherd liegt. Denn wird das nicht getan oder dort überhaupt nicht saniert, kann man einen Miss- oder Teilerfolg schon von vornherein absehen. Verfährt man jedoch nach den hier genannten Richtlinien, so erlebt man entweder den gewünschten Erfolg oder andere zwar getestete, aber bis dahin nicht im Vordergrund stehende Foki werden plötzlich aktiv bzw. dominant. So können zum Beispiel nach einer Appendektomie plötzlich ZMK-Herde akute Beschwerden verursachen (SCHIMMEL). Dieses Phänomen der „Dominanzverschiebung" verrät dem Arzt die weitere Reihenfolge der Sanierung und kann sich wiederholen, bis alle Herde entsprechend ihrer Dominanz saniert worden sind.

Das Gleiche gilt auch für die *Toxikosen*, das heißt, auch dort gibt es Dominanzverschiebungen und auch dort sollten die dominanten Toxine, eben die *Schlüsseltoxine*, immer zuerst eliminiert werden. Denn diese Schlüsseltoxine sind nicht immer die giftigsten, sondern es können auch ungiftigere sein, je nachdem, an welchen Stellen im Stoffwechselablauf sie liegen (Zitronensäurezyklus, Atmungskette usw.). Das heißt, „ein weniger giftiges Toxin kann an einer wichtigen Schlüsselfunktionsstelle mehr Schaden anrichten als ein giftigeres Toxin an einer weniger wichtigen Stelle" (SCHIMMEL). Sind keine Schlüsseltoxine mehr nachweisbar und alle dominanten Foki der Reihe nach saniert, dann kann der Organismus die ihm angebotenen Aufbaupräparate (Vitamine usw.) erst richtig verarbeiten. Diese Überlegungen lassen auch zum Beispiel die Frischzellentherapie bzw. Thymustherapie (THX) in einem anderen Licht erscheinen.

6.6 Herdaktivität

Nun noch ein Wort zu *Herdsanierungen* im hohen *Senium* (nach SCHIMMEL): Dort sollte man vor allem dann mit der chirurgischen Sanierung *zurückhaltend* sein, wenn der Patient seine Grunderkrankung mittels der – über bioenergetische Testmethoden gefundenen – „effektiven und passenden Medikamente" (Filterverfahren: Mangan D26/800, Ferrum met. D26/800) (s. Abb. 10) gerade noch kompensieren kann; denn die eventuell auftretende *regressive Vikariation* nach RECKEWEG (1977) oder die *Akutisierungen latenter Erkrankungen* belasten den alten Organismus unter Umständen *mehr* im Sinne einer *Dekompensation*, als die chirurgische Sanierung gutmachen kann, abgesehen davon, dass eine chronische „sekundäre Entzündung", wenn sie einmal autonom geworden ist, nicht mehr allein durch eine Herdsanierung erfasst werden kann und ihre Erscheinungen höchstens noch mitigiert werden können.

Was die Akutisierung latenter, zurzeit inaktiver Herde anlangt, so müssen wir in Erinnerung rufen, dass im Grundsystem ein *labiler Gleichgewichtszustand* vorliegt, der jederzeit umkippen kann, da jede Belastung „energetisch mit der bestehenden Reaktionsweise" beantwortet wird. So kann es nach Ausschaltung der geopathischen Reizfaktoren, nach Eliminierung dominanter Toxikosen und Herde, nach Klimawechsel, Heilfasten, Bäderkuren, endokrinen Veränderungen usw. dazu kommen, dass latente Herde plötzlich aktiv und Schwachstellen dekompensiert werden (SCHIMMEL 1976).

Die energetische Beantwortung eines Reizes, eines neu zu inkorporierenden Materials usw. mit der gerade bestehenden Reaktionsweise ist in der Zahnheilkunde im Übrigen der Grund, warum zum Beispiel die Neubestimmung einer verträglichen Legierung bei noch vorhandenen Amalgamfüllungen (oder Kunststofffüllungen oder anderen unverträglichen Materialien) aus ganzheitlicher Sicht kontraindiziert ist.

Umgekehrt kann eine Herdaktivität aber auch verschwinden – ohne direkte Behandlung bzw. Sanierung des Herdes selbst –, wenn und solange das Grundsystem stabilisiert ist, das heißt energetisch auf ein höheres Niveau gebracht wurde. Dann sind die nach wie vor vorhandenen Noxen sozusagen unwirksam, und die *Loci minoris resistentiae* werden vom übrigen Organismus kompensiert. Das ist zum Beispiel der Fall nach einer entgiftenden und regenerierenden Behandlung oder wenn der Herd nicht dominant ist. So wird der Organismus unter Umständen auch mit einem avitalen Zahn fertig. In diesem Fall ist der Patient zwar *Herdträger*, wie ROST ihn nennt, aber kein *Herdkranker*.

6.7 Hierarchie beim Herdgeschehen

Wir haben also gesehen, dass die meisten der oben genannten Fragen zwar grundsätzlich mit Hilfe der EAV beantwortet werden können, dass wir aber unbedingt genormte Regulationsteste brauchen, damit wir den gestellten Anforderungen gerecht werden können. Denn *Herddiagnostik ohne eine Belastung* kann nicht ernst genommen, ja, muss sogar als *ärztlicher Kunstfehler* interpretiert werden (SCHIMMEL 1980).

Als Vorinformation dazu dienen zum Beispiel die *Energetische Terminalpunkt-Diagnose (ETD)* nach MANDEL, die sich aus der Kirlian-Fotografie entwickelt hat und eine fotografische Darstellung der energetischen Abstrahlungen an Fingern und Zehen zeigt (Abb. 12 u. auf dem Faltblatt am Schluss des Buches). Sie zeigt nicht die Abstrahlung von Akupunkturpunkten an Händen und Füßen, sondern ist die Darstellung der Verfügbarkeit von Ladungsträgern an der Oberfläche von Gegenständen, das heißt, sie ist ein Maß für deren Ladungsstruktur. Auf dem *Kirlian-Bild* sehen Sie mit einem Blick, wo die Probleme liegen, aufgrund der *Phänomene* (endokrine, toxische, degenerative Strahlungsqualität; Ausfälle, Punkte, „Fenster" usw.), der *Topographie,* an der sie sich an Fingern und Zehen (Meridiane) befinden, und der bekannten energetischen *Wechselbeziehungen* („Doppelschienen"): Dabei zeigen die Doppelschienen grundsätzlich die Gleichgewichtigkeit der Sektoren, allerdings mit der Frage des Vorrangs des einen oder anderen Teils.

So findet man die *Zähne topographisch an der Daumenabstrahlung* beiderseits am Energiekreislauf für Lunge und Lymphe (s. Abb. 12). Die dort auftretenden Phänomene sind stets in Beziehung zu bringen mit den entsprechenden Zonen an den anderen Fingern und Zehen. Ebenso nötig ist es, die Beziehung der drei *Lymphzonen* nach MANDEL (1983) – vgl. Abb. 13; Lymphe III = Bauch, Lymphe II = Brust, Lymphe I = Kopf – zu beachten, um ein Krankheitsgeschehen, aber auch ein Herdproblem mit seinen Fernwirkungen richtig beurteilen zu können. Denn bei jeder Fokaltoxikose muss man sich fragen: Wie passt sie in die *Hierarchie der Systeme?* Mit anderen Worten: „Die Weiterleitung und die Akzeptanz fokaler Informationen durch Organe und Systeme setzt deren Schwäche voraus." (MANDEL) Außer bei *Amalgam,* wo die fokale Schiene nach MANDEL eingleisig verläuft, sind die anderen Fokaltoxikosen im Rahmen der *Esogetik* von den *übergeordneten Systemen* (Steuerungsorgane wie Hypophyse, Hypothalamus, Transmitterrelais, Konverter) aus zu betrachten. So ist zum Beispiel bei Stress die Funktion des Hypothalamus-Hypophysen-Systems geschwächt und muss vordergründig behandelt werden.

Nehmen die *Blockierungen* innerhalb des „Systems Kopf – Bauch" überhand, dann ist die Polarität von Kopf und Bauch als „Informationspumpe" (MANDEL immer *inaktiv* und kann dann nicht beurteilt werden. Selbst wenn ein Herd für ein Beschwerdebild verantwortlich ist, kann man die Symptomatik lange Zeit eliminieren, ohne den Herd selbst zu therapieren (s. auch SCHIMMEL). Diese Tatsache lässt auf „die Hierarchie übergeordneter Impulsgeber" schließen (MANDEL 1989, 1991). Dennoch bleibt unbestritten, dass ein vorhandener Herd „irgendwann" einmal entfernt werden muss. Dabei ist jedoch entscheidend, dass als Vor- und Nachbehandlung die zugehörigen „Systeme und ihre Informationsschienen rehabilitiert" (MANDEL) werden. So ist der *Fokus* sozusagen auch eine „Manifestation falscher Informationsketten" (MANDEL 1991) der zugeordneten Gewebe und Organsysteme, wobei „dieselbe Fehlinformation denselben Fokus erneut produziert" *(Circulus vitiosus)*. (S. auch Lernprozess)

Will man eine Herdsituation auf Dauer ändern, muss man die Informationsgeber (Steuerungsorgane, Lymphe, endokrines System) und die übergeordneten Hintergründe in der Therapie berücksichtigen und die *Trias* „Steuerung – Zelle/Organ – Fokus" bedenken.

Heute kann man aufgrund der ETD-Erkenntnisse sagen, „dass *jede Unregelmäßigkeit zellulärer Funktionen von einer lymphatisch-fokalen Reaktion begleitet* wird" (MANDEL) und das lässt die Schlussfolgerung zu, dass das *Lymphsystem* vordergründig beachtet werden muss, wobei das Lymphsystem nach MANDEL als *Vehikel des Immunsystems* und damit der *Psyche* („Scheibenwischerfunktion") zu bezeichnen ist.

6.8 Regulationsverfahren zur Bestimmung von Herden und Störfeldern

Weiterhin hat sich, wie schon erwähnt, das *Belastungs-SEG* bzw. *-DDG* (s. LECHNER: *Herd, Regulation und Information*) bewährt, mit Hilfe dessen man einen schnellen, objektiven Überblick über das Energieprofil, die Energieverteilung, das Regulationsverhalten und die Schwerpunktbelastungen in Bezug auf akute und chronische Prozesse gewinnen kann. Die näheren sich daraus ergebenden Probleme kann man dann anschließend beantworten. Das geschieht grundsätzlich mit der *Thermographie (Thermoregulationsdiagnostik)* nach SCHWAMM bzw. ROST oder der EAV, entweder im Sinne einer Modifikation der konventionellen oder klassischen EAV-Diagnostik, wie ich sie nennen möchte, oder mit dem *BFD-Regulationstest* nach PFLAUM bzw.

mit verschiedenen von SCHIMMEL entwickelten Resonanzverfahren wie dem *Vega-Test* (VRT), dem Autonomen Resonanz Test (ART), der Elektrophysiologischen Terminalpunktdiagnose (ET) oder dem Photonen-Resonanz-Test nach SCHIMMEL.

Denn *Einzelmessungen* haben als „Momentaufnahmen" nur einen sehr bedingten Wert, und erst *Zweitmessungen nach standardisiertem Reiz* lassen die gestörten Regulationsvorgänge erkennen. Ja, meist braucht man sogar noch eine *Drittmessung nach einer Erholungspause*, um den Schwerpunkt der Belastung genau lokalisieren zu können. Die ersten Ansätze zu solchen Regulationstesten in der EAV hat KRAMER mit seinem *Meridian-Belastungstest* gemacht. Besser geeignet ist jedoch, wie oben erwähnt, der BFD-Regulationstest nach PFLAUM, den ich zum EAV-Regulationstest umfunktioniert habe.

Das Gleiche gilt für die von mir EAV-mäßig modifizierte Vega-Testmethode nach SCHIMMEL, die für Geübte aufgrund des kürzesten Zeitaufwandes und der damit einhergehenden weniger schnellen Ermüdung des Testers fast noch besser geeignet ist, den gesamten Fragenkomplex zu beantworten, insbesondere was die Schlüsselnosoden, die dominanten Herde, einfache und schwere Organbelastungen, Geopathien usw. angeht. Die anderen *unblutigen bioenergetischen Regulationsverfahren* – wie zum Beispiel *Aku-Tesmatikmethode* nach KIEF; *Elektroneuraldiagnostik* nach CROON – möchte ich nicht näher erläutern und nur der Vollständigkeit halber erwähnen. Damit ist nichts über deren Wertigkeit gesagt. Gerade letztere hat nämlich durch H. GEHM (1999) auf Grund computerisierter Messtechnik bei dem immer häufiger werdenden Energiemangel und den komplexer werdenden Krankheitsbildern an Bedeutung gewonnen.

Dabei möchte ich betonen, dass alle diese Verfahren letztlich auf die EAV und die Thermographie nach SCHWAMM zurückgehen. Als nichtapparative Methode hat sich, wie schon erwähnt, die *Physio-Energetik* bzw. die *medizinische Kinesiologie* bewährt, besonders in Kombination mit dem VR-Filtertestverfahren bzw. anderen Informationsträgern wie Lykotronic-Ampullen (s. Kapitel 13).

Alle genannten Regulationsteste führen jedenfalls dazu, dass dem „geradezu verschwenderischen Ausgleich diverser Akupunkturpunkte mit einer großen Anzahl von Nosoden und homöopathischen Einzelmitteln" (NOLTE) Einhalt geboten wird, weil wir „die Phänomene der Grundregulation" (NOLTE) beachten, ohne deren Berücksichtigung, einschließlich der vorhandenen Kausalitätsketten, in der biologischen Medizin nur eine Therapie nach dem „Gießkannenprinzip" durchgeführt wird, bei der die dominanten Einflüsse auf das Mesenchym eventuell zu kurz kommen und „als Herd erscheinende Ausleitungsphänomene" (NOLTE 1988) als solche verkannt werden können.

7

Wenn der Therapeut den Klienten nicht als Fall behandelt, wenn der Klient den Therapeuten nicht als Macher sieht – in diesen Momenten geschieht Therapie.

Wenn der Therapeut sein Wissen vergisst und der Klient sein Leid, wenn Himmel und Hölle sich berühren, wenn das Herz sich öffnet und Wärme frei wird, wenn lächelnd Schwäche eingestanden werden darf – in diesen Momenten geschieht Heilung.

MATTHIAS WENDEL

Chronische Entzündungen – analog betrachtet

7.1 Philosophische Betrachtungen

Nachdem wir uns bereits ausführlich mit chronischen Krankheiten beschäftigt haben, möchte ich nun Grundsätzliches aus *philosophischer* Sicht zu diesem Thema erörtern, insbesondere aus der Sicht der *Philosophia perennis* und der *Hermetik*. Das heute übliche **Verständnis von Wissenschaft** als mechanistische Naturwissenschaft ist nämlich nur *eine begrenzte Sicht* der Wissenschaft allgemein, der *Scientia*. Nicht nur die TCM, sondern auch die Hermetik zeigen, dass andere „wissenschaftliche Systeme menschlicher Erkenntnis" möglich sind, die sich „an ganz anderen Prinzipien orientieren als unsere moderne Naturwissenschaft". (Wichmann 2004) „Während die heute üblichen Wissenschaften dem klassifikatorischen Rationalitätstypus folgen, haben sich die Alternativwissenschaften dem Analogiedenken verschrieben. ... Es handelt sich (dabei [ergänzt von A.R.]) nicht um Irrationalität, sondern um eine andere Art von Rationalität". (Gloy 1998)

Unter diesem Blickwinkel ist das in der Homöopathie verwendete Simile-Prinzip (Ähnlichkeitsgesetz) als Spezialfall des hermetischen Analogiegesetzes zu sehen. „Unter der Voraussetzung hermetischer Grundprinzipien ist die Wirksamkeit der Homöopathie erklärbar, während dies unter Voraussetzung naturwissenschaftlicher Prämissen nicht der Fall ist." Wenn „Einfachheit und Stringenz als Kennzeichen einer guten wissenschaftlichen Theoriebildung" gelten, so kann man die Hermetik als ein gleichberechtigtes und gleichwertiges System neben der modernen Wissenschaft betrachten. (Wichmann 2003)

Ich erwähnte in Kapitel 2, dass der Prozess des Verschiebens von akut nach chronisch sehr schön zeigt, dass die Medizin Krankheit als solche nicht verstanden hat, weil es ihr an einem *philosophischen Erklärungsmodell des Krankseins* mangelt. Ihr Handeln orientiert sich lediglich an Funktionalität und Wirksamkeit und entbehrt jedes metaphysischen Aspektes und damit jeder Sinnhaftigkeit, ja es führt geradezu zum manchmal sinnlosen Ausreizen aller Möglichkeiten einer reinen Apparatemedizin, die heute vielerorts beklagt wird und die jeder Menschlichkeit entbehrt. Sie zeigt, dass auch die Medizin ihrer Angst vor dem eigenen Schattenanteil (C. G. JUNG), dem Tod, mit funktionalen Maßnahmen entrinnen will (aber letztlich nicht kann).

> Das, was die Medizin als Krankheiten bezeichnet, sind eigentlich nur Symptome und sie beziehen sich auf Organe und Körperteile, die *aus sich* nie krank oder gesund sein können. Über sie können nur die Informationen des Bewusstseins zum Ausdruck kommen.

Die Informationsmuster verschiedener körperlicher Funktionen nennen wir gesund, wenn wir sie als harmonisch empfinden, und krank, wenn die Harmonie gestört ist. So bedeutet Krankheit aus dieser Sicht ein „Verlassen der Harmonie", das im Bewusstsein (auf der Ebene der Information) stattfindet und sich lediglich im Körper zeigt. So ist der Körper „nur" ein Gleichnis, eine Verwirklichungsebene des Bewusstseins, auf der Symptome das Abrutschen ins Ungleichgewicht zeigen (DETHLEFSEN 1983).

So wie der Körper ohne Bewusstsein nicht leben kann, kann er ohne Bewusstsein auch nicht krank werden. **Ein Symptom ist** insofern **ein Signal**, das Aufmerksamkeit, Interesse und Energie auf ich lenkt und nie zufällig ist, sondern immer Bedeutung hat. Daher darf es nicht unterdrückt, sondern muss *überflüssig* gemacht werden. Dazu muss man verstehen lernen, was einem das Symptom sagen will, auf was es hinweisen will, was im Bewusstsein fehlt. (Für die Zähne siehe Abb. 2 bis 6) Deshalb ist die *Organsprache* ein wichtiger Schlüssel zum Verständnis der Sinnhaftigkeit des Erkrankens.

Die Medizin ist im Allgemeinen so fasziniert von den Symptomen und so fest davon überzeugt, sie einmal gänzlich beseitigen zu können, dass sie nicht bemerkt, dass dieses Ziel eine Illusion ist. So schiebt sie die Symptome nur hin und her – hier von akut nach chronisch – und meint, dies sei ein Fortschritt. In Wirklichkeit ist es ein „Fort-Schreiten" von dem, wohin uns Krankheit führen will, nämlich vom Heilwerden. Dabei signalisiert ein Symptom nur, dass wir *als Mensch*, als „Seelenwesen" krank sind, dass uns etwas in unserem Bewusstsein fehlt, was wieder hergestellt werden will. Aus dieser Perspektive kann man ein Symptom nicht mehr als seinen *Feind* ansehen, sondern als *Freund*, der einem hilft, das Fehlende zu finden und so das *eigentliche* Kranksein zu überwinden. Es wird also zum Lehrer, der uns hilft, uns um unsere eigene Entwicklung und Bewusstwerdung zu kümmern, so dass wir am Ende heil sind. So ist *Krankheit* keine versehentliche Störung, sondern *der Weg, auf dem der Mensch der Ganzheit, dem Heil entgegengeht* (DETHLEFSEN).

7.2 Die Esogetik

Zum Verständnis der Sinnhaftigkeit hat MANDEL (1991) mit seiner *Esogetik* eine gute Möglichkeit geschaffen, über Hautareale entsprechende Auskünfte zu bekommen. Da nach ihm „Reparaturen immer an der einfachsten Stelle ansetzen", also am Körper, beginnt man auch dort, eben auf der Haut, wo „alle Unregelmäßigkeiten, Schmerzen und alle anderen Symptome ihre Spuren … hinterlassen", den Einstieg in die Wiederherstellung (Gesundung, Heilung), um das durch falsche Information erzeugte Fehlverhalten abzubauen und „das Rad in die richtige Richtung rollen zu lassen" (MANDEL), damit dem Patienten Gelegenheit gegeben wird neu zu beginnen (s. auch Geopathie). Dazu dient die von MANDEL inaugurierte Esogetik als „Möglichkeit über den Körper auf das Heil des Menschen einzuwirken". Sie „setzt also am Körper an, um die Menschen frei zu machen. Frei für die Erkenntnisse und Erfahrungen, zu denen sie in diesem Leben auf der ihnen gemäßen Ebene kommen müssen", und kann so dazu beitragen, „daß der Mensch auf seiner Stufe frei wird und so behutsam auf seinen Weg gebracht wird, um sein Schicksal zu erfüllen" (MANDEL).

Sein Esogetik-Konzept hinterfragt Symptome und Beschwerden und spürt so Ursachen auf. Dabei hilft neben der Interferenztherapie, der esogetischen Farbpunktur und der Akusiniatrie, das heißt der Injektion von homöopathischen Mitteln in ausgesuchte Akupunkturpunkte, vor allem die ETD (s. auch S. Kap. 6.7), über die neben den körperlichen auch seelische und geistige Zustände erkannt werden können, die sich in Form der Dreiheit von Materie, Energie und Information im ETD-Bild repräsentieren und in dieser Reihenfolge hinterfragt werden müssen.

Bei der Topographie des ETD-Bildes (s. Abb. 11 und auf dem Faltblatt am Schluss des Buches) muss man die Phänomenologie des Gesamtbildes logisch miteinander verknüpfen, um auf die Schwachstelle des Individuums zu kommen. Die dabei zu beachtenden Interpretationsregeln, die die oben genannte Dreiheit erkennen lassen müssen, gehen davon aus, dass jeder Finger und Zeh eine Grundbedeutung hat und dass die am jeweiligen Finger/Zeh abzulesenden organischen Befunde „sowohl seelische (Energie – Psyche) als auch geistige (Information – Individualität) Ursachen" (MANDEL) haben. Die Beurteilung der Interpretation beginnt mit dem kleinen Finger links, geht über die rechte Hand bis zum kleinen Finger rechts, von dort über den rechten kleinen Zeh, um über den linken Fuß am kleinen Zeh links zu enden. („Start-Ziel-Strategie" nach MANDEL)

Dabei wird „das Prinzip der Information innerhalb fließender Energie als Frequenz sichtbar" und die psychologische Bedeutung durch die Eigenart der vertikalen, horizontalen und diagonalen Energieflussrichtungen bestimmt, „wobei die Vertikale das symbolische, analoge Denken und Erfassen beinhaltet" und „die horizontale Energieflussrichtung ... dem Polaritätsgesetz“ entspricht. „Die in dieser Dimension notwendige dritte Ebene ergibt sich aus der Bewegung der Vertikalen (Geist) und der Horizontalen (Seele) und wird als ‚Diagonale’ innerhalb des Konzeptes der Energieflußrichtungen sichtbar. Diese Energieflußrichtung vertritt theoretisch das Prinzip der ‚Materie’ oder besser die Reaktion innerhalb der Materie.“ (Mandel)

Auf den Körper übertragen ergibt sich dadurch das so genannte psionische Gitter (s. Abb. 11), das einerseits die vertikalen, horizontalen und diagonalen Meridianverläufe repräsentiert, über die die Beschwerden der drei Grundphänomene im ETD-Bild behandelt werden können, und über das andererseits die oben genannten geistigen (vertikal), seelischen (horizontal) Hintergründe organischer, das heißt materieller (diagonal) Beschwerden behandelbar werden. (Die Beschwerden der drei Grundphänomene:
endokrine Strahlungsqualität ➛ [funktionelle Beschwerden] ➛ vertikale Meridiane
toxische Strahlungsqualität ➛ [Entzündung u. Reaktionen] ➛ horizontale Meridiane
degenerative Strahlungsqualität ➛ [Blockaden, Starre] ➛ diagonale Meridiane)

Außerdem hat Mandel eine Reihe von übergeordneten Somatotopien, besonders im Kopfbereich, gefunden, über die man das Gesamtkrankheitsbild des Patienten erfolgreich therapieren kann, ohne in einer symptomatischen Behandlung stecken zu bleiben. Dazu zählen unter anderem die „Zähne auf dem Schädeldach“, „das übergeordnete Feld der Odontone am Hinterkopf“, die „Lymphinterferenzen“, die „Funktionskreispunkte auf den Keimblattlinien“ oder die Punkte der Zähne auf dem „Gitternetz des Gesichts“.

Wir können den Bogen schließen und uns fragen, was es allgemein bedeutet, wenn wir ein akutes Krankheitsgeschehen in ein chronisches überführen.

7.3 Die Bedeutung des analogen Denkens

Dazu bedienen wir uns der *Analogie*, das heißt der Entsprechung, wie sie uns unter anderem schon von Paracelsus dargelegt und in neuerer Zeit wieder von W. Döbereiner und Th. Dethlefsen ins Gedächtnis gerufen wurde: Ein akutes Krankheitsgeschehen, zum Beispiel ein entzündlicher Prozess, ist so etwas wie ein Krieg im Körper. Feindliche Erreger (die Viren, Bakterien, Toxine) werden vom körpereigenen Abwehrsystem angegriffen und bekämpft (was sich als *Tumor, Dolor, Rubor, Calor* oder *Functio laesa* zeigt), um schließlich, im für uns günstigen Fall, besiegt zu werden.

In manchen Fällen siegen jedoch auch die Erreger – dann stirbt der Patient. Dringen Erreger in den Körper ein, so hängt es von seiner *Bereitschaft* ab, ob sie hereingelassen oder abgewehrt werden (– die Medizin spricht von Immunlage). So wie das Infektionsproblem nicht im *Vorhandensein* von Erregern besteht, sondern in der *Fähigkeit, mit ihnen zu leben*, so kommt es auch auf der Bewusstseinsebene darauf an, dass der Mensch fähig ist, mit den Konflikten zu leben, statt sie beiseite zu schieben. Wer also sein Bewusstsein für einen Konflikt, der ihn sonst „erregen" würde, öffnet, der braucht diesen Konflikt nicht auf der Körperebene als Infektion zu erleben.

Da der *Körper* sichtbarer *Ausdruck des Bewusstseins* ist, entspricht jedes Organ einem bestimmten psychischen Inhalt, einer Emotion und/oder einem bestimmten Problemkreis, wobei der *Locus minoris resistentiae* jenes Organ ist, das immer dann den Lernprozess auf der körperlichen Ebene übernehmen muss, wenn der Mensch das dem Organ entsprechende psychische Problem nicht bewusst verarbeitet.

Der ersten *akuten Phase* (= Invasion, Reiz) entspricht auf der psychischen Ebene die *Herausforderung* durch ein Problem, das uns erregt, indem es durch die Bewusstseinsgrenze drängt. Dieser Erregung können wir nicht entgehen, wir können nur die Ebene wählen, auf der wir sie ausleben wollen. Da liegt unsere Chance. Um mit dem Erreger fertig zu werden, der einen Entzündungsherd gebildet hat, gehen wir auf der körperlichen Ebene zur so genannten Exsudationsphase über, der auf der psychischen Ebene die volle Konzentration auf das Problem entspricht.

Der Bildung der *Antikörper* gegen die Antigene (mit der Entstehung von Fieber auf der körperlichen Ebene) entspricht auf der psychischen Ebene das „Einer-Sache-Entgegenfiebern". So wird uns ganz heiß vor Erregung, bis wir uns mit dem Konflikt auseinander gesetzt haben. In der *Lösung* (= *Lyse*) schließlich siegt der Mensch, wenn seine körperlichen Abwehrkräfte erfolgreich waren, zum Beispiel in Form von Eiter. Beide, Erreger und Körper, haben sich dabei jedoch verwandelt, es gab Verluste auf beiden Seiten, wobei der Sieger (in diesem Falle der Mensch) dennoch gestärkt aus der Auseinandersetzung hervorgeht, da er durch die Bildung der spezifischen Immunität sich auf den Gegner eingestellt hat und in Zukunft auf ihn spezifisch reagieren kann. Im anderen Falle, wenn nämlich der Erreger siegt, stirbt der Patient, wie gesagt. Dieses Ereignis halten wir gemeinhin für die ungünstigere Lösung, was jedoch nur an unserer einseitigen Parteinahme liegt; denn auch in diesem Falle siegt jemand – es ist nur jemand anderes. Und das kann unser Ego ja nicht zulassen. Kann keine der beiden Seiten den Konflikt in ihrem Sinne lösen, so kommt es zu einem Kompromiss. Die Erreger bleiben im Körper ohne zu siegen, aber auch ohne besiegt zu werden – was man bekanntlich *Chronifizierung* nennt.

So sind wir mitten im Thema *Herd*, denn die nicht bereinigte Situation bildet einen Herd im Körper, an den ständig Energie gebunden ist, die dem Rest des Organismus fehlt. Nach DÖBEREINER ist das Herdgeschehen mit einer „Überschwemmung", einem „Wasserstau", gleichzusetzen, als Sinnbild einer nicht vollzogenen bzw. nicht vollendeten oder stecken gebliebenen Metamorphose, und macht damit klar, dass ein rein somatisches Verständnis dem Thema ebenso wenig gerecht werden kann wie eine funktionale psychologische Betrachtung. Die Lösung des Problems muss man demnach über die „Annahme der eigenen Bestimmung" angehen, um zum jeweils eigenen „Ursprung" zu kommen, damit das im Unbewussten abgelagerte Verdrängte, das an die „Tür der Zeit" klopft, endlich erlöst werden kann (DÖBEREINER). (S. a. MANDEL zum Thema Esogetik sowie Kapitel 8)

Symptomatisch finden wir erhöhte Lympho- und Granulozytenzahl, erhöhte BSG, hohe Antikörper usw.; der Patient fühlt sich müde, schwach, antriebslos, apathisch, abgeschlagen – lauter Symptome, wie wir sie bei der chronischen Entzündung mit Herdcharakter finden. Der Patient ist nicht ganz krank, aber auch nicht ganz gesund; es ist ein Kompromiss und als solcher ist er faul, wie alle Kompromisse dieser Welt. Denn der Kompromiss (so DETHLEFSEN) ist das hohe Ziel der Feigen, die ständig Angst vor den Konsequenzen ihres Handelns und der sich daraus ergebenden Verantwortung haben. Jedoch bedeutet Kompromiss Dauerzwist und somit Stagnation.

Im Psychischen entspricht der Chronifizierung der *Dauerkonflikt*. Man bleibt in ihm stecken und findet weder Mut noch Kraft, eine Entscheidung herbeizuführen. Denn jede Entscheidung kostet Opfer, die notwendigerweise Angst einflößen. So erstarren die chronisch Kranken in der Mitte des Konfliktes, unfähig, dem einen oder anderen Pol zum Siege zu verhelfen. Ständig wägen sie ab, welche Entscheidung die richtige und welche die falsche sei, ohne zu begreifen, dass es richtig und falsch im abstrakten Sinn nicht gibt, denn um heil zu werden, brauchen wir ohnehin beide Pole.

Jede Entscheidung befreit. Der chronifizierte Dauerkonflikt aber zieht ständig Energie ab, bis wir uns zu einem Pol durchringen. Wie der Körper gestärkt aus einer Infektion hervorgeht, so geht die Psyche gestärkt aus jedem Konflikt hervor, denn sie hat gelernt, sich in ihren Grenzen erweitert, und ist somit bewusster geworden, was zu einer größeren Bewusstwerdung insgesamt führt, die analog der spezifischen Immunität den Menschen befähigt, in Zukunft mit den gleichen Problemen besser umzugehen. Jeder durchlebte Konflikt lehrt überdies auch, überhaupt mit Konflikten besser und mutiger umzugehen, was der unspezifischen Immunität im Körper entspräche.

So wie wir in der Medizin die Chronifizierung erleben, so erleben wir in unserer Zeit eine Kultur, die immer konfliktfeindlicher wird. Daher nimmt es nicht Wunder, wenn der Konflikt (als aggressives Phänomen) auf eine *andere* Ebene ausweicht und uns in Form des *sauren Regens* aggressiv entgegentritt. Entsprechend nimmt unsere *innere Übersäuerung* mit Tendenz zur Autoaggression zu. Überall versucht man Konflikte zu vermeiden, mit dem Resultat fauler Kompromisse, ohne dabei zu merken, dass diese Einstellung sich gegen jede Bewusstwerdung wendet, da wir uns der inneren Zusammenhänge nicht bewusst sind. Zwar ist es dem Menschen nicht möglich, innerhalb seiner polaren Welt Konflikte funktional zu vermeiden, doch führen gerade deshalb solche Versuche zu immer undurchschaubareren Verschiebungen der Entladungen auf anderen Ebenen, so DETHLEFSEN.

„Krankheit macht ehrlich“, und so ist auch die medizinische Konsequenz in der Bekämpfung der akuten Entzundungen, nämlich die Antibiotikagabe, die logische Folge des Bestrebens, Konflikte zu vermeiden, aber dennoch nicht richtiger. Denn lebensfeindlich sind Antibiotika auf zwei Ebenen: Einmal ist sie ein Angriff auf die Lebensdynamik an sich (*anti + bios* = gegen das Leben) und trägt damit über eine weitere Verdrängung der Thematik zur daraus resultierenden tieferen Verstrickung im Sinne des Schicksals bei, weil sie „Schicksalsformen“ unmöglich macht (DÖBEREINER); zum anderen bedeutet sie auf der konkreten Körperebene eine Anhäufung und Ablagerung von Toxinen mit konsekutiver Abwehrschwäche, die schließlich zur Kanzerogenese ausartet.

„Antibiotika betrügen den Menschen um die eigentlichen Früchte seines Krankseins, nämlich um den durch Auseinandersetzung erarbeiteten Lerngewinn“ (DETHLEFSEN), weil sie ihm verabreicht werden (er bleibt dabei passiv) und den „Topf“ des Unbewussten mit weiterem „Müll“ füllen, den der Patient immer schwerer allein leeren kann, da er dadurch sozusagen gezwungen wird, weiter zu verdrängen, statt zu seinem „Ursprung“ zu kommen und über diesen Prozess seinen Herd überflüssig zu machen. In diesem Sinne müssen wir auch in der EAV aufpassen, dass diese Methode keinen „Übergriff“ darstellt, der die Patienten daran hindert, zu wachsen und ihre eigene Mitte zu finden. Denn Enttoxinisierung auf der körperlichen Ebene allein führt auch hier nur zu einer Symptomverschiebung, die, wenn sie unbewusst bleibt, es dem Patienten noch mehr erschwert, seine Lernaufgaben zu erkennen. Denn die *Toxine*, die auf der psychischen Ebene den *Problemen* entsprechen, müssen als Mittler eines Lerninhaltes einer *Lösung* zugeführt werden, die gleichzeitig eine *Erlösung* bedeutet – sollen sie nicht nur „ver-drängt“ werden, da sie dann später auf der psychischen Ebene noch mehr drängen.

7.4 Gesetzmäßigkeit – Symptomverschiebung – Sinnhaftigkeit

So wird es verständlich, warum die moderne Medizin mit den Folgen der Antibiotikagaben, unter anderem nämlich den chronischen Krankheiten, nicht fertig wird. Genau wie man im Leben allgemein durch immer mehr funktionale Maßnahmen immer mehr in eine Sackgasse gerät, so schafft sich auch die Schulmedizin mit dem Versuch, chronische Krankheiten mit den gleichen Mitteln zu bekämpfen wie die akuten Krankheiten, immer noch mehr Probleme, weil sie nicht begreift, dass damit lediglich eine weitere *Symptomverschiebung* stattfindet, die die Zusammenhänge noch weniger transparent macht.

In der Ganzheitsmedizin haben wir die große Möglichkeit, die chronischen Krankheiten durch unsere Bewusstheit überflüssig zu machen, nicht indem wir auch nur weitere funktionale Maßnahmen (wie chirurgische Herdsanierung, Abwehrsteigerung, Enttoxinisierung) anwenden, sondern indem wir den Patienten durch die therapeutische Deblockierung selbst in die Lage versetzen, aus der Starrheit herauszukommen (in die er sich hineinmanövriert hat), damit er die Sinnhaftigkeit seines Leidens bewusst erkennen kann, also bewusster wird. Dadurch haben wir die Möglichkeit, die Gesetzmäßigkeit der kosmischen Ordnung besser zu verstehen und uns ihr freiwillig unterzuordnen, so dass wir unserem Ziel, nämlich Vollkommenheit als Mensch zu erreichen, näher kommen. Diese Vollkommenheit muss die Polarität in den Extremen *Yin* und *Yang* beinhalten und aushalten; dann kann ihr Träger, der Mensch, zu seiner Mitte finden, die für ihn „Harmonie und Erfüllung" (GLEDITSCH) bedeutet. (s. Abb. 6)

> „Er kann das nur, wenn er sich der beiden ergänzenden Bereiche seines eigenen Wesens bewußt wird: zum einen steht er in zentraler Stellung inmitten der Schöpfung, zum anderen erlebt er sich als ein winziges, auswechselbares Glied im Gefüge von Natur und Kosmos. So bedeutet Menschsein, diese Gegensätze in sich selbst zu bejahen und zu vereinen. Aus eigener Kraft vermag dies der Mensch nicht; er bedarf dazu einer erlösenden Heilskraft. PARACELSUS hat erkannt, dass diese Kraft dem Menschen im Ens Dei (s. Abb. 6) eingeboren, ja sogar somatisch verankert ist." (GLEDITSCH 1983)

Es ist das Herz, das Symbol der Liebe, womit der Schlüssel zur Vollkommenheit aufgezeigt ist. (S. Kapitel 6)

7.5 Das Weisheitszahngebiet

Im zahnärztlichen Bereich verdeutlicht uns dies die Bedeutung des Weisheitszahngebietes (s. auch Kap. 9), das als *Quinta essentia* den Funktionskreis Dünndarm-Herz (Symbol der Liebe) repräsentiert und in dem die „Weisheitszähne die Vollkommenheit des Ganzen sichern" (BERGEMANN). In diesem Sinne können wir an der Häufigkeit des Herdgeschehens im Weisheitszahngebiet erkennen, wie störanfällig wir in dieser Hinsicht noch sind und wie weit wir noch von der Vollkommenheit entfernt sind. Andererseits führt uns die Wichtigkeit der Achter vor Augen, dass wir mit diesen Odontonen etwas behutsamer, „liebevoller" umgehen sollten und dabei nicht nur chirurgisch vorgehen. Diesen Zusammenhang können wir analog gesehen unter anderem über den *Musculus psoas*, den Lendenmuskel finden, der kinesiologisch (analog gesehen) dem „Achter" zugeordnet ist, denn dieser „umfasst" als toxinanfälligster Muskel (Toxine = Analogie zu psychischen Problemen) und als wichtigster Beugemuskel Oberschenkel und Hüfte, die uns symbolisch Auskunft darüber geben, wie wir durchs Leben gehen und wie unser Programm aussieht. (ROSSAINT, MANDEL; siehe auch Kapitel 9)

Dabei stoßen wir im „Achter"-Bereich, besonders bei *querliegenden Weisheitszähnen*, nicht nur auf die querliegende 8, die Lemniskate, als Zeichen der Ewigkeit, sondern auch auf die „Gretchenfrage" der ganzheitlichen Zahnheilkunde: „Sag, wie hast du's mit der *Religio*?" (ROSSAINT 1991)

Die Bionator-Heilmethode

Als Möglichkeit und Chance dazu bietet sich die *ganzheitliche Kieferorthopädie* nach BALTERS (Bionator-Therapie) an, eine echte Vorbeugemedizin, bei der es nur äußerst selten vorkommt, dass man Weisheitszähne extrahieren muss (HERRMANN, Heidelberg), und bei der das Sich-bewusst-Machen der Funktionen des Mundraums eine zentrale Stellung einnimmt. Dabei geht es primär darum, den Mundraum zu entwickeln, indem man den stets vorhandenen Lymphstau im Hals- und ZMK-Bereich beseitigt, so dass sich der Gaumen in der von BALTERS empfohlenen Weise im Sinne eines Eis gestalten kann (siehe Kapitel 9). Das geschieht hauptsächlich durch *Sogkräfte, Strömungs-* und *Schwingungsumwandlung*. Daher ist der Bionator ein Strömungs- und Schwingungswandler und er liegt nirgendwo aktiv am Gewebe an, sondern „schwimmt" quasi wie ein Turngerät locker im Munde. Durch die durch den Bionator entstandene Eiform (s. Abb. 14) mit dem stumpfen Pol hinter den Frontzähnen ist nicht nur das richtige Strömen der Lymphe gewährleistet, sondern auch die Voraussetzung dafür gegeben, dass der Mensch sich sowohl somatisch als auch kosmisch aufrichten kann und „sein Programm auf der Ebene erfüllen“ kann, „auf die er gestellt ist und zwar im Rahmen und unter Verwertung der ihm zur Verfügung stehenden Informationen“ (MANDEL 1991).

Die ganzheitliche Kieferorthopädie legt daher sehr viel Wert auf die Vertikalisierung des Mundraumes, über die sich dann die Aufrichtung des Patienten – unter anderem durch die gleichzeitig erfolgende Aufrichtung der Wirbelsäule – leichter vollziehen lässt. Die Bionator-Heilmethode und die Ganzheitliche Zahnheilkunde tragen somit unter Berücksichtigung der Esogetik dazu bei, dass jeder Einzelne den Platz erkennt, an dem er seinen Auftrag zu erfüllen hat. „Das Ausleben und Erfüllen dieser Aufgabe ist ein aktiver Erkenntnisprozess von absolutem Wert und kann einem nicht abgenommen werden.“ (MANDEL) Insofern ist diese Bionator-Heilmethode keine verordnete Zahnkorrektur, die einer Symptombeseitigung gleichkommt; vielmehr entwickelt sich unter dieser Therapie der ganze Mensch durch Bewusstwerdung, wodurch die Symptome überflüssig gemacht werden.

Dem Weisheitszahngebiet ist aufgrund seiner Bedeutung ein eigenes Kapitel gewidmet. (Kapitel 9)

8

Jedenfalls gibt es keinen Fall von Anomalie, dessen Wurzel nicht im Seelischen liegt.

Wilhelm Balters

Resonanzphänomene – Zusammenhang von Inhalt und Form

In der biologisch-naturheilkundlich orientierten Medizin und Zahnmedizin bedienen sich fast alle Diagnose- und Therapieverfahren der Resonanzphänomene; Beispiele: die EAV, die BFD, die medizinische Kinesiologie, Vega (VRT), DRT, Radiästhesie und Bioresonanztherapie, um nur einige zu nennen, von denen Sie in diesem Buch schon gelesen haben. Resonanzdiagnostik und -therapien sind also in ihrer Bedeutung unverkennbar; über die physikalisch-technischen Grundlagen, ihre exakte Anwendung, die entsprechenden Geräte und den damit verbundenen funktionalen Aspekt in der Betrachtung von Krankheiten finden sich in einschlägigen Veröffentlichungen (siehe Literaturverzeichnis) zahlreiche Darstellungen.

Worauf es mir daher in diesem Kapitel ankommt, ist dies: den anderen, den *inhaltlichen* Aspekt der Resonanztherapien herauszustellen, der bisher in allen Überlegungen vernachlässigt wurde, aber naturgemäß nach dem Gesetz von Inhalt und Form zur ganzheitlichen Betrachtung (physisch, psychisch, metaphysisch) dazu gehört. Denn unser Kosmos ist nun einmal – entsprechend unserem Bewusstsein – polar aufgebaut und unterliegt dem ***Polaritätsgesetz***; dieses ist nicht zufällig das vierte der sieben hermetischen Prinzipien (s. Kapitel 10) und es ist theoretisch das scheinbar leichteste und selbstverständlichste, jedoch in der praktischen Durchführung am schwierigsten zu handhaben, vor allem weil die Konsequenzen bei striktem Einhalten sehr schnell für den Einzelnen äußerst unangenehm werden. Es lautet exakt:

> „Alles ist zweifach, alles hat zwei Pole, alles hat sein Paar von Gegensätzlichkeiten; gleich und ungleich ist dasselbe; Gegensätze sind identisch in der Natur, nur verschieden im Grad; Extreme berühren sich; alle Wahrheiten sind nur halbe Wahrheiten; alle Widersprüche können miteinander in Einklang gebracht werden." (SCHWERIN, *Kybalion*, 1960)

Das besagt nichts anderes, als dass sich aufgrund unseres polaren Bewusstseins alles in zwei Polen zeigt und wir uns eine Einheit außerhalb dieses Prinzips nicht vorstellen können, obwohl hinter jeder Polarität eine Einheit steckt, die zeigt, dass die beiden Einzelpole sich gegenseitig bedingen. Fällt ein Pol weg, existiert der andere auch nicht mehr. Für den Mediziner ist der Atem die fundamentale Erfahrung der Polarität. Einatmung ohne Ausatmung bzw. Ausatmung ohne Einatmung funktioniert nicht; dabei ist die gegenseitige Abhängigkeit infolge ihrer Einheit einleuchtend und eindeutig.

Aber auf fast allen anderen Gebieten tut der Mensch so, als ob es dieses Sowohl-als-auch-Prinzip nicht gäbe, denn er denkt und handelt fast immer nach dem Motto: „Entweder (der eine Pol) oder (der andere)." Damit trennt er die Wirklichkeit in zwei Teile: in einen, den er für richtig, und in den anderen, den er für falsch hält; das heißt, diese Polarisierung ist abhängig vom subjektiven Wertmaßstab des Einzelnen entsprechend seinem Bewusstseinszustand. Die Identifizierung mit dem einen Pol der Wirklichkeit schließt dann den anderen Pol aus, der zum Gegenpol erklärt wird, gegen den Widerstand aufgebaut wird.

Da sich jedoch stets beide Pole gegenseitig bedingen, muss man davon ausgehen, dass die Eliminierung des einen zur *Unvollkommenheit* führt, zum psychologischen Schatten nach C. G. JUNG bzw. zur *Projektion* des Ausgestoßenen in die Umwelt, das heißt der isolierte, in die Umwelt abgeschobene Teilaspekt, dessen Manifestation genauso Ausdruck von Gesetzmäßigkeit und somit Sinnhaftigkeit ist wie der persönlich gelebte Anteil, wird schon gar nicht mehr als zu einem gehörig empfunden, ja diesem Teil der Wirklichkeit wird sogar die Existenzberechtigung abgesprochen, im Sinne dessen, dass man ja die Richtigkeit eines Pols erkannt habe und somit die andere Hälfte automatisch falsch sein müsse und daher nicht existieren dürfe.

Nun kennen wir aber auch das ***Analogiegesetz***, das zweite hermetische Prinzip, das da lautet:

> „Dasjenige, welches unten ist, ist gleich demjenigen, welches oben ist; und dasjenige, welches oben ist, ist gleich demjenigen, welches unten ist, um zu vollbringen die Wunderwerke des einzigen Dinges." (SCHWERIN, *Kybalion*, 1960) In Kurzform: „Wie oben, so unten – wie unten, so oben" bzw. in der erweiterten Form: „Wie innen, so außen – wie außen, so innen." In der christlichen Terminologie: „Wie im Himmel, so auf Erden."

Dieses Analogiedenken, wie ich es schon im letzten Kapitel bezüglich chronischer Entzündungen dargestellt habe, ist uns zwar in der heutigen Zeit fremd geworden, aber dennoch vorhanden und wirksam, auch wenn wir es bewusstseinsmäßig eliminiert haben. Es ist ein vertikales Denken und damit um 90 Grad versetzt gegenüber dem wissenschaftlichen Horizontaldenken, was schon deutlich macht, dass beide Systeme einander zunächst kaum verstehen und daher bekämpfen. Es geht senkrecht (vertikal) durch verschiedene Ebenen der Wirklichkeit und basiert nicht auf Kausalanalytik, sondern auf symbolhaftem, eben analogem Erfassen zusammenhängender Strukturen, deren innere Logik man erkennt, wenn man die sieben (bzw. zehn) Grundbausteine bzw. Urprinzipien kennt, aus denen unser Universum aufgebaut ist.

Dem „Wissenden" fällt es dann genauso leicht, die verschiedenen Repräsentanten in den einzelnen übereinander liegenden Wirklichkeitsebenen einem gemeinsamen Nenner (Urprinzip) zuzuordnen, wie es dem Wissenschaftler ein Leichtes ist, für die Repräsentanten innerhalb einer Ebene einen Oberbegriff zu finden. Abb. 15 möge das prinzipiell verdeutlichen und zwar anhand von Prinzipien, die in der ganzheitlichen Medizin und Zahnmedizin gerade im Hinblick auf chronische Krankheiten, Allergien, Herdgeschehen und Intoxikationen von besonderer Bedeutung sind. Anhand dieser markanten Bereiche (Allergien, Herde, Umwelt-, Innenwelt-Pathologien) lassen sich auch die Zusammenhänge zwischen Inhalt und Form eines Geschehens und einer Erkrankung gut aufzeigen.

Aufgrund des Analogiegesetzes, das ja nichts anderes besagt, als dass alles, was im Außen vorhanden ist, analog auch in uns, in unserem Bewusstsein zu finden ist, ist „jede Wahrnehmung das Resultat einer Resonanz" und damit „Spiegelung unserer Innenwelt" (Dethlefsen 1983). Das bedeutet aber, dass die so genannte Umwelt nichts anderes als die Reflexion unserer eigenen Situation darstellt und weit davon entfernt ist, uns zu prägen, geschweige denn, Ursache für irgendetwas zu sein, sei es für eine Infektion, eine Allergie oder sonst etwas.

Unter diesem Gesichtspunkt sind unsere eigenen, oben erwähnten, zum Feind deklarierten, in die Außenwelt projizierten Wirklichkeitsanteile nichts anderes als von uns abgetrennte, dunkle, in den Schatten geschobene Seelenbilder, die erlöst werden wollen, das heißt in unser Bewusstsein integriert werden wollen. Gerade das immer häufiger auftretende Allergiegeschehen zeigt uns, dass *die Umwelt nicht die eigentliche Ursache* für das Symptom ist, sonst könnte ja nicht alleine schon das Anschauen eines Bildes, auf dem das allergieauslösende Agens, zum Beispiel eine Katze, abgebildet ist, beim Allergiker einen entsprechenden Anfall hervorrufen. Das zeigt, dass zum Allergiegeschehen unbedingt das Bewusstsein nötig ist, das heißt: Ohne Bewusstsein gibt es keine Allergien.

Umweltprobleme kann man daher genau wie Krankheitssymptome nicht alleine dadurch lösen, dass man den „Schuldigen" (eventuell das Allergen, Toxin oder Ähnliches) außen sucht und bekämpft, sondern durch Bearbeiten des Verdrängten unter

Beachtung des Spiegelbildprinzips erlöst. Das gilt gerade auch für die zahnärztlichen Werkstoffe, deren emotionale Muster immer mehr an Bedeutung gewinnen (wie zum Beispiel in der DRT) und vor allem in der Physio-Energetik (siehe dort) durch MÖHLE (Hamburg) ins Leben gerufen wurden.

Nach dem ***Gesetz von Inhalt und Form*** geht jeder Form ein entsprechender Inhalt voraus, der bestimmt, wie eine Form beschaffen ist. Das heißt, es gibt keine äußere Form, die nicht vorher inhaltlich gestaltet wurde; bezogen auf den Menschen bedeutet es, dass es in seiner Gestalt nichts gibt, das nicht von innen geprägt wurde. Wir setzen täglich durch unsere *Gedanken*, Taten und Worte *neue Inhalte*; dementsprechend sieht dann unsere Umwelt aus, genau wie unser Körper, das heißt wir schaffen täglich unsere Welt um uns herum neu, genau wie wir dementsprechend unseren Körper mit seinen Symptomen – je nach den projizierten bzw. verdrängten Anteilen – neu gestalten (DÖBEREINER). So prägen sich „die Sünden, die im Geist und am Körper begangen worden sind,...letztlich auch in der äußeren Form des Menschen aus." (TEPPERWEIN) Umgekehrt erkennt man positives Denken, adäquate Ernährung, gute Lebensführung usw. auch an den entsprechend harmonischen Körperproportionen. Durch das Resonanzgesetz kann man so ständig Informationen über sich selbst erhalten, da die innere Wirklichkeit sich im Außen widerspiegelt. Auch in der Umwelt reagieren wir nur auf das, was in uns Resonanz erzeugt, so dass wir immer nur den Wirklichkeitsanteil im Außen erfassen, für den wir resonanzfähig sind; das andere „existiert" nicht, das heißt: ist ohne Bedeutung. So verstehen wir, dass jeder in seiner eigenen Wirklichkeit lebt.

Dadurch bekommen wir alleine die Verantwortung dafür, wie unsere Umwelt und wir aussehen; wir alleine müssen uns ändern, wenn wir gesunde Verhältnisse haben wollen, und nicht weiter verdrängen. Psychologisch gesehen heißt das: Alles, was wir verdrängen, drängt eines Tages. Dann entscheidet unsere selbst geschaffene Affinität darüber, welche Umwelt- oder Krankheitsform, welches Toxin und/oder Schicksal uns entgegenkommt.

Diese Verdrängung sowie das Nichtakzeptieren des „Eintritts in den polaren Raum" und der „Annahme der Geschlechtlichkeit" (DÖBEREINER 1990) ist es, die uns unvollkommen, unheil machen, uns also mit Symptomen wie Allergie und Herderkrankungen konfrontieren. Hierher gehört auch das Problem der *Homosexualität*. Damit sind wir astrologisch gesehen im vierten Quadranten, der den „Himmel" repräsentiert im Sinne der *Causa finalis*, der Zweckursache nach ARISTOTELES

(s. auch Abb. 1), der uns mit dem in Berührung bringt, um das es bei der eigentlichen Heilung, sprich Ganzwerdung geht: um das innere Heil im Sinne der Heiligung (siehe auch Kap. 1).

Wer diesen Gesichtspunkt außer Acht lässt, kann nicht den Anspruch erheben, ganzheitlich zu heilen, sondern der therapiert höchstens Symptome. Ganz gleich, was man funktional tut, es hat nichts mit Heilung in diesem Sinne zu tun, obwohl überhaupt nichts dagegen spricht, funktionale Maßnahmen zu ergreifen. Man soll sich nur dessen bewusst sein, was man tut. Erst beides zusammen – funktionales und inhaltliches Vorgehen – beinhaltet eine sinnvolle Schicksalsmedizin.

Mit der **Erweiterung des Bewusstseins** nimmt man immer mehr von den Projektionen zurück, beschäftigt sich mit den abgespaltenen Schattenanteilen, mit dem Verdrängten, und erkennt dabei, dass man nur durch das erlebnismäßige Annehmen der dunklen Bereiche seine Symptome überflüssig machen und die „schuldige" Umwelt entschleiern kann. Dies geschieht nach DÖBEREINER normalerweise in einem Siebener-Rhythmus, dem so genannten emotionalen „Mondrhythmus". Alles, was in diesem Rhythmus emotional nicht freiwillig gelöst wird, tritt später in festgelegter Zeitspanne in einem Zehner-Rhythmus, einem „Sonnenrhythmus", analog von außen zwangsweise auf uns zu (DÖBEREINER). Dann erleben wir es als bedrohend und stehen dem hilflos gegenüber, weil wir den Ursprung nicht nachvollziehen können.

Die beim erlebnismäßigen Annehmen stattfindenden Gärungsprozesse bringen erst einmal viel „Fäulnis und Zersetzung" (DETHLEFSEN) zutage (analog auch im Sinne einer Dysbiose), die einem nicht unbedingt angenehm sind, die aber nötig sind, um zu begreifen, dass man alles, was man bisher abgelehnt hat, auch in sich selbst findet und es nur der *eigene Widerstand* ist, der die Dinge im „Außen" so „böse" erscheinen lässt.

So lernt man immer mehr und mit immer mehr in Harmonie zu gehen und allem seine Berechtigung zuzugestehen. Denn alles, was ist, ist „gut" – im Sinne von gesetzmäßig – so wie es ist, sonst wäre es nicht so. Das ist auch der Schlüssel zum Beispiel bei der Allergie und ihrer Behandlung. Je weniger Widerstand man irgendeinem Bewusstseinsinhalt entgegenbringt, desto weniger hat der entsprechende Repräsentant im Außen es nötig, sich als Allergen bemerkbar zu machen.

Wie wir aus der Regulationsmedizin wissen, ist für das Auftreten einer Allergie das Herdgeschehen ein prädisponierender Faktor. Ein Herd als Voraussetzung für eine Allergie bedeutet aber: Erst wenn man den Körper mit „unverdaulichem Abfall" belastet hat und ersterer dadurch in seiner Regulationsfähigkeit eingeschränkt bzw. blockiert ist, kann die unterdrückte Aggression sich in Form der Allergie, womöglich der Autoaggression, ausdrücken. „Unverdautes" bleibt liegen und wird damit qualitativ Ausgangspunkt für eine Allergie bzw. die unverdaute, in den Schatten abgeschobene Aggression ist Voraussetzung dafür, dass der Körper umpolt und nun im Außen immer mehr zum Feind erklärt, wie es ja bei jeder Allergie der Fall ist. Im Falle der Autoaggressionserkrankung erklärt man sich selbst zum Feind und bekämpft sich selbst. Immer aber ist der „Kreislauf des Lebens" ins Stocken (siehe auch Kap. 1) geraten.

Das geht im Extremfall so weit, dass sich ein Allergiker nur noch in einer allergiefreien Kammer wohl fühlt, wie es die klinische Ökologie zeigt. Die „beste" allergenfreie Kammer ist schließlich aber der Sarg, in dem der Patient „endlich" seine Ruhe hat und die Schuld für seine Allergie nicht mehr auf die Außenwelt oder sich projizieren kann. Leider muss man feststellen: Manche Patienten sterben lieber, als sich selbst zu ändern. (S. Kap. 19.7, Krankheitsgewinn)

Wir befinden uns heute am Wendepunkt vom „Fische"-Zeitalter (Dauer circa 2160 Jahre) zum „Wassermann"-Zeitalter (von circa 1950 bis 4110), sichtbar am *Paradigmenwechsel*, wie er uns heute überall entgegentritt. Die damit verbundenen Krisen (= Wendepunkte) sind, wenn sie richtig genutzt werden, wie jede Heilungskrise, eigentlich gesund und bewusstseinsfördernd. Beide Zeitalter sind inhaltlich gesehen Repräsentanten der Zeitqualität dessen, um was es zum Beispiel bei der Allergie und den Herderkrankungen, besonders im Darm- und ZMK-Bereich, geht und dies erklärt, warum beides heute so häufig ist.

Auch das vermehrte Auftreten von Innenwelt- und Umweltproblemen hängt mit diesem Komplex über die Zeitqualität – einen Begriff, dessen Bedeutung (*kairós* = der rechte Augenblick) wir im Gegensatz zur Zeitquantität (*chrónos* = Zeit, Dauer) seit dem Hellenismus vergessen haben – in besonderer Weise zusammen, obwohl sie eigentlich schon immer vorhanden waren. Aber gerade die Tatsache, dass sich immer mehr Menschen weigern, ihren eigenen „Ursprung" und damit ihre „Geschlechtlichkeit" (DÖBEREINER 1990) anzunehmen, zwingt dazu, dieses Problem nach außen, auf die Umwelt zu projizieren (siehe Abb. 16 und 109 a).

ZMK-Krankheiten, Allergien, Darmprobleme sind also Beispiele dafür, dass derjenige, der darunter leidet, die „Bestimmung" in seinem Leben, die „Anweisung für die Fügung der (geforderten) Form" (DÖBEREINER), das heißt das „Saturn"-Prinzip im oben genannten Sinne nicht annimmt, weil er sich nicht annimmt, weil er sich nicht traut, das im Bewusstsein Fehlende, hier das „Uranus"-Prinzip, das ihn in die Polarität bringt und mit seiner Schicksalsform konfrontiert, zu erleben und damit zu erlösen (siehe Abbildung 16). So holt die Vergangenheit den jeweils Betroffenen wieder ein. Damit kann man sich seiner Verantwortung weder als Patient noch als Therapeut entziehen. Ein Mündigwerden beiderseits – von Arzt/Zahnarzt und Patient – ist unumgänglich (OLVEDI).

Sobald es um die *inhaltlichen Bezüge* geht, versagen die oben genannten, in der EHK/Naturheilkunde verwendeten Diagnose- und Therapieverfahren apparativer Art; denn sie sind nur im Rahmen der funktionellen Diagnostik und Therapie sinnvoll. Dann setzt das Wissen und die Erfahrung als Arzt, als Mitleidender, als Homöopath ein. Das zeigt sich besonders gut in der DRT, da dort der Therapeut direkt die Symptome miterlebt und damit das, was dem Patienten am Herzen liegt. Dadurch leidet er bewusst mit. Aber auch hier muss das Umsetzen der projizierten Symptome in die dahinterliegenden Inhalte entsprechend dem Analogiegesetz erfolgen, sonst verfehlt man auch hier den berühmten Punkt.

Wer die „Philosophie" des Krankseins verstanden hat, weiß um die **Notwendigkeit und Sinnhaftigkeit der Krankheit**, die kein Apparat messen bzw. therapieren kann. Dazu bedarf es des Zusammenspiels zwischen Arzt und Patient, wobei beide „nur auseinandergefaltete, aber unmittelbar zusammengehörige Aspekte eines und desselben Heilungsweges" sind. (OLVEDI 1987)

Arzt und Patient erfüllen beide füreinander Spiegelbildfunktion und die Frage der Affinität entscheidet darüber, welcher Arzt welche Patienten bekommt und welcher Patient zu welchem Arzt geht.

Wenn also jemand zu Ihnen als einem *Resonanztherapeuten* oder als Bioresonanz-Therapeuten kommt, so erwartet er unbewusst, dass von Ihnen etwas zu ihm „zurücktönen" soll (im zweiten Fall etwas vom *Bios*). Sie sollten jedoch dafür Sorge tragen, dass der Patient gemäß dem *Gesetz der Entsprechung* nicht nur im Bios *wurzelt*, sondern auch *wipfelt*, wie HERBERT FRITSCHE (1979) es ausdrückt, wenn er sagt: „Wahre Menschenheilkunde kann sich nicht auf die biologische Ebene beschränken, weil der Mensch im Bios nur wurzelt, nicht wipfelt, nur wohnt, nicht aber sehnend sucht und findet".

Affinität bedeutet letzten Endes auch, dass „die therapeutische Rolle ganz aufgelöst" (OLVEDI) wird. Erst „dann sind Heiler und Helfer lediglich Mitmenschen, die mit den anderen (den Patienten, d. Verf.) in Beziehung treten, die heilen und inspirieren und die genügend Freundlichkeit und Humor in sich zu aktivieren wissen, um ihre eigene Minderwertigkeit (und Unvollständigkeit, d. Verf.) und die der anderen ertragen zu können" (OLVEDI).

Aus dem Gesagten geht hervor, dass man sich als Therapeut in das ganze Geschehen mit einbringen, einbeziehen muss, um das Ziel zu erreichen, den Menschen zur Heilung, zum Heil, zur Ganzheit zu bringen. Diese Aufgabe kann einem weder eine Ideologie noch eine Methode oder ein Apparat abnehmen. Jede Interaktion zwischen Arzt und Patient muss primär davon ausgehen, dass es im kybernetischen System zwischen beiden keine Trennung gibt, dass vielmehr letztlich Arzt = Patient ist und dass jede Methode, die das berücksichtigt, geeignet ist, die Eigenregulative im Sinne des Schicksals auf allen Ebenen wieder in Gang zu setzen und die Lebensenergie wieder fließen zu lassen (s. Abb. 109 a).

Erst die Integration der Sinnhaftigkeit und damit des Schicksals macht in diesem Sinne eine holistische Heilkunde bzw. Zahnheilkunde aus. Wir selbst müssen daher bewusstseinsmäßig so weit sein, dass wir als Naturärzte und ganzheitlich denkende und handelnde Therapeuten dazu beitragen können, den Patienten unter anderem durch das Analogiedenken die hinter den Krankheitssymptomen stehenden Urprinzipien mit ihrer Anbindung an das Schicksal ans Herz zu legen. Damit betreiben wir echte „Schicksalsmedizin" (DÖBEREINER) bzw. „Schicksalszahnmedizin" (ROSSAINT), auch im Sinne der *Prophylaxe.* Das können wir nur, wenn wir die Eigenverantwortung als Therapeuten entsprechend der *Münchner Rhythmenlehre* und der *hermetischen Philosophie* übernehmen und jegliche Projektion zurücknehmen.

Gemäß dem **Satz von der Erhaltung der Energie** (aus der Physik) werden die Probleme, die nur funktional behandelt werden, anderswo in anderer Form wieder auftauchen, da der inhaltliche Aspekt außer Acht gelassen wurde. Es kommt dadurch zur Verdrängung im wörtlichen Sinne auf andere Ebenen; die Probleme werden quasi zum Schatten, der sich als dunkle Hälfte nicht abspalten lässt, sondern vielmehr verlangt, dass er genauso erlöst, das heißt gelebt wird, wie der helle, schon integrierte Anteil.

Über die funktionellen physiologischen wie physikalischen Wirkungen der Resonanztherapien weiß man inzwischen schon genug und das ist in den entsprechenden Büchern nachzulesen. Doch was steckt auf der anderen, *inhaltlichen Ebene* dahinter? Im „Duden" findet man unter dem Stichwort **Resonanz** folgende Definitionen:

1. Physik: Angeregtes Mitschwingen, Mittönen eines anderen Körpers oder schwingungsfähigen Systems
2. Musik: Klangverstärkung und -verfeinerung durch Mitschwingen in den Obertönen
3. Widerhall, Anklang, Verständnis, Wirkung.

Überträgt man diese Bedeutungen auf den Begriff Resonanztherapien, so hat das folgende Konsequenzen: Das, was man als Therapeut tut, ist das reale Gleichnis für die hermetischen Prinzipien Schwingung und Rhythmus (s. auch Kap. 10).

Das *Prinzip der Schwingung* (Nr. 3) lautet: „Nichts ist in Ruhe, alles bewegt sich, alles ist in Schwingung." (SCHWERIN, *Kybalion*, 1960)

Das *Prinzip des Rhythmus* (Nr. 5) lautet: „Alles fließt aus und ein; alles hat seine Gezeiten; alle Dinge steigen und fallen; das Schwingen des Pendels zeigt sich in allem; das Maß des Schwunges nach rechts ist das Maß des Schwunges nach links; Rhythmus kompensiert." (Ebenda)

Abstrahiert man die oben genannten Bedeutungen, so heißt das zum einen, dass durch die erzeugte Resonanz auf anderen Ebenen andere schwingungsfähige Systeme nicht nur ebenfalls mitschwingen, sondern auch in ihrem Mitschwingen noch verstärkt und sogar verfeinert werden, und zum anderen, dass eine Wirkung im Sinne von Widerhall, sogar Verständnis stattfindet.

Bioresonanz bedeutet demnach in diesem Sinne, dass das ganze Bios auf allen Ebenen angesprochen wird und antwortet, dass die Person, bei der die Therapie durchgeführt wird, als Antenne und Sender dient und über die Form mit dem Inhalt in Kontakt und in Anklang kommen und dadurch Verständnis für ihre Situation bekommen kann.

Wie das biologische System mit seinen Frequenzen durch Resonanz zur Reaktion gebracht wird, und zur Eigenregulation angeregt wird, so geschieht dasselbe entsprechend dem Analogiegesetz (Nr. 2) auf allen anderen höheren wie niederen Ebenen; das heißt, die Reaktion hört nicht auf der Körper- bzw. Zell ebene auf und auch nicht auf der Regulations- bzw. Photonenebene, genauso wenig auf der Energieebene bzw. Aura; es ist ein allumfassendes Geschehen.

Werden pathologische Schwingungen durch Inversion „gelöscht", was physiologisch im Körper wegen der eintretenden Zeitverzögerung nicht möglich ist, oder durch potenzierte Stoffe ausgeglichen, so sind sie nur funktional gesehen „aufgehoben", das heißt mit den entsprechenden Methoden nicht mehr nachweisbar. In der vorzüglichen *Resonanzhomöopathie*, das heißt der „Anwendung von homöopathischen Mitteln nach Resonanzprinzipien und nicht im Sinne der klassischen Regel *similia similibus*" (SCHIMMEL) haben die Homöopathika den Körper zum Mitschwingen angeregt, sich selbst in einen höheren oder geordneteren Zustand zu versetzen, das heißt, Organsysteme und Mittel haben auf funktioneller Ebene Widerhall erzeugt. Doch was ist mit der Sinnhaftigkeit? Sie muss durch den Homöopathen zum Anklang angeregt werden.

Was ist im Falle der *Inversion* mit den ihnen anhaftenden Informationen? Sind sie auch einfach weg? Nach dem Energieerhaltungssatz geht das wohl nicht. Aber wohin gehen sie? Anders gefragt: Wo bleibt der Inhalt, wenn die Form, das Vehikel, weg ist? Solange der Inhalt nicht bearbeitet wird, muss sich die Information andere Kanäle, andere Ebenen (Verschiebung, Herdentstehung *alio loco*) suchen oder es werden Blockaden erzeugt. Hier setzt das Verständnis von Krankheit aus philosophischer Sicht allgemein und aus der Sicht der *Münchner Rhythmenlehre* und der hermetischen Philosophie an. Dabei ist „Auslöschung" eben nicht gleich Neutralisation, wie die Hermetik lehrt. Neutralisation bedeutet dort ein Gegengewicht schaffen.

Wenden wir die **Resonanztherapien** prophylaktisch im Sinne des „Vermeidens von …" an, so geschieht das immer mit der Idee der *Causa efficiens*, das heißt der Wirkursache, während die anderen *Causae* nach ARISTOTELES (s. Abb. 1) nicht berücksichtigt werden. Werden die Resonanztherapien jedoch holistisch angewandt, wie es zum Beispiel neben der DRT (s. Kap. 8) auch die BIT macht, so erfüllen sie die Voraussetzungen für eine funktionelle und inhaltliche Therapie.

Die BIT, die auf vier Säulen beruht (Matrixregenerationstherapie, Stoffwechseltest und -therapie, endogene Frequenztherapie, exogene Frequenztherapie), erfüllt den funktionellen Aspekt insofern, als sie den Stoffwechsel, den Distress und die Konstitution behandelt und inhaltlich eine „Auslöserakzeptanz (Frieden schließen / Präsentation des Agens auf höherem Energieniveau)" erstrebt. (KÖHLER) Sie ist ein Bestandteil der von B. KÖHLER (Freiburg) inaugurierten „lebenskonformen Medizin".

Nehmen wir die andere Bedeutung des griechischen Wortes *prophyláttein*, so geht die Aufforderung an jeden Einzelnen: „Anstatt festzuhalten", nämlich an alten Mustern, möge man „sich zum Besten" für das eigene Heil „in Acht nehmen vor ...", und zwar in Acht nehmen vor der Verdrängung bzw. der Nichtbefolgung der Gesetzmäßigkeit, indem man sich freiwillig dem Gesetz beugt, bevor einen das Schicksal beugt. (BENSELER/SCHENKEL 1911)

Das ist *echte Prophylaxe*, auch im Sinne des Schicksals. Damit kommen wir in den Bereich der *Causa finalis*, das heißt – wie schon ausgeführt – astrologisch in den Bereich des vierten Quadranten, den Quadranten des „Himmels", wo die für das Herdgeschehen und die Allergie sowie die Prophylaxe beider wichtigen transpersonalen Urprinzipien „Saturn" = *Struktur*, Widerstand, „Uranus" = *Entpolarisierung* und „Neptun“ = *Auflösung des Vordergrundes* mit ihren Gesetzmäßigkeiten zu finden sind. (S. Kap. 9) Beim „Weg der Wandlungen“ der Münchner Rhythmenlehre stehen für „Neptun“ das Unbewusste, für „Uranus“ der Ursprung und für „Saturn“ die Bestimmung, die Anweisung, die Zeit (s. Abb. 16).

Insofern ist zum Beispiel das Herdgeschehen „das reale Gleichnis für nicht durchgekommenes Verdrängtes“ (DÖBEREINER) (siehe auch Seite 118) aus dem „12. Haus“ des Tierkreises, dem „Unbewussten“, und die Allergie reales Gleichnis für verdrängte Aggression bzw. Nichtannahme des Schicksals (des Ursprungs) im gleichen Sinne.

Diese Gesetzmäßigkeit bzw. dieses Urprinzip wird im Falle des Herdgeschehens durch *Océanos*, den „Gott des kreisenden Wassers“, repräsentiert, der gleichzeitig als Gott der Zeit gilt und dem späteren *Chrónos* oder *Aiôn* entspricht (VON FRANZ) und der als *Oróboros* – Schlange, die sich in den Schwanz beißt – bis heute in der alchemistischen Symbolik bekannt ist. Er ist Symbol für den „Ursprung“, die „Urteilung“, fur den „Sprung in die Zeit“, „in die Polarität“, dort, wo man sein Schicksal und damit seine „Schicksalsformen“ (DÖBEREINER) annehmen muss, und entspricht so dem *Uranós* (s. Abb. 16).

Je mehr man auf der aktuellen, akuten Ebene, das heißt bei akuten Symptomen, die dahinterstehenden Probleme nicht erkennt, beachtet und bearbeitet, desto chronischer werden sie nicht nur, sondern desto mehr verdrängt man und desto mehr füllt sich auch das Meer des Unbewussten, astrologisch gesehen das „12. Haus“ mit Verdrängtem, wodurch es dann symbolisch zum „Hochwasser und Stau kommt“, der bei entsprechender Zeitqualität (der *Kairós* der Griechen) gegen „die Tore der Zeit“, das heißt gegen seine Bestimmung drängt und eines Tages aufbrechen muss, um zum Ursprung, zum „Sprung und damit Eintritt in den polaren Raum“ zu kommen, das heißt um zur „Annahme seines Schicksals im Sinne des bestmöglichen Gefüges der Form zur Konstanterhaltung der Polarität“ entlassen werden zu können. (DÖBEREINER 1990; s. Abb. 16)

Je stärker die Verdrängung, desto stärker wird im unerlösten Sinne das „Pluto“-Prinzip – als „Fanfare des Verdrängten“ (DÖBEREINER) im Leben als unfertige, bedeutungslose Form wirksam und hindert uns daran, die Bedeutungsform, das heißt die Bedeutung unserer Form, unsere „Gestalt“, astrologisch das „7. Haus“ und damit das „Venus“-Prinzip zu leben.

Diese Situation muss in jeder Resonanzdiagnose und -therapie berücksichtigt werden, sonst betreibt man trotz der hervorragenden funktionellen Ergebnisse aufgrund der immer exakter werdenden Schwingungsapplikationen eine *Symptomverschiebung* auf eine andere, noch schwerer zu durchschauende Ebene und macht es dadurch nötig, dass das Schicksal – also das, was zum Heil (*sal*) ge*schickt* wird – sich noch gravierendere Ereignisse und Erlebnisse aussuchen muss, um den Patienten dorthin zu bringen, wo er hin soll, zu seinem Lernprozess. Der um die Gesetze nicht Wissende, der „Nichteingeweihte" interpretiert solche Ereignisse dann fälschlicherweise als „Schicksalsschläge".

Man muss als „Ganzheitstherapeut" diese Zusammenhänge kennen, den Patienten dahingehend aufklären und ihm klarmachen, dass er neben der Resonanztherapie – gegen die funktionell gar nichts spricht – seinen eigenen Ursprung anzunehmen hat, das heißt sein Schicksal und seine Schicksalsformen anzunehmen hat und nicht zu verweigern, dass er den Eintritt in die polare Welt zu akzeptieren hat und damit seine Geschlechtlichkeit. Dann hat man nicht nur gut therapiert, sondern auch noch eine optimale Prophylaxe betrieben.

Man kann also sagen, dass (wie überall im Leben) *eine rein funktionelle Therapie* – und sei sie noch so gut – *nicht ausreicht, um den Patienten wirklich zu heilen*, zum Heil, zur Ganzheit zu bringen; denn dazu gehört der inhaltliche Aspekt und damit kommt man, ob man will oder nicht, in den metaphysischen Bereich. Resonanzdiagnose und -therapie in dieser Kombination angewandt ist dann – aber auch nur dann – eine optimale Methode, den Menschen als Ganzes zu erfassen.

9

Die physikalische Analogie ist insofern keine Digression, als das Symbolschema selber den Abstieg in den Stoff darstellt und die Identität von Außen und Innen erforscht. Psyche kann kein „ganz Anderes“ sein als Materie, denn wie könnte sie dann den Stoff bewegen? Und Stoff kann der Psyche nicht fremd sein, denn wie könnte er sie dann erzeugen? Psyche und Materie sind von ein und derselben Welt, und eines hat am anderen teil, sonst wäre Wechselwirkung unmöglich.

C. G. Jung

Die Weisheitszähne aus ganzheitlicher Sicht

Das Weisheitszahngebiet ist ein Thema, das nicht nur in der ganzheitlichen *Zahnmedizin*, sondern in der holistischen Medizin insgesamt von großer Bedeutung ist. Betrachtet man den 8. Zahn in der klinischen Zahnheilkunde, so wird er meist als Störenfried angesehen, der aus der Entwicklungsgeschichte heraus wegen der Verkürzung des Kiefers nicht mehr gebraucht wird. Es gilt als vorteilhaft, ihn nicht mehr zu haben, denn dann kann er auch nicht mehr stören, meint man. So einfach ist das! Wirklich?

Auch in der biologischen Medizin wird der „Achter" **oft als odontogenes Störfeld angesehen** und mittels der zur Verfügung stehenden Regulationsteste als solches oft gefunden. Damit scheint sein Schicksal besiegelt und geklärt. Doch ich will versuchen, diesen Themenkreis einmal aus ganzheitlicher Sicht zu beleuchten und die Bedeutung des 8. Odontons auf verschiedenen Ebenen darzustellen. In Abb. 14 sehen Sie nicht das Ei des Kolumbus, sondern das „Ei" der ganzheitlichen Zahnheilkunde nach BALTERS. Es ist Ausdruck der Polarität und damit das Symbol unserer Realität schlechthin, wie wir aus der Philosophie des HERMES TRISMEGISTOS wissen. Das „Ei" hat physiologisch seinen stumpfen Pol vorne am Frontzahngebiet und seinen spitzen Pol hinten am lymphatischen Rachenring, um die Mundraumfunktion optimal zu gewährleisten. Denn das Stoffwechselgeschehen im Ei verläuft am stumpfen Pol schneller und besser als am spitzen Pol. Dort übernimmt der Waldeyer'sche Rachenring unter gesunden Bedingungen die Funktion, die angefallenen Stoffwechselprodukte und Schlackenstoffe weiterzuleiten und abzutransportieren.

Das Lymphsystem ist in der ganzheitlichen Medizin und Zahnheilkunde ohnehin durch seine enge Verknüpfung mit dem Immunsystem und der Psyche sowie als Trennstelle zwischen dem Bewussten und Unbewussten (MANDEL) der Ansatzpunkt in der Behandlung. Liegt unter pathologischen Verhältnissen der spitze Pol vorne, kommt es dort zu Stau, vor allem zu Lymphstau, mit dem Resultat der Fehlentwicklung der Kiefer und der ungenügenden Mundraumentwicklung, die durch die gleichzeitig vorhandene Mundatmung noch verstärkt wird.

Im Achter-Bereich findet man dann unter anderem verlagerte, retinierte Zähne, weil das Wachstum, das dort distal verläuft, gehemmt wird durch den ungenügenden Lymphabfluss der überforderten Mandeln. Im ETD-Bild sieht man dann als Ausdruck dieser Belastungen Phänomene meist toxischer Art, aber auch Ausfälle und Wolken, die sich bis in den retromolaren Raum ausbreiten (Abb. 11). Hinzu kommt noch durch die anatomische Nähe der HWS, besonders des Atlas, die Blockierung der Kopfgelenke und die Minderdurchblutung des Schädelinnern. So kommt der HWS bei der Therapie eine besondere Bedeutung zu, da eben in dieser Region die anfallenden Toxine aufgrund des Staus nicht mehr abtransportiert werden können.

Alle, die EAP praktizieren, kennen das Schema der Wechselbeziehungen nach Voll und Kramer bzw. der Systembezüge, wie Beisch es nennt (siehe Faltblatt am Schluss des Buches); heute spricht man auch von Resonanzketten (Volkmer 1988), Resonanznetzen (Rossaint 1991) oder Kausalketten (Schimmel 1989). Es zeigt den Zahnärzten zunächst, mit welchen körperlichen Bereichen sie zu rechnen haben, wenn ein *Odonton* erkrankt bzw. beherdet ist; dem Arzt zeigt es, ob bei unterschiedlichen Symptomen eventuell ein Zahngebiet ätiologisch dafür verantwortlich gemacht werden kann. Es gibt ja keine Einbahnstraßen in den Resonanznetzen.

Das 8. Zahnfach ist aufgrund dieses Schemas, aber auch aufgrund des kinesiologischen Schemas (s. Abb. 17 bis 19) besonders interessant wegen seiner Beziehungen zur Niere/Nebenniere und zum Funktionskreis Herz/Dünndarm. Nach Voll gibt es zum Beispiel ohne Beherdung des Achters keinen Herzinfarkt, das heißt bei jedem Herzinfarkt muss nach einem solchen Störfeld gesucht werden. (Nach Sollmann ist bei einem Herzinfarkt oft der Eckzahn beteiligt.) Beisch hat es einmal so formuliert: „Am 8. Zahnfach ist die ganze Zahnheilkunde aufzuhängen." Man kann es auch anders sagen: Der Weisheitszahn ist der Nabel – zwar nicht der Welt, aber doch der Zahnheilkunde.

Der Achter ist aus dieser Sicht verbunden mit der Yang-Niere der Akupunkturphysiologie, das heißt der Einheit von Niere und Nebenniere und ihrer Problematik, der Yang-Nierenschwäche oder suprarenalen Immundefizienz (Beisch). Die Bedeutung dieser so genannten *Yang-Niere* für den Zahnarzt besteht darin, dass sie eine übergeordnete Instanz ist, nach der sich dieses Kiefergebiet um den Achter formiert. Allgemein stellt sie ein höheres Ordnungsprinzip für die anderen Subsysteme der Meridiane dar. Anders ausgedrückt:

Das Fehlen von Weisheitszähnen bzw. eine Impaktierung sind Symptome einer Yang-Nierenschwäche, so dass der Zahnarzt bei jeder Nichtanlage der

Achter grundsätzlich gegen diese Yang-Nierenschwäche anzukämpfen hat. Je nach Ausmaß fehlen eben ein Zahn, zwei, drei oder alle vier Zähne bzw. sind verlagert (s. auch Kap. 4.3).

Man kann also anhand einer *Panoramaschichtaufnahme* schon die Diagnose stellen und damit etwas Wesentliches über den Energiehaushalt des betreffenden Patienten aussagen. Denn in solchen Fällen muss man zum Beispiel mit der chirurgischen Sanierung besonders dieses Gebietes sehr vorsichtig sein, ansonsten kann man als Zahnarzt eine kaum noch wiedergutzumachende Immunschwäche hervorrufen (Beisch). Diese iatrogene Immunschwäche wird aus Unkenntnis öfter hervorgerufen, als allen Beteiligten klar und lieb ist.

Gerade bei der Herdsanierung wird diese Tatsache viel zu oft übersehen, weil der „Herdzahnarzt" zwar eine eventuell EAP-mäßig nachzuweisende Fernwirkung des 8. Odontons gemessen hat, aber eben diese übergeordnete Beziehung nicht beachtet wurde. Das ist unter anderem auch ein Grund, warum oft Fokalsanierungen bei beherdeten Achtern höchstens zu einem vorübergehenden positiven Effekt führen, auf Dauer aber dem Patienten daraus mehr Nachteile erwachsen. Auch der falsche Zeitpunkt einer Achter-OP kann dazu führen, dass der Zahnarzt als iatrogener Urheber von Autoimmunerkrankungen fungiert. Deshalb ist es unter anderem nötig, sich mehr Gedanken über die Einordnung des odontogenen Herdgeschehens in das Gesamtkrankheitsbild zu machen. Dazu muss man vor allem die Doppelschienen „fokaler Sektor-Zahn-Funktionskreis" (Mandel 1989) genügend berücksichtigen (s. auch Kap. 6.7). Es müssen eben nur wirkliche Herde chirurgisch eliminiert werden, während die meisten anderen mit ihren Symptomen durch Behandlung der entsprechenden Funktionskreise – unter Berücksichtigung der in der Hierarchie der körperlichen Informationssysteme übergeordneten Informationsträger (zum Beispiel Steuerungsorgane, siehe später) – beseitigt werden können (Mandel).

Man kann also davon ausgehen, dass fast alle fokalen Intoxikationen sekundäre Phänomene sind. Hinzu kommt, dass man die der Krankheit zugehörige Sinnhaftigkeit im Sinne einer Schicksalsmedizin (Döbereiner) berücksichtigen muss, wie sie Mandel mit seiner Esogetik beschrieben hat und wie Döbereiner sie im Rahmen der *Münchner Rhythmenlehre* darstellt. Allein daraus lässt sich fordern, dass der Zahnarzt eben mehr wissen muss, als lediglich die Beziehungen der Zähne zu verschiedenen Organen und Gewebsanteilen zu kennen bzw. messen zu können. Außerdem möge das Wissen um diese Tatsache schon als Hinweis dafür gelten, dass – wie auch in anderen Bereichen – man nur das finden bzw. diagnostizieren kann, was man weiß bzw. woran man denkt. Das gilt vor allem für die subjektiven bioenergetischen Testverfahren (siehe später).

Die Yang-Nieren-Thematik des 8. Zahnfaches führt uns zwangsläufig zu einem weiteren zentralen Teil des ZMK-Gebietes, dem **Kiefergelenk**, das energetisch auch zu diesem Komplex gehört; denn es ist aufgrund der Kiefergelenksmesspunkte der Elektroakupunktur nach VOLL, den Punkten 3E 23 und Ma 2, energetisch an die 2. Energieschicht, das *Chao-yang*, gekoppelt (Abb. 20), zu der die Yang-Niere gehört (aufgrund des 3E-Meridians).

Gerade das TMG-Syndrom ist häufig Ausdruck emotionaler Belastungen, zum Beispiel in der Partnerschaft, die unter anderem eine psychische Entsprechung in der Niere hat. Dabei haben besonders Frauen meist TMG-Probleme rechts (Yang-Seite; wie bei der *Ren mobile*), während Männer meist links (Yin-Seite) Symptome zeigen. Esogetisch geht es beim Kiefergelenk um „Verbissenheit-Verbitterung, zurückliegende Konflikte“ (MANDEL).

Anatomisch gesehen läuft über das Kiefergelenk außerdem die 8. (!) Linie des ersten Transmitterrelais aus der Esogetik (MANDEL) und zeigt damit schon die übergeordnete Bedeutung dieser Region, zumal die sieben Transmitterrelais allgemein innerhalb des esogetischen Modells einen hohen Informationsstellenwert – noch oberhalb der sieben Steuerungsorgane – haben.

An der *Regio* der Achter lässt sich besonders das Polaritätsgesetz gut verdeutlichen; ihm sind wir in der Zahnheilkunde genauso ausgesetzt wie in der Gesamtmedizin und im Leben überhaupt. Es sagt nämlich, dass man auch die andere Seite einer Medaille betrachten muss, um sie als Ganzheit zu erfassen.

Dies ist in diesem Fall das **Frontzahngebiet**, akupunkturphysiologisch der Yin-Teil der Yang-Niere. Auch dort kann man die *suprarenale Immundefizienz* schon an einer Vielzahl von Symptomen erkennen, wie zum Beispiel an Nichtanlagen, einem Mesiodens, verdrehten Zweiern usw. (s. auch Kap. 4.3). Zudem liegen die Achter energetisch gesehen in der tiefsten Yin-Schicht, dem *Chao-yin*, die Herz und Niere umspannt. (s. Abb. 20) Die genannten ETD-Phänomene als Ausdruck eines gestörten Energiekreislaufs sind auch sehr schwer therapeutisch zu beeinflussen, vor allem in ihrer Polarität zu den Phänomenen im Frontzahngebiet, die meist gleichzeitig vorhanden sind. Diese Schwierigkeit kann man dahingehend interpretieren, dass echte Heilung eben nur durch Einbeziehung des Metaphysischen, das heißt durch die Deutung der Symptome im Sinne der Sinnhaftigkeit innerhalb des Schicksals zur Konstanterhaltung des polaren Gleichgewichtes im polaren Raum (DÖBEREINER) vollzogen werden kann, natürlich unter Einbeziehung auch der so genannten Zeitqualität, wie sie bei der emotionalen Stressreduktion (ESR) in der Kinesiologie eine große Rolle spielt (siehe dort).

Aufgrund der Tabelle der Systembezüge weiß man auch um die **Beziehung des Achters zum Nervensystem.** Daraus lässt sich neben den lymphostatischen Encephalopathien, die auch als Folge eines Lymphstaus im Weisheitszahngebiet, besonders im Oberkiefer, zu verstehen sind, die Forderung nach Einbeziehung des Gehirns in die EAP-Diagnostik ableiten, vor allem beim Herdgeschehen; denn das Gehirn ist der „vorgeschobene Yin-Anteil der Yang-Niere“, der durch zahnärztliche Maßnahmen mitbetroffen sein kann (s. Abb. 98).

Von den sieben Steuerungsorganen (Thalamus, Hypothalamus, Hypophyse, Epiphyse, limbisches System, Corpus callosum, Medulla oblongata), die in der „Hierarchie der Informationsempfänger“ (MANDEL 1991) relativ weit oben stehen, sind es in der Polarität Frontzahngebiet–Weisheitszahngebiet die Hypophyse (Achter) und Epiphyse (Einer und Zweier), über die man als übergeordnete Informationszentralen des Gehirns therapeutisch „regulierende Impulse“ in die Peripherie, das heißt in die Zellverbände der Organe und die entsprechenden Funktionskreise (Niere/Blase und Herz/Dünndarm), einschleusen kann.

9

Aufgrund der Untersuchungen MANDELS ist jede psychische Alteration mit einer Regulationsstörung des Endokriniums verbunden („Scheibenwischerfunktion“; s. auch Kap. 6.7), dessen Steuerung ja dem Hypophysen-Hypothalamus-System obliegt, so dass diesem System – und damit auch dem Achter – besondere Bedeutung geschenkt werden muss.

Während die Hypophyse (Achter) eine „wesentliche Schaltstelle aller Gefühle“ (MANDEL) darstellt und somit bei jedem psychischen Dauerdruck – zusammen mit dem Hypothalamus – angesprochen wird, ist die Epiphyse (Frontzähne) nicht nur für unsere innere Uhr, die Melatoninbildung und damit auch bei Depression wichtig, sondern ihr obliegt innerhalb des Hypothalamus-Hypophysen-Systems auch die Koordination hormoneller Prozesse. Außerdem spielt sie eine Rolle bei der Aggression, so dass über diese Bezüge der Kreis zwischen Schneidezähnen und Achtern noch einmal geschlossen wird. (Frontzähne verkörpern unter anderem ein „Mars“-Prinzip.) Zur Applikation der entsprechenden Therapieimpulse für die Steuerungsorgane eignet sich besonders die *Farbpunktur* nach MANDEL, die eine Bestrahlung bestimmter Körperareale (Somatotopien) – als Repräsentationszonen für die endokrinen Drüsen und für die Zähne – mit den jeweiligen Spektralfarben ermöglicht.

In unserem Zusammenhang ist am Vorderschädel der Akupunkturpunkt *Inn-Trang* – der zwischen den Augenbrauen liegt – sowohl der Punkt für die Epiphyse (und als solcher rot bzw. blau/orange komplementär zu bestrahlen) als auch (violett bzw. ultraviolett zu bestrahlen) für den Achter. (Mandel; s. Abb. 21) Die gleiche Lokalisation für beide zeigt wiederum den engen inneren Bezug zwischen Front und Achter-Gebiet und erfordert vom Therapeuten bei den bioenergetischen Testverfahren neben der genauen Punktlokalisation auch die Konzentration auf das Getestete (s. auch Kap. 10).

Die Repräsentationszone für den Achter am Hinterschädel ist der Akupunkturpunkt GG 16 (violett bzw. ultraviolett/Rossaint, s. auch Abb. 21), den die Chinesen „Palast der Winde" nennen und der außerdem ein wichtiger Therapiepunkt für den Magen (Solarplexus) sowie für cerebrale Krämpfe und das Endokrinium (blau zu bestrahlen) ist. Er liegt dort, wo die Medulla oblongata beginnt, die durch lokale Intoxikationen oft irritiert wird.

Auch die Lokalisation der anderen Zähne am Hinterkopf (Rossaint; Abb. 22) hat eine übergeordnete Bedeutung, das heißt, bei Behandlung dort können andere periphere Zahnsomatotopien für dieselben Zähne nicht mehr gefunden werden (s. Auslöschphänomen der Mundakupunktur nach Gleditsch (Kap. 21). Die oben genannten Hinterkopf-Zahnsomatotopien unterscheiden sich von den von Mandel angegebenen Hinterkopfpunkten, die ein eigenes ebenfalls übergeordnetes System darstellen und nach anderen Kriterien gefunden wurden.

Auf dem Körper gehören die Somatotopien für die Achter zu den „Seitensystemen" (Abb. 21), die als vorzügliche UV-Bestrahlungsgebiete anzusehen sind (Mandel). Weiter liegt zum Beispiel ein Achter-Punkt an der Körperseite auf dem zweiten Kreis des sechsten Transmitterrelais der Esogetik, das für das Immunsystem zuständig ist (Abb. 21). Über diesen Punkt kann unter anderem das Immunsystem stimuliert werden. Jedenfalls enthüllen die Lokalisationen, genau wie alle anderen Somatotopien auch, eine Gesetzmäßigkeit, die bestechend ist und die zeigt, dass es auch hier keinen Zufall gibt.

Auch die Psyche ist beim Achter in die Wechselbeziehungen miteinbezogen (siehe Faltblatt am Schluss des Buches). Diese Tatsache führt meines Erachtens dazu, dass man sich neben den psychischen Symptomen und den damit verbundenen Beschwerden (im üblichen Sinne des Wortes) mehr um die analoge Bedeutung im erweiterten Sinne kümmern sollte. Doch bevor ich das tue, möchte ich mich den psychischen Korrelaten der Funktionskreise Herz/Dünndarm und Niere/Nebenniere-Blase sowie ihren zugeordneten Emotionen widmen (siehe auch Abb. 4). Denn wie beim Kiefergelenk, so rühren oft die Beschwerden im Weisheitszahngebiet und den entsprechenden Resonanznetzen von diesen Korrelaten her.

Beim *Funktionskreis Herz/Dünndarm*, der im Übrigen als einziger der fünf Funktionskreise nicht in seinem geistigen Aspekt veränderbar ist (Mandel), sind es Freude und Empfindungsfülle mit den Aspekten Sinnesfreude und Sichaufdrängen sowie Stumpfheit. Beim *Funktionskreis Niere/Nebenniere-Blase* sind es die *Bewältigung* und das Vertrauen mit den Aspekten Wille/Ich-Durchsetzung und Angst/Ich-Bedrohung. Die zugehörigen Emotionen sind für das Herz: Liebe, Vergebung, Zorn, Ärger, Sicherheit-Unsicherheit. Und für die Niere: sexuelle Sicherheit, sexuelle Unschlüssigkeit, Fairness, Unfairness; für die Nebenniere: Friedfertigkeit, Besorgtheit, Frustration, Zufriedenheit.

Praktisch heißt dies, dass Probleme in diesen Funktionskreisen, also auch im Weisheits- und Frontzahngebiet, durch diese psychischen Entsprechungen und Emotionen bedingt sein können. Ich erinnere nur an die *Dentitio difficilis* bei Examensangst oder die Taschenentzündung bei Liebeskummer. Beseitigt man – neben dem Einleiten klinischer Maßnahmen – die entsprechenden psychischen und emotionalen Stresssituationen nicht und beachtet diese Zusammenhänge nicht, kann unter Umständen eine Symptomfreiheit nicht erreicht werden. Was für den akuten Fall gilt, das gilt erst recht bei chronischen Erkrankungen – bei diesen wird besonders im Rahmen der Psycho-Kinesiologie darauf eingegangen, ja es *muss* darauf eingegangen werden.

Die *Nieren* gehören im weiteren Sinne zum „Venus"-Prinzip und haben daher etwas mit Begegnung, Ideenaufnahme, Partnerschaft, Formbedeutung zu tun, so dass Probleme an den „Nieren-Zähnen" (salopp ausgedrückt) durchaus aus diesen Bereichen herrühren können und bei der Behandlung mit berücksichtigt werden müssen. Analoges Denken kommt in unserer Zeit zu kurz und es setzt beim Anwender die Fähigkeit zur Abstraktion voraus. Gleichzeitig beinhaltet es die Sinnhaftigkeit eines Geschehens, so dass die Deutung eines Symptoms im Sinne des Schicksals eine unabdingbare Voraussetzung dafür ist, seinen in die Körperlichkeit gefallenen Lerninhalt erlösen zu können. Auch hier gilt das Gesetz von Inhalt und Form (siehe auch Kapitel 8, „Resonanzphänomene").

Das *Analogiegesetz*, das zweite der sieben hermetischen Prinzipien, weist uns auf das hin, was wir selbst als Therapeuten mit den Patienten und speziell mit ihren Symptomen zu tun haben. Denn jede Beziehung zwischen Arzt und Patient ist nicht etwa dem Zufall unterworfen, sondern hat eine Gesetzmäßigkeit; dies verblüfft in der täglichen Praxis immer wieder. Erst durch deren Einbeziehen in die Betrachtung wird die „biologische" Zahnmedizin zur holistischen Zahnheilkunde, sozusagen zur „Schicksals-Zahnheilkunde" (ROSSAINT) im Sinne DÖBEREINERS.

Das Analogiegesetz lautet in der geläufigen Formulierung „wie oben, so unten", in der Sprache des PARACELSUS „Makrokosmos = Mikrokosmos". In der erweiterten Form, die uns hier interessiert, lautet es „wie außen, so innen" und zeigt uns damit die *Umwelt als unseren Spiegel*, der uns unsere fehlende Hälfte vor Augen führt, die wir zu unserer eigenen Ganzheit bzw. Heilung brauchen (s. auch Kap. 10: „Parodontopathien"). Darauf baut auch die Esogetik auf, denn mit ihrer Hilfe kann man innere Vorgänge, auf der Haut gezeichnet, wiederfinden und somit über die Haut behandeln.

Im Sinne des Analogiegesetzes wird aus der Wechselbeziehung zwischen Arzt und Patient im Idealfall Arzt = Patient, was bedeutet, dass beide sich gegenseitig ihre Probleme spiegeln: der Patient durch seine Symptome, der Therapeut durch sein Fachgebiet. Diese allgemeine Aussage kann man immer mehr auch auf „Einzelteile" ausdehnen. So steht hinter den Zähnen im analogen Denksystem funktionell die Bedeutung: Vitalität, Aggression, sich durchbeißen, zupacken können usw.; strukturell dagegen Härte, Festigkeit, Statik usw.

Diejenigen unter den Lesern, die mit diesem „vertikalen" Denken vielleicht bereits vertraut sind, werden die dahinterstehenden *Urprinzipien* erkannt haben: Es sind dies das so genannte „Mars"-Prinzip bzw. das so genannte „Saturn"-Prinzip, die beide mit den entsprechenden Planeten zunächst einmal nichts zu tun haben, bis auf die Tatsache, dass die Planeten gleichen Namens ebenfalls konkrete Vertreter dieser Urprinzipien auf der Wirklichkeitsebene des Himmels (Weltall) sind.

Die Zahnheilkunde ist eingespannt zwischen diesen beiden Prinzipien „Mars" und „Saturn". Überträgt man sie auf die Zahngebiete, so entspricht das Frontzahngebiet dem „Mars"-Prinzip und das Weisheitszahngebiet dem „Saturn"-Prinzip. Die 8 ist zahlensymbolisch ebenfalls dem „Saturn" zugeordnet, und so haben wir nicht zufällig 4 x 8 = 32 Zähne, wobei die 4 die Zahl der Materie ist (8 = 2 x die 4). Wir sind also stark an die materielle Struktur gebunden und finden im 8. Odonton nicht nur energetisch einen Sammelpunkt, sondern auch symbolisch – als „Saturn"-Signum: „Hüter der Schwelle" und Bestimmungszahn – quasi ein Nadelöhr, das uns mit anderen Bereichen, eben „jenseits der Molaren", im Inneren in Verbindung bringt, genau wie dort die Meridiane in die Tiefe gehen (siehe GLEDITSCH). So verbindet uns der retromolare Raum, der Raum jenseits der Molaren, symbolisch mit dem Jenseits, besser – mit dem „Himmel"-Anteil in uns, der als Synonym für die Sinnhaftigkeit steht und der nur über die Deutung der Symptome und damit über ihre „Be-deutung" („Venus"-Prinzip) zu erfassen ist.

Die physiologische Entwicklung im Zahnbereich beginnt an den Frontzähnen. Dort liegt der erste Impuls des Durchbruchs („Mars"), während der 8. Zahn als letzter durchbricht, um uns mit einem anderen Bereich – der Weisheit (auch ein „Saturn"-Prinzip), symbolisch als Lemniskate dargestellt – in Verbindung zu bringen, und er zeigt damit schon den Bezug zur Ewigkeit. In diesem Zusammenhang ist es interessant, das Symbol der Lemniskate – die liegende Acht – mit dem querliegenden Achter zu vergleichen, um so seine Bedeutung eventuell in einem anderen Licht zu sehen.

So sichern uns nach BERGEMANN die Weisheitszähne die Vollkommenheit des Ganzen, wenn sie „o. k." bzw. „o. B." sind. Dieser Gedankengang lässt uns die Zugehörigkeit dieser Region zur Resonanzkette Dünndarm/Herz auf einer höheren, analogen Ebene verstehen: Denn das Herz ist ja bekanntlich als *Quinta essentia* der vier anderen Funktionskreise das körperliche Entsprechungsorgan für die Liebe. Die Liebe aber ist genau das Gegenteil dessen, was uns die Niere in ihrem Angstaspekt oder was uns ein verhärtetes Herz im Angina-pectoris-Anfall zeigt. In der Liebe wird die Enge, die durch die Angst (stammt vom latein. *angustum* = Enge) erzeugt wird, gesprengt. Wozu man auf der körperlichen Ebene noch Nitroglycerin (Nitrolingual) braucht, dazu genügt auf der höheren Bewusstseinsebene schon die Bereitschaft, alles hereinzulassen, was uns zum Heil dient, und das ist die Liebe („Venus"-Prinzip).

So können wir aus der Anfälligkeit des 8. Zahnfaches erkennen, wie wenig integriert die Liebe in uns noch ist, und sie beinhaltet die Aufforderung, uns mehr darum zu kümmern. Gehen wir als Zahnärzte etwas „liebevoller" mit dem Weisheitszahn um, so wir sind auf dem richtigen Wege. Eine Möglichkeit dazu bietet unter anderem die *Bionator-Heilmethode* nach BALTERS, die sich bemüht, die Achter nicht so schnell zu extrahieren, sondern in das Gesamtgebiss einzuordnen (s. auch: HERRMANN: *Ganzheitliche Kieferorthopädie*). Im Erwachsenenalter dienen diesem Zweck unter anderem die *Lymphdrainage* nach VODDER, die *Magnetfeldtherapie*, die *Esogetik* nach MANDEL und viele andere (siehe auch Seite 121). Auf der polaren Ebene gehört dazu auch die Abgrenzungsthematik, die uns bei falsch verstandenem Umgang mit dem „Venus"-Prinzip zu schaffen macht.

Gerade das Herdgeschehen in diesem Gebiet zeigt uns, dass materiell sehr viel Energie gebunden wird, die uns auf der anderen Ebene fehlt, während die Häufigkeit der Herde im 8. Odonton ein Hinweis darauf ist, wie anfällig wir noch in dieser Beziehung sind und dass die Somatisierung eines Prinzips immer dann vonnöten ist, wenn der Lernprozess durch Bewusstwerdung auf der psychischen Ebene nicht vollzogen wird. Der Lerninhalt muss sozusagen ins Körperliche sinken, um uns als Symptom in Form der Organsprache entgegenzutreten.

Denn was wir als Symptom haben, was uns also im Bewusstsein fehlt (daher haben die Ärzte früher den Patienten gefragt: „Was fehlt Ihnen?"), ist uns „auf den Leib geschrieben", wo wir es nur ablesen und in Heilimpulse umsetzen müssen. Hier hilft uns unter anderem die Esogetik ein wesentliches Stück weiter. Dabei ist der *Locus minoris resistentiae* jeweils das Organ, das den Lernprozess auf der körperlichen Ebene entsprechend dem dahinterstehenden Urprinzip übernimmt.

In der Kinesiologie/Physio-Energetik ist das 8. Odonton empirisch ebenfalls der Niere und dem *Musculus psoas* zugeordnet, wobei ein weiterer, analog gesehen wesentlicher Aspekt hinzukommt; denn der *M. psoas*, der Lendenmuskel, ist der toxinanfälligste Muskel im Körper. Zugleich ist er der wichtigste Beugemuskel des Oberschenkels und wird beim Gehen am meisten beansprucht. „Ständige Schmerzen in der unteren Wirbelsäule, Nierenprobleme, Ruhelosigkeit und Fußprobleme" (THIE 1983) können mit einem geschwächten Lendenmuskel korrelieren.

Wer analog denkt, ahnt bereits, worauf es mir im übertragenen Sinne ankommt: *Toxine entsprechen psychischen Problemen* (s. Kap. 7). Der Oberschenkel hat analog etwas mit Fügung und Sinnhaftigkeit („Jupiter"-Prinzip / Religio) zu tun. Die Art unseres Ganges zeigt, wie wir auch sonst durchs Leben gehen, und der Akupunkturpunkt *Gallenblase 30*, der auf der Hüfte liegt, ist in der Esogetik die *Repräsentationszone für unser Lebensprogramm*, während das Hüftgelenk selbst, das als „Symbol der Manifestation des individuellen Programms" gilt, in seinem pathologischen Aspekt auf die „Blockierung der Individualität" hinweist. (MANDEL)

Wird nun der Psoas ständig durch Toxine, sprich: psychische Probleme, geschwächt, so nehmen wir dadurch eine gebeugtere Haltung an, die uns nicht mehr so gerade durchs Leben gehen lässt. So werden wir durch die Toxine über den körperlichen Umweg gezwungen, das zu tun, was wir freiwillig nicht getan haben, nämlich uns dem Eintritt in die Polarität zu beugen und nicht zu warten, bis uns das Schicksal beugt, um uns mit der *Religio* (Rückbindung) in Verbindung zu bringen.

Wer die oben aufgeführten Symptome als Organsprache lesen kann, weiß, welche Themen noch angesprochen werden, wenn ein so zentraler Teil beeinträchtigt ist (Wirbelsäule = *Seelenachse*, unter anderem „Mars"-Thematik, Füße: Standfestigkeit, Demut = „Fische"-Thematik).

Somatisch ist die Nähe des Achters zum Atlas noch von Bedeutung, wie ich schon angedeutet habe. Der Atlas hat durch seinen Bezug zum *Nervus vagus* nicht nur bei Verdauungsproblemen zu leiden, sondern ist auch bei Allergien mitbetroffen. Die Atlasstellung, sei sie nun superior oder inferior, zeigt, ob die Okklusionsebene gut liegt und der Kopf richtig auf der Wirbelsäule ruht. Esogetisch geben Probleme am Atlas-Axis Auskunft über die „zentrale Regulation" bzw. darüber, „wie man den Kopf trägt" (MANDEL). Daher muss man als Erstes die HWS beeinflussen und aufrichten, wenn man einen positiven Effekt auf die Weisheitszähne und die Mundraumentwicklung haben will.

Das geschieht vor allem über die Behandlung der Lymphe, aber auch über eine Vagus-Behandlung. Gleichzeitig entscheidet sich dadurch die Zungenlage. In circa 80 Prozent der Herzinfarktfälle liegt nach amerikanischen Untersuchungen die Zunge zu tief und kostet damit Kraft und Energie. In der Neuralkinesiologie (KLINGHARDT/WILLIAMS) liegt der TL-Punkt für den Vagus in Höhe des Atlas (s. Abb. 41). Da das *Ganglion nodosum* des Vagus unter der Schädelbasis mit einem Durchmesser von circa 5 mm und einer Länge von circa 2,5 cm verbunden ist mit dem *Nervus hypoglossus*, dem *Nervus accessorius*, dem *Ganglion cervicale superius* (= *supremum*) und den *Rami ventrales* von C1 und C2, versteht man die von BEARDALL gefundenen Zusammenhänge zwischen Subluxationen des Atlas und Irritationen des *Nervus vagus* und damit verbundenen Allergien, besonders Nahrungsmittelallergien, die den Gastrointestinaltrakt beeinträchtigen. (s.o.)

Die Achter spielen neben den Vierern auch für die cranio-sakrale Therapie eine wichtige Rolle, besonders dann, wenn sie gezogen werden müssen. Denn oft kommt es dabei zur Beeinträchtigung der cranio-sakralen Einheit mit den Folgen der Blockierung der so genannten Schädelatmung (SUTHERLAND, s. auch Kap. 13.2). Das kann zusätzlich eine Vagusreizung mit allen möglichen Symptomen zur Folge haben, so dass man umgekehrt Patienten, die mit Problemen am Verdauungstrakt in die Praxis kommen, auf das Vorhandensein einer *cranio-sakralen Läsion* untersuchen muss, die eventuell nach einer bzw. durch eine Weisheitszahnextraktion oder Vierer-Extraktion oder nach einem Schleudertrauma entstanden ist. Durch die starre Verbindung zwischen Okziput und Sakrum sind dann neben den Problemen an den Kopfgelenken auch solche am Lumbal-Sakral-Gelenk zu erwarten. Esogetisch bedeutet das, dass auch die Lebensenergie (Lumbo-Sakral-Bereich) darunter leidet, besonders in ihrem „Ausdruck des Schöpferischen" (MANDEL).

Man sieht, dass dieses Gebiet eine wesentliche Rolle spielt und von verschiedenen Seiten beleuchtet werden kann. Auch dieses Kapitel hat keinen Anspruch auf Vollständigkeit. Ich hoffe jedoch, dass ich zeigen konnte, dass bei allen Vorgängen im ZMK-Bereich nach holistischer Auffassung auch die psychische und metaphysische Ebene (Schicksal) mitbeachtet werden müssen. Dadurch gewinnt man den Anschluss an gesamtkosmische Zusammenhänge, denen wir unterliegen und die die Sinnhaftigkeit von Krankheit erkennen lassen, so dass wir wirklich von einer holistischen bzw. Schicksals-Zahnheilkunde sprechen können (ROSSAINT). Im ZMK-Gebiet kommt daher dem Achter eine Schlüsselstellung zu, ist er doch als ein Eckpunkt des Gebisses das Tor zur Weisheit und Unendlichkeit, also symbolisch zum „Himmel". Er gibt uns damit die Möglichkeit zu erkennen, dass wir das alles in uns finden und nicht im Außen suchen müssen.

Das einzig Wichtige, was man überhaupt vermitteln kann, ist die Erfahrung von Liebe und Frieden.

G. JAMPOLSKI

Parodontopathien – ganzheitlich gesehen

Da die Parodontopathien neben der Karies die häufigsten Erkrankungsformen darstellen und in der Ganzheitlichen Zahnheilkunde wegen ihrer systemübergreifenden Zusammenhänge, insbesondere zum Magen-Darm-Trakt und zu den Stoffwechselorganen, eine besondere Rolle spielen, will ich hier darauf eingehen, sie mit den Mitteln der Erfahrungsheilkunde und Naturheilkunde näher beleuchten und Sie, liebe Leser, schließlich mit den jetzt schon gewohnten Gedanken aus den vorigen Kapiteln konfrontieren, die Sie anregen sollen über Ihre „Inwelt“ und die Umwelt, in der Sie leben, nachzudenken.

Erfahrungsheilkunde bzw. Naturheilkunde in der Zahnmedizin klingt zunächst ungewöhnlich, ist man doch gewohnt, die Mechanik und Technik in der Zahnheilkunde in den Vordergrund zu stellen. Sie ist jedoch fester Bestandteil der ganzheitlichen Zahnmedizin. Die Ausübung der Erfahrungsheilkunde in der Zahnheilkunde geschieht im Prinzip durch die gleichen Methoden und Mittel, wie sie sonst in der so genannten komplementären Medizin üblich sind. Auch die holistische *Zahnheilkunde*, die ihr Selbstverständnis von großen Namen wie Euler, Fischer, Balters und anderen, also aus einer langen Tradition herleitet, bemüht sich, den *ganzen* Menschen zu sehen, um ihm als Mensch gerecht zu werden, wobei das Behandeln, das Handeln mit den Händen – im Gegensatz zur landläufigen Humanmedizin – den engen Kontakt zum Patienten immer wieder herstellt und fördert. Dadurch sind Patient und Arzt auch energetisch aufs Engste aneinander gekoppelt. Der Austausch der Energien zwischen beiden, der dadurch stattfindet, dass man sich jeweils im Energiefeld des anderen befindet, bedeutet unter Umständen starken Stress für beide, ja sogar für das ganze Team am Patientenstuhl.

Dabei ist es nicht gleichgültig, durch was (aus der Umwelt) jeder der Beteiligten vorbelastet ist und was ihn während einer Konsultationssitzung belastet. Auch die *Angst* des Patienten genügt schon, um in dieser Energiekette, die man kinesiologisch wunderbar demonstrieren kann, einen *Circulus vitiosus* aufzubauen, wenn nicht der Arzt oder die Helferin so stabil sind, dass sie diese negative Energie durch sich hindurchlassen können. Da dies jedoch in dem Maße selten der Fall ist, übernehmen beide energetisch oft genug die äußeren Belastungen des Patienten, aber auch dessen innere Spannungen, Ängste und Sorgen.

Nun gibt es in der hermetischen Philosophie des HERMES TRISMEGISTOS, deren sieben Grundprinzipien die nachfolgende Tabelle zeigt, ein geistiges Gesetz: **das Analogiegesetz**, dem wir alle ausgesetzt sind und nicht entgehen können. Sie kennen es bereits: „Dasjenige, welches unten ist, ist gleich demjenigen, welches oben ist; und dasjenige, welches oben ist, ist gleich demjenigen, welches unten ist, um zu vollbringen die Wunderwerke des einzigen Dinges.“ In Kurzform: wie oben, so unten oder wie unten, so oben; in erweiterter Form: wie außen, so innen und wie innen, so außen.

Die sieben hermetischen Prinzipien des HERMES TRISMEGISTOS

1. Das Prinzip der GEISTIGKEIT
2. Das Prinzip der ENTSPRECHUNG
3. Das Prinzip der SCHWINGUNG
4. Das Prinzip der POLARITÄT
5. Das Prinzip des RHYTHMUS
6. Das Prinzip von URSACHE und WIRKUNG
7. Das Prinzip des GESCHLECHTS

Was bedeutet das für uns? Nichts anderes, als dass alles (ich betone: alles), was uns in der Außenwelt, in der Welt der Formen und Erscheinungen begegnet, seine Entsprechung in der Innenwelt hat und umgekehrt, oder wie R. DAHLKE es in seinem Buch beschreibt: Der Mensch und die Welt sind eins. PARACELSUS hat es auf die Formel gebracht: Mikrokosmos = Makrokosmos. Die erste Variante (wie außen, so innen) ist uns in der Erfahrungsmedizin ja bereits durch die Lehre der Physiognomik bekannt.

Die zweite Version des zweiten hermetischen Prinzips (wie innen, so außen) weist uns darauf hin, *dass sich die äußeren Formen entsprechend der innerseelischen und innergeistigen Gesamtsituation des Menschen gestalten*. So kann sich die untrennbare Einheit von Körper, Seele und Geist auch im Gesicht wie im ganzen Körper nicht anders widerspiegeln, als sie es bei jedem Individuum entsprechend seinem Umgang mit den drei Prinzipien tut, das heißt, dass **unser Außen so gestaltet** ist, **wie wir im Inneren sind** (s. auch Kapitel 9). Die Konsequenz und Verbindlichkeit dabei ist so unangenehm, dass wir sie gerne ignorieren und mit logischen Argumenten beweisen möchten, dass dem nicht so ist.

Aber die Wirklichkeit kümmert das nicht: Sie zeigt uns in der Stirn den geistigen, im Mittelgesicht den seelischen und im Untergesicht den körperlichen Zustand des Menschen. Ja sie ermöglicht es uns, gerade aus der gesetzmäßigen Ausgestaltung eines Gesichts und des ganzen Körpers auf den inneren Zustand und die inneren Eigenschaften des Patienten zu schließen. An der Stirn sieht man die Art und den Grad des Bewusstseins, während die Augen „der Spiegel der Seele" sind, an dem man den Charakter ebenso erkennen kann, wie die jeweilige Stimmung und auch den Grad des Bewusstseins. (Abb. 23 u. 24)

Die Nase zeigt die Persönlichkeit eines Menschen. Je weiter sie vorspringt, desto größer ist der Persönlichkeitsanspruch, das Selbstgefühl und das Durchsetzungsstreben. Ebenso konsequent und individuell werden die Handlungen des betreffenden Menschen sein. Schließlich zeigt das Ohr das seelische Erbe, die individuelle Vergangenheit, die Art und Weise, wie jemand die Umwelt aufnimmt. Der Mund zeigt, was wir aus unseren geistigen und gefühlsmäßigen Anlagen gemacht haben (Abb. 23 u. 24).

Die Oberlippe zeigt die geistig-seelische Veranlagung, die Unterlippe das ichbetonte, triebhafte Leben, während die Ausprägung der Kinnspitze Zielstrebigkeit und Eigenwilligkeit repräsentiert, die seitlichen Kieferbögen dagegen den Grad der Durchführungs- und Durchsetzungskraft offenbaren (Abb. 1).

In der Psychodontie weisen Mundprobleme unter anderem auf die Unfähigkeit, Ideen aufzunehmen und richtig zu verarbeiten, oder die (auf starren Meinungen beruhende) Unfähigkeit dem Fluss des Lebens Rechnung zu tragen.

So weist etwa der Mundgeruch bei Parodontopathien, physiologisch bedingt unter anderem durch die auf Grund der Dysbiose entstandene pathologische Darmflora mit ihrer Fäulnis und Gärung, unter hermetischem Blickwinkel auf „faules" Denken und „verfaulte" Einstellungen hin.

In der holistischen Zahnmedizin erlaubt uns dieses Gesetz der Analogie zum Beispiel über die Akupunkturphysiologie, aus dem Zustand des Odontons auf die inneren Organe, ja auf die seelische Verfassung des Patienten zu schließen. Dazu braucht man nur die Arbeiten von Voll und Gleditsch über die fünf Funktionskreise und ihre Entsprechungen zu nennen (s. Abb. 25 bis 28).

W. Balters, der Begründer der ganzheitlichen Kieferorthopädie, hat uns mit seiner Bionator-Heilmethode gezeigt, dass der **Mundraum** und der **Gebisszustand** schon bei Kindern **nicht nur** der **Spiegel der körperlichen Gesundheit** ist, **sondern vor allem Ausdruck des psychischen Geschehens.** So ist nach ihm Parodontose immer Ausdruck eines gestörten psychischen Gleichgewichts. Eckzahnaußenstände deuten auf Probleme im Umgang mit den Eltern, das heißt generell mit der Autorität hin.

In den Eckzähnen wohnt nach balinesischer Zahnheilkundeauffassung die Sinneslust. Diese Zuordnung können wir auch nach unserer Analogiekenntnis nachvollziehen. Denn der Eckzahn, ein „Mars-Prinzip", ist demnach dem „introvertierten Mars-Prinzip (dem gegen sich selbst gerichteten Mars-Prinzip)" als „Pluto"-Entsprechung (Prinzip) zuzuordnen, zu dem unter anderem die Sinneslust gehört. Weiter zeigen uns Eckzähne demnach allgemein den Umgang mit Macht, aber auch die Einstellung zur *Religio*, das heißt der Rückbindung als „Jupiter"-Prinzip (Leber). Nicht umsonst machen uns die Gnathologen auf die Bedeutung der so genannten Eckzahnführung und damit analog auf die Wichtigkeit der *Religio* aufmerksam, die uns Halt gibt und führt. Dass sie sich dessen nicht bewusst sind und dass sie damit zum Teil ihre eigene Problematik bearbeiten, sei nur am Rande erwähnt und lässt sich aus den hermetischen Prinzipien zwanglos ableiten.

Das gilt natürlich nicht nur für die Gnathologen. Wir alle, in welcher Berufssparte wir auch tätig sind, tun das Gleiche: Wir bearbeiten unsere eigenen Probleme am Patienten, arbeiten sie sogar an ihm ab. Und wenn es uns nicht gelingt, das bewusst zu erkennen und auf uns selbst zurückzuführen, das heißt als Aufgabe für unsere eigene Entwicklung zu sehen, dann bekommen wir später, wenn wir die Möglichkeit des Widerspiegelns durch den Patienten nicht mehr haben, die gleichen Probleme, wie wir sie als Spezialisten behandelt haben. So erleidet zum Beispiel ein Leberspezialist unter Umständen selbst eine Lebererkrankung oder ein Herdspezialist eine Herderkrankung, die ihm dann signalisiert, dass er seine Aufgabe, seinen Lernprozess über den Patienten nicht gelöst hat (Analogiegesetz).

Die Stellung der seitlichen Schneidezähne im Oberkiefer, vor allem dann, wenn sie verdreht sind, weist auf eine Protesthaltung hin und ihre Einordnung gelingt nur, wenn die dahinterstehenden entsprechenden Probleme erkannt und ganzheitlich behandelt werden. Ein offener Biss ist Ausdruck einer Verlegenheitshaltung und Balters bezeichnete ihn sogar als „Biß des Unglaubens".

Tiefbisse zeugen von der Neigung, sich in etwas zu verbeißen, sich ins eigene Fleisch zu beißen, während Progeniker in sich verspannt sind, immer unter Druck stehen und ihren Willen durchsetzen wollen. Ein unterer frontaler Engstand deutet auf beengte häusliche Verhältnisse, ein Diastema mediale im Unterkiefer auf ein „zentrales unteres Problem“, wie BALTERS es nannte, das heißt auf körperliche Existenzprobleme bzw. physische Existenzängste (s. auch HERRMANN: *Ganzheitliche Kieferorthopädie*).

Dieses kosmische Analogiegesetz verdeutlicht also die nicht trennbare Koppelung zwischen Innenwelt und Außenwelt, das heißt Umwelt. Das heißt weiter in der Konsequenz, dass wir uns durch die Art, wie wir uns unsere Innenwelt schaffen und mit ihr umgehen, selbst die Art unserer Umwelt gestalten und es damit auch in der Hand haben, sie individuell zu verbessern und für uns nutzbar zu machen.

Aus der Oiko-Geopathologie (Haus- und Wohnpathologie), aus der ökologischen Medizin und der Regulationsmedizin wissen wir, dass die unabdingbare Folge der Zunahme der Umweltbelastungen die „Inweltverschmutzung“ ist, wie wir sie auch mit Hilfe der bioenergetischen Regulationsverfahren – ich nenne nur die EAV, die BFD und die Thermoregulation – erfassen können. Dabei entspricht der Verschlackung des Grundsystems, das heißt unserer biologischen Innenwelt, die weltweite Zunahme der Schadstoffe in allen Bereichen als Kennzeichen der biologischen Umweltverschmutzung. Die Zunahme unserer inneren Übersäuerung, die ja kennzeichnend ist für die chronischen Krankheiten, findet im Äußeren ihre Entsprechung in der Zunahme des sauren Regens und den damit verbundenen Problemen, so dass mit der Folge in unserem Inneren, nämlich der Zunahme der Aggression, auch die Folge draußen einhergeht, nämlich die Zunahme der Aggressivität der Menschen und Umweltphänomene. So wie die Qualität des Wassers immer mehr abnimmt, so nimmt auch die Vitalität unseres Blutes ab (wie die Blutwerte bzw. die Enderlein-Diagnostik [Endobionten; Zyklogenie] zeigen).

So hat nicht zufällig die Zahl der Allergien zugenommen, die als Ausdruck starker Abwehr und einer in den Körper verdrängten Aggressivität immer mit einem Dominanzanspruch einhergehen; höchstens noch 2–3 Prozent der Patienten sind heute ohne Dysbiose (einschließlich der Mykosen). Auch die Häufigkeit der Parodontopathien findet darin ihren Niederschlag, als Volkskrankheit Nummer 2 neben der Karies, die ebenfalls mit der Aggressivität zu tun hat. (Im Wort Karies steckt das Wort *aries* = Widder, das auf den Kriegsgott Mars hinweist.)

Die Parodontose ist rein biologisch immer mit einem Mineralstoffmangel, einer Dysbiose und Stoffwechselstörung (besonders von Leber und Pankreas) verbunden und zeigt so unter anderem den Grad der biologischen „Inwelt“-Verschmutzung.

Aber ist sie umweltbedingt? Auf der kausalanalytischen Ebene: ja, auf der Analogieebene: nein; dort verläuft sie synchron und ist höchstens Ausdruck gesamtkosmischer Zusammenhänge, die uns als Spiegel vorgehalten werden. So darf man Kausalität nicht mit Synchronizität im Sinne C. G. JUNGs verwechseln. Denn es gibt verschiedene Ebenen der Ursächlichkeit. (Siehe Tabelle weiter oben, das 6. hermetische Prinzip, das besagt: **Jede Ursache hat ihre Wirkung, jede Wirkung ihre Ursache; alles geschieht gesetzmäßig, Zufall ist nur der Name für ein unbekanntes Gesetz. Es gibt viele Ebenen der Ursächlichkeit, aber nichts entgeht dem Gesetz.**)

Hinzu kommt, dass ein Problem sich auf allen Ebenen entsprechend seiner Qualität und seinem Inhalt zeigen muss. **So entspricht der Parodontose** in der Außenwelt **die Haltlosigkeit und der Verlust des Vertrauens** in ein gesetzmäßiges, evolutionäres und damit sinnvolles Leben.

Die meisten und größten Taschen (Tiefen) findet man im Seiten- bzw. Frontzahnbereich. Diese korrespondieren im Akupunktursystem (siehe fünf Funktionskreise) mit dem Verdauungs- bzw. Urogenitaltrakt. Bei der hohen Anzahl der Erkrankungen in diesem Bereich ist es also physiologisch nicht verwunderlich, dass das Pendant im Mundgebiet entsprechend oft gestört ist; auf der psychisch-emotionalen Ebene steht das Urogenitalsystem unter anderem mit den Prinzipien der Angst, dem Bejahen der Ordnung und Gesetzmäßigkeit, der Partnerschaft in Verbindung, während für den Verdauungstrakt unter anderem das geistige, psychisch-emotionale Verdauen, der Austausch, die Kreativität, das Denken und Grübeln synonym sind.

Das heißt: Menschen, die ihre Lernaufgabe in diesen Bereichen nicht bewältigt haben bzw. sie verdrängen, somatisieren die Probleme gesetzmäßig in den entsprechenden Arealen und Somatotopien (s. auch Kap. 9).

In allen Entwicklungsstadien der Parodontopathien können wir die „Zeichen der Auseinandersetzung von Mensch und Umwelt, von Mensch und Mitmensch" (HERRMANN) finden. Während sich eine innere Harmonie in einem eugnathen Gebiss mit entsprechend ausgeglichenem Muskelspiel offenbart, zeigen Zahnlockerung, Zahnwanderung und Pressschwund der Alveolarfortsätze, dass der davon Betroffene Entscheidungen aufschiebt, um die Klärung eigener Probleme ringt und immer klarer erkennt, dass er den an ihn gestellten Anforderungen nicht gewachsen ist.

Patienten, die „plötzlich" ihre Parodontose bemerken, haben in dieser Zeit in der Umwelt bzw. durch sie einen emotionalen Schock erlitten, der sie innerlich so getroffen hat, dass ihr Urvertrauen und ihre Selbstsicherheit angeschlagen sind. Damit ist ihnen die Grundlage für ihre Durchsetzungskraft und ihr Zubeißenkönnen genauso genommen, wie den Zähnen ihre Grundlage, nämlich das Zahnfleisch, genommen ist. Diese Leute leiden unter anderem unter der Unfähigkeit, innerlich schon getroffene Entscheidungen in die Tat umzusetzen. Sie müssen sich fragen, ob es sich lohnt, aus Angst Liebe und Anerkennung zu verlieren ihre natürlichen Aggressionen zu unterdrücken, anstatt sich selbst zu lieben und zu akzeptieren, damit sie die Kraft finden, ihre wirklichen Wünsche in die Tat umzusetzen und zu ihren Entscheidungen zu stehen.

Alle oben genannten „orofacialen Dyskinesien haben als Ziel das Verlangen nach mehr Feuchtigkeit und Nässe“ (HERRMANN), das heißt psychisch ausgedrückt, die Sehnsucht nach mehr seelischer Geborgenheit. Die biologisch tätigen Ärzte und Zahnärzte, die die Plaquegenese der Parodontopathien, wie sie die Hochschule lehrt, für einseitig halten, glauben nun, die Ursachen exogen in der Fehlernährung gefunden zu haben. Machen sie damit nicht den gleichen Fehler, nur auf einer anderen Ebene?

Denn was ist die Ernährung, das Essen an sich? Nichts anderes als das Hereinnehmen der Umwelt, des Seins, des *esse* = sein = der Essenz, das heißt es geht beim Essen um die Essenz des Lebens: die Liebe, und es ist somit symbolisch ebenso ein Venusprinzip; die Liebe, die, als Lebensmittel in uns hineingenommen, uns vital (lebendig) macht oder schwächt, wenn sie nur als denaturierte Nahrung verschlungen wird. (Erinnert sei hier an die Einteilung von KOLLATH und BRUKER.)

Wenn man den Gedanken aufmerksam gefolgt ist, sollte man verstehen, dass wir uns über unsere äußere Form und über die Umwelt selbst erkennen können und dass es eine gestörte Umwelt ohne eine gestörte Innenwelt gar nicht geben kann. Aber auf Grund der Tatsache, dass wir die Gestaltung unserer eigenen Innenwelt selbst in der Hand haben, kann die Umwelt um uns herum nicht anders aussehen, als wie wir sie uns selbst schaffen (s. PIETSCHMANN: *Die Welt, die wir uns schaffen*), so dass es eigentlich – hermetisch gesehen – gar keine Umwelt per se gibt, da sie nur der Spiegel unseres Selbst ist. Das bedeutet aber weiter, dass es umweltbedingte Erkrankungen eigentlich auch nicht isoliert gibt, vielmehr, dass wir unsere Umwelt brauchen, um an ihr das wahrnehmen zu können, wozu wir bei uns selbst nicht in der Lage sind, so dass wir sie wie die Symptome – hier die Parodontose – gebrauchen, um gesund und heil zu werden, und nicht, um ihr die Schuld für unser Kranksein zu geben.

Zählt man die Parodontopathien zu den umweltbedingten Krankheiten, so ist das eine Projektion, die wir als Menschen in der heutigen Zeit gerne zu Hilfe nehmen, um nicht die Verantwortung für unser Schicksal auch in Form von Krankheit übernehmen zu müssen. So gesehen liegt im Analogiegesetz eines der großen Geheimnisse, über die Außenwelt Zugang zu unseren inneren Problemen zu bekommen und durch die Umwelt zu genesen, indem wir ihre Störungen als unsere eigenen sehen. Dadurch haben wir auch einen neuen Therapieansatz bei der Behandlung der Parodontopathien. Dazu möchte die Ganzheitliche Zahnheilkunde ihren Anteil beitragen.

10.1 Parodontopathien und die Chakren

Parodontopathien sind, wie alle ZMK-Krankheiten, primär Ausdruck einer gestörten Energie im 5. (UK) bzw. 6. (OK) Chakra mit ihren Themen und Konflikten bzw. anatomischen Beziehungen, zum Beispiel zu den endokrinen Drüsen, hier Schilddrüse (fünftes Chakra), Hypophyse (sechstes Chakra). Dabei muss man jedoch auch die Beziehung der Chakren untereinander berücksichtigen; in diesem Fall ist das 6. Chakra (unter anderem Hypophyse) energetisch mit dem 2. Chakra (unter anderem Nebennieren) gekoppelt und das 5. Chakra (unter anderem Schilddrüse) mit dem 3. Chakra (unter anderem *Plexus solaris*), so dass im Rahmen der Wechselbeziehungen die Priorität ermittelt werden muss.

Während es beim 5. Chakra unter anderem um Kommunikation, Kreativität und das Bewusstsein der eigenen Individualität geht und im pathologischen Fall eine „Störung des wohlorganisierten Ausdrucks" (BANIS) eintritt, fällt dem 6. Chakra die Aufgabe zu, alle unterschiedlichen Körperfunktionen zu erfassen und zu dirigieren, um sie an das Allgemeinwohl des Organismus anzupassen. Funktioniert diese übergeordnete Steuerungszentrale nicht, kommt es zum „Mangel an harmonischer Gestimmtheit mit sich und damit auch mit den anderen Menschen" (BANIS).

Dementsprechend signalisieren PA-Patienten unter anderem die entsprechenden Probleme und müssen (neben den lokalen zahnärztlichen Maßnahmen) an diesen Themen arbeiten. Dabei können sie unterstützt werden durch entsprechende Homöopathika (zum Beispiel *Chavita*-Mittel Nr. 5 bzw. 6 oder 2 bzw. 3) und die zugehörigen Emotionalmittel (zum Beispiel *Emvita*-Mittel), wenn nötig) oder **Spagyrika** nach ZIMPEL (Phylak) für die entsprechenden Chakren:

für das 5. Chakra: *Belladonna, Bellis, Crataegus, Fagopyrum, Propolis, Thymus, Urtica dioica*

für das 6.Chakra: *Iris, Belladonna, Vaccinium, Valeriana, Viola, Viscum* (s. Kap. 13.3).

Weitere Spagyrika nach ZIMPEL für die Parodontopathien sind (s. Abb. 27 u. 28):

Allium cepa, Aesculus hippocampus, Aralia racemosa, Arnica montana; Bryonia alba,; Calendula officinalis; Echinacea pallidum, Eleutherococcus sent., Eupatorium perfoliata; Fagopyrum, Fucus vesiculosus; Hydrastis canadensis; Matricaria chamomillae; Neem; Propolis; Salvia officinalis, Symphytum off.; Thuja occidentalis, Tropaeolum majus.

Sie werden je nach Test bzw. Anamnese oder Beschwerden zusammengestellt mit je 1 Anteil der jeweiligen Pflanzen auf 100 ml, Dosierung 3 x 15–20 Tropfen pro Tag.

Ein besonderes, von W. NAWROCKI (Frankfurt a. M.) spagyrisch hergestelltes Zahnputzmittel ohne Detergenzien und Schleifmittel – die *Creme du CIEL dental* – wirkt auf Grund seiner hervorragenden Beeinflussung der Mikrozirkulation auch bei Gingivitis und Parodontopathien und hat neben ätherischen Ölen als Hauptwirksubstanz Charismon = „Eiöl" (das im verwendeten Eigelb nicht vorkommt und nur auf Grund der spagyrischen Aufbereitung entsteht, s. www.charismon.de). Charismon wirkt als biologisches Mittel wundheilungsfördernd, aber auch antibiotisch (!) gegen *Staphylococcus aureus* und *Escherichia coli.*

10

10.2 Parodontopathien und die Energiekörper

Die Lehre von den Energiekörpern des Menschen (insgesamt als Aura bezeichnet) kennt verschiedene Modelle der menschlichen Persönlichkeit. (S. auch BANIS 2003) Das 5-Körper-Modell aus dem Yoga, wie es KLINGHARDT in seiner Neurobiologie vertritt, unterscheidet zwischen folgenden hierarchisch aufgebauten Energiekörpern: physischer Körper, elektrischer (ätherischer und astraler) Körper, mentaler Körper, intuitiver Körper und Seelenkörper (s. Abb. 102).

Ein anderes Aura Modell (aus der altindischen Medizin), das in der Transformationskinesiologie benutzt wird, kennt *diese* sieben Energiekörper: *physischer* (struktureller und ätherischer oder Vital-) Körper, *astraler* (emotionaler) Körper, *mentaler* (konkreter und abstrakter oder Kausal-) Körper, *buddhischer* (Geist-) Körper, *atmischer* Körper, *monadischer* Körper – (die drei Aspekte des göttlichen Funkens), *göttlicher* Körper.

Beiden (wie auch anderen Modellen) gemeinsam ist Zuteilung unterschiedlicher Aufgaben und Funktionen der einzelnen Energieschichten in Bezug auf Lebens- und Krankheitsprozesse, entsprechend ihrem Schwingungsgrad und ihren Blockierungen. Sie stellen nach diesen Vorstellungen die Verbindung zwischen der tiefsten Schwingung (Materie) und der höchsten Schwingung (göttliches Selbst) dar und kennzeichnen den Menschen als „metaphysisches, multidimensionales Lichtwesen" (ROADS). Wäre der Mensch sich dessen bewusst, dass er eigentlich ein spirituelles Lichtwesen ist, in dessen Bewusstsein der menschliche Körper eingebettet ist, so könnte er „ganzheitliche Gesundheit" (ROADS, TEEGEN) viel besser erreichen oder bewahren, da die Illusion der Separation von „allem, was ist", dann wegfiele. Denn Krankheit resultiert in diesem Sinne aus der Illusion des Getrenntseins (auch von diesen Energieschichten) und äußert sich erst zuletzt im materiellen Körper.

Legt man ein solches Körpermodell zu Grunde, können Parodontopathien ihren Ursprung auch in einem dieser Energiekörper haben (Vital-, Astral-, Mental- und Kausalkörper – wie BEARDALL sie nennt, vgl. Kapitel 15) und zum Beispiel durch Psycho-Kinesiologie, Psychophysio-Energetik oder energetische Psychotherapie (s. Kap. 14) therapiert werden. Dabei kann es in der Praxis passieren, dass es eventuell auf der körperlichen Ebene so lange keinen Therapieerfolg gibt, bis eine der höheren Ebenen frei von Blockaden ist. Das erfordert dann mehr als rein strukturelle, chemische Maßnahmen.

10.3 Parodontopathien und die vier Krankheitsfaktoren

Berücksichtigt man schließlich die vier Krankheitsfaktoren bzw. -ebenen der medizinischen Kinesiologie (körperlich/strukturell, chemisch, emotional/psychisch, elektromagnetisch; nach GOODHEART, KLINGHARDT, V. ASSCHE), so gibt es für jede dieser Ebenen ebenfalls verschiedene Therapien, wie sie in der nachfolgenden Liste (ohne Anspruch auf Vollständigkeit) beispielhaft aufgeführt sind. Dadurch hat man ein enormes **Therapiespektrum**.

Strukturelle Ebene:

Konservativ: Biss, Füllungen/Kronen

Chirurgisch: Stahl, Laser, Knochenersatzmaterial/Membrane

Chemische Ebene:

Antibiotika, Antioxidantien, chinesische Kräuter, Ernährung, Homöopathie, Isopathie, Orthomolekularia, Probiotika, Sanum-Therapie, Schwermetallbehandlung, Spagyrik

Emotionale / psychische Ebene:

AuraSoma-, Bach-Blüten-Therapie, Chakrentherapie, Homöopathie (Hochpotenzen), Spagyrik, systemische Aufstellungen zum Beispiel nach HELLINGER, energetische Psychotherapien

Elektromagnetische / informatorische Ebene:

Akupunktur, AuraSoma-Therapie, Bewusstseinsänderung, Chakrentherapie, Farbtherapie, Lebensführung, Spagyrik

Werden die Spagyrika auf der emotional-psychischen bzw. informatorischen Ebene angewandt, ist die Dosierung geringer als auf der chemischen Ebene: maximal 3 x 7 Tropfen pro Tag.

Der Mensch ist krank,
der Mensch ist deshalb
– similia similibus –
das Heilmittel des Menschen.
Er kann nur zum Heil gelangen,
wenn ihm Ähnliches ihn erlöst.

HERBERT FRITSCHE

Medizinische Kinesiologie und Physio-Energetik

Die *Kinesiologie* in ihrer medizinischen und zahnmedizinischen Ausprägung ist in Deutschland noch wenig bekannt. Als Erste haben meines Wissens Jörg Born (Reinbek) und ich sie unter Ärzten und Zahnärzten bekannt gemacht, während sie in anderer Form (Physio-Energetik) unter Physiotherapeuten schon länger bekannt war und als ZahnÄrztliche Physio-Energetik (ZÄPE) heute wohl die umfangreichste zahnärztliche Disziplin ist (Rossaint). Die medizinische Kinesiologie mit ihrem isometrischen Muskeltest und die Physio-Energetik nach van Assche mit dem Armlängen-Reflex (AR), werden wegen ihrer überall möglichen Einsetzbarkeit von mir sehr gerne verwandt. Beide basieren auf der Kenntnis der Zusammenhänge von neurophysiologischen Phänomenen, Reflexzonen und Somatotopien, die eine holistische Medizin ermöglicht. Sie bestechen sowohl durch ihre Einfachheit, Genialität, wie durch ihre verblüffenden Erscheinungen und führen zu *funktionellen* Diagnosen.

Der AR beinhaltet eine Veränderung der Armlänge rechts oder links, je nachdem ob der einwirkende Stress eine ortho- oder parasympathische Reaktion auslöst (s. Abb. 29). Es handelt sich beim Muskeltest wie beim AR um ein ON-OFF-Phanomen, wie bei einem Schalter, der entweder in ON-Stellung oder in OFF-Stellung geschaltet wird und somit keinerlei Wertung beinhaltet, sondern lediglich eine Änderung der Polarität bedeutet (Abb. 29, 30 a-i). Dabei ist der AR als Antwort der Propriozeption zu sehen.

Da die theoretischen Erklarungen jedoch noch weitgehend hypothetisch und ungeklärt sind, möchte ich lediglich kurz das Konzept der Akupunktur und der Elektroakupunktur (z. B. EAV) dazu benutzen, den Wirkungsmechanismus Ihrem Verständnis näher zu bringen, denn als zurzeit plausible Erklärung für die kinesiologischen Phänomene kann neben dem Stressgeschehen die Energetik mit ihrem elektromagnetischen Prinzip herangezogen werden. Von daher wissen wir ja, dass alle Vorgänge letztlich elektrischer Natur sind, da selbst bei chemischen Umwandlungsprozessen ein Energiegefälle da sein muss, das heißt, es muss entweder Energie zugeführt oder abgegeben werden. Die dabei stattfindenden Elektronenverschiebungen, auf denen diese Energietransfers beruhen, erzeugen bei ihren Bewegungen je nach

Zustand des Systems wiederum unterschiedliche elektromagnetische Felder, die wie in der EAV gemessen werden können bzw. wie in der Kinesiologie über die Muskeltests sichtbar gemacht werden. Da der Mensch als Sender und Empfänger die empfindlichste Apparatur überhaupt ist, liegt es nahe, ihn selbst zu befragen und antworten zu lassen. Denn:

„Der Körper lügt nicht", wie JOHN DIAMOND sagt: Diese grundsätzliche Feststellung ist zwar theoretisch richtig, praktisch aber schwierig zu handhaben. Der Körper versucht immer, seine Schwächen nicht zu zeigen; er kompensiert, blockiert, segmentiert und führt den Behandler, sofern dieser diese Mechanismen nicht (er-) kennt, auf falschen Spuren (dazu später). Dann lügt er „wie gedruckt". Weiß man jedoch um den Aufbau und Informationsfluss im Körper, kann man also das Geschehen überprüfen und stellt dementsprechend exakte Fragen an den Körper, dann antwortet er auch „richtig" (s. auch Kapitel 19).

Erst recht, wenn es um essentielle inhaltliche, schicksalsbezogene Dinge geht, muss man auf der „funktionellen Schiene" des Frage-Antwort-Spiels aufpassen, nicht in die Irre geführt zu werden. Oder man bekommt schlicht keine relevante Antwort. Jedenfalls nehmen wir als Mess- und Testinstrument die Muskeln, als erste und letzte Richtschnur, um ihre Funktion und Effektivität festzustellen und den Gesundheitszustand eines Individuums zu überprüfen, den wir dann gegebenenfalls korrigieren können. Indem wir den isometrischen Muskeltest bzw. Al-Reflex benutzen, können wir spezifische Muskelschwächen, Organpathologien, überhaupt krankhafte Befunde im Sinne *funktioneller Zusammenhänge* feststellen und behandeln.

11.1 Testmöglichkeiten

Was hier folgt, ist zunächst als Übersicht gedacht. Sollten dabei unbekannte Begriffe auftauchen, lesen Sie im Bildteil an den angegebenen Stellen nach.

Der Körper ist eine Einheit mit vielen zusammenhängenden Systemen und Funktionen. Einige Muskeln hängen mit spezifischen Organen zusammen, da sie zum Beispiel mit ihnen ein Lymphgefäß oder einen Akupunkturmeridian teilen. So sehen Sie in Abbildung 31 u. 32, welcher Meridian mit welchen Muskeln korrespondiert, aufgeteilt in Haupt- und Nebentestmuskeln, und wie der Hauptmuskel jeweils getestet wird.

Man kann aufgrund des Zustandes des spezifischen Muskels ermitteln, in welchem Zustand sich die zuständige Meridianenergie befindet, das heißt, ob sie fließt oder blockiert ist. Man kann auch einen *Indikatormuskel* (IM) benutzen, über den man alle anderen Informationen erhalten kann, unabhängig davon, zu welchem spezifischen System er gehört – sofern der betreffende Muskel als IM geeignet ist. Dazu muss er sowohl in der relativ extendierten als auch in der relativ kontrahierten Position „stark" sein und auf die „beruhigende" *Spindelzelltechnik* (s. Abb. 33) vorübergehend „schwach" werden (siehe auch nächstes Kapitel). Oft eignet sich auch der *Omura-Test* als Indikatormuskeltest (Abb. 34 a-c).

Eine andere Möglichkeit zur Überprüfung über den AR bieten Akupunkturpunkte, zum Beispiel Meridianend- und -anfangspunkte, aber auch alle anderen, die mit Hilfe der so genannten *Circle Localisation* (CL) / Therapielokalisation (TL) Auskunft geben, in welchem Zustand sich ein Meridian bzw. Organ befindet (Abb. 35 bis 45). Bei der CL (TL) werden zwei *nebeneinander liegende* Finger (zum Beispiel Zeige- und Mittelfinger, wegen der verschiedenen Polarität) auf die entsprechenden Punkte gelegt und dann wird der Muskeltest, der Omura-Test bzw. der Armlängen-Reflextest durchgeführt. Diese Methode wendet man auch an bei Tests für Vitamine, Mineralien, Proteine, Verdauungsmittel usw., indem man die so genannten Riddler-Punkte (Abb. 58 bis 60) berührt, benannt nach dem amerikanischen Arzt RIDDLER, der diese Punkte empirisch gefunden hat. Bei letzterem Test berührt der Therapeut die Punkte, um einen Mangel zu ermitteln; bei Berührung durch den Patienten zeigt das gegebenenfalls ein toxisches Problem der betreffenden Vitamine, Mineralien usw.; beim *Organtest* berührt der Patient die Punkte (s. Abb. 61).

Als *Mikrorepräsentationszonen* für die Meridiane bieten sich nach DIAMOND auch der Nabel bzw. die Lippen an (Abb. 57 a+b), mit deren Hilfe man auf kürzestem Wege eine Information über den Energiezustand der Meridiane bekommt. Gleich danach kann man dann spezifische Fragen und Probleme an dem als pathologisch einzustufenden Meridian testen. Schließlich kann man mit Hilfe der CL die chinesischen *Pulsdiagnosepunkte* und Alarmpunkte (Abb. 62, 63 a+b) verwenden, um festzustellen, ob zu viel Energie im Meridian fließt (Behandlung über Sedierungspunkte, s. Abb. 63b), indem man mit Hilfe der CL/TL den Test durchführt und je nach Muskelreaktion bzw. AL-Differenz eine entsprechende Aussage erhält. Ergibt sich zum Beispiel ein +AR bzw. eine Muskelreaktion beim oberflächlichen (leichten) Druck an der 1. Pulsstelle rechts, so weiß man, dass der Dickdarm-Meridian zu viel Energie hat und über Di 1, 2 oder 3 (austesten!) behandelt werden kann. Beachten Sie dabei auch die fünf Wandlungsphasen (s. Abb. 25 bis 27). Das Gleiche gilt für die *Stressrezeptoren* am Kopf (s. Abb. 64 u. 65), von denen hier die für das TMG und die Nackenextensoren und -flexoren dargestellt sind.

11.2 Muskelreaktionen

Um die in der medizinischen Kinesiologie auftretenden Muskelreaktionen einschätzen zu lernen, suchen wir einen starken Muskel und vergleichen ihn mit einem schwachen; denn es geht um den relativen Unterschied und das Ungleichgewicht im Vergleich zum allgemeinen Zustand. Die *Testpositionen* der einzelnen Muskeln sind so festgelegt, dass der jeweilige Testmuskel von seinem Gegenspieler isoliert ist. Dabei kommt es auf die ersten 5 cm Bewegungsradius des Muskels an. Wir üben langsam Druck aus und lassen langsam damit nach. Denn bei zu schnellem und zu kräftigem Druck können wir den stärksten Muskel überrumpeln (Thie). Aber darum geht es ja nicht, vielmehr ist der *Muskeltest ein isometrischer Test* und keine Kraftprobe. Entweder sperrt der Muskel im ersten Teil des Tests oder er gibt ganz nach und lässt sich ohne Kraftaufwand durch den gesamten „Testradius" bewegen. Es ist wichtig, den Unterschied schon auf den ersten Testzentimetern festzustellen, nämlich, ob der Muskel relativ zur normalen Stärke der Person sperrt oder nachgibt, das heißt weich ist. Dazu muss der Druck langsam und gleichmäßig erfolgen und darf nur circa 3 Sekunden lang ausgeübt werden. Sperrt der Muskel, das heißt: hält er Ihrem Druck stand, ohne sich nachgiebig und weich anzufühlen, kann man daraus in der Regel folgern, dass die Energie im zugehörigen Meridian fließt und nicht blockiert ist. Mehr dazu im Kapitel 19, „Medikamenten- und Materialbestimmung …"

Zeigt der Muskel jedoch Anzeichen von „Flattern", Zittern, Schmerzen oder ist ganz einfach weich, dann ist die im zugehörigen Meridian fließende Energie blockiert (Thie). Bei normaler Stärke kann ein Muskel mehrfach getestet werden, ohne schwächer zu werden. Ein starker Muskel sperrt nach mehrmaligem Testen deutlicher, ein schwacher Muskel bleibt weich oder wird sogar noch schwächer. Ein *schmerzender* Muskel kann nicht getestet werden, vielmehr muss er mit Hilfe verschiedener Techniken behandelt und gestärkt werden.

Da es sich um einen isometrischen Muskeltest auf neurophysiologischer Basis handelt, geht man – gemäß den Anweisungen George Goodhearts, des Begründers der *Applied Kinesiology* (weiter unten mehr dazu), folgendermaßen vor:

> Der Patient wird angehalten, „den Test zu beginnen, indem er den Muskel so stark wie möglich gegen den Widerstand des Untersuchers kontrahiert" (Gerz); dabei übt der Therapeut „einen mit dem Kraftanstieg des Patienten sozusagen parallelen Gegendruck" aus.

> „Nachdem der Patient sein Kraftmaximum erreicht hat, übt der Untersucher einen nochmals leicht höheren Druck von allenfalls drei bis vier Prozent aus und testet damit die Fähigkeit des Patienten, problemlos über eine intakte neuromuskuläre Kette zu reagieren („Locking in").“
>
> (GERZ 1992; s. auch Abb. 66 und Kapitel 12)

Bei der Muskeltestung kontrahiert der entsprechende Muskel isometrisch, wobei sich ja, wie bekannt, Ursprung und Ansatz einander nicht annähern. Durch die so genannte „Ursprung- und Ansatztechnik“ – an den Spindelzellen eines Muskels – kann schon eine Stärkung bei einem schwachen Muskel erreicht werden. Dazu zieht man den Muskelbauch der betreffenden Muskeln auseinander in Richtung der Sehnen. An den Golgi-Körpern kann der Muskel durch Drücken in Richtung Muskelbauch beiderseits ebenfalls gestärkt werden. Ein *hypertoner Muskel* kann durch die Ursprung- und Ansatztechnik an den Golgi-Körpern geschwächt bzw. beruhigt werden, indem man die Golgi-Körper in Richtung Ansatz und Ursprung zieht, während er durch die umgekehrte Massagerichtung, wie oben angegeben, an den Spindelzellen ebenfalls beruhigt werden kann (Abb. 33).

Der *Muskeltonus* hält den Körper ja normalerweise in einer gewissen Spannung und das dabei vorhandene Gleichgewicht wird durch die Bewegung verändert. Ist dabei die Energie *blockiert*, wird der Muskel schwach; fließt sie ungestört, ist der Muskel stark und kann optimal arbeiten. Ein geblockter Energiefluss kann durch eine Reihe von Methoden wiederhergestellt werden (zum Beispiel Akupunkturmassage nach PENZEL, Kippschwingungsbehandlung, Very-point-Methode nach DIAMOND oder GLEDITSCH, Auramassage und energetische Mund-Innen-Massage nach ROSSAINT; s. Kap. 21). Dadurch wird die Körperenergie in ihr natürliches, dynamisches Gleichgewicht gebracht. Neben diesen therapeutischen Möglichkeiten wird die Diagnostik mit gleichen oder ähnlichen Mitteln durchgeführt.

So benutzt man zum Beispiel *neurolymphatische Reflexpunkte* nach CHAPMAN (NL-Punkte) am Körper (Abb. 68), *neurovaskuläre Kontaktpunkte* nach BENNETT (NV-Punkte) am Kopf (Abb. 64 u. 65), so genannte *Rees-Punkte* (Abb. 69), Somatotopien, Akupunktur- bzw. Akupressurpunkte, Meridiane (wie eben beschrieben) und auch EAV-Messpunkte (Abb. 38 bis 40, 42), um zu einer Diagnose zu kommen bzw. um zu überprüfen, ob eine vorgesehene Therapie effektiv ist oder den Zustand des Patienten verschlechtert. All diese Punkte und Zonen können auch therapeutisch genutzt werden.

11.3 Kieferorthopädie

Analog dem aus der Elektroakupunktur nach VOLL bekannten Schema von Wechselwirkungen zwischen Odontonen, Organen und Gewebssystemen (s. Faltblatt am Schluss des Buches) existiert ein ähnliches kinesiologisches Schema zwischen Muskeln und Zähnen, das zum Teil jedoch andere empirisch gefundene Zuordnungen kennt (s. Abb. 17 bis 19). So können wir aufgrund der Muskelantwort (ob er „stark" oder „schwach" testet) bzw. des AR schon Hinweise bekommen, welche Zähne eventuell gestört sind. Das gilt in der Kieferorthopädie (KFO) in besonderem Maße, da wir bei Zahnregulierungen und -bewegungen über die Propriozeptoren des Desmodonts Mechanismen in Gang setzen, die das Odonton beeinflussen und zu Stauungen (energetisch, lymphatisch, vaskulär) mit entsprechend negativen Folgen führen können. Deshalb sind wir W. BALTERS dankbar, dass er uns eine Möglichkeit gegeben hat, in dieses System so einzugreifen, dass wir möglichst wenig bzw. keine mechanische Kraft aufwenden müssen. Denn:

> Der *Bionator* nach BALTERS ist ein Strömungs- und Schwingungswandler, der ohne Druck auskommt, vielmehr mit Sogkräften arbeitet und bei dem neben der Psyche das Lymphsystem (HERRMANN) eine wichtige Rolle spielt. In diesem Sinne muss er locker im Munde liegen und – wie schon erwähnt – sozusagen wie ein Turngerät gehandhabt werden. Aber ebenso wichtig ist die Bewusstwerdung der Mundraumfunktionen. Dadurch haben wir eigentlich die beste Prophylaxe und können uns ein leistungsfähiges Energiesystem erarbeiten (s. Kap. 7).

Trotzdem kann durch falsches Einschleifen des Bionators und erst recht in der universitären Kieferorthopädie durch zu viel Druck ein derartiger Stress aufgebaut werden, dass solche Maßnahmen zu den verschiedensten systemischen und neurologischen Krankheitsbildern führen können. Deshalb ist es nötig, gerade KFO-Patienten immer wieder – vor, während und nach der Therapie – daraufhin zu untersuchen. Sehr viel hängt von der Stresslast ab, mit der der Patient zu uns kommt: ob wir ihm noch etwas zumuten können, ob das Fass schon mit einem Tropfen (eventuell Überlastung eines Zahnes) überläuft oder welche Kompensationsmöglichkeiten der Patient überhaupt noch besitzt. Denn nach der Stressresistenzkurve von EVERSAUL (Abb. 70) ist klar, dass eine Erschöpfung des Organismus umso schneller eintritt, je höher die Stresslast ist, so dass dann der Zusammenbruch des Systems in kurzer Zeit erfolgt. Schon im Kindesalter wird durch Fehlernährung im Sinne einer nicht mehr vollwertigen, denaturierten, mit raffinierten Kohlehydraten angehäuften Zivilisationskost die Stresslast so erhöht, dass damit der Raum, der zur Kompensation von Distress zur Verfügung steht, stark vermindert ist. Eine niedrige Stresslast bedeutet hier, dass wir dem Organismus über eine längere Zeit mehr zumuten können, ehe es zur Erschöpfung kommt.

11.4 TMG und Zentrierung

Es sind nach SELYE (generelles Adaptationssyndrom [GAS]) vor allem drei Systeme, die neben der quer gestreiften Muskulatur auf einen zu hohen Stresslevel reagieren:

- der Thymus, der involviert (kleiner wird);
- die Nebenniere, die sich vergrößert (NNR) und
- der Verdauungsbereich, in dem es zur hämorrhagischen Ulcera kommt.

Durch die Rückkopplung auf die Muskulatur im Kiefer-Gesichts-Bereich, besonders auf das Kiefergelenk (TMG), aber auch auf die Okklusion (Abb. 72), ist verständlich, dass der dentale Distress den *Circulus vitiosus* unterhalten kann. Wir verstehen damit auch, dass das TMG nicht isoliert gesehen werden darf, genauso wenig wie die Malokklusion, denn wir wissen um den funktionellen Zusammenhang zwischen TMG, Augen, Hyoid und Atlas (VAN ASSCHE, BALTERS), so dass wir, wenn wir mit einer örtlichen TMG-Therapie nicht weiterkommen, immer prüfen müssen, ob die anderen Systeme in Ordnung sind (siehe dazu: Abb. 73 bis 80).

Denn diese sind für die Zentrierung des Menschen wichtig. Ist nämlich jemand nicht mehr zentriert, dann stimmen alle auf der Sagittalebene gelegenen Organe nicht (Uvula, Hyoid, Epiphyse usw.); durch das Abweichen von der Mittellinie werden die Organe auch anfälliger gegen Stress mit der Folge von Energieproblemen; sogar die kraniale Atmung funktioniert dann schlechter mit den entsprechenden möglichen Folgen (zum Beispiel Hypophysenstörungen, LECHNER), die in diesem Rahmen nicht näher erörtert werden sollen (s. dazu: ROSSAINT, VAN ASSCHE, LECHNER: Das *cranio-sakrale System*). Selbst knöcherne Strukturen (wie *Foramen magnum, Sella turcica*) können sich schon während des Geburtsvorganges asymmetrisch verformen (BAHNEMANN 1986), mit der Folge, dass der betreffende Mensch später eventuell sein Leben lang Kopfschmerzen hat.

Der Grad der Asymmetrie, vor allem wenn sie bestehen bleibt, kann aber auch als Ausdruck für das Abgewichensein des Menschen von seiner eigentlichen Mitte gesehen werden, die es gilt wieder herzustellen. Eine normale „Konfiguration" ist bis zu einem gewissen Grade sogar nötig, wie wir aus der kranialen Osteopathie wissen, damit nämlich überhaupt erst eine „Flexion" zustande kommt, ohne die der Rhythmus des Lebens (*breath of life*) nur mit Problemen beginnen kann, wie wir es beim *embrace sign* der Säuglinge finden. Letzteres äußert sich im Zusammenziehen der Arme über die Schulter beim Heben der Beine durch die Mutter während des Wickelns und ist als Hinweis auf eine kraniale Läsion zu werten. Das Geborenwerden in die Polarität unserer Welt bedingt geradezu die Abweichung in eine Richtung. Daher ist es ebenso sinnvoll, dass der Organismus von sich aus schon mit einer „orthotropen Orientierungstendenz … auf die Lotrechte hin" (BAHNEMANN) ausgerichtet ist. Eine gute Zentrierung führt nicht nur zur funktionellen Harmonisierung beider Gehirnhälften, sondern bedeutet gleichzeitig Harmonie der propriozeptiven Zellen im ganzen Körper und ist damit die beste Möglichkeit, seine Mitte zu finden und gesund zu werden.

11.5 Fünf Krankheitsgruppen

Aus dem Gesagten ergeben sich zwei Gründe für die kinesiologische bzw. physioenergetische Untersuchung gerade der KFO-Patienten: Das ist erstens die *Fehlstellung der Zähne* an sich, die eventuell eine kieferorthopädische Behandlung nötig macht, um die aufgrund der Fehlstellung bedingten Krankheiten zu behandeln, und zweitens ist es die Prävention iatrogen verursachter *muskulärer und neurologischer Probleme*. Nach EVERSAUL gibt es generell fünf Krankheitsgruppen, die zahnärztlicherseits kinesiologische und physio-energetische Untersuchungen nötig machen:

1. **Die chronischen Kopfschmerzen**, die plötzlich auftreten, unter Umständen nach einer kieferorthopädischen Behandlung oder nach einer Operation im ZMK-Bereich, bedingt durch neurologischen Stress bzw. durch eine blockierte Schädelatmung (kraniale Osteopathie).
2. **Die MS oder MS-ähnliche Symptome**, die besonders sensibel reagieren auf Malokklusion und Zahnbewegungen und die verschwinden können allein schon durch eine Stärkung von 13 Muskeln (EVERSAUL), die den betroffenen Zähnen zugeordnet sind. Ansonsten ist die MS (nicht autoaggressiv) nach NOLTE immer das Resultat spezifisch codierter „Bangtoxischer Zustände".

3. **Die chronischen Schmerzen** überhaupt, einschließlich Ischiasschmerzen, untere Rückenschmerzen, Dysmenorrhoe- Schmerzen, myofaciale Schmerzen. Allein letztere können unter Umständen einfach durch eine Fehlstellung des Beckens verursacht sein, während erstere durch TMG-Fehlstellungen und Verspannungen in der TMG-Muskulatur bedingt sein können. Selbst Fehlstellungen der Füße (Hohlfuß, Plattfuß usw.) können zu TMG-Problemen führen, wie umgekehrt TMG-Probleme einschließlich Störungen im gesamten Mundraum zu scheinbaren Verkürzungen eines Beines beitragen können, wobei das Becken dann immer mitbeteiligt ist im Sinne einer schraubenförmigen Beckenschiefstellung. (Bricot, Balters, Bahnemann, Cross; s. auch Kap. 12.14) Hier haben wir körperlich schon eine Entsprechung des wichtigsten Grundsatzes der hermetischen Philosophie: „wie oben, so unten", den wir bei der Therapie nicht vergessen dürfen und der uns in anderer Form in der Medizin noch öfter begegnet.
4. **Die Magen-Darm-Störungen unbekannter Genese**, vor allem Untersäuerung, Obstipation und Allergien. Hier brauchen wir nicht nur an die energetischen Wechselbeziehungen gerade des unteren Sechsers zu denken (Voll), sondern wir finden dabei oft auch Bezüge über den Vagus und Muskeln (zum Beispiel *M. pectoralis clav. maj.*) nach Vierer-Extraktion (Lay).
5. **Die systemischen Kreislaufschwächen**, Hypotonie, besonders bei Frauen, die kalte Hände und Füße haben; sogar die rheumatoide Arthritis fällt nach Eversaul in dieses Bild. So kann zum Beispiel eine falsche Zahnstellung oder eine Fehlregulierung dazu führen, dass das Meridiansystem geschwächt wird, sozusagen eine Dysfunktion erleidet, die dann ihrerseits wieder die Schmerzschwelle senkt, so dass die Patienten wesentlich leichter auf Distress ansprechen.

11

Sechs Problemkreise

Aus Zahnfehlstellungen resultieren nach Eversaul sechs Problemkreise, die sich teilweise mit dem oben Gesagten decken:

1. Es gibt Patienten, die schon von vornherein überempfindlich auf Zahnbewegungen reagieren. Da in der medizinischen Kinesiologie bzw. in der Physio-Energetik jeder Zahn einer Muskelgruppe zugeordnet ist und diese aufgrund der Therapiemaßnahme eine niedrigere Stressresistenz aufweist, kommt es unter Umständen dazu, dass diese Muskeln schneller verletzbar werden. Darauf muss man die Patienten bei der Behandlung aufmerksam machen.
2. Chronische Schmerzen können vor allem über die Leerung der Adrenalinspeicher erzeugt werden und besonders dann, wenn noch zusätzlicher Stress vorhanden ist, zum Beispiel durch emotionale, mentale Belastungen, falsche Ernährung usw.

3. Den dritten Problemkreis stellen generell die neurologischen Probleme irgendwo im Körper dar, vor allem die Schmerzen unklarer Genese; allein schon die Zahnfehlstellung als solche macht darauf aufmerksam. Der Zusammenhang zwischen einem Zahn und einer schmerzhaften Stelle wird über die doppelte CL/TL (*Two pointing*) erbracht, bei der wir mit zwei Fingern verschiedener Polarität (z. B.- Zeige- und Mittelfinger) oder einem Instrument an einen Zahn fassen und dann den zum Zahn zugehörigen Muskel oder den Indikatormuskel untersuchen, der vorher im „Leertest", das heißt ohne CL/TL am Zahn, eine normale Stressresistenz aufwies, der also „stark" testete.

   Im Falle der Belastung des Zahnes testet der Muskel bei der CL/TL „schwach". Das gleiche Vorgehen erfolgt an der schmerzhaften Stelle. Durch den anschließenden „Kurzschluss" zwischen den beiden Stellen (Zahn und Schmerzpunkt) zum Beispiel über ein Kabel erkennt man einen eventuellen Zusammenhang. Besteht dieser, so zeigt der Testmuskel, der einzeln jeweils eine Reaktion gab, dann wieder eine normale Stressresistenz, das heißt, er testet wieder „stark" (analog dem Gesetz der Mathematik: „Minus mal minus ergibt plus"). Besteht kein Zusammenhang, bleibt die anfängliche „schwache" Reaktion bestehen (s. Text Abb. 42).

4. Es kann eine generelle Resistenzschwäche gegen Krankheiten vorhanden sein, und zwar aufgrund der systemischen Bezüge von Muskeln zu spezifischen Organen und Geweben sowie ihren Funktionen. Als Beispiel möge der untere Achter dienen mit seiner Beziehung zum *Musculus psoas* und über diesen zur Niere, so dass eine Überbelastung des Weisheitszahnbereiches – sei es mechanisch, energetisch oder lymphatisch – zu einer geringeren Nierenfunktion führen kann. Diese wiederum kann ein pathologisches Terrain schaffen, das den Patienten anfälliger macht für Niereninfektionen und Nierensteine. Eine weitere Möglichkeit besteht durch die enge Nachbarschaft zum retromolaren Raum in einer Erschöpfung der Thymusdrüse mit allen bekannten Folgen für das Immunsystem.

5. Als Fünftes findet man oft chronische Gefäßverengungen wie kalte Hände und Füße, vor allem bei Frauen, die die Pille nehmen. Diese Gefäßveränderungen können unter Umständen unterhalten werden durch obere Frontzähne mit ihrer Beziehung zum Urogenitalgebiet, wenn sie eine pathologische Bewegung erfahren. In diesem Zusammenhang sei auf die Untersuchungen von A. FONDER (1977) in Bezug auf das *Dental Distress Syndrome* hingewiesen, der bei TMG-Patientinnen mit den typischen Symptomen (Crepitation, Subluxation, myofaciale Schmerzen, Knacken) in 99 Prozent (!) der Fälle gestörte Zyklen fand mit prämenstruellen Verspannungen, exzessivem Blutfluss und Schmerzen, die er in 92 Prozent (!) der Fälle über eine Aufbissschiene mit Erfolg behandeln konnte, da die muskuläre Harmonie im ZMK-Bereich zu einer Entkrampfung im Beckenbereich führte (s. o.).

6. Als Letztes sind die Magenprobleme zu nennen, vor allem Hyp- und Anacidität, die über eine Schwäche des *Musculus pectoralis clavicularis major* mit seiner Beziehung zum oberen Vierer unterhalten werden können, weil dieser Zahn energetisch eine Beziehung zum Magen hat. Gerade die in der Kieferorthopädie übliche systematische Extraktion der Vierer rückt unter diesem Aspekt in ein ganz anderes Licht – erhält doch durch eine solche Extraktion zudem noch der *Nervus vagus* Impulse aufgrund der zentralen Bedeutung des ZNS beim Stressgeschehen. Natürlich kann ein Magenproblem auch schon vorher (unabhängig von zahnärztlichen Maßnahmen) existiert haben. Als weitere Kontraindikation für eine Vierer-Extraktion ist neben der Einengung des Mundraumes noch die mögliche Blockierung der Schädelatmung anzusehen. Als Mindestforderung sollte deshalb bei jeder Vierer-Extraktion (aber auch bei anderen Zähnen) überprüft werden, ob die kraniale Atmung noch funktioniert oder ob sie blockiert ist.

Wie oben erwähnt ist die Prävention iatrogener Schäden ein wichtiger Grund zur kinesiologischen/physio-energetischen Untersuchung besonders unserer KFO-Patienten. Man sollte deswegen während und nach der KFO-Behandlung jeden Patienten mittels CL/TL auf mögliche muskuläre und neurologische Probleme hin untersuchen, die eben durch die Zahnbewegung hervorgerufen oder verstärkt werden können.

Hier sind vor allem die Multibandapparatur, aber auch mit zu starkem Druck eingestellte funktionskieferorthopädische Geräte zu nennen, die eventuell durch übermäßigen Druck die Propriozeptoren des Desmodonts schädigen, zum anderen aber auch die physiologische Bewegung der Schädelknochen gar nicht mehr zulassen, wodurch die Schädelatmung blockiert wird (kraniale Läsion, *cranial fault*). Aber nicht nur die festsitzenden kieferorthopädischen Apparate können solche Blockierungen hervorrufen, auch der *Head-gear* (eine Kopf-Kinn-Kappe zur Vorverlagerung des Unterkiefers), Brücken, sogar totale Prothesen können zum Beispiel die Bewegung der Gaumennähte und aller Knochen einschränken, die damit zusammenhängen.

11.6 Testung im Mund befindlicher Geräte

Im Prinzip werden alle Geräte im Mund auf gleiche Weise getestet: Die herausnehmbaren vor und nach dem Einsetzen bei jeweiliger CL/TL des Screeningpunktes für das cranio-sakrale System (GG 20, vgl. Abb. 43). Die festsitzenden wie folgt: Bei der Bebänderung beispielsweise müssen wir zu Beginn, noch ehe man jeden Zahn einzeln berührt, erst einmal die ganze Apparatur und die Bänder berühren, um eine Übersicht zu bekommen, ob überhaupt ein Stress im Organismus aus diesem Gebiet vorliegt. Dazu dient, wie gesagt, ein geeigneter IM, der im Falle einer Reaktion im isometrischen Test, das heißt, wenn er „schwach" oder hyperton testet, die Aussage erlaubt: Das berührte Zahngebiet verursacht Stress. Danach muss man mittels CL/TL jeden Zahn einzeln überprüfen und am IM oder am spezifischen Muskel nachschauen, ob es Probleme gibt und ob sie gegebenenfalls nicht nur lokaler Art sind, sondern den Gesamtorganismus belasten.

Wenn beim Testen irgendein Zahn eine erniedrigte Stressresistenz aufweist, muss man eine weitere *Differentialdiagnose* erstellen, um zu sehen, was spezifisch diese neurologische Störung verursacht. Denn neben dem Band und der Zahnbewegung gibt es noch andere Möglichkeiten, durch die der Muskel bei der CL/TL „schwach" testen kann, zum Beispiel ein endodontisch behandelter Zahn, ein nicht vertragenes Füllungsmaterial, ein Frühkontakt, periodontale Läsionen, versteckte Karies, Narben, Pulpitiden, Ostitiden, Cysten, Herde oder eine Organ- bzw. Muskelschwäche, die ihrerseits den Zahn belasten usw.

Erst wenn man sicher ist, dass das neurologische Problem mit der pathologischen Zahnbewegung durch die Apparatur zusammenhängt, sollte man weitere Schritte einleiten. Man muss dabei bedenken, dass der Patient sofort nach Eingliedern einer Multibandapparatur zum Beispiel allgemein eine geringere Stressresistenz aufweisen kann: Dies kann sogar zu einem Hörsturz führen, wie er bei einem mir überwiesenen Patienten circa 14 Tage nach Eingliedern eines Multibandes auftrat. Das ist vor allem deshalb möglich, weil aufgrund der Wichtigkeit der Zentrierung des Menschen gerade die Überschreitung der Mitte eine wesentliche Rolle spielt (s. o.).

Jedes Metall, das über die Sagittal-Ebene hinausgeht, in der ja in der Akupunktur zwei wichtige Energiegefäße, das Konzeptionsgefäß (KG) und das Gouverneurgefäß (GG), verlaufen, kann – vor allem, wenn es auch noch fest mit den Zähnen verbunden ist – dazu führen, dass eine geringere Stressresistenz allgemeiner Art mit Auswirkung auf das gesamte Energiesystem vorhanden ist.

Glücklicherweise ist der Stress durch eine Zahnbewegung in der Regel so niedrig, dass die meisten Menschen ihn tolerieren; nach zwei bis drei Tagen, wenn der Körper sich adaptiert hat und der Patient noch genügend Kompensationsmöglichkeiten besitzt, ist dieser durch die Dysfunktion des Zahnes verursachte Stress meist nicht mehr messbar, bis eventuell wieder eine Situation eintritt, in der die verminderte Stressresistenz sich negativ bemerkbar machen kann.

Man muss den Patienten also darauf aufmerksam machen, dass er durch die Verminderung der Stressresistenz und der damit verbundenen energetischen Minderversorgung der Muskeln eventuell in erhöhtem Maße unfallanfällig ist. Dies kann vor allem die Muskelgruppe betreffen, die mit den dysfunktionellen Zähnen korreliert.

11.7 Der Zahn als neurologischer Störfaktor

Hat man den Verdacht, dass zum Beispiel die Bebänderung ein solches Problem darstellt, dann sollte man sie lockern und dann nachtesten. Kommt man jedoch mit dieser Maßnahme zu keiner genügend klaren Aussage, dann muss man auf jedem Zahn in alle Richtungen (oral, vestibulär, Zug, Druck, Torsion) durch einen Fingerdruck prüfen („Challenge"), in welche Richtung der IM oder der spezifische assoziierte Muskel reagiert. Dann kann man eine Aussage dazu machen, ob es eine Malokklusion ist oder ob der Banddruck den Stress ausmachte, der im Falle einer „Stärkung" des Testmuskels (minus mal minus gleich plus) die Aussage erlaubt, dass der Druck durch das Band zu stark war, vor allem, wenn danach mit erneuter CL/TL wieder Probleme zu testen sind. Man spricht dann vom „Zahn als neurologischem Störfaktor", salopp vom „neurologischen Zahn" (SCHATZ/LESCH). Das klingt alles komplizierter, als es *in praxi* ist, aber es ist wichtig, diese Dinge in Kursen zu *üben.*

Besteht ein Zusammenhang zwischen dem neurologischen Problem und der Zahnbewegung, so hat man zwei alternative Behandlungsmöglichkeiten: Entweder man gibt für eine längere Zeit ein zu der entsprechenden Muskelgruppe gehörendes Medikament, das die Stressresistenz erhöht (Abb. 19), so dass der Patient das Problem besser verarbeiten kann. (Beispiel: Vitamin B_6 für die oberen 1er) Oder man reduziert den Druck auf den entsprechenden Zahn, indem man das Band lockert bzw. die Behandlung dadurch verlangsamt, dass man nicht zu viel Druck ausübt.

11.8 Behandlungsstrategie

Da die erste Behandlung nur symptomatisch ist und den Distress nicht beseitigt, sondern nur die kumulative Stresslast neutralisiert, ist die zweite vorzuziehen. Generell sollte man also zum Beispiel nach einer Bebänderung und/oder Eingliederung eines festen Zahnersatzes folgende Behandlungsstrategie durchführen:

1. CL/TL auf den gesamten Zahnbogen bzw. den Teil, der mit dem festen Zahnersatz versehen ist.
2. CL/TL an den einzelnen Zahn bzw. an einzelnen Zähnen, falls der erste Test positiv war.
3. Behandlung jedes Zahnes, der dann „schwach" oder hyperton testet, durch Medikamente, Behandlungsverlangsamung bzw. Behandlung dadurch, dass man den assoziierten „schwachen" Muskel stärkt, indem man den Fingerdruck, der den Muskel „schwach" gemacht hat, hält und die Atemphase findet, die das „Challenge"-Ergebnis beseitigt.
4. Nach Abnahme des Multibandes am Ende der Behandlung wieder alle Zähne einzeln durchtesten und sehen, ob noch ein „neurologischer Zahn" oder ob eine Malokklusion vorhanden ist.
5. Kontrolle der Schädelatmung und gegebenenfalls deren Behandlung.

Reagiert der Patient auf die oben genannten Maßnahmen nicht mit einer Verbesserung seiner Beschwerden (s. Probleme 1-6), dann sollte man mit ihm das so genannte *Ernährungsexperiment* nach EVERSAUL, modifiziert nach SCHÖTTL, durchführen. Dazu nur so viel, dass man während der zehn Tage, die das Experiment dauert, die Möglichkeit hat, über eine ganz bestimmte Ernährung festzustellen, welchen Einfluss sie auf das Stressgeschehen und die Beschwerden des Patienten hat. (Abb. 81 und Kap. 12.14)

Eine weitere Möglichkeit besteht in der medikamentösen Unterstützung der Organe, die entsprechend dem systemischen Bezug (BEISCH) zu den dysfunktionellen Odontonen gehören (s. Faltblatt am Schluss des Buches). Die dritte Möglichkeit besteht in der Überprüfung einer möglichen kranialen Läsion, die eventuell durch die Bebänderung oder andere Maßnahmen hervorgerufen wurde.

11.9 Vorbeugung

Vorsorglich sollte man also jede Maßnahme – sei es eine Extraktion, eine Eingliederung einer KFO-Apparatur oder eines Zahnersatzes – überprüfen, um problematische Folgen zu vermeiden. Auch eine zu niedrige Vertikale, eventuell hervorgerufen durch die Intrudierung während der KFO-Behandlung, kann zur Verminderung der Stressresistenz und damit zu einer Erkrankung am *Locus minoris resistentiae* oder des Magens führen. Das Gleiche kann auch bei einer zu *hohen* Vertikalen geschehen. Der Magen ist vor allem dann betroffen, wenn noch *emotionaler* Stress hinzukommt. Natürlich können auch andere Möglichkeiten außerhalb des zahnärztlichen Bereichs für einen Zusammenhang zwischen Magenproblemen und kranialem Problem verantwortlich sein. Jedenfalls:

Im zahnärztlichen Bereich sollte man zur Vorbeugung Alternativen zu einer Extraktion suchen. Diese findet man unter anderem in der KFO und hier besonders in der *Bionator-Heilmethode* mit ihrer Einbeziehung des ganzen Menschen (Balters, Bahnemann, Herrmann, von Treuenfels; siehe weiter oben). In diesem Sinne ist auch die richtig verstandene ganzheitliche Gnathologie miteinzubeziehen, wie sie in Deutschland vor allem von Schöttl (Erlangen) schon seit langem vertreten wird und in neuerer Zeit von Born (Reinbek) unter Einbeziehung der medizinischen Kinesiologie propagiert wird.

So ist auch die von mir vertretene philosophische Weltsicht, die in ihrem Gedankengut auf der hermetischen Philosophie des Hermes Trismegistos bzw. auf der *Philosophia perennis* basiert, in die Zahnheilkunde einzuordnen; damit möchte ich die *wirkliche* Vorbeugung (bevor uns das Schicksal beugt) ins Blickfeld rücken, die auf Bewusstmachung der zahnmedizinischen (und anderen) Symptome als der körperlichen Ausdrucksformen der dahinter stehenden psychischen und metaphysischen Lernaufgaben abzielt (Rossaint).

Muss man aus irgendwelchen Gründen doch extrahieren oder festsitzende Apparaturen eingliedern, so sollte man auf der körperlichen Ebene neben einer gezielten Lymphtherapie nicht nur die Schädelatmung kontrollieren, sondern die Patienten periodisch auch nach Magenproblemen befragen und untersuchen – nach Eversaul (1980) im ersten Jahr alle drei Monate, danach einmal *pro anno*, um zu sehen: Ist das Problem noch da oder sogar neu aufgetreten? Bei positivem Befund kann man dann entsprechende Methoden (s. o.) anwenden oder Mittel verordnen, die das Organ stärken, bzw. mit Emotionen im Sinne Diamonds (1983) arbeiten.

Interessant ist in diesem Zusammenhang, dass man in den USA festgestellt hat, dass Patienten, denen aus KFO-Gründen Vierer extrahiert wurden, nach etwa zehn Jahren TMG-Probleme bekommen haben (Schöttl 1983). Das zeigt, dass die ganzheitliche Sicht in der Zahnheilkunde, die auch Akupunkturerkenntnisse verwertet, stimmt, wenn sie sagt, dass das TMG primär ein *Stressantwortorgan* (Born) ist und damit nicht nur über das GAS, sondern auch speziell über energetische Mechanismen beeinflusst wird; BORN nimmt das TMG als Stressbarometer beim kinesiologischen Test. Seine Manuell-Energetische Herddiagnostik (MEH), eine Kombination aus Kinesiologie, Druckpunkt- und Somatotopie-Diagnostik, erlaubt so eine schnelle Übersicht zum Erkennen des Schwerpunkts der jeweils vorliegenden Beschwerden. Neben dem TMG benutzt er dabei die Patella (überforderte Adaptation, massiver Energiemangel, keine Kompensationsmöglichkeit mehr), die „Maus" (*Vis vitalis*), Di 10 (Verdauung), KG 15 (Magenbelastung und KG 17 (emotionaler Stress). Für ihn ist „die Seele im Mund" besonders wichtig, das heißt, für ihn sind tiefere Ursachen von ZMK-Beschwerden seelisch bedingt (s. Abb. 2).

Nach VOLL (1968) liegen die Messpunkte für das TMG auf dem Magenmeridian (Magen 2) und auf dem endokrinen Meridian (3 E 23). Das schließt nicht aus, dass das TMG oft eine primäre Rolle in der Kausalkette eines Krankheitsgeschehens spielt. Selbst klinisch findet man pathologische Werte im Bereich der Gonadotropin- und/oder der Östrogenausscheidung bei durch Knorpelschädigungen gekennzeichneten Kiefergelenksarthropathien (vgl. LOEWIT, WENSE, WUNDERER 1973). Betrachtet man die anderen Meridiane in der Nähe des TMG (Dünndarm-, Gallenblasen-Meridian), so sind auch diese Systeme bei der Betrachtung von Kiefergelenkserkrankungen ätiologisch mit einzubeziehen.

Ebenso wichtig ist die posturale Komponente (Körperfehlhaltung), so dass beim TMG-Komplex außerordentlich viel in Diagnose und Therapie mit einfließen muss, will man nicht nur Symptome korrigieren. Dazu ist vor allem die cranio-mandibuläre Orthopädie (JANKELSON, SCHÖTTL, ST. JOHN) geeignet, „die sich mit der Okklusion der Zähne als einem wichtigen Input in das Wechselspiel zwischen muskuloskelettaler Akkomodation, chronischer muskulärer Hyperaktivität und chronischen Schmerzen beschäftigt" (SCHÖTTL 1996).

Mit Hilfe verschiedener Richtungen der medizinischen Kinesiologie kann man auch einen Medikamententest durchführen. Das sollte man sich jedoch in der Regel für *einzelne* Medikamente vorbehalten, denn für einen umfassenden Test aller möglichen Medikamente ist der Zeitaufwand zu groß, abgesehen davon, dass der Patient bei einer längeren Testdauer ermüdet. Will man einen längeren Test durchführen, so bedient man sich der subtileren Techniken, die Fortgeschrittenen vorbehalten sind, vornehmlich aus dem Bereich der Physio-Energetik (Näheres weiter unten), die es erlaubt, längere Tests ohne Probleme durchzuführen. Wozu ich die medizinische Kinesiologie gerne benutze, das ist die Kontrolle eines apparativen Medikamententests, denn wenn ich richtig getestet habe, muss auch das Muskelsystem entsprechend reagieren und die vorher schwachen Muskeln müssen dann stark sein (siehe auch Kapitel 19).

Mit der von mir entwickelten energetischen Mund-Innen-Massage (MIM, s. Kap. 21) kann man unter Zuhilfenahme der medizinischen Kinesiologie bzw. Physio-Energetik analog der Mundakupunktur nach GLEDITSCH unter anderem zentral auf Muskeln, Organe und Gewebssysteme Einfluss nehmen. So dient die ZK/ZÄPE zur Therapie, Voruntersuchung, Differentialdiagnose und Kontrolle und sogar als Ersatz der apparativen Testverfahren (z. B. EAV). Denn mit welchem System ich an den Regelmechanismen des Körpers ansetze, ist letztlich egal. Es geht in der Ganzheitsmedizin nicht um die Ausschließlichkeit und die alleinige Gültigkeit einer einzelnen Methode, sondern um das Verständnis für das Phänomen der Reflexzonen, -punkte und Somatotopien sowie ihrer psychischen Hintergründe und Verbindungen im Sinne des Schicksals.

Die Möglichkeit der Diagnose und „Beeinflussung des Organismus von kleinen Punkten und Arealen der Körperoberfläche aus, ist eine Herausforderung". „Erst, wenn man die Vielzahl der Punkte als Teil eines den ganzen Organismus umspannenden Projektions- und Korrespondenz-Systems erfaßt, wird der kommunikativ-regulative Charakter dieser Systeme offenbar" (GLEDITSCH 1983) sowie die Erkenntnis, dass Körper, Seele und Geist auf unserem Planeten eine untrennbare Einheit sind.

„So öffnet die Ergründung von Reflexzonen, Somatotopien, Akupunktursystemen den Blick für verwandte Denkmodelle und macht Zusammenhänge transparent, die eine das Reflexzonenphänomen bestimmende Ordnung aufdecken." Dadurch soll dazu ermutigt werden, „das in der Medizin und Psychologie zu eng gewordene Menschenverständnis wieder zu weiten" (GLEDITSCH 1983). Um das zu erreichen, ist eine neue geistige Auseinandersetzung erforderlich, die jedoch letztlich zu nichts anderem führt als zu der Medizin der „Alten" mit ihrem hermetischen Wissen: *Alles ist in allem, wie außen – so innen, wie oben – so unten.*

Ein guter Therapeut wendet nicht nur das an, was er auswendig gelernt hat, sondern er sollte in ständiger Rückbindung, in ständiger Verbindung mit den höheren Welten, mit Gott stehen.

Werner Christoph

12

Relevante Richtungen der Kinesiologie im Überblick

Kinesiologie ist ein Phänomen, im wörtlichen wie im übertragenen Sinne. Wiederentdeckt von George Goodheart in den sechziger Jahren des 20. Jahrhunderts (die Sumerer und Maya kannten sie schon), hat sie trotz Anfeindungen aus streng naturwissenschaftlicher Sicht (s. Vorwort und Kapitel 7) seitdem im Rahmen der Entwicklung des neuen Menschenbildes einen nicht mehr aufzuhaltenden Siegeszug ohnegleichen angetreten. Ihre Anwendung verlangt vom Anwender nicht nur die Fähigkeit zwischen Inhalt und Form/Funktion zu unterscheiden, sondern auch die Fähigkeit zu energetischem Denken an sich, zu Intuition, Mut zur Kreativität und zum Bekenntnis zur Individualität – lauter Eigenschaften, die wir bereits als Kennzeichen des gleichzeitig aufkeimenden Wassermann-Zeitalters kennen gelernt haben. So nimmt es nicht Wunder, wenn wir rund 50 Jahre danach schon um die siebzig verschiedene Ausdrucksformen dieses Phänomens registrieren können.

Bevor ich näher auf die medizinische Kinesiologie und die Physio-Energetik eingehe, möchte ich einige dieser Richtungen der Kinesiologie ansatzweise besprechen, um damit aufzuzeigen,

a) dass es ***die*** Kinesiologie nicht gibt. Es hängt vielmehr vom Beruf und damit der Affinität des Therapeuten ab, mit welchem Ansatz er sich beschäftigt.

b) dass die medizinische Kinesiologie und Physio-Energetik viele Einzeltechniken aus diesen verschiedenen Zweigen übernommen und in die medizinischen Diagnose- und Therapiemöglichkeiten eingebaut haben.

Je nach Schwerpunkt, Vorgehen und Absicht unterscheidet man also (wie Sie schon im vorigen Kapitel bemerkt haben) verschiedene Richtungen und Anwendungsgebiete Kinesiologie, die sich *in praxi* oft überschneiden bzw. ergänzen und die alle letztlich auf Goodhearts *Applied Kinesiology* zurückgehen. Einen anderen, von Goodheart unabhängigen Weg ist Yoshiaki Omura mit seinem Bidigitalen O-Ring-Test (Omura-Test) gegangen. (s. Kap. 17 und Abb. 34 a-c)

12.1 Applied Kinesiology

Sie definiert sich nach H. Garten und W. Gerz (1994) als eine „hauptsächlich ... diagnostische Methode, mit der durch manuelle Testung einzelner Muskeln und deren Reaktionsänderung durch diagnostische Reize und therapeutische Maßnahmen verschiedenster Art Aussagen über funktionelle Zusammenhänge von Störungen möglich sind". Sie hat, da Goodheart Chiropraktiker war, ihren Schwerpunkt in manipulativen Maßnahmen, in der ersten Hilfe, bei Schmerzen, und sie benutzt vor allem die neurolymphatischen (Abb. 68) und neurovaskulären Punkte (Abb. 64 u. 65) sowie das Akupunktursystem und das Stresskonzept von H. Selye.

Zu Beginn (1964) stand der von Goodheart geprägte Begriff *Applied Kinesiology* für das von ihm entwickelte gesamte System der diagnostischen und therapeutischen Anwendung des Muskeltests in den verschiedensten Bereichen der Gesundheitspflege. Mittlerweile jedoch versteht man unter *Applied Kinesiology* nur noch die ursprüngliche, vom *International College of Applied Kinesiology* (ICAK) gelehrte, nur medizinischen Berufen zugängliche Methode der Medizin, während man den Begriff der im deutschsprachigen Raum bekannten Übersetzung von *Applied Kinesiology*, nämlich „Angewandte Kinesiologie", für alle anderen, später daraus abgeleiteten und in andere Bereiche als die Medizin hineinreichenden Methoden verwendet (bzw. laut ICAK verwenden darf, um eben die klassische Methode als solche kenntlich zu machen). Daher dürfen nur professionelle Therapeuten, die die Ausbildung beim ICAK absolviert haben, die Bezeichnung *Applied Kinesiology* für ihre Arbeit verwenden. Verwirrung kann im deutschsprachigen Raum dadurch entstehen, dass für beide Bezeichnungen (*Applied Kinesiology* und Angewandte Kinesiologie) die Abkürzung AK lautet.

Applied Kinesiology basiert auf dem Konzept der **Gesundheitstriade** (*Triade of Health*; Palmer, Goodheart; s. Abb. 67), das heißt auf dem Konzept, dass die neuromuskuläre Integrität (Normotonie) durch je einen strukturellen, chemischen und mentalen (emotionellen, psychischen) Bereich gestört sein kann, wobei dann der entsprechend zu testende Muskel sich klinisch als schwach (hypoton) oder hyperton erweist. Dabei zeigen sich die Probleme an den so genannten „fünf Faktoren des Foramen intervertebrale" (von Goodheart): Lymphsystem, Nervensystem, Blutgefäßsystem, cranio-sakrales System, Akupunktursystem; das heißt, jeder dieser Faktoren (Systeme) kann betroffen sein im Sinne der Gesundheitstriade (s. Abb. 67), wobei das Grundsystem (Pischinger) die verbindende Basis darstellt. Die mit dem

Muskeltest durchgeführten wichtigsten Diagnoseschritte sind: die **Therapielokalisation** (TL) und der **Challenge** (CH), der in verschiedenen Formen ausgeprägt ist (z. B. physikalisch, chemisch, thermisch, emotional, mental), wobei man die TL auch als „Halte-Challenge" definieren kann.

Die Ergebnisse einer Untersuchung mittels *Applied Kinesiology* werden immer mit anderen medizinisch üblichen Methoden kombiniert. Auch die therapeutischen Techniken, zum Beispiel aus der Chiropraktik und Osteopathie, orientieren sich hauptsächlich an nur Medizinern vorbehaltenen Methoden, während die „Angewandte Kinesiologie" auf viele dieser rein medizinischen Techniken verzichtet, dafür aber andere Bereiche hinzunimmt. Wie sich die *Applied Kinesiology* heute darstellt, so ist sie am ehesten mit der in diesem Buch als „medizinische Kinesiologie" beschriebenen Methode zu vergleichen. Ihre bekanntesten Vertreter im englischsprachigen Raum sind J. R. Peschek, B. Whatmore und D. S. Walther; im deutschsprachigen Raum sind es W. Gerz und H. Garten; sie alle berücksichtigen die gesamte Medizin in Diagnostik und Therapie.

12

12.2 Touch for Health (Gesund durch Berühren)

Schon früh (1973), bezogen auf die Begründung der Applied Kinesiology durch Goodheart (1964), veröffentlichte John Thie, der mit Goodheart zu den Gründern der AK gehört hatte, sein Buch *Touch for Health*, in dem er nur diejenigen Techniken der *Applied Kinesiology* (aus dieser Zeit) beschrieb, die für Laien zugänglich und anwendbar sein sollten; dies tat er mit dem Ziel, jedem an **Selbsthilfe** Interessierten die Vorteile und den Nutzen der auf Energiebalance basierenden *Applied-Kinesiology*-Techniken erfahrbar zu machen. Daraus entstand die *Touch for Health Foundation*.

Die aus dieser hervorgegangene Organisation, das *International Kinesiology College* (IKC), entwickelte unter Leitung von Bruce Dewe eine erweiterte und von Sheldon Deals Methoden (siehe weiter unten) abweichende TFH-Ausbildung im Rahmen der von Dewe erarbeiteten „Kurse auf mittlerem und höherem Niveau, die zum Abschluss als *Professional Kinesiology Practitioner* (PKP) führen" (la Tourelle).

12.3 Advanced Kinesiology

Die später entstandenen Techniken der *Applied Kinesiology*, die nicht ausschließlich für Mediziner gedacht waren, fasste SHELDON DEAL schließlich unter dem Begriff der *Advanced Kinesiology* zusammen und machte sie sowohl Angehörigen der Heilberufe als auch Laien zugänglich, wobei er – wie J. THIE – auf chiropraktische und osteopathische Techniken verzichtete. Näher möchte ich auf die *Advanced Kinesiology* nicht eingehen, da ich nur aufzeigen will, dass die heute verwendeten Techniken der Angewandten Kinesiologie für Laien neben dem TFH auch diesen Zweig beinhalten.

12.4 Behavioral Kinesiology

Sie ist eng verbunden mit den Namen JOHN DIAMOND (Psychiater) und JERRY MITTLEMAN (Zahnarzt) und berücksichtigt vor allem die Psychologie (z. B. in Form von Emotionen) und die Umwelteinflüsse (z. B. E-Smog, Schmuck etc.). Die Verhaltenskinesiologie beschäftigt sich stark mit unseren **Lebensbedingungen** im Alltag und deren Auswirkungen auf die Gesundheit; sie liefert damit wichtige Ansätze für die medizinische Kinesiologie und Physio-Energetik; die Thymusdrüse und die Lebensenergie spielen dabei eine entscheidende Rolle.

J. DIAMONDS Buch *Der Körper lügt nicht* war in Deutschland die Erstveröffentlichung, mit der die Kinesiologie durch das *Institut für Angewandte Kinesiologie Freiburg* (mittlerweile in Kirchzarten bei Freiburg) der Allgemeinheit bekannt gemacht wurde. Auf die Problematik dieser Buchtitelaussage habe ich schon hingewiesen (s. Kap. 12.14).

12.5 Biokinesiology

Sie wurde um 1972 von JOHN BARTON entwickelt und kombiniert verschiedene andere Kinesiologiearten unter Einbeziehung von Emotionen in Verbindung mit Organen und Drüsen, Akupunktur, Physiotherapie usw. Ihr Hauptvertreter ist WAYNE TOPPING, der viel Wert auf **Stressabbau** legt und die NLP-Technik der Augenbewegungen eingebracht hat. Durch Letztere können alle Areale, in denen die Stresssituation im Gehirn lokalisiert ist, erreicht und entstresst werden. Dies macht man sich vor allem in der emotionalen Stressreduktion (ESR) zu Nutze, einer einfachen, aber sehr wirksamen Technik (s. Abb. 82 u. 83), und ebenso in der Psycho-Kinesiologie und Psycho-Physio-Energetik. (Näheres weiter unten).

12.6 Hyperton X

Hyperton X von Frank Mahony (1982) ist eine Methode, die es ermöglicht, hypertone Muskeln zu erkennen, das heißt Muskeln, die in einer „überbeschützten" Schonposition sind. In der medizinischen Kinesiologie sind sie dadurch gekennzeichnet, dass sie sich durch einen *Sedierungsreiz an den* Muskelspindeln nicht abschalten lassen. Diesen Zustand finden wir heutzutage immer häufiger als Zeichen dafür, dass die Stressbelastung allgemein zugenommen hat; er entspricht der Widerstandsphase im Stresskonzept von Selye. Der **generelle Hypertonus** stellt eine große Herausforderung für Therapeuten dar. (Näheres dazu weiter unten.)

Mahony benutzte vorwiegend einen Indikatormuskel (IM), während sich der Testmuskel in *maximaler Dehnstellung* (Extension) befand. Ein schwacher IM zeigt den Hypertonus an. Die Korrektur erfolgt, indem der Therapeut die gefundenen Muskeln in der gedehnten Stellung fixiert und bei gleichzeitiger Ausatmung langsam in Richtung Kontraktion (isometrisch) anspannt. Durch das Entspannen vor allem von hypertonen „Schlüsselmuskeln" wird besonders das CSS und das Akupunktursystem beeinflusst, wodurch es zu einer Erhöhung der geistig-körperlichen Integration und zu einer Hirnharmonisierung (rechts-links-vorne-hinten) kommt. Zu den Schlüsselmuskeln gehören die über CL/TL an den Alarmpunkten ermittelten so genannten „Prioritätsmuskeln" sowie je acht Primär- bzw. Sekundärmuskeln, das heißt Muskeln, die direkt bzw. indirekt am CSS beteiligt sind, wobei das Zwerchfell (Diaphragma) besonders häufig hervortritt.

Zum gleichen Zweck der Integration und Harmonisierung benutzte Mahony auch die *Sakro-okziptal Technik* nach de Jearnette (SOT), die sich mit der reziproken Bewegung von Okziput und Sakrum beschäftigt, wobei das Kreuzbein als Pumpe für die CSF angesehen wird (s. auch Kap. 13.2 und Abb. 43).

12.7 HEBS

Die *Human Ecology Balancing Sciences* (HEBS) nach Steven Rochlitz beschäftigen sich besonders mit der **Behandlung ökologischer Krankheiten**, insbesondere von Allergien und Candidiasis; den inneren Zusammenhang zwischen Hypoglykämie, Allergie und Candidiasis hat er als HAC-Syndrom (Hypoglykämie, Allergie, Candidiasis) beschrieben, zu dessen Behebung er eine „Candida-Balance" durchführt. Auch sonst diagnostiziert und korrigiert HEBS energetische Dysbalancen, vor allem mit kinesiologischen Techniken.

Mit der Rochlitz-Aldehyd-Dyslexie-Hypothese (RADH), nach der bei Dyslektikern (Legasthenikern) das *Corpus callosum* durch Aldehyde (Formaldehyd und besonders Acetaldehyd) geschädigt ist, hat ROCHLITZ auf den Zusammenhang zwischen Candida, Ökologiebelastungen und Gehirnintegration hingewiesen. Außerdem hat er analog der Hirnhälftenintegration so genannte Herzintegrationsübungen zur Behebung eines „dyslektischen (desintegrierten) Herzens" entwickelt, die dem Herz-Kreislauf-System bei täglicher Durchführung sehr zugute kommen, die aber auch bei chronischer Müdigkeit, Gelenkproblemen, Allergien und MS angezeigt sind. Sie gehören zu den *Cross-Crawl-* oder Überkreuz-Übungen, wobei die „Maestro-Übung" am wirksamsten ist, da sie den *Musculus subscapularis* (He) anspricht:

> Wie ein Dirigent (Maestro) beschreibt man etwa zwei Minuten lang bei seitlich auf Schulterhöhe gehaltenen Oberarmen und 90 Grad senkrecht dazu abgeknickten Unterarmen gleichzeitig mit beiden Armen immer wieder einen Halbkreis über dem Brustraum (wie zwei Cs, deren Schenkel in der Mitte zusammenkommen), während die Beine gleichzeitig aus der Mittelstellung seitlich außen bewegt werden (daher im Liegen gut geeignet). Ebenfalls gleichzeitig rollt man die Augen (offen und geschlossen) in alle Richtungen (= NLP-Augenbewegungen) und aktiviert je nach vorherigem Testresultat das rechte (= Summen) oder linke (= Zählen) Gehirn.

12.8 Systematic Kinesiology

Sie stammt von BRIAN BUTLER und wird vor allem in Großbritannien über die *Academy of Systematic Kinesiology* (TASK) verbreitet. Sie benutzt vor allem die kinesiologischen Techniken, die das ICAK akzeptiert und die dem System von SHELDON DEAL in Verbindung mit der so genannten *Balanced Health* auf der Basis von *Touch for Health* entlehnt sind. Die Akademie legt Wert darauf, „den Lebensstil des Klienten zu berücksichtigen sowie die mentalen, emotionalen ernährungsbedingten, physischen und energetischen Faktoren zu ermitteln", die den pathologischen Zustand verursacht haben (LA TOURELLE 1992).

12.9 Educational Kinesiology (Edu-Kinestetik) und THREE IN ONE CONCEPTS

Die EDU-Kinestetik wurde von PAUL DENNISON entwickelt. Sie beschäftigt sich vor allem mit der Integration der beiden Hirnhälften zur Behebung von Lernblockaden, indem sie Blockaden im Energiekreislauf beseitigt, die die Gehirnfunktionen beeinträchtigen, so dass Lernen „natürlich und frei" (integriert) geschehen kann. Das dafür hauptsächlich benutzte pädagogische Übungsprogramm wird am IAK (Kirchzarten) unter dem Namen *BRAIN GYM®* gelehrt.

Da das ganze Gehirn nach neueren Untersuchungen aus drei funktionell anders arbeitenden Teilen besteht, haben GORDON STOKES und DANIEL WHITESIDE von *THREE IN ONE CONCEPTS* das *One-Brain*-System zum Beheben von Legasthenieproblemen entwickelt, in dem neben der Integrationsforderung der rechten und linken Hirnhälfte vor allem die emotional bedingte Blockade der Kommunikation zwischen der BAD-Zone (Zone des bewussten assoziativen Denkens) des Vorderhirns und dem AIZ (Allgemeines Integrations-Zentrum) des Hinterhirns aufgehoben wird. Der kinesiologische Testpunkt für das AIZ ist ein Grübchen hinter dem Ohr, auf dem Schädel, in Höhe des oberen Drittels der Helix auf der dominanten Hirnhälfte. Das OFF-Schalten des IM bei CL/TL dort deutet auf eine Desintegration zwischen BAD-Zone und AIZ, wobei das AIZ neue Inputs von der BAD-Zone blockiert und sein altes auf Überleben angelegtes Muster als Reaktion zur Verfügung stellt. Zur Identifizierung von Schlüsselbereichen und zur Prioritätsfindung werden beim Test unter anderem so genannte *Mudras* eingesetzt, nachdem die „Vorteste" (s. Kap. 12.16) in Ordnung sind. (Näheres siehe weiter unten und Abb. 84 ff.)

Legasthenieprobleme rühren nach STOKES fast immer von „emotionalem Stress während des Lernens" her; daher spielt die **emotionale Stress-Reduktion (ESR)** eine besondere Rolle. (Vgl. Abb. 82 u. 83) Da jedoch nicht nur gegenwärtiger Stress (Berühren der Stirnbeinhöcker bzw. Körperscanning) behoben werden muss, sondern auch alter, vergangener Stress (gleichzeitiges Berühren der Stirnbeinhöcker und des Okziputs in Höhe des primären visuellen Bereichs bzw. Körperscanning), wird vor allem die Altersrezession zum Entstressen der negativen emotionalen Ladung benutzt.

12.10 Health Kinesiology

Sie ist verbunden mit dem Namen JIMMY SCOTT und beschäftigt sich mit dem Erkennen und **Beseitigen von Allergien, Intoleranzen und schädlichen Verhaltensmustern jeder Art**. Sie „erfordert die genaue Kenntnis vieler Energiereflexpunkte" (SCOTT 1990). Die Allergietherapie geschieht vor allem mit Hilfe der so genannten Allergieklopftechnik, die nach SCOTT bei circa 90 Prozent der Allergien helfen kann, während der Rest der Fälle mit der komplexeren SET-Technik *(Symbiotic Energy Transformation)* behandelt werden muss.

Zur Prüfung auf Wirksamkeit des Allergieklopfens werden bei gleichzeitigem Kontakt mit dem vermuteten Allergen unterhalb des Nabels (so genannte *Substanztestzone* [STZ], KG 6) je ein Punkt rechts und links unter der Achselhöhle (He 1) berührt (einer vom Tester, der andere vom Getesteten) und der IM wird getestet. Schaltet dieser auf OFF, kann man die Allergieklopftechnik anwenden; bleibt er in ON-Stellung, dann nicht. Im positiven Fall werden die Anfangs- und Endpunkte der Meridiane von Ni/Bl, Ma/MP – je nachdem welcher Meridian anspricht (Polaritätswechsel) – geklopft oder am Ohr behandelt (Akupunktur, Laser, Injektionen). (S. Abb. 138)

Bei der *Unverträglichkeit* wird zunächst durch den Toleranztest der Unverträglichkeitsgrad ermittelt und anschließend geprüft, ob der Grad durch die *Toleranzklopftechnik* erhöht werden kann. Letztere ist nach SCOTT nur in 20 Prozent der Fälle wirksam, geht dann aber mit einer Erhöhung der Toleranz um das Zwei bis Sechsfache einher. Die Toleranztestpunkte liegen beiderseits am Nacken in Höhe der *Linea nuchae inferior* (Regio Gbl 19, Bl 20). Je einer der Punkte wird bei gleichzeitigem Kontakt mit der Testsubstanz an der STZ berührt, während der IM getestet wird. Bleibt der IM in ON-Stellung, wird die Testmenge, die gerade aufliegt, vertragen; schaltet er auf OFF, verträgt der Getestete weniger.

Das Berühren der Testpunkte für das Toleranzklopfen (MP 21 bds.) bei gleichzeitigem Kontakt mit der Testsubstanz an der STZ gibt bei einer Reaktion des IM (OFF-Stellung) an, dass sich die Toleranz erhöhen lässt. Bleibt der IM in ON-Stellung, wirkt das Toleranzklopfen nicht.

12.11 Clinical Kinesiology

Die *Clinical Kinesiology* nach ALAN BEARDALL (1986) ist ein äußerst hoch entwickeltes medizinisches System, das besonderen Wert auf eine gute Kommunikation zwischen den verschiedenen Teilen des Körpers legt. Dazu entwickelte BEARDALL das **Modell des „Biocomputers"** in Analogie zu einem elektronischen Computer und er benutzt über 400 Biocomputer-Handmodes (= **Mudras**, Fingerdeterminatoren) für die Diagnose (siehe Abb. 84 bis 108). Sie dienen dem Therapeuten als funktionelle Hologramme (ROSSAINT), mit denen er die ihnen zugeordneten Informationen beim Patienten abfragen kann und die über die „Aktivierung propriozeptiver Reflexkreise in Form codierter Informationsimpulse" wirken (LECHNER). BEARDALL geht davon aus, dass der Körper eine ganz bestimmte Reihenfolge in der Behandlung braucht, die er systematisch über das Abfragen des Biocomputers Mensch auf den „Bildschirm" (in Form des Muskeltests) bringt. Weitere Outputs sind in dieser Analogie das *Meridiansystem* (zum Beispiel EAV), die *Haut* (zum Beispiel ThRD) oder das *RES* (DDG). Als Inputs sind vor allem die verschiedenen *Rezeptoren* oder allgemein Stimuli zu nennen, während die *CPU* beim Menschen vom *Gehirn* und der *Medulla oblongata* repräsentiert wird.

Außerdem ist diesem System das Einspeichern der vom Körper abgefragten Informationen des Biocomputers entlehnt („**Verweilmodus**"; vgl. Abb. 109), das den Therapeuten erstens erlaubt, fast beliebig lange mit diesen Informationen zu arbeiten (solange sie eben gespeichert sind), während eine mittels Muskeltest normal vom Körper abgerufene Information nur zwischen zehn Sekunden und zwei Minuten hält, und zweitens Bezugsketten spezifisch auf diese entsprechenden eingespeicherten Informationen herzustellen, das heißt: Alles, was man dann im weiteren Untersuchungsgang findet, bezieht sich immer nur auf dieses eingespeicherte Problem (s. Kap. 19). (Vgl. dazu auch LECHNER) 1998)

12.12 Applied Physiology

Die von RICHARD D. UTT (Tucson, Arizona) entwickelte *Applied Physiology* ist eine Verbindung westlicher physiologischer Parameter mit klinischen naturheilkundlichen und östlichen medizinischen Konzepten, durch die ein Problem eines Betroffenen so präzise bestimmt werden kann, dass die folgende Balance dafür exakt „den Nagel auf den Kopf" trifft.

Die Systematik der holographischen Theorie erlaubt es unter anderem mit ihrem 7-Elemente-Meridianmodell, physischen wie emotionalen Stress und pathologische Gedankenmuster über eine Vielzahl von Alarmpunktkombinationen zu identifizieren und zum Beispiel über Blütenessenzen, Klangfrequenzen etc. zu behandeln, indem man die verschiedenen Energieebenen miteinander „verwebt", um eine gut funktionierende Matrix zu bekommen.

Über die so genannte „Seven-Chi-Keys"-Balance, ein zentrales Element in der *Applied Physiology*, werden vor allem die Chakren harmonisiert, die das „elektrische Gedächtnis für jedes Ereignis im Leben einer Person beinhalten" und in denen die mentalen, emotionalen und spirituellen Verhaltensmuster gespeichert werden. Weitere neuere Balancierungshologramme, wie das Haut-Nagel-Haar-Hologramm oder das Herz-Hologramm bzw. das Modality-Hologramm, erlauben es Patientenprobleme sehr spezifisch und tief greifend anzugehen.

12.13 Transformationskinesiologie

Die Transformationskinesiologie wurde von Grethe Fremming und Rolf Havsboel seit 1986 entwickelt. Transformation durch Kinesiologie steht für ein spirituelles Kinesiologieprogramm, das die verschiedenen Seinsebenen – die physische, mentale, emotionale, spirituelle, ätherische – miteinander verbindet, wodurch eine immer tiefere Begegnung mit dem Inneren und der Absicht der Seele möglich wird, was einen tiefen **Bewusstseinswandel** mit sich bringt. Die praktische Umsetzung der alterslosen Weisheit und der esoterischen Psychologie, wie sie in allen Religionen und Philosophien der Weltkulturen zu finden ist, befähigt die in TK-Ausgebildeten, professionell und mit dem ganzen Herzen sich selbst und anderen besser zu helfen.

> TK eröffnet die Möglichkeit eines Bewusstseinsprozesses durch Selbsterkenntnis und Wandel. Durch kreative Zielsetzung und Balance werden alte Reaktionsmuster verändert, Handlungen werden bewusster und folgen mehr der Absicht der Seele. Bleibende Heilung kann nur durch einen Bewusstseinswandel geschehen.

12.14 Zahnärztliche Kinesiologie (Dental Kinesiology)

Diese Richtung wurde bereits in Kapitel 11 ausführlicher besprochen und wird hier ergänzt; sie ist verbunden mit den Namen GEORGE EVERSAUL, AELRED FONDER und J. K. CHAR. Sie beschäftigt sich vor allem mit dem dentalen Stress bzw. Distress und seiner Bedeutung für den Gesamtorganismus und sie berücksichtigt auch die EAV mit dem Kopfherdgeschehen und bezieht dazu noch die Ernährung mit ein, vor allem zu Beginn einer Untersuchung (und zwar in Form des oben genannten Diätexperimentes nach EVERSAUL bzw. in seiner modifizierten Form nach SCHÖTTL) (s. Abb. 81). Sie bezieht sich dem Konzept nach auf die Applied Kinesiology, während die *Zahnärztliche Physio-Energetik* (ZÄPE, s. Kap.13; ROSSAINT) sich vor allem auf die *holistische Kinesiologie* beruft (s. Kap. 12.16) und damit noch umfassender ist. Die ZÄPE bezieht unter anderem die MIM, die Bioregulative Zwischenschaltung, die hermetische Philosophie bzw. die Esogetik ein (s. dort) und legt viel Wert auf die psychisch-emotionale Ebene (Psychodontie).

Mit diesem Buch lesen Sie wohl erstmals in deutscher Sprache etwas ausführlicher über die ZK bzw. ZÄPE. Näher Interessierte müssen sich vorerst in Seminaren ausführlicher informieren, da das vorliegende Buch kein *Lehrbuch* allein über medizinische Kinesiologie sein soll und kann.

Die ZK/ZÄPE kann je nach Fragestellung alle in der medizinischen Kinesiologie zum Testen benutzten Muskeln einsetzen, doch kommt sie in den meisten Fällen mit acht bis zehn Muskeln aus. Es sind vor allem: der *M. deltoideus, M. deltoideus anterior, M. pectoralis major pars clavicularis*, die *Fascia lata*, die Nacken- und Bauchmuskeln, der *M. rectus femoris* und der *M. glutaeus medius* (s. Abb. 35 bis 56) sowie die Adduktoren und der *M. quadratus lumborum*. Auch kann man sich des Omura-Testes als Muskeltest bedienen. (s. Abb. 34 a+b)

Wegen des hierarchischen Aufbaus bei der Verarbeitung von Stimuli/Reizen (Muskeltest = Medulla-Ebene, Omura-Test = Thalamus-Ebene) kann es zu Diskrepanzen, das heißt zu Unterschieden in den Testergebnissen der beiden Methoden kommen. Das gilt erst recht für den in der ZÄPE obligatorischen AR, der in der großen CPU die höchste Ebene erreicht (am Hypothalamus). Daher muss man wissen, mit welcher Methode getestet wurde.

Mit den **drei Testmethoden** hat man ein differenziertes System, das bei einem auftretenden Unterschied (zum Beispiel AR gibt positiven Test, Muskeltest aber *nicht*) anzeigt, wo der Reiz verarbeitet wird, das heißt, ob er reflexartig (Medulla) oder in der CPU (Gehirn) verarbeitet wird. (Näheres weiter unten)

Die Abbildungen 70 und 72 zeigen zwei Schemata, auf die man für die Stresserklärung zurückgreifen kann, um die Bedeutung der ZK/ZÄPE mit den angesprochenen Faktoren von dieser Seite beurteilen zu können. Da ist einmal das Bild der Resistenzkurve in Anlehnung an EVERSAUL (s. Abb. 70). Es verdeutlicht, wie wichtig die Höhe der Stresslast für den Zeitpunkt der Erschöpfung ist, und erinnert an den „Mesenchym-Abfalleimer" von VOLL. Da ist zweitens das Bild der Stressmechanismen, in dessen Mittelpunkt das Gehirn steht, mit den entsprechenden Auswirkungen des Distresses auf alle aufgeführten Systeme (über die neurophysiologischen Mechanismen). Es zeigt, in welchem Rahmen der dentale Distress in das Geschehen eingreifen kann.

Die ZK/ZÄPE beschäftigt sich mit der **Funktion der oralen Muskulatur** und der Okklusionsdynamik; sie betrifft speziell den Einfluss, den solche Muskelfunktionen und neurologischen Dynamiken dental sowie systemisch und somit letzten Endes auf die Gesamtgesundheit haben. Therapeutisch gesehen beschäftigt die ZK/ZÄPE sich mit der Normalisierung der oralen Muskulatur und dem dazugehörigen dentalen neurologischen System. Kurz, sie ist ein Werkzeug, das der Zahnarzt in einer Ganzheitsbehandlung (die auch alle Teilgebiete der Zahnheilkunde im engeren Sinne umfasst) anwenden kann (s. auch Abb. 38 bis 42, 110 u. 111). Eine der wichtigsten Anwendungen der ZK/ZÄPE ist die Möglichkeit, zahnärztliche Behandlungsmaßnahmen auf ihre **Verträglichkeit für den Gesamtorganismus** zu überprüfen.

Zum Beispiel kann in der Prothetik die richtige *vertikale Dimension*, das heißt die Bisshöhe, bestimmt werden, die es nicht nur ermöglicht, gute Okklusionsverhältnisse zu bekommen, sondern die sich darüber hinaus auch noch positiv auf systemische neurologische und neuromuskuläre Funktionen auswirkt. So hat EVERSAUL gefunden, dass bei Patienten mit MS-Symptomatik allein 13 Muskeln durch eine falsche Vertikale und dentalen Distress vor allem der unteren Molaren geschwächt waren, die durch entsprechende Behandlung gestärkt werden konnten, wobei mit zusätzlicher Schienentherapie die Symptome verschwanden (s. o.).

Eine andere wichtige Bedeutung hat die ZK/ZÄPE bei der **Auswahl zahnärztlicher Werkstoffe** (Überprüfung auf Verträglichkeit, vgl. Kap. 19, Abb. 110 u. 111), besonders weil solche Materialien, speziell die Legierungen, das Akupunktursystem beeinflussen können, wie wir auch aus der EAV wissen. Hierbei muss besonders darauf geachtet werden, dass der „Biocomputer" (s. Kap. 12.11) in Ordnung ist, sonst bekommt man falsche Ergebnisse. Das heißt: Ein Materialtest darf erst nach den so genannten Vortesten durchgeführt werden (siehe auch nächstes Kapitel u. Abschnitt „Holistische Kinesiologie"). Alle Untersuchungen werden mit Hilfe der TL/CL oder des CH (in verschiedenen Versionen) durchgeführt.

Es gibt aber auch Grenzen der ZK/ZÄPE in Bezug auf die Beurteilung der neurologischen Verträglichkeit von Behandlungsmaßnahmen und Materialien:

1. Zuerst muss man um das richtige Timing in der Anwendung der ZK wissen: Wenn man zum Beispiel beim Materialtest ein Metallgerüst über die Mittellinie des Patienten legt, so kann das gewöhnlich *sofort* den Energiekreislauf unterbrechen und/oder andere Bewegungsdynamiken stören, mit dem Resultat, dass der Patient generell mit einer niedrigeren Stressresistenz antwortet. Es gibt jedoch auch Patienten, die sich an eine solche Metallanordnung innerhalb kürzester Zeit ohne offensichtliche Konsequenzen für das ganze System adaptieren. Andererseits gibt es aber auch noch keinen ausreichenden Beweis dafür, dass sich ein solches adaptives Verhalten auf einen längeren Zeitraum hin positiv auswirkt.
2. Kinesiologische Teste können auch „falsche positive" Resultate erzeugen, wie es zum Beispiel vorkommt, wenn bei einem Patienten eine Legierung kinesiologisch als neutral getestet wird, sie aber dennoch durch ihre Einzelbestandteile das Akupunktursystem zusammenbrechen lassen kann.
3. Man muss verstehen, dass ein Patient keine offensichtlichen lokalen oralen Symptome (aufgrund irgendeiner zahnärztlichen Manipulation oder eines Materials) zu haben braucht und doch systemisch durch die Behandlung bzw. das Material geschädigt werden kann.

Diese Möglichkeiten setzen den zurzeit verfügbaren zahnärztlich-kinesiologischen Techniken Grenzen, weil der Patient durch dentalen Distress neurologische Probleme haben kann, die der zahnärztlichen Diagnose mit dem Muskeltest entgehen. Daher ist es nötig, dass der Zahnarzt ganzheitlich ausgebildet ist und holistisch denken kann, um am übrigen Organismus die Zusammenhänge abklären zu können.

Eine andere Basisanwendung der ZK/ZÄPE ist die Erkennung, Reduzierung und Verhütung von Muskelspasmen bzw. Schmerzzuständen. So kann mit kinesiologischen Techniken wie CL/TL ermittelt werden, wo solche Spasmen bzw. Schmerzen lokalisiert sind (s. auch Abb. 38 bis 42). Die ZK/ZÄPE eignet sich gut zur Differenzierung bei diffusem Dolor im ZMK-Gebiet, genau wie das die apparativen bioenergetischen Methoden auch können. In circa 80 Prozent der Fälle kann zum Beispiel erreicht werden, dass eine ungenügende Mundöffnung signifikant vergrößert wird oder dass einem Patienten mit Bruxismus bzw. Gelenkknacken geholfen wird.

Eine weitere faszinierende Anwendung der ZK ist es, die Kontrolle über autonome Funktionen zu erlangen, und zwar mit Hilfe des so genannten *Temporal Tap* (TT), so zum Beispiel (Abb. 112, 113) beim Schluckreflex, beim Speichelfluss oder bei einer Sickerblutung während einer OP bzw. prothetischen Abdrucknahme oder bei einer Zungenfehlfunktion im Rahmen einer myofunktionellen Therapie nach GARLINER oder PADOVAN. Die beim TT vorzugebenden Suggestionen können verbal ausgesprochen oder vom Behandler intensiv gedacht werden. Die Suggestionen werden zweifach gegeben: einmal positiv und einmal negativ, zum Beispiel: „Würgen ist überflüssig, Würgen ist nicht nötig."

Für die Gnathologen bietet die ZK/ZÄPE eine verblüffend einfache Diagnosemöglichkeit der Kiefergelenkerkrankungen (s. auch Kap. 11.4 und Abb. 73 bis 80, 90) und der Kontrolle von Aufbissschienen sowie von Frühkontakten und Bisslagen. Wegen der anatomischen und funktionellen Einheit von Kopf und Becken können TMG-Probleme durch Beckenfehlstellungen (und *vice versa*) bedingt sein. Nach CROSS (Bückeburg) besteht in circa 80 Prozent der TMG-Pathologien ein Beckentiefstand auf der Seite der Kiefergelenksverspannungen, wobei der M. masseter, genau wie die Rückenmuskulatur, auf der gleichen Seite hypertroph ist. Auch der Unterkiefer weicht nach CROSS und STUTE (Bielefeld) in circa 70 Prozent der Fälle zur niedrigeren Beckenseite und damit zum funktionell kürzeren Bein (bzw. zum blockierten ISG) ab.

Sogar die Ausrichtung der Achsen der Frontzähne korrespondiert nach diesen Autoren mit dem Beckenschiefstand, wobei die UK-Zähne zum ursprünglich blockierten ISG tendieren (circa 78 Prozent), während die OK-Frontzahnachsen zur höher stehenden Beckenseite zeigen (Stute-Cross'sches Zeichen). Bei diesen scheinbaren (funktionell bedingten) Beinlängenverkürzungen bei TMG -Problemen ist nach BRICOT (Marseille) das Becken schraubenförmig verwrungen. Um die Priorität der bei Kiefergelenkproblemen beteiligten Systeme (Becken, TMG selbst, Augen und andere) zu ermitteln, bedient man sich des Muskeltestes und/oder des AR, und zwar über das Prioritäts-Mudra nach BEARDALL (s. Abb. 86) oder über die Priority-master-Ampulle des Lykotronic-Bionik-Korrelator-Systems nach JAHODA. (S. auch Abb. 113)

Hinzufügen möchte ich noch die Möglichkeit in der präventiven Zahnheilkunde, den Patienten davon zu überzeugen, wie schädlich raffinierte Kohlenhydrate, besonders Zucker (Inkubationszeit von 15 bis 20 Jahren), sein können, insbesondere für vier Krankheiten, die statistisch signifikant erhöht sind (nach EVERSAUL): 1. Krampfadern, 2. Hämorrhoiden, 3. Divertikulose, 4. Dickdarm-Krebs. (Diabetes, Arthritis, Arteriosklerose, Pankreaserkrankungen sind ebenfalls statistisch angestiegen.) Dabei spielt in der Therapie das Basis-Diät-Experiment nach EVERSAUL (s. auch Abb. 81) eine wichtige Rolle, mit dem man herausfinden kann, ob und, wenn ja, welchen Einfluss die Ernährung auf die bestehenden Beschwerden hat. So spielen bei vielen Allergien die Nahrungsmittel eine wesentliche Rolle (Abb. 110 u. 111). In der ökologischen Medizin sowie in der medizinischen Kinesiologie und der EAP kann man diese allergisierenden Nahrungsmittel, genau wie zahnärztliche Werkstoffe und Materialien, durch Teste ermitteln, um sie dann mit Hilfe der „neutralisierenden" Dosis nach C. LEE zu therapieren bzw. mittels der homöopathisierten und potenzierten Isopathika die betreffenden Nahrungsmittel aus dem Körper „herauszuwerfen" (VOLL, HAGEN). Dabei ist interessant, dass den klinischen Ökologen die Umkehrwirkung der Homöopathie unbekannt zu sein scheint, denn sie sehen noch keine Erklärungsmöglichkeiten für den Wirkungsmechanismus der neutralisierenden Dosis.

Als besonders interessante Anwendung der ZK/ZÄPE für den EAV-Arzt und -Zahnarzt möchte ich das Auffinden von pathologischem Gewebe oder solchem in Dysfunktion erwähnen, wie zum Beispiel bei einer chronischen Pulpitis, einem ostitischen Herd, einer NNH-Entzündung oder einer Appendizitis. All dies geschieht mit Hilfe der CL/TL und/oder einer Belastung (Challenge).

Am verblüffendsten ist der so genannte *Surrogattest*, den man anwenden kann, wenn das zu testende Individuum selbst nicht testfähig ist, zum Beispiel wegen Ohnmacht, Alter, Lähmung oder Ähnlichem. Dazu testet man den eigentlichen Patienten mit Hilfe eines Stellvertreters, indem Letzterer mit Hilfe der CL/TL diejenigen Punkte bzw. Somatotopien beim Patienten berührt, die man diagnostizieren will (Abb. 114 a+b).

Aufgrund der Untersuchungen von EVERSAUL, DIAMOND und anderen stehen bestimmte Muskeln zu ganz bestimmten Zähnen in Beziehung (s. Abb. 17 bis 19). So entstand ein Bezugssystem, das sich von dem bekannten Wechselwirkungsschema von VOLL und KRAMER (Abb. auf dem Faltblatt am Schluss des Buches) leicht unterscheidet und damit zeigt, dass man die Sache von verschiedenen Seiten angehen kann (s. auch Abb. 18). Je nach Untersuchungsmethode und Affinität des Behandlers können auch andere Bezüge individuell gültig sein. So haben MANDEL (meines Wissens als erster) und später auch KLINGHARDT (Seattle) und BERTHOLD (München) statt der Überkreuzung des Magen- und Dickdarm-Meridians eine Symmetrie (rechts wie links) zwischen den oberen und den unteren Backenzähnen beobachtet, so dass die Prämolaren dem Ma/Mi-Pa-Funktionskreis und die Molaren dem Di/Lu-Funktionskreis zugehören. (MANDEL) Bei BERTHOLD ist es umgekehrt wie bei MANDEL. Letzterer hat im Rahmen der Esogetik wohl die weitreichendsten Wechselbezüge zwischen Odontonen und Organismus erarbeitet.

Auch andere Autoren, unter anderem ORSATELLI (1976; s. Abb. 3) oder ANGERER und SOLLMANN (beide München), haben aufgrund ihrer Kenntnisse schon früh Pionierarbeiten auf diesem Gebiet geleistet. Letztere haben zum Beispiel den Zweiern das Lymphsystem oder den Oberkiefer-Sechsern das Ni/Bl-System zugeordnet. Beide haben bei vielen Herzinfarktpatienten unter anderem einen Bezug zu beherdeten Dreiern gefunden (s. auch ALTROCK: *Gefahren durch Dentalmaterialien und Umweltnoxen*, oder PFLAUM: *Synopsis der Regulations-(Zahn-)Medizin*).

All die empirischen Erfahrungen dieser Praktiker sind nicht – wie es auf den ersten Blick scheinen mag – Ausdruck willkürlicher Zuordnungen, sondern basieren auf dem Hologrammprinzip und gehorchen daher einer Gesetzmäßigkeit, die sich dem Einzelnen (je nach Affinität) jeweils anders offenbart. (s. auch Kap. 7) In diesem Sinne sind auch die Beobachtungen von BALTERS (s. Psychodontie) oder CAFFIN (s. Psychopathotaktie) zu verstehen.

Diese Beziehungen können auch wechselseitig gelesen werden (Abb. 17 bis 19 u. auf dem Faltblatt am Schluss des Buches). Ist ein bestimmter Muskel, zum Beispiel der *M. rectus femoris*, schwach, muss man an den entsprechenden Zahn denken, hier den 7 | 7. (S. auch Abb. 38, 47) Und umgekehrt: Ist ein bestimmter Zahn, zum Beispiel der 5,4 | 4,5, avital, so kann ich am entsprechenden Muskel, hier am *M. pectoralis major pars clavicularis* (Abb. 53 u. 54) testen, ob schon eine Fernwirkung da ist. Verwendet man in der ZK die EAV-Messpunkte, so kann man über dieses Akupunktursystem schnell zu einer Übersichtsdiagnose kommen, die man dann mit Hilfe der EAV konkretisieren kann. So ist die medizinische Kinesiologie besonders dann hilfreich, wenn man gerade kein Messgerät oder Therapiegerät zur Verfügung hat.

12.15 Neuralkinesiologie / Psycho-Kinesiologie / Regulations-Diagnostik / Neurobiologie nach KLINGHARDT

Die Neuralkinesiologie wurde von DIETRICH KLINGHARDT und LOUISA WILLIAMS 1993 entwickelt und nimmt sich vor allem der Erfassung von Dysfunktionen des autonomen Nervensystems (ANS) an, unter besonderer Einbeziehung der Neuraltherapie und ihrer Prinzipien sowie der Psyche. Auch sie verwendet (wie andere

Kinesiologiearten) für die Diagnose die TL bzw. den CH. Während der erste Teil, die Neuralkinesiologie, sich in erster Linie um Herde, die „Toxizität der Ganglien" (vgl. Abb. 89), „Unterfunktion, Überfunktion und blockierte Regulation" (KLINGHARDT/WILLIAMS) des ANS kümmert (s. auch Abb. 117), erfasst der andere Teil, die Psycho-Kinesiologie, die „psychisch-emotionell bedingten behandlungsfähigen Störungen" der Krankheiten (KLINGHARDT/WILLIAMS). Beides ist eng miteinander verwoben.

Seit 1998 bezeichnet L. WILLIAMS die von ihr aus der NK entwickelte Methode der Bodybiofeedback-Technik als AM-FM-Technik – eine Kombination aus VAN ASSCHES AR (AM) und NOGIERS Einschätzung des menschlichen elektromagnetischen Feldes (FM) unter zusätzlicher Berücksichtigung von Gehirnblockaden, Drainagemängeln, der TCM, der Aurikulotherapie, der Homöopathie etc. und vor allem von chronischen Adaptationsketten im Sinne des Biocomputers von BEARDALL (dazu weiter unten). Des weiteren benutzt sie zur Diagnose und Therapie so genannte *Mode Cards*, das heißt auf Papier gezeichnete Mudras (*Handmodes*). Diese Technik ähnelt der ZahnÄrztlichen Physio-Energetik (ZÄPE, siehe dort).

Seit 1999 nennt D. KLINGHARDT seine aus der Neuralkinesiologie hervorgegangene neue Methode Regulations-Diagnostik (RD) bzw. Neurobiologie nach KLINGHARDT (NK). Sie ist inzwischen ein eigenständiges System, in dem die Psycho-Kinesiologie weiterhin ihren Platz hat (s. Kap. 12.15.3 u. 12.15.4).

12.15.1 Neuralkinesiologie

Unter Verwendung des Armstreck- (s. Abb. 52) bzw. Hüftabduktionstestes (Abb. 108 a) dient die CL/TL mit dem Handchakra auf KG8 bei überextendierten Fingern (analog dem Computervirus-Test der Physio-Energetik, siehe Abb. 117) als wichtigster Basistest zur Ermittlung einer eingeschränkten/offenen Regulation des ANS: Genauer gesagt handelt es sich um einen Test auf eine mehr oder weniger eingeschränkte Regulation von Sympathikus und Parasympathikus. Dieser ER-Test (Test für eingeschränkte Regulationsfähigkeit) misst die Fähigkeit der Matrix, „auf elektromagnetische oder energetische Reize adäquat zu reagieren, und ist ein Test für den Gesundheitszustand des Grundsystems" (KLINGHARDT).

Die Suche nach der Ursache eingeschränkter Regulation ist hier der erste und wichtigste Schritt; ohne offene Regulation kann für ein spezifisches Problem nicht weiter getestet werden. Als Hauptursachen finden KLINGHARDT/WILLIAMS häufig das Schwermetallproblem, aber auch Störfelder, die Psyche (dort setzt dann die Psycho-Kinesiologie an), Malokklusionen, Nahrungsmittelallergien, Geopathie-Stress, Lösungsmittelintoxikationen usw.).

Als Eingangstest dient in der Neuralkinesiologie die Untersuchung auf einseitiges bzw. doppelseitiges Switching als „primären Indikator einer cortikalen Dysregulation“ (KLINGHARDT/WILLIAMS; s. auch Abb. 88). Einseitiges Switching dient auch als Hinweis darauf, ob das vegetative Nervensystem durch einen Herd (akuter Herd, Herdswitching (s. Abb. 88)) oder ein toxisches Problem irritiert wird, den (das) es dann zu finden gilt. Doppelseitiges Switching gibt einen Hinweis darauf ob eine „Fehlregulation im Autoimmunbereich“ vorhanden ist, die mit einer Eigenblut- bzw. Eigenharntherapie zu behandeln ist.

12.15.2 Eigenblut- und Eigenharntherapie

Praktisch geht man bei der Eigenbluttherapie folgendermaßen vor:

1. Ein Lokalanästhetikum +1 ccm Patientenblut werden in einer 2 ccm-Spritze zehn- bis zwanzigmal verschüttelt und dann ins Gesäß injiziert (i. m.).
2. Wiederholung von Schritt 1 alle zwei Wochen circa dreimal bzw. so lange, bis im Doppelswitchingtest keine Reaktion mehr auftritt.

Will man *potenziertes Eigenblut* verwenden, zieht man in einer 2 ml-Spritze einen Tropfen Blut bis zum Sichtbarwerden im Konus der Spritze auf und verfüllt den Rest der Spritze mit 30-prozentigem Alkohol. Nach 10-maligem Verschütteln (Schlagen auf den Handballen – das entspricht der Potenz C 1) leert man die Spritze, bis der Rest wieder im Konus sichtbar ist. Dann zieht man wiederum bis zum Anschlag der Spritze Alkohol auf und verschüttelt das Ganze zehnmal (entspricht C 2). Diese Prozedur wiederholt man so oft wie nötig, das heißt nach Erfahrung bis C 6 (7) bzw. nach Test, bis zur benötigten (getesteten) Potenz und spritzt das Ganze in eine mit destilliertem Wasser gefüllte 30 ml-Flasche. Davon gibt man circa zwei Wochen lang 3 x tgl. 10 Tropfen bzw. im akuten Krankheitsfall drei bis sechs Tage lang dreimal 5 bis 10 Tropfen. Bei Allergikern wiederholt man die Kur nach circa zwei weiteren Wochen (also vier Wochen nach Ersteinnahme) bzw. nach 14 Tagen im akuten Fall, und zwar diesmal beginnend mit der C 9 (nach Erfahrung) bzw. mit der neu getesteten Potenz.

Im Falle der *potenzierten Eigenharntherapie* verfährt man genauso, während man bei der Eigenharntherapie „pur“ – eigentlich eine „Eigenserum-Konzentrat-Therapie“ (ABELE) – nach Abkochen des Urins die Injektion mit einem dafür geeigneten Filtervorsatz durchführt (0,5 ml mit Steigerung um je 0,5 ml) bzw. bei der oralen Gabe tgl. 1 Glas Morgenurin (eventuell auch Tagesurin) zu sich nimmt (circa vier bis sechs Wochen lang). Die orale Eigenharnbehandlung (pur) ist besonders bei Schleimhautbrennen, Gingivitiden, Stomatitiden, Aphthen und Parodontopathien angezeigt.

Bei einem intraoralen Parodontalverband aus Heilerde hat sich die Herstellung mit der dazu nötigen Menge Eigenharn bewährt.

12.15.3 Psycho-Kinesiologie

Die Psycho-Kinesiologie deckt, falls vorhanden, die psychisch-emotionale Komponente bei jedem Untersuchungsgang durch Gegentestung zum erkrankten Körperteil (Organ, Gelenk, Zahn) mittels TL/CL der NV-Punkte der Stirn auf und behandelt die durch das „PK-Gefühls-Mandala“ gefundenen psychischen/emotionellen Probleme mittels rhythmischem Beklopfen von so genannten Entkoppelungspunkten am Kopf (Augenbraue-Mitte bds. und GG 19/21 gleichzeitig circa 33-45 Sekunden lang, s. Abb. 83), bei gleichzeitiger Visualisation der gefundenen auslösenden Situation und Berührung des erkrankten Organs oder Körperteils. Diese Technik geschieht vor allem bei emotionalen Problemen, deren Repräsentation sich im Frontalhirn befindet. Bei Problemen, von denen besonders das limbische System betroffen ist, werden die Spektralfarben bzw. Augenbewegungen im Sinne des NLP zur Diagnostik und Therapie mitherangezogen (= EMDR = *Eye Movement Desensitisation Reprocessing* nach FRANCINE SHAPIRO).

12.15.4 Regulations-Diagnostik/Neurobiologie nach KLINGHARDT

Die auf der Basis der NK von DIETRICH KLINGHARDT entwickelte RD (in USA: ART = *Autonomic Response Testing* genannt) basiert auf drei Standbeinen:

1. auf objektiven Tests (aufholmedizinischen, besonders ANSA = Analyse des autonomen Nervensystems mittels *Heart Rate Variability*)
2. auf kinesiologischen Tests, die besonders das ANS betreffen und sich vor allem auf Erkenntnisse von GOODHEART, BEARDALL und OMURA beziehen und
3. auf gesundem Menschenverstand (medizinisches Wissen, Erfahrung, Intuition usw.)

KLINGHARDT hat GOODHEARTS Gesundheitstriade zum 4-Komponenten-Modell erweitert (s. auch Kap. 12.14 u. 19.10).

Das ANS spielt – abgesehen von seiner allgemeinen Bedeutung – auch in der Zahnheilkunde eine entscheidende Rolle, wo zum Beispiel die Zähne beide Anteile gleichermaßen besitzen. Dadurch haben alle Maßnahmen, die wir als Zahnärzte durchführen, einen enormen Einfluss auf das vegetative Nervensystem, besonders um die Kopfganglien (*Ggl. ciliare, sphenopalatinum, oticum, submandibulare*), die durch Schwermetalle und Umweltgifte und Toxine aus chronischen Ostitiden (NICO) pathologische Signale in den Körper senden.

Besonders das *Ganglion oticum*, das auch an der Steuerung der Hirndurchblutung beteiligt ist, ist für die Zusammensetzung und den Zustand (pH-Wert) des Speichels mit Antikörpern, Neuropeptiden (zum Beispiel *Nerve Growth Faktor*) und Mineralien verantwortlich und entscheidet somit, ob der Mensch kariesanfällig ist oder nicht, genau wie das *Ganglion submandibulare* als Unterkiefer-Pendant. Besonders das parasympathische Nervensystem ist im Gesichtsbereich und in den Sinnesorganen stark präsent. So werden die Muskelfunktionen, die das Schlucken und das Kauen bewirken, sowie die Stimme vor allem vom parasympathischen Nervensystem gesteuert.

Nach neuen Erkenntnissen hat besonders der Vagus sowohl einen autonomen wie auch einen bewussten Anteil. Von den drei Vaguskernen im Gehirn sind besonders der *Nucleus ambiguus* und der *Dorsal Motor Nucleus* wichtig, da sie für den bewussten Teil und unsere Emotionen verantwortlich sind. Daher wird dieser Teil *Smart Vagus* oder intelligenter Vagus genannt und hat zur polyvagalen Theorie der Emotionen geführt (PORGES, zitiert nach KLINGHARDT), die besagt, dass die im limbischen System gestauten Gefühlsinhalte, die sich im Gesicht zeigen, genauso vom Vagus vermittelt werden wie die von den Bauchorganen produzierten Neurotransmitter (enterisches Nervensystem), die uns zu entsprechenden Handlungen aktivieren (zum Beispiel Wut über die Neuropeptide der Leber). So wird im Bauchraum mehr Serotonin als Glückshormon ausgeschieden (nämlich 80 Prozent) als im Gehirn (20 Prozent).

Auch der Beckenraum und damit unsere Sexualität wird von einem Teil des Vagus versorgt und dies kann die damit verbundenen Emotionen erklären. Der Sympathikus, der vom Hypothalamus als zentrale Schaltstelle aus das Rückenmark hinunterzieht und am Hals (entlang den Blutgefäßen) wieder zurückverläuft, beeinflusst durch diese sympathischen Ganglien nicht nur das, was im Gehirn passiert, sondern reguliert auch die Zellwände und damit den Transport von Neuropeptiden in den Extrazellulärraum (Matrix, Grundsystem) über die Ionenkanäle. Gleichzeitig ist er verantwortlich für die Muskelspannung (über die Muskelspindeln) und somit auch für die in den kinesiologischen Testverfahren anzutreffenden Phänomene der An- und Abschaltung der Muskeln.

Da das ANS sich im Extrazellulärraum befindet, sind die Informationen, die wir über die medizinische Kinesiologie erhalten, wie sie üblicherweise mit dem Muskeltest durchgeführt wird, auf diesen Raum beschränkt und erst durch den direkten Resonanztest nach OMURA (s. Kap. 17) erfahren wir etwas über den Intrazellulärraum. Dabei hilft uns besonders der Rossaint-Frequenz-Resonator (s. Kap. 16), der durch die Verstärkung der Informationsübertragung Veränderungen bis in die DNS-Strukturen erfasst.

Zusammengefasst kann man sagen, dass die RD als Diagnostikum so angelegt ist, dass – wie bei vielen anderen Kinesiologiearten – andere Behandlungsmethoden sich hier einordnen können. Eine besondere Rolle spielt dabei die Licht- und Farbtherapie über das *Photon Wave®* nach LEONA VERMEIRE (Antwerpen), bei dem die Farblichtfrequenzen dem Organismus über die Augen angeboten werden und daher besonders tiefe Wirkung erzielen (s. Abb. 115).

Dabei ist das Therapiespektrum weit gefächert und reicht von Entgiftungsprogrammen bis zur Beseitigung von Allergien, neurologischen Störungen und emotionalen Auffälligkeiten. Benutzt man beim *Photon Wave* für Diagnostik und Therapie zusätzlich auch den RFR und andere Acrylglashilfen (zum Beispiel kleine Plastikscheiben mit und ohne Löcher nach KLINGHARDT), sind die Ergebnisse überdurchschnittlich.

12.16 Physio-Energetik (Holistische Kinesiologie)

Entwickelt wurde sie seit 1980 von RAPHAEL VAN ASSCHE Sie benutzt primär den Armlängenreflex (AR), bedient sich aber bei Bedarf auch des Muskeltestes der *Applied Kinesiology* (s. auch Kap. 12.1). Seit 1987 ist sie in Spanien unter dem Namen *Kinesiologia holistica* bekannt. Sie ist meines Erachtens **die *einzige* Methode, die nicht symptomatisch behandelt**, und verdient daher eine Sonderstellung, und dies auch von ihrer zugrundeliegenden Philosophie her, die auf dem „hermetischen" Boden der *Philosophia perennis* fußt. Die Ganzheitliche Zahnheilkunde bedient sich daher besonders dieser Kinesiologieart (s. ZÄPE, ROSSAINT, Kap. 13).

Beim Armlängenreflex handelt es sich um einen die Muskelketten des Körpers benutzenden Muskelreflex; er ist einmal eine Stressreaktion, wenn ein Reiz ein generelles Anpassungssyndrom nach H. SELYE auslöst, und zum anderen eine Erkennungsreaktion, wenn es sich um Resonanzphänomene (zum Beispiel zwischen Medikamenten und Symptomen) handelt. Er beinhaltet eine scheinbare Veränderung der Armlänge, wenn der Muskeltonus auf der rechten und der linken Körperseite auf eine Information (Reiz, Medikament) verschieden reagiert. Er erlaubt so einen schnellen Einblick in die körperliche, seelische (emotionale) und geistige Verfassung und energetische Reaktion eines

Menschen. Der AR dient auch zur Kontrolle der zu verwendenden Therapie, die vorzugsweise aus den verschiedenen Sparten der Naturheilkunde stammt (zum Beispiel Akupunktur, Chiro-, Neuraltherapie, Ernährungslehre usw.).

Während der Patient sich in gerader Rückenlage (= klassisch; es geht auch im Sitzen oder Stehen, s. Abb. 29 u. 30) befindet und beide Arme locker über den Kopf nach hinten gestreckt hat (normalerweise sind sie gleich lang), zieht der Therapeut – hinter dem Patienten stehend oder sitzend – die Arme unter leichter Drehung der Handinnenflächen des Patienten nach außen und behält diese Dehnung einen Moment bei, ehe er wieder loslässt. Bei positivem Befund erlaubt der aufgetretene reflektorische Armlängenunterschied, das heißt die Ungleichheit der Armlänge zwischen rechts und links, Antworten auf die jeweiligen „Testfragen“ des Therapeuten, und zwar aufgrund der verwendeten Medikamente, Berührung bestimmter Organ-, Reflex- und Akupunkturpunkte und Belastungen/Herausforderungen (Challenge). Bleibt die reflektorische Änderung des vorherigen Zustandes aus, besteht keine Resonanz zwischen der „Testfrage“ und dem Schwingungsspektrum des Organismus.

Die Physio-Energetik (PE) macht sich Techniken aus allen Kinesiologiearten, die dazu geeignet sind, für medizinische Aussagen zu Nutze, geht aber in ihrem Konzept noch darüber hinaus. Raphael van Assche, der bis 1990 in der *Clinica Buchinger* in Marbella (Spanien) als Akupunkteur, Osteopath und Physio-Energetiker gearbeitet hat und jetzt in Wien die Arbeitsgemeinschaft für Physio-Energetik leitet, fasst alle Techniken und Systeme zusammen unter dem Begriff Chi Gong, das heißt Arbeiten mit Energie. Er macht damit deutlich, auf welcher Ebene wir uns in der Kinesiologie bewegen, und unterstreicht die Bedeutung dieser Ebene für einen „gesunden“ Körper.

Da man in der holistischen Kinesiologie den Körper sozusagen als „Biocomputer“ (im Sinne Beardalls, im Folgenden abgekürzt BC; s. Abb. 85 bis 108; 116 u. 117) benutzt, der der Idee nach im Prinzip so funktioniert wie ein technischer Computer, müssen wir vor jedem Test prüfen, ob der „Computer“ auch adäquat arbeitet, damit wir sicher sind, dass er uns die richtigen Antworten auf unsere Fragen gibt (s. Abb. 85 sowie Abb. 118 bis 120).

Je nach *Ausgangssituation* beim Test unterscheidet man

1. einen *ausgeglichenen AR (Neutralstellung)* mit gleicher Armlänge, das heißt einen Zustand, in dem der BC auf dem Display keine Pathologie anzeigt,

2. einen *Yang-AR* mit gleicher Armlänge als Zeichen einer Adaptation, das heißt einen Zustand, in dem die gleiche Armlänge schon einen pathologischen Befund anzeigt, und
3. einen *Yin-AR (Anfangs-AR)*, das heißt eine ungleiche Armlänge von Anfang an als Zeichen, dass der Körper eine Pathologie nicht mehr kompensieren kann und einer akuten Behandlung bedarf.

Die Differenzierung zwischen Yang-AR und Neutralstellung erfolgt auf dieser „DOS-Ebene" des BC durch das beidseitig durchgeführte Handchakra nach Ashley Robinson:

Der CH in den Handteller (*Plexus palmaris superficialis et profundus*, Handnebenchakra) ist bei einem Yang-AR auf einer Seite positiv (positives Handchakra), während es bei einer Neutralstellung beidseits negativ sein muss. (Ist man später in einem File, muss das Handchakra immer auf einer Seite positiv sein; sonst hat man einen Computer-Crash. Vgl. Abb. 95)

Die erste Prüfung erfolgt auf das Vorhandensein eines *Computervirus* (entspricht ER; s. Abb. 117) im Yin und Yang, das heißt mit geschlossenen (Yin) und offenen (Yang) Augen. Auch die anderen „Vorteste" erfolgen im Yin und Yang als Analoga von bewusst (Yang) und unbewusst (Yin). Dann überprüft man zum Beispiel, ...

- ob der Patient in Adaptation (über das Mudra „Adaptation", s. Abb. 87) bzw. in einer *„neurologischen* Dysorganisation" (Goodheart) ist, über CL (TL) an Niere 27 bds., an GG 26 – KG 24 und am Bauchnabel-Coccyx, (s. Abb. 121),
- ob er immer die gleiche Antwort auf denselben Reiz gibt (= Oszillation: über einen Fingerzeig auf der Haut des Patienten bzw. über Ultracain; s. Abb. 116),
- ob er „geswitcht" ist, das heißt umgedrehte Antworten gibt, ja statt nein und vice versa (über eine schnelle Änderung der Polaritäten durch schnelles Wechseln der linken und rechten Hand beim Berühren der Patientenarme),
- ob das „Biocomputerprogramm" eine Inversion aufweist, das heißt eine Reflexumkehr am *Ganglion stellatum* zeigt (s. Abb. 116), ob eine Isolation der Information (schwarzer Filter, Uranylnitratfilter, Mudra „Isolation", Abb. 87) vorliegt,
- ob die Okulomotoren synchron arbeiten (mit einem Finger Kreise vor Patientenaugen vollführen, denen der Patient mit den Augen folgt),
- ob die Kopfrotatoren beidseitig gleich funktionieren (Kopfdrehung nach rechts und links),

- ob der Patient in seiner eigenen *Identität* ist (Patient konzentriert sich auf sich selbst; Bild des Labyrinths auf dem Boden der Kathedrale von Chartres = „Chartres-Filter"; Abb. 116) u. v. m. (zum Beispiel *overload* (Abb. 122), die *Minicomputer* (Abb. 123), fünf Quadranten; siehe dazu *nächstes Kapitel*).

Erst dann, wenn die oben genannten Teste negativ, das heißt ohne Befund sind, bzw. nachdem Befunde behandelt wurden, beginnt der eigentliche Test, unter anderem mit der Ermittlung, welche Ebene die Störung betrifft (*Mudras, hand modes*). (Vgl. Abb. 84) Dabei unterscheiden wir zurzeit

- die *Strukturebene* (Verbindung von Daumen – Zeigefinger),
- die *chemische Ebene* (Daumen – Mittelfinger),
- die *emotionale Ebene* (Daumen – Ringfinger) und
- die *Informationsebene* (elektromagnetische) (Daumen – kleiner Finger).

Sprechen mehrere Ebenen an, wird geprüft, ob eine *Segmentation* der Information vorliegt (Zusammenfügen einzelner Finger bei den Mudras). (Siehe auch nächstes Kapitel) Dabei sind Computervirus, Inversion, Oszillation und Switching absolute Diagnose- und Therapiehindernisse, die erst beseitigt werden müssen, ehe man weitertestet – will man vermeiden, dass der Biocomputer falsche Antworten gibt.

Zur Diagnose bedient sich die PE neben der CL/TL vor allem der Mudras (Handmodes, s. Abb. 84 ff.) als CH, wobei das Mudra „Super-TL" nach van Assche (s. Abb. 93 l) auf eine besonders bedeutsame Belastung hinweist, die für das jeweilige pathologische Geschehen relevant ist und die der Körper nicht mehr alleine bearbeiten kann.

Die Flucht in die Krankheit ist vielfach die einzige Möglichkeit, den Kampf im Dasein mit anderen Mitteln fortzusetzen, das Mitleid der Weg, die Aufmerksamkeit auf sich zu lenken.

Wilhelm Balters

Die ZahnÄrztliche Physio-Energetik (ZÄPE)

Sie wird vor allem in der Ganzheitlichen Zahnheilkunde angewandt und ist verbunden mit dem Namen A. ROSSAINT (1996). Sie beruht auf drei Grundbausteinen:

- Physio-Energetik (PE) mit ihrem AR (VAN ASSCHE)
- AK-Muskeltest (GOODHEART) sowie
- BOT (OMURA) in der Modifikation nach VAN BENSCHOTEN (s. Kap. 17 u. 18).

Die ZÄPE (siehe auch Abbildung 118 bis 120) verwendet immer den AR, den BOT und den Muskeltest, da sie hierarchisch geordnet sind und sie dadurch die genaue Verarbeitungsstelle von Stimuli/Reizen im Gehirn dokumentieren kann bzw. feststellen kann, welche Strukturen vom pathologischen Input betroffen sind. Sie schließt die ZK ein (s. Kap. 12.14), ist aber noch umfassender als die ZK und benutzt unter anderem die MAM, die MIM (s. Kap. 21), die Bioregulative Zwischenschaltung (Abb. 113), die hermetische Philosophie bzw. Esogetik (s. Kap. 7.2). Außerdem legt die ZÄPE viel Wert auf die psychisch-emotionale Ebene (Psychophysioenergetik (PPE), Psychodontie) und integriert die KFT nach ROSSAINT (s. Kap. 14.6).

LECHNER hat als passionierter PC-Anwender vor allem den virtuellen Computertest von DOUG LEBER (Akupro) weiterentwickelt und für den Armlängenreflex-Test aufgearbeitet (SkaSys, systemische Kinesiologie nach LECHNER). Während LEBER mit seinem System (Akupro) die digitale Verarbeitung der Information betreibt, arbeitet LECHNER mit akustischen Feldinduktionen und benutzt eine berührungslose, skalarwellengestützte Informationsübertragung über eine Moebius-Schleife (Transducer) vom Computer auf den Patienten, während er den AR-Test durchführt.

Besonders für Technikinteressierte bieten beide Systeme den Vorteil, in hohem Umfang Test- und Medikamenteninformationen ohne aufwendige Testsubstanzsortimente abrufen und verarbeiten zu können, eben virtuell. Demgegenüber habe ich selbst mich mehr mit dem nicht computergestützten, auf *Biophotonenabstrahlung* beruhenden Resonanztest beschäftigt und dazu ein metallfreies, *berührungsloses Resonanztest-Set* (RFR) entsprechend den Erkenntnissen der Akupunkturpunkt-Biophotonen-Forschung entwickelt (s. Kap. 18).

Zudem habe ich vor allem die Integrierung anderer Methoden in die ZÄPE betrieben. So benutze ich besonders *aurikulomedizinische Techniken* (nach NOGIER, BAHR) zur Herd- und Schwermetalltestung sowie in verstärktem Maße Ideen aus der *Akupunkturpunkt-Biophotonen-Diagnostik* nach M. M. VAN BENSCHOTEN (s. dazu Kap. 18).

Kernstücke der ZÄPE sind der odontogene Challenge (ROSSAINT) sowie die kontaktfreie Medikamententestung (Resonanztestung) mittels RFR (s. Kap. 16).

13.1 Der odontogene Challenge

Während die PE vor allem den Armlängenreflex-Test (AR) nach R. VAN ASSCHE und im Bedarfsfalle den AK-Muskeltest nach G. GOODHEART sowie das Biocomputermodell nach A. BEARDALL benutzt, bedient sich die ZÄPE zusätzlich auch des Bidigitalen-O-Ring-Testes nach Y. OMURA in der Abwandlung nach M.M. VAN BENSCHOTEN im Sinne seines Akupunkturpunkt-Biophotonen-Tests. Alle Testarten sind ON-OFF-Phänomene, beinhalten also keine Wertung.

> Verändert sich der Muskeltonus beim Test, so spricht man von einer Muskelreaktion (MR), verändert sich die Armlänge (AL) im Sinne des Kürzer- oder Längerwerdens eines Armes, spricht man von einem +AR.

Neben der Therapielokalisation/*Circle Localisation* (TL/CL) ist der Challenge (CH) die am häufigsten eingesetzte Untersuchungsart zur Ermittlung von Pathologien. Der Challenge jedweder Art in der Kinesiologie im Allgemeinen (zum Beispiel strukturell-mechanisch, chemisch-physikalisch, emotional und mental etc.) und in der zahnärztlichen Physio-Energetik (ZÄPE; ROSSAINT) im Besonderen ist zudem eine der elegantesten und präzisesten Untersuchungsmethoden zur Ermittlung der Reaktion des Patienten auf eine gezielte Provokation bzw. auf einen gezielten Reiz. Er beinhaltet im positiven Fall die Veränderung des AK-Muskeltests (MR = Muskelreaktion), des BOT bzw. des physio-energetischen Armlängenreflexes (AR) im Sinne eines Polaritätswechsels.

Im negativen Fall – wird der Reiz also nicht beantwortet, das heißt: tritt *keine* Polaritätsänderung ein –, besteht entweder eine gute (lokale) Adaptation, oder der entsprechende Reiz ist in seiner Intensität zu klein gewesen bzw. der gewünschten Untersuchung gemäß nicht adäquat gewählt worden. Es kann aber auch eine

Blockade vorhanden sein, wie es oft bei Zahnherden vorkommt, die zwar eine Belastung darstellen, aber im TL/CL/CH-Test zunächst nicht reagieren und erst durch bestimmte „Verstärker"-Maßnahmen „entlarvt" werden können (siehe dazu weiter unten).

Grundsätzlich kann man mit dem Challenge jeden Muskel untersuchen, der mit dem zu untersuchenden System (zum Beispiel Organ/Meridian) korreliert. Geeigneter, vor allem in der Zahnheilkunde, ist jedoch die Testung über einen Indikatormuskel (IM), der ja bekanntlich dadurch gekennzeichnet ist, dass er zu Beginn der Testung normoton ist, auf Stress (Magnet, Spindelzellen, Sedationspunkt der Akupunkturmeridiane) vorübergehend hypoton wird und dessen Antagonist ebenfalls normoton ist. Unter diesen Voraussetzungen kann ein so gewählter IM unter dem Challenge schwach (das heißt hypoton) dysregulativ werden, normoton bleiben oder hyperton werden, wobei Ersteres und Letzteres Stressreaktionen sind.

Beim AR bleiben entweder die Arme gleich lang (–AR) als Zeichen einer guten lokalen Regulation, eines Nichtansprechens des Challenge oder einer „hypertonen" Reaktion (blockierter AR), oder sie werden kürzer bzw. länger auf einer Seite (+AR) als Zeichen einer positiven Reaktion auf die Provokation. Wird der *linke* Arm kürzer, löste der Reiz eine parasympathische Reaktion aus, während es sich bei der Verkürzung des *rechten* Armes auf den Challenge um eine orthosympathische Reaktion handelt.

Bei gleich bleibendem AR erfolgt die Differenzierung zwischen „normotonem" und blockiertem („hypertonem") AR direkt nach dem CH über die Approximation der Spindelzellen des PCM bzw. *M. latissimus dorsi* oder über einen dort aufgesetzten Magneten. Tritt dabei ein +AR auf, war es eine „normotone" Reaktion, anderenfalls eine „hypertone" blockierte.

Um die Differenzierung leichter zu ermitteln, aber auch um genügend Zeit für die weitere Untersuchung zu haben, speichert man den CH im Biocomputer, der in der PE wie in der ZÄPE benutzt wird, entweder durch das so genannte *Leg lock* (s. Abb. 124) nach Beardall oder über die *XY-Linie* nach Nogier (s. Abb. 109) zentral auf der Stirn (Daumen von Nasenwurzel zum Haaransatz streichen, bei geschlossenen und offenen Augen, das heißt im Yin und im Yang). Aber Vorsicht: Im Biocomputer-Modell befindet man sich nach der Einspeicherung in einem Subsystem, das heißt in einem „File": Das bedeutet, dass man auch durch CH in die Handchakras (rechts und links) prüfen muss, ob der Biocomputer noch online ist bzw. abgestürzt ist. Ist Letzteres nämlich der Fall, muss erst dieser „Computer-Crash" behandelt werden. Ein Computer-Crash liegt dann vor, wenn man nach dem Aktivieren der Handchakras *(Plexus palmaris superficialis et profundus)* einen –AR beiderseits findet (s. auch Abb. 95).

Aufgrund der im Biocomputer-Modell verwendeten Minicomputer (Master-C., Primär-C., Statik-C., 3E-C., Reflex- oder kinetischer C.) kann es – da der AR ein Anzeiger aller Minicomputer ist – zu einer Diskrepanz zwischen dem Muskeltestergebnis (kinetischer/Reflex-C.) und dem AR kommen, als Zeichen dafür, dass die Kommunikation zwischen den einzelnen Minicomputern nicht mehr vorhanden ist bzw. ein Konflikt zwischen Reflex- und CPU-Verarbeitung besteht. In diesem Fall kann zum Beispiel der Muskeltest hyperton sein, während der AR „normoton" ist. Das zeigt an, dass der Reiz den Reflexcomputer (*Medulla oblongata*/Stammhirn) irritiert hat, aber die höheren Zentren (Hypothalamus, Hypophyse, Epiphyse usw.) noch funktionieren.

Aber auch der umgekehrte Fall kann eintreten, dass nämlich ein blockierter AR vorhanden ist und der Muskel normoton reagiert. Dann weiß man, dass die Verarbeitung über die höheren Zentren betroffen ist, und muss entsprechend untersuchen, welche CPU-Anteile der anderen Minicomputer betroffen sind. *In praxi* bedeutet dies, dass es sich empfiehlt, beim Challenge, aber auch allgemein, immer beide Tests (Muskeltest und AR) durchzuführen (ROSSAINT).

Der BOT liegt in der Hierarchisierung zwischen MT und AR, das heißt, mit ihm erfasst man nach meiner Erfahrung in der ZÄPE Störungen, die in der CPU maximal bis zum Thalamus reichen, so dass der sensibelste Test der AR ist, der noch Gehirnbereiche erfasst, die durch die beiden anderen nicht erreicht werden. Außerdem ist der AR für alle Bereiche einsetzbar, von der Peripherie bis zur höchsten Zentrale.

Gemäß dem Selbstverständnis der PE/ZÄPE wird vor jeder eigentlichen Pathologietestung natürlich die *Funktionsfähigkeit des Biocomputers* geprüft und bei Bedarf behandelt. Denn es kommt oft vor, dass zum Beispiel ein „Biocomputervirus" (um eine Möglichkeit zu nennen) den eigentlichen Test unmöglich macht bzw. verfälscht, wobei die dabei vorhandene ANS-Blockade (KLINGHARDT/WILLIAMS) unter anderem durch einen Herd bedingt sein kann. („Herdswitching"; siehe weiter unten bei den Mudras) Natürlich gilt das auch für das neurogene Switching auf allen Ebenen wie für die Oszillation.

13.1.1 Das Vorgehen in der Praxis

Steht der Arzt/Zahnarzt nun vor der Aufgabe, den Verdacht auf ein Herdgeschehen im ZMK-Bereich entweder verifizieren zu müssen oder verneinen zu können, so sollte er folgendermaßen vorgehen:

Vorab erfolgt natürlich die klinische Diagnostik mittels Anamnese, Inspektion, Vitalitätsprüfung und Röntgen, wie er es in der klinischen Ausbildung gelernt hat. Die klinischen Möglichkeiten für die Ermittlung von Herden sind hinreichend bekannt. Jedoch muss man diese statischen Untersuchungen durch dynamische bioenergetische Testverfahren ergänzen, um stumme chronische Entzündungen als Herde bewerten zu können.

Zunächst muss dabei die Reaktionslage mittels entsprechender Verfahren (DDG, ThRD u. Ä.) ermittelt werden, wobei sich schon weitere Hinweise auf ein Herdgeschehen ergeben können. Finden sich dabei Regulationsblockaden, so muss daran gedacht werden, dass Reize unter Umständen von einem solchen vorbelasteten Körper nicht adäquat beantwortet werden können und zu Fehlinterpretationen führen können.

Sind diese Blockaden über den ganzen Körper verteilt, muss man an übergeordnete systemische Belastungen (zum Beispiel Geopathie) denken, wenn man die das Grundsystem blockierenden Medikamente ausgeschlossen hat.

Schließlich muss eine Hierarchisierung der gefundenen Befunde erfolgen, die die Behandlungspriorität festlegt. In der ZPE kann der erste kinesiologische Hinweis auf ein Pathologiegeschehen und damit eventuell auf ein odontogenes Herdgeschehen auf mehrere Arten erfolgen:

1. Therapielokalisation(TL)/Circle Localisation(CL)
2. Spezifische Testampullen
3. Nosoden/Organpräparate
4. Mudras
5. Challenge (CH)

13.1.2 Die TL/CL

Die TL/CL, die ja bekanntlich nur anzeigt, wo etwas nicht in Ordnung ist und untersucht bzw. therapiert werden soll, kann einmal für Ärzte/Zahnärzte, die noch keine Akupunkturkenntnisse besitzen, rein anatomisch auf dem Kiefergebiet bzw. einzelnen Odontonen erfolgen, zum anderen für Akupunkturkundige an bestimmten Akupunkturpunkten durch Berühren mittels zweier nebeneinander liegender Finger.

Als erste Möglichkeit der Übersichtsdiagnostik ist die TL/CL an GG 25 (Nasenspitze) nach Doug Leber zu nennen, die bei positivem Ausfall ein Kopfherdgeschehen beinhaltet und danach differentialdiagnostisch abgeklärt werden muss. Die entsprechenden Punkte für den Körper sind: KG 18 (Brustraum); KG 13 (Bauchraum); KG 6 (Becken) (s. auch Kapitel 20.1).

Als zweiter konkreterer Hinweis ist der Punkt Di 5 nach van Benschoten sowie der „klassische" Akupunkturpunkt Lymphe 2 nach Voll (beiderseits) zu nennen. Bei einseitigem Befund (Polaritätswechsel nach TL/CL) ist an ein ipsilaterales Herdgeschehen im ZMK-Bereich zu denken, bei beidseitigem Befund eher an eine Materialproblematik (vor allem, wenn gleichzeitig eine MR bzw. ein +AR bei Akupunkturpunkt Allergie 3 nach Voll vorhanden ist) als an ein beidseitiges Herdgeschehen. Aber auch das ist möglich.

Kann man zum Beispiel den bei Lymphe 2 gefundenen und eingespeicherten AR (nach Ausschluss eines neurologisches Zahns) mittels zahnärztlich relevanter Mittel (zum Beispiel chronische Pulpitis, Ostitis als Nosoden) ausgleichen, hat man schon einen Hinweis auf die Art des Geschehens (das gilt auch für Materialien). Auch an Mercaptan und Thioäther als Hinweis auf devitales Eiweiß aus toten Zähnen ist hier zu denken.

13.1.3 Aurikulomedizinische Herd-/Störfelddiagnostik mittels AR/MR

Eine weitere Möglichkeit zur Herddiagnostik an Akupunkturpunkten bietet die TL/CL am Ohr bzw. Körper im Sinne der Aurikulomedizin mit ihren fünf Störfeld-Hinweispunkten (Bahr) der mittleren Gewebeschicht, die durch Verbindung mit den entsprechenden Punkten in der tiefen Gewebeschicht auf ein ZMK-Herdgeschehen hindeuten kann (Abb. 125, 127; siehe auch Kapitel 20.3).

Dabei nutzt man zum einen die lokalen Resonanzphänomene zwischen bestimmten Substanzen (Bahr) und den Störfeldhinweispunkten (Akupunkturpunkte allgemein) auf der Ohrmuschel bzw. am Körper. Zum anderen braucht man die drei Gewebeschichten nach Nogier: die tiefe, die mittlere und die oberflächliche, ursprünglich entstanden aufgrund seiner Beobachtung, dass bei verschiedenen Druckstärken auf der Ohroberfläche mit einem Drucktaster stets gleiche pathologisch veränderte Punktarten zu finden waren. Bei diesen Untersuchungen ist der Patient geerdet.

So findet man in der tiefen Gewebeschicht die Herd- und Symptompunkte (Organpunkte) bzw. psychische Punkte, die für ein Krankheitsgeschehen verantwortlich sind, in der mittleren die Störfeld-Hinweispunkte sowie weitere relevante Symptompunkte (Echopunkte) und in der oberflächlichen so genannte biotische Punkte, das heißt konstitutionelle Schwachpunkte (zum Beispiel DNS-Punkt, Lateralitätssteuerungspunkt) bzw. besondere Störfeld-Hinweispunkte wie zum Beispiel im Falle des Amalgams den Hinweispunkt Omega 1 (entspricht am Körper KG 12) oder Omega 2 im Falle von Vitaminmangel oder die drei psychischen Störfelder: Tranquilizer- (li. Ohr), Omega- und larviertes Depressions-Störfeld (beide re. Ohr; s. Abb. 125 u. 127).

Während die tiefe Gewebeschicht der Energieproduktion und dem Energiehaushalt sowie dem Metabolismus dient, findet man in der mittleren Gewebeschicht, der Schicht des Biofeedbacks, den Energietransfer und die biologische Reaktion des Körpers und in der oberflächlichen Gewebeschicht den Kontakt zur Umwelt zur Registrierung exogener Reize; letztere dient auch als Verbindungsschicht zwischen der Symptomatik und dem Störfeld.

Die zu den fünf Störfeld-Hinweispunkten gehörigen Resonanzmittel sind:

Histamin	(Histaminstörfeld, akutes toxisches Störfeld, Typ 1, Allergie 1),
Endoxan	(Endoxanstörfeld, Typ 2, Allergie 2),
Prostaglandin E1	(Cytotec R) (PE1-Störfeld, Typ 3),
Vitamin C	(Vit-C-Störfeld, Typ 4) und
Ginseng	(Ginseng- oder Lateralitätsstörfeld, Typ 5).

Mit ihrer Hilfe bekommt man mittels TL/CL an den entsprechenden Punkten (s. Abb. 128 bis 136) bei Vorhandensein des jeweiligen Störfeldes eine positive Reaktion (+AR, MR, RAC). Sie geben Auskunft über die Stärke des Störfeldes, wobei Typ 1 das stärkste und Typ 5 das schwächste ist. Zu jedem Typ findet man nur *einen* auslösenden Herd, wobei durchaus mehrere Hinweispunkte vorhanden sein können, dann eben mit einem jeweils anderen auslösenden Herd; bei erfolgreicher Therapie muss die Stärke in der nachfolgenden Sitzung immer geringer werden, bis schließlich der Herd nicht mehr nachweisbar ist. 13

Mit Hilfe von 9-Volt-Stäben (Bahr) „versetzt" man den Patienten in die jeweilige Schicht, das heißt, man öffnet im Biocomputer den jeweiligen File, um dann die entsprechenden Punkte besser und deutlicher detektieren zu können (Abb. 128 bis 135).

Nach Diagnostizieren und gegebenenfalls Ausschalten von ***Oszillation*** (TL/CL mit Ultracain hyperbar 5 % am Inn-Trang, ***ohne*** 9-Volt-Stab und Erdung, bzw. Fingerzeig in Aura) und ***Inversion*** (***mit*** 9-Volt-Stab und Erdung, bzw. Filter 24 rot peripher aufgelegt) (absolute Diagnose und Therapiehindernisse, siehe auch ZÄPE-Vorgehen beim Biocomputer), sowie Ermitteln der *Händigkeit* (Zweistabmethode, Abb. 136: +9-Volt-Stabseite in der rechten Hand, -9-Volt-Stab in der linken Hand: –AR bei TL/CL des +3-Volt-Hämmerchens auf dem Inn-Trang = Rechtshänder,

+AR = Linkshänder) wird zunächst der File für die mittlere Gewebeschicht geöffnet und ein Störfeldhinweispunkt gesucht (oder mehrere).

Die +9-Volt-Seite wird dabei jeweils in die dem untersuchten Ohr bzw. dem untersuchten Körperpunkt gegenüberliegende Hand genommen, also beim Rechtshänder in die rechte Hand für das Histaminstörfeld, das bei ihm am linken Ohr bzw. an der linken Hand (Di 3-1; s. Abb. 128) zu finden ist, und in die linke Hand für die übrigen Hinweispunkte (s. Abb. 130 bis 133).

Beim Linkshänder ist alles umgekehrt.

Hat man einen Hinweispunkt gefunden, wird zunächst der File für die tiefe Gewebeschicht geöffnet (+9-Volt-Seite auf der jeweils gleichen Seite des untersuchten Ohres bzw. der untersuchten Körperseite) und dort nach möglichen Störherden und Symptompunkten gesucht. Hierzu nutzt man wiederum die lokale Resonanz der oben genannten Mittel aus: Störfeld-Hinweispunkt und Störherd selbst haben nämlich das gleiche elektromagnetische Frequenzmuster und reagieren dabei auf dieselbe Substanz, das heißt, man findet nur denjenigen Herdpunkt in der tiefen Gewebeschicht, der zum entsprechenden Hinweispunkt der mittleren Schicht gehört, und zwar eben mit der gleichen Substanz.

Kontrolliert werden kann der Zusammenhang wiederum durch das *Two pointing* (doppelte bzw. zweifache TL/CL) unter anderem mit Hilfe eines Kabels (ohne 9-Volt-Stab).

13

Hat man zum Beispiel das Kiefergebiet am Ohr gefunden, kann man die zugehörige intraorale Struktur (Zähne, Schleimhautnarben usw.) im Mund wiederum durch CH mittels des gefundenen Resonanzmittels suchen (+9-Volt-Stabseite auf der untersuchten Zahnseite), wobei natürlich Anamnese, Röntgenbild und klinischer Befund zu Hilfe genommen werden. (s. Abb. 129)

Hier kann man also einmal durch das *Two Pointing* den Zusammenhang verifizieren oder den zweiten, meines Erachtens bequemeren Weg benutzen, nämlich dass man den vorher am Ohr gefundenen Punkt über die XY-Linie nach Nogier einspeichert (+AR, MR), so dass sich zum Beispiel das verursachende Odonton durch den erneuten +AR bzw. die erneute MR mit gleicher Armlänge bzw. normotonem Muskel zeigt. Bei diesem ZÄPE-Vorgehen analog der Aurikulomedizin hat man den Vorteil, dass die Stärke des Hinweispunktes gleich den Stellenwert des Herdes anzeigt.

Findet man bei NNH-Beschwerden zum Beispiel ein Histaminstörfeld am Appendix und ein Vit-C-Störfeld im Zahngebiet, so kann man über die gefundenen Symptompunkte (zum Beispiel Kieferhöhle und Hüfte, ebenfalls tiefe Schicht) die Verbindung zur zugehörigen Herdstärke erbringen und man weiß, welches das wichtigere in Bezug auf die Beschwerden des Patienten ist, auch wenn beide behandelt werden müssen; denn ein stärkeres Störfeld kann das schwächere unterhalten bzw. kann verhindern, dass es ausheilt. Reagiert zum Beispiel der Symptompunkt Kieferhöhle auf Vitamin C und die Hüfte auf Histamin, so ist zwar das Vitamin C-Störfeld für die Beschwerden des Patienten verantwortlich, aber es müssen doch beide behandelt werden.

Die Störfelder in der oberflächlichen Gewebeschicht sind folgende (vgl. Abb. 126, 135):

Psychosomatisches Störfeld (= Omega-St.): Lexotanil als Resonanzmittel;

Tranquilizer-Störfeld: Valium als Resonanzsubstanz;

Larvierte Depression: Magnesium als Resonanzmittel bzw.

Amalgam-Störfeld (Amalgam als Resonanzsubstanz; +9-Volt-Stabseite rechts, -9-Volt-Stabseite links; s. Abb. 134 u. 135).

Für sie gilt Analoges zur Aufdeckung von Zusammenhängen, wobei das Amalgamstörfeld als jedes der fünf Störfeldtypen vorkommen kann und bei der Beurteilung zusätzlich noch die periphere bzw. zentrale Testung (s. Kap. 19.17) eine Rolle spielt.

13.1.4 Odontone als Verstärker

Wie oben angedeutet, „meldet" sich ein Odonton bei CL/TL/CH oft als Herd/Störfeld leider erst, wenn es durch Provokation der von ihm möglicherweise belasteten Organbezirke – bei gleichzeitiger(m) TL/CL/CH des betreffenden Zahngebietes – aktiviert wird. In diesem Sinne dient das entsprechende Odonton als Verstärker für die Testung der von ihm ausgehenden gestörten Felder. Das heißt im Klartext: Habe ich am Körper verschiedene Pathologien durch TL/CL/CH gefunden, wobei das möglicherweise zugehörige Odonton zum Beispiel mit einem Granulom dabei aber im Muskeltest/AR nicht mittels TL/CL/CH reagiert, so werden durch das digitale Beklopfen der möglichen gestörten Bereiche einerseits die wichtigen herausgefiltert – die anderen sind danach nicht mehr zu testen –, andererseits wird danach plötzlich das vorher nicht testbare Odonton im Test ebenfalls positiv und als Verursacher der gestörten Bezirke identifiziert.

In circa 50 Prozent der Fälle können die gefundenen Organpathologien (Körperstörfelder) auch die entsprechenden Zahnstörfelder verursachen (Wechselbezüge, Kausalketten, Kausalnetze, keine Einbahnstraßen). Das ist besonders häufig bei darmassoziierten Odontonen der Fall.

Im Übrigen ist es so, dass Störfelder sich generell erst dann zeigen können, wenn übergeordnete Störfaktoren beseitigt sind. In diesem Sinne kann das Mudra „primäres Störfeld" (siehe weiter unten) erst dann positiv testen, wenn es „an der Reihe" ist. Das heißt: Spricht es beim ersten Testgang nicht an, heißt das nicht, dass der Patient nicht doch ein primäres Störfeld hat; es heißt lediglich, dass eventuell vorher etwas anderes Übergeordnetes behandelt werden muss.

13.1.5 Spezifische Testampullen/Organpräparate

Mit Hilfe der Testampulle „globaler Herd" des Lykotronic-Testsatzes (Jahoda) bzw. mit Causticum D 60/200/400 nach Schimmel kann das Herdgeschehen resonanzmäßig erfasst werden.

Bei MR/+AR durch die Ampulle „globaler Herd" kann die weitere Einkreisung dann mit oben genannten TL/CLs oder Organpräparaten (Fa. Wala) erfolgen, beim Ansprechen von Causticum D 200 erfolgt die weitere Einkreisung durch „Filtern" über diese Ampulle mittels der Organpräparate: Maxilla/Mandibula (erneuter Polaritätswechsel) oder ebenfalls TL/CL (siehe oben).

13.1.6 Die Mudras (Handmodes)

Mudras oder Handmodes (Beardall) werden in der PE/ZÄPE als codierte Informationsimpulse (Lechner) bzw. funktionelle Hologramme (Rossaint) zur Aufdeckung von Pathologien benutzt.

Besonders in Form der von mir so genannten *Biophotonen-Mudras* (B-Mudras), die auf bestimmten Fingerstellungen beruhen, die van Benschoten (s. Kap. 18) auf Grund seiner Forschung über die Biophotonenabstrahlung der Fingerkuppen und Akupunkturpunkte ermittelt hat, werden sie in der ZÄPE zur Findung von pathogenetischen Faktoren und betroffenen Zellstrukturen eingesetzt.

So wird beim Testablauf im Biocomputermodell – wie oben angedeutet – bei vorhandenem „Computervirus" (ANS-Blockade, eingeschränkte Regulation) geprüft, ob Letzterer zum Beispiel durch einen Herd verursacht wurde, indem man das Mudra für Switching nach Klinghardt (ich nenne es Herd-Switching) gegentestet. (s. Abb. 88) Tritt eine Polaritätsänderung beim Muskeltest/AR auf, weiß man, dass die ANS-Blockade durch einen akuten Herd (bzw. ein toxisches Problem) verursacht wurde, der/das vorrangig aufgedeckt und beseitigt werden muss. Diesem Mudra (D3-K3,0 ZMR) entspricht als B-Mudra (D-K) im Sinne des Hologramms die Bedeutung: Degeneration.

Liegt von vornherein kein „Computervirus“ vor, wird das gleiche Mudra – erst auf der einen Seite, dann auf der anderen – ebenfalls schon in dieser frühen Testphase benutzt, um eine „cortikale Dysregulation“ (KLINGHARDT/WILLIAMS) durch ein Switching im Sinne eines Herdes bzw. eines toxischen Problems (zum Beispiel Schwermetalltoxikation) aufzudecken, der/das dann auf der Seite der Polaritätsänderung vorhanden ist und beseitigt werden muss. Bei beidseitigem Ansprechen liegt eine Autoimmunsystem-Fehlregulation vor.

13.1.7 Prioritisierung der Störfelder

Mittels des von L. WILLIAMS entwickelten Handmodes (Mudra) für ein primäres Störfeld (s. Abb. 88) und dessen Einspeicherung (nach Ansprechen) kann durch anschließende CL/TL/CH ebenfalls das ZMK-Gebiet eingegrenzt werden. Damit haben wir auch schon den Hinweis, dass das Störfeldgeschehen dann primär ist und Behandlungspriorität besitzt, was beim Ansprechen von Causticum D 60/200 mittels der Testampulle Causticum D 400 (dominantes Störfeld) geschieht. Hier sei noch einmal darauf hingewiesen, dass das Mudra „primäres Störfeld“ unter Umständen erst dann positiv ansprechen kann, wenn ein eventuell vorhandenes übergeordnetes Problem beseitigt ist.

13

Die am häufigsten genutzte Möglichkeit der Bestimmung der Wertigkeit erfolgt über das Mudra „Priorität“ (s. Abb. 86). In diesem Fall erfolgt der erneute Polaritätswechsel durch Hinzufügen des Mudras auf der Seite des positiven Handchakras zu dem zuerst eingespeicherten Mudra bzw. der Testampulle oder TL/CL/CH. Legt man das Prioritäts-Mudra bei gehaltenem Mudra auf dieser Seite zusätzlich noch auf die andere, nichtdominante Handseite, so bedeutet ein erneuter Polaritätswechsel die absolute Priorität, bezogen auf die jeweilige Fragestellung, vor allem, wenn vorher mehrere Prioritäten vorhanden waren. Man kann die *absolute Priorität* auch direkt mit dem Mudra dafür (D2 Mn, 0 ZRK) eruieren (s. Abb. 93m).

13.1.8 Der Challenge

Erfolgt über die TL/CL keine Reaktion, kann der Reiz über den Challenge verstärkt werden, indem man mechanisch (digital bzw. mittels Knopfsonde o.Ä.) oben genannte Gebiete bzw. Punkte aktiviert. Auch das spezielle, auf Grund der verschiedenen Biophotonenabstrahlung der einzelnen Fingerkuppen (van Benschoten) ermittelte Biophotonen-Mudra (B-Mudra) für Yin-Emission (s. Abb. 153) kann dazu gut verwendet werden. Denn es ist das energetisch am stärksten wirksame B-Mudra für Pathologien und dient nach Medikationen auch zur Kontrolle, ob noch weitere pathogenetische Faktoren zu suchen sind. Getestet an GG 25 (Polaritätswechsel), gibt es nach dem odontogenen Challenge (Rossaint) Auskunft, ob noch ein Kopfherdgeschehen vorliegt; bei Reaktion (+AR, MR) an Ly 2 und/oder Di 5 zeigt es dann an, dass noch ein weiterer ZMK-Herd vorhanden ist.

13.1.9 Das Lykotronic-System (Jahoda)

Im Lykotronic-System (s. auch Abb. 9, 113) erfolgt die Prioritisierung durch die Ampulle „Priority Master". Dazu überträgt man diese Masterampulle mittels Bionik-Korrelator (BK) auf eine Ampulle zum Beispiel mit physiologischer Kochsalzlösung und imprägniert anschließend diese doublierte Ampulle mit den zum Beispiel vom Kopfgebiet (Oberkiefer und Unterkiefer und Nasennebenhöhlen) abgenommenen Einzelinformationen. Diese neue, imprägnierte Ampulle darf nicht reagieren (–AR,0 MR). Filtert man jetzt über diese Ampulle die einzeln gefundenen Pathologien (hier also einmal OK, dann UK und drittens NNH), dann spricht nur noch das Gebiet an, das Priorität besitzt.

Das gleiche Vorgehen kann zum Beispiel auch bei drei oder mehr gefundenen Odontonen erfolgen. (s. auch Abb. 113)

Bei der Testung über die *fünf Störfeld-Hinweispunkte* ergibt – wie oben schon gesagt – die Art des Störfeldes (Histamin-, Endoxan-, PE 1-, Vit C-, Ginseng-Störfeld) schon den Hinweis, wobei man mit dem stärksten gefundenen, zum Beispiel dem Histamin-Störfeld (Typ 1) oder dem Endoxan-Störfeld (Typ 2) die Therapie beginnt und das schwächste, das Ginseng-Störfeld (Typ 5), als letztes behandelt, für den Fall, dass es gleichzeitig da ist.

13.1.10 Der eigentliche odontogene Challenge (Rossaint)

Hat man das Herdgeschehen auf das ZMK-Gebiet eingekreist und den entsprechenden Befund mit Priorität eingespeichert, erfolgt die Festlegung der Ebene, das heißt, es wird die Frage geklärt, ob das odontogene Herdgeschehen einen strukturellen, chemisch-immunologischen, emotional-psychischen oder informativ-elektromagnetischen Störfaktor darstellt.

Dies geschieht wiederum durch Gegentesten der entsprechenden Mudras für die jeweilige Ebene (Polaritätswechsel). Dabei muss man besonders an eine mögliche Isolation und/oder Segmentation denken (entsprechendes Mudra verwenden), denn Herde können so massive Belastungen darstellen, dass der Körper sich oft nur durch solche Maßnahmen schützen kann.

Sprechen emotionale oder/und elektromagnetische Ebene an, wird mit emotionaler Stressreduktion (ESR), Psycho-Kinesiologie (PK) bzw. Psychophysioenergetik (PPE), Psychopathotaktie (siehe weiter unten), psychisch wirkenden Heilmitteln (zum Beispiel Kalifornischen Blüten, Emvita o. Ä.) oder/und Akupunktur direkt therapeutisch eingegriffen.

Würde man im Falle des Ansprechens der emotionalen Ebene lediglich eine chirurgische Sanierung entsprechender Odontone durchführen, so würde man das Problem verschieben bzw. verdrängen und der Patient könnte kaum noch „geheilt" werden, da er von selbst nicht mehr in der Lage ist, nach dieser Abkopplung die Verbindung zu den psychischen Ursachen herzustellen.

Erfolgt die Reaktion jedoch auf der strukturellen und/oder chemischen Ebene, führt man den eigentlichen odontogenen Challenge (Rossaint) zur genauen Lokalisation sowie Bestimmung der Art und Stärke der Herde bzw. des Herdes durch. Dazu öffnet man den File für die tiefe Gewebeschicht (+ 9-Volt-Stab auf der untersuchten Kieferhälfte mit entsprechend gefundener Störfeldresonanz-Substanz) und speichert sie über die XY-Linie ein (s. Abb. 109), so dass man sicher ist, nur diejenigen Störherde im Mund zu finden, die zu dem entsprechenden Störfeldtyp gehören (s. Abb. 129).

Mittels Nosoden und/oder Organpräparaten (bzw. zahnärztlichen Werkstoffen im Falle eines Materialproblems) wird der jeweils auf das Odonton gesetzte CH ausgeglichen, bis ein erneuter Polaritätswechsel eintritt. Dann erfolgt *der gleiche Schritt so oft wie nötig*, das heißt, bis ein nach jeweiligem Ausgleich erneut durchgeführter CH keine(n) MR/+AR mehr gibt; die jeweils zuvor getesteten Mittel bleiben dabei im Schaltkreis, das heißt in der zur Medikamentenübertragung benutzten Wabe (im Falle der Biophotonenmessung in der ZÄPE berührungslos über Plexiglas).

Nach klinischen Gesichtspunkten, gesundem Zahnarztverstand und jeweils erneutem CH am Zahn (axial, vestibulär bzw. oral in Höhe der Wurzeln) werden die entsprechenden Präparate mit passender Potenz so oft eingesetzt, bis ein abschließender mechanischer CH keine Reaktion mehr ergibt.

Im Falle der **Organpräparate** fängt man nach digitalem/Knopfsonden-Reiz des jeweiligen Odontons also mit Gingiva bzw. *Pulpa dentis* an, testet dann weiter mit Periodontium und schließt ab mit Maxilla/Mandibula (sofern keine weitere Reaktion erfolgt).

Bei den **Nosoden** beginnt man mit: Gingivitis bzw. chronischer Pulpitis, setzt dann Periodontitis, Periodontitis/Periostitis und chronische Kieferostitis ein.

Zur **Differentialdiagnose** der Ostitis kann man die verschiedenen Kieferostitisarten einsetzen (zum Beispiel chronisch bakterielle Kieferostitis, fettige Kieferostitis, sklerosierende Ostitis usw.).

Weiter wird hier geprüft zum Beispiel mit den Nosoden gangränöse Pulpa, Gangrän/Granulom, Granulom, radikulärer Zyste (eventuell follikulärer Zyste); je nach Verdacht und Röntgenbefund können andere Nosoden eingesetzt werden (zum Beispiel Mercaptan, Thioaether, Strepto-, Staphylokokken usw.; dabei ist die tiefste Potenz D6 bzw. D5). Auch an eine Metallbelastung ist zu denken, wenn nach dem Einsetzen der oben genannten Mittel immer noch eine Reaktion (MR, AR) erfolgt, genau wie an zum entsprechenden Organ-/Gewebesystem zugehörige Mittel (Nosoden usw.) gedacht werden muss.

Es dürfte klar sein, dass man bei Leerkieferstrecken primär die knochenbedingten Präparate einsetzt (eventuell noch Metalle wie zum Beispiel Amalgam bei Fremdkörpern). Im Oberkiefer wird zur Abgrenzung zur Kieferhöhle nach der Nosode *Osteosinusitis* noch die Nosode *Sinusitis maxillaris* getestet. Spricht Letztere nicht mehr an, weiß man, dass der Prozess auf den Kieferknochen begrenzt ist.

Die Abbildung 142 gibt Auskunft, welche Aussagen die einzelnen Potenzen erlauben. Sie entsprechen den bei der EAV üblichen Mengen, also bei Nosoden

einmal D3 = schwacher Herd,
zweimal D3 = mittlerer Herd,
dreimal D3 und mehr = starker Herd;
bei **Organpräparaten**, bei denen man nicht so viele Ampullen braucht,
einmal GL D5 = schwacher Herd,
zweimal GL D5 = mittlerer Herd,
dreimal bzw. viermal GL D5 = starker Herd.

Wer noch alte Organpräparate besitzt, kann diese zur Diagnose ebenfalls heranziehen, dort war die Herdpotenz D3 (siehe Tabelle), die mit der D4 differenziertere Aussagen erlaubte.

Auch wenn das Phänomen des mehrfachen Einsatzes *einer* Potenz rein physikalisch nicht erklärbar ist, so zeigt die tägliche Erfahrung doch, dass diese Mengenbestimmung ein zuverlässiger Maßstab für die Stärke eines Herdgeschehens ist.

Sind alle Odontone und Leerstrecken ausgereizt und hat man alle Herde erfasst, überprüft man zur Kontrolle noch einmal, ob die strukturelle und/oder chemische Ebene noch ansprechen. Dazu benutzt man das Biophotonen-Mudra für die Yin-Energie-Emission nach VAN BENSCHOTEN und testet die Ebene dagegen. Bei einem erneuten Polaritätswechsel hat man etwas im Test vergessen oder es sind noch andere Krankheitsfaktoren mit Auswirkung auf die Ebenen vorhanden. Ansonsten kann man jetzt die Auswirkungen (Fernwirkungen) der odontogenen Herde überprüfen.

13.1.11 Fernwirkungen

Dazu testet man noch einmal die beim ersten Durchgang pathologisch gefundenen Organe/Meridiane/Zonen; waren diese zahnärztlicherseits herdbedingt gestört, so dürfen sie bei erneuter Prüfung nicht mehr ansprechen. Tun sie es doch, sind noch andere Faktoren dafür verantwortlich (die man dann suchen muss).

Zur Ermittlung der Zugehörigkeit der Pathologie eines Einzelodontons zu einem Symptom benutzt man die Doppel-CL/TL (zweifache TL/CL, *Two pointing*), bei der wir mit zum Beispiel zwei nebeneinander befindlichen Fingern oder einem Instrument an den betreffenden Zahn fassen und dann den zum Zahn gehörigen Muskel oder den IM untersuchen, der zuvor im „Leertest" eine normale Stressresistenz aufwies, also normoton testete. Das gleiche Vorgehen erfolgt an der Symptomstelle; durch den anschließenden „Kurzschluss" zwischen beiden Stellen (Zahn und Symptom) zum Beispiel über ein Kabel erkennt man den eventuellen Zusammenhang.

Besteht dieser, so zeigt der Testmuskel, der einzeln jeweils eine Reaktion (hypo-/hyperton) gab, dann wieder eine normale Stressresistenz, das heißt, er testet wieder normoton (analog dem Gesetz der Mathematik: minus mal minus ergibt plus). Besteht kein Zusammenhang, bleibt die anfänglich hypotone/hypertone Reaktion bestehen. Hat man das Odonton durch die oben genannten Mittel ausgeglichen, ersetzt das die Berührung des Zahnes, der dann normoton reagieren muss, und die vorher am Symptom erhobene Muskelreaktion muss dann ebenfalls ausbleiben.

In diesem Zusammenhang sei auch auf die Kopfganglien hingewiesen, die durch Kopfherde irritiert werden und die aus dem Kiefergebiet stammenden Toxine quasi als Sammelbecken aufnehmen. Das trifft vor allem für das parasympathische Vagusganglion zu, das als „Mutterganglion" (L. WILLIAMS) fungiert. Von hier können auch nach Herdsanierung retrograd die Toxine wieder die alten Herdstellen reaktivieren. Daher wird mindestens dieses Ganglion im ersten Durchgang wie auch bei der Überprüfung durch TL/CL mitgetestet und mitbehandelt.

Die TL/CL erfolgt durch digitalen Kontakt unterhalb des äußeren Gehörgangs zwischen aufsteigendem Kieferast und Mastoid in Richtung vorne-medial und oben (Energieextensionstechnik; s. Abb. 41). Für das sympathische *Ganglion cervicale sup.* erfolgt die TL/CL durch Energieextensionstechnik am M. SCM in Höhe der interspinalen Verbindung von C2 C3 nach medial. An beiden Stellen kann man dann zum Beispiel mit dem Biophotonen-Mudra für Toxine (D-R) bzw. Bakterien (D-Z) etc. die Ursachen klären. Gegebenenfalls können auch die anderen Kopfganglien beteiligt sein *(Ggl. sphenopalatinum, oticum, submandibulare).*

Vergleicht man die mit dem odontogenen Challenge gefundenen Herde mit den Ergebnissen zum Beispiel anderer bioenergetischer Messverfahren wie der EAV, so sind sie in Stärke und Häufigkeit im Prinzip ähnlich, wenn nicht sogar gleich. Der Unterschied liegt in der Bewertung der Wichtigkeit. Während zum Beispiel EAV das Primat innerhalb des Kopfherdgeschehens findet, sind in der PE und ZÄPE die dort gefundenen Herde eher und öfter sekundärer Natur und haben demnach keine Priorität.

Das ist zum Teil über die fünf Elemente zu verstehen, deren gegenseitige Abhängigkeiten innerhalb der fünf Wandlungsphasen zum Beispiel die Phänomene des so genannten Sibling-Zahns (Williams), das heißt des adaptierten Zahns erklären. Der Sibling-Zahn ist im Shen-Zyklus, das heißt im Zyklus der gegenseitigen Hervorbringung (Mutter-Kind-Beziehung; s. Abb. 25) im Falle der Pathologie der dem jeweils vorherigen Element zugehörige Zahn, während er beim Ko-Zyklus, das heißt dem Zyklus der gegenseitigen Kontrolle (Sieger-Besiegter-Beziehung), der jeweils zum vorvorigen Element gehörige Zahn ist.

Findet man zum Beispiel einen ursprünglich beherdeten Frontzahn (Wasserelement) im kinesiologischen Test als negativ (–AR/keine MR), so ist der zugehörige Sibling-Zahn im Shen-Zyklus ein Molarenzahn (Metallelement), im Ko-Zyklus ein Prämolarenzahn (zum Erdelement gehörig) und dieser adaptierte Zahn reagiert positiv im Sinne einer Zweipunktbeziehung, während der eigentlich betroffene (hier Frontzahn) zunächst nicht reagiert. Dann macht dieser ursprünglich beherdete Zahn (hier der Frontzahn) erst eine Dreipunktbeziehung zum Sibling-Zahn, hier also zum Molaren oder Prämolaren.

Aber auch über die Esogetik nach Mandel, aus dessen Untersuchungen hervorgeht, dass die Zahnherde ebenfalls oft sekundärer Natur sind, ist dies zum Beispiel mit den übergeordneten Zentren zu erklären. In den dort bekannten Doppelschienen triggern sich die einzelnen Komponenten gegenseitig, so dass manchmal das ZMK-

Gebiet dominant erscheint, aber eigentlich nur Relaisstation im Sinne einer Ausleitungsstation bzw. eines Symptoms ist. Auch die Betrachtung und Einbeziehung der verschiedenen Ebenen könnte diesen Unterschied erklären.

Auch nach BEISCH stehen ja die Kopfherde erst an vierter Stelle. Nach ihm muss man vorher den Patienten auf eine Immunschwäche untersucht haben (Yang-Milz = eigentliche Milz), das darmassoziierte Immunsystem (Dünndarm 1) getestet haben und das Allergiegeschehen am Allergiepunkt 1 erfasst haben. Erst wenn an diesen drei Systemen nichts zu finden ist, besteht nach ihm ein primäres Kopfgeschehen.

Vergessen werden darf allerdings nicht, dass das Finden und Bewerten eines Herdgeschehens auch eine Frage der *Affinität des Therapeuten* und nach dem Schrödinger-Phänomen zu erklären ist.

13.1.12 Chirurgische oder konservative Therapie?

Nach dem odontogenen Challenge und dem Ausgleich der gefundenen Pathologien durch Organpräparate/Nosoden als Diagnostik ergibt sich die Frage der daraus abzuleitenden Therapie, vor allem im Hinblick darauf, ob die gefundenen odontogenen Herde/Störfelder konservativ behandelt werden können oder chirurgisch saniert werden müssen. Nach Priorität des Herdgeschehens selbst und der gefundenen Ebenen und der Stärke der Belastung sowie der Einordnung in den Gesamtkomplex Krankheit des betroffenen Individuums ist die Frage sehr differenziert zu betrachten.

13

Je mehr die Steuer- und Regelfunktionen des Patienten vorbelastet bzw. erschöpft sind – sichtbar unter anderem an der Chronizität des Leidens, der Anzahl der betroffenen Ebenen und den Adaptationen –, desto vorsichtiger und komplexer muss man die Therapie gestalten bzw. vor einer chirurgischen Sanierung die Regulation wieder herstellen.

Nur echt primäre, nicht durch übergeordnete bzw. die Kausalnetze berücksichtigende Therapien beeinflussbare Zahnherde auf der chemisch-strukturellen Ebene muss man letztendlich chirurgisch angehen, während man sonst, ohne dies zu berücksichtigen, eventuell nicht wiedergutzumachende iatrogene Schäden setzt, vor allem, wenn man den falschen Zeitpunkt der Operation wählt. Hat man die Herd-Störfeld-Belastung primär auf der informatorischen und psychisch-emotionalen Ebene gefunden, so ist dort natürlich (siehe oben) zu beginnen.

Die Tabelle der Herdstärken gibt eine wichtige Hilfestellung zur Differenzierung zwischen konservativer und chirurgischer Sanierung. (s. auch Abb. 142) Bei mehr als dreimal Organpräparat GL D5 (früher D3) bzw. Nosoden D3 wird die Wahrscheinlichkeit gering, konservativ auszukommen. Jedoch lohnt sich der Versuch, durch Beachtung übergeordneter Strukturen (zum Beispiel der sieben Steuerungsorgane nach MANDEL) und/oder durch Einbeziehung der spezifischen, zum entsprechenden Odonton gehörigen Kausalnetze, die starke Herdwirkung zu reduzieren oder sogar zu neutralisieren.

Dazu haben wir sowohl aus der *Esogetik* eine Menge an Therapien zur Verfügung, die über die Haut das ZMK-Areal beeinflussen (zum Beispiel Farbakupunktur, Behandlung von Transmitterrelais und/oder übergeordneten Somatotopien, u. Ä.), als auch das Medikamentenarsenal der *Neuraltherapie* (zum Beispiel Procain, Lidocain), der *Homöopathie* (zum Beispiel Resonanzhomöopathie) und/oder der *Sanum-Therapie*, deren Ziel es ja ist, im Sinne der Cyclogenie ENDERLEINS das Milieu wieder in Richtung Norm zu ändern.

Aus der Sanum-Therapie sind vor allem (in Übereinstimmung mit KLINGHARDT) die Mittel Arthrokelan A bzw. U im Test wirksam, gefolgt von Mucokehl, Pefrakehl, Notakehl und Nigersan, die – wenn jeweils als positiv getestet – zum Beispiel mit Hilfe des Stabidentsystems zwei- bis dreimal so nah wie möglich in den Knochen an die Apices der gefundenen Zähne injiziert werden. (Das Gleiche gilt für eine Schwermetallbelastung, zum Beispiel für eine DMPS-Injektion). Nach diesen zwei- bis dreimaligen Injektionen entscheidet der erneut durchgeführte diagnostische odontogene Challenge-Test mittels Nosoden/Organpräparaten, ob die Herdreduzierung/Herdausschaltung gelungen ist. Dann darf bei der Aurikulodiagnostik der vorher zum Odonton gehörige Störfeld-Hinweispunkt nicht mehr erscheinen (≠ MR, –AR). Natürlich zählt auch das subjektive/objektive Befinden des Patienten.

Ist diese konservative Therapie erfolgreich gewesen, kann man das betreffende Odonton zunächst in Ruhe lassen. Eine operative Zahnentfernung bzw. Herdsanierung eines zahnlosen Knochenareals ist im Übrigen eventuell aber angezeigt, wenn bei der Injektion der oben genannten Mittel zum Beispiel die *Kortikalis* bereits leicht mit der Nadel durchstochen werden kann, was auf eine massive Knochenerweichung hinweist.

Immer sollte dem Patienten zumindest parallel die emotional-psychische Bedeutung (Analogie) seiner Symptomatik im Sinne der Urprinzipien/Archetypen klargemacht werden, auch wenn die entsprechenden Ebenen im Test nicht angesprochen haben. Hier hat sich vor allem die Psychopathotaktie nach M. CAFFIN bewährt, bei der beim Berühren der pathologischen Zähne durch den Therapeuten bei ihm die alten, dort gespeicherten emotionalen Ereignisse und Probleme des Patienten als Bilder auftauchen und sichtbar werden (Zahnerinnerung). Bespricht der Therapeut die visualisierten Zusammenhänge zwischen der Gefühlswelt des Patienten und seinen Zähnen mit ihm, kann das dem Patienten die Hintergründe der Symptome bewusst und Letztere überflüssig machen.

13.1.13 Fazit

Der odontogene Challenge in der ZÄPE und der medizinischen Kinesiologie ist immer im Zusammenhang mit dem Gesamttest zu sehen und zu interpretieren und darf niemals isoliert betrachtet werden; selbst wenn eine Verbindung zwischen ZMK-Gebiet und Symptom vorhanden ist, muss dies im Zusammenhang mit dem Gesamtkrankheitsbild des Patienten betrachtet werden.

Liegt zum Beispiel eine suprarenale Immundefizienz (Beisch) vor und die Weisheitszähne sind beherdet (mit Fernwirkung zum Beispiel auf das Herz), dann ist die „Yang-Nierenschwäche“ (suprarenale Immundefizienz) übergeordnet und das Achter-Fach schon Symptom. Bei der dann eventuell zum falschen Zeitpunkt durchgeführten Achter-OP kann es so eventuell nur zu einer kurzfristigen Besserung der Herzbeschwerden kommen, während in Wirklichkeit eine nicht wiedergutzumachende iatrogene Immunschwäche bewirkt wurde. Innerhalb der Kausalitätsnetze muss man immer die Phänomene der Grundregulation beachten, bei denen „als Herd erscheinende Ausleitungsphänomene“ (Nolte) als solche oft verkannt werden. Schließlich haben wir es mit einem Herdkomplex zu tun, bei dem auch andere dominante Einflüsse auf das Mesenchym beachtet werden müssen.

Vor allem **darf neben den funktionellen Aspekten nie der inhaltliche Aspekt vergessen werden,** will man den Patienten nicht nur von seinen Herden befreien, sondern vor allem als Körper-Seele-Geist-Wesen behandeln.

13.2 Das cranio-sakrale System

Als interessantes Teilgebiet beinhaltet die Zahnärztliche Kinesiologie und Physio-Energetik die strukturelle Cranio-Osteopathie nach Sutherland (Abb. 43 bis 45, 56) bzw. die cranio-sakrale Therapie (CST) nach Upledger mit der so genannten

Schädelatmung. Das cranio-sakrale System (CSS) erfasst die Einheit von Cranium und Sakrum mit dem sie verbindenden und das System zum Pulsieren bringenden „Lebenssaft“: der Cerebrospinalflüssigkeit. Der cranio-sakrale Rhythmus, auf dem die Schädelatmung basiert – man nennt ihn auch „Atem des Lebens“ – umfasst acht bis zwölf Zyklen pro Minute und kann vom Geübten überall am Körper erfühlt werden (s. auch ROSSAINT: *Das cranio-sakrale System*).

Bei der cranio-sakralen Therapie sind Diagnose und Therapie untrennbar miteinander verbunden. Dabei können nicht nur die Cerebrospinalflüssigkeit und der Rhythmus behandelt werden, auch andere Strukturen werden günstig beeinflusst, ja letztendlich der ganze Mensch. Denn zum cranio-sakralen System gehören neben der Cerebrospinalflüssigkeit auch die Meningen sowie alle knöchernen Strukturen, die die Meningen berühren, und andere bindegewebige, mit den Meningen eng verbundene Strukturen und solche Strukturen, die eine Beziehung zur Produktion und Resorption der Cerebrospinalflüssigkeit haben. Das cranio-sakrale System unterhält enge Wechselbeziehungen zum Nervensystem, zum Gefäßsystem, zum Lymphsystem, zum endokrinen und respiratorischen System sowie zum muskulo-skelettalen System. Die Schädelsuturen, die aus den verschiedensten anatomischen Strukturen bestehen, nur nicht aus ossifizierten Knochen (KÖPPLER, RETZLAFF), sind die anatomische Grundlage für die craniale Bewegungsrhythmik, sprich Schädelatmung. Aufgrund ihrer Struktur ändert sich im oben genannten Rhythmus die transversale Dimension des Kopfes. An dieser Bewegung ist auch das Sakrum im Sinne einer Schaukelbewegung beteiligt.

Der craniale Rhythmus besteht aus einer *Flexion*, während der sich der Schädel lateral ausdehnt und sagittal verkürzt und das Sakrum nach anterior geht, und aus einer so genannten *Extension*, während der der Apex nach posterior geht und der Kopf lateral schmaler wird sowie sich sagittal verlängert. Während der Flexionsphase des cranio-sakralen Systems erfolgt eine Exorotation aller paarigen Knochen, während sie in der Extensionsphase eine Innenrotation vollführen. Zwischen dem Ende der einen Phase und dem Beginn der nächsten Phase liegt eine *neutrale Zone*, die man als sanfte Pause empfindet.

Bei der Palpation achtet man auf die Frequenz, die Amplitude sowie auf die Symmetrie und Qualität des cranio-sakralen Rhythmus. Eine niedrige Amplitude lässt auf einen niedrigen Vitalitätspegel schließen. Ist der Rhythmus zum Beispiel bei niedriger Amplitude, aber qualitativ hoher interner Energie, doppelt so hoch wie normal, so lässt das auf eine Einschränkung der Meningen mit mangelnder

Akkommodation an die cranio-sakrale Bewegung schließen, wie es oft bei Entzündungen der Meningen oder des ZNS und bei Autismus anzutreffen ist. Schließlich dient eine fehlende Symmetrie als Indikator für die Lokalisierung pathologischer Probleme jedweder Art, die einen physiologischen Bewegungsverlust verursachen.

Die *Dura mater* spielt im cranio-sakralen System eine besondere Rolle, da abnorme Spannungen an ihr eine der Hauptursachen für die cranio-sakralen Dysfunktionen darstellen. Besonders betroffen ist das Basisgelenk zwischen Okziput und Sphenoid, die so genannte *spheno-basiläre Synchondrose*, nach deren Beweglichkeit sich die Bewegung aller anderen cranialen Knochen richtet. So ist auch die *Sella turcica* mit der Hypophyse an diesen rhythmischen Bewegungen des Sphenoids mitbeteiligt, wodurch das endokrine Muster der Hypophyse mitbestimmt wird. Diese sekundäre Abhängigkeit der normalen Hypophysenfunktion vom intakten cranialen Rhythmus ist eine wesentliche Erkenntnis der cranio-sakralen Osteopathie (Lechner).

Die Kenntnis der knöchernen Ansatzpunkte sowie die Kenntnisse der Geometrie der Duralmembranen an den nicht an Knochen angelagerten Stellen bilden den Schlüssel für erfolgreiche Diagnose und Behandlung des cranio-sakralen Systems. Aufgrund der Kontinuität über die Dura im Wirbelkanal vom zweiten und dritten Halswirbel bis zum zweiten Sakralwirbel sind, wie gesagt, *Foramen magnum* und das Sakrum sowie das Coccyx in diesem vertikalen System funktional und anatomisch miteinander verbunden. Mit etwas Erfahrung kann man durch eine Mobilitätsprüfung an der *Dura mater* im Wirbelkanal erkennen, ob Querrestriktionen im Wirbelkanal vorliegen. Überhaupt kann die Diagnose und Therapie der Duralmembranen, wie aus dem Gesagten hervorgeht, vom Okziput und vom sakro-cocczygealen Komplex aus erfolgen. Dabei ist die Technik für beide im Grunde die gleiche.

Die rhythmische Bewegung von Schädel und Sakrum dient dem Austausch der Cerebrospinalflüssigkeit von unten nach oben. Die Cerebrospinalflüssigkeit wird ja produziert in den *Plexus chorioidei* in den Ventrikeln und wird durch die *Granulationes arachnoideales* in das venöse System rückresorbiert, während sie entlang den Scheiden der Hirn- und Rückenmarksnerven in das Lymphgefäßsystem abfließt.

Eine weitere für das cranio-sakrale System wichtige Struktur ist die *Körperfaszie*, eine longitudinal orientierte Bindegewebshülle, die ebenfalls durchgehend von Kopf bis Fuß reicht und normalerweise in konstanter Bewegung ist – in Korrespondenz mit dem cranio-sakralen Rhythmus. Bei einer Verminderung der normalen physiologischen Bewegung in der Faszie kann man durch therapeutische Manipulationen, die man eben nur mit den Händen machen kann, diese Bewegung wieder herstellen; die Palpation ist so passiv wie möglich, das heißt, das palpierte Gewebe darf nie auf Widerstand gehen. Sie erfolgt primär mit der ganzen Hand, kann aber je nach Übung auch mit jedem Körperteil des Therapeuten erfolgen, der mit dem Patienten in Kontakt kommt (zum Beispiel Arme oder Bauch), da das Körperbewusstsein in jeder Zelle vorhanden ist.

Eine der wichtigsten Techniken innerhalb der cranio-sakralen Therapie ist die so genannte *Stillpunktinduktion*. Der Stillpunkt, jene Phase, in der das gesamte System stillsteht und keinerlei Bewegung zeigt, ist überall am Körper zu erzielen, am leichtesten jedoch an den Füßen. Diese Technik hat keine Nebeneffekte, führt nur zur äußersten Relaxierung bis hin zur Schläfrigkeit und ist in jedem Fall für den Patienten positiv. Allerdings muss man auch einige Kontraindikationen beachten, wie Aneurismen, intrakranielle Hämorrhagien, Hirntumoren oder Schädelfrakturen. Bei der speziellen Stillpunktinduzierung am Okziput, der so genannten *CV4-Technik*, werden Verbesserungen autonomer Funktionen immer erwartet. Klinisch erreicht man zum Beispiel eine Fieberreduzierung, Reduzierung des Blutdruckes, eine Entspannung des gesamten Bindegewebes, eine Ödemreduzierung, Beseitigung von cerebralen und pulmonalen Stauungen, schließlich eine psychische Beruhigung.

Werden *Flexionsläsionen* chronisch, so werden die oben beschriebenen Bewegungen manifest, das heißt, man findet extern rotierte Körper mit typisch nach außen rotierten Extremitäten. Das findet man bei Beckeninstabilitäten, bei endokrinen Dysfunktionen, rezidivierenden Sinusitiden sowie bei weniger starken Kopfschmerzen. Werden *Extensionsläsionen* chronisch, die entsprechend mit intern rotierten Körpern und typisch nach innen rotierten Extremitäten verbunden sind, so findet man Symptome, wie ernste Kopfschmerzen und Migräne sowie endokrine und neuro-muskulo-skelettale Probleme.

Die cranio-sakrale Therapie kann in der ganzheitlichen Medizin und Zahnmedizin bei allen auftretenden Problemen, auch in Teilbereichen, angewendet werden. Immer jedoch ist sie eine holistische Technik, die nicht nur Symptome behandelt, sondern den ganzen Menschen erfasst.

13.3 Die Spagyrik

Die Spagyrik ist – vor allem in der Zahnheilkunde – noch relativ unbekannt, auch wenn diese Heilmethode schon auf eine circa fünfhundertjährige Tradition zurückblickt, nämlich auf PARACELSUS und später besonders CARL-FRIEDRICH ZIMPEL. Ihrem Wesen nach ist diese Methode eine Brücke zwischen klassischer Homöopathie und moderner Pflanzenheilkunde. Sie wird im neuen Jahrtausend zur notwendigen spirituellen Entwicklung beitragen, besonders in der neuen Form nach B. Gopalsamy Naidu (Abb. 27 u. 28).

Es ist eine Methode, die primär unsere Seele und in Folge davon auch unseren Körper beeinflusst. Der Name Spagyrik setzt sich zusammen aus den griechischen Wörtern *spáo* = trennen (zerreißen, wegnehmen) und *ageíro* = zusammenfügen (versammeln) und die Herstellung ihrer Mittel ist damit ein alchimistischer Prozess. Dabei unterscheidet die Spagyrik nach Zimpel, auf die ich mich hier beziehe, drei verschiedene Herstellungsstufen.

Die anfänglich zu vollziehende *Gärung* dient dazu, den „Geist“ einer Pflanze, das heißt den pflanzeneigenen Alkohol bzw. die charakteristischen Aromastoffe zu gewinnen.

Das Ziel der zweiten Verarbeitungsstufe ist es, die „Seele“ der Pflanze, das heißt die ätherischen Öle und Aromastoffe zu gewinnen; dies wird durch *Wasserdampfdestillation* erreicht, während in der dritten Stufe – der *Veraschung* – der „Körper“ der Pflanze, das heißt Mineralsalze und Spurenelemente gewonnen werden.

Bisher sind aufgrund der Herstellungspraxis keine Nebenwirkungen bekannt geworden.

> „Auch die spagyrischen Kräuteressenzen sind, ebenso wie die homöopathischen Essenzen einer immateriellen Energie, einer Kraft, die verborgen in den Pflanzen angelegt und im flüssigen Körper der fertigen Arznei gebunden ist, unterzogen. Diese Kraft wird als ‚Arcanum’ bezeichnet und bedeutet so viel wie Lebensvitalität.“ (B. Gopalsamy Naidu)

Die spagyrischen Essenzen eignen sich gut für individuelle Therapien, zum Beispiel in der Zahnheilkunde, aber eigentlich in jedem Fach der Medizin. Während bis dato die Spagyrik nach Zimpel vor allem auf körperlicher und seelischer Ebene angewendet wurde (hohe Dosierung, zum Beispiel 3 x 15-20 Tropfen), ist es aufgrund des neuen Zeitgeistes B. Gopalsamy Naidu gelungen, auch die spirituelle Dimension einzubeziehen (niedrige Dosierung, maximal 3 x 7 Tropfen).

Dies macht im Zusammenhang mit dem hier dargestellten Konzept besonders den Einsatz in der Ganzheitlichen Zahnheilkunde interessant, da beim Einsatz an den härtesten Teilen des Körpers und ihren Anhangsgebilden sehr oft ein psychischer und/oder geistiger/spiritueller Hintergrund zu finden ist, vor allem wenn man die Prinzipien der Akupunktur (zum Beispiel das Fünf-Elemente-Modell, s. Abb. 27) und der Regulationsmedizin anwendet.

Bei der Dosierung muss man allerdings auch gegenüber der Homöopathie etwas umdenken. Je körperlicher die Beschwerden sind, desto höher muss die Dosierung sein (zum Beispiel 3 x 15-20 Tropfen pro Tag, in Akutfällen 5-10 Tropfen stündlich, zum Beispiel bei Zahnschmerzen), während man die seelisch-geistigen Qualitäten durch extrem niedrige Dosierungen anspricht. Die Grenze dabei liegt bei 3 x 7 Tropfen pro Tag, die bis 3 x 1 bzw. 1 x 1 Tropfen pro Tag und später pro Woche „gesteigert" wird. Auch wenn das Wirkprinzip der Spagyrik nach Zimpel ein anderes ist, so entsprechen die Hochpotenzen der Homöopathie in der Spagyrik der geringeren Tropfenzahl (bis maximal 3 x 7 Tropfen), während Tiefpotenzen höheren Gaben entsprechen. Also gilt:

Will man körperliche Symptome beeinflussen, muss man viel geben; will man seelisch-geistige Hintergründe erfassen, muss man wenig geben.

Außerdem bezeichnet man diejenigen Pflanzen, die nicht toxisch sind und die reich an ätherischen Ölen sind (zum Beispiel *Matricaria chamomillae*) und von denen man die Blüten/Blätter nimmt, mit A. Sie repräsentieren vor allem den „Seelenanteil" und man kann ihre Wirkung mit einer phytotherapeutischen Wirkung vergleichen.

Mit B werden die Pflanzen bezeichnet, von denen man vor allem die Wurzeln und die Rinde verarbeitet, die reich an Mineralsalzen und Spurenelementen sind (zum Beispiel China, Valeriana, Mandragora). Sie repräsentieren vor allem den „Körperanteil" und sind mit Mineralgaben zu vergleichen.

Schließlich werden die toxischen Pflanzen (zum Beispiel Rhus tox., Cardiospermium) (sowohl deren unterer wie oberer Teil) mit C bezeichnet. Sie sind in ihrer Wirkung am ehesten der hochenergetischen klassischen Homöopathie zuzuordnen.

Man sollte möglichst immer von jeder Kategorie eine Pflanze einnehmen, um das Problem auf *allen* genannten Ebenen anzugehen und ein optimales therapeutisches Gesamtergebnis zu erreichen.

In der Spagyrik wirken kosmische Prinzipien. So ist die jeweilige Nummer der Basispflanze genauso wenig zufällig wie die Pflanzennamen es sind, aus denen unter anderem mit Hilfe der „phonetischen Kabala" – einer Methode, mit der man aus den verschiedenen Stammsilben und Buchstaben innerhalb eines Wortes neue Begriffe bilden kann – einzelne Indikationen abgeleitet werden können.

So kann man zum Beispiel aus dem Namen *Angelica archangelica* (Engelwurz) Schlüsse auf die energetischen, spirituellen Indikationen ziehen, wie „Zentrierung,

Meditation, Kontakt zu unserem Schutzengel, Schwierigkeiten im Leben besser zu ertragen und in Richtung des Göttlichen zu fliegen“ (NAIDU), während die Engelwurz ihre körperliche Wirkung im Bereich der Verdauungsorgane und somit auch im Mundbereich entfaltet und vor allem bei Mucor-racemosus-Problemen wirksam ist.

Dass sie die Nummer 8 unter den spagyrischen Essenzen bei Phylak trägt, zeigt einerseits ihre Verbindung zum Saturnprinzip (unter anderem: Knochen) und zum anderen die Verbindung zur liegenden Acht, zur Lemniskate und damit zur Unendlichkeit.

Kinesiologisch/physio-energetisch wird der Einsatz von Spagyrika durch das Mudra „spagyrische Alchemie“ (WILLIAMS; s. Abb. 93 h) ermittelt.

(Weitere für die Ganzheitliche Zahnheilkunde am meisten geeignete, spagyrisch aufbereitete Pflanzen mit ihrem Bezug zu den Odontonen finden Sie in Abb. 27 und 28. Über den Einsatz der Spagyrik bei Parodontopathien s. Kap. 10.1–3)

Jeder von uns lebt in seinem eigenen Universum, einem Universum, das er sich selbst erschaffen hat. Es ist so gestaltet, daß es unsere Anschauungen und Fokussierungen unterstützt. Unsere Gedanken sind unsere Fokussierung, also beobachte deine Gedanken, fokussiere dich auf deine Segnungen – und vertraue dem Selbst …

Dein Verstand/Geist kennt nicht den Unterschied zwischen einer stark imaginierten Realität und einer Realität, die sich physisch ereignet. Er kennt nicht den Unterschied zwischen dem, was du möchtest, und dem, was du nicht möchtest – er weiß nur, worauf du dich fokussierst.

Michael Roads

Die energetische Psychotherapie

In den letzten Jahren hat sich eine Art der Psychotherapie herauskristallisiert, die besonders die Bedeutung der Energie bzw. des ungestörten Fließens der Energie in den Mittelpunkt stellt, die so genannte *Energetische Psychotherapie*, die sich bereits bestens bewährt hat, und zwar zur Eliminierung negativer Emotionen bei einer Reihe von Problemen wie zum Beispiel bei Panikattacken, Süchten, Ängsten (zum Beispiel vor Spritzen), bei Phobien – so bei der Zahnarztphobie, aber auch bei Phobie vor Spinnen, Plätzen etc. – und posttraumatischem Stress wie auch bei Depressionen, ja selbst bei physischem Schmerz. Weiterhin sind chronische Müdigkeit, Hyperaktivität und Zwangsneurosen und vieles mehr damit positiv zu beeinflussen.

14.1 Thought Field Therapy

Initiiert wurde die Energetische Psychotherapie von ROGER CALLAHAN, der ihre erste Ausprägung *Thought Field Therapy* (TFT) nannte. Nach ihm liegt die Ursache für die oben genannten Probleme in Störungen *(perturbations)* im Gedankenfeld des Patienten.

Bei der TFT werden ganz bestimmte ausgesuchte Akupunkturpunkte (s. Abb. 143) in festgelegten Sequenzen geklopft, während der Patient an sein Problem denkt. Auf einer Stress-Skala (SUD genannt: *subject units of distress*) von 0 bis 10 wird zunächst die höchste subjektiv empfundene Stress-Stufe ermittelt (10 = höchster Stress, 0 = kein Stress mehr) und das Klopfen so lange fortgesetzt, bis kein Stressempfinden in der jeweiligen Situation mehr da ist. In der Regel tritt innerhalb weniger Minuten (!) eine deutliche Besserung ein. Hat man einmal 0 erreicht und die Behandlung zur Stabilisierung noch ein paar mal wiederholt, so hat man in der Regel einen dauerhaften Erfolg. Oft genügt eine einzige Sitzung!

Im Zusammenhang mit dem Versagen der TFT in schwierigen Fällen entdeckte CALLAHAN das ***Phänomen der psychischen Umkehrung*** *(psychological reversal)*, bei dem eine Fließumkehr der Energie, das heißt eine Polaritätsänderung in den betroffenen Meridianen vorliegt, die den Patienten daran hindert, die Ergebnisse zu erzielen, die mit seiner positiven Intention übereinstimmen, und die auf diese Weise den Fortschritt der Therapie behindert. Beseitigt man diese Umkehrung, indem man den Akupunkturpunkt Dü 3 klopft (später kamen auch Di 1, Ni 27, GG 26 und der „wunde Punkt" im 2. ICR links dazu), während der Patient bestimmte Sätze spricht (zum Beispiel „Ich akzeptiere mich, auch wenn ich starke Angst vor dem Zahnarzt habe" oder „..., auch wenn ich das Problem ... habe"), so macht die Therapie sofort erstaunliche Fortschritte.

Bei ganz hartnäckigen bzw. schwierigen Fällen wendet CALLAHAN die ebenfalls von ihm entwickelte *Voice Technology* an, eine Frequenzanalyse der Stimme, die ihm die individuelle Punktauswahl ermöglicht. Lassen die therapeutischen Erfolge zu wünschen übrig, steckt nach CALLAHAN oft ein Toxin dahinter, das dann ermittelt und beseitigt werden muss. Hier helfen die Muskel- und Sehnenreflexe, diese zu identifizieren.

Aufbauend auf CALLAHAN entwickelte sich dann eine ganze Reihe ähnlicher Verfahren, die das Prozedere vereinfachten bzw. die von den Patienten leichter selbst anzuwenden sind.

14.2 Emotional Freedom Technique

Da gibt es zum Beispiel die EFT *(Emotional Freedom Technique)* nach GARY H. CRAIG, der mit einem Grundrezept circa 80 Prozent der Fälle behandeln kann, indem er die entsprechenden Akupunkturpunkte (s. Abb. 143) einfach vom Kopf abwärts bis zu den Fingerpunkten einschließlich klopft. (In der Abb. zum Beispiel von 1-16)

14.3 Tapas Acupressure Technique

Oder zum Beispiel die *Tapas Acupressure Technique (TAT)* von ELIZABETH (TAPAS) FLEMING, die ihre Behandlungsphilosophie aus der TCM bezieht.

Während der Patient seine Aufmerksamkeit auf sein Problem (s.o.) lenkt, nimmt er die TAT-Position ein, bei der die Fingerspitzen von Daumen und Ringfinger der einen Hand jeweils auf Bl 2 (seitlich der Nasenwurzel) einen leichten Druck ausüben, der Mittelfinger derselben Hand auf dem Yin Tang ruht und die andere Hand das Okziput umfasst (wie bei der ESR), und zwar so lange, bis der Patient eine positive Veränderung spürt. Dies wird unter Beachtung der SUD so oft gemacht, bis auch die noch „hakenden" Aspekte des Problems frei sind und die SUD bei 0 bis 1 liegen.

Dann soll der Patient während der TAT-Position eine positive, entgegengesetzte Aussage zu seinem Problem tätigen und seine Aufmerksamkeit dem so genannten „Speicher" zuwenden, das heißt dem „Platz", wo das Trauma, die Phobie etc. „gespeichert" wurde. Dabei ist es egal, wo dieser „Speicher" ist, der Patient muss nur die Intention haben, offen dafür zu sein, dass dort Heilung geschehen kann.

14.4 Negative Affect Erasing Method

Als Drittes möchte ich die *Negative Affect Erasing Method* (NAEM) nach Fred P. Gallo erwähnen, die viele Merkmale der TFT und EFT besitzt, bei der aber nur noch vier Punkte, nämlich GG 26, KG 24, Yin Tang und Thymus, geklopft werden. Sie legt besonderen Wert auf die Beseitigung (Punkte s. o.) verschiedener von Gallo entdeckter Unterarten von psychischer Umkehrung (PU), zum Beispiel:

- spezifische PU (Test: zum Beispiel „Ich *will* das Problem … überwinden"),
- massive PU (Test: zum Beispiel „Ich *möchte* glücklich sein"),
- tief sitzende PU (Test: „Ich *werde* das Problem … überwinden"),
- wiederkehrende PU (Anzeichen: plötzlicher erneuter Anstieg der SUD nach anfänglichem Erfolg),
- kriterienbezogene PU (Test: zum Beispiel „Ich *verdiene* es mein Problem … zu überwinden" oder „Ich *erlaube* mir, mein Problem … zu überwinden" oder „Es ist *sicher* / *gut* für mich / andere, das Problem … zu überwinden"),
- Mini-PU (Test: zum Beispiel „Ich *will* das Problem … *vollständig* überwinden").

Auch gehört – wie bei den anderen Verfahren – die Anwendung der so genannten „Behandlungsserie (9 G)" dazu, die eine Serie von Feinabstimmungen durch Klopfen an 3E 3 mit gleichzeitiger Aktivierung der beiden Hirnhälften durch Summen / Zählen und Augenrollen (Rechts- / Links-Kreise und *Floor-to-Ceiling Eye Roll*, das heißt *langsam* von unten nach oben) beinhaltet (Abb. 143).

14.5 Mental-Feld-Therapie

Die für (zahn)medizinische Belange am besten einzusetzende Weiterentwicklung dieser energetischen Psychotherapie ist die *Mentalfeld-Therapie* nach DIETRICH KLINGHARDT (MFT; nicht zu verwechseln mit der Myofunktionellen Therapie (MFT) nach GARLINER, einer Therapie orofacialer Muskeln vor allem in der Kieferorthopädie). Sie beinhaltet ebenfalls Elemente aus TFT und EFT, aber auch aus der BSFF-Technik *(Be Set Free Fast)* von LARRY PHILIPP NIMS, einem beschreibenden Synonym für „Eliminationstraining für Verhaltens- und Emotional-Symptome zur Auflösung von überschießenden Emotionen, wie Furcht, Ärger, Traurigkeit und Traumata" (***B****ehavioral &* ***E****motional* ***S****ymptom* ***E****limination* ***T****raining* ***F****or* ***R****esolving* *Excess* ***E****motion:* ***F****ear,* ***A****nger,* ***S****adness &* ***T****rauma).* Eng verbunden mit ihr und in ihrem Ablauf als wesentliches Element benutzt ist die ebenfalls von KLINGHARDT entwickelte *Psycho-Kinesiologie* (s. Kap. 12.15), bei der die MFT als Entkopplungsmethode emotionaler Probleme eingesetzt wird.

Die MFT beruht unter anderem auf der Erkenntnis, dass sowohl seelische Konflikte wie körperliche Schmerzen (akut wie chronisch) oft dadurch entstehen, dass sich bei einem Trauma der Mentalkörper vom physischen Körper trennt. Chronifiziert dieser meist unbewusste Zustand, entstehen vielfältige Symptome auf verschiedenen Ebenen, angefangen bei Allergien über Schlafprobleme bis hin zu seelischen Erkrankungen und Schmerzen jeder Art.

In der Therapie werden die bekannten Akupunkturpunkte (hier: Meridianabschnitte mit Punkten; s. Abb. 143) und „relevante autonome Schaltstellen" (KLINGHARDT), zum Beispiel an den Gelenken, beklopft, während der Patient seine Aufmerksamkeit dem abgespaltenen Inhalt, der vorher durch ein Gespräch aufgedeckt wurde, widmet, um den Mentalkörper wieder mit dem physischen Körper zu verbinden. Auch hier entscheidet der Rückgang der SUD über den Fortschritt, das heißt die Klopfdurchgänge müssen so oft wiederholt werden, bis die SUD-Einstufung bei 0 bis 1 liegt.

Ebenso spielt neben den Schwermetalltoxinen und Allergenen auch die PU, hier auf der Mentalebene (3. Ebene) mentales Switching genannt, in Form von „einschränkenden Glaubenssätzen" eine wesentliche Rolle als Heilungshindernis, das aufgedeckt und beseitigt werden muss. Dabei gibt es eine Reihe von Sätzen, die abgefragt werden, zum Beispiel: „ich bin willig, (ganz) gesund zu sein"; „ich bin bereit, jetzt ganz gesund zu werden"; „ich bin fähig, jetzt …";

„ich bin willig, bereit und fähig, jetzt …"; „ich darf ganz gesund sein"; „ich bin es wert, ganz gesund zu sein"; „es ist ohne Gefahr für mich (und andere), ganz gesund zu werden".

Eine Muskelreaktion auf den jeweils entsprechenden Satz bzw. dessen Modifikation zeigt, in welchem Bereich der Patient „geswitcht" ist. Als *Hinweisdiagnose* auf mentales Switching dient zu Beginn auch der Muskeltest bei Kopfdrehung jeweils zu einer Seite mit gleichzeitiger entgegengesetzter Augenblickrichtung: Bei Abschalten des Muskels liegt das jeweilige Problem vor.

Nach Formulierung von heilenden (mit dem Patienten erarbeiteten) Sätzen (zum Beispiel „auch wenn ich das Problem … habe, achte ich mich und nehme mich so an, wie ich bin, und entscheide mich jetzt …, mein Problem … zu lösen") werden beim Aussprechen dieser Sätze die Meridianlinien beklopft.

KLINGHARDT benutzt beim Klopfen zur Beseitigung des mentalen Switching vor allem Kopfpunkte bzw. -linien (*Sutura sagittalis* mit GG 19-21, Augenbraue mit Bl 2, Schläfenlinie mit Gbl 2, Okzipitallinie mit Bl 10-Gbl 20) mit gleichzeitigem Aussprechen der Positivsätze, aber auch Handpunkte (Dickdarmlinie mit Di 3-4, Dünndarmlinie mit Dü 2-3). Auch bringt er systemische Elemente aus der Hellinger-Arbeit (systemische Familientherapie) mit ein (4. Ebene). Das gilt neben dem mentalen Switching auch für die eigentlichen Probleme (Phobien, Ängste, Süchte, Schmerzen etc.).

Erfolgt auf der SUD-Skala keine Verbesserung mehr, wird auch hier (wie bei CALLAHAN) die 9-G-Prozedur durchgeführt, das heißt, es erfolgt das Beklopfen der G-Linie (3E 3-4) mit den entsprechenden Augenbewegungen (s. Abb. 143). Bei SUD = 0-1 ist das Problem entkoppelt und der Patient muss als Hausaufgabe die heilenden Sätze noch viermal pro Tag für sechs Wochen weiter „einklopfen".

Bei akuten Schmerzen jedweder Art, zum Beispiel bei Phantomschmerzen, aber auch zum Beispiel bei Trigeminusneuralgien im Gesicht, bei Kiefergelenk- oder Zahnschmerzen ist die MFT besonders gut geeignet. Dazu werden zunächst zwei ganze MFT-Durchgänge getätigt, gefolgt vom 33-maligen Beklopfen der G-Linie und der Thymuslinie und anschließendem sanftem Beklopfen der empfindlichsten Stelle im Hauptschmerzareal mit den Fingerkuppen. Verschiebt sich dabei die empfindlichste Stelle, folgt man ihr so lange (circa 2–3 Minuten), bis es zur oft dramatischen und anhaltenden Reduktion des Schmerzes kommt. Sind MFT-Punkte im Schmerzareal, klopft man diese mit und wiederholt danach die ganze MFT-Sequenz.

14.6 Kausal-Feld-Therapie

Als Letztes hat sich aus all dem die so genannte *Kausalfeld-Therapie* (KFT) nach ALEXANDER ROSSAINT entwickelt und etabliert. Sie berücksichtigt die Erkenntnis, dass der *Kausalkörper* des Menschen – nach traditioneller Überlieferung der Sitz des Gewissens und des kosmischen Bewusstseins bzw. des tiefen Unbewussten mit individuellen und überindividuellen Inhalten – derjenige ist, der hierarchisch *über* dem Mentalkörper steht, der zeitlich *eher* „funktioniert" (das Ungeborene träumt schon in der 14. Schwangerschaftswoche [CHAMBERLAIN]), aus dem der Mensch sein „Programm" und den „Stoff seiner Träume" empfängt, in dem neben den tiefen Glaubenssätzen die „alten" Informationen aus früheren Inkarnationen gespeichert sind und in dem unsere Absichten und Aufgaben für das jeweils nächste Leben schon die ersten „Formen" annehmen (Talente, Fähigkeiten, Kräfte). Dorther rührt nach BANIS auch der „Zentralkonflikt" des Menschen, der seinen Charaktertyp prägt.

14.6.1 Charaktertyp und Ängste in der Zahnheilkunde

Interessant ist für die Zahnheilkunde in diesem Zusammenhang, dass sich die den vier Typen zugeordneten Grundängste nach RIEMANN sowie Beschwerden, die sich auf Grund des jeweiligen Zentralkonflikts somatisieren, gesetzmäßig in den vier Quadranten widerspiegeln, wenn sich die Symptome im Gesichtsbereich zeigen. Bei den beiden Yin-Typen sind es die Quadranten der rechten Seite:

Quadrant 1 = Choleriker (Depressive) mit ihrer Angst vor Isolation (Trennungsangst),

Quadrant 4 = Sanguiniker (Hysteriker) mit ihrer Angst vor Festlegung (Endgültigkeitsangst).

Bei den beiden Yang-Typen sind es die linken Quadranten:

Quadrant 2 = Melancholiker (Schizoide) mit ihrer Existenzangst,

Quadrant 3 = Phlegmatiker (Zwanghafte) mit ihrer Angst vor Vergänglichkeit (Veränderungsangst).

14.6.2 Lüscher-Diagnostik

Nach MAX LÜSCHER repräsentiert ...

- **Quadrant 1:** die Willenshaltung (Ich-Steuerung, Farbe Grün) mit Schwierigkeiten wegen Kampf gegen Widerstände (Angst vor Miss-Achtung; Patient fühlt sich nicht richtig verstanden) ,
- **Quadrant 2:** das Gefühl der Zugehörigkeit (Farbe Blau) mit Schwierigkeiten wegen Beziehungskonflikten (Angst vor Hingabe; Patient ist nicht zufrieden),
- **Quadrant 3:** die Erwartungshaltung (Farbe Gelb) mit Schwierigkeiten infolge Ängstlichkeit und Sorgen über Künftiges (Angst vor Verlorenheit; Patient fühlt sich unsicher), und
- **Quadrant 4:** die Aktivität (Farbe Rot) mit Schwierigkeiten wegen Stress durch überfordernde Umstände (Angst vor Bedrohung; Patient fühlt sich bedrängt, überfordert).

14.6.3 Kausalkörper und Zentralkonflikt

Ist der Kausalkörper (4. Ebene) betroffen – in der ZÄPE zu ermitteln über Filterung mit dem Kausalkörper-Mudra nach BEARDALL (s. Abb. 102) – und reagiert er im Test mit Priorität, das heißt, erweist sich dieses Mudra als primär und ergibt einen AR bzw. eine MR, so kann man dort auch die Therapie beginnen. Es ist jedoch Vorsicht geboten, da dies anzeigt, dass man es mit einem Kernproblem des Patienten zu tun hat, das viele Abwehrreaktionen und Erstverschlimmerungen hervorrufen kann.

Das gilt im Besonderen auch dann, wenn der Zentralkonflikt aktiv aufleuchtet, das heißt im Test Priorität zeigt. Das erkennt man in der ZÄPE analog der Psychosomatischen Energetik nach BANIS daran, dass nach „virtuellem Ausgleich" der Aura mit der Information einer Mischampulle aller 7 Chavita-Mittel (Brunler-Bovis-Ampulle nach BANIS) dennoch ein emotionaler Konflikt zu messen ist und zum Ausgleich des AR für den über das Mudra eingespeicherten Kausalkörper – gemessen mit DNS-Ampullen für die Belastung – circa DNS D7000 und darüber als Zeichen einer karmischen Beteiligung gefunden wird. Um das gegenzuchecken, prüft man mit dem Mudra „Karma" (Abb. 104), ob sich die Testreaktion damit umkehrt.

(Der Kausalkörper reagiert normaliter auf circa DNS D4000; allgemein gilt für den Kausalkörper: Je tiefer der DNS-Wert, umso weniger hartnäckig ist der Konflikt, das heißt, umso weniger lange dauert auch die Therapie; je höher der DNS-Wert, desto hartnäckiger, tief greifender und älter ist er (ab circa DNS D7000 als Zentralkonflikt auch meist karmisch bedingt, s.o.), das heißt, umso länger dauert auch die Therapie; der höhere DNS-Wert zeigt aber auch an, dass beim Patienten erhöhte Kreativität und Intuition vorhanden sind, gepaart mit hoher Sensibilität und einer starken Persönlichkeit (siehe auch Abb. 109 a).

Ansonsten wird je nach Testergebnis natürlich in der Ebene angefangen, in der Prioritätsbedarf vorhanden ist (Prioritäts-Mudra) und bei der in der Regel der höchste Belastungswert (circa DNS D7000 – D10.000) vorhanden ist, da dort der größte Energiemangel bzw. die größte Energieblockade herrscht.

Normalwerte sollten für den Vital-, Emotional- und Mentalkörper circa DNS D1 bis D1000 sein.

Anmerkung: Die Belastungswerte bei den DNS-Ampullen sind genau umgekehrt wie die Prozentwerte bei BANIS zu interpretieren, das heißt, hohe DNS-Werte als Zeichen einer hohen Belastung zeigen ein hohes Energiedefizit bzw. eine starke Blockade und entsprechen bei ihm niedrigen Prozentwerten (und umgekehrt). Konkret:

DNS:

D1 = 100 %,	D100 = 99 %,
D500 = 95 %,	D1000 = 90 %, D1500 = 85 %,
D2000 = 80 %,	D3000 = 70 %,
D4000 = 60 %, D4500 = 55 %,	D5000 = 50 %,
D6000 = 40 %,	D7000 = 30 %, D7500 = 25 %
D8000 = 20 %,	D9000 = 10 %, D9500 = 5 %
D10 000 = 0 %)	

Neben der Berücksichtigung des Chakrensystems gehört bei der KFT die des Grundsystems (extrazelluläre Matrix) und der Zelle selbst (inklusive Zellkern mit DNS) immer zur Untersuchung dazu. Das heißt, das Energiesystem der sieben Chakren sowie das durch den jeweiligen Konflikt betroffene körperliche Organsystem müssen gleichzeitig mitdiagnostiziert und -therapiert werden.

14.6.4 KFT und Wandlungsphasen

Die KFT benutzt neben den oben genannten Akupunkturpunkten (Meridianlinien) der Energetischen Psychotherapie vor allem die Holz-, Feuer-, Erde-, Metall- und Wasser-Punkte der fünf Wandlungsphasen an Händen und Füßen (s. Abb. 26, 144), deren jeweils aktive, primär zu klopfende Wandlungsphase (bzw. aktiver Punkt) dadurch gefunden wird, dass der dem Problemthema zugehörige Punkt bzw. das

„Element“ beim Test der Einzelelemente kinesiologisch aufleuchtet, wenn man vorher über das Kausalkörper- und Prioritäts-Mudra diese Ebene – wie in der Kinesiologie üblich – herausgefiltert hat.

Die Filterung in die Zelle geschieht mit audio-visuellen Dateien (Sprache/Bilder) ebenfalls über den RFR, während die Chakren mittels der Lykotronic-Ampullen (s. Abb. 9) bzw. Chavita-Ampullen erfasst werden.

Hat man den zu dem ermittelten Chakra zugehörigen unbewussten Konflikt nach BANIS bzw. das blockierte psychische und emotionale Muster gefunden (zum Beispiel über die Emvita-Mittel nach BANIS oder durch das „Metall-(Material-) Gespräch“ nach MÖHLE), so kann man etwa aus der Kombination von Konflikt bzw. „traumatisiertem Gemütszustand“ (MÖHLE), Chakra und Wandlungsphase auf den entsprechenden Wandlungsphasen-Punkt schließen und ihn dann kinesiologisch erfassen.

Die weitere Reihenfolge der zu klopfenden Punkte ergibt sich entweder aus dem kinesiologischen Test oder aus der Abfolge der Elemente (Shen- oder Ko-Zyklus, s. Abb. 25). Zur weiteren Harmonisierung und zum Erfolg trägt der RFR mit seiner Wirkung bis in den Zellkern in Kombination mit bestimmter Musik (zum Beispiel Barockmusik, Walzer) bei, indem er während der Behandlung „angeschlossen“ ist (s. Kap. 16.2 u. 3). Die dabei mit der Behandlungsinformation beaufschlagten unarzneilichen Trägersubstanzen tun ihr Übriges.

Am Ende der Klopfserien wird als Besonderheit noch KG 17, der so genannte Seelenpunkt – übrigens auch ein exzellenter Diagnosepunkt zur Erkennung psychischer Hintergründe somatischer Symptome (wenn er sehr druckempfindlich ist) – mit den Fingerspitzen einer Hand für circa 1 Minute gehalten, während der Patient an die ermittelten, sich aus der PU ergebenden Positivsätze denkt und die G-Linie nach CALLAHAN (3E 3-4) klopft. Während des Klopfens von 3E 3-4 werden statt der klassischen Augenfolgebewegungen in der Regel die Augen im Sinne einer Lemniskate (liegende 8 bzw. Unendlichkeitszeichen) gerollt, und zwar jeweils links und rechts herum, damit beide Hirnhälften besser integriert werden (Abb. 143).

14.6.5 KFT und Metamorphosis

Zudem wird die Zone (Linie) zwischen distalem und proximalem Nagelbett und dem distalen Gelenk der ulnaren Seite des Daumens bzw. der tibialen Seite der Großzehe kreisförmig gerieben (sanft massiert), während der Patient die Lösungssätze spricht bzw. denkt. Diese Linie ist die Repräsentationszone von Epiphyse (distal), Hypophyse (proximal) und Atlas (auf dem distalen Gelenk) bzw. die pränatale (PN, seitlich Nagel) Linie bis zur Zeugung (Z, auf dem Gelenk) = sog. PN-Z-Linie der Metamorphosis-Methode nach Robert St. John. Im Übrigen ist diese Linie, wie auch ihre Fortführung bis zum Handgelenk bzw. zur Ferse (Steißbein bzw. Geburtspunkt), sowohl für die Diagnose als auch für die Therapie von Wirbelsäulenproblemen bzw. intrauterin entstandenen Problemen beim Therapeuten selbst bzw. bei den Patienten gut geeignet (Abb. 145).

Therapeutisch werden für die Chakren und die (unbewussten) Konflikte vor allem die Spagyrikmittel nach Zimpel (zum Beispiel der Fa. Phylak) eingesetzt (**fett** = körperlich, (3 x 15-20 Tropfen); normal = seelisch-emotionell, (3 x 7 Tropfen).) Zum Beispiel für …

Chakra 1: ***Rhus tox.***, *Gentiana lutea*

Chakra 2: ***Vaccinium myrt.***, *Matricaria, Yohimbe*

Chakra 3: ***Okoubaka aubrev.***, *Gentiana, Hypericum, Nux vomica*

Chakra 4: ***Viscum album***, *Bryonia, Fucus, Okoubaka, Sambucus, Thuja, Taraxacum*

Chakra 5: ***Belladonna***, *Bellis, Crataegus, Fagopyrum, Propolis, Thymus, Urtica*

Chakra 6: ***Iris***, *Belladonna, Vaccinium, Valeriana, Viola, Viscum*

Chakra 7: ***Viola***, *Allium cepa, Melissa off., Rauwolfia serp., Sarsaparilla smilax, Sabal serr., Symphytum off., Yohimbe*

Je nach Testergebnis werden die Chavita- und Emvita-Mittel nach Banis (Fa. Rubimed) eingesetzt oder aber (gleichwertig) Bach-Blüten, kalifornische Blüten oder Orchideenblüten bzw. jede andere geeignete Blütenessenz. Für die Matrix bzw. Zelle werden vor allem die Resonanzhomöopathika nach Schimmel (zum Beispiel Resoplexe) eingesetzt bzw. Orthomolekularia, Aminosäuren, Vitamine, Mineralien, Spurenelemente etc., aber auch Nosoden, soweit sie im bioenergetischen Test passen.

Das Wichtigste beim Klopfen wie bei der medikamentösen Therapie ist die Beseitigung der Energieblockaden bzw. die „Abschmelzung" des Konflikts. Mit anderen Worten: Solange nicht auch die energetische Komponente eines Konflikts bearbeitet ist, bleibt er im Körper und treibt irgendwann wieder sein Unwesen, wenn sein Thema wieder aktiviert wird. Daher ist die Energetische Psychotherapie (zum Beispiel MFT, KFT) wie auch die Psychosomatische Energetik (Banis) bzw. deren Kombination bei einer Konfliktlösung so erfolgreich und beide bedürfen nur in seltenen Fällen der Ergänzung durch andere „klassische" psychotherapeutische Methoden.

Ansonsten ist das Vorgehen bei der KFT das Gleiche wie bei allen oben genannten energetischen Psychotherapieverfahren, einschließlich des systemischen Vorgehens der MFT.

14.6.6 Hinweis auf psychische Umkehrung

Der allgemeine Hinweis auf eine PU erfolgt über das Mudra „psychische Umkehrung“ (s. Abb.94 a), während das Switching der einzelnen Ebenen (Körper) *entweder* genau wie bei KLINGHARDT ermittelt wird, also

1. Ebene: über das Mudra „Herdswitching“ (s. Abb. 88),
2. Ebene: über die 8 Augenstellungen (gemäß NLP),
3. Ebene: mit dem Kopf zur Seite bei gleichzeitig entgegengesetzter Augenstellung,
4. Ebene: mit Farbe,

oder nach dem Ansprechen des „PU-Modes“ über die *Filterung mit den Mudras für die einzelnen Ebenen* (s. Abb. 86).

Die KFT ist genau wie die MFT auch bei Zahn-, Kieferschmerzen, Trigeminusneuralgien, TMG-Problemen, Phantomschmerzen etc. anzuwenden.

Die Erfahrung mit dem RFR hat auch gezeigt, dass die Akupunkturpunkte (nach ROSSAINT sind es strukturelle Hologramme) generell (besonders aber die hier betroffenen) die Knotenpunkte der „Verbindungsautobahnen Meridiane“ zwischen dem Makrokosmos (verschiedene Energiekörper und darüber hinaus) und dem Mikrokosmos (Zelle und Zellkern mit DNS) sind, über die man je nach Bewusstsein von Tester und Getestetem die Gesamtinformationen des „Datenpools Akasha“ (Akasha-Chronik; s. auch Akasha-Mudra, Abb. 103) abgreifen kann; somit kann man über die Testung ermitteln, welche Teile davon beim Patienten (physisch, emotional, mental, kausal, etc.) betroffen sind.

Anders ausgedrückt: Diagnose wie Therapie müssen in beide Richtungen gleichzeitig getätigt werden. Dabei hat sich gezeigt, dass gerade Schwermetallprobleme ihren eigentlichen Ursprung oft im Mental- bzw. Kausalkörper haben und nach Therapie der dahinterstehenden Konflikte nicht mehr zu finden sind. Erst sekundär entfalten sie ihre Wirkung im Zelle-Milieu-System. Das heißt weiter, dass die Schwermetalltoxine oft ebenso Ausdruck psychisch-emotionaler Probleme sind, wie es bei anderen Toxinen der Fall ist, die sich im Grundsystem manifestiert haben (s. auch Kap. 7).

Man muss daher die Matrix- bzw. DNS-respektive Zellorganellenschädigung durch Schwermetalle – wenn man sie findet – parallel zu der energetischen Therapie mit entsprechenden „Ausleitungs- und Repairmitteln“ behandeln. Umgekehrt darf die andere Richtung (Energiekörper) auch nicht vernachlässigt werden. Hier setzt der Erfolg des „Metallgespräches“ nach Möhle (s. Kap. 19.14) oder der Esogetik nach Mandel (s. Kap. 7.2) bzw. der Psychosomatischen Energetik nach Banis an.

14.7 AKUPSYK

In Dänemark hat Per Bay ein ähnliches Verfahren entwickelt, das er „AKUPSYK“ nennt und das nicht nur die ganze TCM, die Matrix und die Biophotonen als Erklärungsmodell berücksichtigt, sondern sogar bevorzugt. (Persönliche Mitteilung; E-Mail: bay@bayclinic.dk) Er kann alle Algorithmen Callahans wie auch den Gebrauch aller anderen Akupunkturpunkte über die TCM und die 5-Elemente-Lehre ableiten und erklären. Dabei ergeben sich aus der Organuhr besonders die vier Meridian-Kreisläufe des großen und kleinen Yang in ihrer Umlaufrichtung: Bl-Gbl-Ma / 3E-Di-Dü bzw. Yin in ihrer Umlaufrichtung: MP-Ni-Le / Lu-He-KS als besonders wirkungsvoll.

Wie schon von W. Langreder gefunden, existiert neben der Mittag-Mitternacht-Regel der TCM (12-Stunden-Rhythmus) auch ein 6-Stunden-Rhythmus, der zu einer Kurzform der Therapie allein mit dem großen Yang- bzw. allein mit dem großen Yin-Kreislauf benutzt werden kann. Dabei spielt es keine Rolle, mit welchem der Meridiane des großen Yang- bzw. Yin-Dreiecks man beginnt. Lediglich bei akuten bzw. chronischen Symptomen gibt es einen Unterschied: Während man bei akuten Situationen *in Richtung* der Meridianumläufe klopft (also: zum Beispiel Bl-Gbl-Ma bzw. MP-Ni-Le), ist es bei chronischen Situationen *gegenläufig*, also zum Beispiel Ma-Gbl-Bl bzw. Le-Ni-MP.

Nach Bay ist die PU nichts anderes als die Yang-Yin-Stabilisierung *vor* einer aktuellen Punkttherapie, wie es die alten Chinesen immer gemacht haben, indem sie das Gouverneurgefäß an Dü 3 und das Konzeptionsgefäß an Lu 7 geöffnet haben und danach beide Gefäße selbst therapiert haben (zum Beispiel an GG 20 oder GG 13 und KG 6 oder GG 26 und KG 24).

Ausgehend vom 2-Stunden-Rhythmus der Organuhr und unter Anwendung der von Pythagoras gefundenen Oktaven bezogen auf diesen Rhythmus (durch mehrmaliges Oktavieren ...) ergibt sich nach Bay in der AKUPSYK eine Klopfsequenz von circa 3 Hz pro Punkt, wie sie in der KFT ebenfalls angewandt wird. Für die oben genannte große Yang- bzw. große Yin-Kurzbehandlung (plus eventuell kleine Yang- bzw. kleine Yin-Behandlung) ergeben sich daraus circa 50 Sekunden für eine Therapierunde.

Die alten Chinesen verwendeten nach Bay bei psychischen Problemen neben den Anfangs- und Endpunkten der Meridiane besonders gern Punkte an den Gelenken, so dass die „relevanten autonomen Schaltstellen“, wie Klinghardt die Punkte um die Gelenke wegen ihrer Anreicherung mit vegetativen Nerven nennt, ihnen – wenn auch aus anderen Überlegungen – schon bekannt gewesen sein dürften. Neben den Akupunkturzusammenhängen spielen für Bay noch die Chakren und bestimmte Hologramme – zum Beispiel Su Jok (Hände) und YNSA (Yamamoto) – eine große Rolle.

Nach Bay hat sich die pathologische psychische Information ursprünglich wie ein „Blitz“ in die DNS eingespeichert und ist von dort sozusagen von innen nach außen transportiert worden, um sich bei zugehörigem Denkmuster als Meridianblockade zu zeigen und dann in der Aura in Erscheinung zu treten.

Nach ihm ist das Gedankenmuster wie eine „abstrakte Nosode“ anzusehen, die in und an der DNS entsprechend der chinesischen Überlieferung in den zugehörigen Organen bzw. Subsystemen über die Raumresonanz detektiert und mit der Barockmusik und dem Klopfen sowie dem Boostereffekt des RFR neutralisiert werden kann, und zwar dadurch, dass das Gedankenmuster gleichzeitig als „Therapienosode“ zur eingespeicherten „Abstraktnosode“ wirkt, nachdem in den betreffenden blockierten Meridianen die Energie durch das Meridianklopfen wieder fließen kann

Daher ist die Heilung auch hier – genau wie bei physischen Problemen im Grundsystem – abhängig von der Regulationsfähigkeit des Organismus und nicht nur Toxine, sondern auch Störfelder oder Viren etc. können die schnelle Beseitigung der pathologischen Emotionen verhindern, so dass sie in diesem Falle erst beseitigt werden müssen, ehe der Erfolg eintreten kann. Auch Bay arbeitet dabei mit einem dem RFR ähnlichen, das heißt aus Acrylglas bestehenden, von ihm entwickelten Resonanztestset im Sinne der Skalarresonanzverfahren, die ja gerade zum Zellkern mit der DNS eine Resonanz ermöglichen.

14.8 Palm Therapy

Eine besonders wirksame Form der Energetischen Psychotherapie stellt die *Palm Therapy* (Handflächen-Therapie) nach Moshe Zwang dar. Sie wird ebenso bei allen psychosomatischen Beschwerden, vor allem aber bei Ängsten und Phobien (auch vor dem Zahnarzt oder vor Spritzen) eingesetzt und kann oft in zwei Minuten erstaunliche Ergebnisse zeitigen. Sie ist daher besonders in der Zahnarztpraxis geeignet. Sie benutzt bestimmte Druckpunkte auf der so genannten Herz- und Kopflinie in der Innenhand, die mit den Daumennägeln des Therapeuten gedrückt werden (Abb. 146).

Auf der Herzlinie liegt der Druckpunkt zwischen Klein- und Ringfinger auf den Mittelhandknochen (Metacarpale 5) des Kleinfingers, während sich der Druckpunkt auf der Kopflinie circa 0,5 cm nach ihrem Ursprung in Höhe des Zeigefingers befindet.

Bei Menschen mit verbundener Lebens- und Kopflinie ist Vorsicht geboten, da die Lebenslinie durch den Druck nicht blockiert werden darf. Bei diesen Menschen liegt der Druckpunkt circa 0,5 cm nach der Gabelung der beiden Linien auf der Kopflinie (vom Zeigefinger aus gesehen), das heißt etwas mehr in Richtung Mittelfinger. Umgekehrt ausgedrückt: circa 0,5 cm bevor sich die beiden Linien vereinigen bzw. verbinden. Das *Prozedere* ist einfach:

Nach der Bestätigung, dass er die Angst bzw. Phobie wirklich loswerden will, muss der Patient *mit geschlossenen Augen* die Angst- bzw. Phobie-Situation unter Angabe der Lokalisation im Körper visualisieren und den SUD-Wert zwischen 0 und 10 (s.o.) angeben. Während der Patient die angst- bzw. phobieauslösende Situation für circa zehn bis zwanzig Sekunden weiter visualisiert und dann nach Öffnen der Augen durch den Therapeuten abgelenkt wird, indem dieser mit dem Patienten über belanglose, erfreuliche Dinge spricht, drückt der Arzt / Zahnarzt / Heilpraktiker oben genannte Punkte zunächst in der linken Hand für circa zwei Minuten.

Danach soll der Patient die Augen wieder schließen und versuchen, die körperlichen Symptome nochmals zu reproduzieren. In der Regel ist die Angst bzw. Phobie verschwunden bzw. auf ein unbedeutendes Maß reduziert. Sollten die SUD jedoch noch nicht auf 0 bis 1 gesunken sein, wiederholt man den Vorgang in der rechten Hand bzw. beiderseits so oft, bis die SUD-Einstufung den Wert 0 bis 1 erreicht hat.

Die Evaluation psychosomatischer Zusammenhänge

Das in diesem Buch vertretene Konzept der *Psychosomatik* soll in diesem Kapitel aus kinesiologischer und physio-energetischer Sicht näher betrachtet werden. Dazu zunächst einige allgemeine Vorbemerkungen.

> Psychosomatik ist in der (Zahn-) Heilkunde zurzeit „in". Immer mehr erkennt man, wie wichtig die Psyche ist, zum Beispiel für die Verträglichkeit von Prothesen, steckt doch hinter mancher Unverträglichkeit etwa eine larvierte Depression, deren Grund es aufzudecken gilt. Auch beim Zungenbrennen muss man sich (neben der Suche nach somatischen Ursachen) fragen, was einem „auf der Zunge brennt", das man sich nicht traut zu äußern.

So erfreulich es ist, Psyche und Soma wieder als Einheit zu sehen, so darf man nicht vergessen, dass das Thema schon immer existiert hat. Doch in einer rein naturwissenschaftlich ausgerichteten Medizin ist die Beschäftigung damit aufgrund der Vorgehensweise der analytischen Betrachtung einseitig programmiert, nämlich funktional. Doch Inhalt und Form (Funktion) gehören untrennbar zusammen, wie ein Haus und sein Konstrukteur, der die Idee dazu hat.

Dass eine rein funktionale Betrachtung nicht ausreicht und man zudem bei der Psyche nicht die gleiche Vorgehensweise anwenden kann wie bisher auf der materiellen Ebene, das dürfte spätestens dann sichtbar werden, wenn man bei dem Thema Psyche in die gleiche Krise kommt, wie jetzt schon in der Medizin und im naturwissenschaftlichen Weltbild überhaupt.

Universitäre Medizin, komplementäre Medizin und Homöopathie

Betrachtet man die rein naturwissenschaftlich orientierte und die so genannte komplementäre biologische Medizin, so besteht im Ansatz kein grundsätzlicher

Unterschied zwischen beiden. Denn beide bedienen sich des kausalanalytischen Denkansatzes. Beide verwenden auch zum Beispiel Mittel, die *natürlich* sind, wie den *Aspergillus penicillium* oder das Kortison, um nur einige zu nennen. Dabei liegt der Unterschied lediglich in der Dosierung.

Während die so genannte universitäre Medizin versucht, Krankheiten primär durch „Anti-Mittel" *(per contraria)* zu behandeln und dadurch eigentlich nur Symptome verschiebt, liegt das Problem oder besser die Einseitigkeit der rein naturheilkundlichen, biologischen Medizin darin, dass sie aufgrund des gleichen funktionalen Denkansatzes das Problem lediglich auf eine andere, augenscheinlich harmlosere Ebene, nämlich die der natürlichen Behandlungsmethoden und -mittel verlegt, auch wenn sie *per similia* behandelt.

Erst die Homöopathie mit ihren Hochpotenzen ist als Heilkunst zu verstehen, die die psychisch-emotionale und geistige Ebene mit einbezieht und „sich damit zum Prinzip der Kunstheilung" (FRITSCHE) bekennt. Das trifft auch auf die moderne Spagyrik zu (besonders die Spagyrik nach ZIMPEL der Fa. Phylak), die die emotionalen und psychischen Bezüge von Krankheiten in den Vordergrund stellt (niedrigere Dosierung, maximal 3 x 7 Tropfen), auch wenn man damit ebenso gut somatische Beschwerden behandeln kann (höhere Dosierung, zum Beispiel 3 x 15–20 Tropfen) (siehe auch Abb. 27).

Die meisten Methoden, die in der Erfahrungsheilkunde betrieben werden, wie zum Beispiel die bioenergetischen Regulationsverfahren, so auch die Kinesiologie, sind – besonders wenn es sich um Medikamententestung (Resonanztestung) mit diesen Methoden handelt – nur im Rahmen einer funktionalen Diagnostik sinnvoll; sobald es um inhaltliche Bezüge geht, sind sie nur bedingt einsetzbar, und zwar nur in dem Maße, wie das Wissen, die Erfahrung und die Persönlichkeit des Behandlers als Homöopath, als Mitleidender zum Tragen kommen.

Sprachmuster

Die Symptomsprache bzw. Körpersprache eines Patienten zeigt uns schon symbolisch, um was es bei ihm geht. Auch die Sprache als solche, mit der uns ein Patient sein Problem schildert, liefert uns oft genug Hinweise, denn in gewissem Sinne ist die Sprache psychosomatisch, da sie immer einen Doppelaspekt ausdrückt und somit verschiedene Ebenen anspricht. Das gilt erst recht für die Zahnheilkunde, wo zum Beispiel der richtige Biss auch im übertragenen Sinne gefunden werden soll oder faule Zähne nicht nur auf Bakterien hindeuten oder eine geringere Vitalität anzeigen, sondern auch sozusagen ein „faules Denken" bekunden.

Während die Sprache uns zu den Hintergründen eines Problems führt, zeigt das Symptom, was mit dem Patienten als Mensch nicht in Ordnung ist. Es gilt also, das Muster zu finden, das ihm im Bewusstsein fehlt, weswegen er dies oder jenes Symptom hat.

Psychosomatik und Kinesiologie/Physio-Energetik

Die Kinesiologie – richtig angewendet – hilft dabei, die gesuchten psychosomatischen Muster zu finden. In der Ganzheitlichen Zahnheilkunde bevorzugen wir die holistische Kinesiologie, auch Physio-Energetik genannt, mit ihrem Armreflex nach VAN ASSCHE und dem Modell des Biocomputers nach BEARDALL. (Vgl. Kapitel 12.11) Auch die Akupunkturpunkt-Biophotonen-Testung (ABT) nach VAN BENSCHOTEN mit dem Bidigitalen-O-Ring-Test (BOT, OMURA) ist ein Teil davon. Mit ihrer Hilfe bedient man sich unter anderem der 5-Elemente-Lehre, die die Verknüpfung und die Hintergründe der Symptome aufdecken kann.

Die fünf Wandlungsphasen – die fünf Elemente der TCM

Die fünf Wandlungsphasen/Elemente (s. Abb. 25 bis 27) findet man in der Mundhöhle gebündelt wieder, und zwar in Form des bekannten Schemas der Wechselbeziehungen nach VÖLL und KRAMER oder eines ähnlichen bzw. des Komplexes der fünf Funktionskreise nach GLEDITSCH. Diese Schemata repräsentieren die Bezüge zwischen Zähnen, Organen und Gewebssystemen und geben Auskunft, in welchen Subsystemen man Beschwerden (psychisch wie somatisch) zu erwarten hat.

Da die Chinesen in Bezug auf Krankheiten gesamtkosmische Zusammenhänge berücksichtigen und somit neben der rein medizinischen Betrachtungsweise immer die metaphysische, schicksalbezogene philosophische Betrachtungsweise mit einbeziehen, fehlen in diesem System der fünf Wandlungsphasen die psychische und die geistige Ebene nicht. Dabei entsprechen die tradierten psychischen Korrelate „eher einer disharmonischen Verhaltensform" (GLEDITSCH), während der „regelrechte psychische Aspekt" von GLEDITSCH definiert wurde.

So können die fünf Funktionskreise als „Schlüssel dienen für psychosomatische Krankheitsbilder", da sie sich als „fundamentale Ordnungsbereiche des Organismus" (GLEDITSCH) erweisen.

Der Nieren-Blasen-Funktionskreis

Am Beispiel des Nieren-Blasen-Funktionskreises (Abb. 147) und damit des zugehörigen Frontzahngebietes sei das dargestellt: Entsprechend der somatischen Stabilität und Sicherheit und dem Halt geht es dabei psychisch um Festigkeit, Vertrauen und Beständigkeit. Geht man mit diesen Themen „positiv" um, das heißt, kann man sie bewältigen und folgt damit ihren Lerninhalten, so zeigen sie sich im „erlösten" Sinne als Standhaftigkeit, Durchhaltevermögen, Verlässlichkeit, Treue, Geradlinigkeit, Urvertrauen, das feste Bindungen ermöglicht. Es kommt zum inneren Bejahen von Ordnung und Gesetzmäßigkeit, zum Annehmen des Vorgegebenen und zum Gehorsam. (GLEDITSCH 1983)

Demgegenüber steht der „negative" Umgang mit dem Prinzip, der zu Problemen führt. Wer kein Vertrauen besitzt, wer das Bejahen einer gesetzmäßigen Ordnung verneint, und sich gegen das Annehmen von Vorgegebenem wehrt, der bekommt Symptome im Frontzahngebiet und/oder in den zugeordneten Organen, hier in den Nieren, Knochen, Ohren. Psychisch äußert sich das als „übertriebenes Sicherheitsbedürfnis, als Mangel an Vertrauen, das heißt als Angst und als gewisse Starrheit." (GLEDITSCH).

Emotional finden wir nach DIAMOND bei Pathologien des Nieren-Blasen-Funktionskreises Probleme mit der sexuellen Sicherheit bzw. Unschlüssigkeit, der Fairness bzw. Unfairness, was schon darauf hindeutet, dass das zugehörige Grundprinzip, das Venus-Prinzip, gestört ist und sich in Abgrenzungs- und Beziehungsproblemen äußert.

Auf Grund der Polarität in der Akupunkturlehre zwischen Yin und Yang muss man gleichzeitig neben dem Frontzahngebiet (Yin-Anteil) auch das zugehörige Weisheitszahngebiet (Yang-Anteil) betrachten, in dem die so genannte Yang-Nieren-Schwäche sich nicht nur somatisch in fehlenden bzw. verlagerten Achtern und einer erhöhten Stressanfälligkeit zeigt, sondern sich psychisch auch in Problemen bezüglich (eigener und fremder) Grenzen bzw. Abgrenzung mit den Aspekten Wille/Ich-Durchsetzung und Angst/Ich-Bedrohung äußert. Das Weisheitszahngebiet ist nicht nur der Bereich, wo die Meridiane in die Tiefe gehen, sondern auch die Trennstelle (Grenze) zwischen Soma und Geist, zwischen „Person" und Transpersonalität.

Nach CAFFIN gibt die Stellung der Frontzähne Auskunft über den Bezug zu *Animus* und *Anima* und konkret zu den Eltern, während die Stellung der Zweier die konkrete Reaktion einer Person bezüglich der Archetypen angibt. Stehen Letztere über den Einsern, dominiert die Person das entsprechende Elternteil, während ein Palatinalstand ein Zeichen der Unterwürfigkeit ist.

Psychosomatik und Chakren/Energiekörper

Nun muss man wissen, dass die Energie, die diesen Funktionskreis – wie auch die anderen – speist, aus dem System der Chakren kommt, von denen es nach klassischer Lehre sieben gibt: Hier ist es das erste oder Basischakra, das im System der „psychosomatischen Energetik" (BANIS 2003) folgerichtig immer dann pathologisch zu finden ist, wenn das dem Einzelnen zur Verfügung stehende „Maß an Lebensenergie und Vitalität"(BANIS) gestört ist, wenn es Probleme mit der beruflichen Sicherheit, der Selbstständigkeit und Selbstbehauptung gibt.

Weiter weiß man aus der indischen Philosophie, dass der Mensch verschiedene Energiekörper besitzt, die je nach Symptom jeweils unterschiedlich stark betroffen sind. Eruierbar und testbar sind all diese Probleme, wie oben angedeutet, mit Hilfe der Kinesiologie, wenn sie als Vehikel der dahinter liegenden Informationen benutzt wird. Diese Art der Testung arbeitet mit dem Unterbewusstsein zwischen Arzt und Patient und ist deshalb besonders anfällig für Fehler, wenn man sich als Therapeut nicht selbst leer machen kann.

Psychosomatik und die Mudras/Handmodes für die Energiekörper

Gelingt einem dieses „Leermachen", kann man mit Hilfe der so genannten Mudras, das heißt bestimmten symbolisch verwendeten Fingerstellungen, die hinter den Symptomen des jeweiligen Patienten vorhandenen Problemstellungen energetisch sichtbar machen. Mudras (BEARDALL, WILLIAMS und andere) sind als codierte Informationsimpulse anzusehen (LECHNER) und stellen nach meiner Erfahrung funktionelle Hologramme dar (ROSSAINT).

Mit Hilfe des Muskeltestes nach GOODHEART bzw. des Armlangenreflexes nach VAN ASSCHE oder des Bi-digitalen O-Ring-Tests nach OMURA (zur Erinnerung noch einmal: alle drei sind ON-OFF-Phänomene, das heißt ohne Wertung, vielmehr lediglich Polaritätswechsel) – bestimmt man zunächst die Krankheitsebene, auf der sich das Symptom abspielt, indem man die dafür vorgesehenen Handmodes nach BEARDALL (Abb. 86) in das Energiefeld des Patienten hält bzw. auf den RFR legt. Jedes Symptom kann sich auf einer oder mehrerer dieser vier Krankheitsebenen äußern.

Das heißt, nach Einspeichern des Symptoms im Biocomputer über die XY-Linie, sichtbar an einem hypo- bzw. hypertonen Muskel bzw. an einem +AR, gleicht das passende Ebenen-Mudra dieses energetische Ungleichgewicht aus, und zwar zum normotonen Muskel bzw. zur gleichen Armlänge. Ist es in unserem Falle die psychisch-emotionale Ebene, testet man weiter, ob der Energiekörper einer Therapie bedarf (Mudra) und welche der oben erwähnten Energiekörper betroffen sind bzw. welche Chakren vegetativ gestört sind.

Für den ersten Teil benutzen wir die Mudras für den Vital-, Astral-, Mental- und Kausalkörper (BEARDALL; Abb. 102), wobei die Resonanz sich durch einen erneuten +AR bzw. einen schwachen/hypertonen Muskel im Sinne des erneuten Polaritätswechsels zeigt. Damit weiß man, in welchem Energiekörper bzw. in welchen Energiekörpern sich die Symptome hauptsächlich manifestieren.

Für die Chakren benutzt man ebenfalls Mudras, sei es als Handmode nach BEARDALL oder Biophotonen-Mudra nach VAN BENSCHOTEN (Abb. 105) oder die Symbole für die Chakren an den betreffenden Körperstellen bzw. deren Repräsentation am Zeigefinger. Auch Testampullen für die einzelnen Chakren aus dem Lykotronic-Testsatz (Fa. J. JAHODA, Bensheim) kann man als Ampullen bzw. Symbole über das berührungslose Resonanz-Testset nach ROSSAINT (Rossaint-Frequenz-Resonator, RFR) dem Körper als spezifische Information anbieten. Bei Resonanz tritt eine entsprechende Reaktion im Sinne eines +AR bzw. einer Muskelreaktion (MR) auf, beim RFR sogar mit einem Booster-Effekt (Verstärkung der MR bei leichterem Testdruck). Das geschieht auf Grund des Zugewinns an Energie durch die Rückkopplung vom Medikament (als Sender) auf den Patienten (als Empfänger) bei perfekter individueller Resonanz in Form einer schwingenden resonanten Wechselwirkung (MEYL).

Beim Energiekörper muss man wissen, dass jedes Chakra wiederum aus den drei Chakraanteilen des Vital-, Emotional-, und Mentalkörpers besteht, die wie Blütenkelche ineinander hängen und ebenfalls über Mudras (Abb. 102) ermittelt werden können, so dass man durch die Kombination beider Teste die genaue Lokalisation der Symptome finden kann. Hier eignen sich zur Therapie vor allem spagyrische Mittel, wie oben angedeutet.

Auch die Chavita-Mittel der Kollegen BANIS tun dabei nicht nur diagnostisch hervorragende Dienste, besonders wenn man anschließend mit den entsprechenden Emotional-Mitteln, den so genannten Emvita-Mitteln, die seelischen Konflikte herauskitzelt und behandelt. Dabei muss aber nicht zu jedem Chakramittel ein Emotionsmittel gehören.

Die passenden Emvita-Mittel ermittelt man wiederum dadurch, dass man über das entsprechende im Biocomputer eingespeicherte Chakra als Filter den Ausgleich im Muskeltest bzw. Armreflex erreicht.

Beim Nieren-Blasen-Funktionskreis, das heißt dem Urogenitalgebiet sind es vor allem die Emvita-Mittel 1 bis 4, die die Grundprobleme des Basischakras aufzeigen. Dabei geht es dabei um die Themen: Selbstständigkeit (1), Konzentrationsmangel (2), Ausgeliefertsein (3) und Extrem–selbstbeherrscht-Sein (4).

Die Stärke einer psychisch-emotionalen Belastung

Die Stärke der psychisch-emotionalen Belastung (wie auch jeder anderen Belastung) im jeweiligen Energiekörper bzw. Chakra ermittelt man in der ZÄPE gemäß der ABT nach VAN BENSCHOTEN mit potenzierten DNS-Ampullen, da die Biophotonen, die unter anderem für die Informationsübertragung verantwortlich sind, DNS-induziert sind und daher auch durch die DNS in potenzierter Form wieder neutralisiert werden können.

Je höher die Zahl der Potenz, die die Muskelreaktion bzw. den AR ausgleicht, desto stärker die Belastung. So kommen wir zurzeit bei einem starken Konflikt maximal auf Werte bis zu 8000 (DNS D 8000), während bei Durchschnittskonflikten eine Stärke von 60 bis 100 feststellbar ist. Senkt ein Emotionalmittel den Wert nur auf sagen wir 100, so muss nach weiteren Emotionalmitteln gesucht werden, bis keine Muskelreaktion oder kein +AR auftritt bzw. keine DNS-Ampulle mehr anspricht. (s. auch Kap. 14.6.3) Das gilt auch für die üblichen Belastungen, das heißt, sie sind jeweils so lange mit Medikamenten etc. abzudecken (in Resonanz zu bringen) bis keine DNS-Ampulle mehr anspricht. Tut man das nicht, werden nur *Teile* des jeweiligen Problems behandelt.

Verschiedene Behandlungsmethoden

Mit diesem Vorgehen kombinieren kann man auch die Bach Blüten bzw. andere Essenzen, von denen es eine ganze Palette gibt. Mit Hilfe der Psycho-Kinesiologie (PK) bzw. Psycho-Physio-Energetik (PPE) geht man schließlich über die Altersregression bis zum primären Auftreten des Symptoms zurück, um diesen Kreislauf der notwendig gewordenen Wiederholung zu unterbrechen.

Liegt der Ursprung des Symptoms im *gegenwärtigen* Leben, kann man zusätzlich zu den oben genannten Mitteln gut über die Aurikulomedizin (hier besonders die Chakrenpunkte auf der Helix bzw. dem Lobulus) oder über die Metamorphosis-Methode nach R. ST. JOHN therapeutisch eingreifen (s. Abb. 145). Auch die Esogetik nach P. MANDEL s. Kap. 7.2) ist hervorragend dazu geeignet.

Liegt der Ursprung in einem *früheren* Leben, können wir über die Reinkarnationstherapie behandeln (s. auch Abb. 104) oder wieder über die Psycho-Kinesiologie bzw. Psycho-Physio-Energetik, weil man ja weiß, dass das Ersttrauma seine Spuren im jetzigen somatischen bzw. einem der Energiekörper hinterlassen hat.

„Astrale Parasiten"

Beiden Symptomursprüngen (im gegenwärtigen und im früheren Leben) gemein ist die Notwendigkeit der Auflösung von „Elementalen", wie DASKALOS die Gedankenbilder, Gefühlsregungen und Vorstellungen nennt, die man entweder im gegenwärtigen oder in einem früheren Leben aktiviert hat, die den Menschen je nach Stärke wie Computerchips auf bestimmte Muster und Affinitäten programmieren können und beim Tod als „ätherische oder astrale Fragmente" (RISI), sozusagen als „astrale Parasiten" belasten können. Diese können, falls vorhanden, nach meiner Erfahrung ebenfalls gut mit spagyrischen Mitteln, wie *Okoubaka aubrevillei* oder *Sambucus nigra*) behandelt werden.

Um zu sehen, ob solche Energiekörper-Parasiten für jetzige Symptome verantwortlich sind, eruiere ich zunächst die ätherische bzw. astrale Ebene und teste dann gegen die gefundene – als File (hypo-, hypertoner Muskel / +AR) eingespeicherte – Ebene mit dem B-Mudra für Parasiten (Abb. 158). Bei positivem Befund (Polaritätswechsel: jetzt normotoner Muskel / gleiche Armlänge) lautet die Diagnose: astrale bzw. ätherische Parasitose.

Sie muss dann zum Beispiel mit den oben genannten Spagyrik-Mitteln oder psychokinesiologisch/psycho-physio-energetisch behandelt werden. Wenn man bedenkt, dass körperlich-substantielle Parasiten nach amerikanischen Studien schon mehr als zwei Drittel unseres physischen Körpers beherrschen, das heißt unseren Körper und unsere Emotionen (enterisches Nervensystem; poly-vagale Theorie, *smart Vagus;* PORGES, zitiert nach KLINGHARDT) nach ihren Stoffwechselbedürfnissen reagieren lassen, dann ist nach dem Analogiegesetz (wie oben, so unten; Makrokosmos = Mikrokosmos) die Konsequenz für die psychisch-emotionale Ebene nicht minder erschreckend, besonders was die Häufigkeit angeht, aber auch in Bezug auf Fremdbestimmung als solche.)

Eigene Identität

Eine andere Form der „Besessenheit" („Besetzung"), die dazu führt, dass der Patient seine eigene Identität – eine wichtige Voraussetzung für seine Heilung – nicht lebt bzw. leben kann, wird durch den „Chartres-Filter" (Symbol des Labyrinths vom Fußboden der Kathedrale von Chartres) ermittelt, indem man diesen auf die Wabe des RFR legt. Bei Polaritätswechsel muss die Ursache herausgefunden werden, die meist im familiären Umfeld und/oder in einem dem Patienten inadäquaten Weltbild zu finden ist. Man kann das vergleichen mit einem Radiosender, bei dem neben seiner eigenen Frequenz noch eine zweite Frequenz im Hintergrund mitschwingt, die den Sender verzerrt (Abb. 116).

Therapeutisch ist hier die systemische Familientherapie (besonders nach HELLINGER) angezeigt und/oder man ermittelt über das *I Ging* (die alte chinesische Weisheitslehre mit ihren 64 aus Yin- und Yang-Anteilen bestehenden Hexagrammen, von denen je ein Hexagramm einem Thema entspricht) den entsprechenden Hintergrund und macht ihn dem Patienten bewusst. Das durch kinesiologischen Test ermittelte Energieungleichgewicht des Hexagramms wird mittels Akupunktur für die jeweils gefundenen Yin- bzw. Yang-Anteile am Akupunkturpunkt MP 21 links therapiert. Dabei muss man die Nadel für die Yin-Anteile zweimal links herum stimulieren und für die Yang-Anteile einmal rechts herum, und zwar in der Reihenfolge der einzelnen Linien des ermittelten Hexagramms.

Der Stellenwert der Psyche

Welchen Stellenwert hat das Gesagte nun für den Menschen als Ganzes? Dazu muss man wissen, dass nach GLEDITSCH die fünf Funktionskreise gleichzeitig den vier Jung'schen Grundfunktionen (Empfinden, Fühlen, Denken, Intuieren) sowie den fünf Entien von PARACELSUS *(Ens naturale, astrale, veneni, spirituale, Dei)* entsprechen (Abb. 6). Dabei entspricht der Nieren-Blasen-Funktionskreis dem Empfinden bzw. dem *Ens naturale.*

Da nach PARACELSUS durch diese fünf Prinzipien sämtliche Krankheiten hervorgerufen und sogar verursacht werden und durch sie auch die menschlichen Wesenszüge verkörpert werden, wird der Mensch in seiner Körper-Seele-Geist-Einheit erfasst. Das bedeutet, dass ein pathologischer Zustand der fünf Funktionskreise bzw. der fünf Entien Ausdruck eines gestörten darüber stehenden Musters ist und den ganzen Menschen betrifft.

In dem übergeordneten Muster ist das „Programm, mit allen Lerninhalten, das der Mensch in seinem Erdendasein erfüllen muss" (MANDEL), enthalten; in dem Moment, da der Mensch von seinem Programm abweicht, wird diese Abnormität entsprechend dem Teilprogramm auf den verschiedenen Somatotopien und Funktionskreisen informativ registriert und „über die Biokommunikation der Zellen untereinander wieder dem Ganzen vermittelt" (MANDEL).

Schicksalsbezug

Die Maßnahmen, die ein Therapeut zum Beispiel über Homöopathie, Spagyrik oder Emotionalmittel ergreift, um das pathologische Muster reversibel zu machen, können und dürfen nur dazu dienen, dass der Patient in die Lage versetzt wird, sich über die schicksalsmäßigen Zusammenhänge bewusst zu werden und dadurch sich selbst zu heilen. Manipuliert man nur funktional, ohne die Hintergründe zu beleuchten, und dazu noch über den Patienten und seine Lernaufgabe hinweg, drängt man den Patienten geradezu, sich neue unerlöste Schicksalsformen zu suchen, und macht sich dadurch schuldig.

Das bedeutet, dass wir als Therapeuten nur im Einklang mit dem Patienten und seinem Symptom eingreifen dürfen und dass unser Bemühen zum Scheitern verurteilt ist, wenn der Patient Mensch nicht geheilt und damit heil = ganz werden will (siehe auch Abb. 109).

Eigenverantwortung

Das verlangt ein sensibles Eingehen auf den Patienten, ohne sich mit ihm zu verstricken, und es gelingt nur, wenn man beim Test ganz im Hier und Jetzt ist und mit seinem eigenen Energiekörper beim Gegenüber dessen Energiekörper miterfasst, ohne dass die eigene Pathologie beim Patienten mitschwingt. Dazu hat sich in der ZÄPE (Rossaint) die aus der ABT (van Benschoten) übernommene Abgrenzung der Aura des Therapeuten vom Energiefeld des Patienten durch einen Potenzakkord homöopathisierter DNS-Ampullen (getragen am Handgelenk) bestens bewährt.

Der Patient kommt also nicht umhin, die Verantwortung für sich und sein Schicksal gerade in Form von Krankheit selbst zu übernehmen. Zu diesem Zwecke sind die Spagyrik- bzw. Emotional-Mittel sowie die Chakren-Mittel im Rahmen der (Zahn-)Medizin besonders gut geeignet.

Die kontaktlose Resonanztestung – der Rossaint-Frequenz-Resonator

Ein weiterer wesentlicher Bestandteil der ZÄPE ist der kontaktlose Medikamententest mittels des Rossaint-Frequenz-Resonators (RFR), der mit Hilfe bioenergetischer Testverfahren (s. Abb. 148) bis in den Zellkern (DNS) hineinreicht. Der RFR ist ein neuartiges Gerät, konstruiert nach eigenen Erfahrungen sowie den Erkenntnissen der Quanten- bzw. Skalarwellenphysik und der Akupunkturpunkt-Biophotonen-Forschung (VAN BENSCHOTEN). Er ist metallfrei und seine Teile (Wabe, Elektrode, Tubus) bestehen aus Acrylglas (Plexiglas). Ein zusätzliches Verbindungskabel (Lichtwellenleiter, LWL) zwischen Wabe und der im Tubus liegenden Elektrode (= „Koaxialkabel") besteht aus Glasfaser bzw. PMMA (Polymethylmetacrylat).

Während der Resonanztestung ist das „Koaxialkabel" im Abstand von 30 bis 150 cm (je nach Bedarf und Sensibilität auch circa 5-6 m) auf den Patienten gerichtet und die zu testenden Medikamente, Materialien, Allergene, Toxine usw. werden in/auf die Wabe gestellt. Bei Resonanz zwischen Testsubstanz und Patient kann der Untersucher mittels bioenergetischer Testverfahren veränderte Parameter am Patienten feststellen, zum Beispiel eine Veränderung der Armlänge (Armlängenreflex-Test nach R. VAN ASSCHE), der Muskelkraft (Muskeltest nach G. GOODHEART, Bidigitaler O-Ring-Test nach Y. OMURA bzw. der Messwerte an Akupunkturpunkten (Elektroakupunktur) oder des Pulses (RAC nach P. NOGIER). Besteht keine Resonanz, bleiben diese Veränderungen aus.

Mit einem so genannten Minitubus (quasi eine Miniausführung des „Koaxialkabels", s. Abb. 149) kann derselbe Effekt auch an Akupunkturpunkten erzielt werden. Dadurch bekommt man mehr Informationen als bei üblicher TL/CL, sowohl in Richtung Zellkern als auch in Richtung Energiekörper. Oft sind Akupunkturpunkte schon im Mental- oder sogar Kausalkörper gestört.

Auch zur bioenergetischen Informationsübertragung auf den Körper bis in den Zellnukleus ist der RFR geeignet. Außerdem harmonisiert er die Aura und zerebrale Strukturen bei Elektrosmog, Geopathie und Allergenen/Toxinen, wenn man an ihn bestimmte Musik (zum Beispiel Barock-, Walzer-, gregorianische Musik, individuell ausgetestete Musik) anschließt, wobei man die Musik gar nicht zu hören braucht.

Allgemeine Bemerkungen

Wer sich mit bioenergetischen Verfahren beschäftigt und sich damit auf dem Boden einer Informationsmedizin befindet, weiß nicht nur um die Vernetzung und Vielfalt der dabei auftretenden Phänomene, sondern ist sich auch mehr oder weniger der Schwierigkeit verschiedener Erklärungsmodelle bewusst. Hinter allem sollte jedenfalls ein holistisches Welt- und damit Menschenbild stehen, für dessen Verständnis eine „höhere, göttliche Sicht unentbehrlich" (Risi) ist.

> Das Phänomen der Medikamententestung ist in der Erfahrungsheilkunde unumstritten und hat seine Grundlagen in den anatomischen und funktionellen Strukturen des Grundsystems nach Pischinger, das als „Schnittstelle" zwischen Materie- und Geist-Welt (Materie-Raum, Ladungen-Raum) die Medikamententestung durch bestimmte sich auf- und abbauende Strukturen, die Hyperboloiden (Heine), erst ermöglicht. In der so genannten „Postmoderne" (Jetztzeit) ist die Medikamententestung Anfang der fünfziger Jahre durch Voll und Mitarbeiter wieder entdeckt und in den nachfolgenden Jahrzehnten vielfach variiert worden.

In allen „Schulrichtungen" hat man versucht, die subjektiv wahrgenommenen Ergebnisse durch objektive Kriterien für die dabei auftretenden Resonanzphänomene zu validieren. So hat Bergold (Euratom, Italien) schon in den siebziger Jahren des 20. Jahrhunderts versucht, die Medikamententestung nur mit eigens dafür konstruierten Maschinen durchzuführen, jedoch ohne Erfolg. Bis heute ist es nicht gelungen, die Humankomponente (Lechner) dabei auszuschließen.

Medikamenteninformationstransfer

Wer Elektroakupunktur oder ähnliche Verfahren praktiziert, der weiß, dass es ab und zu vorkam, dass man Medikamente als passend fand, obwohl das Kabel vom Patienten zur Medikamentenwabe gar nicht mehr angeschlossen war. Ohne dass wir das ahnten, war das eigentlich die Geburtsstunde der kontaktlosen Medikamententestung, wenngleich es uns zur damaligen Zeit (siebziger Jahre) mangels eines Erklärungsmodells eher peinlich war, wenn es passierte. Damals hat man das Phänomen dadurch zu erklären versucht, dass die Medikamente bis zu einem Abstand von circa 60 cm durch ihr elektromagnetisches Feld wirkten und mit dem elektromagnetischen Feld des Untersuchten resonierten.

Neuere Untersuchungen der Akupunkturpunkt-Biophotonenforschung (OMURA und VAN BENSCHOTEN) zeigten jedoch, dass der Informationstransfer *nicht mehr* zustande kam, wenn eine Aluminiumfolie (circa 0,3 mm dick) auf die Stirn des Patienten gelegt wurde. Er konnte außerdem als einziger von allen optischen Filtern – auf die Stirn des Patienten gelegt – auch und nur durch einen Indigo-Filter, dessen zugehörige anatomische Region die Stirn (6. Chakra) ist, unterbrochen werden. Dabei fand die ABF ebenfalls, dass die Signale, die für eine Medikamententestung nötig sind, im nahen Infrarotbereich zwischen 780 und 1000 nm liegen

Aufgrund der Untersuchungen über die Abschirmung der Stirn durch oben genannte Indigo-Filter (bzw. Alufolie) zeigte sich, dass der Mechanismus der Informationsübertragung, das heißt die Bioinformation des Patienten über seine Hirnwellen geht, in den *Cortex frontalis* des Untersuchers projiziert wird und dort eine Resonanz erzeugt, die sich dann durch die Interaktion zwischen beiden und den Medikamenten in einem unbewusst veränderten Muskeltonus bzw. in Messwertveränderungen beim Behandler äußert. (VAN BENSCHOTEN)

Dabei zeigte besonders OMURA, dass die Metallhandelektroden eben nicht mehr in die Hand gegeben zu werden brauchten, sondern – in einen Plexiglastubus gelegt – im Abstand von 30 bis 45 cm auf den Patienten gerichtet werden konnten, um dieselben Ergebnisse zu bekommen. Bei dieser Anordnung kann der Informationstransfer auch durch „Verschließen" der Tubusöffnung mit oben genanntem Indigo-Filter blockiert werden, das heißt, dass der Medikamententest nicht mehr funktioniert, wenn man den Indigo-Filter vor das auf den Patienten gerichtete Tubusende legt.

Zunächst hatten OMURA und VAN BENSCHOTEN in Anlehnung an die Elektroakupunktur die Aluminiumwabe, das Kupferkabel und die Messing-Silber-Elektroden beibehalten, jedoch wurde – wie gerade angedeutet – um die Handelektrode ein Plexiglasrohr gestülpt. Bei der Messung mit Elektrogeräten fiel bald auf, dass die Voll'schen Degenerationsgefäße nur mit dem Fremdstrom der Geräte bei mehr als 180 mV Spannung (Gleichstrom) zu finden waren, während Werte darunter

16

plötzlich an den Degenerationsgefäßen die Organsysteme für das Peritoneum (Gelenkdegenerationsgefäß), die Sinus (fettiges Degenerationsgefäß), die Augen (Bindegewebe/Hautgefäß), die Ohren (Organdegenerationsgefäß) und die Haut (Nervendegenerationsgefäß) erscheinen ließen.

Später fanden die gleichen Forscher, dass diese Deplatzierung und Distorsionen der Meridiane auch durch die Handelektroden selbst bedingt waren, egal ob es Messing- oder Silberelektroden waren.

Auf Grund der oben genannten Änderung der Meridianbedeutungen der Degenerationsgefäße von VOLL sowie der Tatsache, dass in verschiedenen Medizinschulen bestimmte Akupunkturpunkte verschiedene Bedeutungen besitzen, sind Akupunkturpunkte als strukturelle Hologramme anzusehen (ROSSAINT), bei denen die Antwort auf Testfragen davon abhängt, in welches Bedeutungssystem man sich als Therapeut bewusstseinsmäßig eingeklinkt hat und/oder welche Testsubstanz man verwendet. (s. auch Kap. 13)

Die Entwicklung des RFR

Aus der Kinesiologie und besonders aus der PE war mir bekannt, dass Medikamente – lokal auf die Haut gelegt – nur für diesen Ort und seine Strukturen Bedeutung haben, während für den Gesamtkörper eine neue Gesamtkörpersomatotopie erzeugt werden muss, und zwar über einen offenen schwarzen Ringfilter, wie er aus der Aurikulomedizin (NOGIER, BAHR) bekannt ist.

In konsequenter Fortführung obiger Gedanken unter Einbeziehung der Erkenntnisse, dass die Interaktion zwischen Patient und Medikament via Arzt über Photonen bzw. Verwirbelungen abläuft, sowie unter der Grundidee, möglichst alle störenden Metalle auszuschalten, tauschte ich die Einzelteile der oben genannten klassischen Testset-Anordnungen (Messing/Silber, Kupferkabel/Aluwabe) sukzessive gegen Plexiglas bzw. Glasfaser aus, um zu sehen, ob der Medikamententest (Resonanztest) mittels bioenergetischen Testverfahren auch dann noch funktionierte.

Und siehe da, er funktionierte nicht nur, er gestaltete sich sogar noch „besser“, das heißt, es kam zu einem Booster-Effekt, besonders bei der Diagnose: Der Muskeltest ging leichter, mit weniger Kraftaufwand, sprach schneller an, wurde dadurch präziser und sicherer und für den Patienten angenehmer. Auch der ohnehin schon sensible AR gestaltete sich noch intensiver und sensibler. Ein mögliches Erklärungsmodell für den Booster-Effekt ist ein so genannter „Photonen-Tunnel“, der erst kürzlich entdeckt wurde (G. NIMTZ, Köln).

Wenn man oben genannte Gedanken nachvollzieht und die bisher übliche Handhabung des Medikamententestes (Medikamente in die Hand geben oder auf den Körper legen) betrachtet, so fällt auf, dass man den eigentlich nur lokal vorhandenen Effekt beim Auflegen mental zu Gunsten des Gesamtkörpereffekts „überspielt“ hat, und dies zeigt wiederum, dass der Resonanztest eben mehr ist als ein rein physikalischer Messvorgang, und bestätigt aus anderer Sicht, wie wichtig die „Humankomponente“ mit ihrem Bewusstsein ist.

Verschiebt man den Tubus bei eingelegter Handelektrode (Plexiglas) in Richtung Patient, kann man den Abstand, bei dem noch 100 Prozent Wirkung vorhanden ist, auf 1 bis 5 Meter ausdehnen. Die oben genannte Anordnung, bei der zwischen „Koaxialkabel“ und Wabe ein Lichtwellenleiter (LWL) vorhanden ist (s. Abb. 110, 148), hat den Vorteil, dass die Bestückung der Wabe an anderer Stelle erfolgen kann (zum Beispiel durch eine Hilfskraft) als dort, wo der Tubus auf den Patienten gerichtet ist. Zudem kann man so gezielt bestimmte Organe und Zonen „anpeilen“, ohne die Gesamtkonstruktion des RFR zu verschieben.

Direkte Resonanz

Der Tubus mit seiner innenliegenden Elektrode und das Kabel ermöglichen dadurch den direkten Resonanztest (OMURA) für Organe, Meridiane und Substanzen. Letztere, vor allem in Form von Schwermetallen, erlauben ja die Messung der intrazellulären Belastung im Zytoplasma der Zelle bzw. (bei Medikamenten) der Konzentration, die nach einer bestimmten Zeit noch vorhanden ist (Wirkspiegel). Beim RFR geht die Wirkung auf Grund des durch das „Koaxialkabel“ bedingten Verstärkereffekts (Boosterung, Tunnelung) bis in die Zellkern-DNS. Zum direkten Resonanztest braucht man die zu untersuchende Substanz bzw. das histologische Organ- oder Pathologiepräparat (als Mikroskopschnitt oder Dia) dann nur noch auf die Wabe zu legen und nicht mehr – wie bei OMURA mit dem Messingstäbchen und der untersuchten Substanz in der Hand – direkt über der zu untersuchenden Zone zu halten (s. Abb. 149).

Auch Röntgenbilder können so verwendet werden. OMURA konnte über den direkten Resonanztest mit entsprechenden Substanzen wissenschaftlich zeigen, dass sämtliche Strukturen durch die Röntgenstrahlen auf einem Röntgenbild imprägniert sind und über kinesiologische Tests erfasst werden können.

In der Wabe selbst wie aus dem Tubusende jedenfalls, das auf den Patienten gerichtet ist, tritt eine Trägerwelle (Formwelle) aus (Lecher-Antenneneinstellung: 7,4;

nach KUNNEN), der durch die verschiedenen in die Wabe gesteckten Medikamente die von diesen getragenen Wellen aufmoduliert werden, wodurch die spezifische Wirkung sich differenziert entfaltet (Trägerwelle, getragene Welle).

Die praktische Anwendungen des RFR

Wichtig für die Praxis ist, dass das System sehr gut funktioniert, viele Vorteile hat und eine Erleichterung des Testens darstellt, vor allem durch die auftretende Boosterung der Informations- und Energieimpulse sowie durch die instantane hundertprozentige Übertragung, das heißt: Das resonante Medikament ist sofort ohne Zeitverzögerung zu hundert Prozent messbar. Das heißt weiter: Die Übertragung erfolgt nicht seriell, wie beim Fernsehen, sondern instantan. Der RFR dient nicht nur dem normalen Resonanztest allo- bzw. homöopathischer Medikamente, er kann auch für Materialtestungen wie für Allergen-Ermittlungen benutzt werden.

Außerdem können so genannte energetische Autonosoden (Isopathika) hergestellt werden. Diese Form der Anwendung ist besonders faszinierend. Dazu stellt man entweder in die Plexiglaswabe oder vor die Tubusöffnung (auf der Seite, die zum Patienten gerichtet ist) eine unarzneiliche Trägersubstanz und lässt sie während des ganzen Testvorganges von der Anamnese an bis zur fertigen Medikamententestung – auch während einer psycho-kinesiologischen Sitzung und Behandlung – dort stehen.

Am Ende ermittelt man mittels Bionik-Korrelator der Firma *J. Jahoda* (Bensheim) oder mental, welche Potenz des Mittels der Patient als zusätzliche Unterstützung zu den getesteten Medikamenten braucht, und verabreicht sie in der gefundenen Potenz über den entsprechend ermittelten Zeitraum. Manchmal wird auch die so gewonnene isopathische „Urtinktur" benutzt. Dabei ist die Potenzstufe der vor den Tubus gestellten Trägersubstanzen höher als die in der Wabe gelassenen. Sie hat eine erstaunlich wohltuende, intensivierende und die übrige Therapie unterstützende Wirkung, vor allem bei psychisch-emotionalen Problemen, auch im Sinne HELLINGERS.

Als Nächstes kann der Rossaint-Frequenz-Resonator an vorhandene Testapparate (zum Beispiel VEGA-, EAV-, BFD-Apparate, Reba-Testgerät) und Testcomputer (zum Beispiel Akupro [LEBER]) mit ihren virtuellen Programmen für Substanzen/Präparate, die nicht im Programm enthalten sind, als Zusatzmedikamentenwabe „angeschlossen" werden, indem man die eigenen gebräuchlichen oder neuen Medikamente/Materialien einsetzt. Das gilt auch in Verbindung mit einer eventuell verwendeten Moebius-Schleife, wie zum Beispiel beim SkaSys-Testsystem von LECHNER.

Zum Eigen- und Selbsttest ist er ebenfalls gut geeignet, wenn man den Tubus auf sich selbst richtet bzw. Patienteninformationen (Blut, Speichel, Haare etc.) vor den Tubus legt und die zu suchenden Medikamente über der Wabe testet.

Besonders tiefgreifend und wirksam ist die therapeutische Einstrahlung von getesteten Medikamenten, Farben und Lichtquellen über die Augen, wenn man die „Koaxialkabel" vor die Augen hält, während die genannten Informationen auf der Wabe liegen bzw. die jeweiligen Lichtquellen in die Wabe geleitet werden. In Verbindung mit dem *Photon Wave* (s. Abb. 115) können besonders emotionale Probleme, Allergene und Toxine positiv beeinflusst werden. Schaut man während der Bestrahlung in der Abfolge einer Lemniskate peripherwärts (peripheres Sehen), so bewirkt man nicht nur eine Stimulierung bestimmter Hirnareale (wie vom NLP bekannt), sondern erreicht auch bisher nicht für möglich gehaltene, alte, über das Auge aufgenommene Erinnerungen, die mit emotionalen Ereignissen verknüpft sind. Dadurch kommt es oft zu guten Heilungserfolgen bei ganz unterschiedlichen Beschwerden physischer wie psychischer Art (R. KAPLAN, ST. VAZQUEZ).

Grundsätzlich hat der RFR den Vorteil, dass die Medikamente, Materialien und Testsubstanzen energetisch beim direkten Kontakt mit dem Patienten nicht mit dessen Fremdschwingungen „beladen" und „verunreinigt" werden.

Mudras zum Testen

Ein interessantes Anwendungsgebiet des RFR, das uns zeigt, dass der Testvorgang nicht auf den physikalischen Aspekt allein reduziert werden darf und kann, ist die Verwendung von Mudras und anderen Symbolen zur Diagnose. Wenn man sie – zeichnerisch auf eine Folie gebracht – ebenfalls auf die Wabe legt, zeigen sie genauso an wie eine Testsubstanz und können auch genauso gehandhabt werden.

In Verbindung mit dem Biophotonen-Mudra der ABT für Yin-Emission (VAN BENSCHOTEN; s. Abb. 153), gehalten auf KS 6 des Patienten, kann zum Beispiel die Indikation für eine Akupunkturpunkt-Behandlung als solche wie auch die Anzahl der Nadeln getestet werden, wenn man die Nadel(n) in/auf die Wabe legt. Kommt es durch das Mudra zu einem Polaritätswechsel, ist Akupunktur zurzeit *nicht* indiziert. Ist aber eine Akupunktur angesagt, zeigt die Menge der auf/in die Wabe gelegten Nadeln bis zum Polaritätswechsel die zu nadelnde Anzahl genau an.

Erklärungsmodelle

Als Erklärungsmodelle bieten sich neben dem Photonentunnel zum Beispiel Erkenntnisse aus der Quantenphysik sowie aus der Skalarwellenphysik an, auch wenn Letztere naturwissenschaftlich noch obsolet ist. *In praxi* stimmen jedoch die

Erfahrungen beim RFR mit den dort postulierten Eigenschaften überein und so kann man analoge Schlussfolgerungen daraus ziehen. Klar ist, dass dabei die Bewusstseinsprozesse von Therapeut und Patient eine wesentliche Rolle spielen. (Näheres dazu s. Literaturverzeichnis unter MEYL, WARNKE, KÖHLER bzw. unter www.ros-saint.de)

Besonders erwähnenswert ist die hundertprozentige instantane Informations- und Energieübertragung von Medikamenten. Dadurch wird der Resonanztest eindeutiger und sensibler. Arbeitet man mit inneren Bildern des Patienten, so findet man eine Muskelreaktion (bzw. einen Armreflex) ebenfalls *sofort*, noch ehe der Patient das ganze Bild vollständig über den Cortex bewusst wahrnimmt. Das zeigt an, dass Information und Energie eine andere, tiefere innere Ebene erfasst haben als die rein physikalische. Arbeitet man schließlich mit Symbolen und Gedanken, funktioniert der Test genauso. Damit bewegt man sich aber im 7-Körper-Modell der Inder auf der dritten („Mental-Körper") bzw. vierten („Kausal-Körper") Ebene, eigentlich sogar auf der Seelenebene.

Daraus kann man schließen, dass der Test mehr ist als ein rein physikalisch übertragener Informationstransfer: Der Mensch („Humankomponente") als Tester wird wichtig, um auch inhaltliche Informationen auszuloten, die nach WARNKE durch die so genannte „intern sich äußernde Energie" bestimmt werden, während normale physikalische Messinstrumente nur die so genannte „ extern sich äußernde Energie" in Form von Messwerten liefern.

Potentialität und Realität

16

Resonanz ist untrennbar verbunden mit dem Kollabieren der „Summe aller Möglichkeiten", wodurch Quanten und Photonen in die Realität geschaltet werden und somit Realität erzeugen. Das heißt weiter: Aus der „Leere des Raums" der „Alten" (auch *Akasha* genannt), in dem zunächst „nur" Potentialität, das heißt virtuelle Energie herrscht, ist durch „Determination" der Messung (Beobachtung) Realität geworden. Die durch die Kollabierung entstandenen Kräfte treten also als „Realitätsgeneratoren" auf, wodurch aus der virtuellen Energie „kodierte Energie" mit entsprechendem Informationsgehalt wird. (WARNKE 2000)

Dabei werden aktuelle wie alte und zukünftige (!) Krankheitsmuster gleichermaßen beeinflusst. Letzteres ist auch aus dem NLP bekannt, bei dem man alte pathologische Muster durch positive Ressourcen neutralisieren kann und dieses dann für den Patienten neue, gesündere Feld in die Zukunft hineinwirken lassen kann. Durch den

Einsatz des RFR (Skalarwelleneffekt, Boosterung) geschieht diese Transformation besonders leicht. So stimmt die praktische Erfahrung mit der schon 1903 von WHITTAKER (zitiert bei WARNKE 2001) aufgestellten Theorie überein, dass „jedes skalare Potenzial … Zeit-polarisierte Wellen" enthält, die ihrerseits „bidirektionale longitudinale elektromagnetische Wellenpaare" enthalten, „die sich innerhalb der Raum-Zeit jeweils bidirektional in der Zeit bewegen"; das heißt: „Während jeweils *eine* Welle in die Zukunft läuft, befindet sich eine genau gleiche Welle auf dem Weg in die Vergangenheit." (WARNKE 2001) Im Resonanztest zeigen sich auch die „zwei fundamentale(n) Arten von Energie-Wirkungen, deren Mechanismen sich im Potenzial eingefaltet haben, so wie es zwei Welten gibt (Materie-Welt und Geist-Welt):

1. extern sich äußernde Energie (…); entspricht der Beobachtung und der Messung innerhalb der Materie-Welt,
2. intern sich äußernde Energie (…); entspricht den Gedanken und der Sinn- und Bedeutungsgebung innerhalb einer Informationsspeicher-Welt und innerhalb der individuellen geistigen Welt." (WARNKE 2001, S. 200)

Werden Quantenzustände dauernd beobachtet, können sie „sich niemals ändern, auch wenn die Anregungsenergien resonant einwirken", das heißt, wenn ich „in Resonanz mit einem System bin und keinen Blick mehr weglasse von diesem System, dann wird der Energiezustand eingefroren und es gibt keinen Neuzustand mehr" (WARNKE).

Das hat für die bioenergetischen Teste Bedeutung und erklärt einige Phänomene bei der Medikamententestung, zum Beispiel dass eine immer wieder vorgenommene Kontrolle der Messergebnisse (sei es aus „Ungläubigkeit" oder wissenschaftlicher Neugier bzw. Sicherheitsbedürfnis) das ursprüngliche Ergebnis nicht nur verfälscht, sondern eher noch zunichte macht.

Resonanz bedeutet also gleichzeitig immer Erzeugung von Realität durch Kollabierung von Potentialitäten des „leeren Raumes" (Akasha), wodurch aus Wellen Wirbelteilchen werden, die eine Verbindung in longitudinaler Richtung herstellen können. 16

Die „Leere des Raumes"

„Aus der Leere entfaltet sich die Welt, alle Dinge treten aus dem Zustand der Leere in eine wirkliche Erscheinung." (WARNKE; vgl. BOHMS implizite Ordnung und explizite Ordnung)

Akasha bedeutet neben „Leere des Raums" so viel wie „Leuchten, Strahlen" und ist ein Analogon zum Menschen, der ebenfalls zu 99,99… Prozent aus leerem Raum besteht und ebenfalls „strahlt“ (Energiekörper, Aura, Lichtwesen). Wir haben mit anderen „Organismen in der Natur … viele Resonanzmuster gemeinsam“, weil wir „in Resonanz mit den Energien der Umgebung“ sind; auch unsere Sinnesorgane selbst sind Realitätserzeuger, weil sie in Resonanz mit dem jeweils dem Sinnesorgan entsprechenden Wellenlängenmuster stehen (zum Beispiel Auge-Sonne (Licht); dasselbe gilt für unsere DNS mit ihrer hyperboloiden Struktur. Sie sorgt nämlich dafür, „dass immer die richtigen Resonanzkörper an die richtige Stelle innerhalb einer vorgegebenen Matrix aufgebaut werden“. (Alle Zitate: WARNKE 2000)

Das erklärt, warum ein bioenergetischer Test umso besser funktioniert, je mehr der Tester in der Lage ist, sich „leer“ zu machen und sich damit in die „Leere des Raums“ zu begeben, ohne sich selbst mit seinen Problemen (und damit: Resonanzen) einzubringen, um für den Patienten aus der Potentialität über die Resonanz zwischen Medikament und Patient (bzw. Teilen von ihm) Realität werden zu lassen, wobei er selbst für die „resonante Wechselwirkung“ zwischen den beiden anderen Polen auf Grund seiner Ähnlichkeit „offen“ bleibt und daher als Anzeigeinstrument dienen kann. (Simile-Prinzip entsprechend dem Satz von HERBERT FRITSCHE: Der Mensch ist krank, der Mensch ist deshalb – *similia similibus* – das Heilmittel des Menschen. Der Mensch kann nur zum Heil gelangen, wenn ihm Ähnliches ihn erlöst.)

Die Gefahr der Eigentestung

Die Gefahr der Eigentestung ist dadurch natürlich gegeben und in der Praxis bioenergetischer Teste auch häufig zu finden. Die „Qualität“ des Testers entscheidet daher auch über die Qualität des Testes, wobei auf Grund der Tatsache, dass der Patient als Spiegel fungiert, der Therapeut als „ähnlich Leidender“ (Homöopath) in D. BOHMS „expliziter Ordnung“ stets mit eingebunden ist (in der „impliziten Ordnung“ ohnehin).

Andererseits liefert diese Situation eine Erklärung dafür, dass unterschiedliche Tester auch unterschiedliche Testergebnisse haben: Sie „entlocken“ auf Grund ihrer eigenen Affinität und damit Resonanz der „Leere des Raums“ mit ihrer gesamten Potentialität andere Resonanzen und erst recht „perfekte Resonanzen“ (s. auch weiter unten: Intersubjektive Testung). Die echte Eigentestung zum Ermitteln der eigenen Pathologien, wie sie weiter oben angesprochen wurde, ist dagegen von dem gerade Gesagten abzugrenzen und gewollt. Dabei weiß man ja genau, dass man sich testet.

Der Mensch als Informationsgenerator, -überträger und -empfänger

Der Mensch ist Sender und Empfänger gleichzeitig. Da er außerdem zum größten Teil aus „strukturiertem Wasser“ (MEYL, TRINCHER) besteht, ist er gleichzeitig auch Überträger von „hydromagnetischen Potentialwirbeln“ (MEYL) und damit von Information und natürlich Energie. Zudem ist er auf Grund des hohen Wassergehalts noch ein sehr guter Speicher der Informationen bzw. von deren Muster (auch inhaltlich gesehen), was wiederum erklärt, dass die Gesamtheit dieser Muster als so genanntes „wissendes Feld“ im Sinne HELLINGERS allen Beteiligten zur Verfügung steht. Dasselbe gilt jedoch auch (besonders) für (flüssige) Medikamente und Substanzen, die beim Resonanztest benutzt werden. Während eines Testvorgangs oder einer psychotherapeutischen Sitzung (zum Beispiel „Familienaufstellung“, psychokinesiologische bzw. psycho-physio-energetische Sitzung) wird aus dem bis dahin statischen Feld dann ein dynamisches.

Weil der Mensch als Wirbelkonstruktion gleichermaßen Informationsgenerator, -überträger und -empfänger ist, funktioniert die Medikamententestung auch ohne technische Erzeugung von Longitudinal- bzw. Transversalwellen. Der RFR dient in diesem Zusammenhang quasi als eine „Diode mit weißem Rauschen“.

Der Mensch als geistiges Wesen

Der Mensch als geistiges und strahlendes Wesen (siehe Akasha), das sowohl dem Materie-Raum als auch dem Ladungen-Raum (Geist-Raum, virtueller Energie-Raum) angehört, ist auch schon aufgrund der Tatsache, dass die Zellkommunikation über (Bio-) Photonen läuft, in der Lage, Wirbel zu generieren und zu empfangen; als Antenne ist der Körper außerdem in der Lage, Wellen zu Wirbeln aufzurol len; deswegen ist er als Messinstrument geeignet und auch als Humankomponente beim Medikamententest unentbehrlich. Denn der Medikamententest ist primär ein geistiger Akt und erst sekundär ein physikalischer Informationstransfer.

Heilung = Heiligung

Sollten Messgeräte entwickelt werden, die Skalarwellen messen können, wird der Medikamententest auch von Computern oder Ähnlichem durchgeführt werden können; ob das auch für die Testung mit Symbolen funktioniert, bleibt abzuwarten; jedoch bleibt die Informationsübertragung auch dann (wahrscheinlich) auf physikalisch-physiologische Parameter („externe Energie“) beschränkt, während zur echten Heilung und damit zur Heiligung des Patienten Mensch der Therapeut Mensch unentbehrlich bleibt (Sinn- und Bedeutungsgebung, „interne Energie“ – WARNKE), um die „Erfahrung des Wirklichen“ und damit die Transzendenz und Metaphysik einbeziehen zu können und die Ankopplung des Individuums mit seiner individuellen Seele (Atma) an die Weltenseele (universelle Seele (Überseele, *Param-Atma*) und damit an Gott (*Krishna, Visnu, Brahman*) zu erreichen.

Im Menschen selbst erfolgt die Informationsübertragung durch Tunnelung über die Hyperboloidstrukturen der Matrix (HEINE), die sich als oszillierende Gebilde dort aufbauen, um den Stofftransport mit geringstem Energieaufwand und gezielt vom Kapillarsystem zur Andockstelle an der Glykokalyx (und *vice versa* natürlich) zu bewerkstelligen, und sofort nach Beendigung ihrer Aufgaben wieder verschwinden. Durch die Tunnelung und die dadurch entstehende Über-Lichtgeschwindigkeit erfolgt der Informationstransport im Organismus ebenso instantan wie im physikalischen Experiment und während des Resonanztestes.

Analogieschluss

Nach dem Gesagten erfolgt in Analogie die „resonante Wechselwirkung“ bei perfekter Resonanz zwischen Medikament (Sender) und Patient (Empfänger, aber auch *vice versa*) dadurch, dass die der spezifischen Medikamenteninformation entsprechenden problem-/organ-/zell-/zellteil-spezifischen Wassermoleküle im Patienten angeregt werden (bzw. *vice versa*); dadurch tritt dann die auch beim Experiment festgestellte Rückwirkung (Rückkopplung) vom Empfänger auf den Sender mit entsprechendem Energiegewinn auf, so dass der jeweils gerade als Sender fungierende Teil weiß, dass die Energie (mit extrem hoher Energiedichte) und folglich die damit verbundene Information angekommen ist und „passt“.

Mentale Testung

Auch die Erklärung einer mentalen bzw. Gedanken-Testung wird meines Erachtens über die Potentialwirbel und die sich daraus ergebenden Konsequenzen im Bezug zum Wasser möglich: Gedanken (wie auch eingefrorene Emotionen – sowohl beim Tester wie beim Getesteten) aktivieren mit Hilfe von Potentialwirbeln über den Vagus (besonders *smart Vagus)* die der jeweiligen Hirnregion zugehörigen Neurone mit ihren strukturierten Zellwassermolekülen, wobei im Gehirn die Glia- und Mikrogliazellen durch ihre Befähigung „zur situationsgerechten Zytokinsynthese" die Verbindung zur Grundsubstanz mit ihren Hyperboloidstrukturen herstellen und die Zytokine in den Matrisomen „die Feinabstimmung aller Informationsschritte innerhalb der Matrix und zwischen dieser und den Zellen übernehmen" (HEINE).

Die Wassermoleküle geraten dadurch in den Neuronen in Drehung, werden zum Punktwirbel, somit zum Sender und treten dann mit den der jeweiligen Emotion entsprechenden Organzellen, das heißt mit den dortigen Wassermolekülen bei perfekter Resonanz in resonante Wechselwirkung; dadurch werden diese ebenfalls in Rotation versetzt und somit zum Empfänger (s. oben); sie empfangen also die entsprechende „Botschaft" und „verstehen" sie. Auf Grund der Rückkopplung „weiß" sie dann auch der Sender (in diesem Fall die entsprechende Hirnregion).

16.1 Intersubjektive Testung

Es ist eine Frage der Resonanz, ob passiv beteiligte Personen und damit auch unarzneiliche Trägersubstanzen betroffen sind bzw. sich beim Medikamententest „einschalten" (können) oder nicht. Da der Informationsaustausch individuell ist, ist eine intersubjektiv identische Medikamententestung nur möglich, wenn alle Behandler die gleichen Voraussetzungen *in puncto* Affinität und damit Resonanz haben. Das ist jedoch sehr selten der Fall. Als Minimum wäre eine Abwesenheit von Toxinen, Infektionen, wurzelgefüllten Zähnen, unbehandelten Narben, aktiven psycho-emotionalen Konflikten usw. bei beiden nötig.

Andererseits ist die Vorgabe einer „morphischen Präformation" zum Beispiel durch einen Inaugurator eines Lehrsystems der Grund, dass bestimmte Tester immer ähnliche Probleme finden (umso mehr, je mehr diese Präformation schon durch andere authentisch verstärkt wurde, so dass es dann leichter ist, sich dort einzuklinken).

Definiert jemand für sich ein bestimmtes System, Mudra oder Ähnliches als real, kann das für ihn persönlich richtig sein, braucht es aber nicht für andere zu sein (nicht authentisch), so dass eine eventuelle Schuldzuweisung für richtiges oder falsches Testen mehr als problematisch ist. Denn, wie gesagt: die „Qualität" des Testers entscheidet über die Qualität des Testes.

16.2 Beaufschlagung unarzneilicher Trägersubstanzen

Beim Medikamententest findet eine Energie- und Informationsübertragung statt, bei der es zu einer Rückwirkung des Empfängers (Patient) auf den Sender (Medikament) kommt. Das gilt umgekehrt auch, wenn der Patient als Sender und das Medikament als Empfänger wirkt. Diese Rückwirkung ausschließlich bei perfekter Resonanz bedingt unter anderem, dass die bis dahin „neutralen" unarzneilichen Trägersubstanzen (Globuli/Alkoholröhrchen) in der Wabe nur mit diesen passenden, resonanten Informationen beaufschlagt werden, da nur dann Kommunikation stattfindet.

Die Erfahrung zeigt auch, dass die in der Wabe befindlichen neutralen unarzneilichen Trägersubstanzen mit Energien und Informationen (einschließlich deren innerer Bedeutung) vom Patienten *allein* beaufschlagt werden können, wenn man zum Beispiel ein Anamnese- bzw. psychotherapeutisches Gespräch führt oder eine psycho-kinesiologische bzw. psycho-physio-energetische Sitzung durchführt (MÖHLE/ROSSAINT). Dann ist am Ende der Sitzung der gesamte Inhalt des Gesprächs bzw. der Visualisationen und psycho-kinesiologischen Korrekturen als Information auf den Trägersubstanzen gespeichert, ohne dass noch zusätzlich ein Medikament oder Ähnliches in der Wabe steht.

Diese Trägersubstanzen können dann im Sinne einer Autonosode (Isonosode) dem Patienten verabreicht werden, sei es in Form der „Urtinktur", das heißt so, wie sie in der Wabe stehen, oder in einer dann noch zu ermittelnden und herzustellenden Potenzstufe.

16.3 Codierte Energie

Die Beaufschlagung von codierter Energie auf die unarzneilichen Trägersubstanzen (Globuli/Alkoholröhrchen) kann man sich analog dem Prinzip der Ankopplung eines Neurotransmitters an seinen Zellrezeptor vorstellen: Der Patient sendet entsprechend seinem Krankheitsbild elektromagnetische Schwingungen aus, die in Resonanz mit dem passenden Arzneimittel liegen; dadurch entstehen „attraktive Kräfte" (WARNKE) bzw. eine resonante Wechselwirkung nicht nur in Bezug zum getesteten Medikament – mit der Folge, dass sich auf Grund der Rückkopplung auch die Eigenresonanz des Systems Patient ändert –, sondern auf Grund der perfekten Resonanz auch zur unarzneilichen Trägersubstanz (Globuli/Alkoholröhrchen), auf die – vor der Änderung der Eigenresonanz des Systems – das Resultat der Wechselwirkung übertragen wird.

Dabei hat der RFR den Vorteil, dass unwichtige Störsignale, hier also unpassende Medikamente, vom Patienten direkt wieder „vergessen" werden und von den unarzneilichen Trägersubstanzen erst gar nicht aufgenommen werden (fehlende perfekte Resonanz). Beim RFR ist bei perfekter Resonanz die Tunnelung – entsprechend der Gestaltung des Tubus mit der innen liegenden Plexiglas-Elektrode – in der Art eines „Koaxialkabels" daher optimal.

Hat man keine perfekte Resonanz, zum Beispiel durch ein nicht passendes Medikament, entsteht beim Patienten keine Reaktion, das heißt, die Muskelreaktion bleibt gleich bzw. es erfolgt kein AR und der Tester als Messinstrument findet keinen Unterschied, wobei in diesem Falle beim Empfänger Patient das „Kontrolllämpchen" ausgeht (indem keine Muskelreaktion bzw. kein Armreflex stattfindet), während es bei Resonanz angeht, was dann wiederum zeigt, dass die Energie (auch noch geboostert) in diesem Moment beim Patienten ankommt.

16.4 Analogie für den Resonanztest

Bezüglich der Medikamententestung kann man also analog sagen: In der Wabe speist man mit dem Medikament als Sender Energie ein, und wenn dabei Resonanz zwischen Medikament und Patient vorhanden ist, geht beim Patienten als Empfänger sozusagen das Lämpchen in Form eines(r) +AR/MR an, das heißt die Energie des Medikaments und damit die entsprechende Information kommt an.

Stellt man diese unarzneilichen Trägersubstanzen vor die Tubusöffnung, partizipieren sie sogar am Booster-Effekt, das heißt am Zugewinn an Energie. Daher wirken sie noch intensiver als die in die Wabe gestellten unarzneilichen Trägersubstanzen, unter anderem erkennbar an der höheren Potenzierung, die für den Patienten gegenüber den in der Wabe hergestellten Trägersubstanzen wirksam ist. Ich glaube damit im Analogieschluss ein Modell vorgestellt zu haben, das die Wirkungsweise des RFR erklären kann und das sich in der Praxis schon tausendfach bewährt hat.

Der Omura-Test (Bidigitaler O-Ring-Test)

Yoshiaki Omura ein japanischer Arzt und Ingenieur, der in New York praktiziert, hat mit dem Bidigitalen O-Ring-Test (BOT; s. auch Abb. 34 b) andere Wege als die AK beschritten (1977); mit seiner Hilfe kann er alle anstehenden Probleme eruieren. Er hat in den USA sogar ein Patent darauf (US Patent-Nr.:5,188,107: „Bi-digital O-ring test for imaging and diagnosis of internal organs of a patient“ vom 23. Februar 1993). Der BOT ist nach Omura zurückzuführen auf eine Änderung der Gehirndurchblutung, die er mit einem Dopplergerät an der Stirn gemessen hat. Bei der Berührung von Akupunkturpunkten kommt es zu einer parasympathischen Reaktion, die den normal vorhandenen Sympathikotonus, durch den der BOT stark ist, ablöst und zur Muskelreaktion im Sinne einer Schwächung führt.

Eine weitere wichtige Entdeckung Omuras ist auch das *selective drug uptake enhancement* (1990), das besagt, dass man zum Erreichen eines therapeutisch wirksamen Medikamentenspiegels in einem Organ bzw. einer Körperregion dessen/deren Repräsentationszonen an den Händen bzw. auf der Zunge stimulieren muss, wenn man durch den lokalen Resonanztest mit dem jeweiligen Mittel über den entsprechenden Körperstellen keine Resonanz findet (BOT bleibt normoton).

Beim BOT formt der Patient einen O-Ring zwischen Daumenkuppe (D3, s. Abb. 151) und (je nach Stärke) einer anderen Fingerkuppe (Z4 oder M4 oder R4 oder K4), während der Therapeut an seinen Händen beiderseits ebenfalls je einen O-Ring mit seinem Daumen und einer anderen Fingerkuppe (je nach Stärke des Gegenübers) bildet, ihn in den O-Ring des Patienten/Klienten einhakt und diesen dann versucht auseinander zu ziehen. Bei jedweder Pathologie wird der O-Ring des Patienten hypoton (OFF) bzw. hyperton, während er sonst normoton (ON) bleibt (s. Abb. 34 b u. 151).

Omura hat für seine Untersuchungen und Messungen vor allem histologische Präparate (Schnitte) von Organen bzw. Pathologien/Pathogenen genommen. Durch die verschiedenen Stärken der beteiligten Finger hat man ein differenziert arbeitendes, sehr sensibles System, mit dem man nicht nur Pathologien, sondern auch – besonders bei der Verwendung der Organpräparate – die Lage von Organen und Organsystemen genauso ermitteln kann wie den Verlauf von Meridianen. Damit hat OMURA erstmals den Verlauf der Meridiane nachvollziehen können.

Beim direkten Resonanztest wird bei der TL/CL eines pathologischen Organs bzw. einer pathologischen Körperstelle mittels eines Holzstäbchens (Taktstock oder Ähnliches) der BOT positiv. (Nach OMURA gibt es *eine* Ausnahme – bei der Thymusdrüse: Dort besteht eine Unterfunktion, wenn der BOT stark bleibt.) Beim indirekten Resonanztest, bei dem eine Vermittlerin bzw. ein Vermittler eingeschaltet ist, erfolgt die TL/CL durch diese Person mittels eines Metallstäbchens (zum Beispiel Schweißdraht), durch das die elektromagnetischen Phänomene auf die Vermittlungsperson übertragen werden und der BOT so bei einer Pathologie positiv wird.

Zum Erkennen der Belastung mit Schwermetallen, aber auch für jede andere Substanz, hat er den *direkten* Resonanztest entwickelt; Letzterer zeigt mittels BOT (oder der MR bzw. des AR) an, ob lokal direkt unter einer Hautstelle der jeweilige Stoff (zum Beispiel ein Schwermetall oder ein Toxin oder Ähnliches) vorhanden ist oder nicht. Erfolgt nach Auflegen in substantieller Form auf die lokale Hautstelle, die man untersucht, eine Reaktion (Resonanz), ist dieser Stoff unter Haut intrazellulär vorhanden.

Im Gegensatz zu den bisher üblicherweise angewandten bioenergetischen Messmethoden (inklusive Kinesiologie), bei denen durch TL/CL/CH, Nosoden usw. nur die extrazelluläre mesenchymale Belastung zu messen war, kann durch diese direkte Resonanz die bisher nicht gefundene intrazelluläre Belastung detektiert werden. (Siehe auch Kap. 13, ZÄPE).

Voraussetzungen für das Benutzen des BOT sind nach OMURA folgende Kriterien:

1. **D-Z des Patienten** sollte sich **nicht öffnen, wenn der Untersucher ebenfalls D-Z** als O-Ring **einhakt** (bei gekrümmten anderen Fingern).
2. Hakt der **Untersucher** Daumen und zwei Finger (**D-ZM**) als O-Ring ein, sollte sich der **Patienten-O-Ring** (**D-Z**) bei Zug (in einer Ebene) **öffnen**.
3. **Zurück zu Punkt 1**, das heißt, Patienten-O-Ring (D-Z) und Untersucher-O-Ring (D und Z): Bei Zug darf der **BOT** sich **nicht öffnen, wenn** der **Patient** den **Nacken/Hals** nach oben/unten und rechts/links **dreht**.

Öffnet sich der BOT, muss man dieselben drei Kriterien bei jedem anderen Finger (D-M, D-R, D-K) anwenden, bis alle drei Bedingungen erfüllt sind.

Da die Stärke der jeweiligen O-Ringe vom Zeigefinger zum kleinen Finger abnimmt, hat man ein sehr fein arbeitendes Instrumentarium. Eine sehr effektive Medikation macht auch den schwächsten O-Ring (D-K) stark, selbst wenn der Untersucher mit allen Fingern (D-ZMRK) zieht.

Im Gegensatz zum ursprünglichen Omura-Test muss bei der Modifikation nach van Benschoten (s. Kap. 18), wie sie in der ZÄPE angewandt wird, bei Drehung des Kopfes der O-Ring des Patienten schwach werden.

Die Akupunkturpunkt-Biophotonen-Testung

Nach M. M. van Benschoten, einem amerikanischen Arzt für orientalische Medizin und Akupunkteur in Reseda (Kalifornien), ist der Akupunkturpunkt-Biophotonen-Test (BOT) dann am besten reproduzierbar und am sensibelsten, wenn der Patient den bidigitalen O-Ring *(loop)* mit Daumen und Mittelfinger formt und der Therapeut seine Daumen mit jeweils den Zeigefingern darin einhakt. (s. Abb. 151).

Bei dieser Modifikation, die auch in der ZÄPE angewendet wird, muss der Patient den Kopf gerade halten, während der Therapeut seine Zugrichtung mit in einer Ebene waagerecht gehaltenen Armen durchführt.

Es ist keine Kraftübung mit plötzlich stark ansteigendem Zug, sondern es kommt beim BOT auf die langsame Steigerung des Zuges an, der der Patient folgen kann und muss. Als Kontrolle der Funktionsfähigkeit des BOT dient eine Kopfdrehung rechts oder links, wodurch der BOT schwach reagieren muss. (Beim ursprünglichen Omura-Test – siehe oben – ist das anders.)

Alternativ können für diese Kontrolle, wie in der Kinesiologie üblich, die Spindelzellen, hier des *Musculus opponens pollicis* bzw. des *M. flexor digitorum* oder *pollicis*, überprüft werden. Erfolgt dabei keine MR, liegt Hypertonus vor (Abb. 34 c).

Aufgrund seiner Untersuchungen konnte van Benschoten die **Biophotonenabstrahlung der Fingerkuppen** (*Shixuan-* und *YingWell* Akupunkturpunkte, s. Abb. 152) ermitteln und zu einem System ausbauen. Da die Messung auf einer ultraviolett modulierten Infrarotstrahlung als Trägerwelle beruht, kann sie auch durch die Kleidung hindurch vorgenommen werden. (van Benschoten / P. Eckhoff)

Zum Aufspüren von Pathologien an Meridianen und Akupunkturpunkten benutzt er als stärkste Mudras die B-Mudras für Yin- und Yang-Energie-Emissionen, und zwar einseitig bzw. beiderseits gleichzeitig, das heißt in der Regel eine Seite für Yang (ATP-bezogen), die andere für Yin (CO_2-bezogen, Yin-Anoxie-Test; s. Abb. 153 u. 154). Diese Yin-Yang-Vektortests, von denen der *Vektor Yin-Tang / 0-Punkt Ohr* der sensibelste ist (s. Abb. 155), dienen zum Auffinden der Akupunkturpunkte, die anschließend auf pathogenetische Faktoren untersucht werden müssen. Jeder

Akupunkturpunkt, der auf das Yin-Mudra alleine reagiert, muss ebenfalls nach pathogenetischen Faktoren untersucht werden.

Anschließend erfolgt die Differenzierung der pathogenetischen Faktoren bzw. der betroffenen Zellstruktur, je nachdem ob man das B-Mudra auf den Akupunkturpunkt hält (pathogenetischer Faktor) oder im Energiefeld ein bis zwei Zentimeter über dem Akupunkturpunkt (betroffene Zellstruktur). So werden die B-Mudras zum Beispiel für Bakterien (D-Z), Viren (D-M), Toxine (D-R) und degenerative Erkrankungen (CA) (D-K) in Verbindung mit dem Kontakt (k), das heißt der TL/CL der untersuchten Akupunkturpunkte durch die jeweils freie Fingerkuppe benutzt.

So repräsentieren die einzelnen Fingerkuppen (D, Z, M, R, K) nicht nur verschiedene physiologische *Biophotonenabstrahlungen*, nämlich:

D = blau, **Z** = rot, **M** = grün, **R** = indigo, **K** = violett,

sondern auch bestimmte *Zellstrukturen*. Es gelten folgende Entsprechungen:

D = ATP/Interferon, **Z** = Extrazelluläre Flüssigkeit, **M** = Intrazelluläre Flüssigkeit, **R** = RNS, **K** = DNS (s. Abb. 156)

Zur Detektion des normalen Biophotonenfeldes, der pathogenetischen Faktoren und der Zellstrukturen hat VAN BENSCHOTEN aufgrund der gerade genannten Biophotonenabstrahlung der Fingerkuppen bestimmte Fingerstellungen *(fingertips)* entwickelt, analog den hier bereits beschriebenen Mudras (Modes). Das heißt, es sind bestimmte Fingerstellen analog den Handmodes nach BEARDALL. Daher habe ich sie **Biophotonen-Mudras** (abgekürzt: **B-Mudras**) genannt (s. Abb. 156).

Dadurch, dass an den einzelnen Fingern auch die Meridiane enden, wird dieses System in das Testgebäude mit einbezogen und erlaubt so sehr detaillierte Aussagen. Dadurch kann man die Beurteilung vieler klinischer Krankheitsbilder vornehmen. VAN BENSCHOTEN kombiniert den BOT für seine Akupunktur-Biophotonen-Testung (ABT) mit diesen „Biophotonen-Mudras“ (B-Mudras), wie sie ebenfalls in der ZÄPE benutzt werden. Einige typische und häufige Kombinationen sind (weitere s. auch Abb. 157 u. 158):

für Bakterien (D-Z):

Bakt Kk = *Mykoplasmen, Scarlatinum, Luesinum, Tuberculinum, Campylobacter, Corynebakterium anaer., Actinomyces israelii, Treponema pall.*

Bakt Mk = Darmbakterien, meist *E. coli, Streptokokken, Staphylokokken*

Bakt Rk = *B. pyocyaneus, Streptoc. haemol., Borrelia, Tuberculinum bov.*

(Bakt Kk, das heißt: Man formt das B-Mudra für Bakterien und kontaktiert [k] mit der Kleinfingerkuppe [K] den zu untersuchenden Akupunkturpunkt.)

für Viren (D-M):

Viren Kk = Herpesviren

Viren Rk = HIV, endogene Retroviren-Aktivierung (am DNS-Sx-Punkt)

Viren Zk = Virenproteine (besonders nach Impfung), Grippeviren, *human papilloma virus*

für Toxine (D-R) (s. Abb. 157):

Tox Zk = Lösungsmittel, Luftverschmutzung, Tabak, Rauch

Tox Mk = Milchprodukte, Medikamentenrückstände, Metabolite tox. Stoffe

Tox Kk = Pestizide, Petrochemie, Toxine der Bakterien/Viren/Pilze

Tox ZMk = Antibiotika-, Chemotherapeutika-Rückstände. (Während man den loop zwischen Daumen und Ringfinger hält, kontaktiert man den Akupunkturpunkt mit Zeige- und Mittelfinger gleichzeitig.)

Für den Zahnarzt wichtig ist zum Beispiel das B-Mudra für Mineralien (D-ZR; s. Abb. 159) in Verbindung mit der TL der Kleinfingerkuppe (Kk). Also: Mineralien Kk (Min Kk) = Schwermetalle (Abb. 160 bis 162).

Beachte. Es ist der Hinweis auf Schwermetalle im ZMK-Bereich, wenn die TL/CL (= k) an Di 5 (Lymphe des Kiefers) erfolgt, aber auch an anderen wichtigen Punkten, bei denen Schwermetalle eine Rolle spielen (Abb. 161).

Die neue Dimension der Kinesiologie liegt nicht nur in der Entdeckung der Biophotonen-Emission an den Fingerkuppen, sondern auch in der Benutzung sowohl *eines* Punktes (vor allem mit dem Yin-Mudra) als auch *zweier* Akupunkturpunkte, entweder auf dem gleichen Meridian einseitig (zum Beispiel Di 1 und Di 3 rechts – rechts für *Colon ascendens*, links für *Colon descendens;* s. Abb. 163) bzw. beidseits (zum Beispiel Ly 2 rechts und Ly 2 links; meist Yin-Mudra auf einer Seite, Yang-Mudra auf der anderen Seite des Körpers) oder an verschiedenen Meridianen gleichzeitig rechts und links: zum Beispiel Di 1 rechts und Dü 1 links für den ganzen Darm (s. Abb. 164).

Damit entsprechen diese drei Messarten *vertikal* (einseitig an einem Meridian), *horizontal* (beidseitig am gleichen Meridian), *diagonal* (beidseitig an verschiedenen Meridianen) den Meridianverläufen im *psionischen Gitter* MANDELS (s. Abb. 11). In der ABT heißen sie Vektoren, an denen dann die pathogenetischen Faktoren eruiert werden, indem an einem Akupunkturpunkt zum Beispiel das Yin-Mudra gehalten wird, während am anderen Akupunkturpunkt der/die pathogenetische(n) Faktor-(en) gesucht wird/werden. Diese Vektoren repräsentieren die heutigen schweren Krankheitsbilder, die nicht nur auf einen Meridianbereich beschränkt bleiben, genauso wie die Pathologien, die man eventuell nur findet, wenn das ganze Organsystem (Meridiansystem) auf einmal testet (zum Beispiel Dickdarm und Dünndarm als Ganzes). Solche **Vektoren** sind zum Beispiel

- von Ly 1 nach 3E 5 (Ly 1 / 3E 5) bei *Lymphbelastungen* (diagonal) oder
- von Dü 3 nach Gbl 14 (Dü 3 / Gbl 14) für *emotionale/mentale Probleme aufgrund von aufsteigenden intestinalen Infekten, Dysbiosen* und Ähnlichem (diagonal) oder
- von Di 1 nach Di 3 (Di 1 / Di 3; s. Abb. 164) *rechts* für Probleme am *aufsteigenden* Dickdarm (vertikal) oder
- von Di 3 nach Di 3 (Di 3 / Di 3) bds. für Probleme des *Colon transversale.*

Weitere wichtige, in der ZÄPE benutzte Erkenntnisse der ABT:

Es wird vor allem VAN BENSCHOTENS Erkenntnis verwertet, dass bei chronischen, subakuten und subklinischen Krankheitszuständen die pathogenetischen Faktoren als pathologische Biophotonenabstrahlung über Akupunkturpunkte *nur* auf der Haut (bzw. Kleidung) gemessen werden können, während sie bei akuten und ernsthaften Erkrankungen *zusätzlich* im Energiefeld ein bis zwei Zentimeter über der Haut zu finden sind.

Während die normale physiologische Biophotonenabstrahlung (s. Abb. 152) im Energiefeld nur bei gesunden und subklinisch verlaufenden Erkrankungen zu finden ist, zeigt sich bei chronischen und subakuten Krankheitsbildern die von der Pathologie betroffene Zellstruktur im Energiefeld.

Der wichtigste Einzeltest, der am häufigsten vorkommt, ist der Yin-Yang-Vektortest (siehe oben), das heißt: An *einem* Punkt oder *einer* Seite wird das B-Mudra für die Yin-Energie-Emission (Yin-Anoxie-Test; s. Abb. 153) gehalten und an dem zweiten Akupunkturpunkt oder auf der anderen Seite wird das B-Mudra für die Yang-Energie-Emission (s. Abb. 154) gehalten und dann wird getestet (mittels BOT oder AR oder Muskeltest) (Abb. 166).

Auch der einfache Yin-Anoxie-Test an nur einem Akupunkturpunkt wird oft gemacht und muss dann auf pathogenetische Faktoren untersucht werden (wenn positiv).

Bei einer Muskelreaktion (O-Ring-Test) bzw. einem +AR sind dann pathogene Energien bzw. funktionelle Störungen vorhanden, die anschließend ermittelt werden müssen:

Dazu wird auf der einen Seite das Yin-Mudra auf dem gefundenen Akupunkturpunkt gehalten (s.o.) und auf der anderen Seite das B-Mudra für den zu untersuchenden pathogenetischen Faktor (zum Beispiel Tox Zk):

Hat man Letzteren gefunden, muss eine Zweipunktmessung mit ihm, gehalten auf dem gefundenen Akupunkturpunkt, und dem Mudra für die von der Pathologie betroffene Zellstruktur (im Energiefeld) auf der anderen Seite erfolgen, um klinisch relevante Daten zu bekommen.

Die gefundene Pathologie lässt sich dann digital quantifizieren (*quantum number*), indem man mit dem gefundenen B-Mudra des pathogenetischen Faktors so oft auf den untersuchten Akupunkturpunkt klopft, bis eine Polaritätsänderung eintritt (O-Ring-Test stark oder +AR).

Das heißt konkret: Man ermittelt die Stärke durch Hinzufügen von Energie auf den untersuchten Akupunkturpunkt, indem man bei gehaltenem B-Mudra (zum Beispiel *D-M* für *Viren*) mit einem der freien durch den Test ermittelten Finger (zum Beispiel dem 5. Finger (K) für DNS , also hier *Vir Kk = Herpesviren*), den Akupunkturpunkt klopft (*Tapping*).

Die Anzahl der Klopfschläge, die bis zur O-Ringstärke bzw. erneutem AR gebraucht werden, gibt die Stärke des Geschehens wieder: Je höher die Anzahl bis zum Polaritätswechsel, desto stärker die Pathologie.

Um nicht endlos viel klopfen zu müssen, nimmt man ab einer bestimmten Stärke, zum Beispiel 20, das heißt ab 20 Schlägen, als Alternative potenziertes DNS, da DNS für die Biophotonenabstrahlung relevant ist. In unserem Falle also: DNS D20.

Je höher die D-Potenz, die man zum Ausgleich braucht, desto stärker die Pathologie. Zurzeit kommen wir bis auf Stärken von DNS D8000. Diese Ampullen muss man also in den geeigneten Potenzstufen bereithalten (oder virtuell).

So kann es oft vorkommen, dass man mehrere pathogenetische Faktoren findet, ehe die *Quantum number* auf 0 ist. Umgekehrt heißt das, dass man so lange weitere pathogenetische Faktoren suchen muss, bis durch das potenzierte DNS keine Polaritätsänderung mehr auftritt. (s. auch Kap. 14.6, KFT)

Kontrolliert werden kann das durch das Yin-Mudra (CO_2-Emission): Erfolgt darauf keine Reaktion mehr (kein MR, –AR), ist die Anzahl der pathogenetischen Faktoren eruiert.

Solange also nach testmäßigem Beseitigen eines pathogenetischen Faktors an diesem Punkt noch eine Yin-Emission zu finden ist, muss nach weiteren pathogenetischen Faktoren und funktionellen Störungen gesucht werden.

Mit beiden Verfahren (*Tapping*/DNS-Potenz) kann man also nach einer getesteten Medikation durch Wiederholen der Prozedur eruieren, ob die Pathologie am Akupunkturpunkt zu 100 Prozent oder nur zu X Prozent abgedeckt wurde. Sollte letzteres der Fall sein, muss man zusätzliche Mittel/Verfahren suchen, ansonsten kann man sich dem nächsten Akupunkturpunkt/Vektor widmen. Erst wenn man alle gefundenen pathogenetischen Faktoren und funktionelle Störungen neutralisiert hat, kann erst die Immunschwäche, die dafür verantwortlich ist im Test gefunden und behandelt werden.

Bei **Autoimmunerkrankungen** zum Beispiel kann der lokale Entzündungsprozess erst dann lokalisiert werden, wenn sowohl Infektionen als auch Antikörperbildung (AK-Bildung) als Quelle der Erkrankung identifiziert und neutralisiert sind. Für die AK-Bildung sowie für ihre insuffiziente Aktivität und deren Neutralisierung hat van Benschoten einige wichtige Akupunkturpunkte gefunden (s. Abb. 167), nämlich:

- Milz 10 (Mi 10) für Makrophagen, das heißt bei bakteriellen Infekten (zum Beispiel Tox Kk, Tox Z Mk),
- Lunge 10 (Lu 10) für NK-Zellen, das heißt bei viralen Infekten,
- Lunge 7 (Lu 7) für zytotoxische T-Zellen-AK (zum Beispiel Suppressor-T-Zellen, T-Helferzellen)
- 3E 5 für IgG-AK und ihre Sekretion bzw. das Lymphsystem, zum Beispiel bei Retroviren.

Als *Vektor* von Lu 7 bzw. Lu 10 oder/und Mi 10 kann man 3E 5 benutzen, um herauszufinden, wie gut das Lymphsystem Pathogene neutralisieren kann.

- Gallenblase 31 (Gbl 31) für das Knochenmark.
- Dickdarm 10 (Di 10) für IgG-AK (zum Beispiel gegen Bakterien (Bakt. Rk) oder deren Toxine (Tox Rk) oder gegen Aminosäuren (AS = D-MK) bzw. antinukleare Antikörper (AS Rk), oder als Kreuzreaktion mit Knochen gegen Calciumphosphat (Min Mk).
- Dickdarm 11 (Di 11) für IgM-AK und deren Produktion.

- Dickdarm 13 (Di 13) für IgE-AK bei MCS und Nahrungsmittelallergien.
- Konzeptionsgefäß 20 (KG 20) für die Thymusfunktion.
- Niere 27 (Ni 27) für die vererbte DNS-Information.
- Akupunkturpunktvektor Ni 27 / Di 10 für die genetische Schwäche, die verantwortlich ist für die kreuzreaktiven AK (Min Mk/AS-Rk; Bakt Mk/AS Zk, Bakt Kk/Min Mk) als pathogenetische Faktoren.

Werden diese Punkte bzw. Vektoren bezüglich pathogenetischer Faktoren (s. Abb. 156 bis 158) abgefragt, so ergeben sich wichtige klinische Hinweise für die Gründe der jeweils vorliegenden Immunschwäche.

Um die Lokalisation oben erwähnter Entzündungsprozesse (Abb. 157) bei rheumatischem Formenkreis zu finden, benutzt man zum Beispiel den **Meisterpunkt für Muskeln, Knochen und Knorpel – Gallenblase 34 (Gbl 34):**

- Leichte Entzündungen zeigen dort Resonanz zu Aminosäuren (D-MK),
- mittlere Entzündungen zu Enzymen (D-ZMK): Enz Rk und
- starke Entzündungen (mit Gelenkdeformierungen) zu Gewebeschaden (ZM), jeweils in Kombination mit Antikörperindikatoren (siehe weiter oben).

So werden bei der Quecksilberintoxikation bei neurologischen Erkrankungen die pathogenetischen Faktoren / funktionellen Störungen an den Messpunkten Tai-Yang, Di 10, Gbl 34, Bl 62 für MS mit

- Vir Kk (= Herpesviren),
- ZM (= *tissue damage*),
- D-ZRK (= Neurotransmitter)
- D-Mmp (= Fibrin) und
- mit dem B-Mudra für Quecksilberintoxikation (Min Kk) ermittelt und gegen die funktionellen Störungen bzw. betroffenen Zellstrukturen gegengetestet.

Die B-Mudras für Entzündungen können natürlich auch im ZMK-Gebiet angewendet werden.

Das gilt auch für eine Reihe anderer wichtiger pathogenetischer Faktoren bzw. funktionelle Störungen, die ein bestimmtes festes B-Mudra-Muster haben, zum Beispiel Schwermetalle: Min Kk, Pilze (D-RK), bzw. Chi-stase (D-Zdp Kk) etc.

Das klinische Ende einer Behandlung ermittelt man am Vektor Yin-Tang (Inn-Trang) / O-Punkt Ohr; das heißt: Testet man dort den Ying-Yang-Vektor (zum Beispiel Yin-

Emission am O-Punkt, Yang-Emission am Yin-Tang) und findet keine(n) MR/AR mehr, ist die Testsitzung beendet.

Das heißt, solange man dort eine Reaktion findet, muss man nach pathogenetischen Faktoren bzw. funktionellen Störungen suchen.

Ähnliches gilt für den Vektor KS 8 / KS 8d (KS 8d liegt genau gegenüber KS 8 auf der dorsalen Hand; s. Abb. 168), wobei

- KS 8 der Punkt für die Zellbiochemie ist und
- KS 8d der Punkt für die zelluläre Aminosäuren-Energetik.

Dabei hält der Patient eine Hand volar und die andere Seite palmar, während der Therapeut die Punkte mit seinen beiden Akupunkturpunkten KS 8 kontaktiert.

Einen speziellen Punkt für wurzelbehandelte Zähne fand VAN BENSCHOTEN bei Magen 45.3 (3. Zehe lateral). Dort bekommt man Signale (Resonanzen) mit den entsprechenden pathogenetischen Faktoren, wenn Wurzelfüllungen den Organismus beeinträchtigen.

Dickdarm 5 (Di 5) ist der Punkt für die Lymphe des Kiefers (= Ly 2 in der EAV).

Neben OMURAS direktem Resonanztest (siehe dort) kann man als zweite Testmethode über TL am SX des Mittelfingers, der die IZF repräsentiert (s. Abb. 152), ebenfalls die intrazelluläre Schwermetallbelastung testen. Sie ist immer dann anzutreffen, wenn der extrazelluläre Raum (die Matrix) frei von Schwermetallen ist, und sorgt dafür, dass man die Schwermetalle nach einer Ausleitung zyklisch wiederfinden kann.

Testung von Akupunkturnadeln

Um die Notwendigkeit des Einsatzes von Akupunkturnadeln sowie die Anzahl der Nadeln zu ermitteln, benutzt VAN BENSCHOTEN den Akupunkturpunkt KS 6, indem er nach erfolgter Ermittlung der pathogenetischen Faktoren eine Akupunkturnadel quer zum Meridianverlauf auf den Punkt KS 6 legt. Benutzt man den RFR, genügt es die Akupunkturnadeln in die Wabe zu stecken und das entsprechende B-Mudra über KS 6 zu halten. Kommt es dann zu einem Polaritätswechsel, ist Akupunktur in diesem Falle indiziert.

Im nächsten Schritt legt er jeweils eine Nadel mehr dazu, bis es zu einem erneuten Polaritätswechsel kommt. Dieser zeigt an , dass die Anzahl der Nadeln, die bis dahin aufgelegt wurden, diejenige ist, die zur Behandlung ausreicht und nicht überschritten werden darf, will man nicht eine neue Pathologie erzeugen.

Medikamenten- und Materialbestimmung in der medizinischen Kinesiologie und Physio-Energetik

In diesem Kapitel werden mit Absicht Wiederholungen gemacht, damit der „rote Faden“ bei der Komplexität des Dargestellten nicht verloren geht und der Leser sich das bisher Gelesene leichter merken kann. Insbesondere möchte ich die für die Praxis notwendigen Schritte eines Medikamenten- bzw. Materialtests mittels kinesiologischer/physio-energetischer Methoden darstellen. Es werden noch einmal sowohl theoretische Grundlagen der Applied Kinesiology (AK) als auch das Vorgehen der holistischen Kinesiologie = Physio-Energetik (PE) besprochen sowie Entlehnungen aus anderen Systemen wie der EAP nach Voll, dem VRT nach Schimmel und der Aurikulomedizin nach Nogier, soweit sie in der PE integriert sind. Denn die PE hat aus diesen Systemen vieles übernommen, modifiziert und daraus ein eigenes System entwickelt.

Ausgehend von G. Goodhearts Beobachtung, dass ein „Spasmus oder Hypertonus eines Muskels nicht primär und eine selbständige Einheit ist, sondern vielmehr eine Motoneuron-Facilitation als Reaktion auf den schwachen Antagonisten durch reziproke Innervation“ (Gerz 1996), entstand das Konzept der AK, das sowohl diagnostisch wie therapeutisch viele andere Verfahren (Naturheilkunde, Chiropraktik, Osteopathie, Akupunktur, Ernährung usw.) integrierte und auch in der Zahnheilkunde neue Impulse setzte.

Beim isometrischen Muskeltest auf neurophysiologischer Basis wird der Patient nach entsprechender Aufklärung angehalten, „den Test zu beginnen, indem er den Muskel so stark wie möglich gegen den Widerstand des Untersuchers kontrahiert“ (Gerz), wobei der Therapeut „einen mit dem Kraftanstieg des Patienten sozusagen parallelen Gegendruck“ ausübt. „Nachdem der Patient sein Kraftmaximum erreicht hat, übt der Untersucher einen nochmals leicht höheren Druck von allenfalls drei bis vier Prozent aus und testet damit die Fähigkeit des Patienten, problemlos über eine intakte neuromuskuläre Kette zu reagieren (‚Locking in'')." (GERZ; s. Abb. 3)

Der Muskeltest in der AK wird gemacht, um „die minimale zusätzliche Belastbarkeit des Muskels des Patienten zu überprüfen", das heißt, „der AK-Muskeltest überprüft also in Wirklichkeit die Möglichkeit der Kontrollsysteme des Körpers (des Nervensystems und des Systems der Grundregulation nach *Pischinger*), den Muskel an den veränderten Druck des Untersuchers anzupassen" (GERZ). GOODHEART erarbeitete insbesondere zwei diagnostische Methoden für die AK:

a) die Therapielokalisation/TL (in der AK wird die auch in diesem Buch benutzte Bezeichnung CL = *circle localisation/circuit localisation* nicht verwendet) und

b) den Challenge (CH, Herausforderung; inklusive des psychischen Challenge).

Man spricht von einer positiven CL/TL, wenn es während der Berührung einer Körperregion durch den Patienten zu einer Änderung beim Muskeltest kommt. Dabei handelt es sich um die Aussage, *wo* die Störung ist, aber nicht, welcher Art die Störung ist.

In der Kinesiologie kann ein Muskel drei Grundzustände zeigen:

- normoton (normoreaktiv)
- hypoton (dysreaktiv)
- hyperton (dysreaktiv)

Normoton bedeutet: Der Muskel ist beim Test „stark" (ON) und antwortet mit einer Muskelreaktion (MR) vorübergehend „schwach" auf einen Sedationsreiz.

Hypoton bedeutet: Der Muskel ist beim Widerstandstest von vornherein „schwach" (OFF) bzw. wird nach einem Reiz „schwach" (OFF).

Hyperton besagt, dass ein „starker" (also scheinbar normotoner Muskel) sich auf einen Sedationsreiz (zum Beispiel Nordpol eines Magneten oder Zusammendrücken der Muskelspindeln des betreffenden Muskels oder TL/CL am Sedierungspunkt des entsprechenden Meridians, s. Abb. 63b) nicht abschalten lässt, und zwar eventuell aufgrund von Energieüberschuss im gestörten System.

Darauf aufbauend gibt es beim Challenge (CH) wie bei der TL/CL **sieben Reaktionsmuster auf Belastung bzw. Berührung:**

1. Ein hypotoner Muskel wird normoton:

Dabei ist eine Belastung / ein Reiz spezifisch genug, um die „bestehende neuromuskuläre Inhibition zu korrigieren" (GERZ). Das kann auch die Notwendigkeit der Verabreichung eines Medikamentes bedeuten. (Normoreaktion)

2. Ein normotoner Muskel wird hypoton:

Der Reiz bedeutet Stress, der den Muskel „mit einer neuromuskulären Inhibition" (GERZ) reagieren lässt. (Dysreaktion) Dieses Abschaltenkönnen (von ON nach OFF) kennzeichnet den von vornherein „starken" Muskel als normotonen Muskel gegenüber einem hypertonen Muskel (siehe dort).

3. **Ein Muskel bleibt unverändert stark (normo-/hyperton) oder schwach (hypoton).** Dieses Reaktionsmuster kann bedeuten:
   a) ein gutes Funktionieren der Adaptationssysteme (bei normotonem Muskel). (Normoreaktiv)
   b) Der Reiz ist nicht groß und spezifisch genug (beim normo-, hypo- und hypertonen Muskel).
   c) eine Blockade aufgrund einer neurologischen Dysorganisation oder psychischen Umkehrung usw. (beim hypertonen Muskel). (Dysreaktiv)
4. **Ein normotoner Muskel wird hyperton** im Sinne einer Alarmreaktion. (Dysreaktiv)
5. **Ein hypertoner Muskel wird normoton** (normotoner Challenge).
   Die letzten beiden Reaktionsmuster sind „vor allem bei den verschiedensten immunsystembezogenen Krankheiten inklusive Allergien" oder bei Patienten mit „Antirheumatika-, Kortison- oder Psychopharmakamedikation" (GERZ) anzutreffen.
6. **Ein hypertoner Muskel wird hypoton** (Super-Challenge nach GERZ):
   Dieses Muster führt häufig zu den primären Ursachen, ist daher oft verbunden mit Herden, Narbenstörfeldern, Candida-Antigen, NV-Stresspunkten und emotionalen Belastungen sowie mit einer neurologischen Dysorganisation. Es ist oft als genereller Hypertonus zu finden (dysreaktiv).
7. **Ein hypotoner Muskel wird hyperton:**
   Diese Reaktion findet man vor allem bei der so genannten „Suchtallergie *(addictive allergy)*" (GERZ), wie die klinischen Ökologen sie beschreiben. (Dysreaktiv)

Diese Reaktionsmuster gelten natürlich für jeden Kinesiologietest. Wer sie missachtet, kann verhängnisvolle Fehler begehen, auch wenn die übrigen Kinesiologierichtungen den Muskeltest zum Teil nach anderen Kriterien, zum Beispiel nach energetischen ausführen, wodurch die Ergebnisse nur scheinbar gleich sind.

Bei einem Vergleich verschiedener Tester muss man also wissen, welche Testart benutzt wurde, um nicht aneinander vorbeizureden und sich gegenseitig des „falschen“ Testens zu beschuldigen. Denn beide Arten (klassisch, neurophysiologisch und abgewandelt) ergeben „richtige“ und brauchbare Ergebnisse, wenn man im System bleibt.

19.1 Die Mehrschichtigkeit kinesiologischer Phänomene

In der *Applied Kinesiology* ist jedem Funktionskreis ein Hauptmuskel zugeordnet, zum Beispiel dem Magenmeridian der *Musculus pectoralis clavicularis major* und eine Reihe zusätzlicher Muskeln (zum Beispiel beim Magenmeridian die Hals- und Nackenmuskeln und der *Musculus levator scapulae*; s. Abb. 31, 32). Das heißt, zunächst haben wir für die einzelnen Funktionskreise einen oder mehrere spezifische Muskeln, die uns bei der Testung spezifische Aussagen erlauben. Will man aber aus irgendeinem Grunde die jeweiligen Muskeln für die verschiedenen Meridiane nicht benutzen, so kann man einen so genannten **Indikatormuskel (IM)** nehmen und an ihm über bestimmte Techniken, zum Beispiel mittels CL/TL, herausfinden, welcher Energiekreislauf gestört ist, und die gleichen Informationen abfragen, diesmal jedoch unabhängig davon, zu welchem spezifischen System er gehört. Dazu muss der betreffende Muskel einige **Voraussetzungen** erfüllen:

1. Er muss normoton sein in der relativ kontrahierten Position, das heißt während der maximalen isometrischen und der exzentrischen Kontraktionsphase;
2. er muss normoton sein in der relativ extendierten Position, das heißt, sein Antagonist muss stark sein, und
3. er muss vorübergehend hypoton reagieren bei einem Stress auf die Muskelspindeln (zum Beispiel Nordpol eines Magneten, Approximation (Annäherung der Spindelzellen)), das heißt, es darf kein hypertoner Muskel sein.

Sind diese drei Bedingungen erfüllt, kann der betreffende Muskel als Indikatormuskel (IM) benutzt werden. Diese Doppelrolle muss man sich erst einmal klar machen. Sie bedeutet also, dass zum Beispiel der *Musculus deltoideus* zum einen als spezifischer Muskel für die Abfrage des Lungenmeridians und infolge davon zum Beispiel auch des Eckzahnes zu benutzen ist (s. Abb. 17 bis 19) zum Zweiten aber auch für jede andere benötigte Information zur Verfügung steht, wenn er als IM genommen wird.

19.1.1 Der Körper als Hologramm

Hier begegnen wir einem Phänomen, das wir immer wieder bei subjektiven Testen in der holistischen Medizin finden: Es ist die Tatsache, **dass es von der Art des Vorgehens und der *bewusstseinsmäßigen Konzentration* abhängt, welche Antwort wir auf unsere Fragen bekommen.** Auch spielt die Affinität des Therapeuten eine große Rolle.

Besonders deutlich wird das bei den so genannten Riddler-Punkten (s. Abb. 58 bis 61) bzw. Utt-Punkten (s. Abb. 6a, 8b). Betrachtet man zum Beispiel den Punkt zwischen den Augenbrauen, den Yin-Trang; er ist nach RIDDLER der Epiphyse zugeordnet. In der Esogetik nach P. MANDEL ist dieser Punkt neben der Epiphyse dem Achter zugeordnet. VOLL misst dort das limbische System.

Schaut man auf die Riddler-Punkte für Vitamine, Mineralien und Proteine, so findet man an derselben Stelle die Zuordnung zur RNA, und dann hängt es im letzten Fall noch davon ab, ob der Patient oder der Therapeut den Punkt berührt, das heißt, ob ein Mangel (Therapeut berührt) oder Überschuss (Patient berührt) an dem betreffenden Stoff vorliegt. In der ZÄPE schließlich finden wir dort den Stirn-Resonanzpunkt für Gold (ROSSAINT; s. Abb. 109).

Am Körper liegt der Resonanzpunkt für Gold in der Kniekehle links (Bl 54), während er für Silber rechts (Bl 54) ist (s. Abb. 59). (ROSSAINT) In der Esogetik ist Bl 54 der Repräsentationsort für „grobe Toxine“ und in der Aurikulomedizin schließlich der Störfeld-Hinweispunkt für einen „aktiven toxischen Herd“ (All 1; s. Abb. 125).

Analoges gilt für viele andere Akupunkturpunkte, die eine Mehfachbedeutung haben, wie zum Beispiel für den **Akupunkturpunkt GG 25**. Er dient in der Akupunktur zur Behandlung von Nasenproblemen (Bluten, Verstopfung), Rosacea und Bewusstlosigkeit. Bei D. LEBER ist er der Übersichtspunkt für ein Kopfherdgeschehen, während er bei R. UTT zur Ermittlung von Aminosäuren dient. Bei P. MANDEL schließlich ist dort der Zahn 2 repräsentiert und bei I. GROSSE-LINDEMANN der Hypothalamus.

Auch der Punkt **GG 26** hat mehrere Funktionen: Er ist der Riddler-Punkt für Molybdän und das *Corpus callosum*, während er in der EAV der Messpunkt für die

Zähne 14-24 ist und MANDEL dort esogetisch Zahn 1 repräsentiert sieht. Die Kinesiologie benutzt ihn wie die EAV sowie im Zusammenhang mit KG 24 zur Bestimmung des Switchings und die Akupunktur zur Behandlung von Facialisparesen, Epilepsie, Trismus, Schwellungen des Gesichts und Koma. In der Notfallakupunktur wird er bei Bewusstlosigkeit gestochen.

Auch **KG 12** ist in diesem Zusammenhang interessant. Er ist der Alarmpunkt für den Magen bzw. „mittlerer, digestiver“ Alarmpunkt des 3E-Meridians sowie der Lebensenergiepunkt bei PETER MANDEL und der Körperpunkt für eine Amalgambelastung (entspricht Omega 1) der Aurikulomedizin.

Bei Letzterer haben auch bestimmte Ohrpunkte eine Doppelfunktion. So können die Störfeldhinweispunkte auch auf spezifische Erkrankungen ohne Störfeldcharakter hindeuten: So ist der *Histamin-Punkt* auch ein Allergiepunkt, der *PE1-Punk*t ein antirheumatischer und der *Ginseng-Punkt* ein Hinweispunkt für eine Lateralitätsstörung (Lateralitätsinstabilität); diese liegt vor, wenn zum Beispiel ein Rechtshänder auf +3-Volthämmerchen rechts reagiert (+AR, MR, RAC) und der Linkshänder entsprechend links.

Hinzu kommt noch, dass es drei Phasen gibt (Phi 1, 2 und 3), bei denen das von NOGIER eher bekannte Embryo jeweils um 90 Grad verschoben auf die Ohrmuschel projiziert wird (s. Abb. 139 bis 141), so dass an der gleichen Stelle unterschiedliche Organe zu finden sein können bzw. die gleichen Organe sich an anderer Stelle wiederfinden. Als weiteres Beispiel sei der *Punkt für die Oberkieferzähne* genannt, der am Ohr zum größten Teil überlagert ist vom limbischen System.

Der gemeinsame Nenner dieser Mehrschichtigkeit liegt darin, dass der Körper als Hologramm aufzufassen ist (s. auch Kap. 6.2). Das bedeutet nicht nur, dass er alles dreidimensional speichert, sondern auch dass jede Zelle alles beinhaltet (Pars-pro-toto-Prinzip) und so die Art der Untersuchung wie auch die Affinität des Untersuchers darüber entscheidet, was er dort findet. Daher nimmt es nicht Wunder, wenn zum Beispiel auch bei Reflexzonen und Somatotopien mit gleicher Topographie unterschiedliche anatomische Angaben gemacht werden (s. Zähne, Zunge, Ohr, Auge).

Stellt sich der Untersucher (der Therapeut) entsprechend den Vorgaben bewusstseinsmäßig jeweils auf das ein, was er gerade untersuchen will, so bekommt er die entsprechenden Ergebnisse. Kennt er nur *eine* Bedeutung des untersuchten Areals, wird er auch nur *eine* Antwort bekommen und die anderen nicht finden. Bringt er seine eigenen Probleme, Gedanken und Ideen beim Test mit ein, wird er eventuell diese testen. Eine Differenzierung (außer bewusstseinsmäßig) kann er über Organpräparate bzw. Materialien (zum Beispiel Hg, Se, Gold) bzw. deren Frequenzen, soweit sie bekannt sind, vornehmen.

Ein weiteres Beispiel dafür, dass Akupunkturpunkte Hologramme sind (strukturelle Hologramme, ROSSAINT) ist die Bedeutung verschiedener Akupunkturpunkte in der EAV und der Akupunktur-Biophotonen-Testung (s. Abb. 169 u. 170):

So ist zum Beispiel auf dem 3E-Meridian **3E 1** nach VOLL der Keimdrüse und Nebenniere zugeordnet, während VAN BENSCHOTEN dort die Hypophyse misst, die bei VOLL bei **3E 3** zu finden ist, wo VAN BENSCHOTEN die *Mamma* misst. **3E 2** schließlich hat bei VOLL die Bedeutung: (Para-)Thyreoidea und Thymus, bei VAN BENSCHOTEN: Ovarien.

Eine Erklärung für diese Unterschiede liefern unter anderem die *Quantenphysik* über die so genannte resonante Wechselwirkung, die nur bei perfekter individueller Resonanz zustande kommt und zum anderen die Untersuchungen VAN BENSCHOTENS und OMURAS, die zeigen, dass nur der Fremdstrom der EAV-Messgeräte bei mehr als 180 MV Spannung (Gleichstrom) dazu führte, dass die Voll'schen Bedeutungen zu finden waren, während Werte *darunter* andere Bedeutungen – sogar ganzer Meridiane – (s. Abb. 169 u. 170) zu Tage treten ließen.

Fazit

Bei allen subjektiven bioenergetischen Testen ist es wichtig, seine eigenen Belastungen oder Erwartungen nicht mit einzubringen; sonst kann es passieren, dass man anstelle des Patienten sich selbst testet (Eigentestung, Abb. 30h und 71). Aus diesem Grunde muss man sich als Therapeut durchgängig und leer machen, damit wirklich die Antwort des untersuchten Patienten herauskommt.

Kinesiologisch/physio-energetisch überprüfen kann man dieses Phänomen der Eigentestung, indem man bestimmte Akupunkturpunkte bei sich massiert, zum Beispiel Ni 27 beidseitig und KG 8 (Nabel). (s. Abb. 121) Testet man danach noch einmal und ein eventuell anfänglich schwacher Muskel wird dann stark oder ein AR verschwindet, so weiß man, dass man sich selbst und nicht den Patienten getestet hat. Das heißt: Das Energiesystem des Behandlers ist so eng verknüpft mit dem des Patienten, dass beide sich gegenseitig bedingen.

Die gemeinsame Schnittstelle zwischen dem Energiefeld des Patienten und dem des Therapeuten ist also das Entscheidende bei Resonanztesten. Man kann sich als Arzt bzw. Zahnarzt nicht, wie in der Apparatemedizin, „außen vor halten". Wer das nicht in die Interaktionen miteinbezieht, hat letzten Endes keine Aussicht auf Erfolg im Sinne einer echten Heilung, denn man bildet als Arzt und Patient sozusagen eine Schicksalsgemeinschaft. Auch hier sehen wir wieder die Doppelrolle: Einmal wird vom Therapeuten verlangt, dass er sich zum Kanal macht, um den eigenen Stress und die eigenen Pathologien nicht mit einzubringen, zum anderen geht es ohne die Vernetzung und den Kontakt zwischen Patient und Arzt nicht. Das muss man erst einmal akzeptieren, die Praxis zeigt jedenfalls, dass es so funktioniert, und die moderne Feldforschung gibt uns eine Erklärung dafür.

19.1.2 Akupunkturpunkte als Hologramme

Da dieses Thema für alle bioenergetischen Testverfahren wichtig ist und bei Unkenntnis nur zur Verwirrung führt (wie ich oft von Kollegen höre, die nicht verstehen, warum verschiedene medizinische „Schulen" den Akupunkturpunkten unterschiedliche Bedeutung geben), möchte ich noch einmal ausführlicher darauf eingehen, besonders auf den Hologrammcharakter von Akupunkturpunkten. (Wiederholungen sind beabsichtigt, zumal sie meines Erachtens die zentrale Rolle von Akupunkturpunkten als Hologramme anzeigen.) Die sich daraus ergebenden Konsequenzen sind für jeden Diagnostiker und Therapeuten nicht gerade gering.

Wer sich mit Ganzheits(zahn)medizin befasst, kommt nicht umhin, sich über kurz oder lang auch mit der Akupunktur zu befassen, sei es im Sinne der Akupunkturpunkt-Philosophie oder/und der praktischen Anwendung der verschiedenen Akupunkturtechniken. In der klassischen TCM wird neben der Zungendiagnostik, der Pharmakologie und der Tuina-Massage besonders auf die Behandlung von Akupunkturpunkten, die auf den Meridianen empirisch als energetisch vorzügliche Punkte bekannt sind, mittels Nadeln und/oder Moxa zurückgegriffen. Dabei gibt es – wie man weiß – verschiedene über die Meridiane verbundene Punktarten mit jeweils ganz bestimmten Bedeutungen und Indikationen, wie sie die alten Chinesen vorgegeben haben (zum Beispiel Sedations-, Tonifikations-, Kardinalpunkte usw.).

Analoges gilt für den indischen Veda, wo man ähnliche Punkte *Marmas* nennt, die dann zu Stande kommen, wenn vier der dort bekannten 72 000(000?) so genannten *Nadis* (Energiekanäle des Ätherkörpers) sich kreuzen, wohingegen die *sieben Hauptchakren* an der Kreuzung von 21 Nadis entstehen.

In der westlichen Erfahrungsmedizin wurden die Akupunkturpunkte in zahlreiche Methoden integriert: zum Beispiel in die Ohrakupunktur, der in der chinesischen

Medizin nur ein geringer Raum eingeräumt wurde; in der westlichen Aurikulomedizin (P. NOGIER, BAHR) jedoch werden durch die dort verwendeten modernen Techniken nicht nur Organe genauestens kartographiert, sondern auch die Meridiane mit ihren Punkten aufs Ohr projiziert (BAHR).

Durch bestimmte Filtertechniken hat man dabei nicht nur die ursprünglich von NOGIER angegebenen normalen Repräsentationszonen mit dem auf dem Kopf stehenden Embryo gefunden (Phi 1), sondern noch zwei weitere Phasen Phi 2 und Phi 3, bei denen der Mensch jeweils um 90 Grad gedreht abgebildet ist, so dass an der gleichen Ohrlokalisation drei verschiedene Organareale übereinander liegen und man über einen Filter *(Kodak-Farbfilter 12 gelb)* differenzieren muss, welches Organ man gerade behandelt (s. Abb. 141). Auch wurden analoge auf den Körper projizierte Ohrpunkte durch diese Verfahren ermittelt (BAHR), mit jeweils bestimmter Zuordnung und Bedeutung (zum Beispiel *Dickdarm 4 Thalamus*). Schließlich hat RAPHAEL NOGIER, der Sohn von PAUL NOGIER, zum Teil andere Lokalisationen als die von BAHR angegebenen aufgeführt (zum Beispiel Herz, Leber Pankreas).

Die medizinische Kinesiologie und Physio-Energetik bedient sich ebenfalls des Akupunktursystems, jedoch auch hier mit anderen Bedeutungen (zum Beispiel GG 25: R. UTT: Aminosäuren; D. LEBER: Kopfherdgeschehen; I. GROSSE-LINDEMANN: Hypothalamus). In PETER MANDELS Esogetik werden ebenfalls Akupunkturpunkte benutzt, jedoch auch hier mit anderen Bedeutungen (zum Beispiel: Yin-Tang: Epiphyse, Achter).

In der Neuraltherapie benutzt man Akupunkturpunkte in Form der Akusiniatrie, das heißt im Sinne der Injektion mit homöopathischen Mitteln bei den klassisch bekannten Indikationen oder als *Weihe*-Druckpunkte zur Diagnostik bestimmter Erkrankungen.

In der Elektroneuraltherapie sind die dort zu diagnostischen und therapeutischen Zwecken gebräuchlichen so genannten Reaktionsstellen zu 95 Prozent identisch mit Akupunkturpunkten, da sie neben der energetischen Komponente auch elektrisch vorzügliche Punkte sind, und zwar im Sinne eines geringeren elektrischen Widerstandes gegenüber dem benachbarten Gewebe.

VOLL hat die Akupunkturpunkte in der EAV als elektrisch vorzügliche Punkte im Rahmen der Elektroakupunktur benutzt und den klassischen Akupunkturpunkten nicht nur weitere Punkte hinzugefügt, sondern auch auf besonderen Energieleitbahnen, den so genannten Degenerationsgefäßen nach VOLL, eine ganze Serie neu entdeckt.

Dass die Akupunkturpunkte nicht nur eine energetische bzw. elektrische Bedeutung haben, sondern auch eine anatomische Struktur aufweisen, diese Erkenntnis haben wir den Untersuchungen KELLNERS und HEINES zu verdanken. KELLNER hat eine vermehrte „Anhäufung von Endgebilden mit rezeptorischen und effektorischen Eigenschaften“ (zitiert in MASTALIER 1996) gefunden, und zwar an verschiedenen Akupunkturpunkten in unterschiedlicher Zusammensetzung. HEINE (1988) hat sie schließlich als Perforationen in der *Fasciae superficiales* mit Gefäß-Nerven-Bündeln identifiziert, die eingehüllt sind in lockeres Bindegewebe.

WARNKE (1998) hat mit einer hoch empfindlichen Infrarot-Kamera Schweißdrüsenausgänge dort an den Fingerkuppen aufnehmen können, wo sonst Akupunkturpunkte liegen, und demnach viele Akupunkturpunkte als Schweißdrüsenausgänge definiert.

HEINE hat auch ein experimentelles Modell eines Akupunkturpunktes geschaffen, das die Medikamententestung der Elektroakupunktur – ein Phänomen, das VOLL und Mitarbeiter (KORTHAUS, ASCHOFF, SCHMIDT) in den fünfziger Jahren des letzten Jahrhunderts messtechnisch wiederentdeckt haben – erklärt und plausibel macht (zitiert in PFLAUM 2000).

Die oben genannten Medikamententestungen werden heute **Resonanzteste** genannt und von verschiedenen Schulen der Elektroakupunktur (zum Beispiel EAV, BFD, VEGA, ET, Prognos) ebenfalls angewandt. Dabei beziehen sich alle auf die Bedeutungen, die VOLL und Mitarbeiter angegeben haben. Das Gemeinsame bei diesen Messungen ist die Belastung des Akupunkturpunktes mit einem Fremdstrom von wenigen Mikroampere (circa 10 mikroA) bei 0,9 (EAV) oder 1,5 (VEGA) oder 5 (Prognos) Volt Spannung. Beim Prognos-System ist der Messstrom bei 5 Volt Gleichspannung stark herabgesetzt, und zwar auf 0,4–0,5 Ampere (für 200 Millisekunden). Gemessen werden hier nur die Punkte der klassischen Akupunkturmeridiane, während die Degenerationsgefäße ausgelassen werden (Abb. 169 u. 170).

Im Gegensatz dazu misst HELMUT SCHIMMEL sie bei dem von ihm inaugurierten Elektrophysiologischen Terminalpunkt-Diagnose-System (ET) mit, wobei er die Akupunkturpunkte ohne Fremdstrom misst und sich an die von VOLL erarbeiteten Bedeutungen hält.

Wie ist dies alles miteinander zu vereinbaren? Zeigt die Vielfalt an, dass all diese Systeme „nur“ mentale Projektionen sind und Akupunkturpunkte zwar existieren, aber jeder damit machen kann, was er will? Dazu muss man Folgendes wissen: **Der Mensch ist nach dem Pars-pro-toto-Prinzip angelegt**, das heißt, alles ist in allem zu finden, in jeder Zelle ist die gesamte Information des Menschen enthalten und kann von dort über die verschiedensten Techniken abgerufen werden. Jede Zelle ist damit eigentlich ein Somatotop.

Daher kann man den Menschen als Hologramm betrachten, dessen Kennzeichen ja ist, dass man in einem *Teil* die Gesamtheit erkennen kann. Dabei gibt es nicht nur die strukturellen Hologramme, die sich in Form der bekannten Somatotopien und Mikrosysteme anatomisch zeigen, sondern eben auch die, welche als Akupunkturpunkte zum Teil zudem noch mehrere Funktionen ausüben bzw. Bedeutungen haben (zum Beispiel: Yin-Tang: Epiphyse (RIDDLER, MANDEL, Achter (MANDEL), limbisches System (VOLL), RNS (RIDDLER), Gold (ROSSAINT). Wieso das möglich ist, möchte ich Ihnen hier erläutern.

ZEITLER hat **Akupunkturpunkte als besondere Sinnesorgane** der Haut bezeichnet und MALINOVSKI sieht in ihnen auf Grund der gefundenen neuronalen Körperchen einen strukturellen Komplex mit „sensiblen Nervenformationen", bei denen vor allem in den dendritischen Zonen der Nervenfasern die Anhäufung von Mitochondrien interessant ist, da sie eine „wichtige Rolle bei der Transformation der Erregung in die Impulsaktivität" spielen (zitiert in MASTALIER 1996). Nach MEYL sind Mitochondrien besonders Neutrinosammler und damit als Longitudinalwellen-Empfänger geeignet.

Grundsätzlich sind Akupunkturpunkte nachrichtentechnisch daher als **Antennen** anzusehen, das heißt sowohl als Sender wie auch als Empfänger für Energie und Information, und damit sind sie im Sinne der Vakuumphysik besonders geeignet, so genannte „resonante Wechselwirkungen" (MEYL) über Longitudinalwellen einzugehen. Bei der zur resonanten Wechselwirkung nötigen perfekten Resonanz entstehen Longitudinalwellen, die ihre Energie und Information instantan in Raum und Zeit verbreiten. Erst bei dieser resonanten Wechselwirkung auf Grund perfekter Resonanz ist Kommunikation möglich.

Sogar Akupunkturgefäße (zum Beispiel VOLLS Degenerationsgefäße) können holographisch gesehen verschiedene Zuordnungen haben, je nachdem mit welchem System bzw. mit welcher Testsubstanz man sie untersucht hat und schließlich in welches Bedeutungssystem man sich als Behandler bewusstseinsmäßig eingeklinkt hat. Bevor ich das naher erläutere, muss ich auf die neuesten physikalischen Erkenntnisse aus der Quantenphilosophie (WARNKE) sowie auf die Akupunkturpunkt-Biophotonenforschung von OMURA und VAN BENSCHOTEN zurückgreifen.

Während das Phänomen der Resonanztestung in der Erfahrungsheilkunde unbestritten ist und seine Grundlagen in der Matrix hat, das heißt im Grundsystem PISCHINGERS bzw. im Mesenchym nach HAUSS, JUNGE-HÜLSING, genauer gesagt in der dort sich bei der Informationsverwertung aufbauenden Hyperboloidstruktur

(Heine), ist der Versuch, die subjektiv wahrgenommenen Ergebnisse durch objektive Computermessungen zu validieren, an der notwendigen Beteiligung der so genannten Humankomponente (Lechner) bei solchen Tests bisher gescheitert.

Schon in den siebziger Jahren des 20. Jahrhunderts hat Bergold versucht, die Medikamententestung allein mit extra dafür konstruierten Maschinen durchzuführen, aber wie gesagt ohne Erfolg. Die 1999 von der EAV-Gesellschaft (Heyer) vorgelegte Arbeit bestätigt dies, auch wenn es dort (als lobenswerter Fortschritt) erstmals gelungen ist, dass ein Computer die vorher durch einen Arzt aufgrund *seiner* Medikamententestung erreichten Messwertverbesserungen nachvollziehen konnte.

Bis heute ist es in der EAP üblich, beim Medikamententest mit Handelektroden aus Messing/Silber und Kupferkabel zu messen, und Warnke hat als Erster versucht, für die dabei auftretenden Phänomene eine plausible Erklärung mittels Vakuumphysik zu finden; es war bis dato eher peinlich, wenn man nach dem Test merkte, dass das Kabel gar nicht an die Wabe angeschlossen war und der Resonanztest dennoch funktioniert hatte. Neuere Erkenntnisse geben jedoch ein Erklärungsmodell dafür.

Dieser Vorgang war die eigentliche, wenn auch unbemerkte **Geburtsstunde der kontaktlosen Medikamententestung**, wie sie seit einiger Zeit vor allem bei verschiedenen medizinischen kinesiologischen Verfahren betrieben wird (wie der autonomen Regulationsdiagnostik nach Klinghardt, der Physio-Energetik nach van Assche und der ZahnÄrztlichen Physio-Energetik nach Rossaint), und zwar durch die Entwicklung des Rossaint-Frequenz-Resonators (RFR, Rossaint-Wabe; s. Kap. 16), der jedoch bei allen bioenergetischen Verfahren eingesetzt werden kann, so zum Beispiel auch in der EAV. Systematisch erforscht wurde die kontaktlose Medikamententestung vor allem von Omura und van Benschoten in den USA.

Ihre Untersuchungen besonders aufgrund der Akupunkturpunkt-Biophotonentestung zeigten, dass der von der EAP bekannte Informationstransfer nicht mehr zustande kam, wenn eine Aluminiumfolie (circa 0,3 mm) auf die Stirn des Untersuchers gelegt wurde. Außerdem konnte dieser Transfer nur durch einen Indigofilter als einzigen von allen optischen Filtern unterbrochen werden.

Dadurch wurde gezeigt, dass der Informationstransfer nicht primär elektromagnetischer, sondern vor allem photoelektrischer Natur war. Gleichzeitig wird damit dokumentiert, dass bei dieser Anordnung, wie auch in der EAV die Informationsweitergabe primär über die so genannten Transversalwellen (Hertz'sche Wellen) gemessen wird, die abgeschirmt werden können, auch wenn Warnke darauf hinweist, dass die verwendeten Kupferdrähte „hauptsächlich aus masseleerem Raum“ bestehen und so für „longitudinale Skalar-Feld-Schwingungen“ geeignet sind.

Die bei der Medikamententestung nötigen Signale liegen nach den Untersuchungen VAN BENSCHOTENS im nahen IR-Bereich zwischen 780 und 1000 nMeter. Auch wird die Möglichkeit diskutiert, dass das Prinzip der Übertragung aufgrund einer UV-Modulation einer IR-Trägerwelle funktioniert (VAN BENSCHOTEN / P. U. ECKHOFF). Das wäre eine Erklärung dafür, dass die Medikamententestung über Akupunkturpunkte bei kinesiologischen Verfahren auch durch die Kleidung hindurch vorgenommen werden kann.

Aufgrund der Untersuchungen bezüglich der Abschirmung der Stirn durch oben genannten Indigofilter (bzw. Alufolie) zeigte sich, dass der Mechanismus der Informationsübertragung über die Hirnwellen des Patienten in den *Cortex frontalis* des Untersuchers projiziert wird und dort Resonanz erzeugt, die sich dann durch die Interaktion zwischen beiden und den Medikamenten in einem veränderten Muskeltonus, bzw. einem anderen Anpressdruck bei der EAP äußert (VAN BENSCHOTEN).

Dabei wies besonders OMURA mit seinem bidigitalen O-Ring-Test nach, dass die Metallhandelektroden eben nicht mehr in den Hand genommen zu werden brauchten, sondern – in einen Plexiglastubus gelegt – im Abstand von circa 30–45 cm auf den Patienten gerichtet werden konnten, um dieselben Ergebnisse zu bekommen. Wurde bei dieser Anordnung der Informationstransfer durch „Verschließen" der Tubusöffnung mit oben genanntem Indigofilter blockiert, funktionierte der Medikamententest ebenfalls nicht mehr. Auch dies ist ein Hinweis darauf, dass vor allem die Hertz'schen Transversalwellen als Informationsträger benutzt werden.

Während OMURA und VAN BENSCHOTEN die „klassische" Ausstattung der EAP bis auf den Plexiglastubus beibehielten, fiel bei der Messung mit Elektrogeräten bald auf, dass nur der Fremdstrom der Geräte bei mehr als 180 mV Spannung (Gleichstrom) dazu führte, dass die Voll'schen Degenerationsgefäße mit ihrer Bedeutung zu finden waren, während Werte darunter plötzlich die Organsysteme für Peritoneum (Gelenk-Degenerationsgefäß), die Sinus (fettiges Degenerationsgefäß), die Augen (Bindegewebe/Haut), die Ohren (Organ-Degenerationsgefäß) und die Haut (Nerven-Degenerationsgefäß) erscheinen ließen.

Später fanden OMURA und VAN BENSCHOTEN, dass diese Displatzierungen und Distorsionen der Meridiane (zum Beispiel Lunge/Lymphe) auch durch die Handelektroden selbst bedingt waren, egal ob es Messing- oder Silberelektroden waren. Um zu gleichen Ergebnissen beim O-Ring-Test und der EAV zu kommen, müssen zur Neutralisation der Distorsionen daher die potenzierten Metalle genommen werden. Ja selbst Akupunkturpunkte (zum Beispiel auf dem 3E-Meridian, s.o.) hatten eine andere Bedeutung bekommen: So ist zum Beispiel 3E 1 bei van Benschoten der Hypophyse (Voll: Keimdrüse, Nebenniere), 3E 2 den Ovarien (Voll: (Para-) Thyreoidea, Thymus) und 3E 3 der Mamma (Voll: Hypo-, Epiphyse) zugeordnet.

Aufgrund der oben genannten Änderung der Meridianbedeutungen der Degenerationsgefäße Volls sowie der Tatsache, dass in verschiedenen medizinischen Richtungen einzelne Akupunkturpunkte verschiedene Bedeutungen besitzen, sind Akupunkturpunkte auch nach meiner Erfahrung als strukturelle anatomische Hologramme anzusehen (Rossaint), bei denen **die Antwort auf die Testfragen primär davon abhängig** ist, **in welches Bedeutungssystem man sich als Therapeut bewusstseinsmäßig einklinkt** und/oder welche Testsubstanz bzw. Apparatur man verwendet.

Ohne vorher davon zu wissen, fand ich bei Warnke eine ähnliche Definition der Akupunkturpunkte. Nach ihm sind sie „lokale Hologramme", und zwar, wie er schreibt, auf Grund einer „Überlagerung der elektrischen Feldstärken, ausgehend von Blutgefäßen und Neuronen". Das heißt: **Akupunkturpunkte dienen zur Aufnahme „für von außen kommende elektromagnetische Wellenlängen"** (Warnke), über sie erfolgt die Kommunikation mit der Umgebung, wobei die Modulation der dazu benötigten Energie „durch Weichenstellung im Funktionsgeschehen mit Hilfe von Gefühlen, Wille … und Feedback" (Warnke) erfolgt, und zwar durch „bewusste Konzentration über das Bewusstsein" (Warnke).

Diese Forderung nach Konzentration über das Bewusstsein bei der Elektroakupunkturmessung bzw. kinesiologischen Testung von Somatotopien und Medikamenten im Allgemeinen und von Akupunkturpunkten im Besonderen habe ich schon seit circa 30 Jahren vertreten. Damit ist die **Medikamententestung** an den Akupunkturpunkten als Resonanzphänomen **primär ein geistiger Akt** und erst sekundär ein physikalisches Resonanzphänomen.

Sollten eines Tages Messgeräte entwickelt werden, die Skalarwellen (Longitudinalwellen) messen können, wird der Medikamententest auch von Computern oder Ähnlichem durchgeführt werden können; ob das auch für die Testung mit Symbolen funktioniert, bleibt abzuwarten; jedoch die Informationsübertragung bleibt auch dann wahrscheinlich auf physikalisch-physiologische Parameter beschränkt, während zur echten Heilung und damit zur Heiligung des Patienten der Therapeut unerlässlich bleibt, um die „Erfahrung des Wirklichen" (Döbereiner) und damit die Transzendenz und Metaphysik einbeziehen zu können und die Ankopplung des

Individuums mit seiner individuellen Seele (*Atma*) an die Weltenseele (universelle Seele, Überseele, *Param-Atma*) und damit an Gott *(Krishna, Vishnu, Brahman)* zu erreichen.

Quantenphysikalisch, das heißt auf Grund der oben genannten Longitudinalwellen, bei denen die Ausbreitungsrichtung in Richtung des Feldzeigers erfolgt, kommt eine Verbindung zwischen einem Sender und einem Empfänger, das heißt eine „resonante Wechselwirkung“ (MEYL) nur bei so genannter perfekter individueller Resonanz zustande, und zwar – man höre und staune – mit jeweiliger Rückwirkung vom Empfänger auf den Sender. Das heißt, der Sender merkt und weiß, ob der Empfänger seine Information erhalten hat, und das instantan, das heißt sofort ohne Zeitverzögerung und als Ganzes, nicht seriell wie beim Fernsehen. So geschieht es auch beim Medikamententest, wo sowohl der Therapeut wie der Patient oft sogar *vor* der Eingabe eines Medikamentes in die Wabe merkt und weiß, dass es passt.

Unter anderem ersieht man daraus, dass die Natur und der Mensch als Teil von ihr sich vor allem, wenn auch nicht ausschließlich, der Longitudinalwellentechnik zur Informations- und Energieübertragung bedient und nicht primär der Technik mittels elektromagnetischer Transversalwellen, die die uns bekannte Vielschichtigkeit an Informationen mit der entsprechenden Gleichzeitigkeit gar nicht hergeben können. Der **Mensch** fungiert in diesem Sinne im Modell **sowohl als Sender wie auch als Empfänger** für skalare Felder/Wellen. Bei einem Medikament ist es ebenfalls so, wodurch bei perfekter Resonanz eine Rückwirkung vom jeweiligen Empfänger auf den jeweiligen Sender ermöglicht wird. Diese resonante Wechselwirkung kann vom Tester/Behandler als Messinstrument in Form eines Messwertes, einer Muskelreaktion, eines AR bzw. eines RAC abgelesen werden, weil er selbst über dasselbe Wellenspektrum verfügt und daher in der Lage ist, perfekt in Resonanz zu gehen, und nicht zuletzt deshalb, weil er ein geistiges Wesen ist.

Die gegenseitige Rückkopplung ist aber nur möglich, wenn die zur Informationsübertragung nötigen Wellen Longitudinalwellen sind und damit als Wirbel des elektrischen Feldes mit Lichtgeschwindigkeit, Über-Lichtgeschwindigkeit oder Nullgeschwindigkeit fungieren. Bei den Wirbelteilchen mit Lichtgeschwindigkeit spricht man von Photonen bzw. Biophotonen (POPP), bei denjenigen mit Über-Lichtgeschwindigkeit von Neutrinos, bei Wirbelteilchen mit der Geschwindigkeit Null von Rauschen, über die jeweils die instantane Informationsübertragung erfolgt.

Dass bei diesem Modell vom Empfänger (Patient) mehr Energie abgezogen werden kann, als der Sender (Medikament) abgibt, erkennt man daran, dass – benutzt man den kontaktlosen RFR – man einen Verstärkereffekt im Sinne einer Boosterung spürt, indem der Muskel beim Muskelreflextest viel leichter nachgibt bzw. der AR bei der Physio-Energetik sich leichter einstellt bzw. intensiver/größer wird. Im EAV-

Test stellt sich der Wert wegen der instantanten Energie- und Informationsübertragung schneller, präziser und eindeutiger ein, weil sofort 100 Prozent der Energie und Information beim Patienten ankommen.

Ist umgekehrt der Sender (Patient) in der Lage mit seinem System eine perfekte Resonanz zum Empfänger (Medikament) zu erzeugen, kann sich der Therapeut, der sich an dieses System ankoppelt, auf Grund seiner Ähnlichkeit dieser Resonanz ebenfalls bedienen und sie als +AR/MR sichtbar machen, während ein Instrument, das diese Fähigkeit zur Longitudinalwellenmessung nicht hat, dies auch nicht anzeigen kann. Ein solches Instrument kann lediglich die so genannte „extern sich äußernde Energie“ (WARNKE) des „Materie-Raumes“ messen, während die so genannte „intern sich äußernde Energie“ des „Geist-Raumes“ an die „Sinn- und Bedeutungsgebung“ durch den Menschen gekoppelt ist. Das Grundsystem ist dabei das Interface zwischen Materie- und Geist-Raum und die Akupunkturpunkte sind die Verbindungspunkte zwischen beiden, wobei die Meridiane die „Verbindungskabel“ darstellen.

Das erklärt, dass der **zwischen Patient, Medikament und Tester ablaufende Prozess der Testung individuell und subjektiv ist** und von (eventuell sogar dem Sender näher stehenden) anderen Therapeuten (Untersuchern) gar nicht registriert wird und werden kann, wenn bei ihnen keine perfekte Resonanz vorhanden ist. Im Klartext heißt das, dass ein zweiter Tester eventuell ganz andere Ergebnisse herausholt und ein Test nur dann intersubjektiv identisch ist, wenn beide die gleichen Resonanzvoraussetzungen haben: keine Toxine, keine Narben, keine emotionalen Probleme usw. Da das sehr selten der Fall ist, sind die allermeisten Testergebnisse verschiedener Tester unterschiedlich, ja sie müssen es nach den Erkenntnissen der Vakuumphysik sogar sein.

In den Longitudinalwellen haben wir eventuell auch ein besseres Erklärungsmodell für die Messung durch die Kleidung hindurch (wenn man entsprechende Verfahren wählt). Denn diese Longitudinalwellen haben die Eigenschaft, dass sie alle Materie durchdringen und nicht abgeschirmt werden können.

Wie oben gesagt, entsteht das **Driften der Meridiane** (zum Beispiel Lunge/Lymphe) nicht, wenn man beim Messen *unter* dem Wert von 180 mV liegt oder ohne Elektroden arbeitet. Das heißt, dann findet man die gleiche Bedeutung, wie sie uns die Chinesen überliefert haben. Daher ist es bei kinesiologischen Verfahren wie der Akupunkturpunkt-Biophotonen-Testung *(Acupoint Diagnostics)* nicht festzustellen.

Trotzdem benutzen einige kinesiologisch bzw. ohne Fremdstrom arbeitenden Autoren (zum Beispiel LECHNER und SCHIMMEL), die die oben genannten Erkenntnisse der Akupunkturpunkt-Biophotonen-Testung in ihren Testsystemen nicht kennen, an den Degenerationsgefäßen die von VOLL angegebenen Bedeutungen und haben ebenfalls Erfolge. Wie kann man das wiederum erklären?

Jeder, der ein System inauguriert, schafft damit ein *morphisches* Feld und es hängt von dessen Authentizität ab, ob es immer mehr Kraft bekommt und allgemein wirksam ist. Die Vertreter eines jeden Systems jedenfalls folgen diesem Feld (*morphische Resonanz* nach R. SHELDRAKE), während andere dies nicht tun. Die innere Akzeptanz der Vertreter des morphischen Feldes, das sie verinnerlicht haben, hat dazu geführt, dass sie nur *diese* Resonanz erzeugen; da sie das andere morphische Feld mit der anderen Resonanz nicht kennen bzw. noch nicht integriert haben, können sie auch die dazugehörige Resonanz nicht erzeugen und die entsprechende Bedeutung nicht finden.

Kennt ein Behandler aber die verschiedenen Bedeutungen und hat er sie akzeptiert, so liegt es an ihm, nach welchem System er untersuchen will und in welches Bedeutungssystem er sich einklinkt, sei es mittels seines Bewusstseins oder mit Hilfe der Medikamente, die dazu benutzt werden.

Kennt er jedoch nur *eine* Bedeutung, so findet er auch nur diese. Es ist also eine Frage der Resonanz bzw. Affinität, was ein einzelner Untersucher mit seinem Bewusstseinsfeld davon wahrnimmt oder nicht.

All das bestätigt neben der physikalischen Aussage der „Feldstärken-Übertragungs-Muster" (WARNKE) meine Auffassung vom holographischen Charakter der Akupunkturpunkte bzw. Meridiane. Das heißt im Klartext: VOLLs Forschungen und Messungen und die seiner Schüler repräsentieren den typischen Aufbau eines morphischen Feldes, dem andere gefolgt sind, wie es auch in anderen Schulen der Fall ist (morphische Resonanz).

Dasselbe gilt für die so genannten „funktionellen Hologramme" (Abb. 105) der in der medizinischen Kinesiologie gebräuchlichen Mudras (ROSSAINT), das heißt für die verschiedenen Bedeutungen der *gleichen* Hand- und Fingerstellungen bzw. umgekehrt für die gleichen Bedeutungen *verschiedener* Hand- und Fingerstellungen, bei denen der Therapeut sich auch bewusstseinsmäßig in das jeweilige Bedeutungssystem einklinken muss und sich darauf konzentrieren muss, was er testet. *Quantenphysikalisch ist es eben so, dass keine Untersuchung vom Untersucher unabhängig ist* (WARNKE).

Das Bewusstseinsfeld des Untersuchers mit seiner Möglichkeit, verschiedene perfekte Resonanzen mit dem Untersuchten (und dessen Bewusstseinsfeld) – auch über die entsprechenden Testsubstanzen – aufzubauen, ist die entscheidende Komponente bei der Messung und Behandlung im Allgemeinen und von Akupunkturpunkten im Besonderen.

Manche Autoren gehen sogar davon aus, dass das gesamte Universum im Kern aus nichts anderem als Bewusstseinsstrukturen besteht. Als Beispiel in der Medizin dafür möchte ich die so genannte „projektionsfreie Akupunktur" (W. WEBER 2001) erwähnen.

WEBER hat dazu willkürlich zwei Dreiecke auf den Körper gezeichnet, ist mit der Intention, Punkte mit optimaler therapeutischer Wirkung für eine „nicht zu diagnostizierende Störung" zu finden, mit Hilfe des RAC über die Linien der Dreiecke gefahren und hat tatsächlich entsprechende Resonanzpunkte gefunden. Als Beispiel hat er auf der Basis eines Dreiecks als Erstes einen Punkt X gefunden, von dem aus er symmetrische Punkte rechts und links der Körpermitte anordnen konnte. Gleichzeitig hat er Punkte positiv getestet, die sich dort ergaben, wo eine Senkrechte – durch diesen Punkt X gelegt – das eine oder beide Dreiecke schnitt, wobei sich auch diese Punkte wieder rechts und links spiegelten. Legte er schließlich horizontale Linien durch die so gefundenen Punkte, konnte er wieder neue Schnittpunkte mit den Dreieckslinien als therapeutisch wirksam testen.

Und nun kommt das Interessante: Versucht ein zweiter Untersucher, der die Realisierbarkeit dieser Methode in Frage stellt (!), das Gleiche zu erreichen, so bekommt er kein Ergebnis. Stellt man beide Therapeuten, also den von diesen Methoden überzeugten wie den „ungläubigen", neben den Patienten und wiederholt das Experiment (wobei der ungläubige die Untersuchung übernimmt), „so wird in der Regel das Muster des Therapeuten mit der größeren ‚Vorstellungskraft' greifen" (WEBER).

Meine eigenen neueren Untersuchungen mit dem Minitubus des RFR zeigen auch: **Akupunkturpunkte sind Verbindungsstellen zwischen Mikro- und Makrokosmos bzw. zwischen Materie- und Geist-Raum**, das heißt, dass man an ihnen zum einen bis in den Zellkern und zum anderen bis in den Kausalkörper messen kann. Beides geschieht durch „Filterungen", wie sie in den bioenergetischen Verfahren bekannt sind, hier einmal zum Beispiel über

Audiodateien oder Abbildungen entsprechender Zellstrukturen für den Mikrokosmos bzw. Materie-Raum (Zellkern) und zum anderen zum Beispiel über die Mudras der verschiedenen Energiekörper (nach BEARDALL) für den Makrokosmos bzw. Geist-Raum (Aura, verschiedene Energiekörper).

Damit befinden sich die subjektiven Messungen von Akupunkturpunkten als lokale, strukturelle Hologramme in völliger Übereinstimmung mit den neuesten physikalischen Erkenntnissen und sie sind auch – im Gegensatz zu den naturwissenschaftlichen Erkenntnissen – eine zwingende Notwendigkeit intersubjektiver bioenergetischer Teste.

19.2 Stressresistenz

Für das Verständnis der Testergebnisse spielt die Stressresistenzkurve nach EVERSAUL eine wichtige Rolle (s. Abb. 70). Aus ihr geht hervor, dass die Erschöpfung des Organismus oder eines Muskels umso schneller eintritt, je höher die Stresslast ist. Dabei ist der Raum, der zur Kompensation von Distress zur Verfügung steht, stark vermindert. Dann tritt der Zusammenbruch des Systems in kürzerer Zeit ein als bei einer niedrigeren Stresslast, die wiederum bedeutet, dass wir dem Organismus und/oder dem Muskel über eine längere Zeit mehr zumuten können, ehe es zur Erschöpfung kommt.

Da man in der Kinesiologie einen Muskel circa zwei bis drei Sekunden lang testet, kann man aus der Reaktion bei diesem isometrischen und isokinetischen Widerstandstest erkennen, wie stark belastet das entsprechende System ist. Zur Orientierung dient analog den physiologischen Muskelstärken eine Skala zwischen 0 und 5:

0 ist normal

1 bedeutet 10–20 % verminderte Resistenz, das heißt eine geringe Belastung.

2 bedeutet 30–40 % verminderte Resistenz.

3 heißt 50–60 % verminderte Resistenz, das heißt eine mittlere Belastung.

4 heißt 70–80 % verminderte Resistenz.

5 bedeutet 90–100 % verminderte Resistenz, das heißt eine starke Belastung.

19.3 Informationsabfrage und der so genannte Biocomputer

Es ist wichtiger, die richtigen Informationen aus einem Patienten herauszuholen, als einfach einzelne Bereiche abzufragen und zu testen; dann würden wir genau das tun, was wir als ganzheitlich Denkende den Spezialisten vorwerfen, so wichtig und nötig das Spezialwissen im Einzelfall ist. In der Abfrage richtiger Informationen liegt zurzeit auch noch das Handicap der apparativen Regulationsteste, die darauf noch zu wenig Wert legen, weil sie nur Werte vom momentanen, während der Untersuchung vorgefundenen Zustand des Patienten ermitteln, ohne zu überprüfen, ob das System, das sie abfragen, überhaupt „richtig" antworten kann.

In der PE wird dazu neben dem bisher besprochenen Muskeltest der Armlängenreflex (AR) nach R. van Assche benutzt und in der ZÄPE zusätzlich noch der Omura-Test (s. Kap. 17). Der AR beinhaltet die scheinbare Veränderung (Verkürzung oder Verlängerung) der Armlänge rechts oder links nach einem Reiz, ausgehend von einer entweder gleichen oder ungleichen Armlänge. Ein +AR bedeutet, dass diese Veränderung stattgefunden hat, ein –AR, dass das System nicht anspricht (s. auch Kap. 12.16). Ein schon zu Beginn bestehender AR ist ein Yin-AR (Anfangs-AR); gleiche Armlänge zu Beginn kann eine Yang-AR- oder eine Neutral-Position sein; die Differenzierung erfolgt durch CH in die Handinnenflächen (*Plexus palmaris* / Handchakra). Man nennt den Vorgang des CH auch „Handchakra" nach Ashley Robinson (s. Abb. 95). Bei –AR nach CH besteht eine Neutralstellung, bei +AR war die gleiche Armlänge bereits ein Yang-AR und verlangt nach Beardall die bevorzugte Behandlung im Sinne einer aktuellen Belastung. (PPOR = *primary point of reference* nach Beardall; s. Kap. 12.11).

Der Biocomputer (BC)

Da für die holistische Kinesiologie außerdem die *Informationsverarbeitung* im System Mensch äußerst wichtig ist, wird der Körper als Biocomputer benutzt (s. Abb. 116 f.), der der Idee nach im Prinzip genauso funktioniert wie ein technischer Computer – daher müssen wir vor jedem Test prüfen, ob der Computer auch adäquat arbeitet, damit wir die „richtigen" Antworten auf unsere Fragen bekommen. Tun wir das nicht, so wissen wir in keinem Augenblick, ob die Antworten auch „richtig" sind (s. auch Kap. 12.16). Zurzeit gehen wir deshalb folgendermaßen vor (s. Abb. 120):

Ausgehend von der jeweiligen Ausgangslage des Patienten, das heißt je nachdem, ob der Patient mit einem Anfangs-AR (Yin-AR) / schwachen Muskel kommt oder mit gleicher Armlänge (siehe oben), das heißt mit starkem Muskel, überprüfen wir zunächst die *Übertragung* mit einem Rotlicht oder Laser, dann die *Adaptation* mit einem Mudra (s. Abb. 87) bzw. mit CH in die Handinnenflächen bei gleicher Armlänge (s. o.), die bei einem Yang-AR einem „Prä-crash-Zustand" gleichkommt, das heißt, einer starken Adaptation des BC mit wenig Arbeitsspeicherkapazität. Ist die Ausgangsstellung „neutral", besitzt der BC noch genug Arbeitskapazität. Dann überprüfen wir, ob der Patient immer die gleiche Antwort auf denselben Reiz gibt, und zwar indem wir den ausgestreckten Zeigefinger der rechten oder linken Hand nacheinander mehrmals über der Haut des Patienten halten (s. Abb. 116b). Tut er das nicht, das heißt, antwortet er nicht immer gleich, liegt eine so genannte *Oszillation* vor, das heißt eine Instabilität der Formatio reticularis, die erst beseitigt werden muss.

Auch kann man in der ZÄPE die Überprüfung des Biocomputers analog dem Vorgehen der Aurikulomedizin bei der Voruntersuchung machen: Das wurde im Falle der *Oszillation* bedeuten, dass man eine TL/CL entweder mit der +3 Volt-Seite des Elektrohämmerchens oder mit einer Ampulle Ultracain 5 % (Articain), die aufgrund der lokalen Punktresonanz und der dadurch bedingten spezifischeren Information eine deutlichere Reaktion ergibt, auf dem AP-Punkt Yin Tang bzw. dem subtragalen Punkt (links für +3 Volt-Seite beim Rechtshänder) durchführt: Bei einem großen (mindestens halbe Daumenlänge) +AR liegt dann eine Oszillation vor. (s. auch Abb. 116)

19.4 Neurologische Dysorganisation und Isolation

Dann überprüfen wir, ob das „Biocomputerprogramm" einen „Computer Virus" enthält (s. Abb. 86) – entweder über die Lykotronic-Ampulle „Virus" oder indem der Patient den *Plexus palmaris superficialis et profundus* (Handchakra) seiner rechten und anschließend seiner linken Hand (TL/CL) über den Nabel hält, jeweils mit offenen und geschlossenen Augen (für Tages- und Nachtzeit bzw. -bewusstsein, bzw. Yang und Yin bzw. Cortex und Hirnstamm). (Das gilt im Übrigen für alle anderen Vorteste auch.)

Benutzt man den RFR (vgl. Kap. 16), der mit *einer* Kantenlänge parallel zur Längsachse des Körpers stehen soll, so kann man zur Überprüfung des „Computervirus" einen in der Aurikulomedizin üblichen *Polfilter* so auf den RFR legen, dass die Durchlassrichtung des polarisierten Lichts der Längsachse entspricht. Beim daran anschließenden Test muss als Normalreaktion ein großer AR auftreten (+AR) bzw. der Testmuskel schwach werden, wenn kein Computervirus vorhanden ist.

Im Falle der Lykotronic-Ampulle jedoch bedeutet ein +AR / schwacher Muskel, dass ein Computervirus existiert (Lykotronic-Ampullen sind Belastungs-Ampullen, s. Abb. 9). Ein negativer Befund (–AR bzw. hypertoner Muskel) bei TL/CL ist Zeichen einer Blockade – sehr oft eine nicht gelöste psychische/emotionale Belastung; aber auch andere Ursachen wie Parasiten, Pilze, Störfelder usw. sind möglich und müssen erst beseitigt werden; beim Polfilter gibt die Abweichung von der Senkrechten den Grad der eingeschränkten Regulation wieder.

Außerdem muss eine eventuell vorhandene „neurologische Dysorganisation" (nach GOODHEART; auch Switching genannt) beseitigt werden; diese testen wir dadurch, dass wir zunächst dem Patienten eine Batterie (s. Abb. 116) als starken Stressor (aufgrund ihrer Bestandteile) in die Hand geben und den AR nehmen; Letzterer muss „positiv" sein (+AR), das heißt, es muss eine Reaktion auftreten; tritt sie nicht auf, ist das ein Hinweis auf eine verborgene Dysorganisation (s. Abb. 116). Zur Kontrolle berühren die Patienten beiderseits die Akupunkturpunkte Niere 27 mit überkreuzten Händen (s. Abb. 83). Ein bei dieser Prüfung auftretender +AR / schwacher Muskel zeigt die Verstecktheit an. Dann vollziehen wir als Zweites zur Übersicht eine schnelle Änderung der Polaritäten durch schnelles Wechseln der linken und rechten Hand bei Berührung der Arme:

Bei positivem (= +AR) Befund führen wir eine CL (Funktionskreis lokalisieren) an Niere 27 beidseits, an GG 26 und KG 24 sowie an KG 8 und GG 2 durch (s. Abb. 121). Erfolgt jeweils irgendwo ein +AR, ist der Patient in diesem Bereich „geswitcht", das heißt, der Biocomputer gibt uns umgekehrte Antworten, zum Beispiel ja statt nein und *vice versa*, und zwar aufgrund einer allgemeinen Phasenumkehr im Biocomputer (Polaritätsänderung).

Testet man das Switching-Phänomen – wie in der NK – mit Hilfe des Mudras (kleiner Finger und Daumen zusammen und zwar jeweils einzeln rechts und links; s. Abb.88), so kann man oft einen akuten Herd, ein akutes Störfeld oder ein „toxisches Ganglion" als Ursache finden (Abb. 89), wenn auf der einen Seite eine Reaktion erfolgt und auf der anderen Seite nicht. Dabei gilt dieser Test als „primärer Indikator einer kortikalen Dysregulation" (KLINGHARDT/WILLIAMS). Erfolgt eine Reaktion auf beiden Seiten (= positiver „Doppel-Switching-Test"), besteht eine „Dysregulation im Autoimmunbereich", die mit einer Eigenblut- bzw. Eigenharnbehandlung beseitigt werden kann (KLINGHART/WILLIAMS). (S. Kap. 12.15)

Die CL/TL an den drei Akupunkturpunkt-Paaren gibt Auskunft, für welche Körperebene das Switching-Phänomen zutrifft – bei Ni 27 beidseitig: rechte und linke Körperhälfte; bei GG 26 und KG 24: obere und untere Körperhälfte; bei KG 8 und GG 2: vordere und hintere Körperhälfte.

Das entspricht in etwa der *Inversion* (s. Abb. 116) der Aurikulomedizin, deren Methoden als eine Säule der PE gelten. Um sicher zu sein, dass nicht noch andere

Faktoren als eine Blockade der ersten Rippe (90 Prozent) für die Reflexumkehr verantwortlich sind, überprüfen wir dies ebenfalls analog der Ohrakupunktur-Methodik (OAP) durch CL/TL mit der +3 Volt-Seite des Elektrohämmerchens bzw. mit der Ampulle Ultracain 5 % hyperbar am Yin-Tang. (Prüfung der „ersten Rippe – s. Abb. 116 – erfolgt durch Auflegen des Kodakfilters Nr. 24 peripher: +AR = Blockade der ersten Rippe.) Jedoch prüfen wir diesmal, im Gegensatz zur Oszillation, mit dem +9-Volt-Stab in der rechten bzw. linken Hand und mit Erdung. Daher wird die Inversion nach der Oszillation geprüft. Bei einem +AR liegt eine Inversion entweder rechts oder links vor. Auch diese muss erst ausgeschaltet werden.

Die Inversion stellt also genau wie die Oszillation ein absolutes Diagnose- und Therapiehindernis dar, hier bedingt durch ein „sympathisches Störfeuer“ des *Ganglion stellatum* (zum Beispiel durch starke Störherde), das den sonst vorhandenen, eher parasympathischen Tonus im Kopfbereich umkehrt (Reflexumkehr).

Da in der Aurikulomedizin übergeordnete Punkte, wie sie auch zur Unterstützung der Störfeldtherapie benutzt werden, zum Beispiel Thymuspunkt oder Nullpunkt, im Gegensatz zu den Organpunkten von der Lateralität (Händigkeit) des Patienten abhängen, wird nach dem Ausschluss von Oszillation und Inversion die Lateralität durch Auflage der +9 Volt-Stabseite in die rechte Hand und der -9 Volt-Stabseite in die linke Hand überprüft (2-Stab-Methode). Ist der Patient Rechtshänder, kann man bei CL/TL am Yin Tang mit dem +3 Volt-Hämmerchen keinen +AR auslösen, während dies beim Linkshänder gelingt. (s. auch Kap. 13, ZÄPF)

19.4.1 Symptome einer Dysorganisation

Die Symptomatik einer solchen Dysorganisation äußert sich nach GOODHEART und VAN ASSCHE zum Beispiel in schlechtem Körpergefühl, Ungeschicklichkeit, Stressempfindlichkeit, Dyslexie, schlechter Konzentration, in Schwierigkeiten sich auszudrücken, oder im inkorrekten (umgekehrten) Befolgen von Anweisungen. Weitere Symptome können sein: Schlafstörungen, Strabismus, Skoliose, Charakterschwäche.

Andere Ursachen für eine Dysorganisation können zum Beispiel eine schlechte Integration der Kopfrotatoren sein oder eine schlechte Synchronisation der Okulomotoren; daher werden auch diese geprüft: die Rotatoren durch Drehen des Kopfes (nacheinander) nach rechts und links, die Okulomotoren durch Drehen der Augen in alle Richtungen (wie bei NLP). Ein jeweils auftretender +AR / schwacher IM zeigt das Problem an.

19.4.2 Isolation

Schließlich müssen wir testen, ob Isolation einer Information vorliegt (wie sie vor allem durch radioaktive Energie zustande kommt), indem wir einen Filter, wie in der OAP üblich, mit Uranylnitrat an den Körper des Patienten führen (+AR = Isolation). Eine andere Möglichkeit der Prüfung auf *Isolation* besteht über das entsprechende Mudra (nach VAN ASSCHE): Daumen und Kleinfingerkuppe zusammen; 4. Finger bleibt gerade (ohne Berührung mit den anderen Fingern); Mittelfinger innen auf 1. Querfalte des Daumens; Zeigefinger auf Grundgelenkfalte des Daumens innen (s. Abb. 87). Bei Nichtbeachtung dieses Testschrittes können wir zum Beispiel eine Information übersehen, die der Körper infolge Überlastung seines Computers isoliert hat, bis er sie irgendwann einmal bearbeiten kann. Das ist besonders bei Schwerkranken, vor allem bei Krebspatienten oft der Fall. Der Mund ist ein Ort, an dem solch eine Isolation oft vorkommt. Seit Tschernobyl treffen wir die Isolation immer häufiger an.

19.5 Identität

Dann testen wir, ob der Patient in seiner Identität ist. Das geschieht nonverbal durch Benutzen des „Chartres-Filters" als Symbol (s. Abb. 116). Verbal lassen wir den Patienten sich ganz auf sich konzentrieren und seinen Namen nennen. Wird der Testmuskel schwach/hyperton oder tritt ein +AR auf, ist der Patient nicht in seiner Identität; das bedeutet, dass er zu stark äußeren Einflüssen, meist durch Personen, ausgesetzt ist. Dann kann er sein *Lebensprogramm* nicht ablaufen lassen und verfehlt dadurch einen Teil seines Lernprozesses (s. Esogetik von P. MANDEL). Um letztendlich wirklich heil zu werden, muss man in seiner Identität sein, was bedeutet, dass man sich selbst liebt und nicht fremdbestimmt wird.

19.6 Overload und Computer-Crash

Eine weitere Vorinformation beinhaltet der Test des so genannten Overload-Syndroms. Dies ist besonders wichtig, weil bei einem eventuellen Vorhandensein die Arbeitskapazität des Biocomputers (s. LECHNER: *Herd, Regulation und Information*) für den zu verarbeitenden Informationsinput zu gering ist und der Computer dadurch leichter

a) zur Dysorganisation gezwungen wird oder

b) zusammenbricht (Computer-Crash), das heißt: keinen Zugriff mehr auf irgendwelche Informationen zulässt.

Der Test auf Overload (s. Abb. 122) geschieht, indem man durch Aneinanderlegen der Fingerkuppen aller fünf Finger beider Hände ein Mudra bildet (wobei die Daumenkuppen in die den anderen Fingern entgegengesetzte Richtung zeigen) und man die beiden Daumenkuppen dann auf GG 20 hält. Ein anschließend auftretender +AR / schwacher Muskel zeigt das Problem an. Auch dieses muss, genau wie der eventuell vorhandene Crash, erst behandelt werden.

Computer-Crash

Ein Crash bedeutet immer eine Überforderung des Patienten und sollte nicht zu technisch gesehen werden. Da der Mensch mehr ist als ein Computer, sollte der Crash den Therapeuten veranlassen, möglichst nicht weiterzutesten (im Gegensatz zu einem elektronischen Computer, den man dann neu „kaltstartet") bzw. sich zu fragen, was er „falsch" gemacht hat, das heißt, womit er den Patienten überfordert hat. Testet man dennoch weiter (aus welchen Gründen auch immer), muss man analog dem elektronischen Computer ein *Boot up* mit Hilfe des entsprechenden Mudras machen (Abb. 87).

Oft sind auch Fremdenergien (zum Beispiel im Sinne von „astralen Parasiten" [siehe dort] o. Ä.) schuld am Absturz des Biocomputers. Man ermittelt sie über die entsprechenden Mudras (s. Abb. 93j,k) bzw. über den Chartres-Filter oder durch TL/CL an beiden Ohrrinnen mit anschließendem kinesiologischem/physio-energetischem Test, wie gewohnt.

Den Computer-Crash findet man, indem man als Therapeut jeweils Daumen- oder Fingerkuppen nacheinander gegen die Palmarflächen der rechten und linken Hand des Patienten therapielokalisiert und den AR überprüft (+AR oder –AR *beidseits* = Crash, das heißt: Eine Seite muss reagieren, die andere darf es nicht (Handchakra nach A. Robinson). Diese Aussage gilt jedoch nur, wenn man sich bereits in einem „Subsystem", das heißt in einem „File" befindet. Testet man auf einer allgemeinen Ebene (DOS-Ebene), wie zum Beispiel bei Beginn, wenn das Adaptationssyndrom (s. Abb. 87) geprüft wird, so bedeutet ein –AR beim CH in den Handchakras, dass der Organismus noch gut funktioniert, während ein +AR beim Challenge schon anzeigt, dass der Computer überfordert ist und bei Stress leicht zusammenbricht (Prä-Crash) bzw. ein Overload-Syndrom hat.

19.7 Die psychische Umkehrung (PU)

Weiterhin prüfen wir, ob eine psychische Umkehrung vorliegt, das heißt, ob ein *Krankheitsgewinn* vorhanden ist (s. Abb. 116). Dies geschieht zunächst durch eine allgemeine Aussage und muss später beim spezifischen Problem möglicherweise erneut überprüft werden. Nonverbal geschieht die Prüfung entweder über das Mudra „PU" (s. Abb. 94a) oder durch Auflegen der rechten Patientenhand auf den Nabel, über die der Therapeut dann seine linke Hand legt. Gibt es anschließend einen +AR / schwachen Muskel, dann kann bzw. „will" der Patient seine Probleme zurzeit nicht bearbeiten, er ist „psychisch umgekehrt".

Um sicher zu sein und es dem Patienten eventuell auch zu demonstrieren, lässt man den Patienten zunächst den Satz aussprechen: „Ich will gesund werden", und testet dann den IM bzw. nimmt den AR. Anschließend spricht der Patient den Satz: „Ich will, dass es mir schlechter geht", und dann testet man wieder. Bedeutet der erste Satz Stress, das heißt, bekommt man eine Muskelreaktion bzw. einen +AR, und verändert der zweite Satz den Test nicht, dann ist der Patient psychisch umgedreht. Analoges gilt für ein spezielles Problem, das heißt, auch dieser Test muss gegebenenfalls zwischendurch wiederholt werden, damit man sicher sein kann, dass der Patient überhaupt heilbar ist.

PU kommt heute immer häufiger vor. CALLAHAN (1991, S. 44) hat diesbezüglich sein **„Callahan'sches Gesetz"** formuliert:

> „Wenn sich ein Mensch im Zustand der psychischen Umkehrung befindet, ist es ihm unmöglich, auf eine sonst wirksame Behandlungsweise positiv zu reagieren. Ist die Umkehrung behoben, kann der Mensch auf eine wirksame Behandlung ansprechen."

19.8 Die so genannten Minicomputer

Um sicher zu sein, dass wir als Therapeuten in einem Spezialgebiet (zum Beispiel als Zahnärzte) die Symptome nicht in andere Körpersysteme verschieben (zum Beispiel Kieferprobleme in Statikprobleme), führen wir nun noch den 5-Quadranten-Test durch; gleichzeitig werden über CH bestimmter AP-Punkte verschiedene „Minicomputer-Systeme der CPU" getestet (s. Abb. 108, 123):

1. **der „kinetische Computer" (Reflex-Computer, lokaler Computer)** mittels Armflexoren (s. Abb. 52, 108), Beinabduktoren (s. Abb. 108) und Nackenmuskeln

(s. Abb. 49 u. 108; = eigentlicher 5-Quadranten-Test): Kopf, Rumpf re/li, Becken re/li. Er zeigt die reflexartige Antwort auf einen Reiz über die Medulla an. Die Betroffenheit dieses Computers zeigt auch das Mudra „Lokalcomputer-Komponente“ an.

Der Einstieg in diesen Computer für Diagnose und Therapie erfolgt über ein Mudra (s. Abb. 108).

2. **der „spinale“ oder „Statik-Computer“** mittels „Beinlänge“ (BL; s. Abb. 108). Er zeigt auch den Zustand des *Sympathikus* an und spricht den *Thalamus* wie die *Formatio reticularis* an; zudem liefert er Informationen über die entsprechenden *Myotome.*

   Der Mudra-CH für diesen Teil geht über das Mudra „Spinalcomputer-Komponente“. Der Einstieg in diesen Computer für Diagnose und Therapie erfolgt über ein Mudra (s. Abb. 108).

3. **der „endokrine (vegetative/hormonelle) Computer“** mittels Armlänge (AL). Er zeigt auch den Zustand des *Vagus* an und spricht den *Hypothalamus* und damit das *emotionale System* an.

   Statt des CH des AP-Punktes kann das Mudra „3E-Komponente“ benutzt werden. Der Einstieg in diesen Computer für Diagnose und Therapie erfolgt über ein Mudra (s. Abb. 108).

4. **der „sensorische“ bzw. der „ektodermale Computer“** (= Primärcomputer) mittels TL/CL mit der Zunge am harten Gaumen; hier wird das limbische System (= emotionales Lerngehirn) und damit das „Glaubenssystem“ des Menschen angesprochen. (Früher wurde der Zwicktest am *Musculus masseter* dafür benutzt.) Ist dieses System betroffen, kann auch das Mudra „Primärcomputer-Komponente“ diagnostisch benutzt werden. Der Einstieg in diesen Computer erfolgt über ein Mudra (s. Abb. 108)

5. **der „Mastercomputer“**, das heißt die feineren Anteile des Gehirns und des Craniums wie die CSF mittels TL/CL mit der Zunge am weichen Gaumen. Er gibt Auskunft über das „höhere Selbst“ und es werden die Bereiche angesprochen, die die Erinnerung an Stress und damit unser Verhalten betreffen.

   Anzeige sowie Einstieg in diesen Computer für Diagnose und Therapie erfolgen über Einspeichern der TL/CL.

Der AR ist ein Parameter für alle „Minicomputer“, sollte aber zur Differenzierung durch den Muskeltest bzw. BOT ergänzt werden.

Liegt eine Dissoziation der Minicomputer vor, das heißt, besteht keine Integration der Minicomputer untereinander mehr, kann sowohl der AR alleine wie auch die MR bzw. BOT alleine zu falschen Ergebnissen führen. Daher müssen in diesem Fall, wie in der ZÄPE üblich, alle drei Testarten durchgeführt werden (s. auch Kap. 13, ZÄPE).

Eine Reaktion (+AR/schwacher/hypertoner Muskel) in einem der Systeme zeigt zunächst ein Problem dort an. Sind Teilbereiche oder alle Minicomputer in Ordnung und führt man eine bestimmte, lokal für gut befundene Therapie durch (zum Beispiel als Zahnarzt eine TMG-Behandlung), dann darf keiner der anderen Bereiche dadurch irritiert werden. Ansonsten hat man zwar lokal etwas Positives erreicht, aber den Gesamtorganismus geschädigt, indem man das Problem in ein anderes Subsystem verschoben hat.

Gelingt es jedoch, durch welche Therapien auch immer, zu Beginn „pathologisch veränderte Minicomputer" positiv zu beeinflussen, dann war/ist die Therapie optimal. Waren zum Beispiel zu Beginn alle vier Teilcomputer „OFF" und nach der Therapiesitzung „ON", so zeigt dies, dass der Körper die nach außen sichtbare Yin-Energie (ein pathologischer Zustand) wieder nach innen gebracht hat, wo sie normal vorhanden ist, und die nach innen gekehrte Yang-Energie (ein pathologischer Zustand) wieder nach außen an die richtige Stelle gebracht hat.

Die Minicomputer können entweder als Einstieg oder zur Kontrolle benutzt werden. (s. Abb. 123). Sie dienen ebenso als Indikatoren für chronischen Stress, über die Adaptionen des Körpers sichtbar werden und deren Behandlung oft die ursprüngliche Ursache aufdeckt. Der Einstieg in das entsprechende System erfolgt im oben genannte Sinne, wenn eine Reaktion auftritt, vor allem, wenn gleichzeitig das Prioritäts-Mudra (s. Abb. 86) anspricht. Dann braucht der Körper die Therapie *dort* am nötigsten. Was dann jeweils therapiert werden muss, wird über die üblichen Diagnosehilfsmittel (zum Beispiel Ebenen, Testmedikamente, Nosoden usw.) ermittelt.

Zur Kontrolle benutzt man die in Abb. 123 dargestellten Akupunkturpunkte, indem man diese beklopft, und zwar gleichzeitig sowohl den Referenzpunkt (Nabel) als auch die jeweiligen Punkte der einzelnen Minicomputer. Auch kann das entsprechende Mudra zum Challenge der Minicomputer genommen werden (5 Fingerkuppen über KG 8). Tritt nach diesem Challenge noch eine Reaktion auf (+AR/schwacher/hypertoner Muskel) muss weitergetestet bzw. -therapiert werden, und zwar bei dem Computerteil, bei dem die Reaktion aufgetreten ist, und so lange, wie ein erneuter Challenge positiv ist.

Da die Minicomputer besonders Auskunft über adaptierte Informationen liefern, die der Körper nicht gerne freigibt (um seine Homöostase nicht zu gefährden und so Adaptationsketten nicht verarbeiteter Traumata sichtbar werden zu lassen), muss ein gesonderter Zugang zu allen Minicomputern erfolgen. Dadurch erhält man eine systemorientierte Diagnose besonders der chronischen Vorbelastungen und damit also Auskunft über den Ordnungsgrad des biologischen Systems. Denn gerade nicht gelöste Pathologien betreffen vor allem die tiefer liegenden inneren Yin-Zustände.

Dies geschieht zunächst durch Öffnen eines so genannten Generalfiles, das heißt eines generalisierten Yin-Zustandes. Durch Visualisation eines optimalen Gesundheitszustandes auf allen Ebenen (körperlich, seelisch, geistig) gerät der Organismus in Stress, dessen äußeres Zeichen jetzt in der Regel ein +AR, ein hypo-/hypertoner Muskel oder ein positiver BOT ist, der im Biocomputer zentral über die XY-Linie nach Nogier (s. Abb. 109) oder peripher über den so genannten *Leg lock* nach Beardall (s. Abb. 124) gespeichert/eingefroren wird und durch das so genannte „holographische Augenrollen" nach Allen Philipps (Neuseeland) zur Erfassung möglichst vieler verschütteter Daten in den zerebralen Verarbeitungszentren noch verstärkt werden kann, indem der Patient während des Speichervorgangs die Augen im Uhrzeigersinn rollt.

Beim *Leg lock*, das heißt beim einfachen Auseinandernehmen der Beine, wird der so genannte spezifische File – hier der Generalfile – geöffnet, während gleichzeitig durch die Außenrotation der Beine/Füße alle zugehörigen Daten auf dem „Bildschirm" gesammelt und akkumuliert werden, das heißt, der Biocomputer „in Gang gesetzt und verriegelt" wird.

Um zu sehen, ob ein ganzes System, zum Beispiel einzelne Minicomputer systemisch adaptiert sind, kann man das Mudra „systemische Adaptation" benutzen (s. Abb. 97). Ein Polaritätswechsel bei einem Minicomputer zeigt dies an, während das Ansprechen des BC-Adaptations-Mudras (s. Abb. 87) innerhalb eines spezifischen Files anzeigt, dass sich das entsprechende Organ bzw. die entsprechende Funktion im Zustand einer Adaptation befindet bzw. im Ausdruck einer Adaptation ist.

Den nach der Öffnung des Generalfiles *eigentlichen* Zugang zu den tiefer liegenden Adaptionen bekommt man im Biocomputer-Modell durch das „Polaritäts-Segmentations-Mudra" nach Beardall (s. Abb. 92h), das im Falle der Polaritätsänderung (+AR, das heißt jetzt: gleiche Armlänge bzw. normotoner Muskel, kein positiver BOT) besagt, dass der Zugang zu dem Minicomputer geöffnet werden kann. Daher wird es dann durch Stapeln der Informationen über den schon eingespeicherten Generalfile ebenfalls gespeichert. Dann kann man die einzelnen Minicomputer durchtesten und nach Segmentation bzw. Isolation abfragen (s. Kap. 19.11 bzw. Abb. 87).

Zur **Therapie** nimmt man dann entweder nur die gefundenen Minicomputer (MC) oder führt ein systemisches MC-Clearing durch, in dem man alle MC unterhalb des gefundenen MC therapiert; dazu hält man zunächst die entsprechenden Positionen der einzelnen betroffenen MC und synchronisiert dabei die Pulse zwischen der ebenfalls ausgetesteten Meridianrichtung des Nabels (s. Abb. 57a) und dem gefundenen Akupunkturpunkt Ni 27. Der dadurch auftretende totale Yin-Zustand (alle Muskeln schwach, +AR durch Umpolung des eingespeicherten AR des Polaritäts-Segmentations-Modes) ist Ausdruck des Anfangsproblems, das für die Adaptationsketten verantwortlich war, und kann dann zur weiteren Diagnose des pathogenetischen Ursprungszustandes herangezogen werden (zum Beispiel mittels Nosoden).

Will man das systemische MC-Clearing „nur" zur Therapie nutzen, sollte man den Patienten in diesem totalen Yin-Zustand lassen, sofern man durch ein Processing-Mudra (Abb. 87) diesen Zustand als tiefe Heilungsphase erkannt hat.

Das MC-Clearing war erfolgreich, wenn anschließend …

a) alle Muskeln im 5-Quadranten-Test stark sind,

b) kein AR vorhanden ist,

c) keine weiteren Minicomputer positiv testen,

d) der Computervirus (= ANS-Einschränkung) weg ist und

e) die Modes für Segmentation/Isolation nicht mehr ansprechen.

Zusammengefasst kann man sagen, dass man die *Minicomputer immer dann testen* und therapieren soll, wenn man einen weitgehend unverfälschten Systemzustand vor den Adaptationsketten für eine systemische Diagnose haben will, also zum Beispiel für einen Materialtest, einen Konstitutionsmitteltest oder zur Problemlösung bei einem echten chronischen Symptom.

19.9 Der eigentliche Test und die Bioregulative Zwischenschaltung

Erst jetzt, wenn all diese Vorinformationen bzw. Schritte ohne Befund oder im Falle der „Minicomputer" registriert sind (in diesem Fall dienen sie später zur Kontrolle), fängt der eigentliche Test an. Alles, was ich bisher dazu versucht habe darzulegen, klingt schwieriger, als es *in praxi* ist; dort dauert die ganze Angelegenheit höchstens eineinhalb bis zwei Minuten. Lediglich wenn einer oder mehrere dieser Teste positiv sind, das heißt einen +AR ergeben, dauert es länger, bis der Biocomputer richtig arbeitet, vor allem, wenn man dem Hintergrund bzw. der Ursache im Sinne des Findens der primären Läsion des Symptoms nachgeht, wie er eigentlich in der PE üblich ist.

Bioregulative Zwischenschaltung

Als einfachste Methode dazu benutzen wir zurzeit die „Bioregulative Zwischenschaltung" nach LECHNER (1997) mit Hilfe des Lykotronic-Gerätes der Firma *Jahoda*, nach dessen ein- bis zweimaligem Einsatz der Computer meist testfähig ist. (s. Abb. 113) In schwierigen Fällen kann es zu häufigeren Anwendungen des Gerätes kommen. Die Bioregulative Zwischenschaltung hat den Sinn, die *Kapazität des Arbeitsspeichers* des Biocomputers zu erhöhen, so dass wieder mehr Informationen verarbeitet werden können und wir an die tiefer liegenden, schwieriger oder sonst gar nicht zu erreichenden Informationen herankommen (Näheres in LECHNER: *Herd, Regulation und Information*).

Am Ende kann es dann oft zu einer *endogenen Oszillation* oder zu einem Anfangs-AR (Yin-AR) kommen, als Ausdruck dafür, dass der Biocomputer die neue Informationsflut, die er bis dato in Form einer *Adaptation* oder *Isolation* bearbeitet hat, noch nicht bewältigen kann und noch Zeit braucht, um sie zu integrieren. Bevor diese *Oszillation* bzw. dieser Distress wieder verschwunden ist, kann man nicht weiter testen, weil der Patient noch zu sehr damit beschäftigt ist, sein „Programm" wieder neu zu ordnen. Im schlimmsten Falle kann man also in dieser Therapiesitzung das eigentlich zu untersuchende Problem nicht angehen.

Überprüft werden kann diese Situation mit dem Mudra „Processing" (s. Abb. 87). Erfolgt durch dieses Mudra ein Polaritätswechsel, ist der Computer noch bei der Arbeit. In einem solchen Zustand kommt es besonders häufig erneut zum Overload und/oder Computer-Crash bzw. zu einer Segmentation (Näheres dazu weiter unten).

Nach einem Computer-Crash muss man den Computer oft wieder neu „starten", das heißt analog wie beim elektronischen Computer ein *Boot up* machen, dessen Behandlung unter Umständen ebenfalls sehr lange dauern kann. Die Untersuchung darauf geschieht ebenfalls mit einem Mudra (Zeige-, Mittel-, Ringfinger liegen in der Palmarfläche; Daumen- und Kleinfingerkuppe berühren sich, wobei der Daumen über die Endglieder der drei Finger in der Hand liegt; s. Abb. 87). Ein +AR auf das Mudra zeigt die Notwendigkeit des *Boot up* an.

In der Regel ist jeder Therapeut nach dem (delegierbaren) Einsatz des Lykotronic-Gerätes in der Lage, in derselben Sitzung am eigentlichen Problem zu arbeiten, besonders wenn es sich um einen Medikamenten- bzw. Material- oder Nahrungsmitteltest handelt (Ausnahme s. oben). Nach dem Dargestellten dürfte Ihnen die Wichtigkeit dieses Vorgehens einleuchten und auch der Grund dafür, dass ich mich so ausführlich damit befasst habe. Verfährt man nämlich nicht so, hat man in keiner Phase des eigentlichen Tests die Gewähr, die richtige Antwort zu bekommen. Man bekommt zwar Ergebnisse, aber man weiß nie, woran man ist.

Je näher man dem Kern eines Problems kommt, desto öfter tritt eine der genannten Möglichkeiten, vor allem ein Crash, das Switching oder das Overload-Syndrom auf, so dass man diese *Grunduntersuchungen* zwischendurch immer wieder einmal durchführen muss. Im Übrigen muss man alle Vorteste (nicht nur die, bei denen ich es eigens dazugeschrieben habe) und gefundenen Pathologien im Yin- und Yang-Zustand, also *mit geschlossenen und mit offenen Augen* durchführen bzw. speichern.

19.10 Die vier Faktoren des Krankheitsgeschehens

Um den Gesamtzusammenhang nicht aus den Augen zu verlieren, sollte sich jeder Facharzt nun nicht direkt auf sein Fach stürzen, sondern erst einmal erkunden, welche der vier Ebenen bzw. Faktoren die Störung betrifft. Das geschieht zurzeit auch mit Hilfe der so genannten Mudras oder Handmodes nach BEARDALL. (s. Abb. 85) Dabei unterscheiden wir – wie bereits bekannt – die *strukturelle Ebene*, die *chemische bzw. immunologische Ebene*, die *emotionale Ebene* und die *elektromagnetische* oder *Informations-Ebene*, je nachdem, ob wir die Daumenkuppe mit der Zeigefingerkuppe (Struktur), der Mittelfingerkuppe (Chemie), der Ringfingerkuppe (Emotion) oder der Kleinfingerkuppe (Information) zusammenbringen. Hält man diese Mudras „einzeln, nacheinander" in das Energiefeld des Patienten und nimmt dann den AR, so zeigt uns ein +AR, welche Ebene anspricht bzw. welcher der Faktoren bei einem Krankheitsgeschehen betroffen ist (Abb. 86).

Auch wird mit Hilfe eines Mudras (Hand leicht nach innen gewölbt und leicht abgeknickter Daumen mit der Spitze seitlich am Grundgelenk des Zeigefingers; siehe Abb. 88) geprüft, ob die *Chakren* gestört und behandlungsbedürftig sind. Der *Subtilkörper* wird schließlich mit Hilfe folgenden Mudras getestet (s. Abb. 88): Bei ausgestreckter Hand werden Mittel- und Ringfinger 90° zur Palmarfläche abgeknickt, während Zeige- und kleiner Finger gerade bleiben und der Daumen seitlich senkrecht (90°) zum Zeigefinger abgewinkelt wird.

Nach Überprüfung dieser Ebenen/Faktoren weiß man, was im Augenblick der Untersuchung beim Patienten vorliegt und auf welcher Ebene zurzeit die Pathologie behandelt werden muss. Auch diese Ebenen/Faktoren müssen bei den spezifisch gefundenen Problemen immer wieder überprüft werden, besonders bei chronisch Kranken.

19.11 Segmentation und Computer-Clearing

Es kommt oft vor, dass eine so genannte *Segmentation* vorliegt. An sie muss man schon denken, wenn man *mehr als eine* Ebene anspricht bzw. wenn sich mit Hilfe eines Mudras für die Segmentation (die vier Nagelflächen der Finger um die erste Querfalte des Daumens (s. Abb. 87) oder des Mudras für die (falls vorhanden) nötige Behandlung mittels *Computer-Clearing* (Zeige-, Mittel-, Ringfinger liegen in der Palmarfläche; innere Seite des Daumengrundgliedes liegt seitlich am Grundglied des Zeigefingers; der Kleinfinger ist eingeknickt und liegt seitlich mit seinem Grundglied am proximalen Teil des 2. Ringfingergliedes; s. Abb. 87) ein +AR zeigt (s. auch weiter unten).

> Um das Computer-Clearing nach KLEPPER durchzuführen, visualisiert der Patient einen „optimalen Gesundheitszustand auf allen Ebenen" im Yang (Augen offen) und im Yin (Augen zu), wobei der Zustand, der einen AR hervorruft, eingespeichert wird. Dann sucht man mittels Scannen mit der Handinnen- bzw. -außenfläche (palmar = Körpervorderseite, Handrücken = Körperrückseite) die Körperstelle, die diesen AR wieder neutralisiert (meist Frontal bzw. Okzipitalbereich) und behandelt sie (Klopfen/Stimmgabel), während der Patient die umgekehrte Augenstellung wie bei der Diagnose einnimmt. Nach dieser Therapie entsteht im BC auf Grund des massiven Abbaus der bis dato vorhandenen Adaptation ein generalisierter Yin-Zustand, das heißt, dass alle Muskeln hypoton sind.

Durch diesen globalen Yin-Zustand bekommt man jetzt Zugang zur Ursache der Adaptationen, indem man nämlich diesen Zustand im Yin und Yang einspeichert (*Leg lock* oder XY-Linie), wodurch der BC zum generalisierten ursprünglichen Yang-Zustand (!) zurückkommt; jetzt kann durch neues Visualisieren/Körperscanning die Stelle der primären Pathologie (PPOR) gefunden werden (s. dort). Sie ist die Stelle, wo der BC wiederum in einen neuen generalisierten Yin-Zustand fällt. (Sollte das nicht der Fall sein, so hat man noch nicht den richtigen PPOR gefunden.) Der als Ausdruck dieses letzten Yin-Zustandes vorhandene AR bzw. die schwachen Muskeln können nun über Handchakra/Mudras auf die nötige Therapie abgefragt werden (PPOR, Kap. 19.12).

Nach BEARDALL kann ...

... der **Lokalcomputer** auch über die Kopfstellung nach links oder rechts getestet werden,

... der **Spinalcomputer** über das Hin- und Herbewegen des Hyoids (Hyoidstellung),

... der **3E-Computer** über verschiedene TMG-Stellungen (lateral, anterior, posterior – weit, offen, zusammengepresst), und

... der **Primärcomputer** über die NLP-Augenstellungen.

Dies ist wichtig für eine eventuell vorhandene Desintegration der Minicomputer, die in diesem Fall durch ein Computer-Clearing reintegriert werden müssen. Um einen Zugang zu den segmentierten Minicomputern zu bekommen, benutzt man das „Polaritäts-Segmentations-Mudra" (s. Abb. 92h) nach BEARDALL. Bei einem Polaritätswechsel ist der Zugang offen und wird durch Einspeichern (*Leg lock*, XY-Linie) fixiert.

Statt der komplizierten Computer-Clearing-Technik kann auch die bioregulative Zwischenschaltung nach LECHNER (s. Abb. 113) benutzt werden, vor allem wenn die Elektroden des Lykotronic-Gerätes dann auch auf die Punkte für die Minicomputer (s. Abb. 123) gelegt werden.

Die Segmentation ist neben der Adaptation (s. Abb. 87) und der Isolation die dritte große Art und Weise, wie ein Reiz im Organismus verarbeitet wird, und sie bedeutet, dass zum Beispiel zwei oder mehrere Ebenen gemeinsam behandelt werden müssen, damit man nicht wieder ein Rezidiv bekommt. So ist zum Beispiel sehr oft die strukturelle mit der emotionalen Ebene verbunden, das heißt, dass zu einer strukturellen Veränderung, zum Beispiel zu einem Unfall, die in dem Moment vorhandene Emotion dazugehört und mitbehandelt werden muss. Die Ermittlung der zusammengehörigen Ebenen erfolgt durch Zusammenfügen der Fingerkuppen der jeweils einzeln gefundenen Ebenen auf die Daumenkuppe. Ergibt dieses „neue Mudra" einen +AR, gehören sie zusammen.

19.12 Primary point of reference

Eine Segmentation ist besonders schwierig zu behandeln; meist braucht man ein Computer-Clearing (s. o.), um an den PPOR *(Primary point of reference)* nach BEARDALL zu kommen, der dafür verantwortlich ist und über den man die Segmentation beseitigen kann. Meist gelingt es jedoch für die Zeit der Untersuchung auch mit dem Lykotronic-Gerät, die Segmentation zu neutralisieren.

Der PPOR ist der Körperpunkt, ...

1. an dem bei einem früheren Trauma der Biocomputer zusammengebrochen ist (Crash), das heißt einen hohen Grad an Adaptation eingehen musste,
2. um den sich die ganzen bis zum Behandlungszeitpunkt dadurch entstandenen Adaptationen aufgebaut haben und
3. an dem man behandeln muss, vor allem dann, wenn zu Beginn bereits beim CH des Handchakras eine Polaritätsänderung eintritt (s. vorne);
4. der die wichtigste positive CL/TL-Stelle darstellt, die weder auf Klopfen noch auf Augenbewegungen (NLP) oder Atemphasen reagiert und auf Grund der Priorität nur therapeutisch über die Ebenen-, bzw. Chakren-Mudras zugänglich ist. Man findet den PPOR durch Körperscanning und kann ihn dann einspeichern.

Dieser Referenzpunkt kann sich in jeder Ebene befinden. Zeigt sich beim Handchakren-Test keine Reaktion, kann der BC nicht an die Information des PPOR ran (= Computer-Crash), nach dessen Behandlung der ursprünglich eingespeicherte AR des PPOR wieder vorhanden sein muss. Tritt eine solche Situation ein, das heißt, ist ein Computer-Clearing oder *Boot up* notwendig, dann nimmt die Behandlung allerdings mehr Zeit in Anspruch, so dass kein Materialtest (s. auch Abb. 85 ff., 110) gemacht werden kann und höchstens die für die nötige Behandlung zu suchenden Medikamente getestet werden können.

19.13 Der Stellenwert der ZMK-Herde

Hat man die Ebenen diagnostiziert, muss man nach der Priorität der entsprechend gefundenen Pathologien fahnden. Auch das geschieht mit Hilfe eines Mudras (Mittelfingerkuppe auf 1. Querfalte des Daumens; die anderen Finger stehen so weit wie möglich senkrecht; s. Abb. 86) bzw. im Falle mehrerer Prioritäten mit dem Mudra „absolute Priorität" (s. Abb. 93m).

Im Falle der Lykotronic-Testampullen benutzt man den so genannten „Priority-Master", von dem mittels *Bionik-Korrelator* eine Kopie gemacht wird, auf die dann die Informationen der gefundenen Pathologien (zum Beispiel Zähne, Tonsillen,

Darm) durch Abnahme über die betreffenden Körperzonen (3D-Elektroden) übertragen werden (s. Abb. 113). Die „imprägnierte" Ampulle darf nicht reagieren. Beim anschließenden Gegentest gegen diese Ampulle, die als Filter gilt, hat diejenige Pathologie Priorität, deren Information als einzige eine Reaktion hervorruft (+AR/hypo-/hypertoner Muskel), wenn man sie einzeln testet (s. Kap. 16). So findet man, dass zum Beispiel die im ZMK-Bereich gefundenen Pathologien sehr oft sekundärer Natur sind. (Beachten Sie auch die Polaritätsmudras, Abb. 92)

Das bestätigt die Untersuchung von MANDEL, der im Rahmen der von ihm entwickelten Esogetik auch gefunden hat, dass die meisten Zahnherde und fokalen Intoxikationen sekundär sind (s. auch Abb. 12 u. 13). Das bedeutet in der Therapie, dass man als Zahnarzt zum Beispiel nicht sofort chirurgisch vorgehen darf, um eventuell den im Funktionskreis der Pathologie liegenden devitalen Zahn zu entfernen, sondern erst übergeordnete Informationszentralen (zum Beispiel die sieben Steuerungsorgane oder Transmitterrelais nach MANDEL) oder den betreffenden Funktionskreis bzw. die Emotion behandeln muss, der bzw. die dazu geführt hat.

Auch nach BEISCH ist zum Beispiel das *Herdgeschehen* erst an vierter Stelle einzuordnen, nachdem man vorher den Patienten auf eine *Immunschwäche* untersucht hat (Yang-Milz = eigentliche Milz), das *darmassoziierte Immunsystem* (Dünndarm 1) getestet und das *Allergiegeschehen* (All 1) erfasst hat. Erst wenn an diesen drei Systemen nichts zu finden ist, besteht nach BEISCH ein primäres *Kopfherdgeschehen*, wobei über allem die nach ihm benannte Yang-Niere mit ihrer Yang-Nierenschwäche, der so genannten *suprarenalen Immundefizienz* „thront". Die Möglichkeit, die Valenz der Herde analog der Methode der Aurikulomedizin zu ermitteln, wurde bereits im Kapitel 13, (ZÄPE) beschrieben.

So ist man als Zahnarzt aufgerufen, sich zumindest diagnostisch mehr um die anderen Körperbereiche und deren Zusammenhang mit dem Kiefer zu kümmern. Nur die wirklichen Herde im ZMK-Bereich müssen letztendlich chirurgisch angegangen werden, und dann noch zum richtigen Zeitpunkt.

19.14 Materialtest und emotionale/psychische Muster

Für die ganzheitliche Zahnmedizin, aber auch für die Medizin insgesamt hat die Material- und Medikamentenfrage und ihre Testung eine besondere Bedeutung. Schließlich hat der Patient im Falle des Zahnersatzes oder seines Füllungsmaterials diese täglich 24 Stunden inkorporiert und der Körper muss sich ständig damit auseinander setzen. Hier ist die Systematik des Vorgehens besonders wichtig, sei es bei der Beurteilung der Verträglichkeit des bereits inkorporierten oder des noch zu inkorporierenden Materials.

Während das *Phänomen* der so genannten Medikamenten-Testung mit Hilfe bioenergetischer Methoden unbestritten ist (Hanzl, Lechner), herrscht über seine *Erklärung* noch Unklarheit.

Basis für eine Erklärung ist jedenfalls die dissipative Struktur des Pischinger'schen Grundsystems. Fest steht auch, dass die „Voraussage einer eventuellen Wirksamkeit einer noch nicht inkorporierten Substanz im Organismus ... erstens auf dem energetisch-informationellen Aspekt der Materie, also einem quantenmechanischen Phänomen, zweitens der Übertragung dieser Information über Felder und drittens der Resonanzkopplung entsprechend oszillierender Systeme im Organismus, also auf einer Sender-Empfänger-Wirkung" beruht (Hanzl).

Man kann nicht einfach „zwischendurch mal nur so" einen Muskeltest machen, um ein Material zu testen; es würde trotz eines gefundenen Ergebnisses mit Sicherheit höchstens die momentane Situation mit allen ihren *vegetativen Überlagerungen* darstellen, vielleicht aber auch schlichtweg falsch sein, wenn nicht vorher zumindest die Funktionsfähigkeit des Biocomputers untersucht wurde.

Ein weiteres Problem beim Materialtest – aber nicht nur dort – ist nämlich die *Adaptation*. Ergibt sich aus den Vortests, dass der Patient in Adaptation ist (s. Abb. 87), so würde ohne deren Berücksichtigung der Materialtest bzw. Medikamententest nur das passende Material/Medikament für diesen adaptierten Zustand ergeben und den Patienten noch mehr in seiner Pathologie festhalten bzw. nur die Probleme innerhalb der Adaptation behandeln. Eine gute Hilfe ist das Adaptations-Mudra. Spricht es an, so befindet sich das untersuchte Organ in Adaptation.

Wenn wir den Biocomputer in Ordnung gebracht haben (sei es mittels Behandlung oder Lykotronic-Gerät) und den Patienten testfähig gemacht haben, können wir im Rahmen der Medikamententestung nun die entsprechenden Therapeutika ermitteln; im Falle der Nahrungsmittel- und Materialbestimmung belasten wir jedoch das System quantitativ noch einmal mit Gold- / Silberinformationen bis kurz vor dem Zusammenbruch, das heißt: bis bei der nächsten Zugabe einer Ampulle (Flasche) mit Au/Ag-Information ein neuer +AR bzw. schwacher Muskel auftreten würde.

Diese *Borderline* (ROSSAINT) dient als Maß für die Verträglichkeit des nun zu testenden Nahrungsmittels/Materials. Alles, was der Organismus in dieser Grenzsituation, in der er am schwächsten ist, noch verträgt, das heißt, was keinen +AR/schwachen/hypertonen Muskel verursacht, gilt als verträglich.

Emotionale/psychische Muster

Neuere Erfahrungen (MÖHLE, Hamburg) zeigen, dass als Ursache für die Unverträglichkeit von Metallen blockierte psychische und emotionale Muster bzw. „traumatisierte Gemütszustände" eine entscheidende Rolle spielen. Da dieses Thema wichtig ist, möchte ich noch kurz etwas zur kinesiologischen Testung sagen: Neben *Schwermetallen* und *Legierungen* ist es ratsam, routinemäßig auch die *Elemente* der Metall-Legierungen auf Verträglichkeit zu testen, zum Beispiel Feingold, Feinsilber, Kupfer, Platin etc.

Zur Ursachenfindung bei Metallunverträglichkeit benutzt man unter anderem die Mudras für die strukturelle, chemisch-immunologische, psychisch-emotionale und elektrisch-informatorische Ebene. Zur Überprüfung der Emotionsebene nimmt man die NV-Punkte der Stirn (TL/CL), die Lecher-Antenne (LA-Einstellwert 1,6 für Psyche) oder die Testampulle „Psyche" bzw. „Emotion" aus dem Lykotronic-Testsatz (s. Abb. 9) bzw. Epiphysis D4 aus dem „Schimmel-Vortestsatz" (s. Abb. 10). Ferner kann man zur Aufdeckung versteckter Überempfindlichkeiten die NLP-Augenbewegungen benutzen.

Bei allem hat sich besonders nach den Untersuchungen von MÖHLE herausgestellt, dass alle zunächst „als unverträglich getesteten Metalle nach Aufdecken der emotionalen Traumata neutral" reagierten. Das hat ungeahnte Konsequenzen. Es bedeutet nämlich, dass ein bestimmtes ungelöstes, emotional-psychisches Trauma oder eine verdrängte Erfahrung somatisch durch eine Metallunverträglichkeit erkennbar werden kann, indem sich die nichtverarbeitete, gestaute Energie auf das internale Symbol Metall legt. Das kann man verstehen, wenn wir unsere Fähigkeit des Filterns von Informationen, das in der Gehirnphysiologie und systemischen Psychotherapie bekannt ist, als Modell benutzen.

Das Kind filtert seine schmerzhafte Erfahrung und befreit damit sein Gedächtnis. Die unverarbeitete, gestaute Energie bleibt aber im Organismus und legt sich auf die bereits erlebten Erfahrungsbilder, die zum Element Metall ihre Entsprechung haben. (5-Elemente-Lehre, s. Abb. 25) Damit werden gleichzeitig auch die vier anderen Wandlungsphasen angesprochen, je nachdem wie sie im Verhältnis zum Element Metall gestört sind, und zwar im Sinne des Ko- oder Shen-Zyklus. Diese teilweise symbolhaften Erfahrungsbilder werden emotional gefärbt und damit geprägt.

Durch das Ansprechen und Bewusstmachen dieser geprägten Bilder ist es mit den verschiedenen psychotherapeutischen Techniken (zum Beispiel NLP, Psychosynthese u. Ä.) möglich, an die versteckten Emotionen zu kommen. Nach bisherigen Erfahrungen, die sich über mehr als zwölf Jahre erstrecken, kommt es nicht wieder zu einem Rückfall, da der Organismus eine erneute Filterung von traumatisierten Erlebnissen nur in extremen Situationen als Schutzmittel benutzt (MÖHLE), wie er es bei der Erstkontaktkonfrontation immer tut, um seine Homöostase aufrechtzuerhalten (*Autopoiese* nach MATURANA).

Die Erfahrung einer „nicht verdaubaren" Lebenserfahrung zwingt den Organismus, dieses Trauma aus dem Verkehr zu ziehen und die Energie umzuleiten. Nach dem Wiedererfahren der Emotion werden die derart geprägten Bilder neutralisiert oder aber in einer Veränderungsarbeit neu erlebt. Dieser Prozess von Verdrängung und Auflösung wird einleuchtend, wenn man sich mit den fünf Wandlungsphasen der chinesischen Medizin beschäftigt (5-Elemente-Lehre), in der das Element Metall dem Funktionskreis Lunge/Dickdarm zugeordnet ist und die Emotion Trauer/Traurigkeit enthält (siehe PORKERT: *Theorie der chinesischen Medizin*).

Die Meridiane des Funktionskreises Lunge/Dickdarm werden nach MÖHLE bei einer Metallunverträglichkeit auch immer als gestört getestet und die zugehörigen Organe sind vermehrt mit signifikanten Symptomen behaftet. Gerade die Trauer ist der dominante Gemütszustand, der im „Metallgespräch nach MÖHLE" deutlich wiedergefunden wird: Trauer als Reaktion auf Schmerz; „Verletzung, Härte, Kälte, Schärfe, Undurchdringlichkeit als Ausdruck von Ablehnung und Nichtbeachtung". Das Kind erfährt von einem oder beiden Elternteilen oder anderen Bezugspersonen das schmerzvolle Abgewandtsein, die latente oder permanente Abwesenheit oder das Nichtangenommensein.

Dadurch wird im Sinne der Autopoiese (MATURANA) dieses Symbol aufgeladen, so dass der Mensch „künftig das innere Bild als Metall" negativ erlebt und das konkrete Material Metall (unbewusst) „auf individuell unterschiedliche Weise und mit unterschiedlicher Heftigkeit" ablehnt (persönliche Mitteilung von MÖHLE). Der erwachsene Mensch erlebt Metall und meistens alle seine Attribute als negativ, unangenehm, was sich auch meistens in seiner „Schmucklosigkeit" ausdrückt.

Fazit: Dem Material wird die Energie des nicht gelebten/erlösten emotionalen Problems/Traumas aufgeladen und diese ist dort so verdichtet (wie am „Knoten" einer sich überlagernden Welle), wo keine Ruhe, sondern extreme, hoch energetisch geladene Verdichtung von Polaritätswechseln mit hohen Intensitäten herrscht, so dass es durch diese Konzentration an Energie und damit auch an Information dem „System Mensch" nicht mehr möglich ist, die Störung zu kompensieren. Das heißt, wir haben es hier mit einer „psychogenen Aufladung" (ROSSAINT), nicht Überlagerung des Metalls zu tun, die verbunden ist mit der Abkopplung zwischen Inhalt und Form. (S. auch Kap. 8)

Mit den bioenergetischen Messverfahren werden nun die „pathologischen" Schwingungen (Form) diagnostiziert und entsprechend homöopathisch/isopathisch therapiert, aber das emotionale Problem/Trauma (Inhalt) wird „vergessen"/abgekoppelt, während das „Metallgespräch" gerade diesen Teil bearbeitet. (MÖHLE)

Nach dem Analogiegesetz kommt die „Metallbelastung" besonders dann von außen auf einen Therapeuten zu, wenn er das „Metallproblem" selbst inhaltlich noch nicht gelöst hat. (Spiegelbild-Prinzip) Erkennt er die Abkopplung nicht, so bekämpft er das Problem nur im Außen, statt im Sinne des NLP die positive Absicht des Symptoms zu hinterfragen und es durch Bearbeitung beider Teile (denn gegen eine parallele funktionelle Behandlung spricht nichts) überflüssig zu machen. So kann die „Metallsanierung" leicht zur Projektionsbehandlung werden.

Akzeptiert man die hier formulierten Gedanken – und es spricht vieles für eine solche Akzeptanz –, dann sind neue Überlegungen bezüglich der *Konstitutionsfaktoren* anzustellen.

Primäre/sekundäre Unverträglichkeiten

Die bisher postulierte primäre und sekundäre Unverträglichkeit auf Grund der Konstitution bekommt dadurch eine neue Bedeutung. *Konstitutionsfaktoren* wurden quasi als unumstößliche Eckpfeiler betrachtet, die man nicht umgehen kann. Im obigen Sinne sind es alte, fixierte, „eingefrorene" Traumata, deren Hintergründe man (bezogen auf die Metallunverträglichkeit) nicht getrennt von der Wandlungsphase Metall lösen kann, so dass es eigentlich keine Unterscheidung zwischen primären und sekundären Unverträglichkeiten geben kann.

Ist jemand metallempfindlich, muss erst diese grundsätzliche Problematik im Sinne der 5-Elemente-Lehre behandelt werden. Spricht man von einer Gold- oder Silberunverträglichkeit, befindet man sich auf einer anderen Ebene (Bühne), die die Yin-Yang-Betrachtung berücksichtigt; will man dort klären, welche Unverträglichkeiten vorliegen, bedient man sich der von HÜBNER beschriebenen *Konstitutionsfaktoren* nach HAHNEMANN (Luesinum, Gonococcinum, Tuberculinum humanum, Tuberculinum bovinum, Angina, Diphterinum). Verschlechtern sich diese Faktoren beim Test nach Zugabe von zum Beispiel Gold oder Silber, so liegt eine konstitutionell bedingte Unverträglichkeit vor. Sie liegt sozusagen im „zweiten Glied“.

So verträgt der homöopathische „Aurum-Typ“ (Yang) Gold (Yang) nicht oder der homöopathische „Argentum-Typ“ (Yin) verträgt Silber (Yin) nicht. Diese Unverträglichkeit führt *in praxi* (ohne die tieferen Folgen zu bedenken) dazu, dass man die entsprechenden Metalle beim entsprechenden Typ nicht inkorporiert, um ihn nicht noch mehr in das jeweilige Extrem (Yin oder Yang) zu bringen; zum Beispiel verkürzt die Goldzugabe den beim Aurum-Typ vorhandenen kurzen Reaktionsabstand noch mehr und führt den Patienten zu vermehrter Entzündungsbereitschaft, während die Silberzugabe den beim Argentum-Typ vorhanden großen Reaktionsabstand noch mehr verlängert und den Patienten dadurch zum Beispiel leichter ins degenerative Milieu treibt.

Durch die entgegengesetzte Gabe (zum Beispiel Argentum für den Gold-Typ und Aurum für den Silber-Typ) reguliert man dagegen funktionell dieses Missverhältnis; inhaltlich (auf höherer Ebene) passiert jedoch nichts, im Gegenteil, man fixiert den Patienten noch in seiner ohnehin schon vorhandenen Extremlage. Ändert man die grundsätzliche Metallproblematik nicht inhaltlich im Sinne der fünf Wandlungsphasen, ist der Patient durch sein Negativbild mit der dahinter verborgenen Trauer immer in seiner Urteilsfähigkeit und seiner psychosomatischen Reaktionslage mehr oder weniger stark beeinflusst und kann nicht zu seiner eigentlichen Mitte (Ganzheit) finden. Das Ziel sollte aber letztlich die Verträglichkeit *aller* Metalle sein (MÖHLE, ROSSAINT).

Um jedoch diese „inhaltliche Neutralisierung“, diese „Entfixierung“ von inneren Bildern und Symbolen zu erreichen, bedarf es des Wiedererlebens alter Traumata. Schafft man es, die Trauer/Traurigkeit wirklich zu überwinden, kann man letztlich nach psychotherapeutischer Bearbeitung (s. o.) auch alle Einzelmetalle verwenden (MÖHLE, ROSSAINT).

Emotional ist die in letzter Zeit in zunehmendem Maße gefundene Goldunverträglichkeit zum Beispiel ein Ausdruck gestörter familiarer Verhältnisse, besonders in Bezug auf Geborgenheit und Wärme, aber auch allgemein auf Macht-, Ego-Ansprüche usw. Die mit einer Goldunverträglichkeit von LECHNER gefundenen, stark erhöhten *zirkulierenden Immunkomplexe* zeigen schon die körpernahe Manifestation des Geschehens an. Bei einer Silberunverträglichkeit findet man unter anderem häufig emotionale Probleme, Probleme im Umgang mit den eigenen fraulich-mütterlichen Aspekten oder konkret Probleme mit der Mutter selbst (vgl. auch Kap. 19.15).

Bei der Findung und Herausarbeitung des Problems hilft das *Analogiedenken* enorm, ja es ist vielleicht die Voraussetzung dafür. Denn über die so genannten *Analogieketten*, die die symbolische Zugehörigkeit bestimmter Begriffe zu einem Oberbegriff oder Urprinzip beinhalten, kann man die psychischen und emotionalen Entsprechungen ableiten.

P. Mandel hat im Rahmen der Esogetik zwei Somatotopien für das *Vater- bzw. Mutterprinzip* (Hals bzw. Nabel) an die Hand gegeben. Mit Hilfe der CL/TL auf diesen Zonen bei gleichzeitiger Konzentration auf das entsprechende Prinzip sucht man zunächst das entsprechend gestörte *negative Engramm* (Vater- und/oder Mutterprinzip), bearbeitet es, wie gerade kurz angedeutet, mit Hilfe der Analogieketten psychotherapeutisch und testet dann oft das vorher als unverträglich gefundene Gold oder Silber nicht mehr als belastend. Das Gleiche trifft auch für die anderen Legierungsbestandteile (Einzelmetalle) zu, für die man entsprechende Hinweise in den homöopathischen Arzneimittelbildern findet, entbindet den Therapeuten aber nicht von der „Trauerarbeit“ (s. Metallgespräch nach Möhle). So kann man mit Hilfe dieser Zonen den Erfolg einer erfolgten Neutralisierung der Metalle kontrollieren.

Man muss jedoch beachten, dass diese Zonen nicht immer und unbedingt etwas mit der Metallüberempfindlichkeit zu tun haben, sondern auch bei anderen Problemen ansprechen, die die grundsätzliche Mutter- und/oder Vaterproblematik betreffen. Nur wenn man vorher das Thema Metallüberempfindlichkeit (-unverträglichkeit) über die XY-Linie in den Biocomputer eingespeichert hat, kann man den Zusammenhang zwischen beiden Themen dort erkennen.

Der Stress auf den übrigen einzelnen Ebenen (strukturelle, chemische, elektrische ...) kann durch die Behandlung der „Hauptemotion“ Trauer neutralisiert werden; während man für die einzelnen Subsysteme (zum Beispiel Niere/Blase, Leber/Galle usw.) die zugehörigen spezifischen Emotionen (zum Beispiel Niere-Kupfer-Angst) behandeln muss. Dann kann man davon ausgehen, dass durch die dadurch erreichte Bewusstwerdung des dahinterstehenden Problems und dessen Bearbeitung eine Dauerverträglichkeit erreicht wird (persönliche Mitteilung von Möhle).

19.15 Die Kreative Homöopathie

Ähnliche Ideen, wie ich sie in diesem Buch als inhaltliche Aspekte, Resonanzphänomene und metaphysische Zusammenhänge beschreibe, vertritt aus erweiterter homöopathischer Sicht auch A. Peppler mit der von ihr inaugurierten *Kreativen Homöopathie* als „wichtiges Hilfsmittel auf dem Wege spiritueller Erkenntnis“. Sie ist eine Kombination aus Symptomdeutung, Homöopathie und Psychologie.

Bei ihr werden die Mittel in sehr hohen Potenzen – normalerweise C10.000 bis C50.000, und das oft täglich – verabreicht; auf Grund des dynamischen Prozesses der Krankheit gibt sie in der Regel mehrere Mittel gleichzeitig, um möglichst viele zusammengehörige Facetten eines Problems abzufangen und der Verkettung von Lebenssituationen Rechnung zu tragen. Gleichzeitig werden Folgemittel berücksichtigt, die die Wirkungen, die die Erstmittel erzielen, unterstützen. Denn durch die homöopathische Behandlung in dieser Form „wird immer das natürliche Potential, die Individualität des Patienten“ offengelegt und deutlich gemacht. (PEPPLER 1998, 2002)

Für die Verabreichung ist daher die psychologische Bedeutung (das jeweilige Pathologie- bzw. Lernmuster) der einzelnen Mittel bedeutsam, wie ich sie weiter unten für die in der zahnärztlichen Praxis verwendeten Metalle und einige Mittel aufliste.

Dabei geht A. PEPPLER davon aus, dass die gesamte Materie die Verdichtung geistiger Prinzipien darstellt und erlöst werden will bzw. soll. Auf der Basis der Symptome werden Lebenssituation und Entwicklungstendenzen bedacht.

Daher sind zum Beispiel beim Amalgam die Muster der einzelnen Metalle mit deren Lernaufgaben für den Patienten zu berücksichtigen; wie die einzelnen Komponenten des Amalgams als ein „Gemenge“ verknüpft sind, so muss man auch den einzelnen vorhandenen Lebenssituationen in ihrer Verknüpfung Rechnung tragen. Man darf sie nicht isoliert voneinander sehen, um nicht das größere Bild – den größeren Rahmen – der einzelnen Themen aus dem Auge zu verlieren, die zur materiellen Unverträglichkeit beigetragen haben. Diesen Rahmen zu finden hilft das jeweilige homöopathische Arzneimittelbild genauso wie die von PEPPLER gefundene und definierte psychologische Bedeutung.

In der Behandlung müssen daher die Bestandteile des Amalgams synergistisch betrachtet und als Hochpotenzen verabreicht werden. Aber auch auf Impfbelastungen wie auf alle Stoffe, die die Blut-Hirn-Schranke durchbrechen, ist zu achten, wenn eine Amalgambelastung vorliegt, da den Impfstoffen zurzeit noch immer Hg zugesetzt ist und die Stoffe, die die Blut-Hirn-Schranke überwinden, zentrale Steuerungsmechanismen unseres Zentralcomputers Gehirn negativ beeinflussen. So trägt nach schwedischen Untersuchungen zum Beispiel E-Smog von Handys dazu bei, dass die Blut-Hirn-Schranke für Hg geöffnet wird. Dabei erkrankt der Patient im Sinne einer Intoxikation oder Allergie, wenn er sich übermächtig mit einem Thema konfrontiert (Intoxikation) sieht bzw. trotzig darauf reagiert (Allergie).

So muss nach PEPPLER zum Beispiel beim **Amalgam** (psychologische Bedeutung: Aus Angst vor Selbstständigkeit und Selbstverwirklichung braucht man einen fremden, vorgegebenen, seiner Persönlichkeit nicht adäquaten Sicherheitsrahmen, in dem man sich wohlfühlt und geborgen ist) die durch die Hochpotenzgabe von (diesen bisherigen fremden Lebensrahmen sprengendem) *Mercurius solubilis* (psychologische Bedeutung: Man findet keinen Inhalt in einem eigenständigen Rahmen, sondern braucht einen festen Bezugspunkt) hilflos gewordene Persönlichkeit erst wieder einen neuen Lebensinhalt finden. Das heißt: Durch die Gabe der Hochpotenz von *Mercurius solubilis* wird der bisherige sichere Lebensrahmen gesprengt; dadurch verliert die Persönlichkeit ihren bisherigen Halt und muss sich neu orientieren. Dazu kann man als Folgemittel eventuell *Aurum metallicum* oder *Calcium carbonicum* geben, damit der Patient seinen neuen Lebensinhalt leichter findet: Im Falle von *Aurum* gewinnt er das bisher fehlende Selbstwertgefühl, im Falle von *Calcium carbonicum* kann er die bisher nötige Unterstützung loslassen.

Oder: Bei der Hochpotenzgabe von im Amalgam enthaltenem *Argentum metallicum* (psychologische Bedeutung: Fehlendes Urvertauen, keine Existenzberechtigung haben dürfen.) wird die fehlende Selbstsicherheit sichtbar, die dann zum Beispiel durch *Aurum* oder *Alumina* zur Findung der eigenen Selbstsicherheit oder des eigenen Standpunktes *(Alumina)* transformiert werden muss.

Beim Zinn *(Stannum metallicum)* schließlich muss die durch die Hochpotenz von *Stannum* geweckte Dynamik und Neugier durch Mittel wie *Natrium muriaticum* gegen das Festhalten an Altem und Bewährtem oder *Boletus laricis* gegen die erstarrte Abhängigkeit unterstützt werden.

Oder: Das durch die Hochpotenzgabe von *Cuprum metallicum* entstandene Freiheitsbedürfnis und der Trotz kann durch Folgemittel wie *Chamomilla, Acidum picrinicum* oder *Daphne indica* kanalisiert werden (s.u.).

Eine „Schwermetallausleitung“ – in diesem Sinne eigentlich eine „Schwermetall-Entwertung“, da die oben genannte Verdichtung der Materie und die dadurch bedingten Probleme auf Grund der Polarität des Lebens immer eine Bewertung beinhalten – ist nach PEPPLER nur dann vollständig und geglückt, wenn der Patient die jeweiligen metallspezifischen geistigen Prinzipien der Einzelbestandteile mit Hilfe der Hochpotenzen erkannt, sich bewusst gemacht und integriert hat. „In der Konfrontation mit dem Stoff in homöopathischer Potenz werden Bewertungen frei (und) die Erfahrung bleibt übrig. … Erst wenn alle Themen gelöst, emotional entwertet sind, ist die 'Amalgam-Ausleitung' wirklich abgeschlossen." (PEPPLER 2003)

In diesem Sinne decken sich meine und A. PEPPLERS Zielvorstellungen, die letztlich dazu führen sollten, dass ein Patient sämtliche Metalle (und andere Materialien) vertragen kann. Dazu muss er willens und in der Lage sein, die hinter den Symptomen stehenden geistigen Prinzipien zu erkennen, zu integrieren und letztlich zu transformieren, damit sie auf der körperlichen Ebene keine wie auch immer geartete Pathologie mehr zu hinterlassen brauchen.

19.15.1 Die psychologische Bedeutung von Metallen/Materialien

Nach PEPPLER lassen sich die psychologischen Bedeutungen der gebräuchlichsten in der Zahnheilkunde vorkommenden Metalle/Mittel und Nachfolgemittel (die es gilt, sich bewusst zu machen, damit das materielle Pendant keine Symptome mehr zu machen braucht) wie folgt beschreiben (– die *kursiv* angegebenen Botschaften der Mittel gelten für Hochpotenzen):

Acidum fluoricum:
„Die ‚Chemie' stimmt nicht; nicht leben und leben lassen können."
„Spüre dich selbst und geh deinen Weg."

Acidum nitricum (Salpetersäure):
„Hass- und Rachegelüste, die aber nicht formuliert werden"
„Beziehe Stellung in deinem Leben und sage klar, was du willst."

Acidum oxalicum (Oxalsäure, Kleesäure):
„Versorgung und Unterstützung zur Verstärkung benötigen"
„Kläre deine Streitigkeiten, dann brauchst du keine Unterstützung."

Acidum phosphoricum (Phosphorsaure):
„Resignation, Probleme wiederholen sich ständig."
„Löse deine negativen Denk- und Verhaltensmuster auf."

Acidum picrinicum:
„Sich aus Abhängigkeit lösen wollen"
„Steh zu dir und finde Gleichgesinnte."

Adrenalinum hydrochloricum:
„Traumatisches Hetzen, um ein (Überlebens-) Ziel zu erreichen“
„Löse dich aus der Fixierung des Fluchtimpulses.“

Aethusa cynapium (Hundspetersilie):
„Kontrolle verhindert die Persönlichkeitsentwicklung.“
„Begreife, dass du alle Erfahrungen selbst gewählt hast.“

Agaricus muscarius (Fliegenpilz):
„Sich als Verlierer fühlen“
„Habe den Mut, dein Potential zu zeigen.“

Alcoholus:
„Die Selbstverleugnung“
„Beginne dich zu spüren und dir treu zu sein.“

Allium sativum (Knoblauch):
„Besetzt von Gewohnheiten“
„Erkenne deine Möglichkeiten und deine Lebensdynamik.“

Alumina (Tonerde, Aluminiumoxyd):
„Der eigene Standpunkt fehlt, die eigene Position wird nicht eingefordert.“
„Fordere deine Position ein.“

Ammonium carbonicum (Hirschhornsalz):
„Fehlende Sicherheit durch die Zerstörung des väterlichen Vorbildes“
„Stehe selbst deinen Mann, stelle dich dm Leben.“

Ammonium muriaticum (Salmiak):
„Enttäuschung durch das weibliche Prinzip, Ablehnung des Lebens durch die Zerstörung des mütterlichen Vorbildes“
„Nutze die Kreativität in dir.“

Aqua marina:
„Sich seiner Individualität schämen“
„Deine Potenz macht ‚dich' aus.“

Amalgam (als Ganzes):
„Vorgegebener Rahmen, der nicht verlassen werden kann – Sicherheit anstelle von Selbstverwirklichung“
„Sprenge deinen Rahmen und lebe deine Selbstverwirklichung.“

Argentum metallicum:
„Fehlendes Urvertrauen, keine Existenzberechtigung haben“
„Begreife, dass Urvertrauen die einzige wirkliche Sicherheit ist.“

Argentum nitricum (Höllenstein):
„Fordert Nestwärme ein."
„Spüre Nestwärme und Schutz in dir."

Arnica montana (Bergwohlverleih):
„Sich verletzt zurückziehen, sich isolieren"
„Erkenne in deinen Verletzungen den nicht gelebten Anteil von dir selbst."

Arsenicum album (weißes Arsenik):
„Existenzangst, lieber sterben als sich verändern"
„Stelle dich dem Leben, erkenne die Motive, die die Situation geschaffen haben."

Aurum muriaticum (Goldchlorid):
„Anpassungszwang zerstört das Selbstbewusstsein."
„Selbstbewusstsein entsteht durch Treue dir selbst gegenüber."

Aurum metallicum:
„Fehlendes Selbstwertgefühl"
„Achte auf deine innere Stimme und folge ihr."

Barium carbonicum (Bariumcarbonat):
„Entwicklungshemmung aus Angst vor dem Leben und der Selbstverantwortung"
„Sag ja zu deinem Leben, setz dich für deine Interessen ein und setze sie durch."

Bismuthum subnitricum (Wismuthnitrat):
„Schutzbedürfnis und Anpassungswille hemmen die Persönlichkeitsentfaltung."
„Geh das Risiko der Persönlichkeitsentfaltung ein."

Boletus laricis (Lärchenschwamm):
„Alles bleibt beim Alten; in Abhängigkeit erstarrt."
„Habe den Mut, deinem inneren Impuls zu folgen."

Borax veneta (Natriumteraborat):
„Sich ausgenutzt und weggeworfen fühlen"
„Gib Abhängigkeiten auf und finde Menschen, die zu dir passen."

Cadmium sulfuratum (Cadmiumsulfid):
„Anpassung endet in Resignation."
„Beginne dich zu achten und ernst zu nehmen."

Cajeputum (weißer Teebaum):
„Für immer und ewig einen Schwur getan haben"
„Habe den Mut, den Schritt in deine Lebensdynamik zu wagen."

Calcium carbonicum (Calciumcarbonat, Austernschale):
„Sich dem Leben verweigern, Unterstützung wollen"
„Öffne dich dem Leben und nutze dein Potential."

Calcium fluoricum naturalis (Flussspat):
„Sucht Halt um jeden Preis."
„Begreife, dass du nicht genossenen Halt von anderen erzwingen willst. Steh selbst zu dir."

Calcium phosphoricum (Kalziumhydrogenphosphat):
„Zeigt sich klein und hilflos, um der Unterstützung willen."
„Unterstützung macht abhängig, versuch es mal ohne."

Camphora officinalis (japan. Kampfer):
„Sich seelisch aus einer schlimmen Situation herausziehen"
„Spüre deine Verletzung, damit du sie heilen kannst."

Carbolicum acidum (Phenol):
„In leidvollen emotionalen Prägungen verhaftet sein"
„Habe den Mut, deine Verletzungen zu zeigen, um sie bearbeiten zu können."

Chamomilla (echte Kamille):
„Fühlt sich nicht zugehörig, ist wütend darüber und trotzt."
„Schau dir an, ob die Menschen deiner Gemeinschaft wirklich die sind, die dich zufrieden machen."

China officinalis (Chinarindenbaum):
„Sich versklavt und abhängig fühlen"
„Vertraue dir selbst."

Chromium metallicum:
„Leidvolle Isolation; zwingt sich, sich aus Traditionellem zu lösen"
„Erlaube dir dein Anderssein auch ohne Druck und Leid."

Cinnabaris (rotes Quecksilbersulfid):
„Opfert die Persönlichkeit für scheinbare Hilflosigkeit anderer."
„Gib die Manipulation auf und steh zu deiner Stärke."

Coffea cruda (Kaffeebohne):
„Schuldgefühle, sich der Situation aber nicht stellen"
„Bleibe dir selbst treu."

Cortisonum:
„Unterdrückte Lebensimpulse bewirken innere Isolation."
„Wehre dich und nutze deine Möglichkeiten."

Cuprum arsenicosum (Kupferarsenit):
„Anlehnung bis zur Selbstzerstörung."
„Habe den Mut, dein Anlehnungsbedürfnis in Frage zu stellen, und konfrontiere dich mit dem Ursprungsthema."

Cuprum metallicum:
„Leibeigenschaft; Anlehnung aus Schwächegefühl“
„Habe den Mut zur Selbständigkeit.“

Daphne indica (indischer Seidelbast/Lorbeer):
„Aus traditionellem Rollenspiel zur persönlichen Freiheit“
„Finde Sicherheit in dir, damit du Freiheit leben kannst.“

Digitalis purpurea (purpurroter Fingerhut):
„Emotionaler Schock, aus der Geborgenheit in die Konfrontation“
„Lass dich auf das Leben ein.“

Echinacea angustifolia (schmalblättrige Kegelblume):
„Versorgung und Scheinsicherheit als Lebensinhalt“
„Nimm deine individuellen Impulse wahr und setze sie um.“

Ferrum phosporicum (phosphorsaures Eisen):
„Fortwährender Lebenskampf wiederholt sich auf gleiche Weise.“
„Sorge dich nicht, sondern finde zu deinen Bedürfnissen.“

Ferrum metallicum:
„Das Leben ist ein harter Kampf“
„Verlasse das Leid und erlaube dir Leichtigkeit.“

Glonoinum (Nitroglycerin):
„Die Möglichkeit und der Wille zur Bewusstseinserweiterung fehlt.“
„Lass deine Gefühle zu und damit erweiterst du dein Bewusstsein.“

Hedera helix (echter Efeu):
„Kann sich nur in Sicherheit entfalten“
„Finde Sicherheit in dir selbst.“

Helleborus niger (Schneerose, schwarze Nieswurz):
„Ich mag nicht alleine.“
„Versuch es doch einmal ohne engste Unterstützung.“

Helonias dioica (Teufelsbiss, falscher Einhorn):
„Gedankliche Vorstellungen sollen stur erzwungen werden.“
„Schau dir an, was du lebst, und habe den Mut zu ändern, was du nicht willst.“

Histaminum muriaticum (Histaminchlorid):
„Überschießende Aktivität als Überlebenskonzept”
„In der Ruhe liegt die Kraft. Begreife, dass auch Todesangst eine Form des Sichentziehens ist.“

Hypericum perforatum (Johanniskraut):
„Im Schmerz des Leids verbleiben“
„Löse dich aus altem Leid und werde dir der Gegenwart bewusst.“

Jodum:
„Sich nicht ernährt, nicht geliebt fühlen"
„Liebe dich selbst, beende die Manipulation."

Juglans regia (Walnussbaum):
„Kann nur rational handeln, weil er emotional besetzt ist."
„Grenze dich ab und lebe dein eigenes Leben."

Mangan aceticum aut carbonicum (Manganacetat):
„Das Leben ist schwer."
„Lasse Leichtigkeit in deinem Leben zu."

Mercurius corrosivus (Quecksilber-II-Chlorid):
„Schwache Eigenstruktur verursacht unbegründete falsche Selbstkritik."
„Höre auf das, was dein Inneres und deine Seele dir sagen, dann wirst du angstlos und verstehst das Leben."

Mercurius solubilis Hahnemanni (schwarzes Quecksilber-II-Amidonitrat):
„Die eigene Lebenskraft findet keinen Inhalt und wird der Lebenskraft eines anderen geopfert."
„Gestalte deine eigene Lebensstruktur."

Natrium carbonicum (Soda):
„Kann nicht zusammen, kann nicht alleine."
„Lass Entwicklung und Individualität zu."

Natrium muriaticum (Kochsalz):
„Festhalten an dem, was bewährt und bekannt ist"
„Lass los und spüre dich."

Natrium sulfuricum (Glaubersalz):
„Sich selbst bestrafen"
„Öffne dich der Eigenverantwortlichkeit."

Nicolum metallicum:
„Der ‚abgetrennte Kopf'; Trennung von Verstand und Gefühl"
„Bringe Gefühl und Verstand in Einklang, damit du dich wieder spürst."

Nitrogenium oxygenatum (Lachgas):
„Autonomes Bewusstsein wird verweigert."
„Du hast das Recht und die Pflicht, dich als Individuum zu leben und die irdischen Gesetze mit den geistigen zu verbinden."

Osmium metallicum (Osmiumtetroxyd):
„Fehlendes Einlassen; fehlendes Vertrauen; mit sich nicht im Einklang sein"
„Lass dich auf dich und deine Möglichkeiten ein."

Palladium metallicum:
„Das ‚liebe Kind' will bewundert, bestätigt werden."
„Beziehe deine Anerkennung aus der Zufriedenheit mit dir."

Petroselinum sativum (Gartenpetersilie):
„Meine Mutter liebt mich nicht."
„Kläre, ob deine Mutter dich wirklich nicht liebt oder ob du einer Fiktion aufgesessen bist. Setz dich dringend auseinander."

Platinum metallicum:
„Aus Verletzung sich über andere erheben, um unantastbar zu sein"
„Zeige deine Verletzung, dann besteht die Chance, Nähe zu haben."

Plumbum metallicum (Blei):
„Schauspielerei als Flucht"
„Unterlasse die Tarnungsspiele und beziehe Stellung für dich und deine Bedürfnisse."

Selenium metallicum (Selen):
„Sich aus Schwäche mit dem Siechtum abfinden"
„Stelle dich dem Leben, dann wirst du nicht schwach."

Senecio aureus (goldenes Kreuzkraut):
„Weiß mit seiner Kraft nichts anzufangen"
„Du hast das Recht, dein Potential für dich zu entfalten."

Silicea (Kieselerde, Kieselsaure, Bergkristall):
„Verkopft sein; durch Verletzung sind Gefühle weggedrückt."
„Lebe dich, nicht deinen Intellekt."

Stannum metallicum (Zinn):
„Nicht erlaubter Lebensgenuss"
„Öffne dich für den Reiz des Lebens, der persönliche Freiheit bringt."

Symphytum officinalis (Beinwell):
„Leiden bis zum Zusammenbruch, gebrochen sein"
„Werde selbst aktiv und lass dich nicht von außen bestimmen."

Tabacum (Tabak):
„Rückzug aus Unsicherheit"
„Steh zu deiner Unsicherheit, gib Kommunikation und Nähe eine Chance."

Tellurium metallicum (Tellur):
„Verleugnet seine Möglichkeiten; bleibt lieber Spielball anderer"
„Lerne, dich zu spüren und auf dein Gespür zu vertrauen."

Thea chinensis (chinesischer Teestrauch):
„Über Leichen gehen wollen, um eigene Begrenzung zu sprengen."
„Begreife deine selbstproduzierte Begrenzung."

Valeriana officinalis (Baldrian):
„Sich erpresst fühlen"
„Es ist an der Zeit, zu sich selbst zu stehen und Konsequenzen tragen zu wollen."

Vanadium metallicum (Vanadium):
„Fühlt sich unverstanden"
„Erkenne dich selbst an, statt auf Anerkennung von anderen zu warten."

Veratrum album (weiße Nieswurz):
„Der Selbstverrat"
„Bleib dir treu, auch wenn es manchmal nicht einfach ist."

X-rays (Röntgenstrahlen):
„Zerstörung der Eigenstruktur"
„Du hast das Recht und die Pflicht, so zu sein, wie du bist."

Zincum metallicum (Zink):
„Scheinwürde und Disziplin anstelle von Gefühlen"
„Auch du darfst Fehler haben."

19.16 Weitere Reaktionsmöglichkeiten

Weiter muss beim Material-/Medikamenten-Test darauf geachtet werden, ob es bei der Inkorporation neuer Materialien bzw. bei der Einnahme von Medikamenten im energetisch-informatorischen Sinne zu einer neutralen, „toxischen", „allergischen" oder hypertonen Reaktion kommt. Dazu muss man das Material bzw. das Medikament mehrmals auflegen. Ein immer stärker werdender +AR bedeutet eine „toxische", ein gleich bleibender +AR eine „allergische" Reaktion.

Toxische Schwermetalle können zu 80 Prozent auch durch einen über Kreuz genommenen AR (s. Abb. 30g) und/oder durch einen über die Körpermitte hinweg durchgeführten Muskeltest am PCM/Psoas (s. Abb. 55 u. 56) ermittelt werden. Das heißt: Findet bei diesen gerade genannten Tests eine Reaktion statt (also +AR/

schwacher/hypertoner Muskel), so lautet die Verdachtsdiagnose: Belastung durch toxische Schwermetalle. Das Gleiche gilt, wenn aus dem Lykotronic-Testsatz die Ampulle „dentale Schwermetalle" anspricht (s. Abb. 9). Analoges gilt für die Ampulle „dentale Kunststoffe".

Über die Mudras bekommt man ebenfalls entsprechende Hinweise: Geschieht die Reaktionsänderung durch das Toxizitäts-Mudra, kann man mit Hilfe des Mudras: „toxische Metalle" (s. Abb. 89) die Aussage verifizieren (erneute Polaritätsänderung). Die Ermittlung des betreffenden Metalls erfolgt dann durch Hinzugabe des jeweiligen Elements (erneute Polaritätsänderung) bzw. bei anderen Materialien durch Hinzugabe der entsprechenden Stoffe (wenn das Toxizitäts-Mudra zum Beispiel auf Kunststoffe anspricht).

19.17 Periphere/zentrale Testung

Bei diesem Test wählt man zum Beispiel für das Material die periphere Auflage unterhalb des Schlüsselbeins, während man durch „zentrale" Auflage, also oberhalb der Clavicula, Aussagen über *bereits inkorporierte* Materialien bzw. über „Noch-Belastungen" durch früher im Körper vorhandene Materialien bekommt. Denn analog der Bedeutung in der Aurikulomedizin wirkt ein Material zentral aufgelegt wie eine Wegnahme, peripher aufgelegt wie eine Zugabe.

Andere Verfahren, bereits inkorporierten Zahnersatz auf seine Verträglichkeit zu testen, wie sie zum Beispiel von H. Schlosser angegeben wurden, können auch benutzt werden. Während Schlosser sich eines neutralen Mediums bedient (vorher getestetes Holz), um die Information von jedem einzelnen Material aus der Mundhöhle herauszuholen, kann das Gleiche auch mit dem Lykotronic-Gerät (in Verbindung mit dem *Bionik-Korrelator*) durchgeführt werden, das die Information abgreift und auf ein wässriges Medium überträgt (siehe Abb. 113). Beide Male wird der Patient peripher bzw. zentral mit dieser aufgeprägten Information des Materials belastet und seine Reaktion wird überprüft (s.o.).

Bekomme ich also einen +AR bei der peripheren Auflage, bedeutet dies schon eine Unverträglichkeit an sich, während der +AR bei der zentralen Auflage eine Unverträglichkeit eines bereits inkorporierten Materials bzw. nach dessen Entfernen eine noch vorhandene Belastung durch die von diesem in den Körper gelangten Ionen anzeigt. Außerdem kann ich so den Einfluss einer bereits im Mund inkorporierten Arbeit auf ein Organ überprüfen:

Ist ein anfänglich gefundener +AR zum Beispiel bei einem Organ nach zentraler Auflage des Materials verschwunden, so wurde/wird dieses Organ durch den inkorporierten Zahnersatz belastet. Dann weiß man, dass man durch das Entfernen des Materials aus dem Mund dem Patienten bezüglich seiner Symptome (bezogen auf das entsprechende Organ) helfen kann.

Die Ermittlung der betroffenen Ebene erfolgt wiederum über die Mudras. Dabei kann es vorkommen, dass zum Beispiel eine Legierung als Ganzes nicht reagiert, wohl aber einzelne ihrer Bestandteile, was besagt, dass sie in einem solchen Falle in der Gesamtlegierung neutralisiert sind. Dies wäre eine Indikation für das „Metallgespräch".

19.18 Material-/Potenzfrage

> Grundsätzlich sollte man zunächst mit der Ursubstanz der Einzelbestandteile testen (soweit verfügbar), dann mit der D6 und der D30 und schließlich mit einer aus den verträglich gefundenen Einzelbestandteilen zusammengesetzten Legierung.

Wie nach Untersuchungen von Lechner (1993, 1998) mittels Flimmerverschmelzungsfotometrie (FVF) bekannt, bedeutet ein +AR beim peripheren Auflegen der Ursubstanz und der D6 und ein –AR, das heißt: kein Reflex, bei der D30 eine Unverträglichkeit im Sinne einer allergisch-subtoxischen Belastung.

Ein +AR beim Auflegen der D30 und ein –AR, also wieder: kein Reflex, bei der D6 und der Ursubstanz bedeutet Verträglichkeit.

Tritt immer ein +AR auf oder immer ein –AR, ist das System zurzeit nicht beurteilbar, eventuell aufgrund einer Regelstarre.

Kein Reflex beim Auflegen der Ursubstanz des Materials peripher, wohl aber ein +AR bei der D6 und D30 bedeutet Verdacht auf eine Unverträglichkeit bei vorhandener Blockade.

Es ist auch darauf zu achten (s. o.), dass eine hypertone Reaktion nicht übersehen wird. Das gilt im Übrigen bei allen anderen medizinischen kinesiologischen Tests ebenso, also auch bei Medikamenten, bei Ernährungsstoffen einschließlich Nahrungsergänzungsmitteln und bei Allergika. Ebenso ist der Biocomputer noch einmal nachzuprüfen, besonders die Minicomputer (s. dort).

Nach dem Gesagten ergibt sich also bei der **Materialtestung ein Dreierschritt** (s. auch Abb. 85 f., 119c):

1. den Biocomputer überprüfen und gegebenenfalls normalisieren,
2. das Material/Medikament/Nahrungsmittel testen und
3. den Biocomputer erneut kontrollieren, besonders unter dem Aspekt der fünf Quadranten/Minicomputer, aber auch unter Bezug auf die anderen oben genannten „Computerfehler".

Was man bei dieser Art Testung nicht findet, ist im Falle der Materialien die von LECHNER (1995) aufgeführte Feldwirkung etwa einer Krone. Dazu muss man entsprechende Ringstrukturen der Metalle als Testsubstanzen haben (s. LECHNER: *Herd, Regulation und Information*).

Was bisher über die Materialfrage in der Zahnheilkunde gesagt wurde, gilt im Prinzip – wenn auch mit bestimmten Unterschieden (s. weiter unten) genauso für Nahrungsmittel und Medikamente. Hier muss man sich fragen, ob und wann es sinnvoll ist, diese Substanzen über die zentrale Auflage zu testen. Will man überprüfen, ob ein bestimmtes Organ durch die Wegnahme eines Allergens entlastet wird, so ist es sinnvoll, so vorzugehen. Bei einem Medikament ist es jedoch fraglich, es sei denn, es hätte bereits toxische oder allergische Nebenwirkungen gezeigt. Eine periphere Auflage ist allemal sinnvoll, besonders unter Beachtung der hypertonen Reaktion, die unter Umständen auch von einem homöopathischen Mittel ausgehen kann.

Wie oben gesagt, können Einzelbestandteile Subsysteme irritieren, selbst wenn das „Gesamtprodukt" neutral reagiert. Analog gilt das Gleiche auch in Bezug auf die Verträglichkeit für den Gesamtkörper und einzelne Organe. Jede der oben genannten „Gesamtsubstanzen" kann vom ganzen Körper toleriert werden, während einzelne Organe belastet werden können. Die Überprüfung dieser *lokalen* Unverträglichkeit gegenüber einer *allgemeinen* erfolgt über einen in der Aurikulo-Therapie üblichen „Leerfilter", das heißt einen Filter, in dem keine Information enthalten ist und der auf den Körper gelegt wird (zum Beispiel ein schwarzer Gummiring).

Alles, was dann in den Filter gelegt wird, erlaubt eine Aussage über den Gesamtkörper, während über die jeweilige lokale Auflage außerhalb des Filters oder ohne Filter nur jeweils der Bezirk bzw. das Organ erfasst wird, auf dem die entsprechende Substanz liegt. Will man also ein exaktes Ergebnis bezüglich Verträglichkeit/Allergie von Stoffen/Nahrungsmitteln, muss man sie lokal *und* allgemein testen.

Bei Mineralstoffen, Spurenelementen, Nahrungsergänzungsstoffen, aber auch bei Medikamenten kann der Bedarf des Körpers so groß sein, dass eine eventuelle „Allergie“ in den ersten 30 Sekunden überdeckt wird. Daher muss man diese Substanzen nach 30 Sekunden noch einmal überprüfen. Eine dann erst auftretende MR bzw. ein +AR deutet auf eine „Allergie“ bzw. Unverträglichkeit. Die Unterscheidung zwischen beiden erfolgt etwa nach weiteren 30 Sekunden. Während bei einer „Allergie“ MR/AR bestehen bleibt, adaptiert sich der Körper bei einer *Intoleranz* und wird wieder normoreaktiv (Polaritätswechsel).

Tritt von Anfang an eine solche Reaktion auf (MR/+AR), kann man daraus auch schon nach den ersten 30 Sekunden den Unterschied zwischen „Allergie“ und Intoleranz ersehen. Benutzt man das HEBS-Mudra „Allergie“ (s. Abb. 89) als spezifischen File, so findet man nur die Allergien.

Bitte beachten: Auch bei zahnärztlichen Materialien kann es zu einer solchen Spätreaktion nach 30 Sekunden kommen – daher auch dort nach dieser Zeit noch einmal testen!

19.19 Bezugsketten (-netze) und Schwermetalle

Über Einspeichern (Einfrieren) von Informationen in den Biocomputer (in der Kinesiologie auch „Verweilmodus“ genannt), zum Beispiel mittels *Leg lock* (s. Abb. 124) oder XY-Linie auf der Stirn (s. Abb. 109), kann man Bezugsketten (-netze) zu eben jener eingespeicherten Information herstellen. Diese Methode eignet sich nicht nur zur Verifizierung einer Fernwirkung durch einen Herd oder ein Störfeld, sondern auch dazu, beim Materialproblem die „Ausleitung“ bzw. „Detoxikation“ bzw. Desensibilisierung zu bewerkstelligen, die allerdings erst nach dem restlosen Entfernen erfolgen soll.

Beispielhaft möchte ich dies am Amalgam beschreiben: Durch CL/TL auf für das Amalgam und seine Bestandteile bekannte Punkte – zum Beispiel Omega-1-Punkt im Ohr, Stirnpunkte der Ohrakupunktur (Hg, Sn, Cu, Zn), KG12 (s. Abb. 109, 137), vom Amalgam induzierte Störfeld-Hinweispunkte am Ohr (All, Endoxan, PE1, Vit. C, Lateralitätssteuerung; s. Abb. 125), Riddler-Punkte (Cu, Hg, Zn, Se, Vit. B, E, C; s. Abb. 58) – oder einfach auf vorher als belastet getestete Organpunkte und durch Einspeicherung des gefundenen +AR kann man die richtige Medikation einschließlich der homöopathischen Potenzstufen und Begleittherapie finden, indem der AR bei der Wahl des richtigen Mittels bzw. der passenden Potenz durch Resonanz verschwindet.

Desensibilisierung erfolgt homöopathisch in der Regel von einer Hochpotenz zu einer niedrigen Potenzstufe. (Das Umgekehrte wäre eine Sensibilisierung.) Dabei kann aber genauso gut eine Höchstpotenz als therapeutisch wirksame letzte Potenzstufe in Frage kommen. Jedenfalls muss man in beide Richtungen testen (von Hochpotenz zu Niedrigpotenz und von der Niedrigpotenz zur Hochpotenz).

Schwermetalle (s. auch Kap. 5.3.2)

Dem Gesagten widerspricht eine während der Ausbohrphase des Amalgams verabreichte, jeweils individuell ausgetestete schwingungsmäßige Isotherapie des herausgenommenen Materials nicht. Über die von Th. Altrock (Bonn) beschriebenen Allergiepunkte (Zonendominanter Punkt A auf linkem Ohr und F am rechten Ohr; s. Abb. 138) können die allergischen Komponenten zum Beispiel mittels Ohrakupunktur behandelt werden (s. auch Altrock: *Gefahren durch Dentalmaterial und Umweltnoxen*).

Es hat sich jedoch herausgestellt (s. Lechner 1995), dass eine alleinige Isotherapie einschließlich Begleitmittel (zum Beispiel Vit. C, B3, B6, E, Zink, Selen) meist nicht ausreicht, sondern dass meist trotz eventueller Nebenwirkungen auch Komplexbildner (DMPS, DMSA, NAC) gegeben werden müssen (Ausnahmen: Unverträglichkeit der Komplexbildner bzw. Leber-/Nierenbelastung und Niereninsuffizienz). Allerdings sind gerade DMPS und DMSA seit Jahrzehnten gut untersuchte Substanzen mit erstaunlich wenige Nebenwirkungen, die man noch verringern kann, wenn man nur solche Patienten mit diesen Substanzen behandelt, die im Regulationstest keine starken Regulationseinschränkungen bzw. keine Blockaden haben. Bei Patienten, die Einschränkungen haben, muss vor einer Ausleitungstherapie erst die Regulation wieder in Gang gesetzt werden, sei es durch Aminosäuren, Mineralstoffe, Vitamine oder Enzyme (siehe auch Abb. 107a-d).

Fazit: Neben dem energetisch-informatorischen muss auch der toxisch-allergische Aspekt berücksichtigt werden. Eine sanfte Ausschwemmung von Schwermetallen kann auch mittels Algen, Bärlauch und Knoblauch erfolgen, das heißt mit Substanzen, die schwefelhaltig sind; somit kommen auch alle anderen entsprechenden Präparate in Frage, wie zum Beispiel Sulfuretten, Wallnussblättertee und Sulfur selbst.

Allgemein stehen uns zur Ermittlung der Fähigkeit eines Patienten zur Ausscheidung aus der Grundsubstanz neben den oben genannten Regulationstesten noch die bioenergetischen Testverfahren (VRT, PE, EAP) zur Verfügung: Kann man mit Hilfe des „biologischen Index“ nach SCHIMMEL (über Mesenchympotenzen) durch Hinzugabe der Schwermetalle in potenzierter Form (zum Beispiel Mercurius sol. comp.) eine normale Reduzierung um 1-2 Stufen erreichen, gilt der Patient als „Ausscheider“. Erreicht man im Test eine Reduzierung um mehr als 5 Stufen, ist der Patient ein „Nichtausscheider“ und muss entsprechend sanft (vor-) behandelt werden.

Um die intrazellulären Belastungen mit Schwermetallen und ihrer Ausschwemmung zu erfassen, muss man kinesiologisch (KLINGHARDT) zu einem Trick greifen, denn bisher (1998) konnte man nur die extrazellulären im Interstitium vorhandenen Intoxikationen erfassen. (Das gilt auch für EAV und andere Methoden.)

Zur Diagnose dient das von OMURA entdeckte direkte Resonanzphänomen, das dem von BAHR in der Aurikulomedizin entwickelten lokalen Resonanzphänomen entspricht und mit dem RFR besonders gut zu handhaben ist. Es besagt, dass sich der AR bzw. die MR ändert (oder dass ein RAC auftritt), wenn man lokal über einer (Schleim-) Hautstelle die Substanz – hier zum Beispiel Hg oder im Falle der Aurikulomedizin die Resonanzsubstanz (s. dort) – auflegt, die im Körper unter dieser Stelle enthalten ist. Mit diesem Phänomen hat OMURA entdeckt, dass Koriander Schwermetalle aus den Zellen (besonders des Gehirns) schleusen kann. Dies geht nach eigener Untersuchung auch mit einer spagyrisch hergestellten Nahrungsergänzung, nämlich: *Alchymarius* von Apotheker H. TWAROK (Köln).

Hat man also die Schwermetalle aus der Grundsubstanz eliminiert und findet durch „normale“ CL/TL/CH zum Beispiel am Rumpf oder Kopf keine Reaktion mehr, so macht man diese TL/CL noch einmal unmittelbar mit der vermuteten Substanz. Sollte dann dort lokal, intrazellulär noch etwas von der entsprechenden Substanz vorhanden sein, dann ergibt sich daraus eine erneute MR bzw. ein erneuter +AR.

Mit dem RFR gelingt sogar der Nachweis, inwieweit die DNS betroffen ist, da mit ihm bis intranuklear getestet werden kann. Gibt man 2 bis 5 Tropfen Koriander

(OMURA, KLINGHARDT) oder Alchymarius (TWAROK, ROSSAINT), wartet unter Massage der Mittelfingerkuppe (Gehirnrepräsentation nach OMURA) oder einer anderen entsprechenden Repräsentationsstelle an der Hand 1 bis 2 Minuten und führt die übliche TL/CL/CH-Testung an den entsprechenden Stellen noch einmal durch, so wird sie jetzt *positiv*.

Der ebenso erneut durchgeführte periphere CL/TL/CH-Test über die Organe mittels medizinischer Kinesiologie – vorher ja aufgrund der erfolgreichen Ausleitung aus der Matrix negativ – ergibt dann als Kennzeichen der Mobilisation aus der Zelle und des Eintritts in das Bindegewebe ebenfalls eine MR bzw. einen +AR. Damit erfasst man gleichzeitig, welches Organ durch die erneute Mobilisierung eventuell überlastet wird und nochmals mit Medikamenten unterstützt werden muss.

SCHIMMEL ermittelt die Belastung des intrazellulären Stoffwechsels mit DNS D6 bis D200, wobei Stufe 1 (D6) schwach und Stufe 6 (D200) sehr stark ist. Durch Hinzugabe von potenzierten Schwermetallen (zum Beispiel *Mercurius solubilis comp.*) mit anschließender Testung kann man ersehen, ob dadurch eine Verbesserung der Stufe erreicht wird, zum Beispiel von 5 (DNS D60) auf 4 (DNS D30) oder 3 (DNS D12).

Ist dies der Fall, kennt man zum einen den Grad der Belastung und zum anderen weiß man, dass der Patient dann auch gut ausscheidet. Spricht keine DNS-Potenz mehr an, kann man davon ausgehen, dass keine intrazelluläre Belastung durch Schwermetalle mehr vorhanden ist. Erreicht man keine Reduzierung, so weiß man, dass der intrazelluläre Stoffwechsel nicht durch Schwermetalle belastet ist, und man muss nach weiteren möglichen Ursachen suchen. Verwendet man die in der ZÄPE benutzten DNS-Potenzen, so kann man die Belastung noch genauer skalieren.

Die eleganteste Art, intrazelluläre und intranukleare Belastungen jeder Art festzustellen geschieht also mittels des Rossaint-Frequenz-Resonators (RFR; s. auch Kap. 13). Durch die bei seinem Gebrauch auftretende Verstärkung (Boosterung) kann man einmal das Cytoplasma der Zelle erfassen, indem man den LWL (PMMA-Kabel) alleine benutzt, zum anderen gelangt man bis in den Zellkern inklusive der DNS, wenn man den Minitubus des RFR einsetzt.

19.20 Therapeutische Relevanz

Bei der Medikamentenanwendung im Kinesiologie-/PE-Test ist es wichtig zu wissen, ob die entsprechende Substanz therapeutische Relevanz im positiven Sinne hat oder therapeutisch irrelevant ist oder sogar eine Belastung darstellt.

Zur Prüfung der Relevanz legt man das zu untersuchende Medikament ebenfalls *mehrmals peripher* auf. Ändert sich dabei die Ausgangslage nicht, hat das Medikament keinerlei Relevanz für den Patienten. Es besteht kein Resonanzphänomen. Zeigt sich jedoch ein +AR oder eine hypo- oder normotone Reaktion bei der Wegnahme, dann zeigt dies, dass der Patient das Mittel braucht, da in diesem Falle die *Wegnahme* einen Stress/Reiz auslöst. Diese Aussage gilt sowohl für den ganzen Körper als auch für ein bestimmtes Organ (s. oben).

Ist man bei der Untersuchung zum Beispiel durch Einspeichern einer Information bereits in einem Subsystem – in der Computersprache: in einem „File" – und hat man bereits einen OFF-Zustand (Yin-AR/hypotone Reaktion), so bedeutet der Ausgleich durch das Therapeutikum ebenfalls die Notwendigkeit der Verabreichung. Bei der Auflage von Nosoden gilt ein +AR bzw. eine hypo-/hypertone Reaktion als Diagnostikum. Will man eine Nosode therapeutisch verwenden, darf sie nur beim Wegnehmen vom Körper eine hypo-/normotone Reaktion oder einen +AR verursachen. Die Überprüfung einer Nosodenindikation überhaupt erfolgt analog dem VRT-Verfahren nach SCHIMMEL (s. Abb. 10) mit der Testampulle: Zincum metallicum D12; ein +AR oder eine hypo-/hypertone Reaktion bei der Zugabe dieser Ampulle bedeutet: Der Patient braucht eine Nosode als Therapeutikum, die man dann ertesten muss.

Herd- und Störfelddiagnostik

20.1 Herdpunkte nach D. Leber

Bei der Herd- und Störfelddiagnostik (s. auch Kap. 13, ZÄPE) bedient man sich, wie auch sonst bei der kinesiologischen/physio-energetischen Diagnose, der TL/CL der zu untersuchenden Region, sei es der anatomischen Struktur (zum Beispiel Zähne, Tonsillen, Appendix, Narben usw.) oder bestimmter Akupunkturpunkte, wie zum Beispiel der EAV-Messpunkte bzw. der Übersichtsmesspunkte für das Herdgeschehen:

im *Kopfbereich:*	GG 25 = Nasenspitze (s. Abb. 58)
im *Brustraum:*	KG 18 = 2QF oberhalb Intermammillarlinie (zwischen Ansätzen der 3. Rippe)
im *Bauchraum:*	KG 13 = Xiphoidende (1QF unterhalb) (5QF oberhalb Nabel)
im *Beckenbereich:*	KG 6 = 2QF unterhalb Nabel

nach D. Leber (virtueller Computer- bzw. Medikamententest mit dem Akupro-System bzw. mit dem SkaSys-System nach Lechner) mit anschließendem CH bei jeweils positivem Befund .

Der CH erfolgt mechanisch durch zum Beispiel Klopfen oder/und chemisch – analog der EAV- durch Nosoden und/oder Organpräparate. In der Zahnheilkunde wird zum Beispiel nach positiver CL/TL an Ly 2 / Di 5 bzw. KG 24 jedes zu untersuchende Odonton koronal, bukkal und lingual/palatinal gereizt und differentialdiagnostisch auf die verschiedenen Möglichkeiten „abgeklopft". Dabei wird – ebenfalls analog der EAV – so oft gereizt und mit Nosoden/Organpräparaten ausgeglichen, bis keine Reaktion mehr erfolgt.

20.2 Herdtest mit speziellen Testampullen

Einen anderen Weg zur Herd- und Störfelddiagnostik kann man gehen mit den Testampullen entweder des Lykotronic-Testsatzes, die als Belastungsampullen zu betrachten sind (zum Beispiel „globale Herdbelastung"; s. Abb. 9) oder des Schimmel-Testsatzes (Filtertechnik; s. Abb. 10), indem man über entsprechende Filter (zum Beispiel Causticum D 60 als Herdhinweis und Causticum D 400 für einen dominanten Herd) mit Organpräparaten der Fa. Wala bzw. mit TL/CL auf den Organreflexpunkten eine Bezugskette zum betroffenen Organ herstellt.

20.3 Aurikulomedizinische Herddiagnostik in der ZÄPE

Eine weitere Alternative: Man benutzt (im Falle der Störfelddiagnostik) die von der Aurikulomedizin (Bahr) inaugurierte Methode mit dem +9-Volt-Stab und dem +3-Volt-Hämmerchen bzw. der entsprechenden Resonanzsubstanz (Störfeld-Hinweisampullen):

a) einmal zur Identifizierung der fünf Störfeldtypen der Stärke 1 bis 5 und/oder der drei psychischen Störfelder (nach Bahr; S. Kap. 13.1.3 und Abb. 125 bis 136). Dabei sagt der Hinweispunkt nichts über Art und Lokalisation des Herdes, sondern nur etwas über den Schweregrad (Typ 1 bis Typ 5: 1 = stärkster, 5 = schwächster Herd).

b) zum anderen zur Auffindung der Beziehungen zum Symptom.

Zum Auffinden der fünf Störfeld-Hinweispunkte in der so genannten mittleren Gewebeschicht nimmt man den +9-Volt-Stab jeweils in die dem untersuchten Ohr bzw. der untersuchten Körperseite entgegengesetzte Hand und sucht die entsprechenden Punkte am Ohr (s. u.) entweder mit dem +3-Volt-Hämmerchen oder mit den Störfeld-Hinweisampullen: Histamin (Typ 1), Endoxan (Typ 2), Misoprostol (Typ 3), Ascorbinsäure (Typ 4), Ginseng (Typ 5) bzw. mittels CL/TL am Körper. Ein(e) +AR/hypo-/hypertone Reaktion gibt den Befund an.

Die 9-Volt-Stab-Technik (Bahr) dient generell dazu, bestimmte pathologische Punkte der drei Gewebeschichten nach Nogier, die dieser aufgrund drei verschiedener Aufdruckstärken eines Drucktasters fand und bestimmten Pathologien zuordnen konnte, besser orten zu können, da bei der unterschiedlichen Handhabung der Stäbe die jeweils anderen zwei Schichten unterdrückt werden, so dass die jeweils aktiven Punkte in der jeweiligen Schicht verstärkt auffindbar sind.

20.3.1 Fünf Störfeldtypen

Während man für den Rechtshänder den *Störfeld-Hinweispunkt vom Histamintyp* (Typ 1, ALL 1 – aktiver toxischer Herd) am linken Ohr (höchste Stelle) findet (bzw. in der Kniekehle der Akupunkturpunkt Blase 54 (40) (links: -3V; rechts: +3V, oder an der Hand Dickdarm 3 links), sind die anderen vier Punkte am rechten Ohr bzw. auf der rechten Körperseite zu finden (für Linkshänder umgekehrt; Abb. 125, 128 bis 133):

- der Punkt vom **Endoxantyp** (Typ 2, ALL 2) vor dem Ohr etwas höher als der Tragus, etwa in der Verlängerung der Anthelix bzw. an der Hand: Akupunkturpunkt Allergie-1 (KS-9-1),
- der Punkt PE1 (**Prostaglandin E1**, Typ 3) hinter dem Ohr (auf dem Lobulus am Übergang zur Kopfhaut) bzw. am Fuß Gallenblase 41 rechts oder an der Hand Organdegeneration 3 (3E3-1) rechts,
- der ***Vitamin C-Punkt*** (Typ 4) oberhalb des Ohres (circa 2-3 cm) bzw. an der Hand: Akupunkturpunkt Organdegeneration 1 (3E 1-1) rechts und
- der ***Lateralitätssteuerungspunkt*** (Ginseng-Punkt Typ 5„ als schwächster) 3 cm vor dem Ohr in Höhe des Tragus bzw. Akupunkturpunkt Nervendegeneration-1 (Dickdarm-1-1).

20.3.2 Drei psychische Störfelder

Die drei Punkte für die psychischen Störfelder in der oberflächlichen Schicht (+Voltstabseite rechts, –Voltstabseite links) sind nach Bahr (s. Abb. 126):

1. der **Omega-Hauptpunkt** vorne auf dem Lobulus rechts (manchmal tiefe Schicht); die entsprechende Störfeld-Hinweisampulle ist **Lexotanil**;
2. der **„Valium-Punkt“** („Tranquilizertyp“) auf dem Tragus links (manchmal mittlere Schicht), zu finden mit der Störfeld-Hinweisampulle **Diazepam (Valium)** und
3. der **antidepressive Punkt** („larvierte Depression“) in der Nähe des TMG-Punktes rechts (tiefe Schicht), der auf die Storfeld-Hinweisampulle **Magnesium** reagiert.

Sie sind besonders interessant, weil ein Störfeldgeschehen häufig davon initiiert und/oder unterhalten wird. Ist dies der Fall, kann eine rein somatische Therapie (auch eine OP) nicht zum gewünschten Erfolg führen.

20.3.3 Die Lage der eigentlichen Herdpunkte in der Aurikulomedizin

Die Herdpunkte, das heißt die eigentlichen Störfelder findet man (genau wie die Hauptsymptompunkte der Organe) in der tiefen Gewebeschicht: Dafür befindet sich der +9-Volt-Stab auf der Seite des untersuchten Ohres bzw. der untersuchten

Körperseite. Dann sucht man die in der Anamnese angegebenen bzw. aufgrund der Symptomatik vermuteten Organe wieder mit dem +3-Volt-Hämmerchen oder den Störfeld-Hinweisampullen (je nach gefundenem Typ) mittels TL/CL. Ein +AR zeigt den Befund an.

Dabei ist zu beachten, dass in der Regel jeder Störfeld-Hinweispunkt *nur auf ein einziges* Störfeld hinweist, so dass man beim AR wirklich nur den optimalen, das heißt längsten/stärksten +AR als Herdpunkt nehmen darf, während „kleinere/schwächere" Armlängenreflexe auf die vom Störfeld unterhaltenen Symptompunkte hindeuten. Starke Störfelder können oft eine Oszillation und/oder Inversion erzeugen.

Eine Verbindung zwischen Herdpunkt und Hinweispunkt besteht, wenn bei Verbindung der beiden Punkte, zum Beispiel durch ein Kabel, ohne Stäbe, kein AR mehr auftritt.

Auch hier ist darauf zu achten, dass der Ausgleich optimal ist. Eine bloße *Verbesserung* in Richtung Ausgleich zeigt an, dass der gefundene Punkt auch wieder eher ein Symptompunkt ist. Außerdem kann man das lokale Resonanzphänomen auf die entsprechenden Substanzen (je nach Störfeldtyp) nutzen, da der Herdpunkt ja auf dieselbe Resonanzsubstanz reagiert wie der jeweilige Hinweispunkt. Eine weitere Überprüfung, ob man den richtigen Herdpunkt gefunden hat, besteht darin, dass man nach der Therapie des Punktes, sei es mittels Akupunktur am Ohr oder Neuraltherapie am Körper, für kurze Zeit den Hinweispunkt nicht mehr findet.

Auch Einspeichern des jeweils gefundenen Störfeld-Hinweispunktes über die XY-Linie (s. Abb. 109) ist möglich (MR/+AR). Dann gleicht ein gefundener Herdpunkt den eingespeicherten +AR aus (erneuter +AR/erneute MR führt zu gleicher Armlänge bzw. zu normotonem Muskel), wenn das zum zugehörigen Hinweispunkt gefundene Organ der Störherd ist. Nach jeder Therapie muss die Stärke des Störfeldtyps immer weniger werden und zum Schluss verschwinden, sonst hat man etwas übersehen.

20.3.4 Amalgam als Störfeld

Ein *Amalgamstörfeld* findet man aurikulomedizinisch in der Regel in der oberflächlichen Gewebeschicht am Omega-l-Punkt (s. Abb. 125, 134 f.) der dominanten Ohrseite oder am Körper an KG12 bzw. auf der Stirn (s. Abb. 109), und zwar mit der +9-Volt-Stab-Seite in der rechten Hand und mit der –9-Volt-Stab-Seite gleichzeitig in der linken Hand. Da man physio-energetisch den AR mit dem Stab in beiden Händen nicht nehmen kann, muss man entweder auf einen IM ausweichen oder den Zustand im Computer „einfrieren" und dann ohne Stab weitertesten. Das Amalgamstörfeld kann aber auch als jedes der fünf Störfeldtypen in allen Schichten auftreten und ist so als eine „Sonderform des Störfeldes" (STRITTMATTER 1998) zu betrachten, das jederzeit aus seiner Schlummerrolle („larviertes Amalgamstörfeld") geweckt werden kann; auch kann es „durch das Entstehen eines neuen Störfeldes, zum Beispiel Zustand nach einem Infekt mit andauernder Nasennebenhöhlenproblematik, gleichsam potenziert werden" (STRITTMATTER); auch die anderen Störfelder können als jedes der fünf Störfeldtypen auftreten.

Der *Omega-2-Punkt* (ebenfalls in der oberflächlichen Gewebeschicht) hat als *Störfeld-Hinweispunkt für Vitaminmangel* eine besondere Bedeutung, da laut Aurikulomedizin ein Vitaminmangel nicht ohne ein Störfeld vorhanden ist, das heißt: Nach lokaler Störfeldbehandlung in der tiefen Schicht darf kein Vitaminpunkt mehr nachweisbar sein.

Auch Mudras können zur Hinweisdiagnose für das Herd- und Störfeldgeschehen benutzt werden (s. Abb. 88), allerdings nicht in der Aurikulomedizin selbst.

Im Übrigen kann man jede Störfeldtherapie unterstützen, indem man die Punkte PE 1 bzw. Gbl 41 (rechts), den GG 4 am Ohr (links) oder den Nullpunkt (rechts) oder den Ohr-Thymus-Punkt bzw. 3E 5 (links) mit einer Goldnadel sticht (Abb. 138).

Zusammenfassend kann man sagen:

Der einfache, *ad hoc* durchgeführte Muskeltest/AR zur Bestimmung eines Materials, eines Medikaments oder eines Nahrungsmittels genügt nicht, ja ist sogar als falsch anzusehen; bezüglich der Herd- und Störfelddiagnostik hat sich das Vorgehen gemäß der Aurikulomedizin bzw. der EAV bzw. der virtuellen Computertestung (LEBER/LECHNER) bewährt; man muss jedoch immer das Gesamtbild im Auge behalten, indem man ...

a) den Biocomputer und

b) die Stellung des Testes in seiner Bedeutung für das gesamte Krankheitsbild des Patienten beachtet.

Bleiben nach einer Herd- und Störfeldsanierung Beschwerden bestehen, muss man mit Hilfe der Polaritätsmudras (Abb. 92) *gestörte* Felder ausfindig machen.

Wir Menschen bauen uns unsere materielle Umwelt nur durch die ständige Wiederholung und Verdichtung unserer Gedanken-, Gefühls- und Wortenergiefelder auf. Es wird Zeit, dies zu erkennen, denn nur so kann auch die materielle Welt geändert werden.

WERNER CHRISTOPH

Energetische Mund-Innen-Massage und Mund-Außen-Massage in der holistischen Zahnmedizin

Wer sich mit der Physio-Energetik im Allgemeinen und der zahnärztlichen Kinesiologie bzw. Physio-Energetik im Besonderen befasst, weiß, dass man durch „Manipulationen" bestimmter Punkte und Zonen am Körper Änderungen im Energiefeld des Menschen bewirken kann, die durch entsprechende Muskelteste und den Armlängenreflex-Test (AR) verifizierbar und kontrollierbar sind (s. Kap. 12.14). Ja, das geht sogar so weit, dass man für diese „Manipulationen" den Körper selbst gar nicht mehr zu berühren braucht, sondern dass es genügt, wenn man den Energiekörper des Menschen (Aura) dazu benutzt.

So kann man zum Beispiel durch „Abstreichen" des Konzeptionsgefäßes der Akupunktur circa 2 bis 10 cm vom Körper entfernt in Fließrichtung der Energie) den Musculus supraspinatus – das ist der diesem Gefäß zugeordnete Muskel –, aber auch jeden anderen Muskel, der im Muskeltest „schwach" testet, *stärken*; einen normotonen Muskel *schwächt* man, indem man das vordere Zentralgefäß in entgegengesetzter Richtung „abstreicht". Unter bestimmten Voraussetzungen ist es auch einmal umgekehrt, oder man bekommt in beiden Richtungen keine Reaktion. Im ersten Fall liegt meist ein so genanntes *Switching* vor, im zweiten Fall gibt es mehrere Möglichkeiten, zum Beispiel die einer Blockade oder eines Energieungleichgewichts.

Das gleiche Phänomen gilt für andere Meridiane, Reflexzonen und punktförmige Somatotopien, die man durch entsprechendes „Abstreichen" und „Berühren" im und entgegen dem Uhrzeigersinn auf ihren energetischen Zustand hin prüfen und behandeln kann. Als Beispiel für *Reflexzonen* seien die drei Innervationszonen der Ohrmuschel genannt, über die man eruieren kann, welche der drei Keimblätter an einem Krankheitsgeschehen beteiligt sind (Abb. 139 bis 141).

Als Akupunkturpunkt sei KG 3 genannt, der Alarmpunkt der Blase (Abb. 61), der uns zum einen Auskunft darüber gibt, ob im Blasenmeridian zu viel Energie vorhanden ist, zum anderen darüber, ob das Organ Blase funktionsgestört ist oder nicht. Diese Verfahren dienen also einmal einer energetischen *Diagnose*, zum anderen geben sie

Auskunft darüber, welche Therapie gegebenenfalls durchgeführt werden soll, indem man zum Beispiel die NL-Zonen oder NV-Punkte berührt und dann sofort nachtestet, ob durch diese Maßnahmen der hypoton getestete Muskel normoton wird oder nicht. Wird er nicht stark, muss man eine andere Methode auswählen: So kann man im Falle einer Akupunktmassage nach Penzel feststellen, in welche Therapierichtung die Massage durchgeführt werden muss, um einen positiven Effekt zu erzielen, indem man zuerst in Fließrichtung der Energie mit der Hand den Meridian entlangstreicht und dann in entgegengesetzter Richtung. Die Richtung, die den schwachen Muskel stärkt, ist die Therapierichtung, wenn man tonisieren will. Will man sedieren, muss der vorher starke Muskel hypoton werden.

Nach Gleditsch gilt als „gemeinsames Merkmal für Reflexzonen und Somatotopien“ eine „funktionelle Beziehung zwischen auf der Haut – bzw. Schleimhaut – gelegenen Punkten und inneren bzw. fernliegenden Organen“, deren Verknüpfung „Ausdruck einer Korrelation zwischen innen und außen“ ist und damit die Wechselwirkung in beide Richtungen beinhaltet.

Im Falle einer funktionellen Störung der entsprechenden inneren Organe bzw. Gewebssysteme „überträgt“ sich diese auf die zugehörigen Punkte und Zonen und kann dort abgelesen werden, so dass die jeweiligen Areale zu „Reaktions- und Signalorten für innere Störungen“ werden. Testet man Somatotopiepunkte bzw. -zonen kinesiologisch „neutral“, das heißt, bekommt man keine Muskelreaktion, ohne hyperton zu sein, so befinden sie sich energetisch im Gleichgewicht, sind also „stumm“ analog den nicht irritierten Reaktionspunkten des Ohres und anderer Körperteile. Das Gleiche gilt entsprechend auch für das bekannte „Auslöschphänomen“: Hat man von irgendeiner Somatotopie aus ein energetisch gestörtes Areal behandelt, kann man anschließend an anderen Somatotopien, an denen das gleiche Areal auch gestört war, den pathologischen Befund nicht mehr erheben, die pathologische Information ist gelöscht und der entsprechende kinesiologische Befund ist „neutral“.

Ebenso verändert sich der AR dann nicht, wenn die entsprechende Somatotopie im Gleichgewicht ist: Bei anfänglicher ON-Stellung, das heißt gleicher Armlänge, bleibt der AR in dieser Position, und bei OFF-Stellung, das heißt ungleicher Armlänge, zu Beginn ebenso. Erst bei einer funktionellen Störung des jeweiligen Areals geht der AR jeweils in die andere Position (von „OFF“ nach „ON“ oder umgekehrt).

Die Überschneidung und Vermaschung der verschiedenen Systeme zeigt trotz der vom individuellen Fall abhängigen Spezifität, dass der Körper immer ökonomisch arbeitet, wenn er „gesund“ ist, und mit Leistungsminderung reagiert, wenn Regelkreise gestört sind (s. Kapitel 3).

Der Mensch nimmt im Streben nach Harmonie und Ganzwerdung die hierarchisch aufgebaute Trias von Energie, Information und Bewusstheit auf der Körperebene als Leitschiene zur Verwirklichung seines metaphysischen Ziels, nämlich der Einswerdung mit allem *(Unio mystica)*. (S. auch Kap. 6)

Trotz der Vielzahl der Reflexzonen und Somatotopien gibt es immer noch Möglichkeiten, „neue" Systeme und Prinzipien diagnostischer und therapeutischer Art zu finden, die man dem Körper nur „entlocken" muss, sind sie dort doch stets latent vorhanden, bis man sie entdeckt. In diesem Sinne ist auch die von mir gefundene energetische *Mund-Innen-Massage (MIM)* einzuordnen, über die ich hier im Sinne einer vorläufigen Mitteilung berichten möchte. Sie „entwickelte" sich einerseits aus meinem Wissen um die schon bekannten energetischen Wechselbeziehungen zwischen Zahn-Kiefer-Gebiet und Organen und Gewebssystemen nach VOLL und KRAMER (auch Resonanzketten bzw. -netze genannt), die ich in Hinsicht auf das Zahnschema auf den neuesten Stand erweitert habe (s. Faltblatt am Schluss des Buches), und andererseits aus der Mundakupunktur nach GLEDITSCH – in beiden Fällen in Verbindung mit der medizinischen Kinesiologie bzw. Physio-Energetik.

21.1 Die Mund-Innen-Massage

Die MIM kann sowohl diagnostisch als auch therapeutisch genutzt werden. Der Muskeltest bzw. AR dient dabei dem Sichtbarmachen der Phänomene, dem Aufdecken der Problemodontone und der Therapiekontrolle.

Während GLEDITSCH Punkte (Vestibular- und Retromolarpunkte) benutzt und VOLL die Zähne selbst (einschließlich Gingiva und Desmodont) heranzieht, orientiere ich mich am Energiefeld – der „Aura" – der entsprechenden Areale, denen dabei die gleiche Bedeutung zukommt wie bei VOLL und GLEDITSCH, so dass auch ich von den fünf Funktionskreisen ausgehe, die in Wechselwirkung mit dem Organismus stehen. Mit der MIM kann man zeigen, dass ein Zahn und der zugehörige Kieferabschnitt einen Energiekörper (Aura) besitzen, der durch Manipulationen beeinflusst werden kann, wenn das entsprechende Areal irritiert ist; ist es jedoch energetisch ausgeglichen, so ist es quasi „stumm", das heißt, man testet kinesiologisch „neutral" bzw. hat keinen AR. Somit ist das Areal ein Reflexfeld, das eben nur bei Irritation reagiert.

Die von ihm auslösbaren Fernwirkungen sind reproduzierbar und erfolgen gesetzmäßig, so dass es als *Reflexzonensystem* anzusehen ist (s. GLEDITSCH). Aufgrund der Wechselbeziehungen kann man von dort aus also Organe und Gewebssysteme und zugehörige Muskeln beeinflussen, wie es selbst umgekehrt vom übrigen Organismus beeinflusst werden kann. Die „Manipulationen“ sind sowohl vestibulär als auch oral durchzuführen (Abb. 171), indem man mit dem Finger jeweils einen Rechts-Kreis oder Links-Kreis zwischen Zahn und Wange bzw. Zahn und Zunge/Mundboden oder Gaumen beschreibt. Je nach Richtung beginnt man inzisal/okklusal und geht nach vestibulär bzw. oral, oder man fängt bukkal/labial bzw. lingual/palatinal an und geht nach inzisal/okklusal (Abb. 171).

Anschließend kontrolliert man den jeweils spezifischen Testmuskel, ob er normoton oder hypoton testet bzw. ob ein AR erfolgt oder nicht. Diagnostisch kann man das so auswerten, dass man erst einmal feststellt, ob das Reflexfeld und damit der dazugehörige Zahn selbst überhaupt energetisch gestört sind und man, wenn ja, durch die bekannten Beziehungen Hinweise auf funktionsgestörte Organe, Gewebssysteme und Meridiane erhält.

Die spezifischen Muskeln, die den entsprechenden Meridianen zugeordnet sind, zeigen dann ebenfalls Schwäche. Umgekehrt gibt die Feststellung einer Schwäche eines bestimmten Muskels den Hinweis auf das zugehörige Zahnareal und damit auf das eventuell gestörte Odonton selbst, das man dann klinisch oder mit anderen Methoden genauer unter die Lupe nehmen kann.

Findet man zum Beispiel durch die MIM eine Schwäche bei 38 als Hinweis auf die Niere, so kontrolliert man den Nierenmeridian am *Musculus psoas*. Im Falle seiner Schwäche kann man den Psoas therapeutisch durch die entgegengesetzte Massagerichtung bei der MIM an 38 stärken. Umgekehrt kann man bei vorhandener Schwäche zum Beispiel des *Musculus deltoideus* auf einen eventuell „kranken“ Dreier im Oberkiefer hingewiesen werden.

Die wesentlichere Bedeutung der MIM liegt meines Erachtens jedoch auf therapeutischem Gebiet. Therapeutisch kann man nämlich nach „beruhigender“ MIM, das heißt nach der Massagerichtung, bei der der vorher starke Muskel hypoton wird, an einem bestimmten Odonton durch Umkehrung der Massagerichtung die zum Zahn und Meridian gehörigen Muskeln und darüber hinaus alle anderen schwachen Muskeln zentral stärken, so dass der MIM eine übergeordnete Bedeutung zukommt.

Hat man alle schwachen Zahnareale ermittelt, kann man von dort aus durch Massageumkehr, das heißt durch Stärkung am Zahnareal den ganzen Körper auf ein energetisch höheres Niveau bringen, kinesiologisch erkennbar daran, dass alle Muskeln, die vorher hypoton waren, sodann normoton sind. Auch andere, vorher schwach getestete Punkte und Zonen anderenorts sind dann nicht mehr nachweisbar (Auslöschphänomen nach GLEDITSCH).

So kann man durch die MIM nicht nur lokale Symptome und Störungen wie Materialüberempfindlichkeiten (Amalgam, Gold, Kunststoff usw.), überempfindliche Zahnhälse, Hyperämie, pulpitische, periodontitische und neuralgiforme Beschwerden, ja selbst Wundschmerzen positiv beeinflussen, sondern man kann auch intraorale Narbenstörfelder diagnostizieren und behandeln sowie Fernstörungen allgemein kompensieren, eventuell sogar beseitigen. Dadurch wird das Grundsystem mit seiner Gesamtabwehr gestärkt und das energetische Gleichgewicht zwischen Yin und Yang herbeigeführt, indem man die Energiezirkulation anregt bzw. dämpft. Ein wesentlicher Aspekt der MIM ist meines Erachtens die „Einsparung" von Medikamenten. Auch seelisch kann man mit der MIM ausgleichend einwirken, da ja jedes Odonton auch psychische und emotionale Bezüge hat (s. Abb. 2 u. 4) und die Voraussetzung für seelisches Gleichgewicht ein energetisches Gleichgewicht ist.

Der wichtigste Punkt bei der MIM für den praktischen Zahnarzt und natürlich im Effekt für den Patienten ist meines Erachtens zurzeit die Konsequenz bei der Zahnpflege: Beim Zähneputzen nämlich kann man sich selbst bzw. sein Energiesystem täglich unbewusst „schwächen", wenn man die MIM nicht systematisch anwendet. Erst durch sie kann man den reinigenden durch den übergeordneten energetischen Effekt ergänzen und trägt damit mehr zur Gesundung bei als durch rein mechanistische Zahnputzregeln. Dadurch erhält man auch eher die Möglichkeit, sich bestimmter Zusammenhänge bewusst zu werden.

Die von GLEDITSCH gefundenen Retromolarpunkte bzw. das analoge Areal konnte ich in der MIM bisher nicht verwerten, da es für daktyle bzw. instrumentelle Manipulationen zu klein ist und man die entsprechenden Bewegungen dort schlecht durchführen kann. Aber die vestibulären und jetzt auch oralen Areale genügen meist vollauf, die gewünschten Erfolge zu sichern. So sehe ich den Vorteil der MIM gegenüber anderen oralen Verfahren darin, dass man sie auch ohne Apparate, Injektionsnadeln und Medikamente durchführen kann, und das überall. In diesem Bereich liegt ja der Vorteil der Kinesiologie überhaupt gegenüber allen apparativen Verfahren.

21.2 Die Mund-Außen-Massage

Analog der MIM kann man außerhalb des Mundes die *Mund-Außen-Massage (MAM)* anwenden, vor allem dann, wenn man intraoral nicht zurechtkommt bzw. keinen Platz hat (zum Beispiel im Retromolargebiet). Sie kann ebenso wie die MIM diagnostisch und therapeutisch genutzt werden. Besonders nach Zahnextraktionen kann die MAM angewandt werden, um die pathologische Information, sei sie durch den kranken Zahn oder durch die Extraktionstechnik oder durch beides hervorgerufen, im Energiefeld des Zahnes zu korrigieren. (Korrigiert man sie nicht, besteht die Gefahr, dass die vom betreffenden Zahn ausgehende Störung trotz chirurgischer Sanierung nicht beseitigt ist und den Körper weiter belastet.)

Die MAM wird mit der Hand technisch anders ausgeführt als die MIM: Man beschreibt im Energiefeld des betreffenden Zahnes (über der Wange) räumlich die Form eines X, und zwar die einzelnen Schenkel jeweils allein, und testet nach jeder Bewegung den IM. Entgegen der Richtung, in die der IM „schwach" testet, korrigiert man die „Läsion" so lange, bis der IM bzw. der spezifische Testmuskel, der zum betreffenden Zahn gehört, bei keiner Bewegungsrichtung der MAM mehr reagiert.

Das Hauptanwendungsgebiet der MAM liegt bisher bei der oben genannten Therapie nach Extraktionen und hat sich dort gut bewährt. Betrachten Sie die Information über diese Technik als vorläufige Mitteilung aus einem fortlaufenden Forschungsprozess und probieren Sie sie aus.

Von einer wahllosen Anwendung der MAM sollte man Abstand nehmen, da sie ein vorhandenes Energieungleichgewicht noch verstärken kann, wenn sie falsch angewandt wird. Daher ist es unbedingte Voraussetzung, dass die Therapierichtung der Massage individuell vom Arzt bzw. Zahnarzt ermittelt wird.

21.3 Die MIM in der Kieferorthopädie

In der Kieferorthopädie, besonders in der ganzheitlichen Kieferorthopädie nach Balters, der Bionator-Therapie, eröffnen sich mit der MIM neue Möglichkeiten. Dort kann sie, richtig und systematisch angewandt, dazu beitragen, dass Gebissentwicklungen harmonischer ablaufen können, weil sie dafür sorgt, dass ein höherer

Energielevel im Kopfbereich vorhanden ist und Zahnbewegungen energetisch gesteuert werden können, indem eine genügende Potentialdifferenz vorhanden ist.

Will man zum Beispiel einen Zahn oder eine Zahngruppe nach bukkal bewegen, muss das Energiegefälle von oral nach vestibulär gehen, das heißt, oral muss man das Energiefeld „stärken" und vestibulär „schwächen", damit die Umbauvorgänge dort leichter ablaufen können. Außerdem wird durch die MIM das gestörte Energiefeld der Zähne und Kieferabschnitte ins Gleichgewicht gebracht, wodurch der Körper seine Wachstumskräfte ungestörter entfalten und die Mundraumfunktion optimiert werden kann.

Die MIM hat, wie jedes Verfahren, ihre Grenzen und Nachteile, die aber meines Erachtens mehr im Charakter energetischer Therapien allgemein begründet liegen als in der spezifischen Anwendung bei bestimmten Funktionsstörungen. Kontraindikationen sind mir bisher noch nicht bekannt; wohl wirkt sie nicht bei allen Erkrankungen gleichermaßen. Wo sie anspricht, hilft sie dem Körper bei der Selbstregulation; wo sie nicht anspricht – bisher habe ich das bei einigen Systemerkrankungen mit Energieblockaden bzw. bei Folgen nach Poliomyelitis gefunden –, muss man andere Möglichkeiten suchen, den Körper auf ein höheres energetisches Niveau zu bringen. Woran es liegt, dass die MIM da nicht wirkt, konnte ich bisher noch nicht herausfinden. Da ich noch am Anfang meiner Untersuchungen stehe, wäre ich dankbar, wenn Sie als Leser und Anwender dazu beitragen könnten, neue Indikationen und Möglichkeiten für die MIM zu finden sowie ihre Grenzen zum Wohl unserer Patienten richtig

Wenn du das Selbst ehrst,
ehrst du das Leben,
und wenn du das Leben ehrst,
ehrt das Leben dich.

Michael Roads

Zu guter Letzt

Zu guter Letzt noch ein paar Gedanken zur „Mechanik" in der Ganzheitlichen Zahnheilkunde, unter der ich die handwerklichen Tätigkeiten und mechanisch ausführbaren Methoden subsumieren möchte. Es könnte nach dem Lesen dieses Buches der Eindruck entstehen, die Ganzheitliche Zahnheilkunde käme ohne diese „Mechanik" aus bzw. legte keinen Wert darauf. Wer jedoch die Gedankengänge aufmerksam verfolgt hat, findet immer wieder Hinweise darauf. Andererseits war es nicht meine Absicht, in diesem Buch diese Thematik *in extenso* abzuhandeln, wenngleich mir sehr wohl bewusst ist, wie wichtig handwerkliches Geschick und Methodenkenntnisse sind. Die Grundlagen dieser „klassischen Mechanik" können aus den „schulmedizinischen" Büchern übernommen werden.

Die differenzierte Darstellung der „Mechanik" in diesem Buch würde zunächst den Blick für die größeren Zusammenhänge trüben, leitet sich ihre jeweilige Ausführung unter ganzheitlichen Gesichtspunkten doch von den hier dargestellten Grundideen ab.

Im Klartext: Auch der ganzheitlich orientierte Zahnmediziner bohrt, beschleift, registriert, extrahiert, operiert, richtet Zähne, betreibt Prophylaxe usw., jedoch stets aus dem Blickwinkel, dem Patienten als Mensch (körperlich, seelisch, geistig) gerecht zu werden und nicht um der Methoden bzw. Tätigkeiten willen. Alles geschieht (bzw. sollte geschehen) aus dem durch die holistische Betrachtung entstandenen, erweiterten Bewusstsein.

Dass die Konsequenzen auf der „mechanischen Ebene" dann eventuell andere sind, dürfte nach dem Akzeptieren des beschriebenen Weltbildes klar sein. So erfolgt zum Beispiel der Einsatz von Füllungsmaterialien und prothetischen Werkstoffen (neben den klassischen Indikationen) nach den durch die bioenergetischen Testmethoden vorgegebenen Bedingungen unter Berücksichtigung emotionaler Zusammenhänge. (Vgl. ROSSAINT, im vorliegenden Buch; LECHNER: *Herd, Regulation und Information*)

Das Bohren, Beschleifen und Operieren folgt den Erkenntnissen über das Herd- und Regulationsgeschehen. (TÜRK: *Herdgeschehen*)

Das Registrieren berücksichtigt die cranio-sakralen Gegebenheiten, zum Beispiel im Sinne des CSS und der davon abgeleiteten „orthocranialen Prothetik" nach CARL-

SON (ROSSAINT, LECHNER, VAN ASSCHE: *Das cranio-sakrale System;* LECHNER: *Störfelddiagnostik*; SCHÖTTL, W.: *Die cranio-mandibuläre Regulation*), bei der als Bezugspunkt für die Lage des Oberkiefers das Sphenoid genommen wird, oder aber im Sinne der neuromuskulären Zahnheilkunde (R. JANKELSSON, SCHÖTTL; Quellen wie vorausgehende Klammer) unter Zuhilfenahme der Myozentrik und des *neuromuskulären Konzepts* nach P. ST. JOHN (cranio-mandibuläre Orthopädie; zusätzliche Quellen: KIEFER: *Dysfunktionsbehandlung*; SCHÖTTL, R.: *Die cranio-mandibuläre Orthopädie*).

Das Zähnerichten erfolgt primär (wenn auch nicht ausschließlich) nach Gesichtspunkten aus der Ganzheitlichen Kieferorthopädie nach BALTERS (HERMANN: *Ganzheitliche Kieferorthopädie*; BROICH: *Sprache, Mundraum, Seele*; BAHNEMANN: *Der Bionator in der Kieferorthopädie*). Die Prophylaxe schließlich bezieht unter anderem die Lernaufgaben des Menschen im Sinne des Schicksals mit ein (wie im vorliegenden Buch dargestellt).

Insgesamt gesehen entsteht in der (Zahn-) Heilkunde der größte Gewinn *(benefit)* für den Patienten und den (Zahn-) Arzt dann, wenn solide Technik, auch im Sinne der Apparatemedizin, mit einem größeren Verständnis für Zusammenhänge zwischen Körper (hier Zähne), Seele und Geist gepaart wird und wenn berücksichtigt wird, dass an jedem Zahn ein ganzer Mensch „hängt".

Als eine Art Zusammenfassung meiner in diesem Buch dargestellten Auffassungen von Gesundheit, Krankheit und Therapie möchte ich hier (bis Seite 368) eine Erklärung der Internationalen Gesellschaft für Ganzheitliche Zahnheilkunde (GZM) zu dieser Thematik wiedergeben. (Quelle: *GPW* 1/2004, S. 46–51)

„Die Notwendigkeit systemischen Denkens, Entscheidens und Handelns in der ZahnMedizin

Die Systemnatur des Menschen

Der Mensch ist ein hochkomplex vernetztes, sich selbst regulierendes biologisches System. Dieses System besteht aus zahlreichen Teilsystemen, zwischen denen intensive Wechselwirkungen in Form von Materie, Energie und Information stattfinden.

Als höchst entwickeltes biologisches System besitzt der Mensch Bewusstsein über sich selbst und sein Umfeld. Dadurch kann der Mensch bewusst und eigenverantwortlich denken, entscheiden und handeln. Er wird so zum bio-psychischen System.

Der Mensch als bio-psychisches System ist eingebunden in das größere Netzwerk anderer biologischer, sozialer und ökologischer Systeme. Zwischen dem biologischen System Mensch und den anderen Teilen dieses größeren Systems bestehen intensive Wechselwirkungen in Form von Materie, Energie und Information. Dadurch wird aus dem biologischen System Mensch ein bio-psycho-öko-soziales System.

Die Systemvernetzung des orofazialen Systems

Das orofaziale System ist ein Teilsystem dieses bio-psycho-öko-sozialen Systems. Es ist anatomisch und neurophysiologisch intensiv und hochkomplex vernetzt mit anderen Körpersystemen. Es tritt mit diesen Innensystemen und auch mit Außensystemen der Umwelt in Wechselwirkung.

Veränderungen im orofazialen System können sich deshalb auf andere Teilsysteme auswirken. Umgekehrt können Veränderungen in anderen Teilsystemen im orofazialen System relevant werden. Deshalb besteht die Notwendigkeit systemischen Denkens, Entscheidens und Handelns in Medizin und Zahnmedizin.

Gesundheit und Krankheit

Auf der Basis der Systemsicht des Menschen und der Notwendigkeit systemischen Denkens, Entscheidens und Handelns in der Medizin definieren wir die Begriffe Gesundheit und Krankheit:

Gesundheit ist mehr als das Fehlen von Krankheit. Beide Zustände bilden die Pole eines Feldes, in dem sich das bio-psycho-öko-soziale System Mensch hin und her bewegt: In diesem Feld gibt es Kräfte, die den Menschen in Richtung Gesundheit ziehen. Diese Kräfte nennen wir ‚gesundheitsbildend' und sprechen vom Vorgang der Gesundheitsbildung als ‚Salutogenese'. Kräfte, die den Menschen Richtung Krankheit ziehen, nennen wir ‚krankheitsbildend'. Der entsprechende Vorgang der Krankheitsbildung wird als ‚Pathogenese' bezeichnet. Es hängt in erster Linie von der Lebensführung des betreffenden Menschen ab, welche Kräfte in seinem Leben zum Tragen kommen.

Salutogenese – Wie Gesundheit entsteht und welche praktischen Konsequenzen sich daraus ergeben

Gesundheit entsteht im rhythmischen Wechsel zwischen der Schöpfung gesundheitsbildender Werte und angemessener Regeneration und Erholung.

Die wichtigsten gesundheitsbildenden Werte sind
- Sinnverwirklichung und Selbstverwirklichung
- Verhaltensautonomie (Selbstbestimmung und Selbstverantwortung)
- Verhaltensflexibilität und Wahlfreiheit
- Selbstvertrauen und Selbstachtung
- Zuversicht, Optimismus und Hoffnung
- Wirtschaftliche Sicherheit und finanzielle Freiheit
- Zuneigung, Respekt und Liebe gegenüber anderen Menschen
- Anerkennung und Wertschätzung durch andere Menschen
- Tragfähiges soziales Netzwerk und
- Leben in Harmonie und im Einklang mit der belebten und unbelebten Natur.

Jeder Mensch ist selbst verantwortlich für die Schaffung entsprechender gesundheitsbildender Kompetenzen und Lebensbedingungen.

Die Rolle des Zahnarztes/Arztes/Therapeuten ist dabei die des Beraters. Als Berater schult und befähigt er seine Klienten zur eigenverantwortlichen Schaffung gesundheitsbildender Lebensbedingungen.

Pathogenese – Wie Krankheit entsteht und welche praktischen Konsequenzen sich daraus ergeben

Die Wechselwirkungen zwischen den Teilsystemen des Systems Mensch und den anderen Teilen des größeren sozio-ökologischen Systems (= äußere Wechselwirkungen) bedeuten für das System Mensch Irritationen. Diese Irritationen wirken grundsätzlich als Störungen der strukturellen und funktionellen Ordnung des Systems Mensch.

Zur Wiederherstellung und Aufrechterhaltung der strukturellen und funktionellen Ordnung besitzt das System Mensch spezialisierte Teilsysteme: die so genannten Regulationssysteme. Die Regulationssysteme regulieren, adaptieren und kompensieren innere und äußere Irritationen.

Solche Regulationssysteme sind zum Beispiel:
- das unspezifische und das spezifische Immunsystem
- das Thermoregulationssystem
- das sensomotorische Nervensystem
- das vegetative Nervensystem
- die Psyche
- das endokrine System

Schädliche innere und äußere Irritationen sind belastende Störfaktoren bzw. Störfelder. Irritationen können durchaus förderlich sein. Ihre Regulierung stärkt die strukturelle und funktionelle Ordnung des Systems Mensch. Schädliche Irritationen dagegen, die dauernd und/oder intensiv die strukturelle und funktionelle Ordnung stören, werden als Störfaktoren oder Störfelder bezeichnet. Sie belasten die strukturelle und funktionelle Ordnung im System.

Pathogenese – Akute und chronische Störfaktoren bzw. Störfelder

Störfaktoren können akut oder chronisch sein. Die Wirkungen *akuter* schädlicher Irritationen sind linear: Sie wirken vorhersehbar und zunächst lokal am Einwirkungsort. Bei längerer Einwirkungsdauer und hoher Einwirkungsintensität wirken sie auch auf benachbarte Teilsysteme.

Die Wirkungen *chronischer* Belastungen sind nicht linear, sondern fraktal. Das bedeutet: Kleinste Irritationen können sich je nach den vorliegenden systemischen Bedingungen einmal bis zur Symptomausprägung aufschaukeln, ein andermal ohne symptomatisch relevante Wirkung bleiben. Dies ist durch den nichtlinearen Systemcharakter dieser Prozesse unvorhersehbar.

Chronische Störfaktoren und Störfelder können auf der mechanischen, (bio-)chemischen, psychischen und physiologischen bzw. physikalischen Ebene auftreten. Als chronische Störfaktoren und Störfelder wirken:

Mechanische Störfaktoren

- Traumata bei Geburt, Verletzungen und Operationen
- Habits/Fehlhaltungen/Fehlfunktionen
- Körperliche Überlastungen (Beruf und Sport)
- Körperliche Unterforderung
- morphologische Veränderungen/Degenerationen
- Narben/Geschwüre/Wundheilungsstörungen
- ...

(Bio-)Chemische Störfaktoren

- Umweltbelastungen
- Allergisierende Stoffe
- Mangelzustände
- Ernährungsfehler
- Hormonelle Fehlfunktionen
- Immunologische Dysfunktionen, v. a. Darm, chronische Entzündungen

- Stoffwechselfehlfunktionen
- Fehlfunktionen im Säure-Basen-Haushalt
- ...

Psychische Störfaktoren

- Psycho-emotionale Störungen
- Psycho-soziale Störungen
- Psycho-mentale Störungen und Unterforderung
- Psycho-spirituelle Belastungen
- ...

Physiologische und (bio-)physikalische Störfaktoren

- Fehlfunktionen im Zentralnervensystem
- Fehlfunktionen des peripheren Nervensystems
- Belastungen durch äußere physikalische Störfelder
- ....

Pathogenese – Regulationspathologie

Bei der Regulation akuter Störfaktoren können lokal am Einwirkungsort die Symptome einer akuten Erkrankung auftreten. Bei Überforderung der lokalen Regulation am Ort der Einwirkung einer Irritation kann sich das betroffene Teilsystem innerhalb eines gewissen Rahmens und ohne großen Energieaufwand adaptieren.

Bei der Überlastung der Regulations- und Adaptationskapazität durch chronische und/oder besonders intensive Störfaktoren kommt es zur lokalen Kompensation. Wird auch die lokale Kompensationskapazität überlastet, so entstehen zunächst keine Symptome. Denn vernetzte Nachbarsysteme kompensieren diese lokalen Überlastungen (= systemische Kompensation).

Wird schließlich auch die systemische Kompensation überlastet, entstehen am Ort der Überlastung Symptome. Diese Symptome haben großes Chronifizierungspotenzial. Von einer chronischen Erkrankung wird gesprochen, wenn die Symptome länger als sechs Monate bestehen, therapieresistent und rezidivierend sind.

Pathogenese – Chronische Erkrankungen

Die Symptome einer chronischen Erkrankung entstehen nicht am ursprünglichen Einwirkungsort eines chronischen Störfaktoren bzw. Störfelds, sondern in den Systemen, die Kompensationsleistungen erbringen: Das chronische Symptom lügt!

Das bedeutet: Der Symptomort entspricht nicht dem ursprünglichen Einwirkungsort der chronischen Irritation.

In der Regel liegt bei chronisch kranken Menschen eine Vielzahl solcher Regulations-, Adaptations- und Kompensationsmuster von physikalischen, chemischen und psychischen Belastungen vor, die sich gegenseitig beeinflussen.

Die entsprechenden Symptome chronischer Erkrankungen treten in individuellen Kombinationen bzw. Mustern auf. Bestimmte komplementäre Heilverfahren bieten Befundmethoden und diagnostische Denkmodelle, um diese Muster zu erkennen und entsprechende Therapiemaßnahmen abzuleiten: Homöopathie, Chinesische Syndromdiagnostik, Osteopathie.

Diagnostische Konsequenzen

Aus der Komplexität und Unvorhersehbarkeit dieser systemischen Zusammenhänge ergeben sich bei chronischen Erkrankungen folgende diagnostische Konsequenzen:

Bei jedem Patienten wird individuell erhoben, welche chronischen Störfaktoren vorliegen und welche davon besonders belastend wirken. Das nennen wir Störfelddiagnostik.

Die Erhebung von Systembefunden deckt das gesamte System strategisch ab. Alle Befundkategorien und -lokalisationen müssen hinreichend berücksichtigt werden. Das nennen wir Systemdiagnostik.

Der diagnostisch wichtigste Schritt ist die Erkennung von Symptom- und Befundmustern zur Beschreibung des individuell vorliegenden Systemzustands. Das nennen wir systemische Mustererkennung.

Auf der Basis der systemischen Mustererkennung lassen sich gezielte Interventionen mit Wirkung auf das gesamte System bestimmen. Jedoch lassen sich bei chronisch Kranken durch auch noch so intensive Erhebung von Befunden in einem isolierten *Teilsystem* keine Erfolg versprechenden Interventionen ableiten.

Therapeutische Konsequenzen

Auf der Basis der Störfelddiagnostik, der Systemdiagnostik und der systemischen Mustererkennung ergeben sich vier therapeutische Vorgehensweisen:

- Symptomorientiertes Vorgehen: Das symptomorientierte Vorgehen ist bei akuten Erkrankungen angezeigt. Es ist eine Domäne der universitären Medizin.
- Autoregulatives Vorgehen: Beim autoregulativen Vorgehen werden vom Behandler therapeutische Reize (= therapeutische Irritationen) gesetzt. Dadurch werden

die systemeigenen Regulationssysteme dazu aktiviert, die Ordnung im System wieder herzustellen.

- Eliminierung chronischer Störfaktoren/Belastungen: Vorliegende Störfaktoren/Belastungen werden in der Reihenfolge ihrer individuellen Wichtigkeit eliminiert.
- Prävention: Der Patient wird bezüglich präventiver Lebensführung zur Vermeidung chronischer Irritationen beraten und geschult. Die Schwerpunkte der präventiven Lebensführung sind Ernährung, Bewegung und Stress-Management.

Aufgrund der Komplexität und Unvorhersehbarkeit der systemischen Zusammenhänge ist vor der Behandlung chronischer Erkrankungen ein Heilungsversprechen nicht möglich und nicht zulässig."

(Im hier anschließenden Bildteil wird mit Hilfe der Markierungen [Zahlen] am Rand verdeutlicht, welchem Kapitel des Textteils die Abbildungen jeweils primär zuzuordnen sind.)

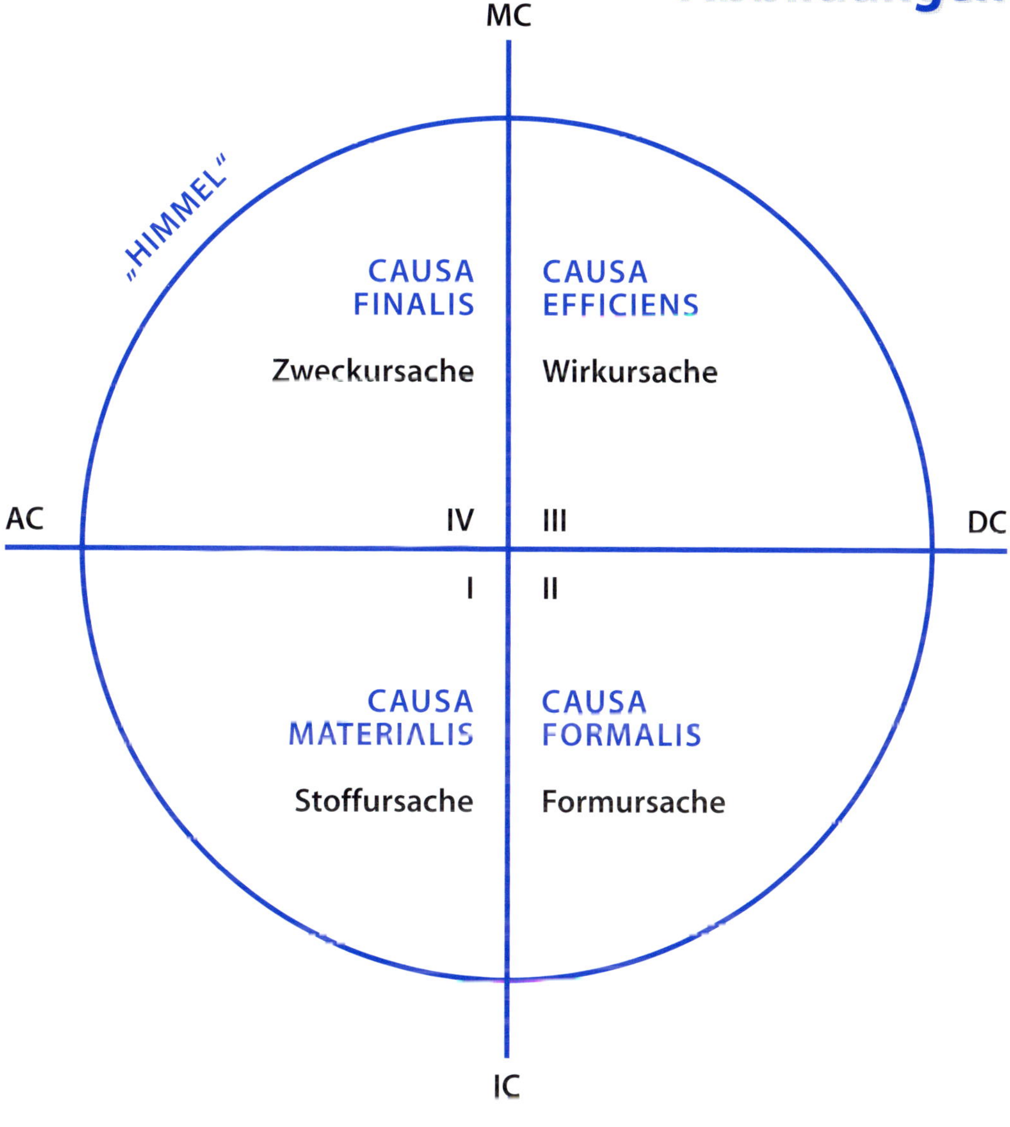

Abb. 1: Die vier Ursachen nach Aristoteles,
ihre Einordnung in die vier Quadranten des Tierkreises und die analoge Bedeutung des IV. Quadranten (s. Kapitel 2 und 8)

Abb. 2 (S. 370): Beziehungen nach Caffin
zusammengestellt und ergänzt von J. Born

Himmel – **Wünsche** – Person

RECHTS (Linke Hirnhälfte) | (Rechte Hirnhälfte) LINKS

Zukunft – Yang des Yang – Ich will mich nach außen hin kundtun | Ich will mein Inneres ausleben – Yang des Yin – **Vergangenheit**

Handeln nach der Erkenntnis wird durch fremden Einfluss verhindert. Steht in Konflikt mit ihrem männlichen Anteil, mit dem Machen, Schaffen, Durchsetzen und Abwehren.	Kraftentwicklung bei Integration in materielle und spirituelle Welt	Ereignisse, die mit äußeren Umständen von Arbeit u. Alltagsleben zusammenhängen	Der Platz, den man in der Außenwelt gern einnehmen möchte	**Ich will schaffen** / Unsere Entwicklung in der Außenwelt	**ICH WILL** Hinweis, wie wir uns nach außen hin zeigen wollen	Darstellungsform in der Außenwelt	Aufschlüsse über Temperament. Reaktion in Bezug auf Archetypen	Vater Mann Autorität Gott Animus	Mutter Frau Anima	Aufschlüsse über Temperament. Reaktion in Bezug auf Archetypen	Innere Haltung gegenüber Veränderungen	**ICH WILL** Alle Sehnsüchte, die mit unserer Gefühlswelt und unseren Zuneigungen zusammenhängen	**Ich will schaffen** / Unsere karmischen Anlagen tief in uns	Die Rolle, die man gern einnehmen möchte, um seine Empfindungen auszudrücken	Affektives Verhältnis zu unseren Mitmenschen, Harmonie mit dem Nächsten	Tiefliegende Ängste, von der materiellen u. spirituellen Welt verstoßen zu werden	Handelt nicht nach der Erkenntnis aus eigenem Entschluss. Steht im Konflikt mit seinem weiblichen Anteil, mit dem Annehmen und Tolerieren.
		Körperliche u. geistige „Verdauungsstörungen" / fremdbestimmte Verarbeitungskonflikte				**Prinzip des ZUVIEL**	**Angst / Partnerschaft**				**Prinzip des ZUVIEL**	**Verarbeitungskonflikte, die man selbst auflösen könnte**		**Ärger, den man selbst auflösen könnte**			
Nebennieren, Magen	**Hypophyse, ZNS, Psyche**	**Magen / Pankreas**		**Lunge / Dickdarm**		**Leber / Galle**	**Blase / Niere**				**Leber / Galle**	**Lunge / Dickdarm**		**Magen / Milz**		**Hypophyse / ZNS / Psyche**	**Neben niere / Magen**
OBERKIEFER																	
KG	**8**	**7**	**6**	**5**	**4**	**3**	**2**	**1**	**1**	**2**	**3**	**4**	**5**	**6**	**7**	**8**	**KG**
UNTERKIEFER																	
Nebennieren, Magen	**He / Dü Nebennieren**	**Dickdarm / Lunge**		**Magen / Pankreas**		**Leber / Galle**	**Urogenitalsystem Blase / Niere**				**Leber/ Galle**	**Magen / Milz**		**Lunge / Dickdarm**		**He / Dü Nebennieren**	**Nebennieren / Magen**
Fremdbestimmter Dauerstress		**Körperliche u. geistige „Verdauungsstörungen" / fremdbestimmte Verarbeitungskonflikte**				**Prinzip des ZUVIEL**	**Sexualkonflikte Angst Partnerschaft**				**Prinzip des ZUVIEL**	**Ärger, den man selbst auflösen könnte**		**Verarbeitungskonflikte, die man selbst auflösen könnte**		**Selbstbestimmter Dauerstress**	
Handeln nach der Erkenntnis wird durch fremden Einfluss verhindert. Steht in Konflikt mit ihrem männlichen Anteil, mit dem Machen, Schaffen, Durchsetzen und Abwehren.	Freisetzung der physischen Energie, wenn wir unseren Platz in dieser Welt finden	Beziehungen und ihre Umstände, Streitigkeiten	Arbeit, Tod und Wiedergeburt	**Ich will schaffen** Konkrete Ausführung unserer Pläne, besonders im Beruf	**ICH WILL** Verwirklichung unserer Pläne	Ausdruck dessen, was wir nach außen vollbringen wollen	Aufschlüsse über Temperament. Reaktion in Bezug auf Archetypen	Einfluss des männl. Archetyps auf das tägliche Leben	HW, wie Anima im Alltag verstanden und gelebt wird	Aufschlüsse über Temperament. Reaktion in Bezug auf Archetypen	Art des Ausdrucks innerer Veränderungen	**ICH WILL** Art der Mitteilung der Gefühle an andere	**Ich will schaffen** Integration der Energie der Mutter in unser Wesen	Wunsch, geliebt zu werden.	Ausdruck von Enttäuschungen	Fähigkeit, der Umwelt eigene Gefühle mitzuteilen	Handelt nicht nach der Erkenntnis aus eigenem Entschluss. Steht im Konflikt mit seinem weiblichen Anteil, mit dem Annehmen und Tolerieren.

Zukunft – Yin des Yang – Ich verwirkliche Konkretes | Ich konkretisiere meine Feinfühligkeit - Yin des Yin - **Vergangenheit**

RECHTS | LINKS

 Erde – **Verwirklichung** – Individuum z-psy2

Dickdarm												Gallenblase			
Schlaf-losigkeit mit Erregungs-zustand	Thermische Störungen; Schwindel	Spasmo-philie; Nierenstein-kolik Enuresis	Ängste; Angst-zustände; Bluthoch-druck	Krampf-husten	Magen Atmungs-rhythmus	Thermo-regulation			Rachen Krampf-husten; Angst-zustände; Alpträume; Asthma; Thermo-regulation	Magen Atmungs-rhythmus	Magen-schmerzen Synkopen;	Ängste; Angst-zustände Blut-hochdruck	Krampf-adern; Spasmo-philie; Nierenstein-kolik; Enuresis	Thermische Störungen; Schwindel; Schluckauf; Synkopen	Schlaf-losigkeit mit Asthenie
Untere Glied-maßen	Hals Schulter	Hals; Schulter-Arm-Syndrom		Hand-gelenke	Hals-Schulter-Arm-Syndrom						Hand-gelenke		Hals; Schulter-Arm-Syndrom	Hals; Schulter	Untere Glied-maßen
18	**17**	**16**	**15**	**14**	**13**	**12**	**11**	**21**	**22**	**23**	**24**	**25**	**26**	**27**	**28**
48	**47**	**46**	**45**	**44**	**43**	**42**	**41**	**31**	**32**	**33**	**34**	**35**	**36**	**37**	**38**
	Hüfte Salpinx	Untere Thoraxregion; Lumbo-ischialgien Appendix	Schulter; algodys-trophisches Syndrom Verlust des Geruch-sinns; Sodbrennen	Sehkraft	Zystitis	Gesicht und vorderer Hals; Genital- u. Analregion				Obstipation	Sehkraft	Schulter algodys-trophisches Syndrom Verlust des Geruch-sinns	Untere Thoraxregion; Lumbo-ischialgien	Hüfte Salpinx	
Leber					Milz-Pankreas	Niere				Milz Pankreas	Lunge				

Abb. 3: Zahn-Körper- und odontoviszerale Verbindungen nach ORSATELLI

Mögliche psychische und emotionale Beziehungen der Zähne

Frontzähne
Kontakt, Partnerschaft, Ausgleich, Ausgewogenheit, Harmonie, Friedfertigkeit, Diplomatie, weibliche Sexualität, Genusssucht, Schmeichelei, Dekadenz, Handlungsschwäche, Kunst.
Gewalt, Selbstzerstörungsdrang, Vampirismus, Hörigkeit, Ausschließlichkeitsdenken, fixe Ideen, Leitbilder, ideelle Bindungen, Suggestion, Fanatismus, Verzicht, Idealismus, Transmutation.
Festigkeit, Vertrauen, Beständigkeit, Standhaftigkeit, Durchhaltevermögen, Verlässlichkeit, Treue, Geradlinigkeit, Vertrauen, Bejahen von Ordnung und Gesetzmäßigkeit, Annahme des Vorgegebenen, Gehorsam, Sicherheitsbedürfnis, Angst.
Fairness, Unfairness, sexuelle Sicherheit, sexuelle Unschlüssigkeit.

Eckzähne
Philosophie, Religion, Glaube, Sinngebung, Expansion, Fülle, Würde, Einsicht, Erkenntnis, Recht, Gerechtigkeit, Zufriedenheit, Optimismus, Erfolg, Toleranz, Selbstbewusstsein, Offenheit, Großmut, Güte, Jovialität, Übermaß, Selbstüberschätzung, Pathetik.
Aktivität, Kraft, Macht, Aggression, Zorn, Unverträglichkeit, Unvorsichtigkeit, Wille, ungerichtete Energie, Tatkraft, Mut, Tapferkeit, männliche Sexualität, Ehrlichkeit.
Entschlusskraft, Mut, Wendigkeit, Spontaneität, Impulsivität, Zorn, Ärger, Unruhe.
Glücklichsein, Unglücklichsein, Wut, Jähzorn, Bescheidenheit, Stolz.

Prämolaren OK, Molaren UK (außer 8er):
Austausch, Beziehung, Interesse, Funktionalität, Relativität, Neutralität, Geschicklichkeit, Vermittlung, Beweglichkeit, Kontaktfreudigkeit, Vereinsamung, Vereinzelung, Kritik, Unruhe, Nüchternheit.
Metamorphose, Unbewusstes, Umwandlung, Schuld, Gärung, Zwanghaftes, Geiz, Festhalten, Durchlässigkeit, Sadismus, Masochismus, Askese, Selbstverleugnung, Opferbereitschaft, hohe Selbstanforderung, Extremismus.
Denken, Erkennen, Werden, Analyse, Assoziation, Reflexion, Interpretation, Abstraktion, Grübeln, Besorgnis, Befürchtung, Besinnung, Sinnfindung; Bereitschaft Pflicht und Verantwortung zu übernehmen.
Zufriedenheit, Enttäuschung, Ekel, Gier, Vertrauen in oder Angst vor der Zukunft, Bejahung, Abstoßendsein, Fröhlichkeit, Unglücklichsein.

5er OK:
Vitalität, Individualität, Schöpferkraft, Entfaltung, Ausstrahlungskraft, Dominanzanspruch, Überheblichkeit, Großspurigkeit, Prahlerei, Eigenverantwortung, Selbstbewusstsein, Stolz, Autorität.

6er und 7er UK:
Aktivität, Kraft, Macht, Aggression, Zorn, Unverträglichkeit, Unvorsichtigkeit, Wille, ungerichtete Energie, Tatkraft, Mut, Tapferkeit, männliche Sexualität, Ehrlichkeit.

Molaren OK, (außer 8er), Prämolaren UK:
Gefühl, Gemüt, Traumhaftes, Hingabe, Aufnahme, Empfänglichkeit, Mütterlichkeit, Fruchtbarkeit, Anpassung, Natürlichkeit, Ergebenheit, Phantasie, Improvisation, Passivität, Laune, Beeinflussbarkeit, Unselbständigkeit, Häuslichkeit.
Strukturiertheit, Ordnung, Norm, Form, Begrenzung, Verzicht, Härte, Gewissen, Reinheit, Geduld, Ausdauer, Konzentration, Isolation, Kontaktschwäche, Gehemmtheit, Einsamkeit.
Kreativität, Inspiration, Intuition, Durchlässigkeit, Lösung, Hingabe, Austausch, Umwandeln des Hereingenommenen, Resignation, Traurigkeit, Einfluss nehmen und beeinflusst werden, Imagination, Suggestion.
Toleranz, Intoleranz, Heiterkeit, Depression, Selbstwert, Schuld, Dankbarkeit, Unbarmherzigkeit.

Weisheitszähne OK und UK (s. auch 5er OK):
Liebe und Vollkommenheit, Analyse, Verstand, Vernunft, Intelligenz, Kombinatorik, Geschäftigkeit, Handel, Neutralität, Aufschlüsselung, Kritik, Zweifel, List, Verschlagenheit, Zersplitterung, Skepsis, Beschwingtheit, Kontaktfreudigkeit, Partnerschaft, Harmonie, Diplomatie, Friedfertigkeit, Handlungsschwäche, Dekadenz, Schmeichelei, Genusssucht.
Freude, Empfindungsfülle, Seligkeit, Verbundensein und Einssein mit allem, Stumpfheit, sich aufdrängen, Sinnesfreude, vergeudet sein.
Liebe, Vergebung, Zorn, Ärger, Sicherheit, Unsicherheit, Freude, Kummer, Leid, Traurigkeit, Geschätztsein, Nichtgeschätztsein.

8er UK:
Fortschritt, Neuerung, Gleichheit, Freiheit, Gleichberechtigung, Explosives, Verfremdung, Eigenartigkeit, Exzentrik, Originalität, Unruhe, Nervosität, Spontaneität, Intuition, Psychose, Gefühlskälte.

8er OK:
Illusion, Labilität, Unechtheit, Verworrenheit, Chaos, Täuschung, Enttäuschung, Unbewusstes, Sensibilität, Inspiration, Altruismus, Ahnungsvermögen.

9er OK (s. 8er):

9er UK (s. Prämolaren UK, Molaren OK):

Abb. 4: Die psychischen und emotionalen Beziehungen der Zähne

Die Korrelate entsprechend den fünf Funktionskreisen nach Gleditsch sind *kursiv* gedruckt; die emotionalen Zuordnungen nach Diamond sind **fett** gedruckt.

Psychische Hintergründe zahnärztlicher Symptome

Abszess:	Gärende Gedanken an Verletzungen, Kränkungen und Rache
Akne:	Sich selbst nicht annehmen; sich selbst nicht mögen; Durchsetzungsprobleme; gestaute Aggression.
Allergien:	Hohe Ideale; Ablehnung alles Niederen; kann schwer Kritik vertragen; falsches Ego und falsche Empfindlichkeit; nicht erfüllbares, überzogenes Wertungssystem; Dominanzanspruch.
Angst:	Enge; kein Vertrauen in den Fluss und Fortgang des Lebens; Egodominanz; Aggressivität (Gegenpol).
Arthritis:	Kritik an Autorität; Groll; sich ungeliebt fühlen; akute Aufforderung, sich zu beugen.
Atemprobleme:	Angst bzw. Weigerung, das Leben hereinzulassen, Kommunikationsprobleme.
Bisse:	Angst; offen für jede Verletzung.
– Tier:	Nach innen gekehrte Wut; Absicherungsprobleme.
Blutprobleme:	Kann keine Freude frei fließen lassen; Mangel an Freude, an Lebensfluss und Ideen.
Blutdruck:	Emotionale Probleme
– hoch:	Steht dauernd unter Druck; kann nicht abschalten.
– niedrig:	Zu wenig Energie und Aktivität; weicht Problemen aus; zu wenig Liebe
Candida:	Enttäuschung und Wut; fühlt sich konfus; in Beziehungen fordernd und misstrauisch; Nehmer; Ärger über die falschen Entscheidungen.
Chron. Krankheit:	Weigerung sich zu ändern; Unsicherheit; Zukunftsangst; *akute* Hinweise auf notwendige Lernprozesse wurden überhört.
Dauerschmerz:	Sehnsucht nach Halt und Liebe.
Entzündung:	Angst; Rotsehen; erhitztes Denken; akute Aufforderung zu Lernprozess.
Epilepsie:	Gewalt gegen sich selbst; Ablehnung des Lebens; Gefühl, verfolgt zu werden.
Erbrechen:	Heftige Abwehr von Vorstellungen; Angst vor Neuem; wer oder was „kotzt" einen an?
Erkältungen:	Zu viel auf einmal, Verletzungen; Überforderung.
Fieber:	Wut darüber, aufgezehrt zu werden; akute Abwehr.
Fistel:	Angst, Blockade loszulassen.
Furunkel:	Wut; kocht über; traut sich nicht, natürliche Aggressionen zu leben
Gelenke:	Stehen für Richtungsänderungen im Leben und für die Abwehr dagegen.
Gesichtsprobleme:	Unsichere Individualität; Probleme mit der Fähigkeit, den eigenen Wert zu erkennen.
Halsprobleme:	Geschluckte emotionale Verletzung; unterdrückte Wut; Probleme sich auszudrücken; „Schluck"-Probleme.
Halswirbelsäule: C 1:	Angst; Verwirrung; läuft vor dem Leben davon; nicht enden wollender innerer Dialog.
C 2:	Ablehnung von Weisheit; Weigerung zu verstehen; Unentschlossenheit; Groll; Vorwurf; Leugnung der eigenen Spiritualität; Verhältnis zum Leben unausgeglichen.
C 3:	Schuldgefühle; Unentschlossenheit; Märtyrer; schluckt mehr, als man verdauen kann.
C 4:	Schuldgefühle; unterdrückte Wut; Verbitterung; angestaute Gefühle; ungeweinte Tränen.
Herpes simplex:	Brennt darauf zu meckern; unausgesprochene bittere Worte.
Herderkrankungen:	Gleichnis für nicht zum Ursprung gekommenes Verdrängtes; Weigerung, sein Schicksal anzunehmen; Neigung zu Kompromissen; letzter Versuch des Körpers, sich vor der Entwicklung zu drücken; „kosmische Unordnung" wird nicht strukturiert, in die Zeit entlassen.
Infektionen:	Gereiztheit; Wut; Ärger; Aggression.
Kaumuskelkrampf:	Wut; Verlangen zu kontrollieren; Weigerung Empfindungen auszudrücken.
Kieferprobleme:	Wut; Groll; Rachsucht, Strukturierungsprobleme; Auflehnung gegen Autorität.
Kehlkopfentzündung:	Angst, Meinungen auszudrücken; Groll gegen Autoritäten; Wut.
Knochenprobleme:	Rebellion gegen Autoritäten; Knochen sind die Struktur des Universums.
Kopfschmerzen:	Spannung; emotionale Bestürzung; Verletztheitsgefühle; Unsicherheit; Angst.
Krämpfe:	Spannungen; Greifen; Festhalten.
Krebs:	Falsch verstandene Liebe; tiefe Verletzung; tiefe Trauer, die am Selbst nagt; Hassgefühle; Sinnlosigkeitsempfindungen; totale Egodominanz bis zur Selbstaufgabe; lebt sich nicht selbst
Lymphprobleme:	Empfindungsstörungen; Probleme mit Freude; Warnung, das Denken auf das Wesentliche im Leben zurückzulenken.
Magen:	„Verdauungs"-Probleme auf allen Ebenen; Probleme mit dem weiblich-mütterlichen Urprinzip; Angst vor Neuem; Aufnahmestörungen; zu große Aktivität.
Mandelentzündung:	Unterdrückte Gefühle und Angst; gefasste Wut; erstickte Kreativität.
Mastoiditis:	Wut und Enttäuschung; nicht hören wollen, was geschieht.
Migräne:	Widerstand gegen den Fluss des Lebens; emotionales Chaos, sexuelle Ängste; in den Kopf verlagerte Sexualität; Überbetonung des Verstandes und des Egos; Hingabestörung; zu ehrgeizig und unduldsam; man möchte durch Leistung Anerkennung und Zuneigung bekommen.

Abb. 5: Psychische Hintergründe zahnärztlicher Symptome nach Louise L. Hay und anderen

Psychische Hintergründe zahnärztlicher Symptome

Mononukleose:	Wut darüber, keine Anerkennung zu bekommen; kümmert sich zu wenig um sich selbst.
MS:	Mentale Härte; Hartherzigkeit; Angst; eiserner Wille; Unnachgiebigkeit.
Mundgeruch:	Verfaulte Einstellungen; faules Denken; gemeines Geschwätz; Wut- und Rachegedanken.
Mundprobleme:	Unfähigkeit, Ideen aufzunehmen; starre Meinungen; verschlossene Haltung.
Mundschleimhautgeschwüre:	Festgehaltene Vorwürfe; nicht gelebte Aggressionen; Selbstzerstörungstendenz.
Nackenprobleme:	Unbeweglichkeit; Starrköpfigkeit; Weigerung, alle Seiten einer Sache zu sehen; „hartnäckig"; Überforderung.
Nasenbluten:	Verlangen nach Anerkennung; fühlt sich übersehen.
Nasenlaufen:	Weint innerlich; Hilferuf.
Nasenverstopfung:	Erkennt seinen Selbstwert nicht; die „Nase" voll haben.
Ödem:	Was oder wen will man nicht loslassen?
Ohrensausen:	Verbohrtheit; nicht auf die innere Stimme hören.
Ohrenschmerzen:	Wut; will nicht hören.
Osteomyelitis:	Gefühl, keine Unterstützung im Leben zu haben.
Osteoporose:	Gefühl, keine Unterstützung im Leben zu haben.
Parkinson:	Starkes Verlangen, über alles Kontrolle auszuüben.
Pilze:	Stagnierende Überzeugungen – Vorstellungen – Unfertigkeit – Zwang, zu zerstören – Weigerung, seine eigene Bedeutung zu leben.
Polypen:	Spannungen und Streit in der Familie – Kind fühlt sich nicht willkommen.
Psoriasis:	Angst, verletzt zu werden – Weigerung, die Verantwortung für die eigenen Empfindungen wahrzunehmen.
Rachitis:	Emotionale Unterernährung; Mangel an Liebe und Sicherheit.
Rheuma:	Mangel an Liebe; Ärger; Rache; chronische Bitterkeit; überzogenes Wollen; lässt nicht genug fließen; nicht zu verwirklichender Ehrgeiz.
Schmerz:	Stauung; Blockierung; Glaube an Gebundenheit; Bestrafung für „Schuld"; sich selbst nicht vergeben können.
Schnarchen:	Sture Weigerung, alte Verhaltens- und Denkmuster loszulassen.
Schulterprobleme:	Tragen einer Last; Überlastung
Schwellung:	Gestaute, schmerzhafte Vorstellungen.
Schwindel:	Weigerung, der Realität ins Auge zu blicken – flüchtige, zerstreute Gedanken.
Stirnhöhlenprobleme:	Gereiztheit gegen eine nahe stehende Person.
Stottern:	Unsicherheit; Mangel an Selbstausdruck; darf nicht schreien.
Taubheit (Ohren):	Was will jemand nicht hören? Zurückweisung; Isolation; Starrköpfigkeit.
Tics, Zuckungen:	Angst; Gefühl, von anderen beobachtet zu werden; seine Geschlechtlichkeit nicht annehmen wollen.
Trigeminusneuralgie:	VI: Geistige Überforderung; V2: Seelische Überforderung; V3: Körperliche Überforderung; innerliche Auflehnung gegen eigene Haltung und eigenes Verhalten; ständiges Beklagen darüber, wie man ausgenutzt wird und was man alles tut; Zwang zu dienen, sich zu unterwerfen, zu helfen; Entscheidungsschwäche; Idealkollision; man tut meist das Gegenteil von dem, was man tun sollte, d. h.; es wirken zwei entgegengesetzte Energien, durch die man in Konflikt gerät.
Übelkeit:	Angst; Ablehnung einer Idee oder Erfahrung.
Verdauungsstörung:	Furcht; Schrecken; Ängstlichkeit; was will oder kann jemand nicht „verdauen"?
Virusinfektion:	Verbitterung; Mangel an Freude im Leben; Tugendlosigkeit.
Weisheitszahn, impaktiert:	Gewährt keinen mentalen Raum, um eine feste Grundlage für die spirituelle Entwicklung zu schaffen; Probleme mit Liebe; Weigerung, sich zu strukturieren – Weigerung, Anweisung für ein sinnvolles Leben zu geben; Neigung, in Altem zu verhaften.
Weisheitszahn, querliegend:	Verbindung zum Selbst gestört, blockiert – Weigerung, sich der Religio zu widmen; Verbindung zur Ewigkeit ist erschwert. (Querliegende 8 = Lemniskate)
Obstipation:	Geiz; Weigerung, alte Ideen loszulassen.
Durchfall:	Furcht; Ablehnung der Vergangenheit; Ideen zu schnell loswerden; Angst hergeben zu müssen; man kann nichts verwerten; analytisches Denken überbewertet; Überforderung; man glaubt sich verlassen.
Zahnfleischbluten:	Mangel an Freude über die Entscheidungen im Leben.
Zahnprobleme:	Langanhaltende Unentschlossenheit; Unfähigkeit, Ideen zu analysieren und zu Entscheidungen zu kommen; Unfähigkeit oder Unwilligkeit, sich mit den Dingen auseinander zu setzen; fehlende Energie; Strukturprobleme; Aggression.
Zahnwurzelprobleme:	Fundamentale Überzeugungen zerstört.
Zahnfleischprobleme:	Unfähigkeit, bereits getroffene Entscheidungen in die Tat umzusetzen; fehlendes Urvertrauen.
Zungenprobleme:	Sexualitätsprobleme; kann Annehmlichkeiten des Lebens nicht kosten – zu viel Aktivität – Zunge als Symbol für Penis.

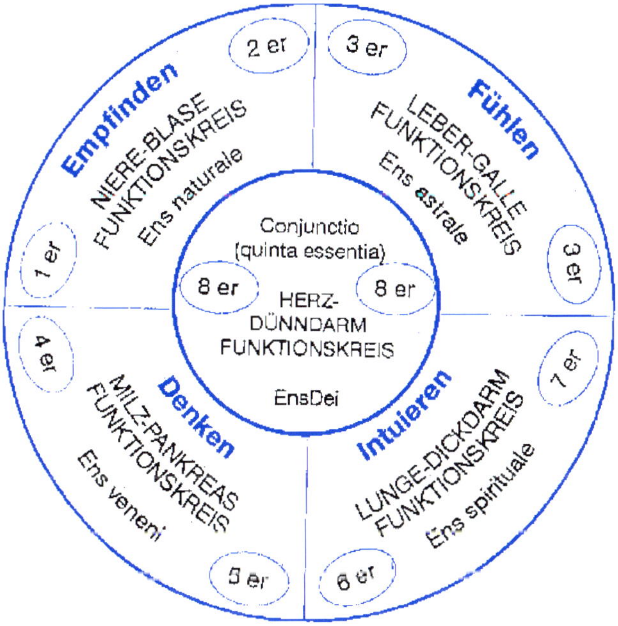

Abb. 6: **Die fünf Funktionskreise nach Gleditsch, die vier Grundfunktionen nach Jung sowie die fünf Entien nach Paracelsus und ihr Bezug zur Zahnheilkunde**

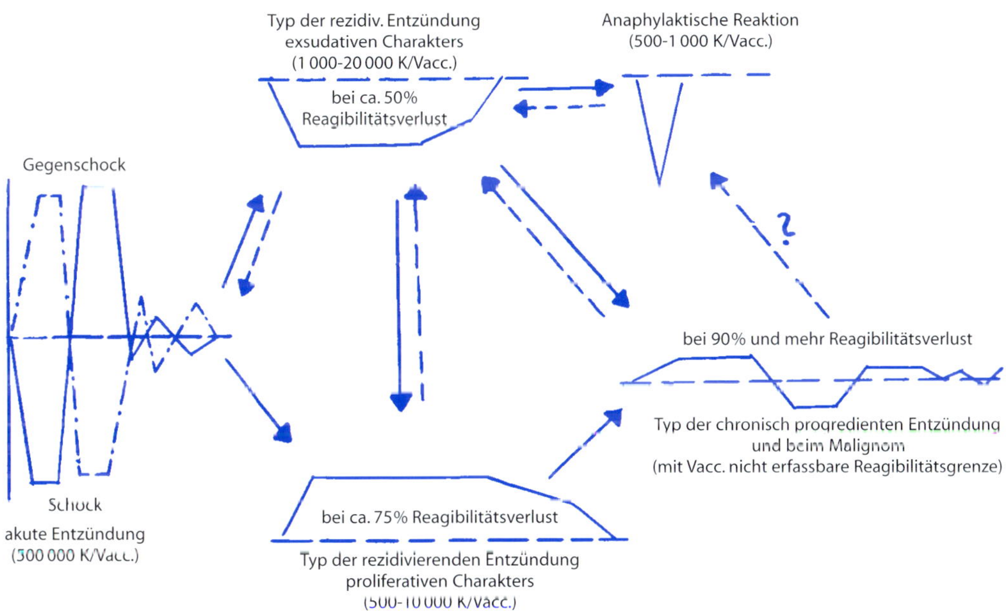

Die Zahlen in den Klammern bedeuten die Vakzinemenge, mit der man gerade eben die vorliegende Reaktionsweise auslösen kann.

Abb. 7: **Schaubild der unspezifischen Reaktionsweisen nach Perger**
(entsprechend der gleichsinnigen Reaktion von Kalzium und Cholesterin und bei Regulationseinschränkungen auch von Kalium)

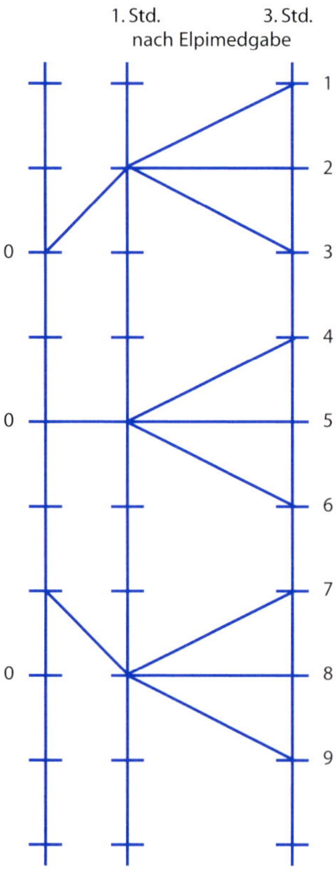

RF 1 Tendenz zur (Re-)Aktivierung = Eintreten in die (sub-)akute Entzündung

RF 2 Reaktivierung wird nur verzögert angenommen

RF 3 Normalreaktion, Reiz wird kompensiert

RF 4 Verzögerte Annahme des reaktivierenden Reizes

RF 5 Regulationsstarre, der reaktivierende Reiz wird ignoriert

RF 6 verzögerter Eingang in eine Belastungs-(Schock-)-Reaktion

RF 7 Belastungs-(Schock-)Reaktion mit Kompensation = Rückkehr zur Ausgangssituation

RF 8 Belastungs-(Schock-)Reaktion mit verzögerter Rückkehr zur Ausgangssituation

RF 9 Verharren in der Schockreaktion, lange Erholungszeit

Schema der Reaktionsformen nach Kellner, Krammer und Seidl

Psychische Korrelationen nach Pfromm/Tittmann

RF 1: Unangemessene Erregungssteigerung, Tendenz zur Konfabulation.

RF 2, 4, 6, 8: Generell: Blockieren – sei es nach anfänglich angemessenem Anlauf in einer Anforderungssituation (2, 8), sei es zu Beginn einer Anforderungssituation mit verzögerter Anlaufzeit bis zur gelockerten (4) oder schließlich doch unangemessenen reduzierten (6) Reaktion.

RF 3, 7: Normalreaktion: gute Ansprechbarkeit und Flexibilität; Schwierigkeiten reaktiv oder in isolierten, hirnlokalen Funktionsstörungen (besonders 3) begründet.

RF 9: unangemessener Spannungsabfall, Ausbleiben zeitgerechter Regeneration

RF 5: Extr. Blockierung psychisch-geistiger Abläufe und Folgeerscheinungen.

Abb. 8: Schaubild der neun Reaktionsformen und ihre psychischen Korrelationen

Der Lykotronic-Testsatz

„Dieser Testsatz ist eine Entwicklung unseres Institutes. Die Besonderheit gegenüber homöopathisierten Testampullen besteht darin, dass Sie damit im Sinne der Belastung im Gegensatz zur Medikation testen.

Diese Testampullen sind durch ein von uns entwickeltes synthetisiertes Frequenzübertragungsverfahren in jahrelanger Forschungsarbeit entwickelt worden. Als Träger dienen Wasser und Alkohol sowie bestimmte gelöste Mineralstoffe. Letztere dienen dem Kopierschutz unseres großen Entwicklungsaufwandes. Diese Ampullen können also nicht dauerhaft energetisch z. B. auf Wasser oder Globuli übertragen bzw. kopiert werden. Durch Depolarisationseffekte verändern sich solche Übertragungen nach etwa zwei Wochen langsam und die Kopie wird unbrauchbar.

Gemäß § 2 Abs. 2 Nr. 4a AMG ist dieser Testampullensatz ausschließlich dazu bestimmt, die Beschaffenheit, den Zustand oder die Funktionen des Körpers erkennen zu lassen, ohne am oder im Körper angewendet zu werden.

Basistestampullen

0. Allergietest
1. Geopathie–
2. Geopathie+
3. Elektrische/Elektromagnetische Belastung–
4. Elektrische/Elektromagnetische Belastung+
5. Autoaggression
6. Herd/Störfeld
7. Toxisch (Umwelttoxine)
8. Hormone
9. Radioaktivität
10. Psychische Belastung, allgemein
11. Psychische Belastung/depressiv
12. Säure-Basen-Dysharmonie
13. Differenzierung des Testes Nr. 3 auf niederfrequente Störaspekte
14. Differenzierung des Testes Nr. 3 auf hochfrequente Störaspekte
15. Mangel/chemisch (echter Mangel oder Verwertungsstörung)
16. Mykosen im Sinne der Pathogenität
17. Dentale Metalle
18. Dentale Kunststoffe
19. Darmdysbiose

Physioenergetik-Testampullen

1. Isolation
2. Strukturell
3. Emotional
4. Virus YIN/YANG
5. Virus YIN
6. Virus YANG

Farbampullen

F1 Rot
F2 Grün
F3 Blau
F4 Gelb
F5 Orange
F6 Violett

Chakrentestampullen

Gen. Globaler Chakrentest
CH1 Basischakra
CH2 Blasenchakra
CH3 Solarplexuschakra
CH4 Herzchakra
CH5 Kehlkopfchakra
CH6 Stirnchakra
CH7 Kronenchakra

Die beiden Gegentestampullen (+) werden zwecks Erhöhung der Testsicherheit zu dem jeweiligen Haupttest dazugegeben – der Gegentest erfolgt also immer mit 2 Testampullen gleichzeitig. Das Testergebnis muss dabei genau gegenteilig zum entsprechenden Haupttest ausfallen.

Am Beispiel mit der Testampulle Nr. 3 wäre in der Physioenergetik ein Armlängenreflex, bei der EAV ein Zeigerabfall, bei der Kinesiologie der Muskel schwach u. s. w. aufgetreten und es wird die Gegentestampulle 4 hinzugegeben, so würde nun der folgende Test genau gegenteilig ausfallen. Tut er dies nicht, ist dem Ergebnis keine Gewichtung zu geben und es sollte der Grund der Fehltestung gefunden werden.

Die Testampullen VIRUS sind keine Virus-Testampullen im Sinne biologischer Viren, sondern verstehen sich als Testgrundlage für das Modell des so genannten ‚Biocomputers' nach Dr. Lechner."

Abb. 9: Beschreibung zum Lykotronic-Testsatz der Firma Jahoda, Bensheim

STANDARD-TESTSATZ II
FÜR DEN VEGETATIVEN REFLEXTEST – VRT – VEGATEST

Vorteste – nach Dr. Dr. H. W. SCHIMMEL

Epiphysis D26	4 Ampullen – Verstärkerampullen
Leinöl	Yin } Feststellung der menschlichen Polarität
Zuckerwasser	Yang } Feststellung der menschlichen Polarität
Lithium carb. D30	sauer } Hinweis auf Störungen im Säure-Basen-Haushalt
Acidum oxalicum D30	alkalisch } Hinweis auf Störungen im Säure-Basen-Haushalt
Conium D30	Hinweis auf benigne Tumore
Chromium met. D400	Testung auf substantielle Vergiftungen (Intox 1)
Chromium met. D30/60/400	Testung von erworbenen toxischen Informationen (Intox 2)
Chromium met. D60/400/800	Testung von ererbten toxischen Vergiftungen (Intox 3)
Silicea D60	Hinweis auf geopathogene Kraftfelder
Lithium carb. D60	alternativ für Silicea D60
Eisenfeilspäne	Antagonist zu Silicea D60
Cuprum met. D800	Hinweis auf atmosphärische Störungen durch Doppelzonen
Calcium carb. Hahnem. D1	Hinweis auf geopathogene Kraftfelder mit Rechtsdrehung
Phosphorus D60	Hinweis auf elektromagnetische Kraftfelder
Aqua pluvia D200 (Mai 1986)	Hinweis auf radioaktive Belastungen
Mandragora e radice D30	Hinweis auf depressive Belastungen
Mandragora e radice D60	Hinweis auf endogene Depressionen
Epiphysis D4 oder Gl D6	5 Ampullen – Hinweis auf psychische Belastungen
Thalamus D4 oder Gl D6	5 Ampullen – Hinweis auf vegetative Belastungen
Tetracyclinum D30	Hinweis auf bakterielle Infektionen (alternativ zu Natrium sulf. D60)
Interferon D30	Hinweis auf virale Infektionen (alternativ zu Arsenicum album D200)
Sonderanfertigung (Sdf.) Schimmelpilz I All. D32 Sdf. Schimmelpilz II All. D32	} Hinweis auf Pilzerkrankungen
Cuprum met. D200 + Cobaltum met. D200	globaler Hinweis auf Spurenelementmangel
Manganum met. D200	globaler Hinweis auf Vitaminmangel
Zincum met. D200	globaler Hinweis auf Enzymmangel
Molybdaenum met. D200	globaler Hinweis auf Hormonmangel
Thuja D30 + D200	Hinweis auf signifikante Herde
Causticum D60	Hinweis auf Herde und Störfelder
Spartium scopar D60	Hinweis auf Narbenstörfelder
Rhus tox. D60	Hinweis auf zystische Prozesse
Histaminum D60	Hinweis auf Allergie ohne Autoaggression (Allergietyp I)
Allergie-Injectopas	Hinweis auf autoaggressive Entzündungsprozesse (Allergietyp II)
Causticum D30	Hinweis auf Nahrungsmittelunverträglichkeit
Mercurius solub. D30	Hinweis auf Quecksilberintoxikationen (zahnärztliche Testungen!)
Phosphorus D400	Hinweis auf klinisch morphologische Befunde
Phosphorus D32	Testung des max. belasteten und bereits klinisch geschädigten Organs (Filtermethode)
Causticum D400	Testung des dominanten Herdes und Störfeldes (Filtermethode)
Arsenicum album D60	Testung des aktuellen Beschwerdeorgans (Filtermethode)

Zincum met. D12	Hinweis auf Nosodenindikation bzw. Selektion der Schlüsselnosode (Filtermethode)
Manganum met. D26	
+ Manganum D800	Rezeptverträglichkeit (Filtermethode)
Ferrum met. D26	
+ Ferrum D800	Rezepteffektivität (Filtermethode)
Hypothalamus D4 oder GlD6	Filterampulle auf Organampullen
Carcinominum D32	5 Ampullen } Hinweise auf Carcinosen
Carcinominum D26	5 Ampullen
Carcinominum D24	5 Ampullen
Carcinominum D60	5 Ampullen – Hinweis auf Praecancerosen
Psorinum D32	5 Ampullen – Hinweis auf Praemalignosen
Epiphysis D400	Verstärkerampulle
Epiphysis D60/400/800	Verstärkerampulle für „Feineinstellung“
Epiphysis D400/800/2000	Verstärkerampulle für „Ultrafeineinstellung“
Chromium met. D800	Testung des menschlichen Kraftfeldes
Chromium met. D2000	Testung auf Iso- oder Homöonosode
Sulfur D400	zur Testung auf Überdosierungen
Jodum D60	hochsensibler Test auf Narbenstörfelder
Hypothalamus D800	zur globalen Testung psycho-somatischer und somato-psychischer Störungen
Cholesterinum D60	Hinweis auf erhöhten Cholesterinspiegel
Acidum uricum D60	Hinweis auf erhöhten Harnsäurespiegel
Cauda pankreatis D32	Testung von Prae-Diabetes
Glomus caroticus D32	Testung von hypertonen Kreislaufstörungen
Sulfur D2000	Testung von Stoffwechselträgheit mit O_2-Mangel
Indikan D32	Hinweis auf Dünndarmdysbiose
Scatolum D32	Hinweis auf Dickdarmdysbiose
Monilia albicans D24	Hinweis auf Pilzbefall
Ureaplasma D32	Hinweis auf Infektion mit Ureaplasmen
Enterococcinum D32	Hinweis auf Infektion mit Enterokokken
Cytomegalie D32	Hinweis auf Infektion mit Cytomegalieviren
Herpes simplex D32	} zur differentialdiagnostischen Abklärung von Herpesinfektionen
Herpes zoster D32	
Pfeiffer'sches Drüsenfieber D32	Hinweis auf Infektion mit Mononuklease-Viren
Selenium D30, D60, D200	} zur Diagnose von Energie- und Erschöpfungsstufen
Argentum D30, D60, D200	
Folliculi lymphat. aggr. D6, D12, D30, D60, D200	} zur Diagnose von Immunschwächen

Abb. 10: VRT-Testsatz nach SCHIMMEL

Aufgrund der bei beiden Verfahren gleichen digitalen Antworten eignen sich die SCHIMMEL-Testampullen auch sehr gut für die PE. +AR/MR bei Auflage der entsprechenden Ampullen ergeben die jeweiligen Hinweise. Nach Einspeichern können dann Bezugsnetze (-ketten) hergestellt werden.

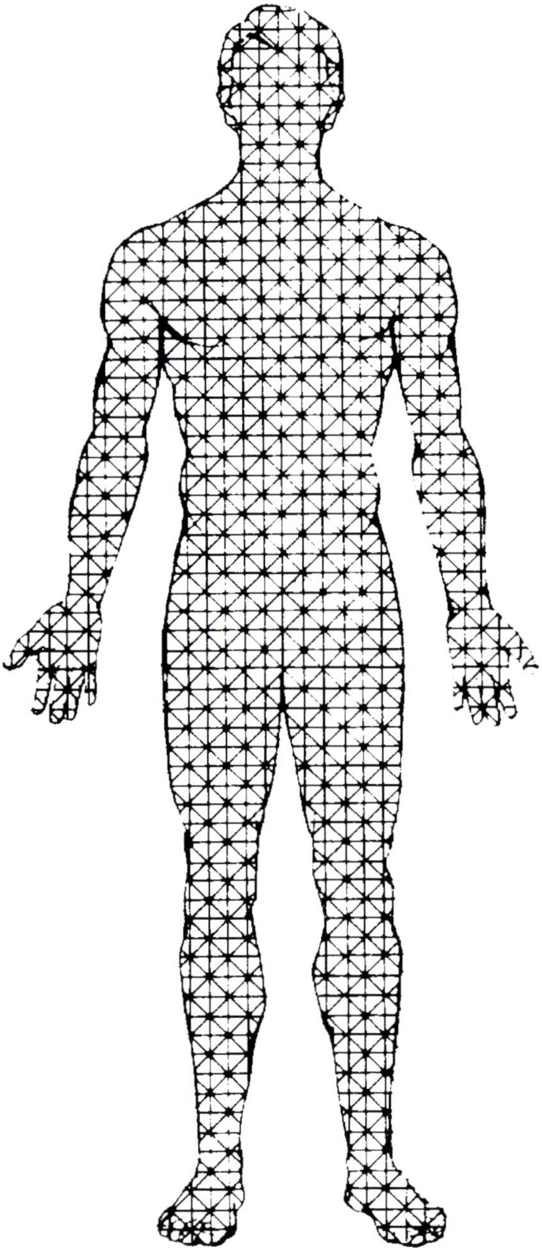

Abb. 11: Das psionische Gitter nach MANDEL

(Aus: MANDEL, *Praktisches Handbuch der Farbpunktur*) Es entsteht durch die vertikalen, horizontalen und diagonalen Meridianverläufe und spielt bei der Geopathie eine Rolle. Aber auch in der ETD hat es eine wichtige Bedeutung: Die funktionellen Phänomene und Symptome der endokrinen Strahlungsqualität zeigen sich an den vertikalen, die der toxischen Strahlungsqualität an den horizontalen und die der degenerativen Strahlungsqualität an den diagonalen Meridianen.

Fokale Intoxikation

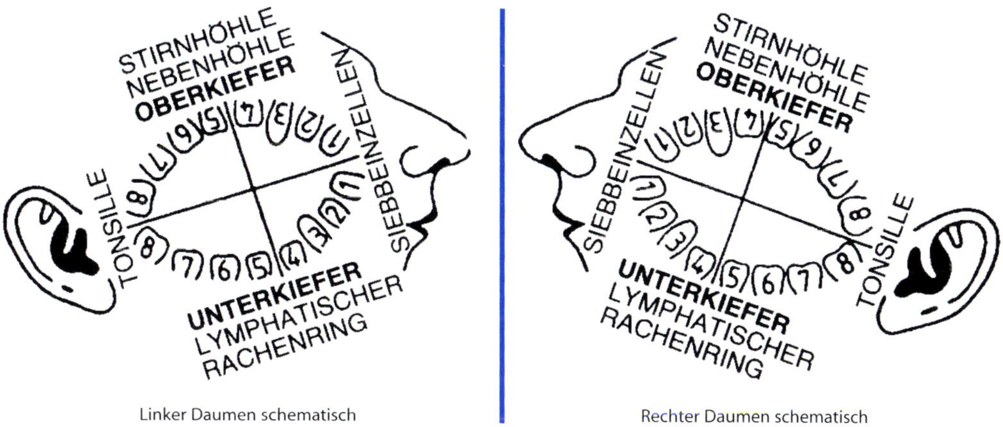

Abb. 12a: Schematische Darstellung der topographischen Lage des ZMK-Gebietes im ETD-Bild an den beiden Daumen (aus MANDEL: *Energetische Terminalpunktdiagnose*; siehe auch S. 50)

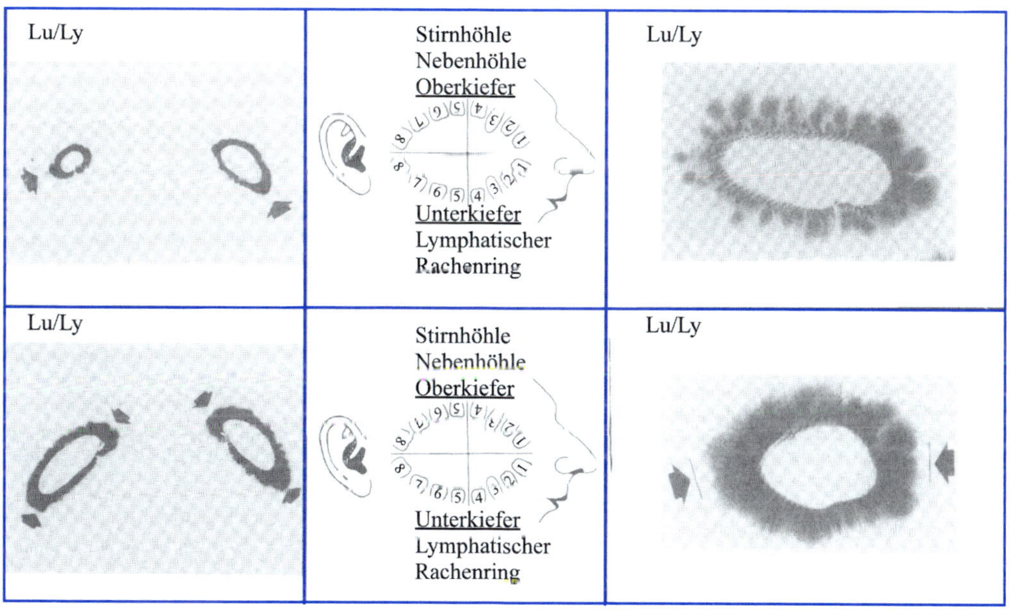

Abb. 12b: Verschiedene Belastungen am Energieumfluss Lunge/Lymphe in Bezug auf das Weisheitszahngebiet und die Polarität Frontzahngebiet-Weisheitszahngebiet, nach MANDEL

6

Fokale Resonanzzonen

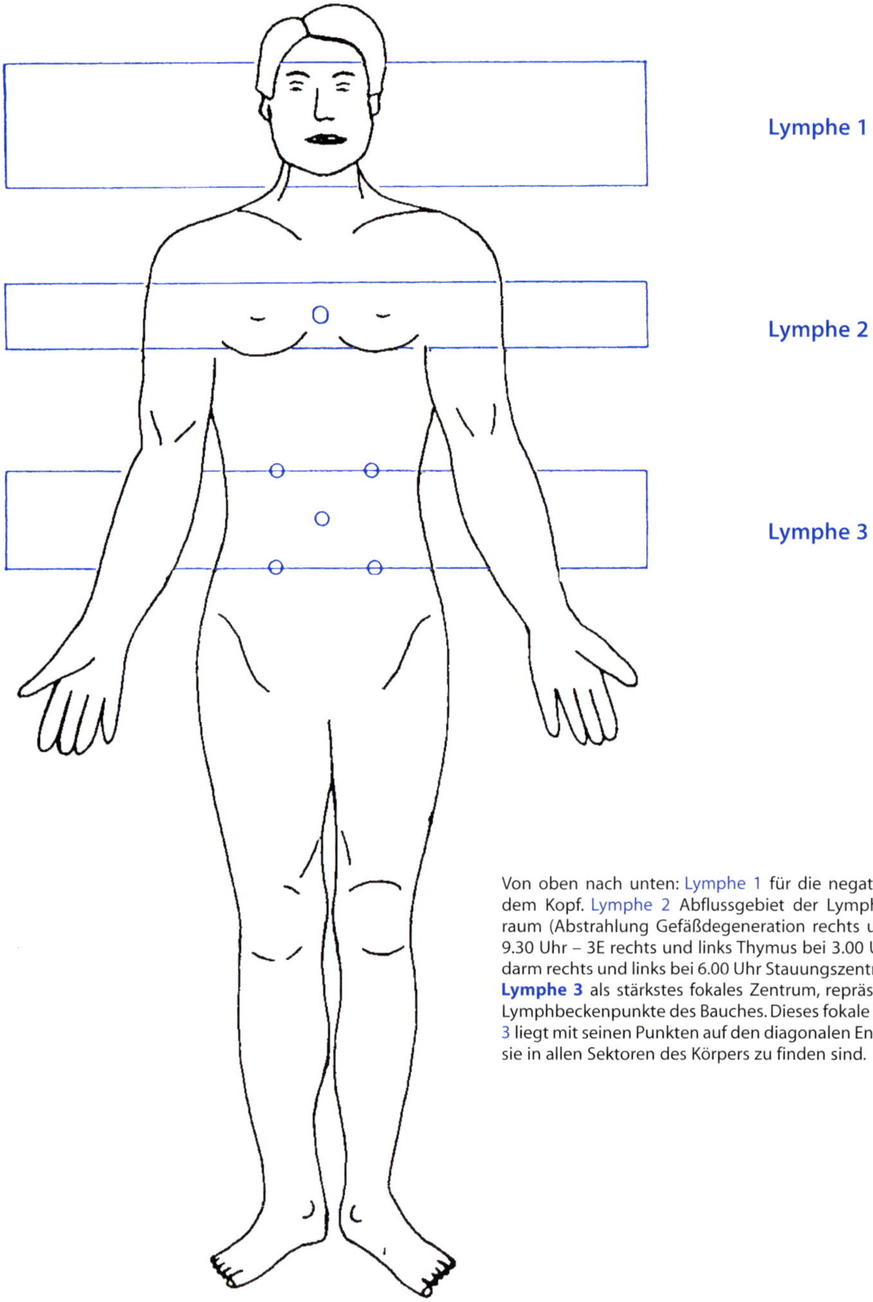

Von oben nach unten: Lymphe 1 für die negativen Impulse aus dem Kopf. Lymphe 2 Abflussgebiet der Lymphe Brust-Lungenraum (Abstrahlung Gefäßdegeneration rechts und links 2.30 bis 9.30 Uhr – 3E rechts und links Thymus bei 3.00 Uhr – Herz/Dünndarm rechts und links bei 6.00 Uhr Stauungszentrum **Lymphe** und **Lymphe 3** als stärkstes fokales Zentrum, repräsentiert durch die Lymphbeckenpunkte des Bauches. Dieses fokale Zentrum Lymphe 3 liegt mit seinen Punkten auf den diagonalen Energiekanälen, wie sie in allen Sektoren des Körpers zu finden sind.

Abb. 13: Fokale Resonanzzonen nach Mandel

(Aus: Mandel, *Energetische Terminalpunktdiagnose*, mit freundlicher Genehmigung des Verlages)

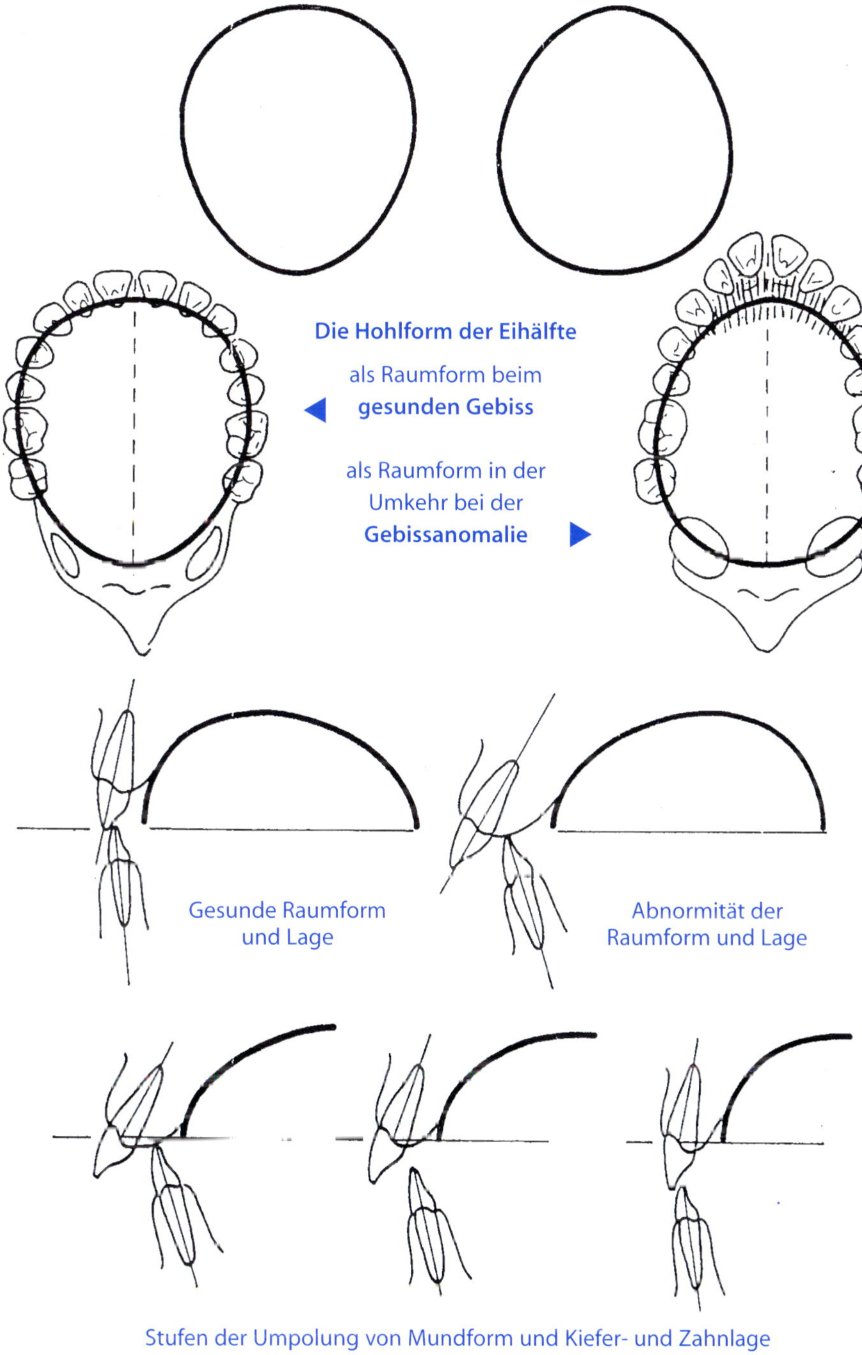

Abb. 14: Das Ei und seine Pole nach BALTERS
(Aus GEUER: *Leitfaden der Bionatortechnik*)

8

Wissenschaftliches Denken = horizontales Denken

ANALOGIE DENKEN = VERTIKALE DENKEN

Ebenen	♂	♄	♆	♅
Verkehrssysteme:	Rennwagen	Eisenbahn	Segelboot	Flugzeug (F)
Edelsteine:	Rubin	Diamant	Jade	Aquamarin
Räume:	Turm	Krankenzi.	Tauchergl.	F. innenraum
Tiere:	Widder	Steinbock	Fische	Papagei
Information:	Befehl	Stenogr.	Lüge	Mathematik
Krankheiten:	Verletzung	Steinleiden	Süchte	Epilepsie
Anatomie:	Kopf	Zähne	Füße	Nerven
Landstriche:	Vulkane	Gebirge	Meer	Flugplatz
PRINZIP:	„MARS"	„SATURN"	„NEPTUN"	„URANUS"

Abb. 15: Schematische Darstellung des wissenschaftlichen und des analogen Denkens am Beispiel von vier der sieben bzw. zehn Urprinzipien (Grundbausteine) der Astrologie mit entsprechenden Repräsentanten

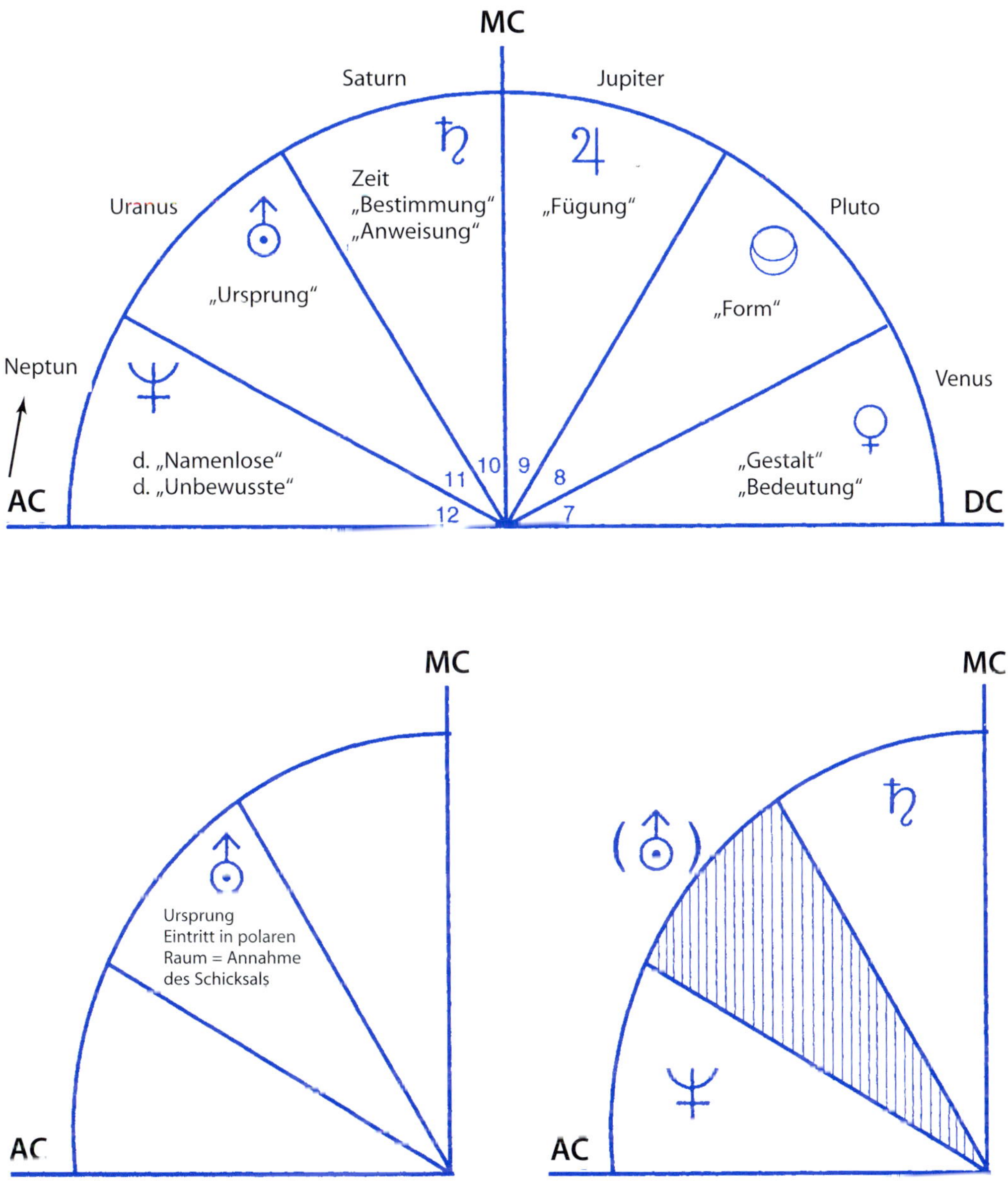

Abb. 16: Darstellung der oberen Hälfte des Tierkreises mit seinen Urprinzipien

Oben: Weg der Wandlungen (Weg der Aphrodite) von Haus 12 nach Haus 7 und deren Bedeutung nach DÖBEREINER (Näheres s. Text S. 130 f.)

Unten: Die Bedeutung des Uranus-Prinzips und der damit verbundenen Annahme des eigenen Ursprungs bzw. des Eintritts in den polaren Raum für die Prophylaxe bzw. Herdentstehung (s. Resonanzphänomene: S. 125 ff)

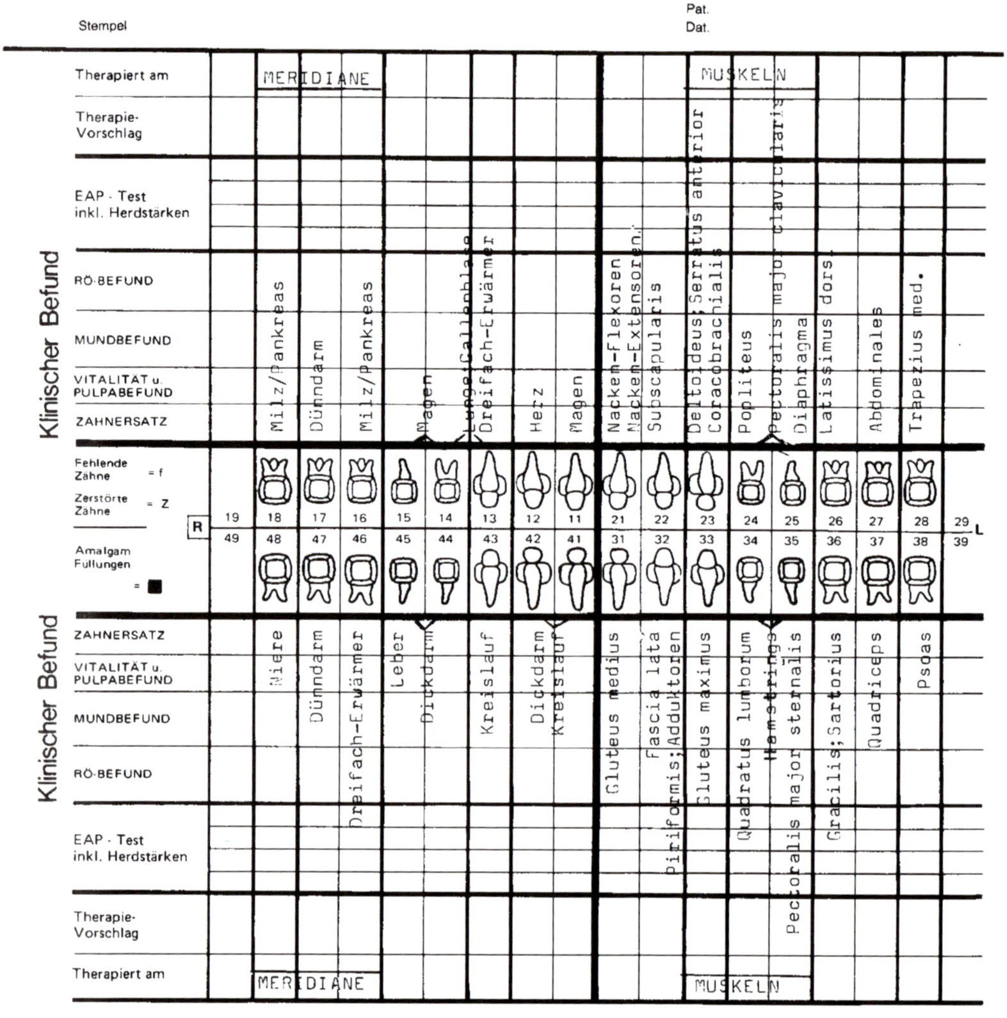

Zeichenerklärung:

Pulpa-Befund:
+ = vital
? = unklar
— = avital
C = Caries
gF = große Füllung
Gg = Gangrän
MoA = Mortal-Amputation
Wf = Wurzelfüllung bis Apex
pWf = partielle Wurzelfllg.
0,8 = bis 2 mm vor Apex
1,2 = bis 2 mm über Apex

Zahnersatz:
K = Krone
KM = Krone Metallkeramik
St = Stiftkrone
B = Brückenglied
BM - Brückenglied Metallkeramik
E = herausnehmbare Prothese
IG = Inlay-Gold
Kst = Kunststoff-Füllung
Zf = Zementfüllung

Rö-Befund:
vP = Periodontalspalt verbreitert
A1 = apik. Ostitis umschrieben
A2 = apik. Ostitis diffus
A3 = apik. Ostitis sklerosierend
A4 = apik. Ostitis rarefizierend
V1 = vertik. Knochenatrophie coronales Drittel
V2 = vertik. Knochenatrophie mittleres Drittel
V3 = vertik. Knochenatrophie apikales Drittel
RO = Rest-Ostitis
Fr = Fremdkörper
Cy = Cyste
Zi = Zahn impaktiert
Zv = Zahn verlagert

Durch entsprechenden Pfeil gekennzeichnet:
Zahn gekippt; Zahn gewandert

Schleimhaut-Befund:
〰 = Gingivitis
═ = Parodontose
L 1-3 = Lockerung 1.-3. Grades
Zst = Zahnstein
// = schlechte Kontaktpunkte

Herdbelastung:
o = schwacher Herd: 1-2 x Nosode D3 bzw. 1 x Organpräparat D3
ø = deutlicher Herd: 2-3 x Nosode D3 bzw. 2 x Organpräparat D3
● = starker Herd: 3 u. mehr x Nosode D3 bzw. 3-4 x Organpräp. D3

☐ = schwache Entz: Org. Präp. D10 o. D12
☒ = deutl. Entz: Org. Präp. D15 o. D20
■ = starke Entz: Org. Präp. D30

EAP-Befund:
G = Gingiva
M = Maxilla/Mandibula
P = Pulpa dentis
Pr = Periodontium
Gi = Gingivitis
Ost = Ostitis
cP = chron. Pulpitis
Zft = Zahnfleischtasche
Cy = Cyste
Zs = Zahnsäckchen
Gr = Granulom
gP = gangränöse Pulpa

Therapie:
IH = Heilinjektion
Kb = Kons. Behdlg.
x = oper. Zahnentf.
op = op. Kieferrev.
Gi = Zahnfl.-Beh.
! = Überwachung

Karl Pfeiffer's Buchdruckerei und Verlag OHG, 8562 Hersbruck, Postfach 440

Abb. 17: Odontogener Herdbefund
nach KRAMER, modifiziert von ROSSAINT

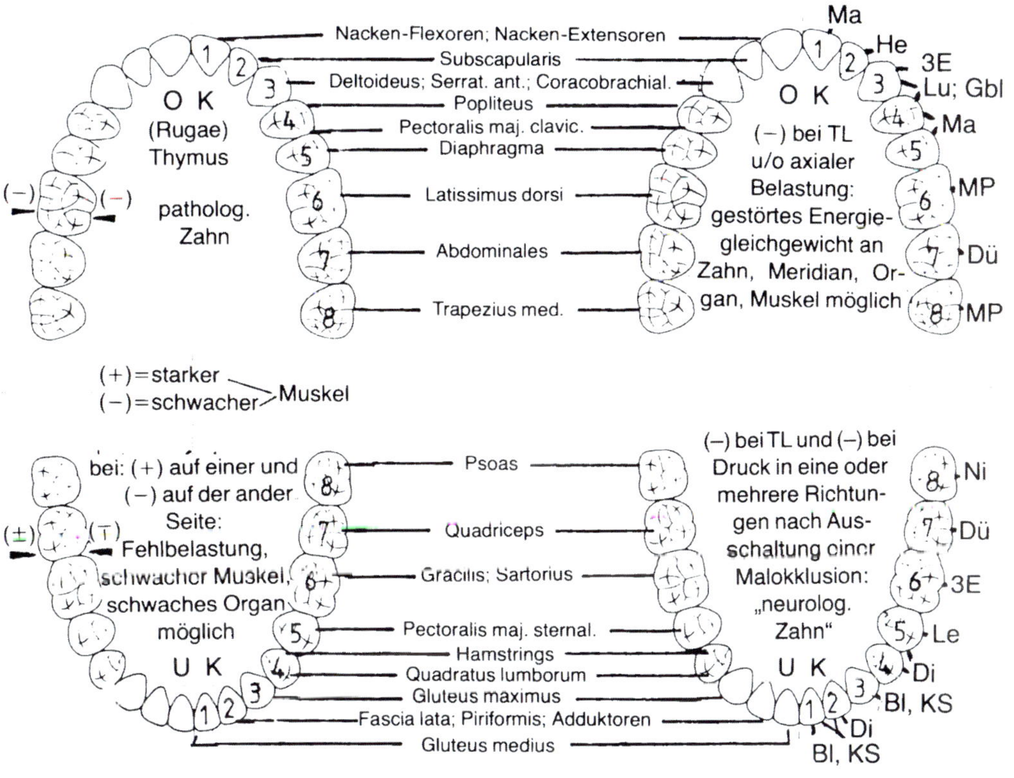

Abb. 18: Wechselbeziehungen aus kinesiologischer Sicht zwischen Zähnen, Muskeln und Meridianen (nach EVERSAUL, DIAMOND, CHAR), umgezeichnet und ergänzt von ROSSAINT

Sie unterscheiden sich z. T. von den aus der EAV bekannten Bezügen (s. Kap. 12.14 u. Abb. auf dem Faltblatt am Schluss des Buches) oder von den durch ORSATELLI entdeckten Zusammenhängen (s. Abb. 3), einmal bedingt durch die unterschiedlichen Untersuchungsarten (z. B. elektrisch bzw. mit Muskeltest), zum anderen aufgrund der Affinität des „Entdeckers" und drittens wegen des Hologrammcharakters jeder Struktur (s. auch Kap. 19.1).

Das gilt auch für die psychisch-emotionalen Beziehungen (s. Abb. 4), wie sie von CAFFIN, ROSSAINT, VÖLKMER (alle astrologisch) bzw. GLEDITSCH (Akupunktur) oder DIAMOND (kinesiologisch) aufgeführt werden. Ebenso fallen die von M. CAFFIN aufgrund der Psychopathodaktie gefundenen psycho-morphologischen Beziehungen der Zähne darunter (s. Abb. 2, Schema nach BORN) oder die von BALTERS angegebenen psychodontischen Symboldeutungen (s. S. 153 f).

Die hier angegebene Mehrschichtigkeit entspricht in etwa derjenigen einzelner Akupunkturpunkte, die ja auch eine mehrfache Bedeutung haben (strukturelles Hologramm, ROSSAINT, s. S. 294).

9

Zähne	Muskeln	Organe	Ernährung	Meridian
1 | 1	Halsmuskeln	Sinus, Stirnh.	Vit. B_6. B_3 Jod	Magen
2 | 2	Subscapularis	Herz	Vit. B_2. E, C	Herz
3 | 3	Serratus ant.	Lunge	Vit. C	Lunge
3 | 3	Deltoideus	Lunge	Vit. C	Lunge. 3-E
3 | 3	Coracobrachialis	Lunge	Vit. C	Lunge
54 | 45	Pectoralis maj. pars. clavicul.	Magen	Vit. D, B_2 HCL	Magen
5 | 5	Diaphragma	Lunge	Vit. C	Lunge
6 | 6	Latissimus dorsi	Pankreas	Vit. A, F	Milz/Pankreas
7 | 7	Abdominales	Duodenum	Vit. E, D	Dünndarm
8 | 8	Trapezius, mittl. u. unterer	Milz	Vit. C; Ca; Extrakt	Milz/Pankreas
1 | 1	Glutaeus medius	Fortpflanz. (Uterus)	Vit. E	Blase, 3-E Kreisl./Sex.
2 | 2	Piriformis	Uterus	Vit. E	Kreisl./Sex.
2 | 2	Adduktoren	Fortpflanz.	Vit. E	Kreisl./Sex.
2 | 2	Tensor fasciae latae	Dickdarm	Flora	Dickdarm
3 | 3	Glutaeus maxim.	Prostata	Vit. E	Blase, 3-E Kreisl./Sex.
4 | 4	Hamstrings	Rectum		Dickdarm
4 | 4	Quadrat.lumbor.	Appendix, Niere	Vit. A, C, E	Dickdarm
5 | 5	Pectoralis maj. pars. sternal.	Leber	Vit. A	Leber
5 | 5	Hamstrings	Rectum	Dickdarm	
6 | 6	Sartorius	Nebennieren	Extrakt	3-E
6 | 6	Gracilis	Nebennieren	Extrakt	3-E
7 | 7	Quadriceps fem.	Dünndarm	Vit. B, D, E	Dünndarm
8 | 8	Psoas maj.	Niere	Vit. A, C, E	Niere
43 | 34	Popliteus	Gallenblase	Vit. A. F	Gallenblase
	Ischiocruralen	Rectum	Vit. E	Dickdarm
	Infraspinatus	Thymus	Extrakt	
	Levator ang.scap.	Nebenschilddrüse Magen	Extrakt	Magen, 3-E
	Peronaeus	Blase	Vit. A, B	Blase
	Supraspinatus	Gehirn	RNS	Konzeptionsgef.
	Teres major	Wirbelsäule		Gouverneurgef.
	Teres minor	Schilddrüse	Jod	3-E
	Tibialis antic.	Ureter	Vit. A, B	Blase
	Extensoren (Hand)	Bauhin'sche Klappe	Clorophyll	

Abb. 19: **Tabelle der Beziehungen von Zähnen, Muskeln und zugehörigen Meridianen, Organen und Ernährungsstoffen**

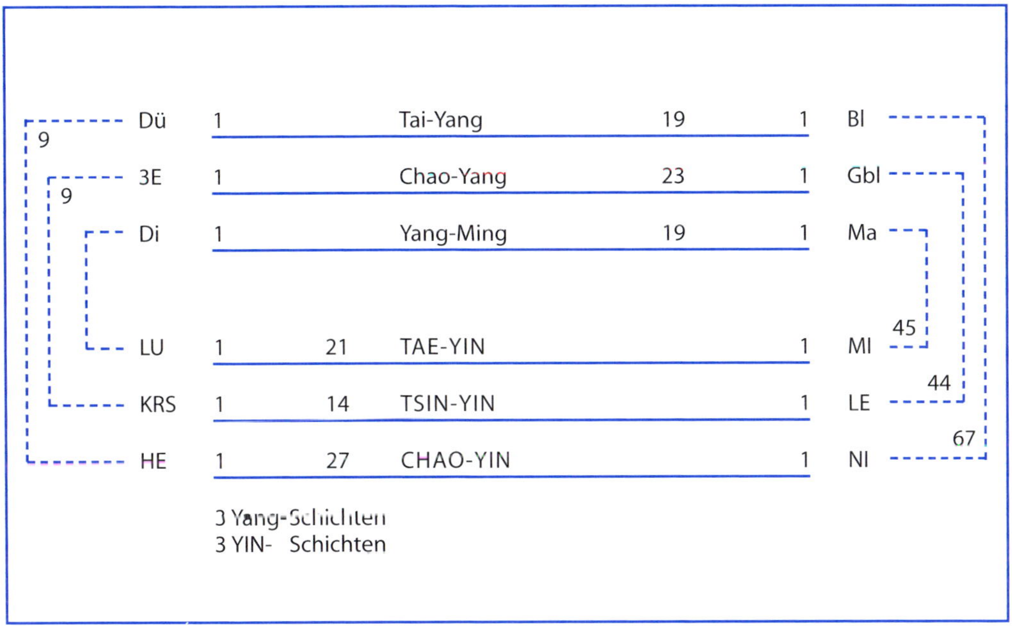

Abb. 20: Das Gesetz der energetischen Schichtung (s. auch S. 142)

Die jeweils seitlich gestrichelt miteinander verbundenen Meridiane sind die bekannten Yin-Yang-Kopplungen (horizontale Kopplungen), die synergistisch zu verstehen sind und die Grundlage der fünf Funktionskreise nach Gleditsch bilden, während die in der Mitte durchgehend miteinander verbundenen Meridiane als Yang-Yang-, bzw. Yin-Yin-Kopplungen Vertikalachsen bilden. Die vertikale Kopplung der sechs Yang-Meridiane verbindet nicht nur die jeweils gleichen Hand- und Fußglieder miteinander (z. B. Kleinfinger (Dü) mit Kleinzeh (Bl), sondern hat durch die topographische Lage am Körper – hinten (Dü-Bl), seitlich (3E-Gbl), vorne (Di-Ma) – auch psychosomatische bzw. somato-psychische Bedeutung (nach Gleditsch):
Dorsal (Tai-Yang): Sie versinnbildlicht die „Rückendeckung", bei der es um „Schutz- und Sicherheitsbedürfnis, um Halt und Haltung, um Stabilität und Statik" geht. Sie zeigt also das „Bedürfnis nach Rückhalt und existentieller Sicherung", wobei der Patient anfällig ist für „Angst, Schreck und Schock".
Lateral (Chao-Yang): Sie versinnbildlicht den Flankenschutz und die „Lateralität im Sinne der Breite", bei der es um „Selbstbehauptung und Ichanspruch, um Durchsetzung und Tatendrang, um Bewegung und Beweglichkeit" geht. Sie zeigt also „Lockerheit, Wechsel, Aktivität", wobei der Patient anfällig ist für „Ärger und Aggression".
Frontal (Yang-Ming): Sie versinnbildlicht den Bezug zum „Du", bei dem es um „Zugewandtsein und Aufeinander-Zugehen, Konfrontation und Verarbeitung, Einbindung und Einverleibung" geht. Sie zeigt also „Offenheit" und „Vernunft", wobei der Patient anfällig ist für „Besorgnis und Zweifel".
Über diese Vertikalachsen kann mittels Akupunktur ein Ausgleich der an ihnen beteiligten, eher polar angelegten Yin-Yang-Meridiane mit ihren somatopsychischen, aber auch rein somatischen Beziehungen erzielt werden, vor allem bei Schmerzen.
Die Behandlung der Anfangs- und Endpunkte der jeweilig beteiligten Meridiane (s. angegebene Zahlen) ist nach Gleditsch bei der Trigeminusneuralgie sowie bei Allergien indiziert.
In der Zahnheilkunde muss man neben den Yin-Yang-Beziehungen auch an die Vertikalachsen denken, wenn die entsprechenden Odontone erkrankt sind, besonders wenn nach den psychisch-emotionalen Hintergründen für die somatisierte Erkrankung am „Zahn" gefragt wird. Denn die Odontone sind genauso wie die dazugehörigen Organe im Falle eines energetischen Defizits bzw. einer energetischen Fülle betroffen. (s. Psychodontie bzw. psycho-emotionale Muster der Zähne; s. auch S. 324).

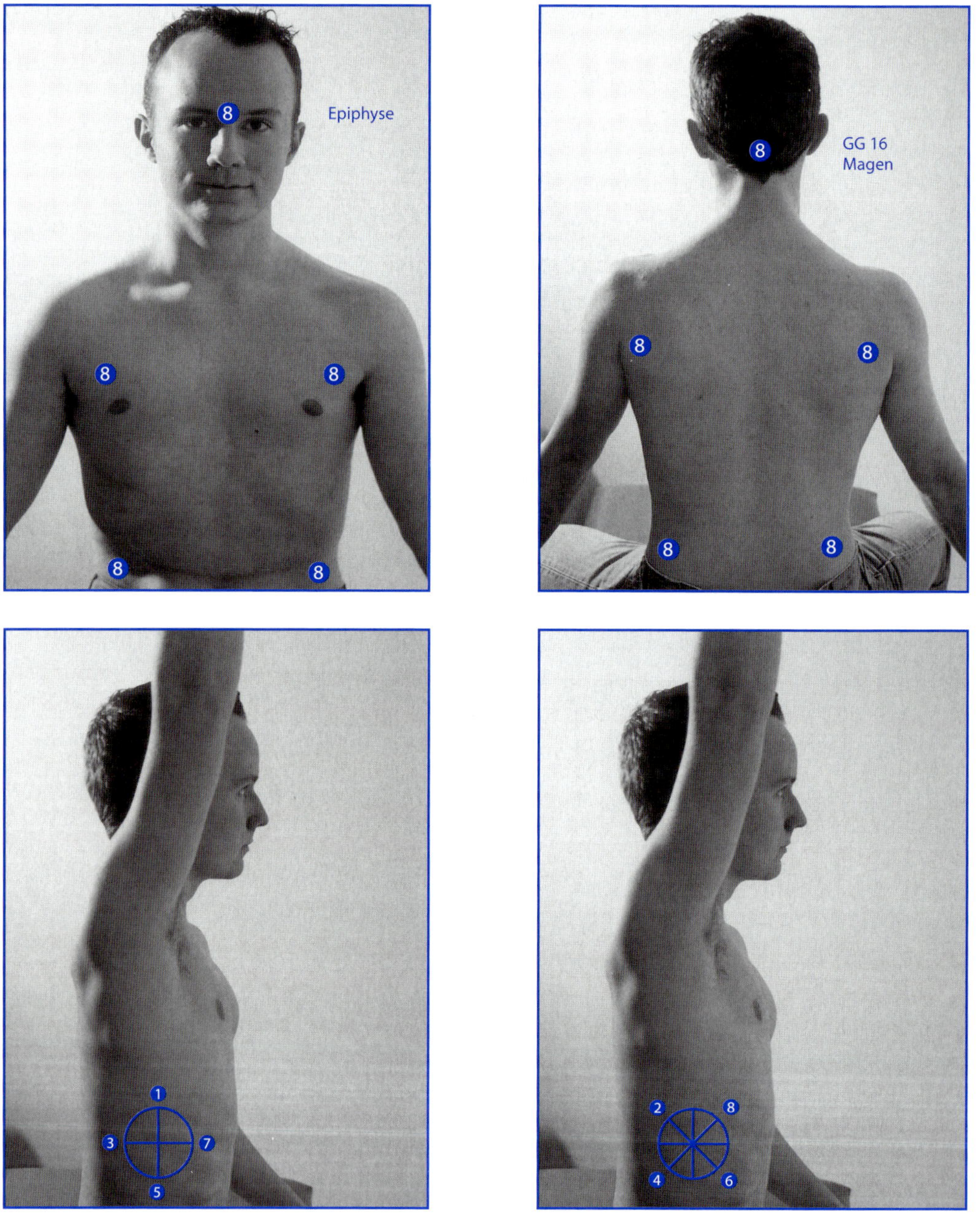

Abb. 21: Zahnsomatotopien (s. auch S. 143)

1. Reihe: Lage der 8er auf Vorder- und Rückseite des Körpers nach MANDEL und ROSSAINT (8er Hinterkopf)
2. Reihe: Das 6. Transmitterrelais auf dem Körper nach MANDEL mit Angabe der Zähne
Vom 6. Transmitterrelais wird nach MANDEL vor allem das Immunsystem angesprochen, so dass der Zahnarzt von hier aus eine Möglichkeit hat, besonders bei Immunschwäche spezifisch über die dort angegebenen Zahnpunkte das Abwehrsystem aus übergeordneter Sicht zu stärken (s. Seite 107 f.: Esogetik).

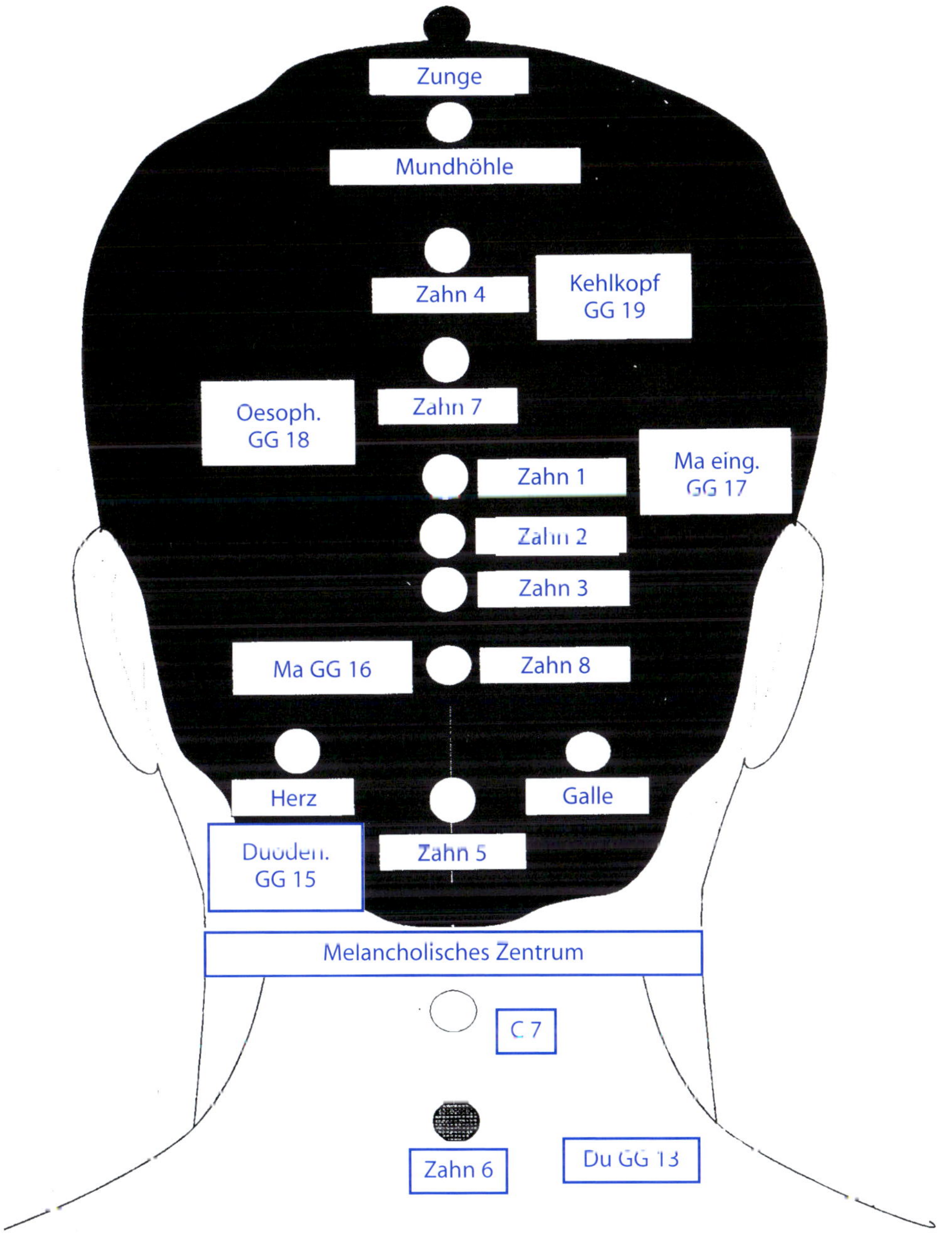

Abb. 22: Lage der Zähne auf dem Hinterkopf nach Rossaint

Die beispielhaft genannten Zahnareale und -somatotopien spielen bei der Behandlung von Herderkrankungen und Immunopathien eine Rolle. Man kann sie über Akupunkturtechniken (z. B. Nadel, Laser, Farbe) stimulieren, um pathologische Informationsmuster von Odontonen und ihren Auswirkungen auf den Körper über Resonanzphänomene zu neutralisieren.

Abb. 23: Die drei Prinzipien

im Kopfbereich (aus: M. Bänziger)

Das erste Prinzip (Geist): beginnt bei den Stirnkanten (Haaransatz) und endet bei der Nasenwurzel.

Das zweite Prinzip (Seele): beginnt bei der Nasenwurzel und endet beim Nasensteg. Die genaue Grenze zwischen dem ersten und dem zweiten P. bei der Nasenwurzel erkennen Sie an dem Punkt, den Sie erhalten, wenn Sie die beiden Ansätze der Augenbrauen mit einer Geraden verbinden.

Das dritte Prinzip (Körper): beginnt beim Nasensteg und endet bei der Kinnspitze.

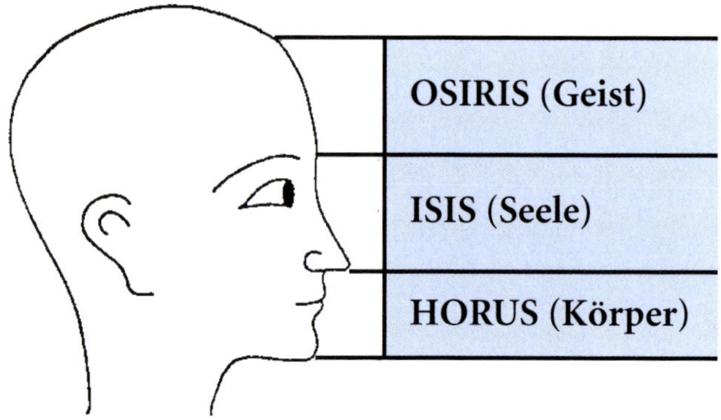

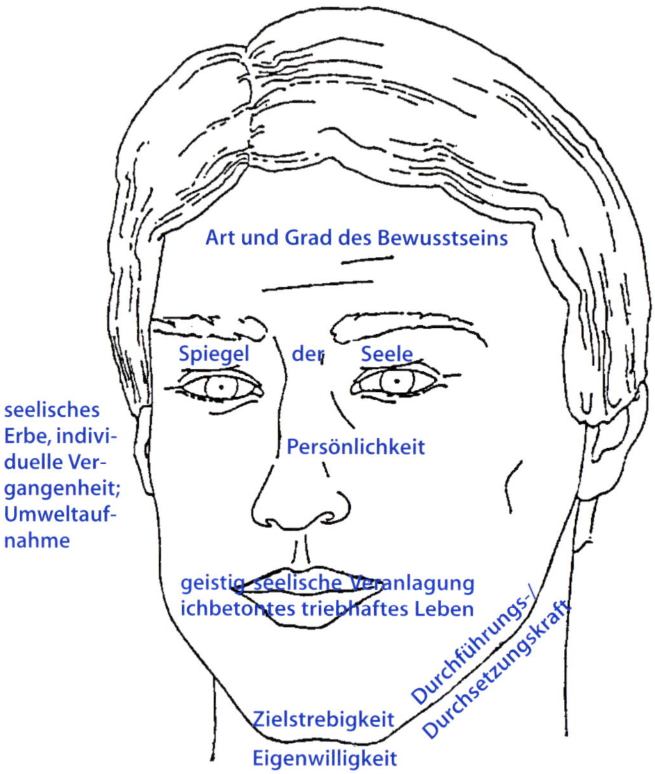

Abb. 24: Physiognomie

Das Gesicht als Ausdruck der inneren Eigenschaften (Auszug nach Bänziger, Huter, Tepperwein)

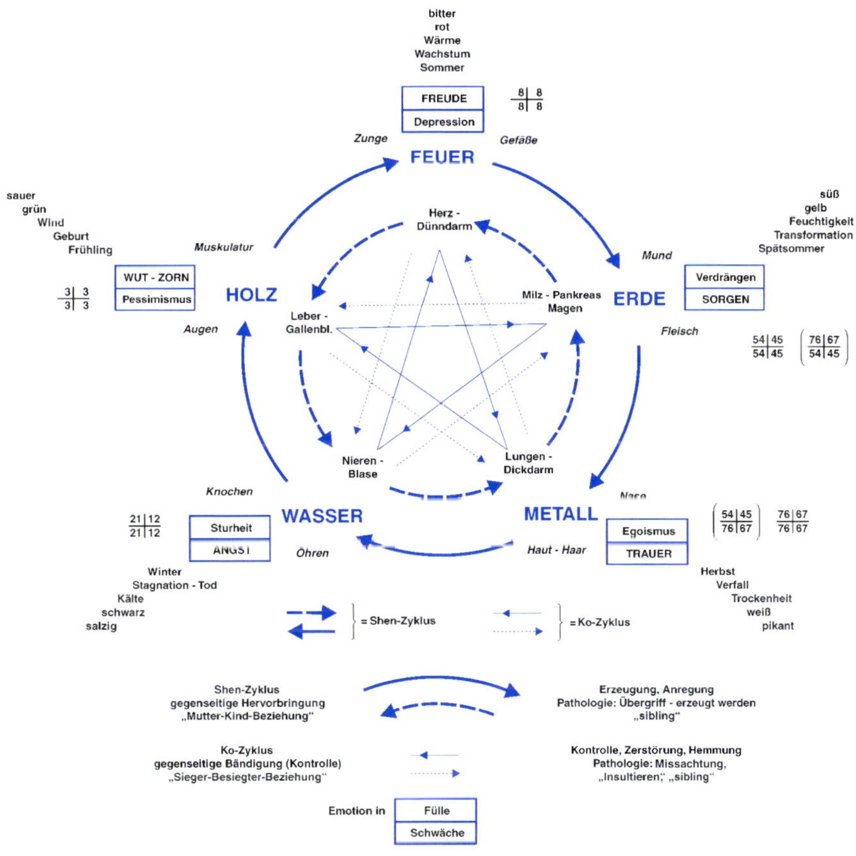

Abb. 25: Die 5 Elemente (5 Wandlungsphasen) und ihre Entsprechungen

Sie dienen, genau wie das Yin-Yang-System, zur Ermittlung von Zusammenhängen und gegenseitigen Abhängigkeiten (Beziehungs-[Resonanz-]netzen). Beispiel: Im Falle einer Metallunverträglichkeit spielt das Element Metall und seine Zugehörigkeit zur Emotion Trauer eine große Rolle. Oder: Im Falle des Herdgeschehens spielt der „Sibling"-Zahn (WILLIAMS), d. h. der adaptierte Zahn, eine Rolle. Findet man z. B. einen ursprünglich beherdeten 6er (Metall) im kinesiologischen Test als negativ (-AR/ØMR), so kann der zugehörige „Sibling"-Zahn – hier der 8er (Feuer) oder 4er, 5er (Erde) – positiv (+AR/MR) reagieren (Zwei-Punkt-Beziehung). Dann macht der ursprünglich betroffene Zahn (hier der 6er) eine Drei-Punkt-Beziehung zum „Sibling" Zahn (hier 4er, 5er, 8er). Analoges Vorgehen gilt für die Ermittlung der Zusammenhänge bei den anderen Elementpathologien.

Im Übrigen haben die 5 Elemente folgende weitere analoge Qualitäten:

Holz: Wachsen, Neubeginn, Aktivität, Durchhalten, ätherische Kräfte, auf sich orientierte Expansion, Entfaltung, Assimilation, Jetzigkeit (aktuelle Situation).

Feuer: Individualität, Großzügigkeit, Konsolidierung, Entwicklung der eigenen Willensart (Art, seinen eigenen Willen auszudrücken), Wertfreiheit, spirituelle Lebensart.

Erde: Zentrierung, Verdauung, Wandel, „Früchte" ausbilden, Unterstellung unter eine Aufgabe, in Verantwortung sich zukunftsträchtig verhalten, Erfüllung von Erwartungen, die das Leben stellt.

Metall: Klarheit, Kommunikation, Sauberkeit, Struktur, Individualität, Konsolidierung, Weitergabe von Weisheit, spirituelle Aufgabe.

Wasser: Anpassungsfähigkeit, Sensibilität, Ruhe, Lebensenergiespeicherung, „Samen in der Frucht", Pflege des noch nicht Entfalteten, das Erhaltende, Partnerschaftlichkeit, Sexualität.

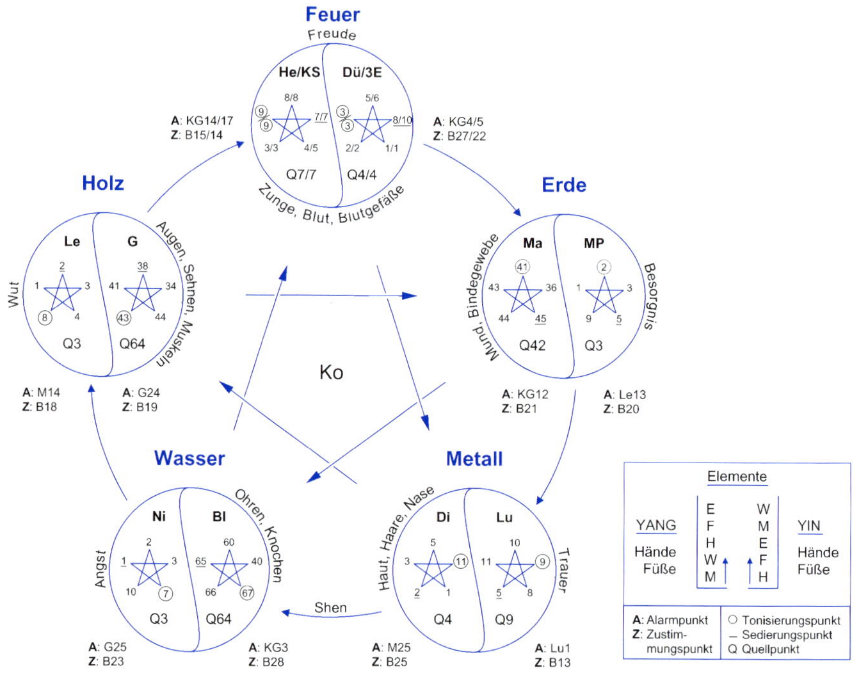

Holz	Wasser	Metall	Erde	Feuer
Hass Mord, Vernichtung	Willenlos Sklave, Hackordnung	Hoffnungslos Liebesenttäuschung, Armut, Verdursten, -hungern	Entwürdigung Filterung, Qualen	Lieblosigkeit seelische Erstarrung

Abb. 26: Die fünf Wandlungsphasen und die „antiken Punkte“

Diese Abbildung zeigt die Wandlungsphasen (5 Elemente) mit all ihren zur Diagnose und Behandlung nötigen Akupunkturpunkten sowie einigen Schlüsselbegriffen und anatomischen Bezügen in schematischer Form. In dem Rahmen darunter findet man „karmische Schlüsselerlebnisse“ nach Banis.

Neben den im Schaubild durch Buchstaben (Alarm-, Zustimmungs-, Quellpunkte) bzw. Zeichen (kleiner Kreis, Strich) gekennzeichneten Punkten (Tonisierungs-, Sedierungspunkte) erkennt man die in der ZÄPE für die energetische Psychotherapie (KFT) benutzten „antiken Punkte“ innerhalb eines Elementes an den jeweiligen Positionen an den kleinen Pentagrammen, entsprechend den Stellungen der Elemente der großen Kreise.

Am Beispiel der Lunge (Metall-Element) sei das entsprechend der Reihenfolge der „antiken Punkte“ an der Yang-Seite der Hände und Füße von peripher nach zentral erläutert:

- Der Metallpunkt (Lu 8) steht im kleinen Pentagramm rechts unten,
- der Wasserpunkt (Lu 5) steht im kleinen Pentagramm unten links,
- der Holzpunkt (Lu 11) steht im kleinen Pentagramm oben links,
- der Feuerpunkt (Lu 10) steht im kleinen Pentagramm oben in der Mitte,
- der Erdpunkt (Lu 9) steht im kleinen Pentagramm oben rechts.

Je nach Testergebnis bei der KFT muss nach der Festlegung des zuerst zu klopfenden Punktes die weitere Klopfreihenfolge im Shen- oder Ko-Zyklus ermittelt werden.

Im Shen-Zyklus kann das der gleiche Elementpunkt sein, es kann aber auch der jeweils nachfolgende oder der jeweils vorherige Elementpunkt sein.

Im Ko-Zyklus kann es ebenfalls der gleiche Elementpunkt sein bzw. der jeweils übernächste oder vorletzte Elementpunkt.

Benutzt man Spagyrika nach Zimpel, so verfährt man analog mit den entsprechenden Mitteln des jeweiligen Elements (Abb. 27).

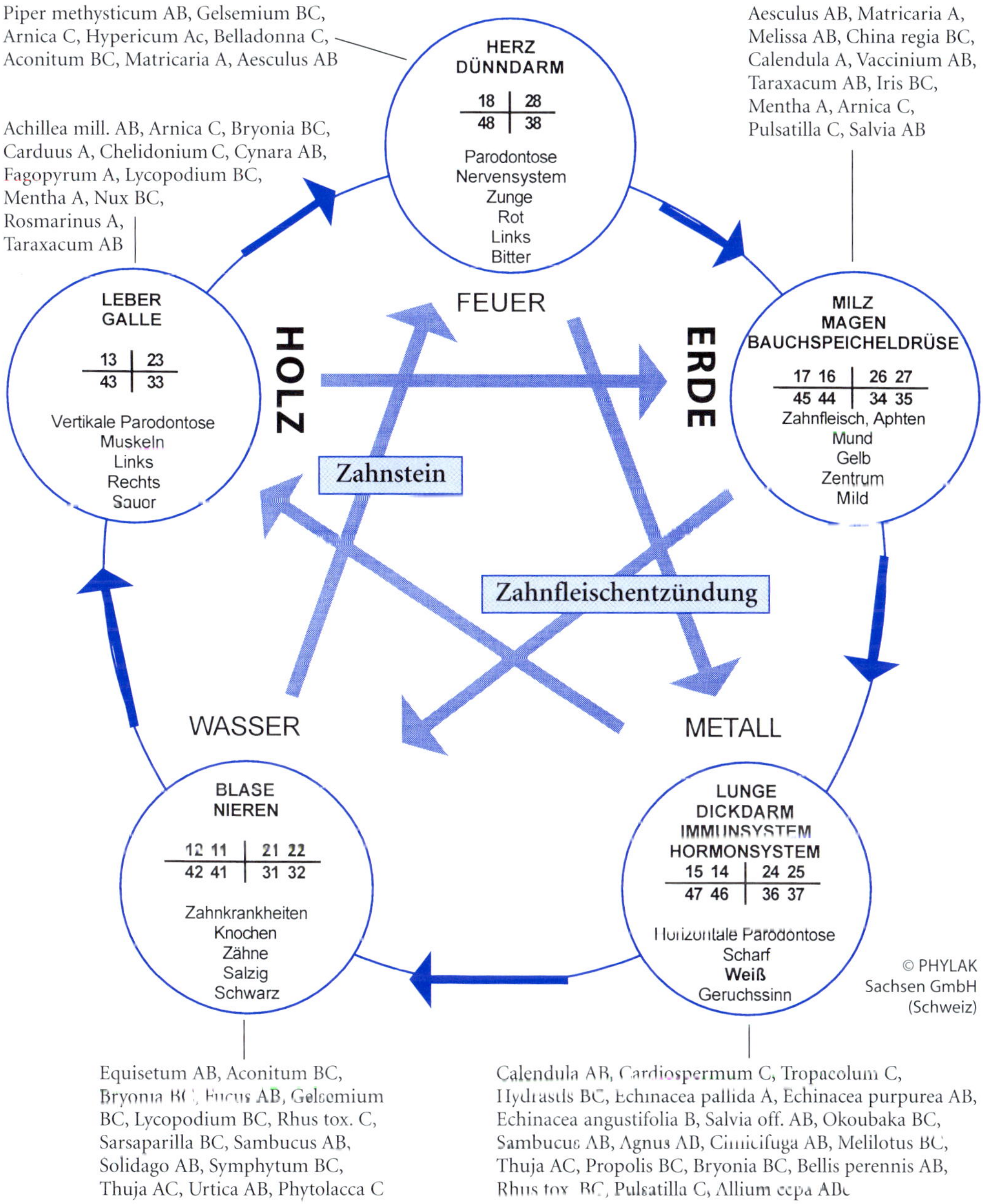

Abb. 27: Die fünf Wandlungsphasen und Spagyrika nach ZIMPEL

(Die Abbildungen 27 u. 28 wurden freundlicherweise von Dr. GOPALSAMY NAIDU zur Verfügung gestellt.)

Spagyrische Essenzen von PHYLAK									
Crataegus A Allium sat. AB Viscum alb. C Arnica mont. C Rosmarinus off. A	Matricaria A Iris BC China BC Vaccinium AB	Cardiospermum C Okoubaka BC Thymus vulg. A Mandragora BC	Taraxacum AB Cynara AB Nux BC	Solidago AB Sarsaparilla BC Lycopodium BC Equisetum AB	Sabal AB Sarsaparilla BC Achillea mill. AB Fucus AB Thuja AC	Carduus mar. A Chelidonium C Allium sat. AB Nux BC	Propolis BC Echinacea ang./pall./purp. AB Okoubaka BC Bryonia BC	China BC Melissa off. AB Artemisia abs. C Taraxacum AB	Convallaria C Melissa AB Ginkgo A Viscum album C Aconitum C
Herz rechts Dünndarm rechte Hälfte	Pankreas Magen Milz	Lunge rechts Dickdarm	Leber Galle	Niere rechts Blase Harnwege	Niere links Blase Genitalien	Leber Galle	Lunge links Dickdarm	Milz Magen Pankreas	Herz links Dünndarm linke Hälfte
18	17 16	15 14	13	12 11	21 22	23	24 25	26 27	28
48	47 46	45 44	43	42 41	31 32	33	34 35	36 37	38
Herz rechts Dünndarm rechte Hälfte	Lunge rechts Dickdarm	Pankreas Magen Milz	Leber Galle	Niere rechts Blase Harnwege	Niere links Blase Genitalien	Leber Galle	Milz Magen Pankreas	Lunge links Dickdarm	Herz links Dünndarm linke Hälfte
Crataegus A Allium sat. AB Viscum alb. C Rauwolfia BC	Cardiospermum C Okoubaka BC Thymus vulg. A Tropaeolum maj. C	Matricaria A Iris BC China BC Vaccinium AB	Taraxacum AB Cynara AB Nux BC Mentha pip. A	Solidago AB Thuja AC Lycopodium BC Sambucus nigra AB Equisetum AB	Sabal AB Sarsaparilla BC Achillea mill. AB Lycopodium BC	Carduus mar. A Chelidonium C Allium sat. AB Taraxacum AB	Melissa off. AB Artemisia abs. C Taraxacum AB Angelica AB	Propolis BC Echinacea ang./pall./purp. AB Okoubaka BC	Convallaria C Melissa AB Ginkgo A Melilotus AB
Spagyrische Essenzen von PHYLAK									

Abb. 28: Die Zusammenhänge zwischen Zähnen, Organen und spagyrischen Essenzen (von Phylak)

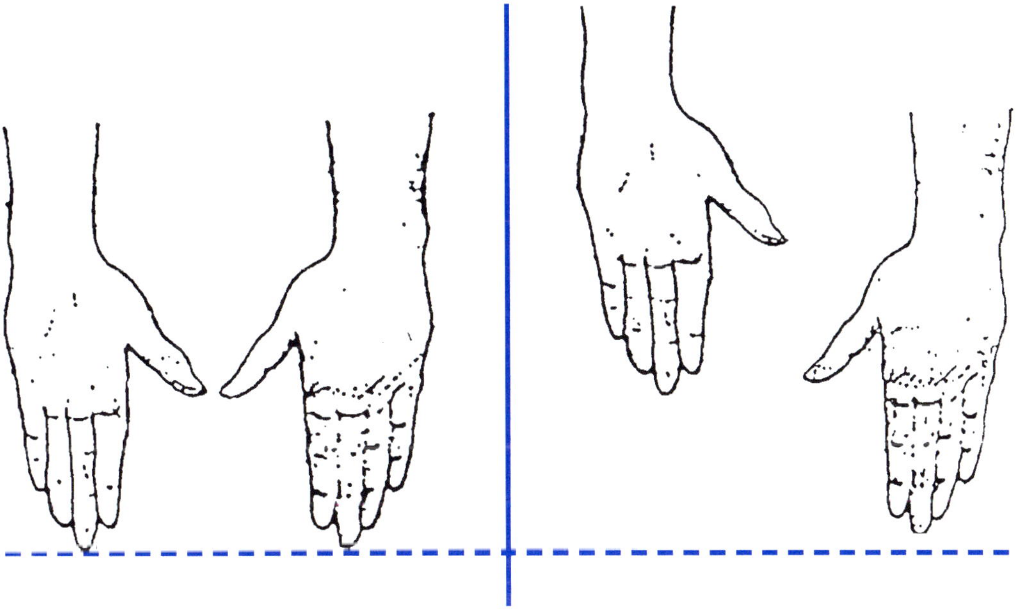

Abb. 29: Der Armlängenreflex (AR) nach VAN ASSCHE, schematisch (s. auch S. 203 f)

Links: *Ausgangsphase:* Gleiche Armlänge rechts und links.
Rechts: *Orthosymphatische Reaktion:* Rechte Armlänge wird kürzer. Im Falle einer *parasympathischen Reaktion* wird die linke Armlänge kürzer. Tritt eine der beiden Situationen auf, wenn man einen Stress setzt, spricht man vom AR, d. h.: **Jeder Unterschied gegenüber der Ausgangssituation ist ein +AR. Erfolgt der AR nicht, spricht man von –AR.**
Dies kann zum einen ein Zeichen einer guten lokalen Reaktion oder eines inadäquaten Reizes im Sinne des Nichtansprechens sein, zum anderen kann es Ausdruck einer blockierten (eingeschränkten = „hypertonen“) Reaktion sein (blockierter, eingeschränkter AR). Die Differenzierung zwischen den beiden ersten Möglichkeiten, bei denen man auch von einem „normotonen“ AR sprechen kann, und dem blockierten (eingeschränkten) AR erfolgt direkt nach dem Reiz (TL, CL, Nosode usw.) über die Aktivierung (Approximation) der Spindelzellen (s. auch Abb. 33 o. li.) des PMC (s. Abb. 53) bzw. *M. latissimus dorsi* (s. Abb. 31): Tritt dabei ein +AR auf, handelt es sich um eine „normotone“ Reaktion, andernfalls um eine blockierte „hypertone“ Reaktion. Letztere ist, analog der hypertonen Muskelreaktion, als stärkerer negativer Stress, auch im Sinne der Unverträglichkeit, zu sehen und ist deshalb immer zu überprüfen. Ein zu Beginn bereits bestehender AR ist ein Yin-AR. Gleiche AL kann bedeuten: Neutralsituation oder Yang-AR. Zur Differenzierung erfolgt ein CH in das Handchakra jeweils rechts und links *(Plexus palmaris)*. Bleibt der +AR dabei aus, besteht eine Neutralsituation; ein +AR bedeutet, dass die Ausgangslage ein Yang-AR war.
Befindet man sich während der Untersuchung bereits in einem Subsystem, d. h. einem „spezifischen File“, zeigt der „Verlust des Handchakras“, d. h. ein –AR bds. beim CH in die Palmarfläche, einen „Computer-Crash“ an, während dort ein +AR auf *einer* Seite und ein –AR auf der *anderen* Seite normal ist; der BC ist „online“.
Der Tester „zieht“ jedes Mal unter leichtem Drehen der Unterarme an beiden Händen gleich. Der übliche AR wird genommen, indem der Tester hinter dem Getesteten steht, der auf einer Liege liegt und beide Arme über dem Kopf nach hinten ausgestreckt hat (s. Abb. 30a). Das Schaubild hier zeigt den AR am stehenden Patienten bei vor dem Bauch herunterhängenden Armen. Wichtig ist (wie auch beim Muskeltest) ehrliches und exaktes Testen, das frei ist von eigenen Vorstellungen und Erwartungen.

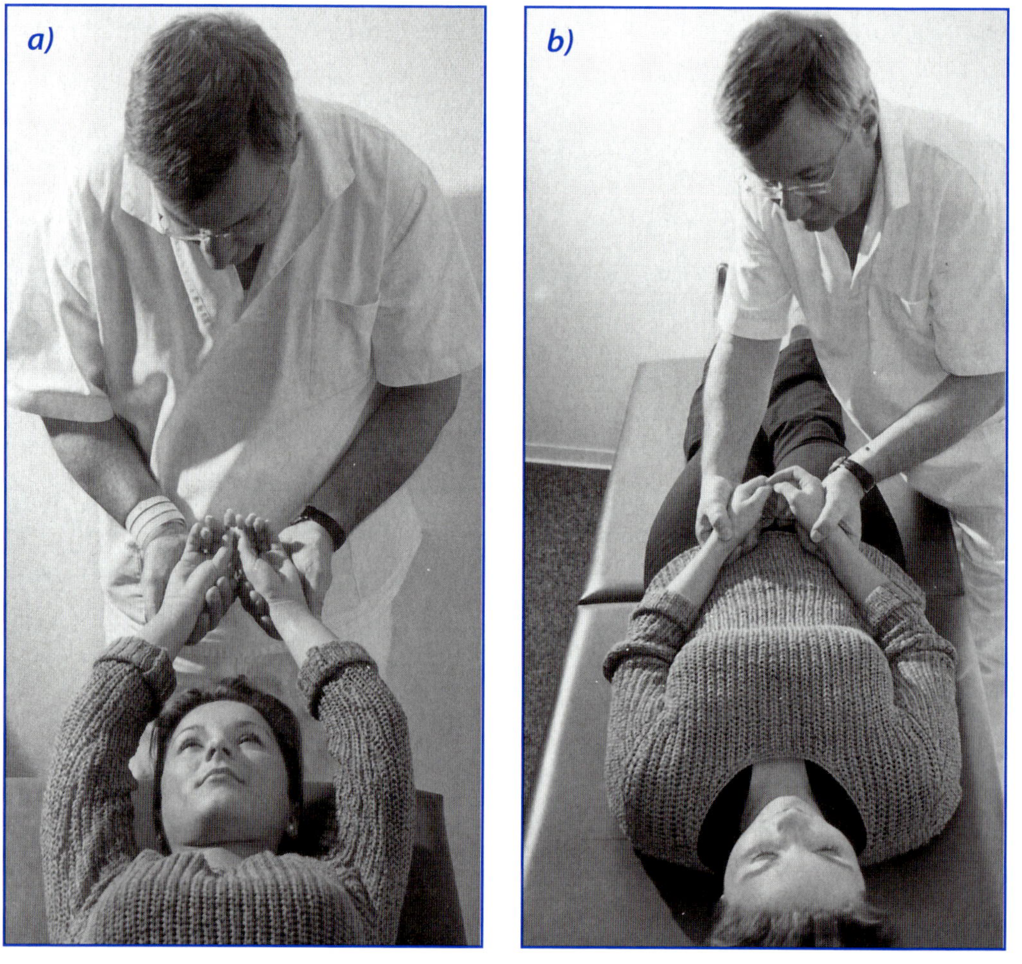

Abb. 30a–i: Verschiedene Möglichkeiten, den AR zu nehmen

a) Übliche Art: Patient liegt auf dem Rücken; Therapeut steht hinter dem Kopf des Patienten.
b) AR für Untersuchungen ab Becken abwärts

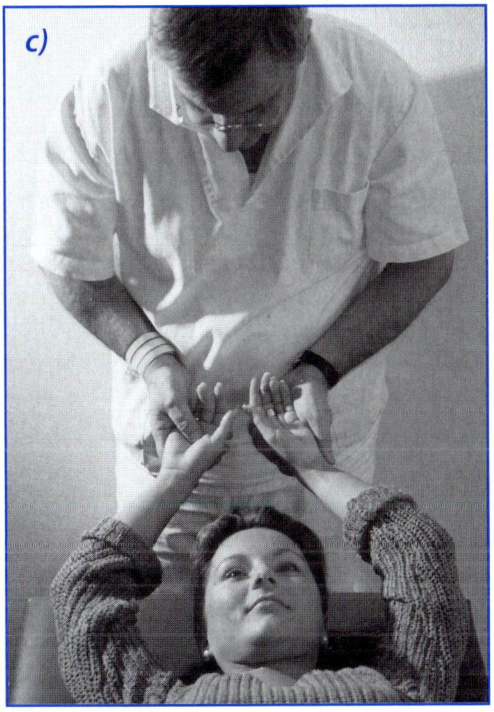

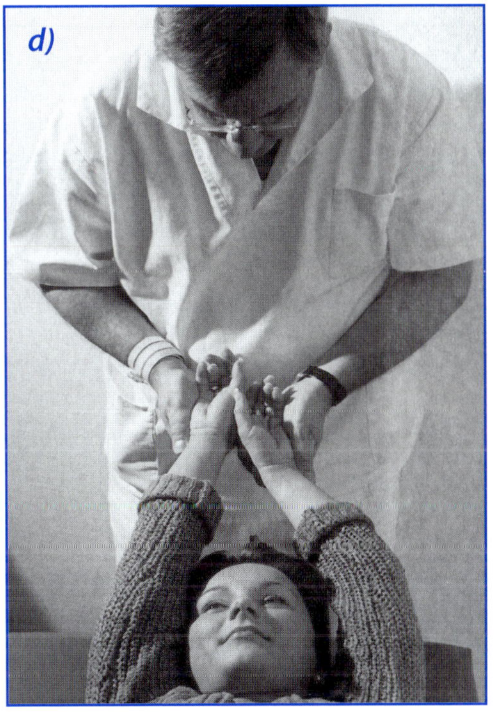

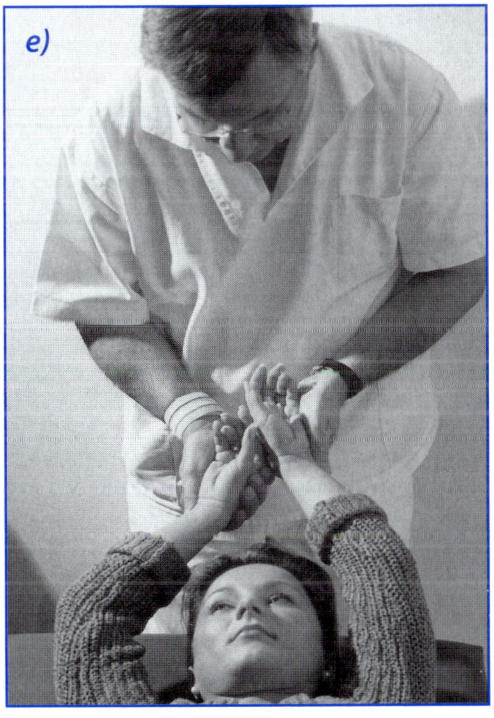

Abb. 30c–e: „Handchakra" (c) und Reaktionen beim AR

c) Ausgangslage: Arme gleich lang; das bedeutet entweder Neutralstellung oder Yang-AR

Differenzierung durch „Handchakra" – CH in Palmarfläche re. u. li.:

+ AR = Yang-AR (d. h. kompensierte Akutbelastung, die zuerst behandelt werden muss)
– AR = Neutralstellung (s. Text zu Abb. 29 u. S. 306)

d) Nach Reiz parasympathische Reaktion: Der linke Arm wird scheinbar kürzer; als Ausgangslage: Yin-AR

e) Nach Reiz orthosympathische Reaktion: Rechter Arm wird scheinbar kürzer; als Ausgangslage: Yin-AR.

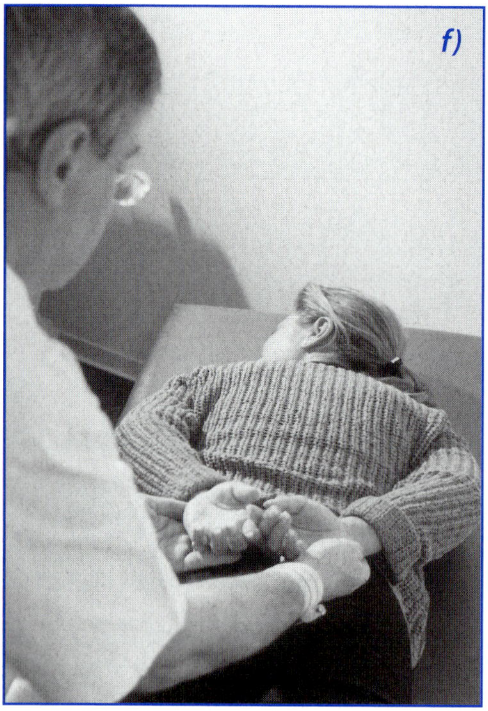

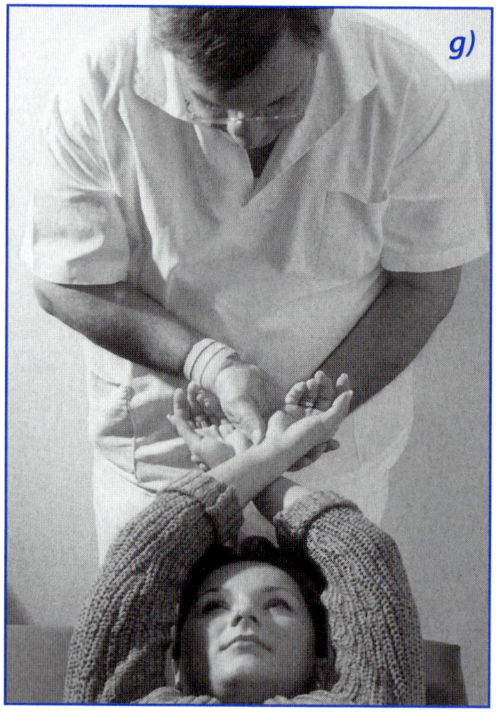

Abb. 30f–i: Verschiedene Arten, den AR zu nehmen

f) AR auf dem Rücken genommen, besonders für die Wirbelsäule und andere retrale Strukturen

g) AR über Kreuz, hier Yin-AR: Hinweis auf Metallintoxikation (s. auch S. 308 u. Abb. 53, 56b)

h) Eigentestung mit Hilfe des AR im Stehen (auch im Sitzen möglich); nach Reiz: + AR links = parasympathische Reaktion (90 % reagieren so). Eigentest über Muskel: s. Abb. 71, über BOT. Als Ausgangslage: Yin-AR

i) AR im Sitzen, hier nach Reiz: + AR rechts = orthosympathische Reaktion Als Ausgangslage: Yin-AR

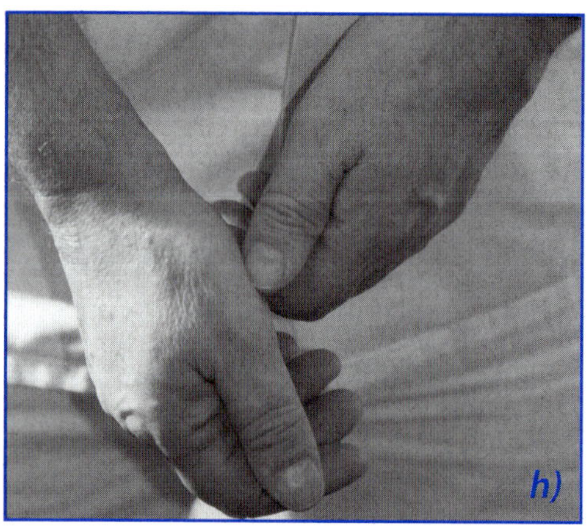

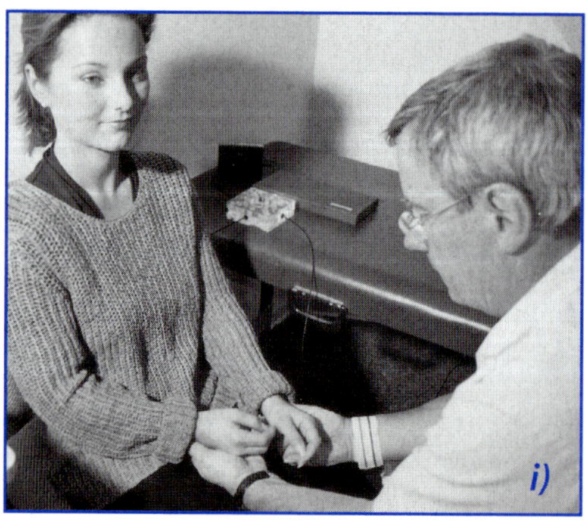

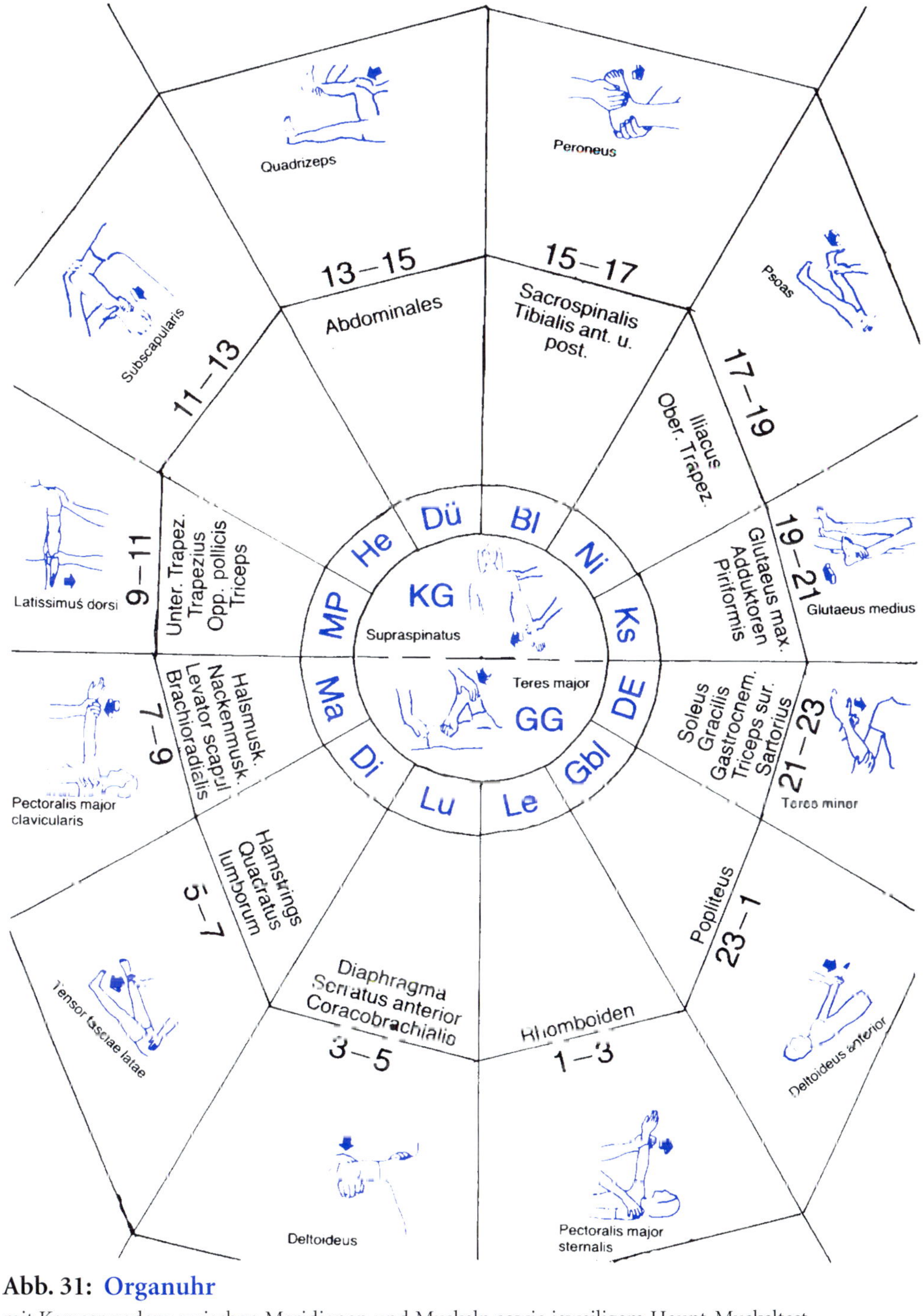

Abb. 31: Organuhr

mit Korrespondenz zwischen Meridianen und Muskeln sowie jeweiligem Haupt-Muskeltest. (Hamstrings = *Mm. semitendinosus, semimembranosus, biceps femoris*)

Muskel	Ursprung	Ansatz	Funktion
Deltoideus (Lu, Lunge)	Akromion, Oberfläche	Tuberositas deltoidei humeri	Abduktion des Oberarms (Humerus)
Tensor fasciae latae (Di, Dickdarm)	Seitl. der Spina iliaca anterior sup. Os Ilium (Oberer Rand)	Tractus iliotibialis (mittleres Drittel)	Abduktion und Beugung, Innenrotation im Hüftgelenk
Pectoralis major pars clavicularis (PMC) (Ma, Magen)	Mediales Drittel der Clavicula vorne	Bizepsrinne, untere laterale Fläche	Flexion Schultergelenk, horizontale Humerusadduktion zur gegenüberliegenden Schulter; Mithilfe bei Oberarm-Innenrotation
Latissimus dorsi (Mi/Pa, Pankreas)	Aponeurose von Dornfortsätzen Th 6-12, L 1-5, bis Os Ilium (post. Rand); untere 3–4 Rippen, Scapulaspitze	Sulcus intertubercularis humeri (Boden)	Adduktion und Innenrotation des Humerus; Ziehung der Schulter nach unten; Skapulaspitze nach medial und inferior
Subscapularis (He, Herz)	Fossa subscapularis	Humerus – Vorderseite am Tuberculum minus Schultergelenkskapsel (inferiorer Teil)	Innenrotation des Humerus; Stabilisator des Humeruskopfes im Schultergelenk bei Armabduktion
Rectus femoris (Quadriceps) (Dü, Dünndarm)	Spina iliaca ant. sup. Acetabulum Oberrand, Hüftgelenkskapsel	Patella – Oberrand im Ligamentum patellae bis zum Tuberculum tibiae	Hüftbeugung, Extension im Knie
Peronaeus tert. (Bl, Blase)	Fibula (ant. Hälfte der Oberfläche u. intermuskul. Septum)	Metatarsale 5 (dorsale Oberfläche des proximalen Endes)	Dorsalflexion, Abduktion und Pronation des Fußes
Psoas (Ni, Niere)	anter. u. later. an Querfortsätzen Wirbelkörper, Bandscheiben Th 12 L5	Trochanter minor	Anteflexion in der Hüfte, geringe Außenrotation u. Adduktion
Glutaeus medius (KS/Sex) Reproduktionsorgane	Ileum, äußere Oberfläche, unter Crista iliaca	Trochanter major, laterale Oberfläche	Abduktion der Beine, laterale Beckenstabilisatoren
Teres minor (3E, Schilddrüse)	Scapula (Dorsalseite) axillarer Rand	Tuberculum (Tuberositas) humeri, Kapsel des Schultergelenks	Außenrotation des Humerus, einschließlich geringer Adduktion und Extension
Deltoideus anterior (Gbl, Gallenblase)	Clavicula, laterales Drittel	Tuberculum (Tuberositas deltoidei humeri)	Abduktion, Flexion, mediale Rotation des Humerus
Pectoralis major pars sternalis (PMS) (Le, Leber)	Sternum bis 7. Rippe, Aponeurose des M. abdom. obliquus ext., Rippenknorpel	Sulcus bicipitalis humeri	Adduktion des Humerus zur gegenüberliegenden Hüfte; Stabilisation des vorderen Schultergelenks
Teres major (GG, Wirbelsäule)	Scapula (dorsale Seite): unterer Scapulawinkel und axillarer Scapularand	Tuberculum minus humeri	Innenrotation und Adduktion des Humerus, Extension im Schultergelenk
Supraspinatus (KG, Gehirn)	Fossa supraspinata (mediale zwei Drittel)	Tuberculum majus humeri (oberer Teil)	Beginn der Abduktion (bis ca. 30 Grad) des Armes (zus. mit M. deltoideus) Halten des Humeruskopfes in der Cavitas glenoidale

Abb. 32: Tabelle der Haupttestmuskeln für die Meridiane und Organe

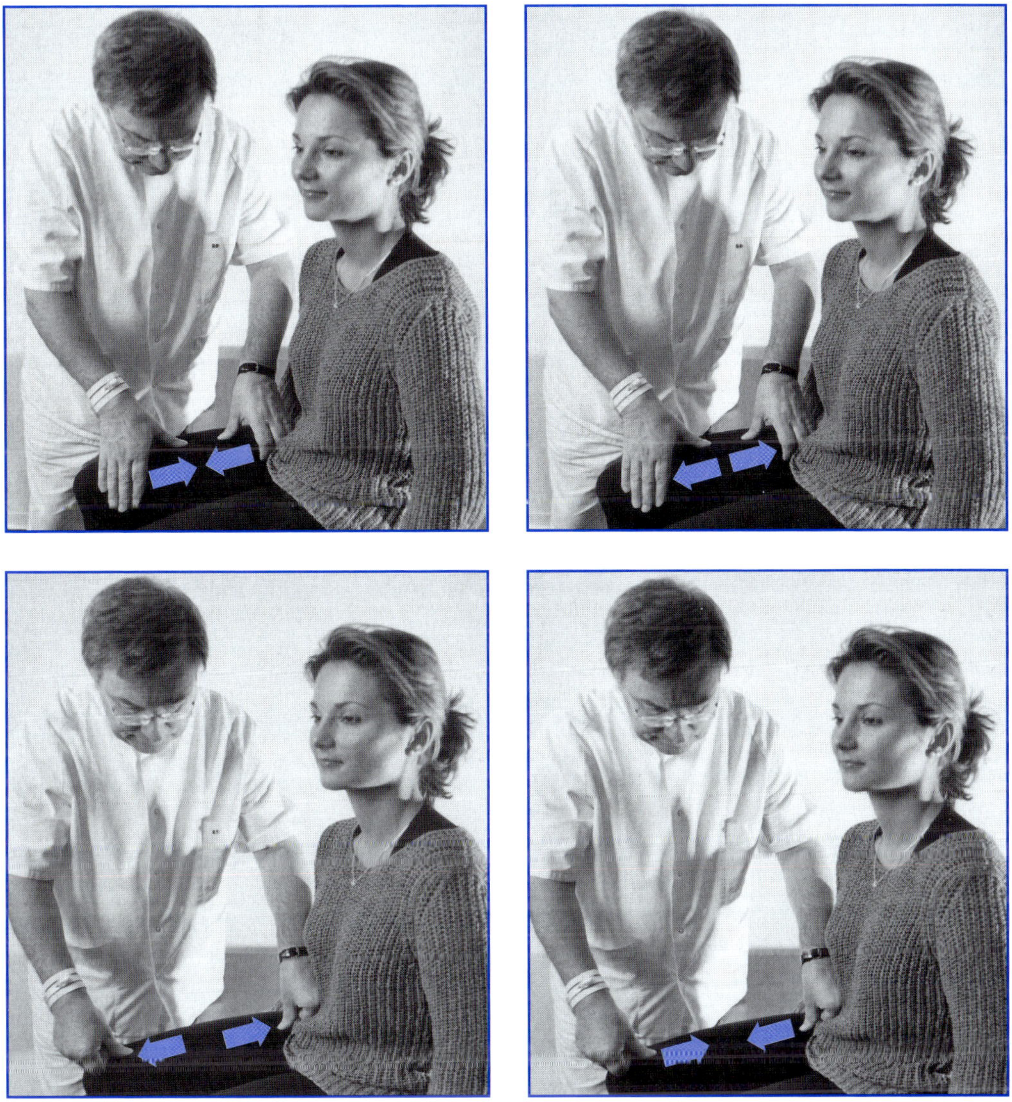

Abb. 33: Ursprung-Ansatz-Technik an den Spindelzellen (oben links und rechts) und an den Golgi-Körpern (unten), hier beim *M. rectus femoris*

Oben links: die Fingerdruckrichtung zur Beruhigung bzw. *Schwächung* des Muskels an den Spindelzellen
Oben rechts: die Fingerdruckrichtung zur *Stärkung* eines schwachen Muskels an den Spindelzellen
Unten links: die Fingerdruckrichtung an den Golgi-Körpern zur Beruhigung eines hypertonen Muskels
Unten rechts: Die Druckrichtung an den Golgi-Körpern ist umgekehrt, wenn man einen schwachen Muskel stärken will.

Die **Ursprung-Ansatz-Technik** ist die einfachste kinesiologische Behandlungstechnik und kann bei entsprechendem Befund (Hyper-, Hypotonus) immer angewendet werden. Vor allem bei hypertonen Kaumuskeln kann sie symptomatisch benutzt werden. Wird jedoch die jeweilige Ursache nicht behoben, so wirkt diese Technik meist nur kurzfristig.

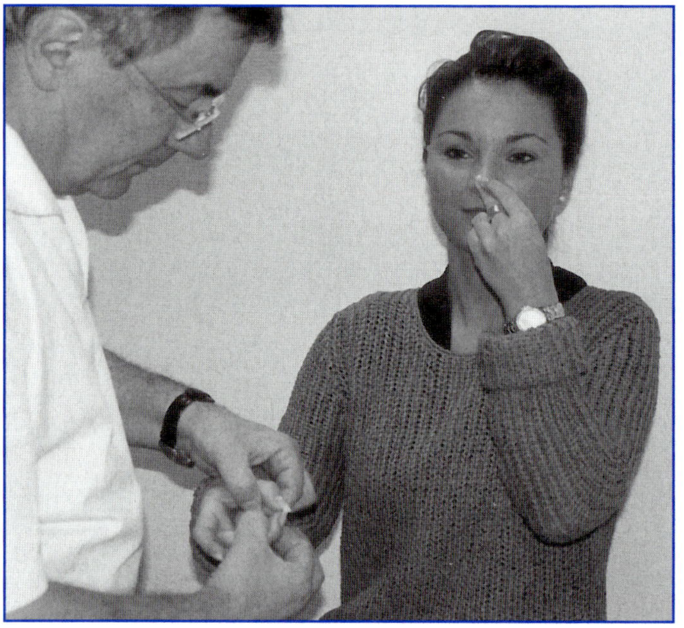

Abb. 34a:
Aminosäuren-Test nach Utt auf der Nasenspitze (GG 25)

Getestet mit dem Omura-Test

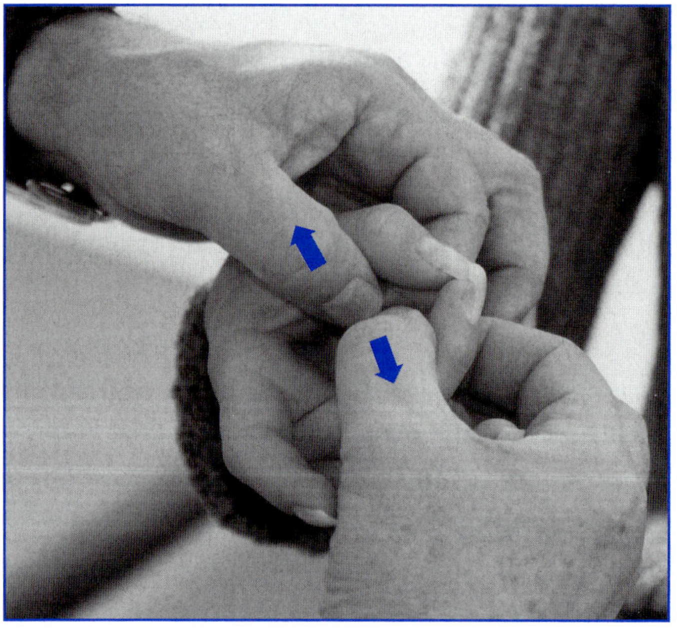

Abb. 34b:
Omura-Test (Bidigitaler O-Ring-Test, BOT), modifiziert nach M. M. van Benschoten, wie in der ZÄPE gebräuchlich

Zug an zum Ring geformtem Mittelfinger und Daumen des Patienten gleichzeitig mit zum Ring geformtem Zeigefinger und Daumen des Therapeuten (*M. flexor digitorum* und *M. flexor pollicis, M. opponens pollicis*). Kinesiologisch dient er auch zum Selbsttest, wenn man ihn bei sich selbst durchführt. Zur Prüfung auf Hypertonus aktiviert man die Muskelspindeln der o.g. Muskeln.

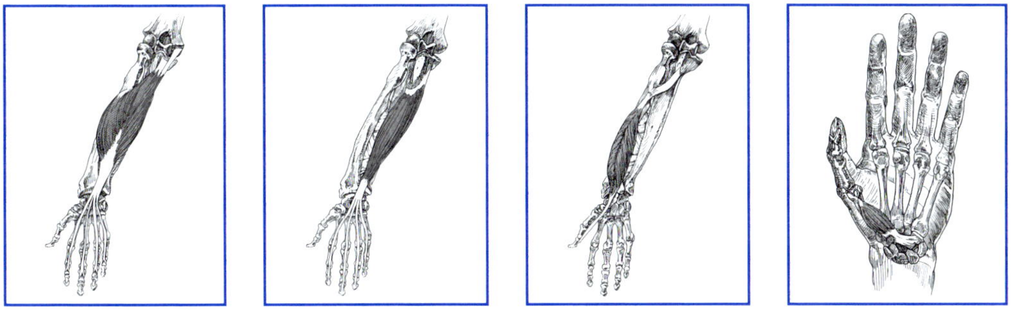

Abb. 34c: M. flexor digitorum (superficialis et profundus), M. flexor pollicis (brevis) und M. opponens pollicis

Zur Prüfung auf Hypertonus aktiviert man die Muskelspindeln des *M. flexor digitorum* bzw. des *M. opponens pollicis / M. flexor pollicis.*

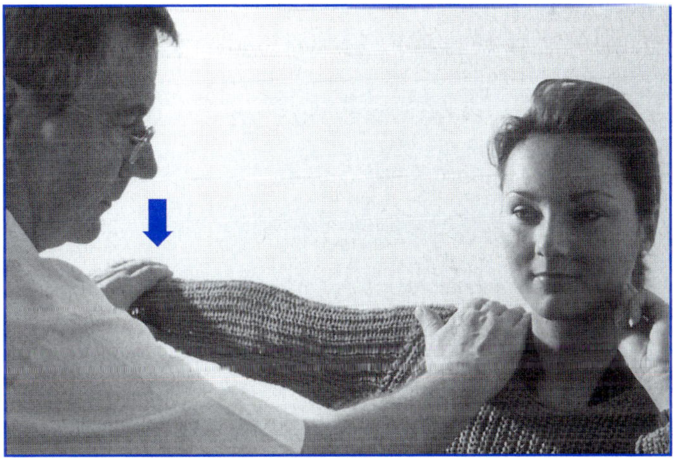

Abb. 35:
CL/TL zum Test für die linke *Tonsilla palatina* am *M. deltoideus*

Je nach Kenntnisstand des Therapeuten kann die TL/CL entweder an anatomischen Strukturen oder an Akupunkturpunkten bzw. Somatotopien durchgeführt werden. Bei kleineren Arealen/Punkten nimmt man zwei aneinander und nebeneinander liegende Finger bzw. eine Knopfsonde; bei größeren Strukturen nimmt man beide Hände übereinander gelegt bzw. führt (wie in der Neuralkinesiologie) eine „ischämische TL/CL" durch, indem man die Blutzufuhr durch festeres Drücken auf die Struktur drosselt.
Die jeweilige Struktur wird so oft hintereinander „gechallengt", bis keine Reaktion (MR/AR) mehr auftritt. Dabei sind auch die verschiedenen Ebenen zu beachten sowie die Zugehörigkeiten zu den entsprechenden fünf Wandlungsphasen. Schließlich ist immer auf die Priorität zu achten, damit man in der Kausalkette (im Kausalnetz) an der richtigen Stelle anfängt. Sind innerhalb einer Kausalkette zwei Organe miteinander verbunden, so kann man über das Ein- und Ausatmen während der TL/CL/CH bestimmen, welches Organ primär bzw. sekundär betroffen ist: Korrigiert sich die/der MR/AR beim *Einatmen*, ist das Organ in der Kette das *primär* betroffene; erfolgt die Korrektur beim *Ausatmen*, ist es *sekundär* betroffen. Die Therapie fängt dann natürlich beim primär betroffenen an.
Dabei ist zu beachten, dass das so gefundene Organ innerhalb einer anderen Kette wiederum sekundär betroffen sein kann. In diesem Fall benutzt man das Mudra „absolute Priorität". Das ist vor allem dann der Fall, wenn höhere Zentren mit einbezogen werden. Für den Zahnarzt kann z. B. bei der Verbindung zwischen Frontzähnen und Niere das Zahngebiet gegenüber der Niere das primäre sein. Aber die Frontzähne können ihrerseits z. B. gegenüber der Epiphyse wiederum sekundär beteiligt sein.

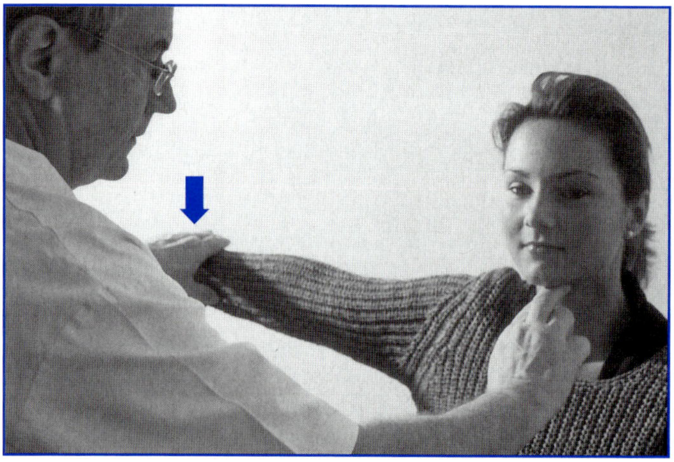

Abb. 36:
Der Riddler-Testpunkt für *Parasiten*, getestet am *M. deltoideus* mittels CL/TL

Lokalisation: oberhalb des M. digastricus, in der Mitte auf dem Konzeptionsgefäß. Bei schwachem/hypertonem Muskel nachschauen, welches Organ belastet ist.
Nach Klinghardt/Williams kann man eine TL/CL auch an zwei Körperpunkten durchführen:

1. 2 cm unter der rechten SIAS,
2. 4 cm lateral der rechten SIAS auf dem Leistenband

Nach Leber liegt ein EAP-Messpunkt für Parasiten am Kleinfinger, volare, radiale Seite in Höhe der Schwimmhaut. Außerdem gibt es ein Mudra für Parasiten (Beardall), bei dessen Ansprechen die Priorität ermittelt werden sollte. Auch das Biophotonen-Mudra (van Benschoten) ist gut geeignet dafür. Parasiten sind nach Fonk die zentrale Immunstörung, deren Bedeutung in der klinischen Medizin wegen der Schwere des Nachweises verkannt wird. Sie sind wichtiger als Mykosen, deren Behandlung oft erst dann gelingt, wenn zuvor die Parasiten behandelt wurden. Besonders Lamblien und Amöben, aber auch Würmer sind zu nennen. Amöben stehen (neben Magen-Darm-Beteiligung) oft in Verbindung mit Zahnfleisch- und Vaginalbeschwerden unklarer Genese.

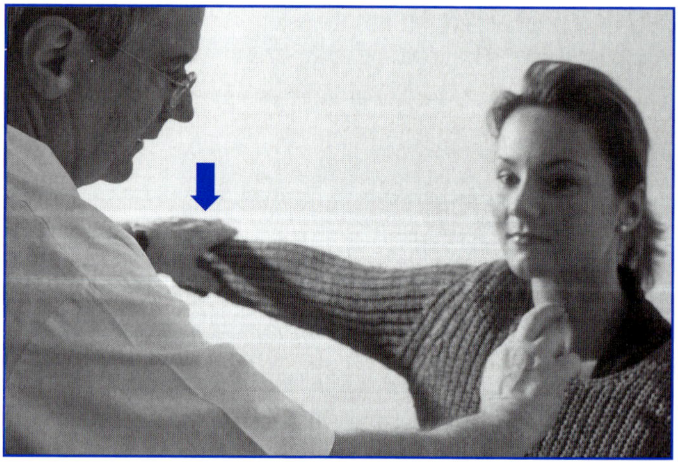

Abb. 37:
Der Riddler-Testpunkt für *Spurenelemente* mittels CL/TL

Lokalisation: auf dem Kehlkopf. Bei schwachem/hypertonem Muskel MT.
Hinweismesspunkt nach Utt (3E 4).
Die TL/CL für Mineralstoffe erfolgt *auch* am Akupunkturpunkt 3E 4.

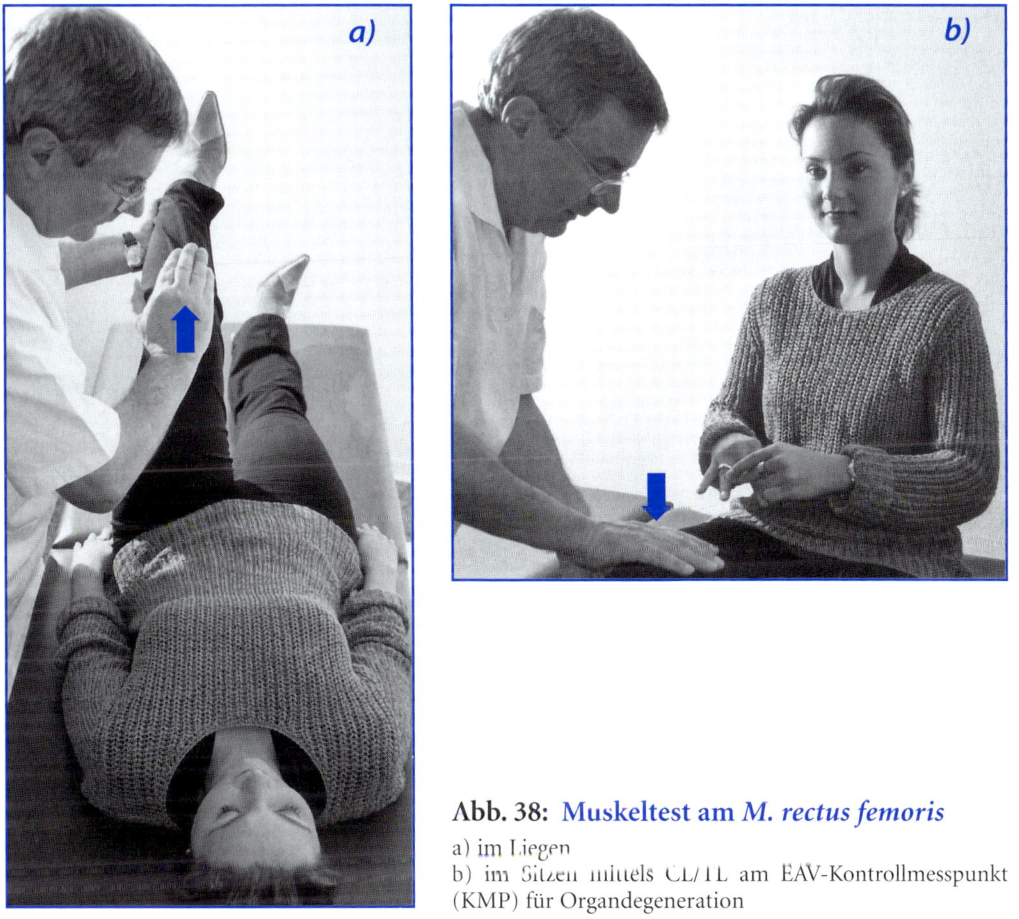

Abb. 38: Muskeltest am *M. rectus femoris*

a) im Liegen

b) im Sitzen mittels CL/TL am EAV-Kontrollmesspunkt (KMP) für Organdegeneration

Zu a) Bei Schwäche/Hypertonus besteht eine funktionelle Pathologie im Dünndarm. Sie kann auf eine Nahrungsmittelunverträglichkeit, eine Candidose oder ein Overgrowth-Syndrom hinweisen.

Zu b) Bei Schwäche besteht eine Organschwäche auf der entsprechenden Seite. Nach Ausgleich der Muskelschwäche (durch MT am KMP) kann man testen, ob ein Zahn die Organschwäche hervorgerufen hat, indem man den verdächtigen Zahn axial belastet und sofort den KMP wieder testet. Bei dann vorhandener Schwäche/Hypertonie des Muskels kann der Zahn der Ursprung des Problems sein. Ist der KMP nach der anfänglichen MT und nachfolgenden Belastung normoton, liegt die Ursache für die Organdysfunktion irgendwo anders (nicht an den Zähnen) oder aber die Dysfunktion kommt doch von einem zugehörigen Zahn (toter Zahn oder Materialintoxikation), der/die aber im Moment noch nicht „toxisch" genug ist, um die Organdysfunktion zu erreichen, d. h. dann liegt noch keine Fernwirkung vor, weil entweder das Immunsystem stark genug ist, den Herd / das Störfeld zu kompensieren, oder weil die vom Zahn ausgehenden pathologischen Impulse noch unterschwellig sind bzw. lokal ausreguliert werden können.

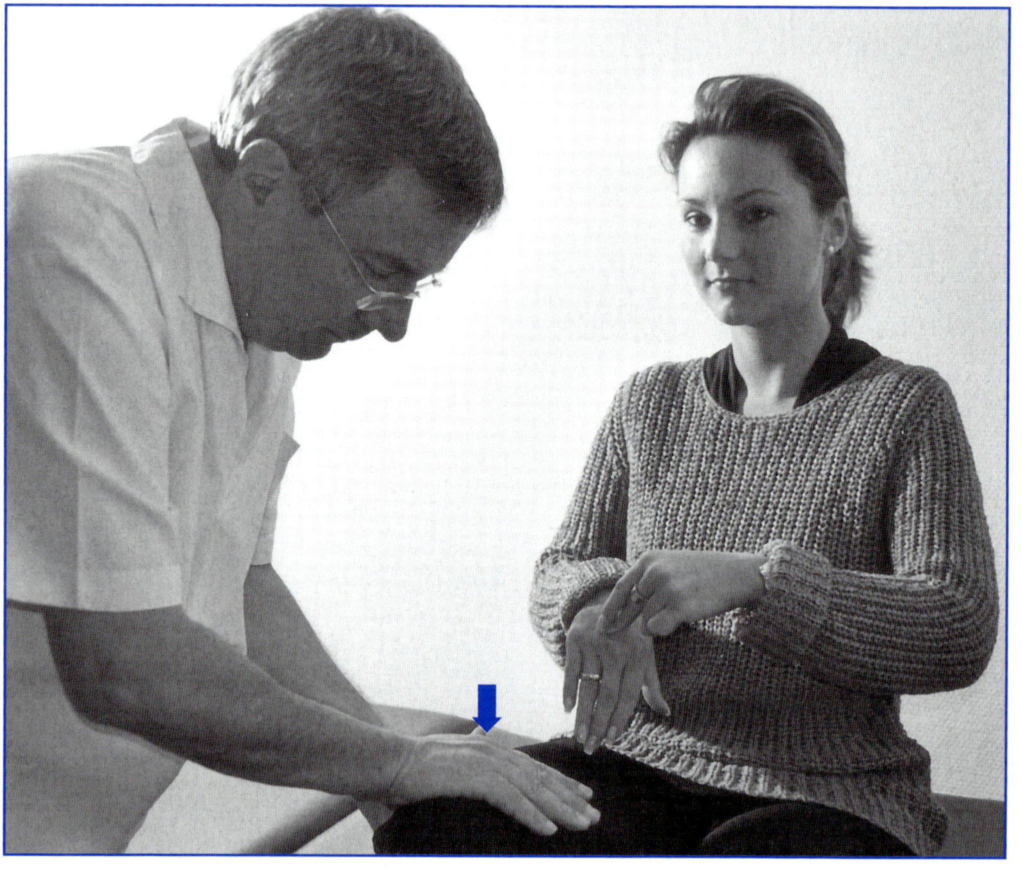

Abb. 39: Muskeltest mittels CL/TL am EAV-Messpunkt für das Allergiegeschehen im Kopf-Hals-Bereich (All 3)

Testmuskel: *M. rectus femoris*

Bei Schwäche/Hypertonus liegt eine Allergie im angegebenen Bereich vor. Ist auch noch der Messpunkt Lymphe 2 schwach/hyperton, kann die Ursache in der Unverträglichkeit eines zahnärztlichen Werkstoffes liegen, erst recht, wenn im anschließenden *Two pointing*, d. h. bei der gleichzeitigen TL/CL an beiden Punkten, die MR normoton wird.

Bitte beachten: Vor jeder Spezialtestung (z. B. Organ, Allergie, Material usw.) muss der „Biocomputer" überprüft und, falls nötig, korrigiert werden. Erst dann kann man sicher sein, dass die Testergebnisse stimmen. Ansonsten bekommt man evtl. eine umgedrehte Antwort (Phasenumkehr; bei neurologischer Dysorganisation) oder man testet das Material nur für den adaptierten Zustand (bei Adaptation) oder man bekommt während des Tests falsche Antworten, ohne es zu merken (bei „Computervirus") usw.

Man beachte auch die Mudras bei jedem Test. Beim Materialtest spielt vor allem das Emotions-Mudra eine wichtige Rolle. Eine zunächst gefundene Unverträglichkeit einem Material gegenüber kann demnach nach Aufdecken, Bewusstmachen und Bearbeiten des dem Material entsprechenden, lt. Analogieketten gefundenen emotionalen Problems nach MÖHLE evtl. nicht mehr getestet werden. Das bedeutet in einem solchen Fall, dass das entsprechende ungelöste psychische oder emotionale Problem sich somatisch durch die Unverträglichkeit bestimmter Legierungsbestandteile oder der ganzen Legierung auswirkt.

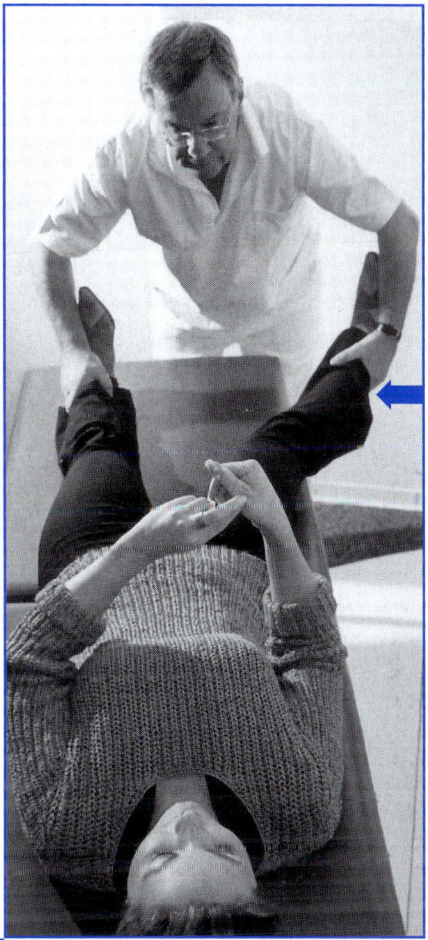

Abb. 40:
Muskeltest mittels CL/TL am EAV-Messpunkt (MP) Lymphe 2, rechts

Testmuskel: *M. glutaeus medius* (Abduktion ca. 30°). Bei Schwäche/Hypertonus liegt ein pathologisches Odonton vor oder ein Zahn auf dieser Seite steht in Malposition oder es gibt ein odontogenes Herdgeschehen. Der Lymphabfluss aus dem Kiefergebiet ist gestört. Unbedingt auf Priorität testen! Bei MR bds.: auch an Materialunverträglichkeit denken.
Die TL/CL erfolgt – wie immer bei Punkten und Somatotopien – mit zwei nebeneinander und an der Spitze aneinander liegenden Fingern (verschiedener Polarität) und verlangt vom Behandler gleichzeitige Konzentration auf den entsprechenden Punkt bzw. das Areal, da beide sehr klein sind. Man kann auch entsprechend der Akupunkturpunktgröße eine Knopfsonde nehmen.

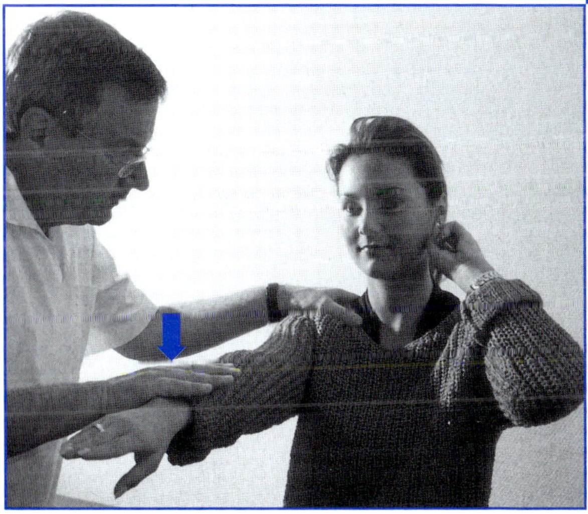

Abb. 41: Muskeltest mittels CL/TL am Vagus-Ganglion links nach WILLIAMS

Es sollte beidseitig immer mitgetestet werden, besonders aber nach odontogenen Sanierungen und bei Verdacht auf Intoxikationen (SM, Viren, Bakterien usw.), da die entsprechenden Toxine sehr häufig in dieses „Mutter-Ganglion" transportiert werden, ja sogar in die vagusassoziierten Hirnstammkerne gelangen *(Nucl. dorsalis, ambiguus, tractus solitarius, spinalis nervi trigemini)*. CL/TL vor dem Mastoid und hinter dem *Ramus mandibula* in der Rinne unterhalb des Ohres in Richtung medial oben (Extensionstechnik).

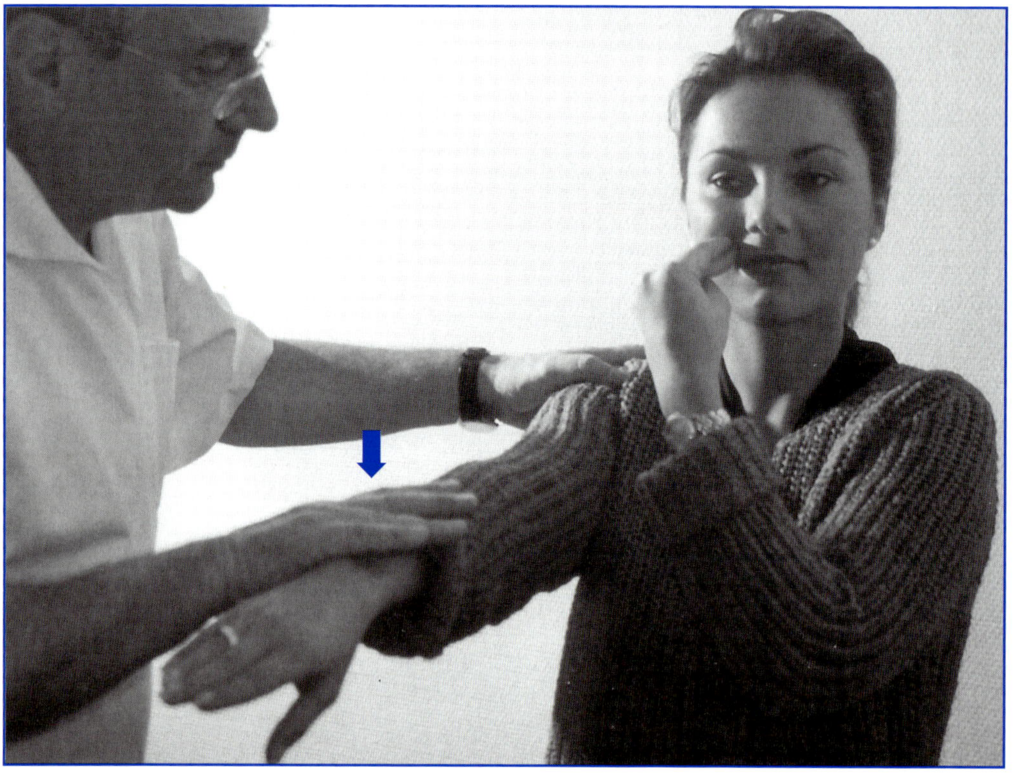

Abb. 42: Muskeltest mittels CL/TL am EAV-Messpunkt Magen 7 rechts

Testmuskel: *M. deltoideus* bzw. *deltoideus ant.* Bei Schwäche/Hypertonus liegt das verdächtige Odonton im Bereich rechts oben 5 bis 8 (Analoges gilt für links).

Zur Abklärung, ob ein Odonton sekundär geschädigt oder als primärer Störfaktor zu betrachten ist bzw. eine Malokklusion aufweist, müssen subtilere Methoden angewendet werden, z. B. Mudras, AR, Atemtechnik. Auch kann man mit Hilfe der CL/TL einen möglichen Zusammenhang zu einem Organ oder Gewebssystem herstellen:

Testet der Muskel z. B. bei dem Akupunkturpunkt Magen 7 re. und beim Riddler-Punkt 9 (= Pankreas) jeweils einzeln „schwach" und bei CL/TL auf beiden Punkten gleichzeitig „stark", dann besteht ein energetischer Zusammenhang zwischen den beiden Arealen, d. h. es gibt eventuell ein Herdgeschehen an 16, 17 mit einer Fernwirkung auf das Pankreas oder das Pankreas stört diese Odontone (s. a. Text S. 198). Analoges gilt für links.

Beim AR ist der Zusammenhang dann gegeben, wenn bei gleichzeitigem Berühren der vorher einzeln mit AR gefundenen Punkte kein AR mehr auftritt (AR + AR = – AR). Das gilt auch für die diagnostischen und therapeutischen Mudras.

Anders ist es bei den Fingerdeterminatoren (Mudras) für die Ebenen: Hat man dort z. B. bei zwei einzelnen Ebenen einen AR gefunden und prüft, ob sie zusammengehören und damit zusammen in einer Sitzung behandelt werden müssen (z. B. Struktur und Emotion), so zeigt ein AR bei gleichzeitigem Berühren der entsprechenden Finger (hier also Daumen auf Zeige- und Ringfinger zusammen) die Einheit und Zusammengehörigkeit an (1/2 AR + 1/2 AR = AR).

Erfolgt kein +AR, dann gehören diese Ebenen nicht zusammen, dann liegt also keine Segmentation vor. Mit Hilfe des Prioritäts-Mudras kann dann ermittelt werden, welche Ebene bzw. welches Organ, Priorität in der Behandlung hat. Lässt sich bei zwei einzeln gefundenen AR nur ein AR durch das Prioritäts-Mudra wieder ändern, dann besitzt dieses Organ bzw. diese Ebene die Priorität in der Behandlung.

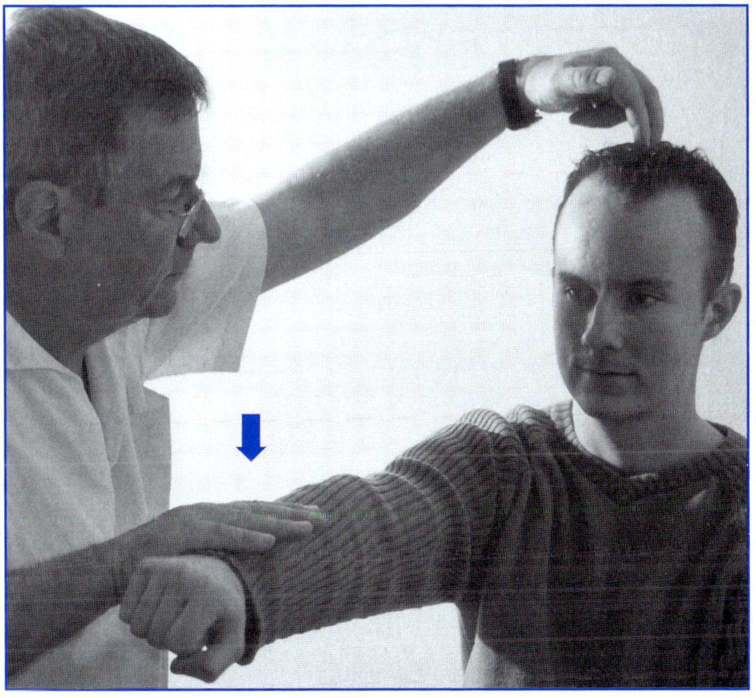

Abb. 43: Muskeltest mittels CL/TL am Akupunkturpunkt GG 20

Es ist der Screeningtest für das Vorhandensein einer cranialen Osteopathie (ausgenommen Okziput und TMG).

Testmuskel: *M. deltoideus ant.* Bei Schwäche/Hypertonus muss untersucht werden, wodurch und wo die Schädelatmung blockiert ist, deren normaler Rhythmus (CRI) 8–12 Zyklen/Min. umfasst und am Kopf bzw. am Sakrum (cranio-sakraler Rhythmus) ertastet werden kann. Eine andere Möglichkeit festzustellen, ob ein craniale Läsion vorhanden ist, besteht darin, einen normotonen Muskel noch einmal zu testen, bei gleichzeitigem Visualisieren des Patienten, dass er stark ist. Bleibt er normoton, liegt kein *cranial fault* vor; wird er hypoton, besteht eine Läsion. Das Gleiche gilt für den AR: Tritt bei der Visualisierung der „gleichen Armlänge" ein +AR auf, muss man nach einem cranialen Fehler suchen.

Die Schädelatmung kann vom zahnärztlichen Bereich aus oft blockiert sein nach Extraktionen, vor allem der 4er und 8er (die eine Schlüsselstellung einnehmen), aber auch aller anderen Zähne.

In der Kieferorthopädie erfolgt diese Blockierung oft durch festsitzende Apparaturen, in der Prothetik durch Brücken. Auch Geburtstraumen müssen dabei als mögliche Ursache berücksichtigt werden.

Der „Schädel" adaptiert oft bei anderen Läsionsketten bzw. Fehlfunktionen biochemischer, neuraler oder struktureller Art. Daher findet man im Rahmen der „Minicomputer"-Untersuchung einen pathologischen Befund im Primär- und/oder im Master-Computer (s. dort), die dann auf Adaptation oder Priorität getestet werden müssen. Speichert man den pathologischen Befund ein, kann man anschließend die Bezugsketten ermitteln.

Die Unterscheidung, ob es sich um ein primäres oder ein adaptiertes CSS-Geschehen handelt, kann auch während des Stillpunktes des CSS bei der cranialen Therapie getroffen werden: Bei einer Anpassung *(cranial adaptation unwinding)* wird das „Handchakra", wenn es man überprüft, nicht positiv sein (d. h. der BC ist nicht mehr online), während es beim normalen Stillpunkt vorhanden ist.

Bei einer Adaptation muss man durch Muskeltestung/AR das Gebiet der Adaptation herausfinden (Polaritätswechsel bei TL/CL, CH), es kräftig beklopfen oder mittels Homöopathie, Neuraltherapie u. a. behandeln und danach die cranio-sakrale Therapie fortsetzen, bis evtl. das nächste adaptierte Gebiet erscheint (erneuter „Stillpunkt" ohne positives Handchakra). Sollte Letzteres nicht mehr der Fall sein, hat man einen besseren, stärkeren, volleren cranio-sakralen Rhythmus erreicht.

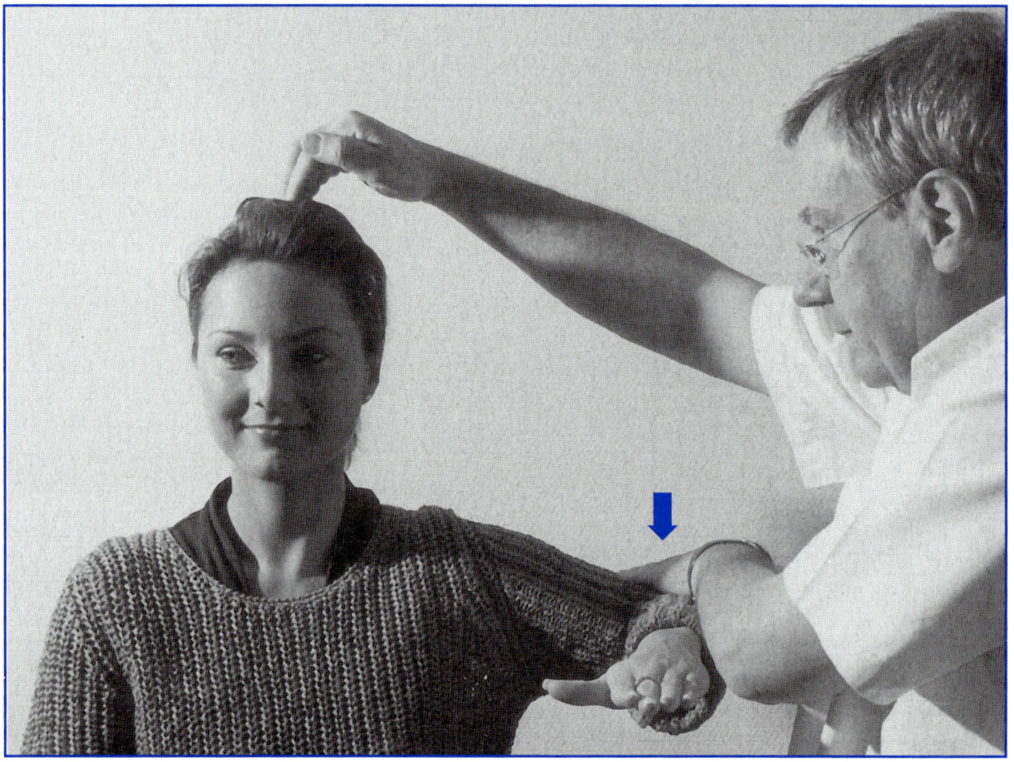

Abb. 44: Muskeltest mittels CL/TL auf der *Sutura sagittalis*

Testmuskel: *M. deltoideus*. Nach positivem Screeningtest an GG 20 müssen die einzelnen Schädelnähte und -knochen kinesiologisch getestet werden. Testet man in diesem Bereich den Muskel schwach/hyperton, so liegt eine Blockierung der Schädelatmung an der Sutura sagittalis vor, die korrigiert werden muss. Analoges gilt für die anderen Nähte und Knochen des Schädels. Muss der Rhythmus korrigiert werden, bedient man sich einer speziellen Technik, die den 4. Ventrikel betrifft (CV 4). Neben dieser speziellen Technik kann eine Stillpunktinduktion von allen Körperarealen, besonders aber von den Beinen her, durchgeführt werden. Der Stillpunkt des CSS ist der Punkt, an dem kein Rhythmus mehr vorhanden ist und von dem aus ein neuer, dann ausgeglichener Rhythmus anfängt.

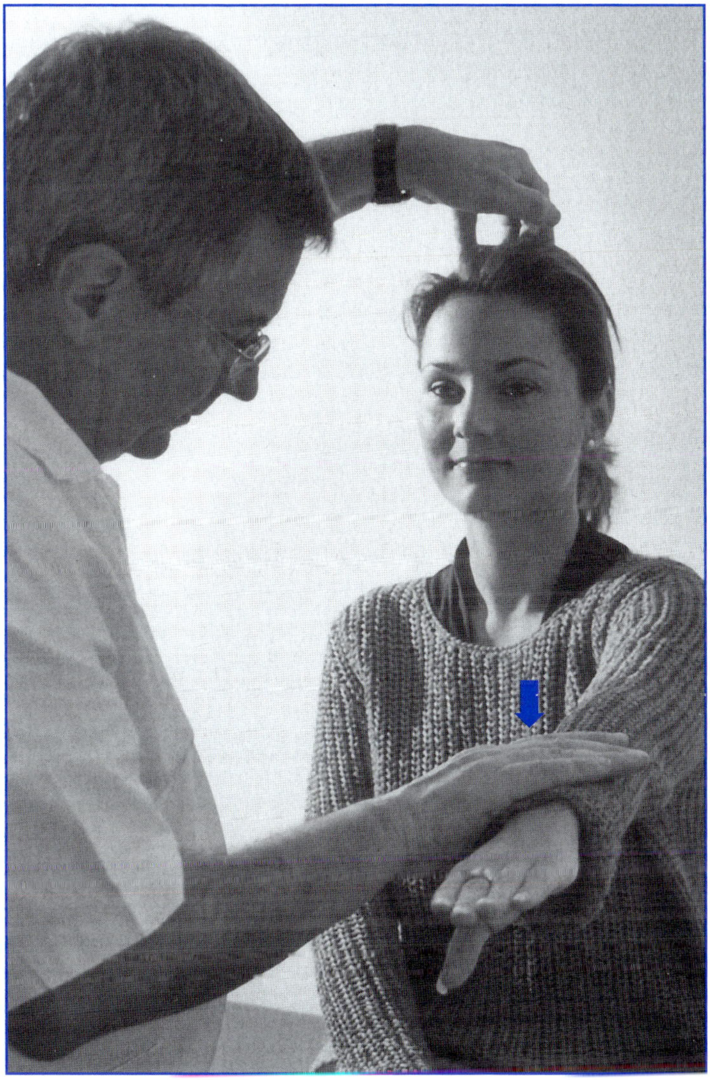

Abb. 45:
Muskeltest auf der *Sutura coronalis* mittels CL/TL

Testmuskel: *M. deltoideus*. Bitte beachten: Die Sutur liegt ca. 1 Hand lang (ausgehend von Nasenwurzel) distal auf der Kalotte.

Bei Schwäche/Hypertonus ist die Schädelatmung dort blockiert. Die Korrektur sollte synchron mit der Atmung erfolgen und erfordert viel Feingefühl, sonst kann sie zur Verschlechterung der Situation führen.

Eine Korrekturmöglichkeit besteht im vorsichtigen „Separieren" oder „Zusammendrücken" der Suturen, indem man beide Hände lateral der jeweiligen Sutur legt. Testet man nach der jeweiligen Manipulation noch schwach, muss die entgegengesetzte Therapierichtung gewählt werden, mit jeweils anschließender erneuter CL.

Bei Normotonie des Muskels hat man die spezifische Partie korrigiert. Diese Methode kann beim Sphenoid, das knochenmäßig neben dem Temporale die zentrale Rolle in der Cranio-Osteopathie einnimmt, natürlich nicht angewandt werden. Dessen Korrektur sollte einem erfahrenen Cranio-Osteopathen überlassen werden. Besonders bei spastischen Zuständen ist die Korrektur der *Sutura coronalis* angezeigt, da man dann subcoronale Konstriktionen der *Dura mater* in diesem Gebiet findet. Hierzu eignet sich vor allem die V-Spreiztechnik, bei der ein Finger einer Hand als „Sendefinger" der zur Restriktionsstelle zu dirigierenden Energie dient (indem man diesen Finger in den geöffneten Mund mit Richtung auf die blockierte Stelle hält) und man zwei Finger der anderen Hand im Abstand von ca. 1 cm rechts und links vom betroffenen Areal der Sutur – zu einem V-gespreizt – hält und mit Hilfe der Vorstellungskraft Energie von dem einen Finger zur blockierten Stelle sendet.

Durch die Korrektur des Craniums wird die regelrechte Zirkulation der Cerebrospinalflüssigkeit (CSF) wiederhergestellt, mit Auswirkung u. a. auf die Regulierung eines zu hohen Blutdruckes sowie auf die Vitalenergie u. v. m. (CHAR). Die Korrektur kann auch am Sakrum, das den Boden der CSF-Pumpe bildet, vorgenommen werden. Gerade die CST nach UPLEDGER ist in der Lage, das System Kopf-Becken so zu beeinflussen, dass der Zahnarzt seine Maßnahmen ohne Beeinträchtigung des Gesamtorganismus in einen größeren Zusammenhang einbauen kann (s. a. ROSSAINT, LECHNER, VAN ASCHE: Das *cranio-sakrale System*).

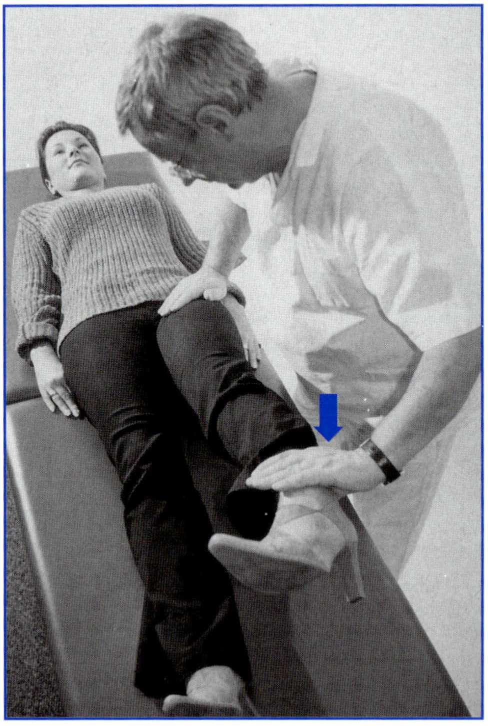

Abb. 46:
Der Fascia-lata-Muskeltest (TFL), spezifisch für den Dickdarm-Funktionskreis

Das gestreckte Bein ist ca. 45° angehoben und etwas seitlich außen, während der Fuß nach innen gedreht ist.
Hypotonie beidseits deutet oft auf Anämie hin.

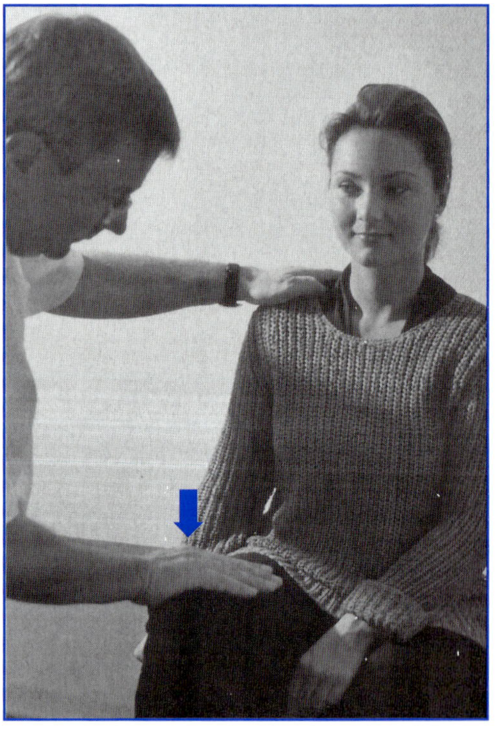

Abb. 47:
Der Rectus-femoris-Muskeltest, spezifisch für den Dünndarm-Funktionskreis

Der Test kann auch im Liegen durchgeführt werden.
Hypo-/Hypertonus beidseits deutet oft auf Dysbiosen/Mykosen und Allergien.

Abb. 48:
Der Nackenextensoren-Muskeltest, spezifisch für den Magen-Funktionskreis und die NNH

Zusätzlich wird noch getestet mit 45° Drehung des Kopfes zur Seite (gilt auch für Abb. 49).
Bei Hypotonie bestehen oft bei *geradem* Nackenextensoren-Test LWS-Probleme und bei beidseits 45°-Drehung des Kopfes Sakrum-Fixationen.

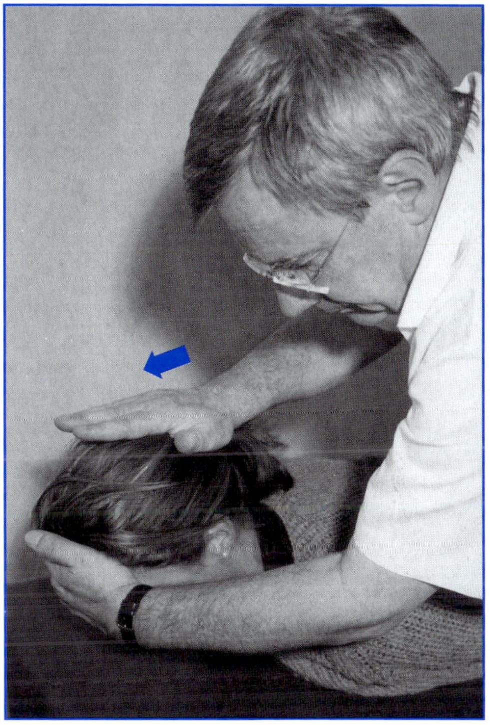

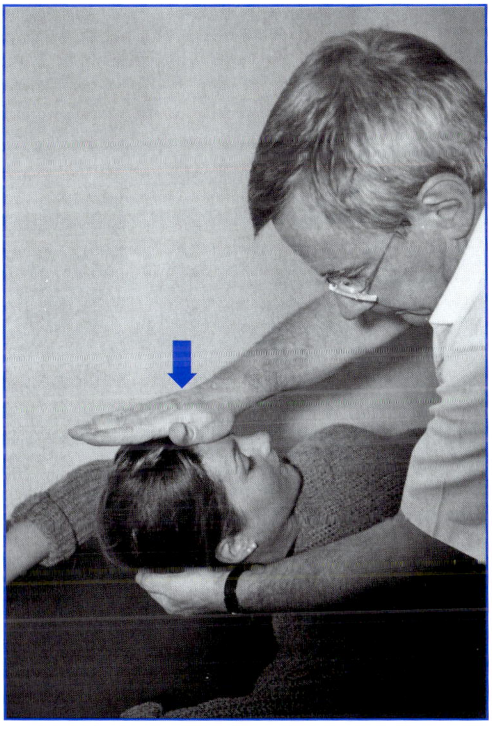

Abb. 49:
Der Nackenflexoren-Muskeltest

Die Arme werden dabei nach hinten (oben) gelegt. Er wird auch beim 5-Quadranten-Test benutzt.

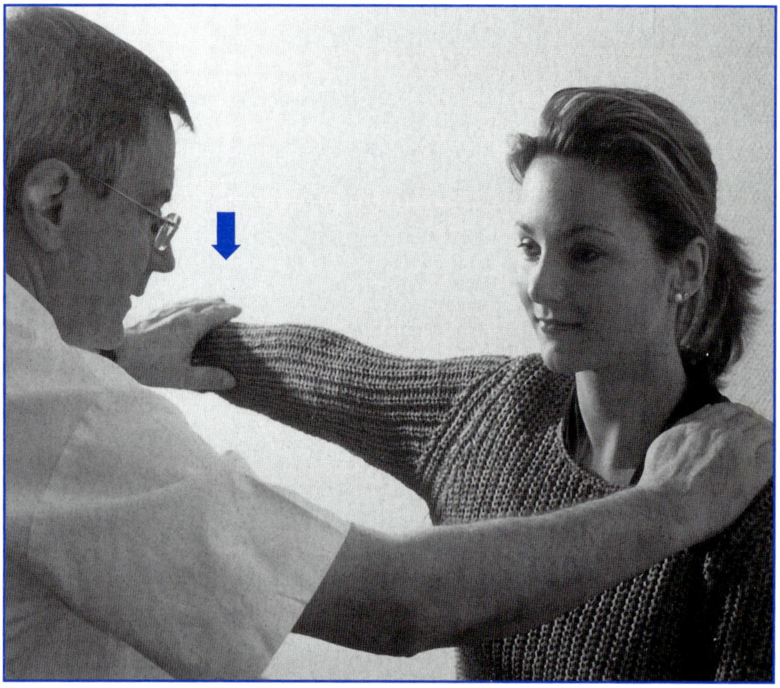

Abb. 50:
Der Deltoideus-Muskeltest

Der Arm ist seitlich vom Körper weggestreckt.
Bitte beachten: Oft hyperton oder hypoton bei HWS-BWS-Fixationen.

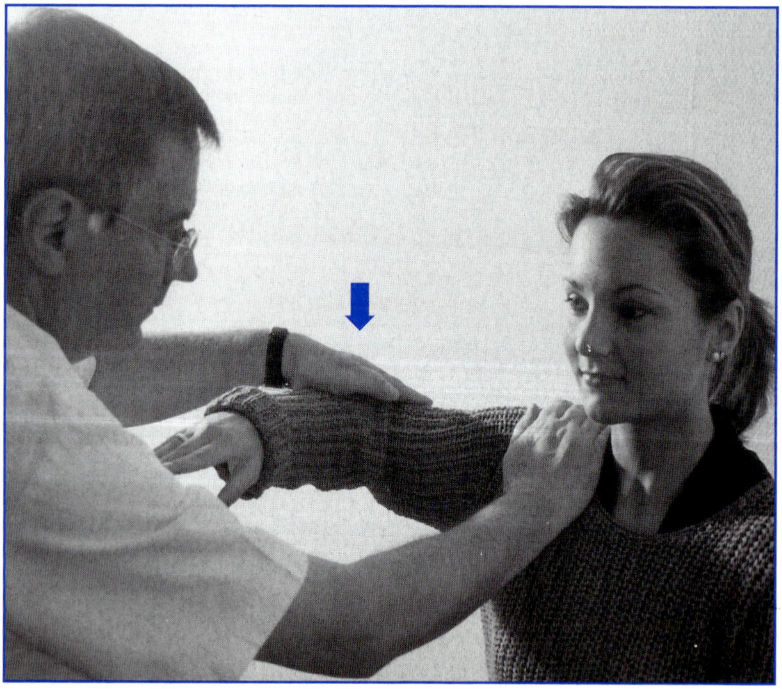

Abb. 51:
Klassischer AK-Muskeltest am *M. deltoideus*, spezifisch für den Lungen-Funktionskreis

Hypo-/Hypertonus bds. deutet oft auf Fixationen am Übergang HWS-BWS.

Abb. 52:
Deltoideus-anterior- **Muskeltest, spezifisch für den Gallenblasen-Funktionskreis**

Der Arm kann auch 45° nach unten gehalten werden, ehe man mit dem Druck beginnt. Arm und Körper bilden einen Winkel von 90°. Wird der Arm (wie hier abgebildet) senkrecht gehalten, so werden alle Armstrecker erfasst: *Mm. deltoideus ant., supraspinatus, trapezius, serratus ant., pectoralis major* (Armstrecktest der Neuralkinesiologie.

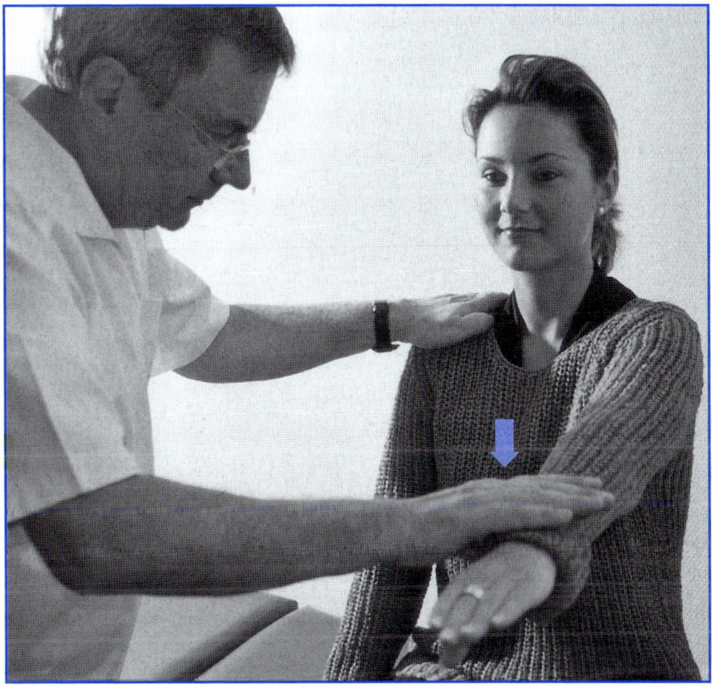

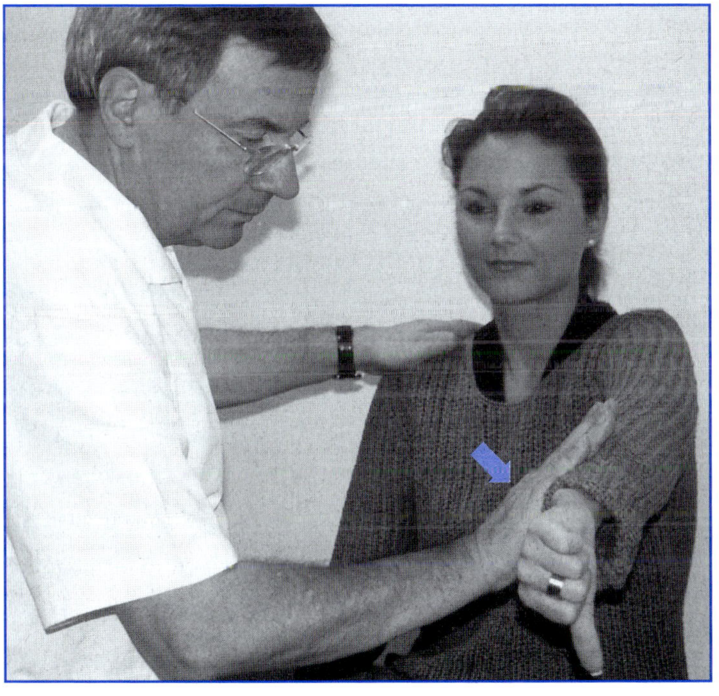

Abb. 53:
Der Muskeltest für den Pectoralis major clavicularis (PMC), spezifisch für den Magen-Funktionskreis, einseitig im Stehen

Er zeigt neben dem emotionalen Stress auch Probleme des Mundbereichs, besonders der Schleimhäute an, so auch bei Parodontopathien.

Bitte beachten: Ein bei jeweils einseitigem Testen gefundener Normotonus bds. bedeutet bei gleichzeitig bilateralem Test nicht unbedingt auch Normotonie, im Gegenteil: Oft findet man dabei Hypotonie.

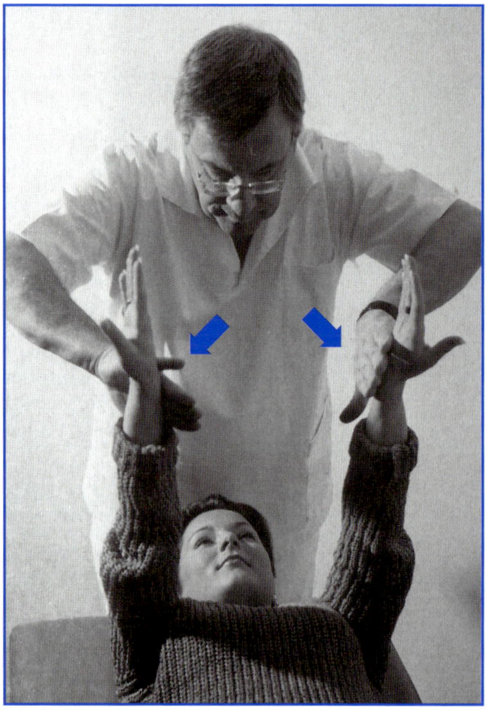

Abb. 54:
Der PMC-Muskeltest, beidseitig im Liegen

Die Daumen zeigen in Richtung Fuß, die Handinnenflächen nach außen. Der Druck wird schräg nach außen unten ausgeübt (ca. 45° vom Rumpf weg).
Hierdurch werden besonders Säureprobleme (meist Hypazidität) angezeigt, aber oft ist auch eine Exorotation der *Ossa temporalia* zu finden („Banana-Head“).

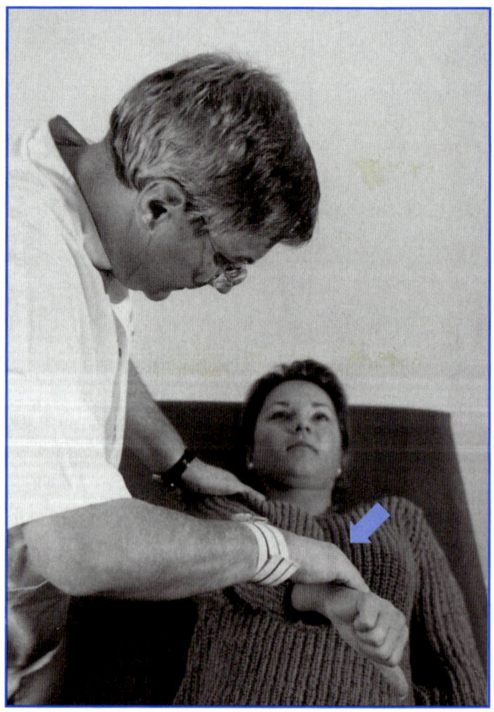

Abb. 55:
Der PMC-Test über die Mittellinie:

Hinweis auf Metallintoxikation bei OFF-Reaktion bzw. Hypertonus.

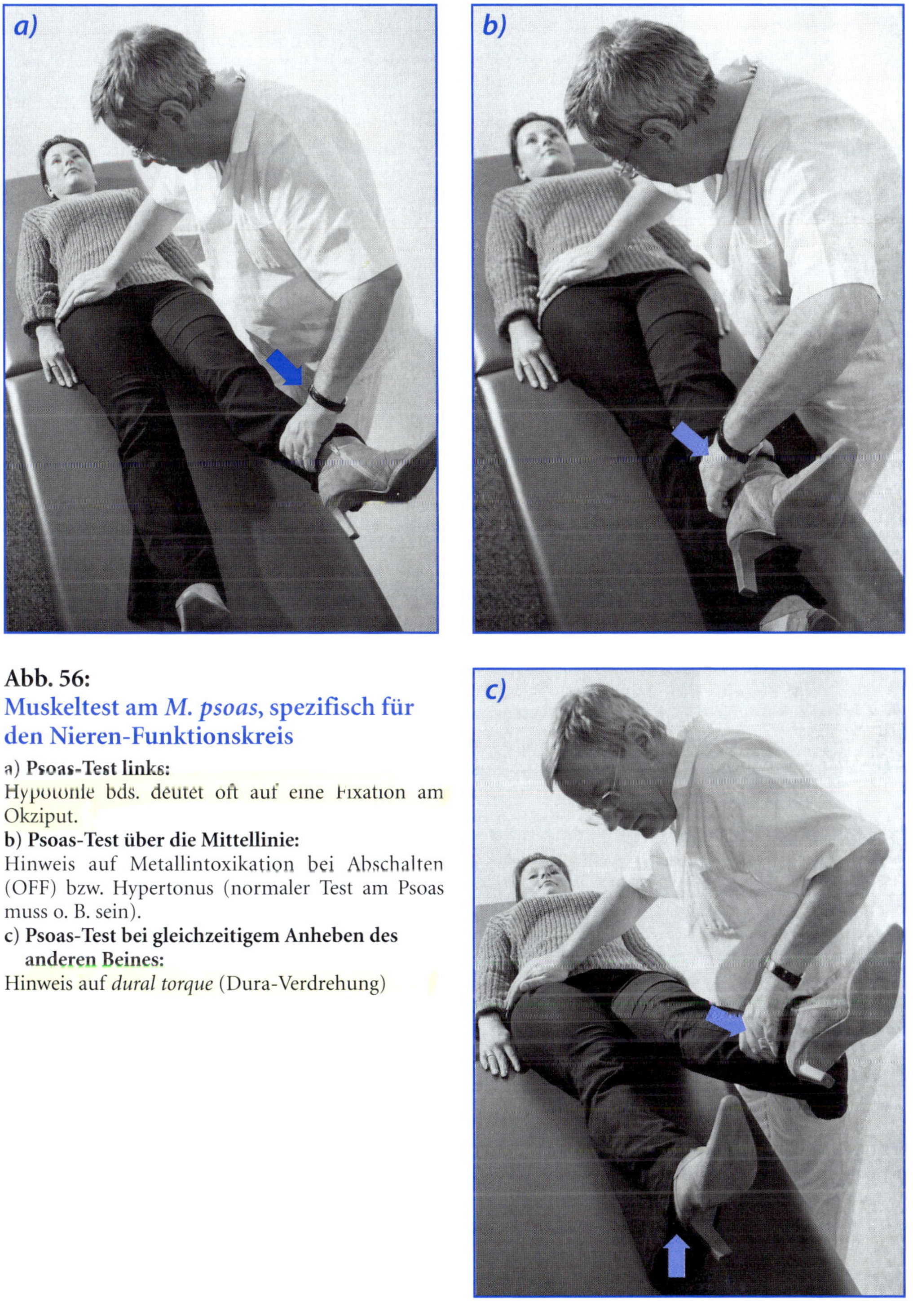

Abb. 56:
Muskeltest am *M. psoas*, spezifisch für den Nieren-Funktionskreis

a) Psoas-Test links:
Hypotonie bds. deutet oft auf eine Fixation am Okziput.

b) Psoas-Test über die Mittellinie:
Hinweis auf Metallintoxikation bei Abschalten (OFF) bzw. Hypertonus (normaler Test am Psoas muss o. B. sein).

c) Psoas-Test bei gleichzeitigem Anheben des anderen Beines:
Hinweis auf *dural torque* (Dura-Verdrehung)

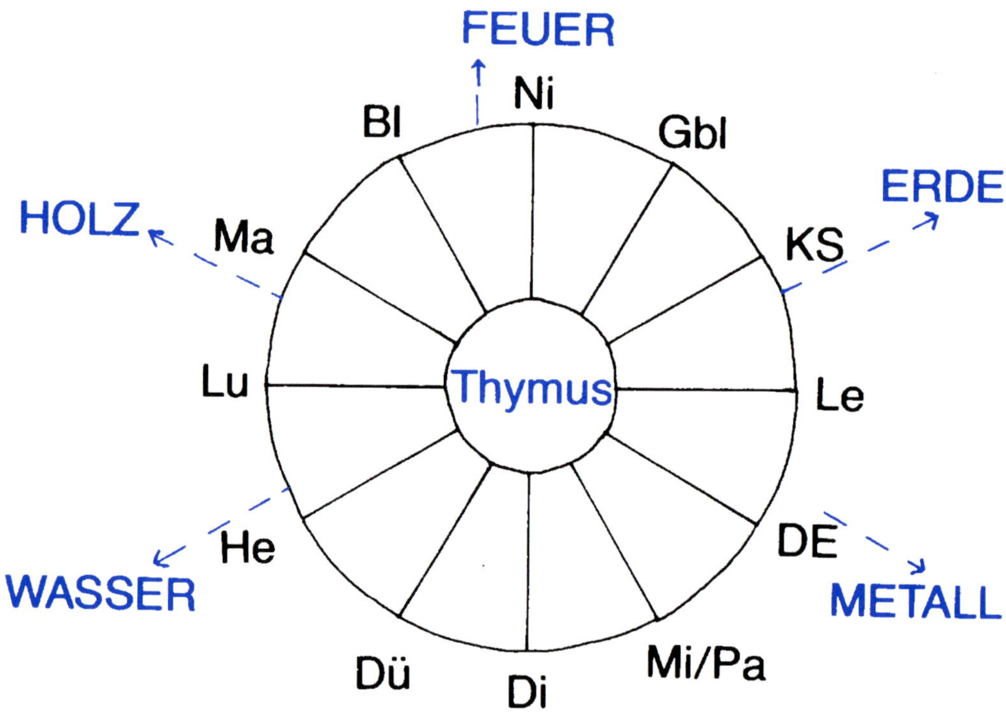

Abb. 57 a: Schematische Darstellung des Nabels
als Mikrorepräsentationszone der Meridiane nach DIAMOND (innen) und der 5 Wandlungsphasen (außen) nach VAN ASSCHE zur Klärung einer Informationsstörung im Akupunktursystem (zu viel Energie im entsprechenden Meridianpaar; Fülle)

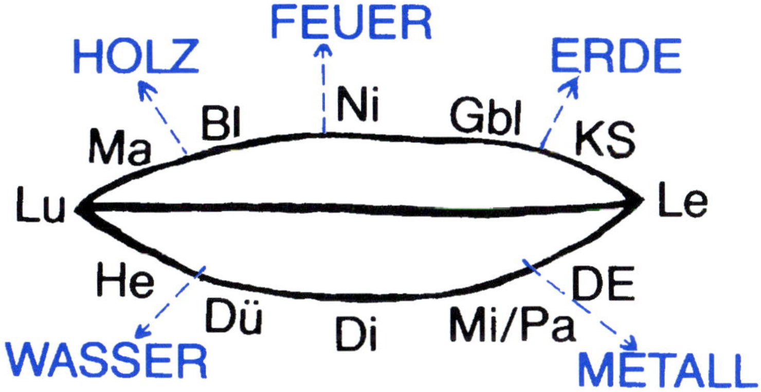

Abb. 57 b: Schematische Darstellung der Lippen

als Mikrorepäsentationszone der Meridiane nach DIAMOND (innen) und der 5 Elemente (außen) nach ROSSAINT zur Klärung einer Informationsstörung im Akupunktursystem

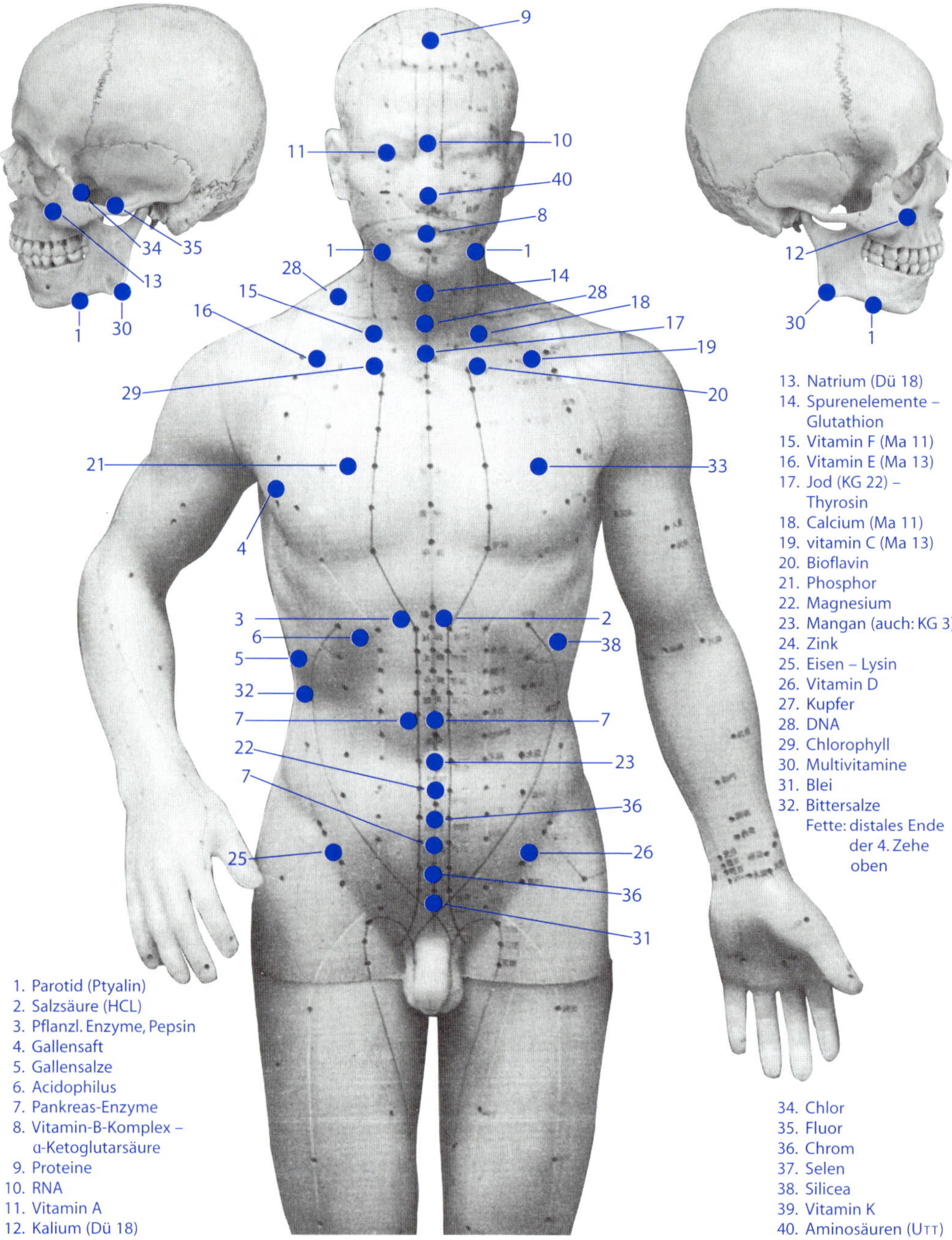

1. Parotid (Ptyalin)
2. Salzsäure (HCL)
3. Pflanzl. Enzyme, Pepsin
4. Gallensaft
5. Gallensalze
6. Acidophilus
7. Pankreas-Enzyme
8. Vitamin-B-Komplex – α-Ketoglutarsäure
9. Proteine
10. RNA
11. Vitamin A
12. Kalium (Dü 18)
13. Natrium (Dü 18)
14. Spurenelemente – Glutathion
15. Vitamin F (Ma 11)
16. Vitamin E (Ma 13)
17. Jod (KG 22) – Thyrosin
18. Calcium (Ma 11)
19. vitamin C (Ma 13)
20. Bioflavin
21. Phosphor
22. Magnesium
23. Mangan (auch: KG 3)
24. Zink
25. Eisen – Lysin
26. Vitamin D
27. Kupfer
28. DNA
29. Chlorophyll
30. Multivitamine
31. Blei
32. Bittersalze
    Fette: distales Ende der 4. Zehe oben
34. Chlor
35. Fluor
36. Chrom
37. Selen
38. Silicea
39. Vitamin K
40. Aminosäuren (Utt)

Abb. 58: **Die Riddler-Punkte für *Verdauungsmittel, Vitamine, Mineralien, Nährstoffe, Proteine* [*und Aminosäuren* (Rochlitz)]**

Der Therapeut berührt die Punkte: gegebenenfalls Hinweise auf Mangel an den genannten Substanzen.
Der Patient berührt die Punkte: gegebenenfalls Hinweise auf zu viel von den genannten Substanzen.

1. Parotid (Ptyalin): unterhalb Unterkieferrand, Mitte zw. Kinn und Kieferwinkel
2. Salzsäure (HCL): zw. Processus xiphoideus und Rippenknorpel li.
3. Pflanzliche Enzyme, Pepsin: wie HCL, nur rechts
4. Gallensaft: 4. ICR rechts, ca. 3 QF lateral der Mammillarlinie
5. Gallensalze: 2-Finger-Kontakt zw. 10. und 11. Rippe rechts, ca. 4 QF lateral der Mammillarlinie
6. Acidophilus: 4-Finger-Kontakt unter dem re. Rippenbogen zw. dem Ende des Knorpels und dem Ende der 7. Rippe
7. Pankreas-Enzyme: ca. 1 QF oberhalb des Nabels und/oder 2-Finger-Kontakt 1 QF oberhalb und 1 QF lateral des Nabels rechts
8. Vitamin-B-Komplex (z.B. Cholin, Inosit, Fol-, Nicotin-, Pantothen-Säure, PABS), Cystin (4 Finger), alpha-Ketoglutarsäure: Zungenspitze
9. Proteine: Einige Haare zw. den Fingern reiben
10. RNA: Nasenwurzel, zw. den Augen
11. Vitamin A: re. Augenlid (leichter Druck auf geschlossenes Auge)
12. Kalium: kaudaler Rand rechts des Os zygomat. im Schnittpunkt einer gedachten Senkrechten durch den lateralen Augenwinkel
13. Natrium: analog Kalium, nur links
14. Spurenelemente, Glutathion: Adamsapfel
15. Vitamin F (ungesättigte Fettsäuren, Linol-, Linolen-Säure, Arachidonsäure): mediales Ende der Klavikula, zw. sternalem und klavikularem Ansatz des Musc. sternocleidomastoid. rechts
16. Vitamin E (Tocopherol): unter rechter Klavikula ca. 1,5 QF lateral zur Mammillarlinie
17. Jod, Tyrosin: Fossa jugularis
18. Calcium: analogVitamin F, nur links
19. Vitamin C (Ascorbinsäure): analog Vitamin E, nur links
20. Bioflavin: unterhalb Klavikula, senkrecht unter Punkt 18 li.
21. Phosphor: 3. ICR rechts parasternal
22. Magnesium: ca. 2 QF unterhalb des Nabels
23. Mangan: oberer Rand des Os pubis, in Mitte oder Nabel
24. Zink: Mitte zw. SIAS u. Nabel rechts
25. Eisen, Lysin: Mitte des Ligam. inguinale rechts
26. Vitamin D (Calciferol): Mitte des Lig. inguinale links
27. Kupfer: Mitte zw. SIAS und Nabel links
28. DNA: re. oberhalb Klavikula 1,5 QF lateral d. Mammillarlinie
29. Chlorophyll: unterhalb Klavikula, senkrecht unter Punkt 15 re.
30. Multivitamine: auf Musc. sternocleidomastoideus in Höhe des Kieferwinkels
31. Blei: Mittellinie von Os pubis
32. Bittersalze: unter Ende der freien Rippe rechts
33. Sulfur: 3. ICR parasternal links
34. Chlor: vorderer Rand des Os zygomat. links
35. Fluor: Mitte zw. linkem Augenwinkel und Ohransatz links auf Os zygomaticum
36. Chrom: 1/2 QF oberhalb KG 4
37. Selen: ca. 2 QF oberhalb der Symphyse
38. Silicea: 8. ICR links, ca. 2 QF lateral der Mammillarlinie
39. Vitamin K (Phyllochinon): 2 QF unterhalb des Cartilago thyreoid.
40. Aminosäuren (AS): Nasenspitze (GG25)

Lagebeschreibung der Riddler-Punkte für Verdauungsmittel, Vitamine, Mineralien, Nährstoffe, Proteine und Aminosäuren (Abb. 58)

Folgende Punkte sollten zur besseren Differenzierung (statt mit einfacher TL/CL) mit Hilfe der „Biophotonen-Mudras" (van Benschoten) therapielokalisiert/gechallengt werden und nach dem Einspeichern über die XY-Linie mit den einzelnen Substanzpunkten bzw. den Substanzen selbst gegengetestet werden (2-Punkt-Beziehung):

Punkt 3/7 (Enzyme): D-ZRK
Punkt 10 (RNA): D-R
Punkt 28 (DNA): D-K
Punkt 40 (AS): D-MK

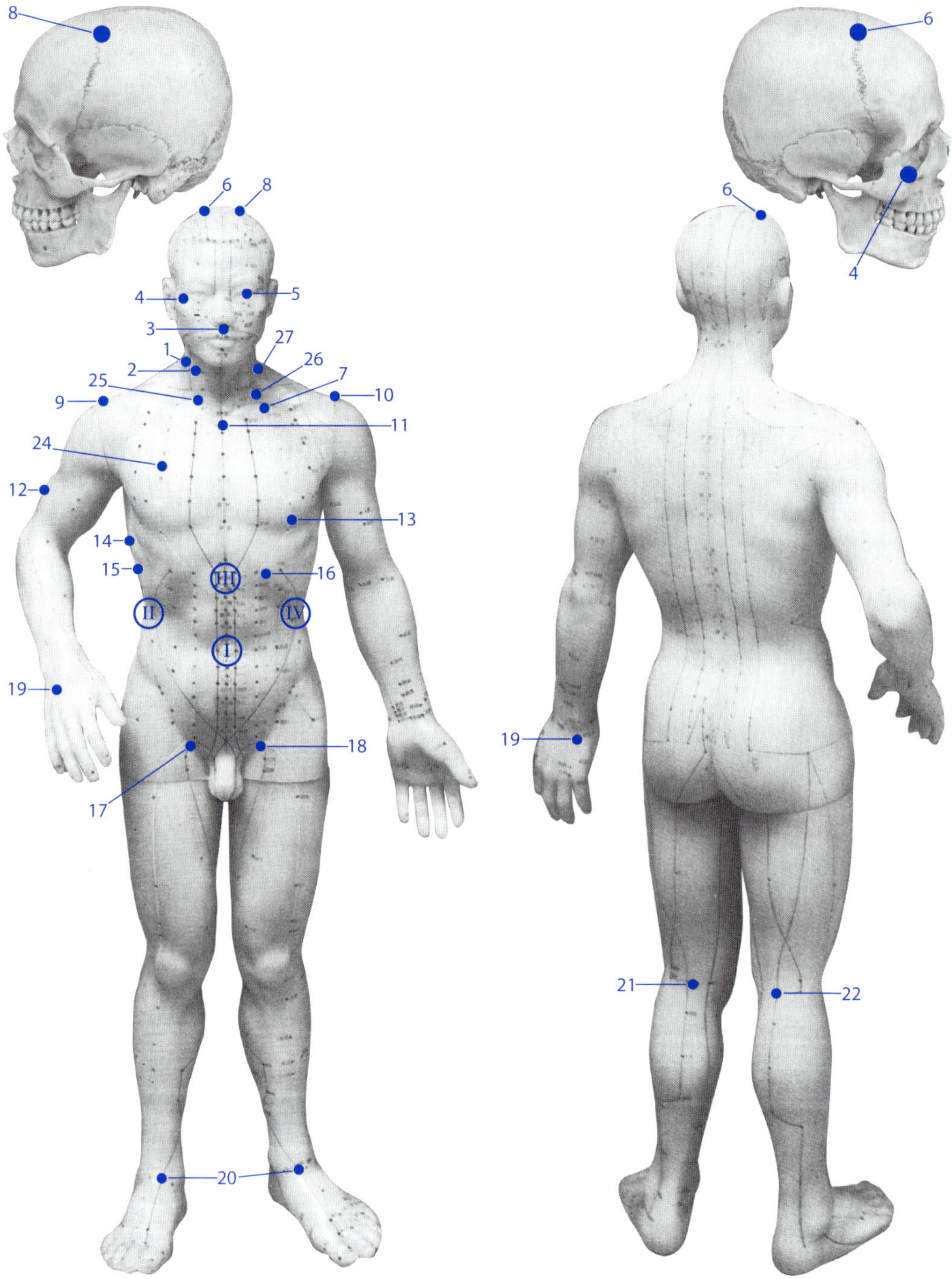

Abb. 59: Vitamin-, Mineralstoff- und Hinweispunkte nach RIDDLER, UTT, ROCHLITZ, KARZ, ROSSAINT

1) Selen: Mitte Hinterrand des SCM in Höhe Adamsapfel re.
2) Hg: Mitte Vorderrand des SCM in Höhe Adamsapfel re.
3) Molybdän: Mitte Oberlippe (GG 26)
4) Vitamin B_5 (Pantothensäure): Vorderrand des Os zygomatikum re.
5) Vitamin B_6 (Pyridoxin): li. Augenlid
6) Vitamin B_1 (Thiamin, Aneurin): 2 QF lateral von Bregma re
7) Vitamin B_2 (Riboflavin): unterhalb Klavikula, unter Ca-Punkt, 1 QF lat. Bioflavin-Punkt
4) bis 7) alternativ: 2-Hand-Berührung zw. Zungenspitze (Pat.) und 4) UK-Winkel re., 5) UK-Winkel li., 6) Nasenwurzel, 7) Ecke Lippe re. (jeweils Ther.)
8) Brom: 2 QF lateral von Bregma links
9) A-E-Gewebepunkt: zw. Acromion und Humerus re.
10) C-D-Gewebepunkt: zw. Acromion und Humerus li.
11) Vitamin B_{13} (Orotsäure): Manubrium sterni Mitte, zw. 1. u. 2. Rippe
12) Vitamin P (-Komplex, Hesperidin, Rutin, Zitrus-Bioflavonoide): Höhe Achselhöhle; außen Mitte Oberarm re.
13) Cholin: Höhe 5. Rippe li. unterhalb Brustwarze
14) Fumarsäure: Höhe 6. Rippe re. Axillarlinie
15) Vitamin B_3 (Niacin): zw. 7. u. 8. Rippe paramamillär re. oder 2-Hand-Kontakt zw. Zungenspitze (Pat.) u. Ecke Lippe li.
16) Cobalt: unter li. Rippenbogen zw. Ende des Knorpels und dem Ende der 7. Rippe
17) Vitamin H (Biotin): Übergang Sitzbein/Schambein re.
18) Barium: Übergang Sitzbein/Schambein li.
19) Mineralstoffe, Spurenelemente: 3E 4
20) Vitamine: Ma 41
21) Gold: Mitte Kniekehle li. (Bl 54)
22) Silber: Mitte Kniekehle re. (Bl 54)
Vitamin B_{12} (Cobalamin): 2-Hand-Berührung zw. Zungenspitze (Pat.) und Hals hinten (Ther.)
Vitamin B_9 (Folsäure): 2-Hand-Berührung zw. Zungenspitze (Pat.) und Pogonion (Ther.)
23) Vitamin B_{15}, Pangamsäure: Übergang Sternum – 6 ICR li.
24) Inosit: 3 ICR Mammillarlinie re.
25) Lithium: LAT-Winkel zw. Klavikula und klavikularem Ansatz des SCM re.
26) Nickel: LAT-Winkel zw. Klavikula und klavikularem Ansatz des SCM li.
27) Vanadium: Mitte Hinterwand des SCM in Höhe Adamsapfel li.

Die Punkte Ma 41 (Vitamine) und 3E 4 (Mineralien) sollten statt mit einfacher TL/CL mit Hilfe der „Biophotonen-Mudras" (van Benschoten) für Vitamine (D-ZM) bzw. Mineralienmangel (D-ZR) therapielokalisiert/gechallengt werden und nach Einspeichern über die XY-Linie mit den Einzelsubstanzpunkten bzw. den Substanzen selbst gegengetestet werden (2-Punkt-Beziehung).

I.	Pankreas	Verdauungssteuerung	Periumbilicär	je 5-Fingerkuppen-Kontakt
II.	Fett		Rippenbogenende re.	(Größe etwa wie 2-Euro-Münze)
III.	Eiweiß		Xiphoidende	
IV.	Kohlehydrate		Rippenbogenende li.	

Lagebeschreibung der Punkte von **Abb. 59**

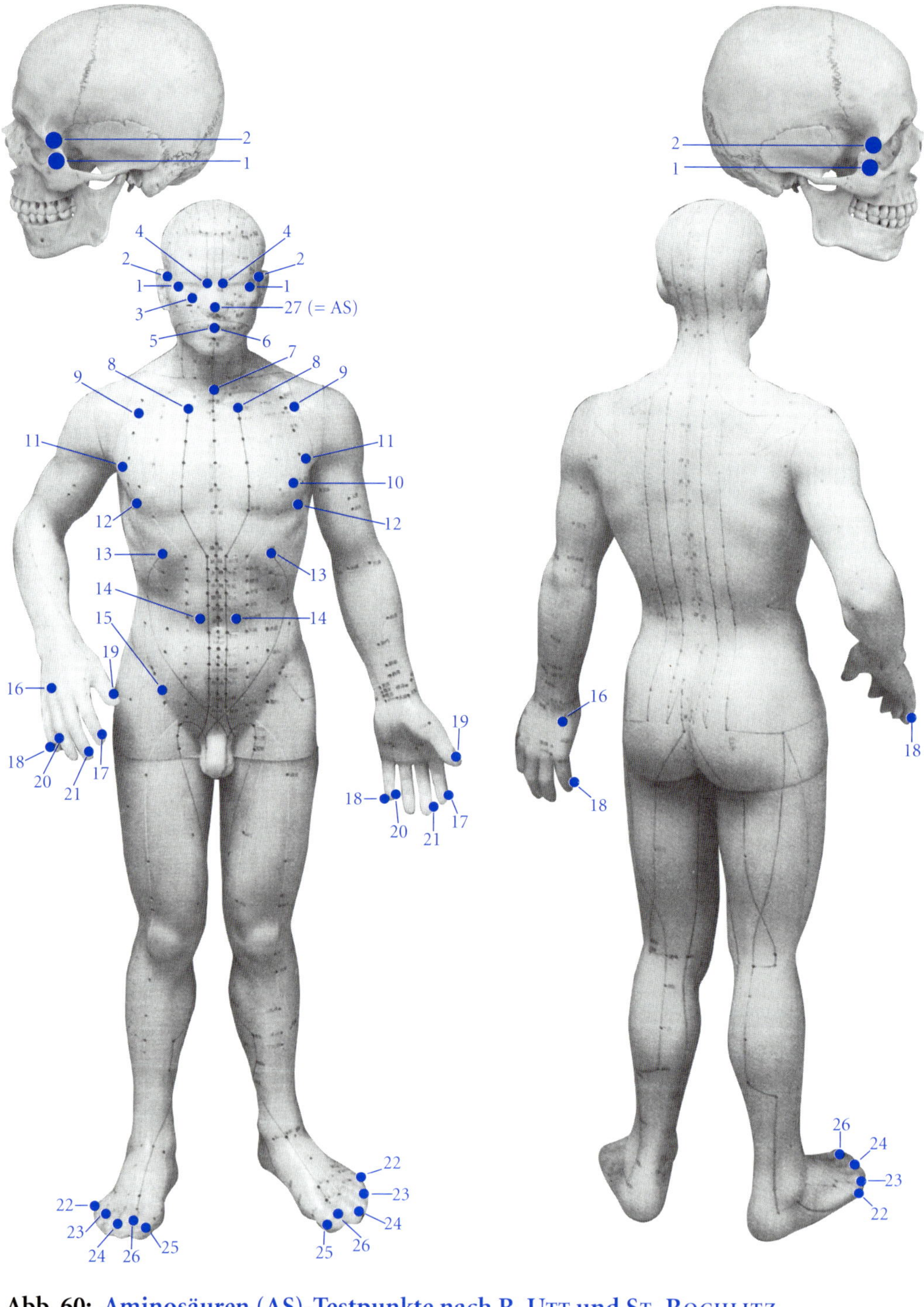

Abb. 60: Aminosäuren (AS)-Testpunkte nach R. Utt und St. Rochlitz

1) Phenylalanin: Gbl 1
2) Cystein: 3E 23
3) Taurin: Ma 1 rechts
4) Prolin: Bl 1
5) Ketoglutarsäure: Zungenspitze 3 Finger
6) Cystein: Zungenspitze 4 Finger
7) Tyrosin: KG 22
8) Carnithin: Ni 27
9) Threonin: Lu 1
10) Valin: KS 1 links
11) Serin: He 1
12) Histidin: Mi 21
13) Glutaminsäure: Le 14
14) Glutamin: 4-Finger-Kontakt bds. 1 QF oberhalb u. 1 QF lateral des Nabels
15) Lysin: Mitte des Ligamentum inguinale rechts
16) Glutathion: 3E 4
17) Alanin: Di 1
18) Leucin: Dü 1
19) Arginin: Lu 11
20) Glycin: He 9
21) Isoleucin: KS 9
22) Ornithin: Bl 67
23) Aspartansäure: Gbl 44
24) Tryptophan: Ma 45
25) Citrullin: Mi 1
26) Methionin: Le 1
27) AS allgemein

Vor der Testung der *einzelnen* Aminosäuren (AS) sollte der generelle Punkt für AS (= GG 25) mit dem B-Mudra für AS (D-MK) therapielokalisiert/gechallengt werden und nach dessen Einspeicherung über die XY-Linie mit den jeweiligen Einzel-AS-Punkten bzw. den Substanzen selbst gegengetestet werden (2-Punkt-Beziehung).

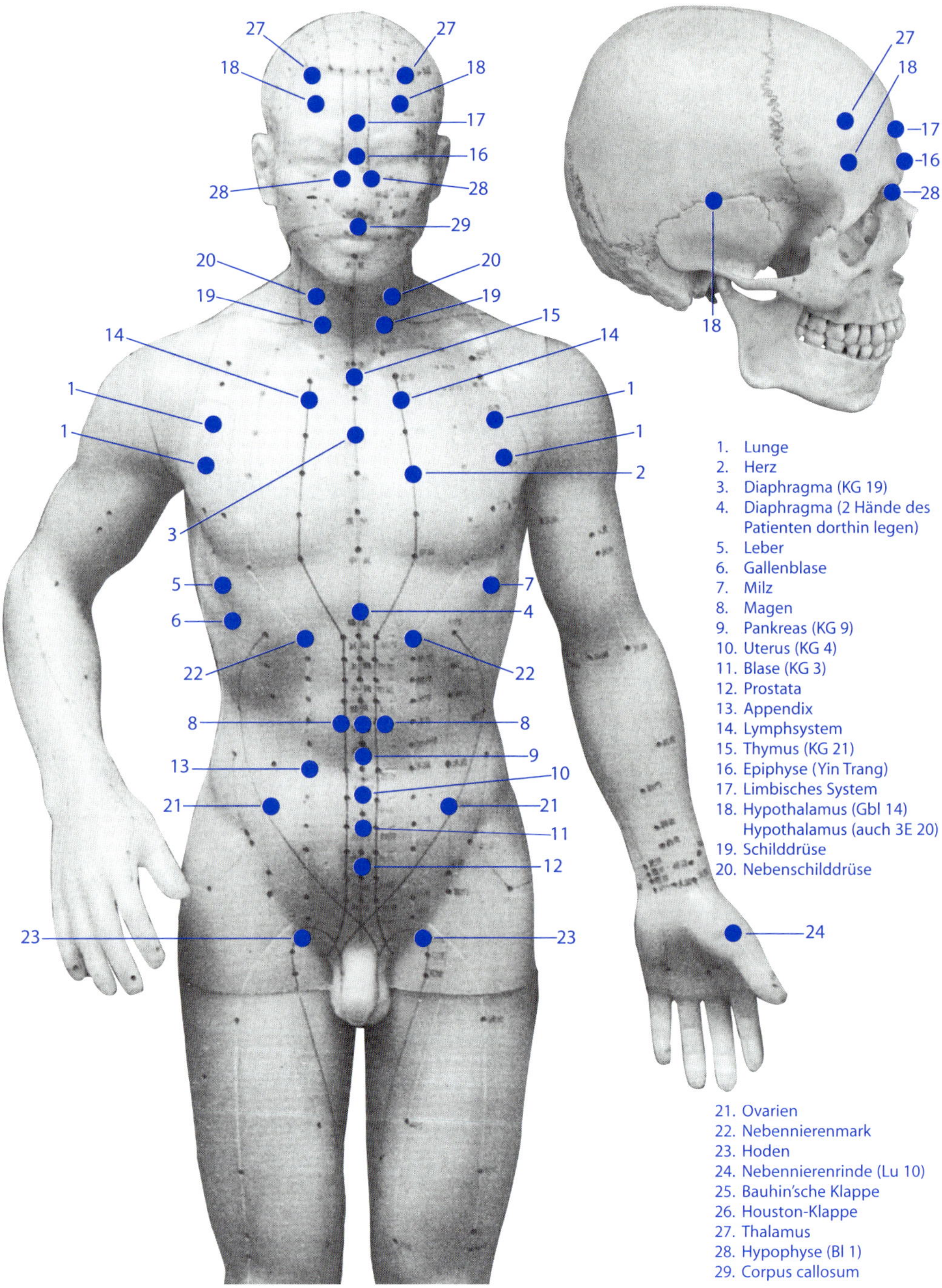

1. Lunge
2. Herz
3. Diaphragma (KG 19)
4. Diaphragma (2 Hände des Patienten dorthin legen)
5. Leber
6. Gallenblase
7. Milz
8. Magen
9. Pankreas (KG 9)
10. Uterus (KG 4)
11. Blase (KG 3)
12. Prostata
13. Appendix
14. Lymphsystem
15. Thymus (KG 21)
16. Epiphyse (Yin Trang)
17. Limbisches System
18. Hypothalamus (Gbl 14)
    Hypothalamus (auch 3E 20)
19. Schilddrüse
20. Nebenschilddrüse
21. Ovarien
22. Nebennierenmark
23. Hoden
24. Nebennierenrinde (Lu 10)
25. Bauhin'sche Klappe
26. Houston-Klappe
27. Thalamus
28. Hypophyse (Bl 1)
29. Corpus callosum

Abb. 61: Die Riddler-Punkte für *Organe* und *endokrine Drüsen*

Der Patient muss die Punkte berühren.

1. Lunge: 2. u. 3. ICR, 1 QF oberhalb, 1/2 QF lateral der Mammillarlinie
2. Herz: 3. ICR links parasternal
3. Diaphragma: in Höhe des 2. ICR über dem Corpus sterni
4. Diaphragma: Ende des Xiphoids
5. Leber: 8. ICR rechts, 1 1/2 QF lateral der Mammillarlinie, oder die Hohlhand über die Leber legen
6. Gallenblase: 9. ICR rechts, 1/2 QF lateral der Mammillarlinie
7. Milz: 8. ICR links, in der Mammillarlinie
8. Magen: 3 Punkte: ca. 3 QF unterhalb des Xiphoids
9. Pankreas: 1 QF oberhalb des Nabels
10. Uterus: an der oberen Grenze des unteren Drittels auf der Verbindungslinie Symphyse-Nabel
11. Blase: ca. 2 QF oberhalb der Symphyse
12. Prostata: Mittellinie von Os pubis
13. Appendix: Mitte zwischen SIAS und Nabel (McBurney)
14. Lymphsystem: 2. Rippe parasternal
15. Thymus: ca. Höhe des Ansatzes der 1. Rippe
16. Epiphyse: Mitte zwischen den Augenbrauen
17. Limbisches System: ca. 2 QF oberhalb der Augenbrauenmitte
18. Hypothalamus: oberhalb des Arcus superciliaris über Tuber frontale am oberen Rand des Musc. corrugator supercilii (Gbl 14). 3E 20: oberhalb der Linea temporalis oberhalb des Porus acusticus ext. über dem Beginn der Gefäßfurche der Art. temp. media, in kleinem Grübchen
19. Schilddrüse: 1 QF oberhalb der Fossa jugularis u. 1/2 QF bds. lateral, 1/2 QF medial von Ma 10
20. Nebenschilddrüse: 1 QF lateral u. 1 QF oberhalb der Fossa jugularis bds.
21. Ovarien: ca. 1 QF medial jeder ASIS auf dergleichen Höhe wie 1 QF medial von Gbl 27
22. Nebennierenmark: bds. ca. 1,5 QF unterhalb des Processus xiphoideus über den knorpeligen Rippenteilen
23. Hoden: bds. in Höhe der Hoden
24. Nebennierenrinde: Metacarpale über Knochenwinkel Schaft–Basis, Innenhand
25. Bauhin'sche Klappe: Mitte zw. McBurney und Nabel rechts
26. Houston-Klappe: analog Bauhin-Punkt, nur links
27. Thalamus: ca. 2 QF oberhalb der Tuber frontale bds. (Haaransatz)
28. Hypophyse: im Orbita-Radix-nasalis-Winkel ca. 5 mm medial vom inneren Lidwinkel bds.
29. Corpus callosum: Ansatz des Nasensteges (GG26)

Lagebeschreibung der Riddler-Punkte für Organe und endokrine Drüsen (Abb. 61)

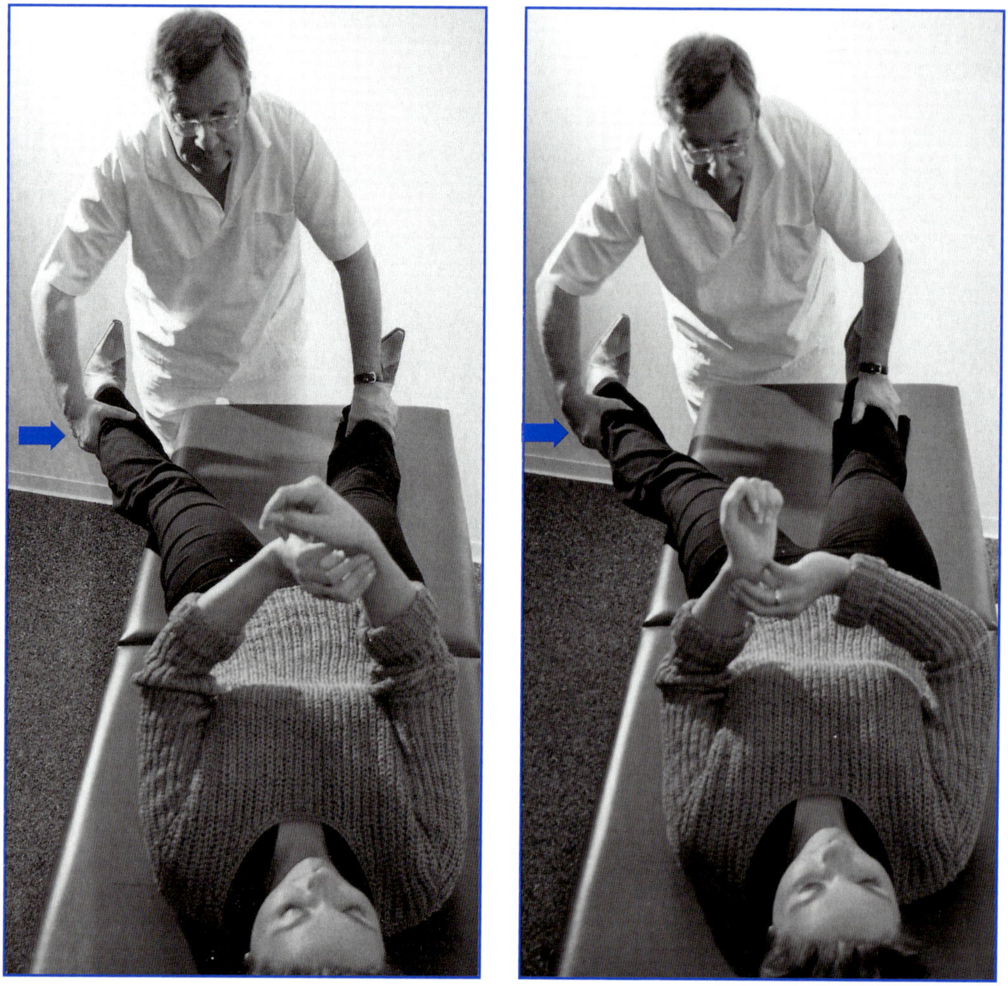

Abb. 62: Chinesische Pulsdiagnose (zum Auffinden eines Meridians mit zu viel Energie) mit Hilfe des *M. glutaeus medius* (Abduktion ca. 30°)

Die Absicherung des Befundes kann über die Alarmpunkte erfolgen.
Links: Die Pulsstellen der rechten Hand (Di-Lu; Ma-MP; 3E-KS jeweils von distal nach proximal).
Rechts: Die Pulsstellen der linken Hand (He-Dü; Le-GB; Ni-Bl jeweils von distal nach proximal). Jede Pulsstelle wird oberflächlich (Di, Ma, 3E, Dü, GB, Bl = Yang) und tief (Lu, MP, KS, He, Le, Ni = Yin) getestet. Die Pulsstelle, bei der der Muskel schwach testet, zeigt den Meridian an, in dem zu viel Energie fließt.
Die am Nabel bzw. Mund gefundenen Meridiane können bei der Behandlung des Computer-Clearings benutzt werden, indem man die Haut in Richtung des gefundenen Meridians verschiebt (z. B. für Gallenblase in Richtung „1 Uhr") und gleichzeitig den Punkt Niere 27 (rechts oder links, je nach positivem Test bei TL/CL dort) hält, bis man einen synchronen Puls unter beiden Händen spürt (analog den ESR-Punkten auf der Stirn), während der Patient die bei/für den/die Minicomputer(n) gefundenen Stellungen einnimmt und weiterhin an die eine(n) MR/AR auslösende Visualisation eines optimalen Gesundheitszustandes denkt (in Yin oder Yang). Damit wird, falls vorhanden, eine Desintegration der Minicomputer beseitigt, so dass eine bessere, wieder integrierte Informationsverarbeitung in der CPU erreicht wird.

Abb. 63a: Alarmpunkte und chinesische Pulsdiagnosepunkte
■ = Sedierungspunkte

He – KG 14
Dü – KG 4
BL – KG 3
3E – KG 5, 7, 12, 17
Ma – KG 12
MP – Le 13
Le – Le 14
GB – GB 23, 24
Ni – GB 25
Lu – Lu 1
Di – Ma 25
KS – KS 1

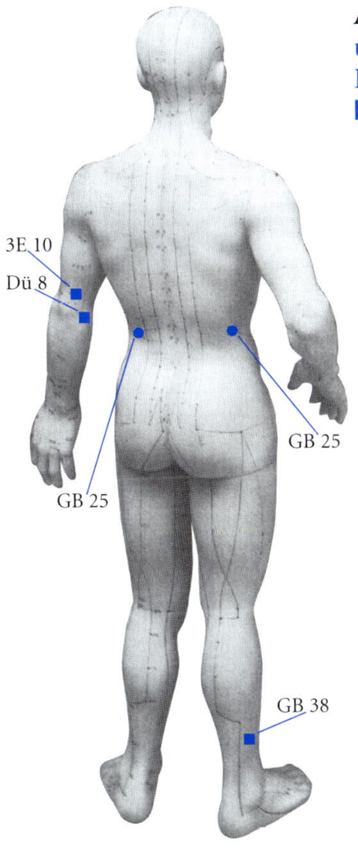

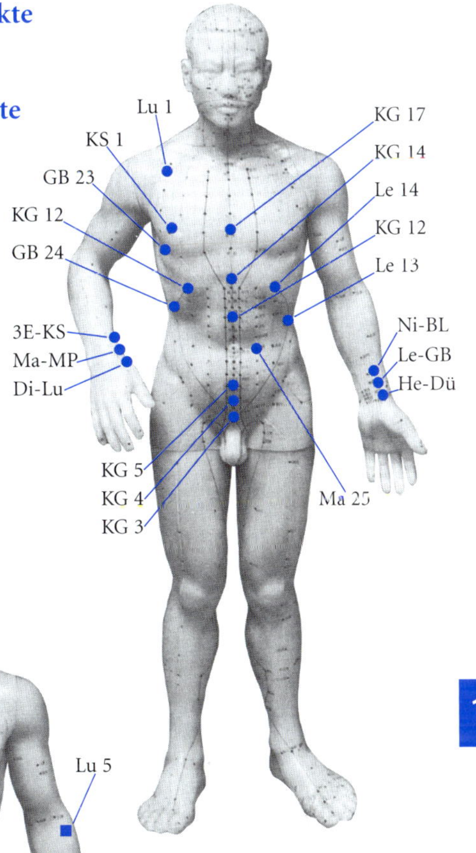

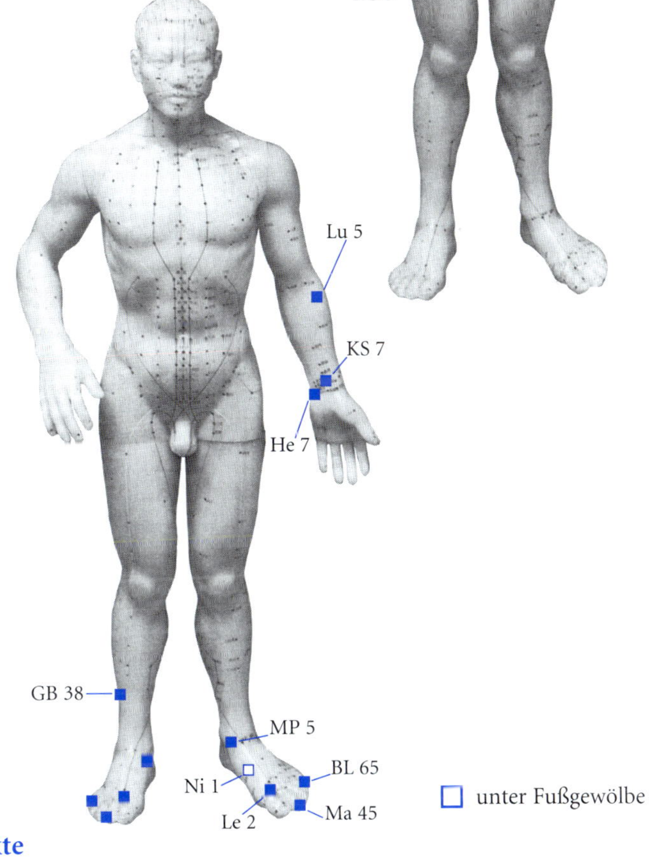

Abb. 63b: Sedierungspunkte
Sie können bei positivem CL/TL-Befund an den Pulsdiagnosepunkten behandelt werden und über sie kann der zum Meridian gehörige Muskel abgeschaltet werden (OFF-Stellung).

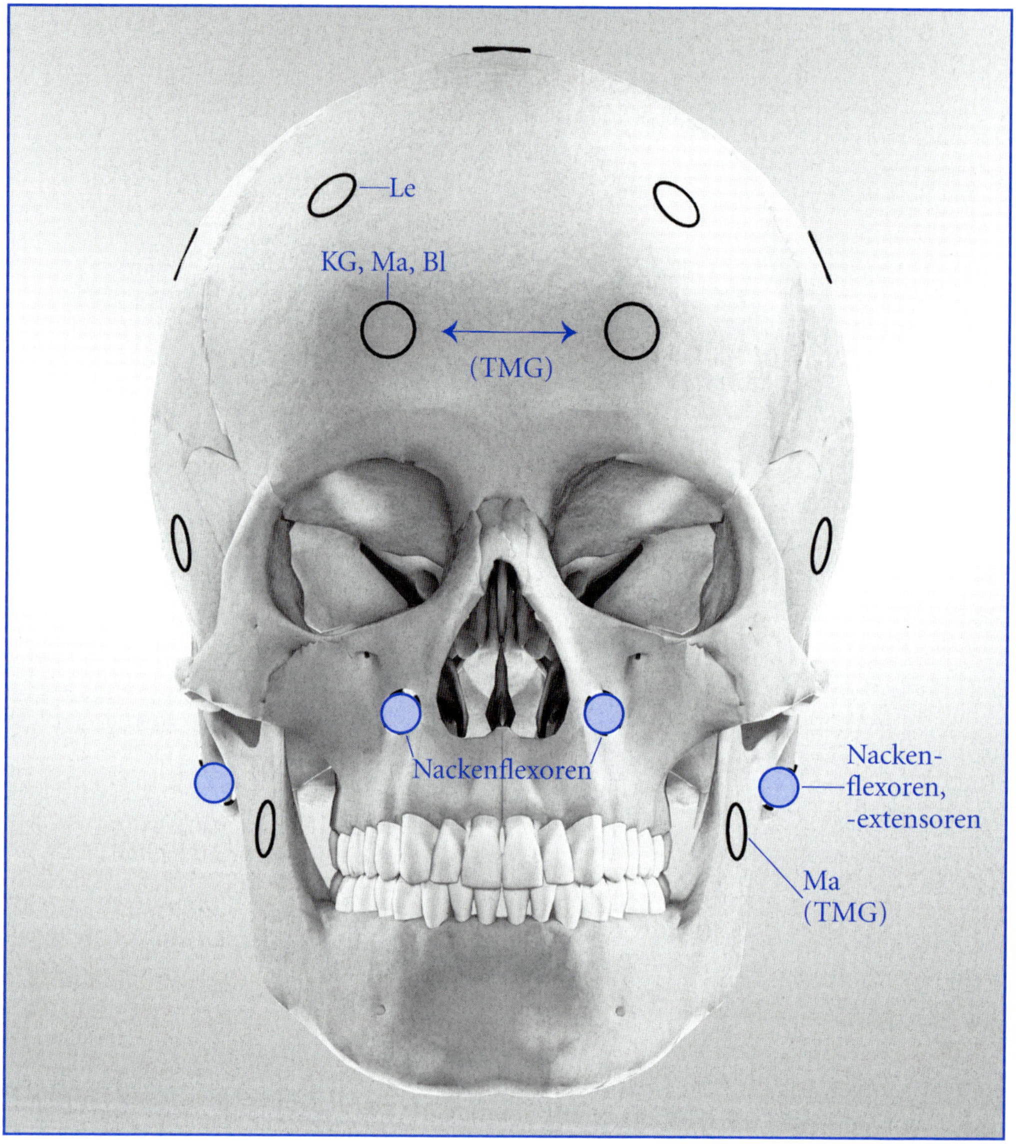

Abb. 64: Die für den Zahnarzt *wichtigsten* neurovaskulären Kontaktpunkte (NV-Punkte) mit Angabe der zugehörigen Meridiane

Die entsprechenden Muskeln können den Abb. 31+32 entnommen werden (frontale Ansicht). Es sind Reflexpunkte für das vaskuläre System, die beidseitig so lange mit leichter Berührung behandelt werden, bis rechts und links unter den Fingerkuppen ein synchroner Puls zu spüren ist. Die Stressrezeptorenlokalisation für das TMG und die Nackenflexoren (●), die auf lineare Stimulation (TMG) oder Stimulation in alle Richtungen reagieren. Mit ihrer Hilfe können schwache Muskeln stark und hypertone Muskeln normal gemacht werden. Aktive Stressrezeptoren können durch CL/TL geortet werden.
Die NV-Punkte der Stirn (Ma, Bl, KG) werden besonders bei der ESR benutzt.

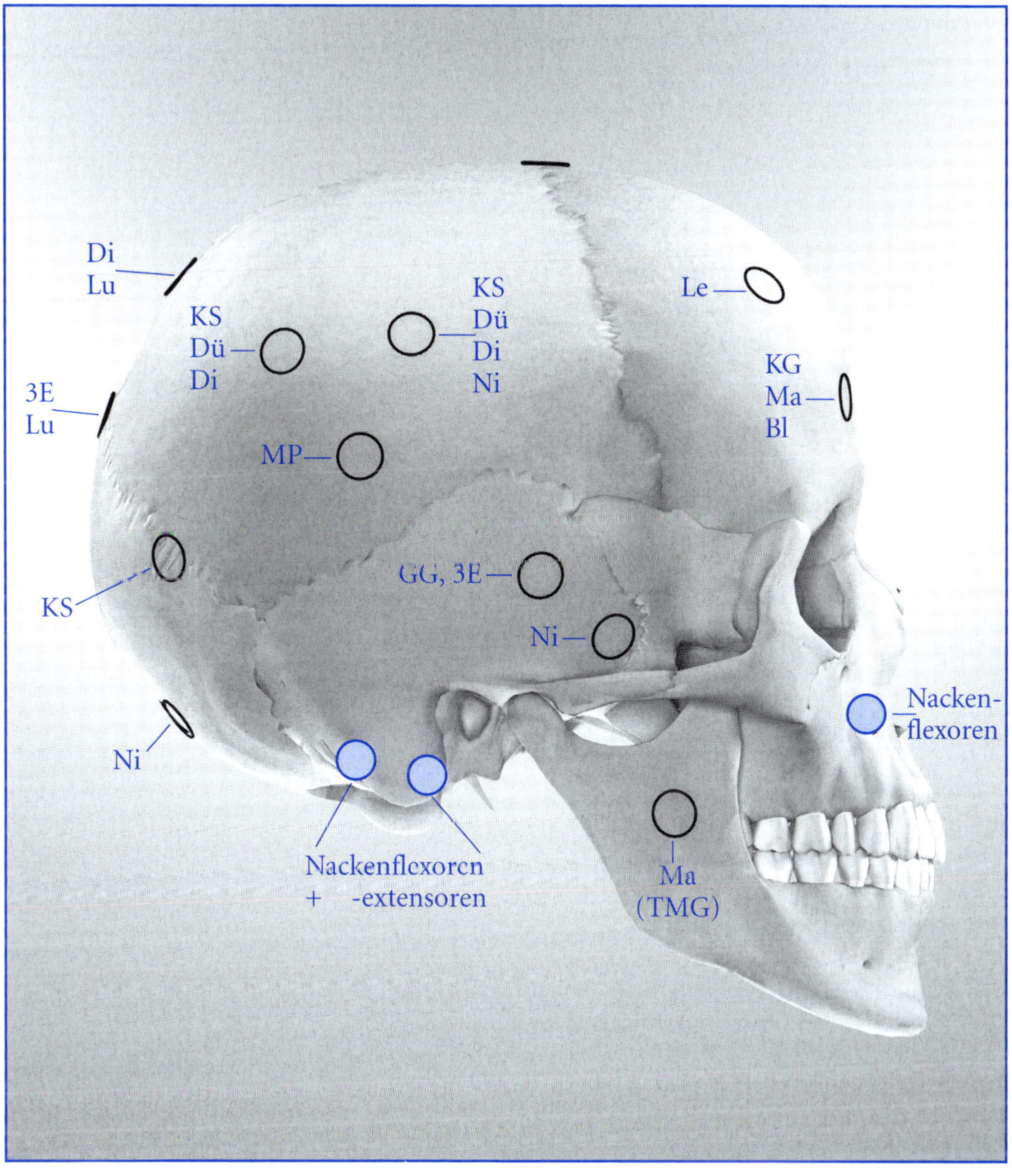

Abb. 65: Die für den Zahnarzt *wichtigsten* neurovaskulären Kontaktpunkte (laterale Ansicht) und die zugehörigen Meridiane

Bei Problemen mit dem Temporo-Mandibular-Gelenk (TMG) sind die Punkte in der Mitte des aufsteigenden Astes der Mandibula leicht zu berühren. Berührungszeit ca. 2 Minuten bzw. so lange, bis ein vorher asynchroner Puls rechts und links synchron geworden ist.

Die Stressrezeptoren für die Nackenflexoren und -extensoren (●). Bei der CL/TL wird der zugehörige schwache Muskel stark und der hypertone Muskel schwach, als Zeichen der Aktivität des Stressrezeptors. Durch die Stimulation (linear oder radiär) kann die Therapierichtung bestimmt werden.

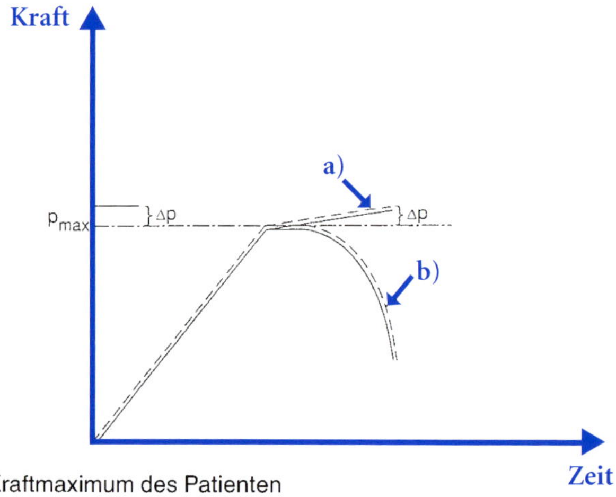

P_{max} = subjektives Kraftmaximum des Patienten
—— = Druck des Patienten
- - - = Druck des Untersuchers
Δp = 2–3–4% zusätzlicher Druck des Untersuchers, langsam ansteigend
a) = der Muskel des Patienten bleibt stark, d. h. er kann den kleinen Extradruck des Untersuchers, Δp, richtig beantworten („locking in").
b) = plötzliches „Zusammenbrechen" des Muskels, d. h. Δp kann nicht richtig beantwortet werden.
- Das Erkennen von P_{max} und die gefühlvolle Testdurchführung ist die Kunst des Untersuchers
- Die Reaktion des Patienten [a) oder b)] ist der eigentlich entscheidende Schritt des AK–Muskeltests!

11

Abb. 66: Graphische Darstellung eines AK-Muskeltests
(aus GERZ: *Moderne Allergie-, Herd- und Medikamententestung*)

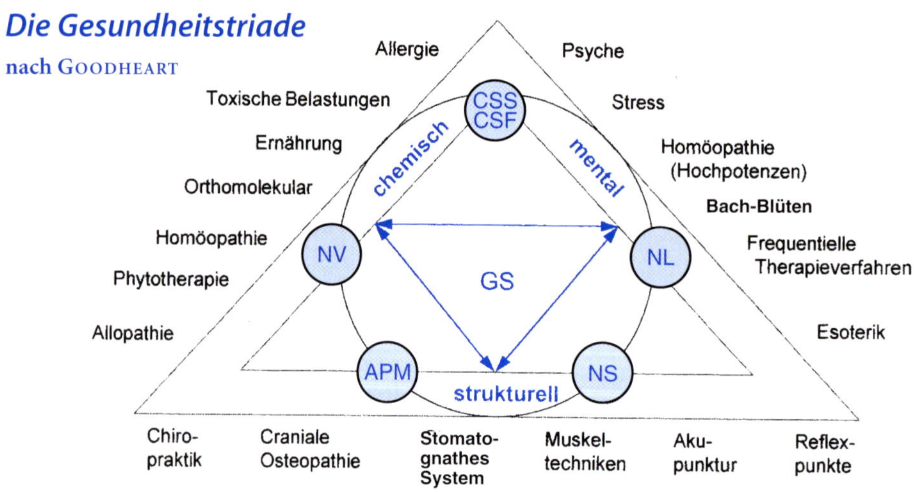

CSS = Cranio-sakrales-System
CSF = Cerebro-spinale-Flüssigkeit
APM = Akupunktur-Meridian-System
GS = Grundsystem nach PISCHINGER
NV = Neuro-vaskuläres System
NS = Nervensystem
NL = Neuro-lymphatisches System

Aus GERZ: *Das ist Applied Kinesiology (AK)*, ergänzt von ROSSAINT

Abb. 67: Die fünf Faktoren des *Foramen intervertebrale* bzw. des Lebens

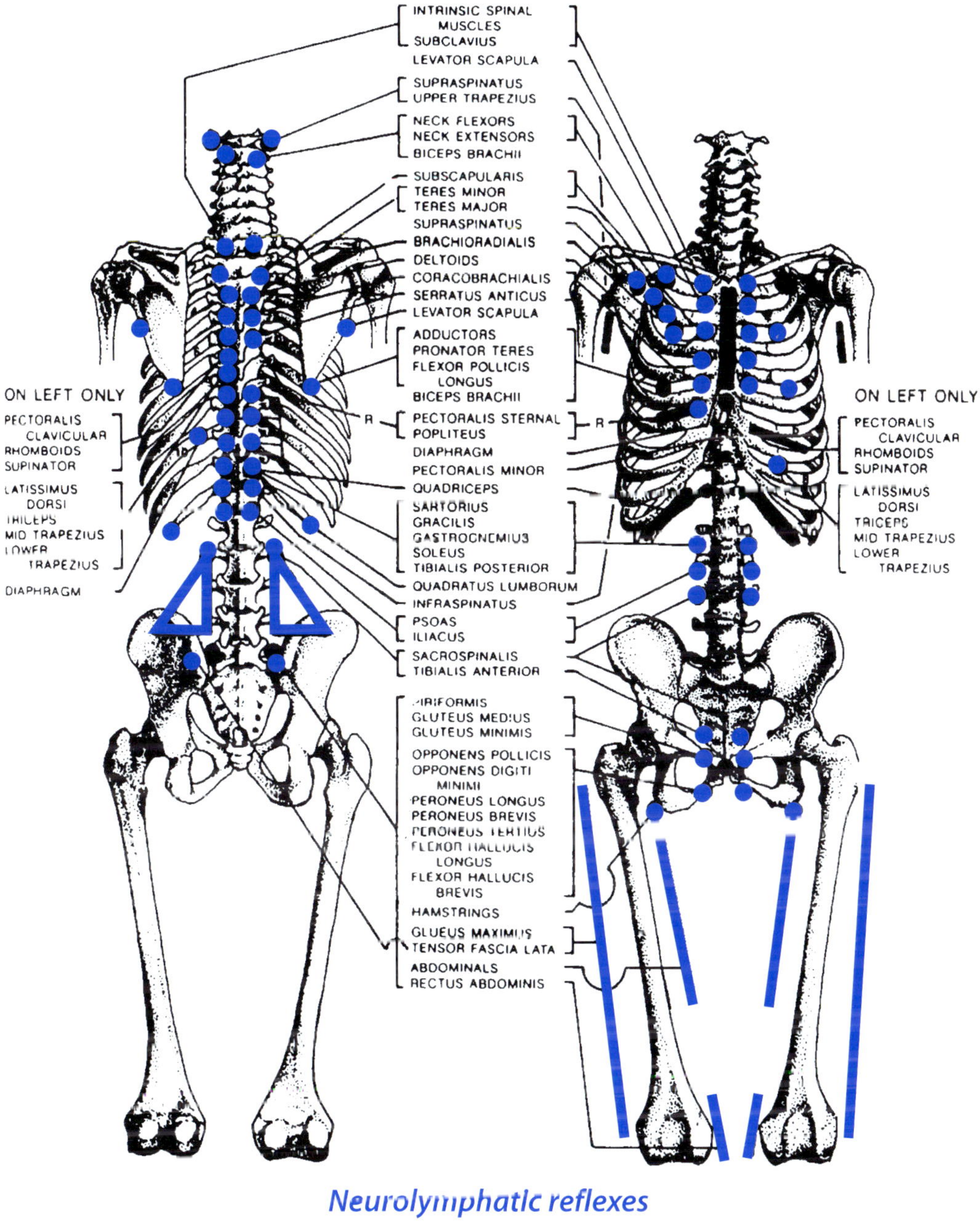

Abb. 68: Die neurolymphatischen Reflexzonen und Reflexpunkte nach CHAPMAN (NL-Punkte)

Sie werden, wenn sie als Therapieorte indiziert sind, massiert („gerubbelt"). – (Quelle: WALTHER, *Applied Kinesiology, Vol. 1*)

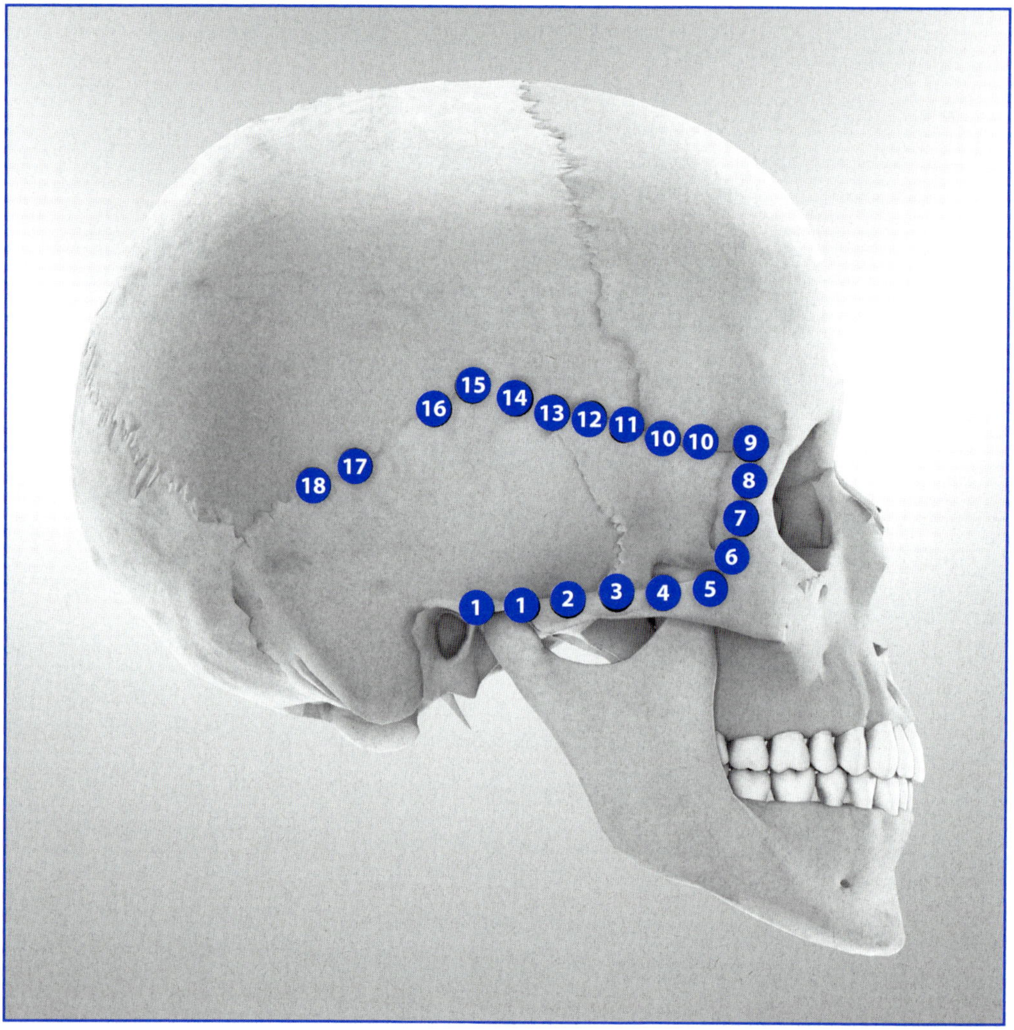

1 Psoas – Niere
1 Psoas – Niere
2 Quadr. femoris – Dünndarm
3 Sartorius – Nebenniere
Gracilis

4 Pect. maj. stern. – Leber
5 Ischiocrurale – Rektum
6 Quadr. lumborum – Appendix

7 Glut. max. – Prostata
8 Tensor f. l. – Colon
9 Piriformis –Uterus/Hoden
Adduktoren
Glut.-medius

10 Nackenflex/ext. – Stirnhöhlen
10 Nackenflex/ext. – Stirnhöhlen
11 Subscapularis – Herz

12 Deltoideus
Serratus anterior – Lunge
13 Popliteus – Gallenblase
Coracobrachialis – Lunge
14 Pect. maj. clav. – Magen
15 Diaphragma
16 Latissimus dorsi – MP
17 Abdominales –Duodenum
18 Trapezius – MP

Abb. 69: Die Rees-Punkte

Sie dienen zur Ermittlung und Therapie von Muskel- und Meridianschwächen. Man kann sie statt der spezifischen Testmuskeln nehmen. Bei einem Befund palpiert man kleine Knötchen an diesen Punkten.

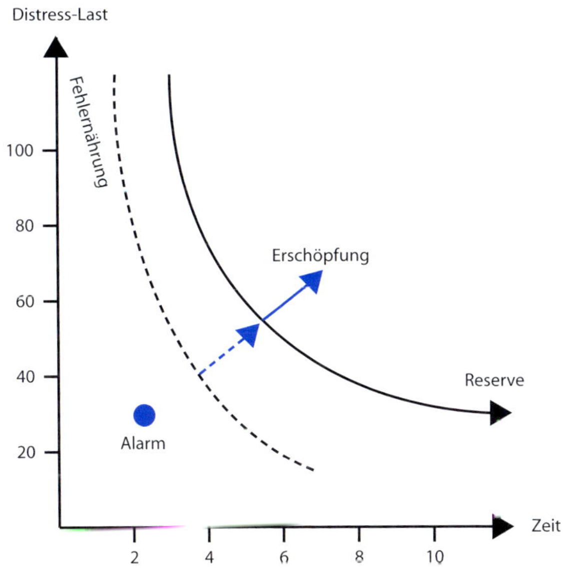

Abb. 70: Die Stress-Resistenz-Kurve nach EVERSAUL

Sie zeigt, dass ein Muskel schneller schwach wird, wenn die Stresslast höher ist, und dass er länger stark bleibt, wenn die Stresslast kleiner ist; Zeit und Druck (*time* und *force*) hängen eng zusammen. Die Erschöpfung tritt bei höherer Last und geringerem Druck schneller ein, während sie bei geringerer Last und größeren Druck langsamer eintritt, weil der Muskel eine größere Reserve hat. Eine Fehlernährung kann z. B. dazu beitragen, dass ein Muskel schon bei kleinstem Druck und in kürzester Zeit schwach wird.

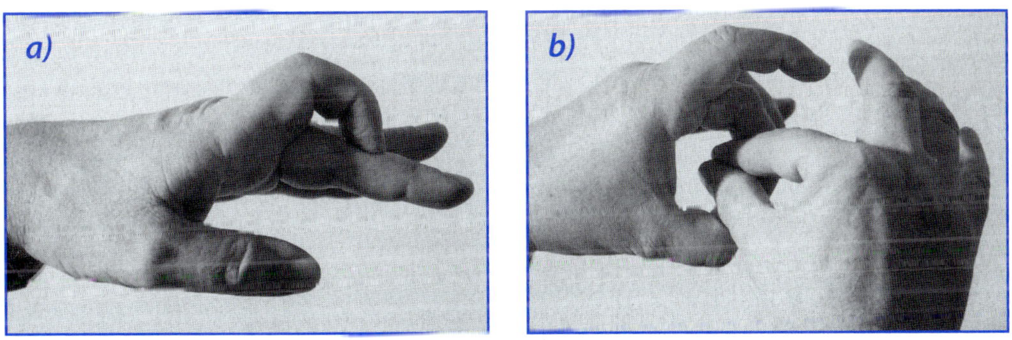

Abb. 71: Eigen- und Selbsttest mittels *M. extensor digitorum* (a) und BOT (b)

Will man seine *eigenen* Pathologien (*cave*) ermitteln, ist der ***Eigentest*** eine geeignete Methode dazu.
Beim ***Selbsttest*** fungiert man selbst als *Surrogat* für einen sonst evtl. nicht testbaren Patienten, wenn keine andere Surrogatperson zur Verfügung steht (s. Abb. 114 a+b). Man drückt auf den durchgestreckten Mittelfinger (wie in a) abgebildet) und prüft, ob er normo-, hypo- oder hyperton reagiert. Für Letzteres aktiviert man die Muskelspindeln des *M. extensor digitorum*, beim BOT (b) des *M. flexor digitorum* (s. Abb. 34 b+c). Eigentestung mit AR (s. Abb. 30 h).

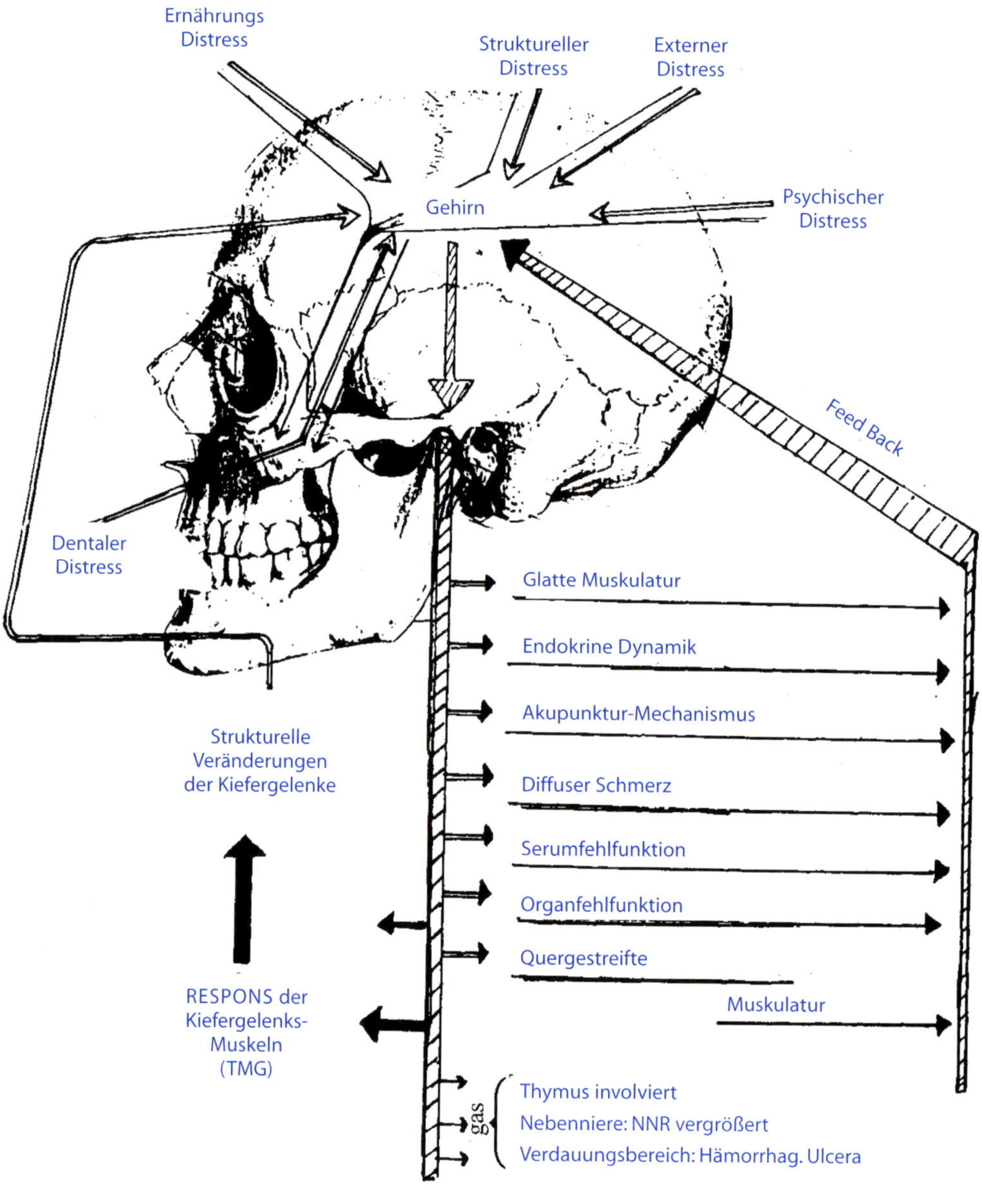

Abb. 72: Erklärungsmodell für den Zusammenhang zwischen Stress und neurophysiologischen Mechanismen

mit Auswirkung auf die verschiedenen Systeme in Bezug auf den kinesiologischen Muskeltest (nach EVERSAUL und BORN)
GAS = generelles Adaptations-Syndrom
TMG = Temporo-Mandibular-Gelenk

11

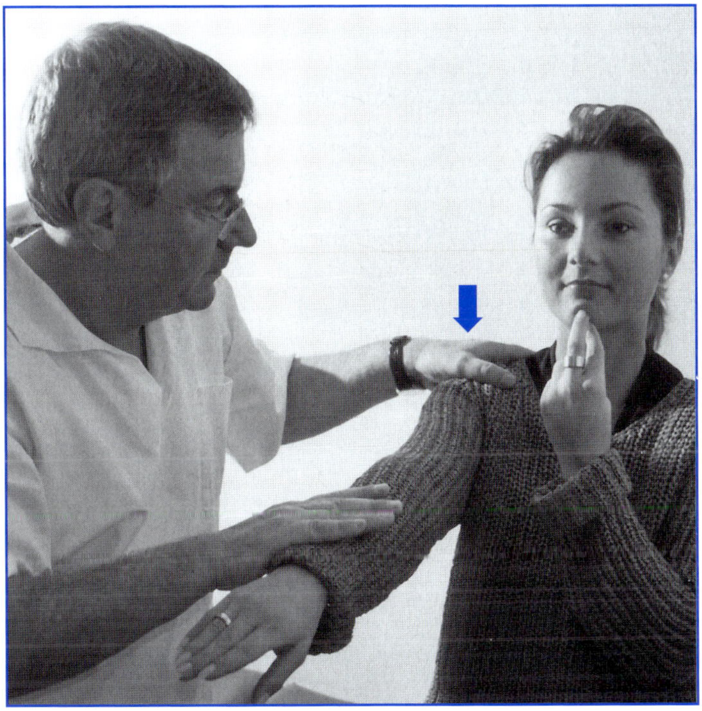

Abb. 73:
Der Screeningpunkt für Mundpathologien und das TMG: die Kinnspitze

Man übt auf sie einen leichten Druck in Richtung des Gelenks aus (Unterkiefer in Ruheschwebe bzw. in Okklusion u./o. Mund weit offen)

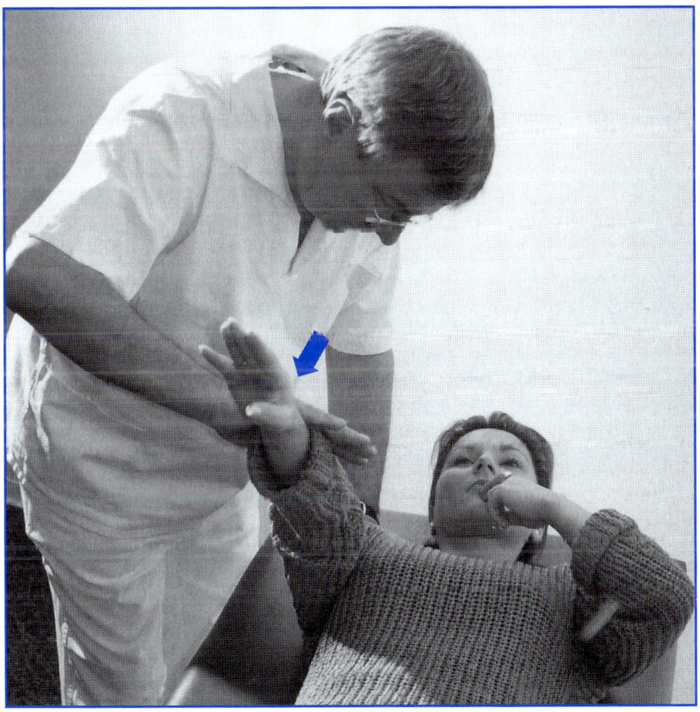

Abb. 74:
Der Testpunkt für den Unterkieferabschnitt 34–44 (KG 24)

Testmuskel:
M. deltoideus ant.

Bei Schwäche/Hypertonus: Hinweis auf

a) ein oder mehrere pathologische Odontone bzw. ein Herdgeschehen in diesem Bereich
b) ein Oben-unten-Problem in der Energieverteilung (Switching)
c) einen „Meridian-Schock" durch eine Mundbatterie infolge verschiedener Metalle im Mund, die sich durch den Kontakt kurzschließen, mit Auswirkungen auf den Magenmeridian und das Konzeptionsgefäß.

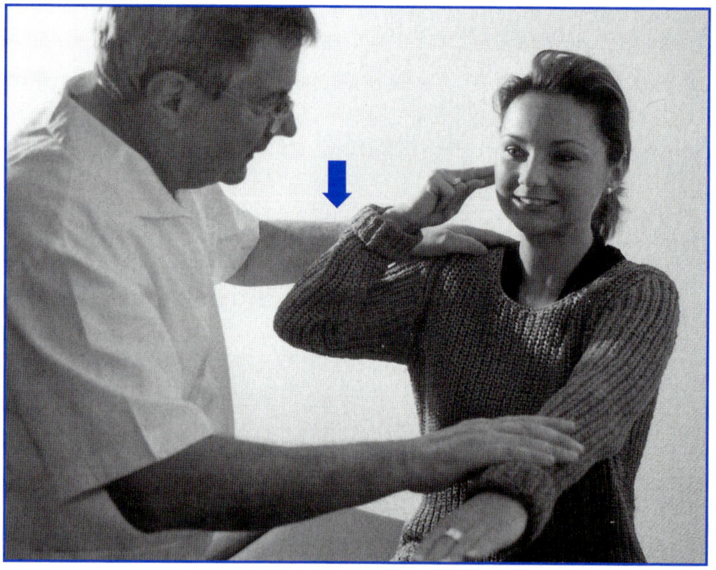

Abb. 75:
CL/TL zur Kiefergelenksdiagnose bei *geschlossenem* Mund – hier rechts (s. auch Abb. 90)

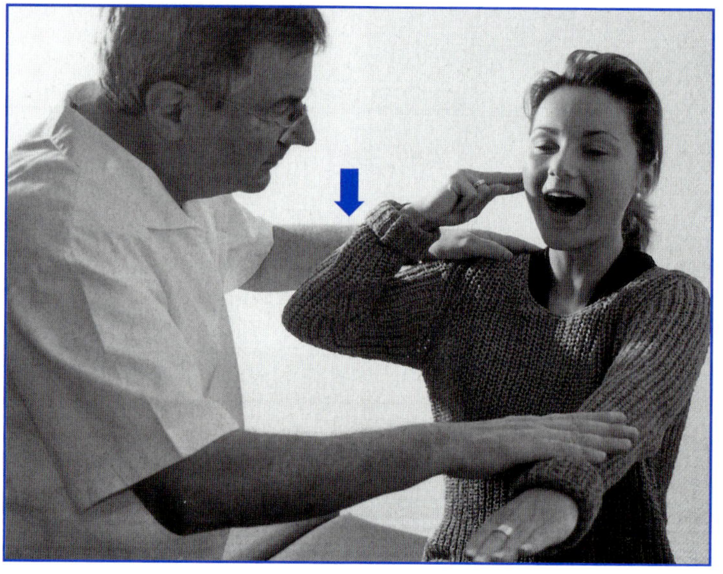

Abb. 76:
CL/TL zur Kiefergelenksdiagnose bei *offenem* Mund – hier rechts

Testet man beide Gelenke gleichzeitig, wie als Übersichtstest üblich, muss man als Indikatormuskel einen Beinmuskel nehmen, z. B. *Fascia lata* oder die Hüftabduktoren (s. Abb. 108), oder man benutzt den AR.
Bei *geschlossenem* Mund (Zahnkontakt) kann eine Schwäche auf eine falsche Vertikale und/oder eine Malokklusion hinweisen, die bereits das Gelenk irritiert hat.
Lässt man den Patienten den Mund während der TL/CL a) langsam (ca. 1x/Sek.) und b) schnell (ca. 2-3x/Sek.) öffnen und schließen, so ergibt eine Muskelreaktion (hypo-, hyperton) den Hinweis auf die Notwendigkeit einer orthomolekularen Therapie mit a) Eisen, Kupfer, essentiellen Fettsäuren oder b) Pantothensäure. Immer müssen jedoch die Ebenen (s. Abb. 86) abgefragt werden, damit man herausfindet, auf welcher Ebene die Funktionsstörung z. Zt. der Untersuchung behandelt werden muss. Beachten Sie auch die Möglichkeit von Segmentation und Isolation (s. Abb. 87).

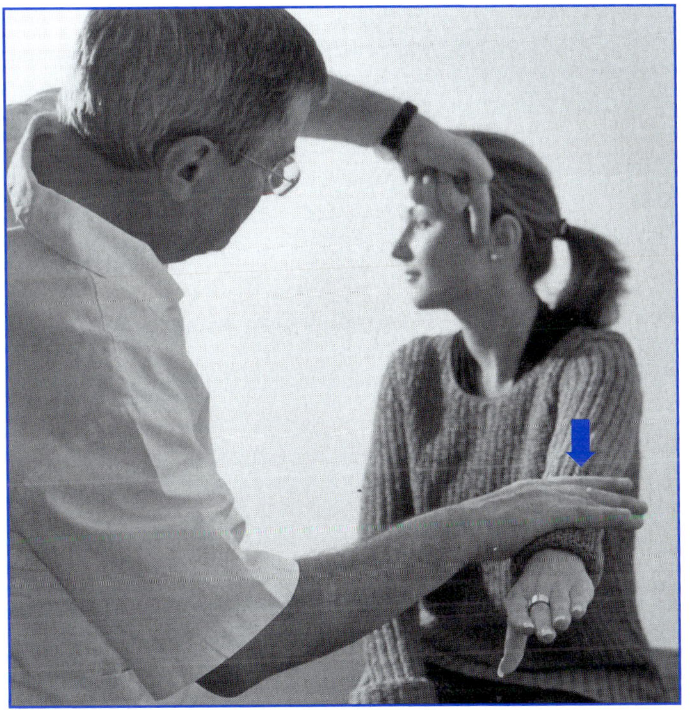

Abb. 77:
Der Muskeltest (Polaritätstest) für die TMG-Dysfunktion in inferiorer Richtung

Ein schwacher Muskel zeigt an, dass die Dysfunktion in inferiorer Richtung korrigiert werden muss. Die dorsale Fläche der Hand und des Zeigefingers der linken Hand zeigen eine Hypofunktion an und haben negative Polarität. Die entsprechende ventrale Fläche zeigt eine Hyperfunktion an und hat positive Polarität.

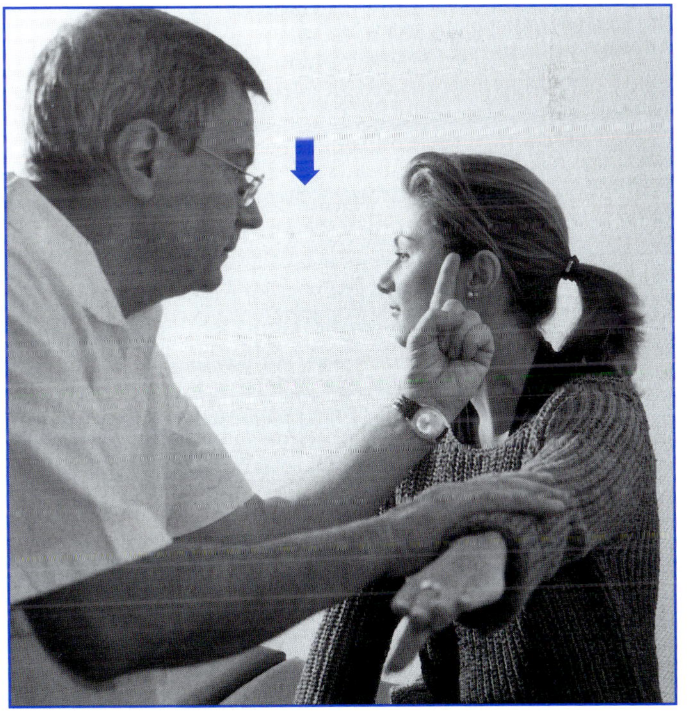

Abb. 78:
Der Polaritätstest für die TMG-Dysfunktion in superiorer Richtung

Ein schwacher Muskel zeigt an, dass die Dysfunktion in superiorer Richtung korrigiert werden muss.
Man nimmt zum Test in der Regel die negative Seite des Zeigefingers, weil man eine TMG-Schwäche testet. Denn es ist selten, dass man eine „Hyperfunktion des TMG" vorfindet. Diese findet man jedoch, wenn man die positive Seite des Zeigefingers benutzt.

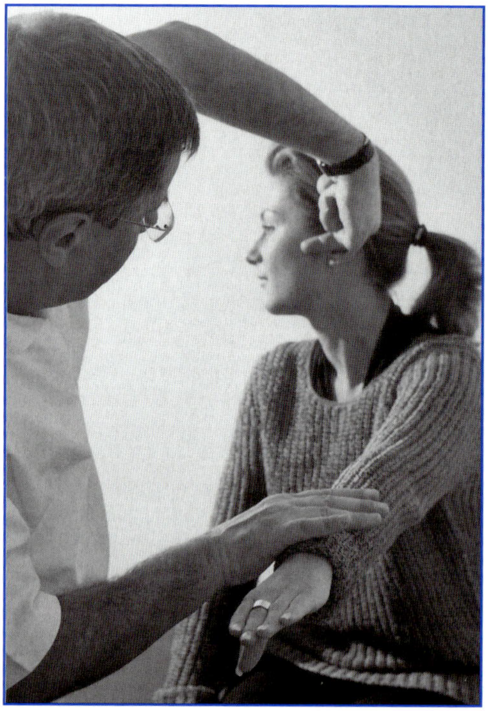

Abb. 79: Der Polaritätstest für die TMG-Dysfunktion in anteriorer Richtung

Ein schwacher Muskel zeigt an, dass die Dysfunktion in anteriorer Richtung korrigiert werden muss. Die Korrektur kann auf mehreren Wegen (neben den zahnärztlichen) erfolgen:

1. Man legt die „positive Seite“ von drei Fingern auf das TMG und die andere Hand auf den *Ramus mandibulae*. Dann zieht man zweimal in Richtung der Schwäche und kontrolliert anschließend. Ist der Muskel dann immer noch schwach, wiederholt man die Prozedur oder man geht zu 2. über.
2. Berühren der NV-Punkte für das TMG auf dem aufsteigenden Ast der Mandibula beiderseits bzw. Stimulation des Stressrezeptorenareals für das TMG auf der Stirn (s. Abb. 64 u. 65).
3. Massieren der NL-Zonen für das TMG:
   vorne: ICR 1–3 parasternal
   hinten: über Querfortsatz der Brustwirbel 1-3 bds.
4. Massieren der EAV-Messpunkte für das TMG am Gelenk selbst (Ma 2 u. 3E 23) und/oder am Fuß (Gelenksdegenerationsgefäß: 3).
5. Ursprung-Ansatz-Technik am *M. masseter, M. temporalis, M. pterygoideus lat. et med. (Pterygoid release).*

11

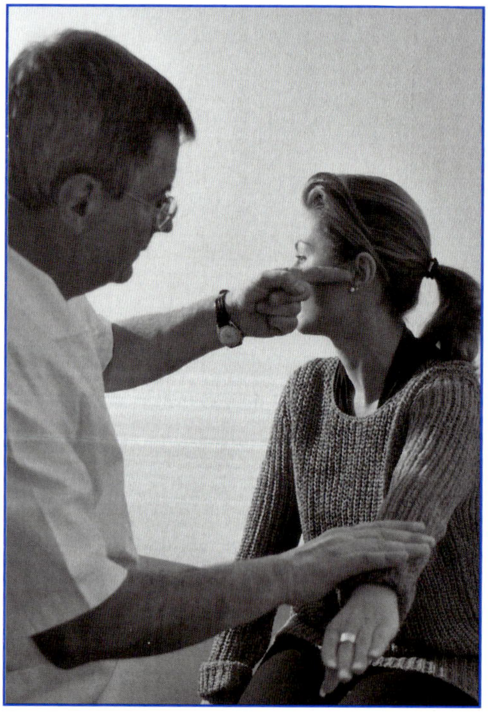

Abb.80: Der Polaritätstest für die TMG-Dysfunktion in posteriorer Richtung

Ein schwacher Muskel zeigt, dass die Dysfunktion in posteriorer Richtung korrigiert werden muss. Reichen die o. g. Korrekturen nicht aus, muss man andere Techniken anwenden (z. B. AORT, Muskelenergietechnik nach MITCHEL), die jedoch hier nicht erörtert werden sollen. Treten die Schwächen in spezifischen Funktionen des TMG auf, müssen die Korrekturen in diesen Funktionsstellungen vorgenommen werden.
Bei allen TMG-Testen muss die funktionelle Einheit zwischen Kopf, Becken und Füßen beachtet werden. So wird unter Umständen eine Korrektur am TMG nicht lange anhalten, wenn das Becken noch mitbeteiligt ist und nicht korrigiert wurde oder wenn die TMG-Dysfunktion durch eine Beckenfehlstellung verursacht wird.

Auch gilt es, hier korrespondierende Muskeln zu berücksichtigen, wie z. B.
M. masseter – M. glutaeus med.
(kontralaterale Seite)
M. temporalis – M. quadratus lumb.
(kontralaterale Seite)
M. pterygoideus lat. – Adduktoren.

Das Ernährungsexperiment

Die Art Ihrer Ernährung kann ein entscheidender Faktor Ihres zahnmedizinischen und allgemeingesundheitlichen Problems sein. Nehmen Sie daher bitte zur Unterstützung Ihrer Behandlung und zur Abklärung, *wie viel* Einfluss möglicherweise eine Fehlernährung auf Ihre Beschwerden hat, für 10 bis 14 Tage einige Veränderungen in Ihrer täglichen Ernährung vor. Danach können wir die Ergebnisse besprechen. Achten Sie auf eventuelle Entzugserscheinungen, wie sie manchmal nach Entzug von Giften (wie Alkohol, Kaffee und Zucker) auftreten können, und berichten Sie darüber bei Ihrer nächsten Untersuchung.

1. Essen Sie bitte vermehrt: frisches Obst und frisches Gemüse (nicht gekocht), mindestens einmal pro Tag. Ebenso grünen Salat mindestens einmal täglich oder so oft Sie wollen. Zur Zubereitung nehmen Sie bitte nur Essig und kaltgepresste Öle (Distel-, Sonnenblumen-, Leinöl) oder Zitronensaft, aber *keinen Zucker*, den Sie in vorgefertigten Salatdressings immer finden. Ist Ihnen der Salat zu sauer, so schnitzeln Sie eine halbe Banane hinein, evtl. passen auch Rosinen dazu. Essen Sie vielleicht mehr Fisch, bis 150 g pro Tag, aber keinerlei Wurst und Schinken. Als Getränke sollten Sie 8–10 Gläser *gutes* Wasser oder Kräuter- und Früchtetees zu sich nehmen. Gelegentlich ist auch Kaffee-Ersatz (z. B. Caro, Bambo) sowie ungesüßter, naturreiner Frucht- und Gemüsesaft erlaubt. Tiefkühlkost ist zwar grundsätzlich erlaubt, doch sollten Sie sie nur als Zusatz zu den frischen Lebensmitteln verwenden. Vermeiden Sie bitte während des Experiments Dosengemüse und Dosenfrüchte, da diese aufgrund des Gehaltes an raffiniertem Zucker Ihre Symptome verschlimmern können.

2. Meiden Sie bitte während der o. g. 10 bis 14 Tage folgende Nahrungsmittel *völlig*, damit ich als Ihr Therapeut die Rolle, die der *ernährungsbedingte* Stress bei Ihrem gesundheitlichen Problem spielt, beurteilen kann: alle vorgefertigten Kohlehydrate, z. B. Cornflakes, raffinierten Zucker (weiß und braun, alle Haushaltszucker), Trauben- und Fruchtzucker, alle Weißmehlprodukte (inklusive Nudeln), künstliche Süßungsmittel, alle Arten von Kaffee, Cola und alle süßen Erfrischungsgetränke sowie Alkohol in jeder Form.

Salz bitte äußerst sparsam verwenden. Als Süßungsmittel können Sie täglich bis zu 2 Teelöffel Naturhonig oder Apfeldicksaft verwenden. Nach ca. 10 Tagen dürfen Sie gelegentlich 1 Glas trockenen Weißwein trinken.

„Verboten" ist während der Zeit des Experimentes auch jede Art von Schweinefleisch. Bitte studieren Sie die Aufschriften aller Nahrungsmittelverpackungen, die Sie kaufen wollen, denn vieles enthält Zucker. Oft ist er noch nicht einmal als solcher gekennzeichnet. Also im Zweifelsfall nicht verwenden.

Bitte denken Sie daran: Es sind die *raffinierten* Kohlehydrate und Fabrikzucker, die so schädlich sind, nicht die *komplexen* Kohlehydrate wie Kartoffeln, Vollkornmehl, Gemüse oder die *komplexen* Zucker, wie z.B. in Früchten.

Empfehlungen für Ernährungs- und Kochbücher gebe ich Ihnen gerne. Hatten Sie durch die Befolgung der o. g. Ratschläge Erleichterung oder sind bestimmte Beschwerden schon ganz verschwunden, dann rate ich Ihnen dringend, weiterhin so gut wie möglich diese Ernährungsvorschläge zu befolgen. Es ist das Beste, was Sie für Ihre Gesundheit tun können. Weitere Einzelheiten bespreche ich gerne mit Ihnen. Die alte Redensart „Man ist, was man isst." gilt für den Anfang, aber später heißt es verfeinert: „Man isst, wie man ist."

Das Essen ist eine unserer Äußerungen, durch die wir wirklich sind. Machen Sie also mit!

Ich wünsche Ihnen ein gutes Gelingen des Experiments.

Ihr *A. Rossaint*

PS: Sollten Sie unter Verstopfung oder anderen Verdauungsbeschwerden leiden, häufig Schnupfen oder Depressionen haben oder an Überaktivität, Unruhe und Nervosität leiden, dann sollten Sie während dieses Experiments und evtl. noch 2 bis 4 Wochen länger homogenisierte Milch und „rotes" Fleisch (Rind, Hammel, Wild) weglassen.

(umgearbeitet nach George Eversaul, Las Vegas, und Walter Schöttl, Erlangen)

Abb. 81: Das Ernährungsexperiment, modifiziert nach Rossaint

11

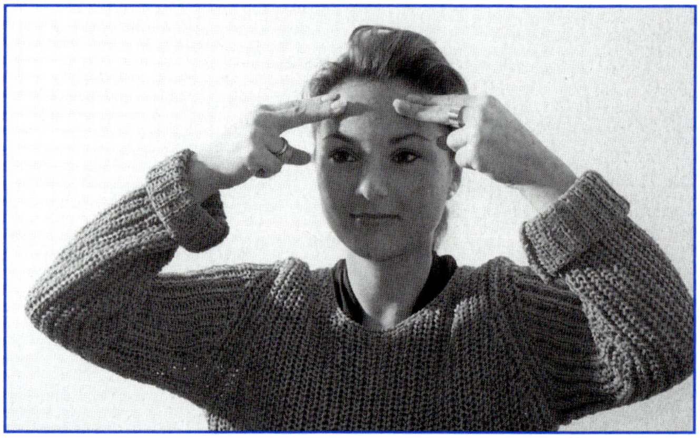

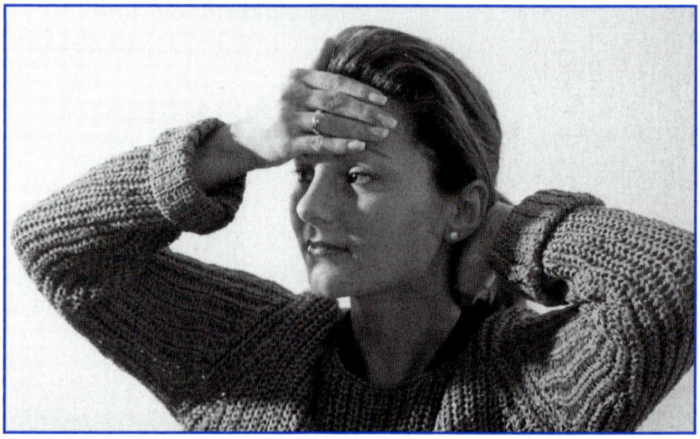

Abb. 82: Die Emotionale Stress-Reduktion (ESR), eine kinesiologische Technik zum Abbauen von (emotionalem) Stress

Oben: Position der Hände auf den neurovaskulären Kontaktpunkten der Stirn (auf den Stirnbeinhöckern)

Unten: Position der Hände frontal und okzipital

Zeigt der Testmuskel, also der *M. pectoralis major clavicularis*, der insbesondere emotionalen Stress anzeigt, eine Schwäche, so hilft diese Technik den Stress abzubauen. Bei mentalem Stress eignet sich als Testmuskel besonders der *M. supraspinatus*.

Auch hier werden die Punkte so lange berührt, bis rechts und links der gleiche Puls spürbar wird – er ist unabhängig vom Herzschlag (J. Thie). Fühlt man keinen synchronen Puls, sollen die Stirnbeinhöcker für mindestens 2 Minuten berührt werden. Bei *starkem* Stress kann dies länger dauern [10 Minuten und mehr (Dennison)], wie man durch erneuten Test am *M. pector. maj. clav.* überprüfen kann, der bei Normotonus das wiederhergestellte Gleichgewicht anzeigt. In diesem Falle kann der Patient das Problem besser verarbeiten, da er emotional mehr Abstand davon hat. Wichtig ist dabei, dass das Problem bildlich vorgestellt und immer wieder visuell durchgegangen wird, bis der Testmuskel stabil bleibt. Diese einfache Methode eröffnet ungeahnte Möglichkeiten.

Die ESR ist besonders geeignet für *gegenwärtigen* Stress und beeinflusst die BAD-Zone (Zone des bewussten assoziativen Denkens) positiv, indem sie die Durchblutung dieser Region des Lobus frontalis erhöht. Um *vergangenen* Stress besser zu bewältigen, legt man die zweite Hand in Höhe des primären visuellen Bereichs des *Lobus occipitalis* auf das Okziput, während die andere Hand gleichzeitig vorne die beiden Punkte berührt.

Dabei wird das AIZ (Allgemeine Integrations-Zentrum), das für automatisierte Überlebensmuster zuständig ist und immer dann Input der BAD-Zone abblockt, wenn der Mensch in großer Gefahr ist, mit einbezogen, indem es wieder neue Möglichkeiten einer Stresssituation gegenüber zulässt. Für beide Stressarten (gegenwärtigen und vergangenen) kann zusätzlich noch das Körperscanning benutzt werden, indem man nach dem Ansprechen der Stresssituation bzw. des Emotions-Mudras (+AR) mit *einer* Hand über den Körper fährt und dann den AR nimmt. Wo er erneut auftritt (+AR), dort ist eine eingeschlossene Energie (Energiezyste) isoliert, die mit der entsprechenden Stresssituation zu tun hat (AR + AR = –AR, d h. in diesem Fall: gleiche AL). Hatte man zu Beginn bereits einen Yin-AR und erfolgt durch das Ansprechen der Stress-Situation / des Emotions-Mudras (+AR) der Armlängenausgleich, so ergibt der beim Scannen auftretende erneute +AR bei Zusammengehörigkeit am Ende wiederum die ursprüngliche Armlängendifferenz (Yin-AR). Durch gleichzeitiges Auflegen der *einen* Hand auf diese Zone und der *anderen* auf die Stirnbeinhöcker kann diese Energiezyste beseitigt

12

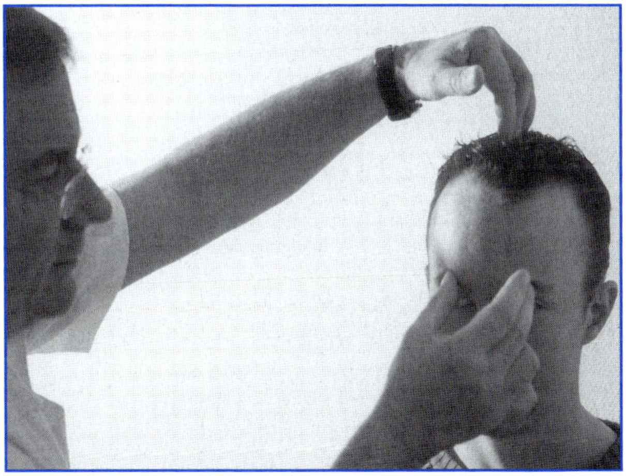

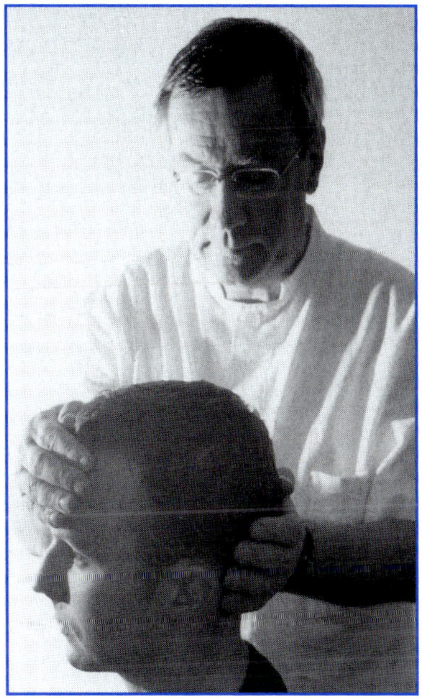

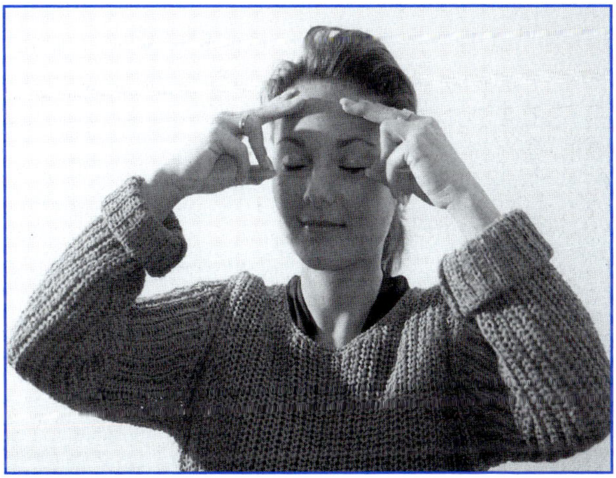

Abb. 83:
Emotionale Stress-Reduktion (Fortsetzung)

Oben links: die Entkoppelungspunkte der Psycho-Kinesiologie: Augenbrauenmitte + GG 19/21. Die Punkte werden gleichzeitig rhythmisch für ca. 33–45 Sekunden geklopft, während der Patient die gefundenen Organpunkte hält und die vorher durch die Regressionstechnik ermittelte Ausgangskonfliktsituation visualisiert und so emotional wie möglich wieder erlebt.
Oben rechts: ESR an den NV-Punkten der Stirn bei gleichzeitigem Halten der zweiten Hand am Okziput
Unten links: ESR an den NV-Punkten der Stirn bei gleichzeitigem Halten des Mudras für die psychisch-emotionale Ebene.
Dadurch wird die Informationsverarbeitung auf diese Ebene (auf diesen „File") fokussiert. Rollt man dabei noch die Augen im Kreis, so werden alle betroffenen Hirnareale deprogrammiert. Hat man im Sinne des NLP eine bestimmte Augenachse ermittelt, so rollt man die Augen nicht, sondern bewegt sie in diese Richtung hin und her, während man das gefundene Problem visualisiert.
Braucht der Patient (noch) andere Punkte auf dem Körper, die zur ESR dienen (einzeln oder in Verbindung mit den NV-Punkten der Stirn), so muss der entsprechende Punkt, besser die Kombination, durch TL/CL ermittelt werden.
Dafür kommen nach Mahony und van Assche folgende Punkte in Frage: die Akupunkturpunkte Lu 10, Ni 1, GG 19, 21 (Hypophyse), die Mamillen, der Punkt auf der Tibia am Ansatz des *M. sartorius*.
Im Falle einer Energiezyste ergibt das Scannen die entsprechend nötige/zugehörige Region.

Mudras	*Abb.*	Kennzeichnung
Ahnenlinie *(SMT)*	93i	-RK, 0 ZM, D_p-M_2Z_2
Akasha-Chronik	103	ZMRK-Handballen, D 90° seitlich
Akupunktur (v. Assche)	86	D_p-K_n, O ZMR
akuter Herd (Herdswitching)	88	D_3-K_4, O ZMR
Allergie (HEBS)	89	D_nD_d-M_nM_e(rechter Winkel), O ZRK
Allergie gegen Phenole *(RKW)*	107c	D_2-Z_4M_4, R K zusammen und extendiert
Allergie, primäre (autoimmun)	89	–M, D_3–Z_4K_4,R_4/K_n
Astralkörper (Williams/Beardall)	102	D_3-R_n, M_p-D_5, K_b-R_f, -Z
Aura-Scanning	101	D_3-Z_3, ZMRK 90 Grad abgewinkelt
Ausgang *(SGW)*	93d	D_2-M_4R_4, Z_e-D_e, K_e-D_b
Bach-Blüten (spezif. Emotion)	86	D_p–R_n, O ZMK
Bakterien	88	–Z, –R, –K, D_3–M4
BC-Adaptation	87	D_p–K_n, R_4–D_n, M_4–D_4, Z_4–D_5
Boot up (generell)	87	Z_4–D_f, –M, –R, K_p–R_7, D_3–K_4
Chakra	88	D_d-Z, O ZMRK
Chemie-Ebene	86	D_p–M_p, O ZRK
Computer-Clearing	87	D_3–Z_c,–Z,-M,–R,R_f-K_d
Computerkomponente, Lokale	108	D_2-Z_4, 0 MRZ
Computerkomponente, Endokrine	108	D_2-$Z_4M_4R_4$, O K
Computerkomponente, Spinale	108	D_2-$Z_4M_4K_4$, O R
Computerkomponente, Primäre	108	D_2-Z_4K_4, O M R
Dentaler Galvanismus (L. Williams)	92a	-MRK, D_p-K_7, O Z
Dominantes, primäres Störfeld (L. Williams)	88	–M, D_p–K_p R_p–Z_n, O ZR
Einstieg in 3 E-Computer	108	D_3–Z_c, ZMRK palmar gebeugt
Einstieg in Lokal–Computer	108	D_6–Z_4,D_6–M_4,D_5–R_4,D_4–K_4
Einstieg in Primär-Computer	108	D_f–Z_n, D_f–Mn, D_e–R_n D_d –K_n
Einstieg in Spinal-Computer	108	D_3–M_pR_p, K_4–D_c, D_d–Z_4
Elektrische Ebene	86	D_p–K_p, O ZMR
Emotionale Blockade	94b	–MK, $R_{90° \text{ in Flexion}}$, D_2–Z_4
Emotions-Ebene	86	D_p-R_p, O ZMK
Entzündung	89	D_1–R_4, O ZMK, Z, M leicht gespreizt
Erlaubnis	109a	D_3-K_4, -M, -R, O Z
Faszie (Gelenk)	90	D_2–M_c, O KRZ
Fettstoffwechsel *(GBK)*	107a	D_3-M_4R_4, Z_e-M_c, R_f-K_d
Fünf Elemente (Utt)	96b	D_p-K_2, O ZMR
Geopathie (Strahlen allgemein)	88	D_5–Z_4, –M, D_4–R_4, O K
Gewebe-Mudra	92c	ZMRK 90°-Flexion zur Handinnenfläche und gestreckt, O D
Glutathion, reduziertes *(RAH)*	107d	D_3-M_4, R_4K_4-Daumenballen, O Z
Homöopathie generell	91	M_4K_4–D_3, Z_4–D_f, –R
Homöopathie chronisch	91	O Z, –M, D_3–R_4K_4
Integrierte Persönlichkeit	100	D / $Z_nM_nR_nK_n$
Intraossale Läsion	91	D_2–K_3, O ZMR
Isolation (v. Assche)	87	D_3–K_4, Z_n–D_f, M_n–D_2,O R
Karma *(SMT)*	104	MRK 90°-Flexion, Z_p-M_5, D_2-Z_a
Karmische Bande	106	D_3-K_4, ZMR auf Höhe von K gekrümmt
Kausalkörper(Williams/Beardall)	102	D_3-K_4, R_p-D_5, M_g-R_c, -Z
Kern-Emotion *(TLF)*	94e	Klauenhand, Handrücken an beliebige Körperstelle
Kiefergelenk (TMG)	90	D_f–Z_n, O MRK
Kiefergelenk: Relation zu and. Gelenken)	90	D_f–Z_n, D_2–R_4, O MK
Konstitutionsmittel	91	–R, D_2–M_4, O Z, K_c–M_f
Leberentgiftung (Williams)	107b	O ZM, $RK_{90° \text{ in Flexion}}$, D_n–$M_{1,5}$

Abb. 84: Beschreibung der in diesem Buch dargestellten Mudras (Biocomputer-Handmodes)

Mudras	*Abb.*	Kennzeichnung
Ligament (Gelenk)	90	D_2–R_c, O KZM
Lovett-Brother	91	Z_4–D_a–M_4–D_5, R_4–D_5, K_4–D_n
Mentalkörper (WILLIAMS/BEARDALL)	102	D_3-R_4, Z_4-D_5, R_f-K_b, -M
More	93n	Z_4-D_5, M_4-D_n, RK leicht gekrümmt
More, mehr von Gleichem	93o	Z_4-D_5, MRK leicht gekrümmt
More, mehr von anderem	93p	M_4-D_n, ZRK leicht gekrümmt
Mund, Parotis, Zunge, oberes Lymphsystem	91	–M, D_p, O ZRK
Muskel (spezifisch)	86	Z_n–D_p, O MRZ
Muskel (Gelenk)	90	D_2–Z_c, O KRM
Nerventherapie	98	Z_e-D_e, K_d-D_b, M_4R_4-D_2
Neuraltherapie (L. WILLIAMS / R. L. SHANE)	99	-M, M_g-R_c, R_f-K_b, OZ, D 90° seitlich
NMK (GROSSE-LINDEMANN)	96c	D_3-K_4, R_4-D_d, M_4-D_e, Z_4-D_{ef}
Nosode (L. WILLIAMS / R. L. SHANE)	93g	D Nagelkante – Z_d, M_n-Z_e, R_n-M_e, K_n-R_e
Oberes Lymphsystem, Mund, Zunge, Parotis	91	–M, D_p, O ZRK
On display	96	$D_{pogonion}$-$M_{Nasenspitze}$
Overload	122	GG2O: D_p–D_p 180 °zu Z_p–Z_p, M_p–M_p, R_p–R_p, K_p–K_p
Parasiten	88	–Z,–M,–R, D_3–K_4
Parasympathikotonie (L. WILLIAMS)	93c	ZM/D, Z_pM_p-Daumenballen, K_n-R_p
Parotis, Mund, Zunge, oberes Lymphsystem	91	–M, D_p, O ZRK
Pilze	88	–Z,–M,–K, D_3–R_4
Polaritäts-Segmentation	92h	D_4-Z_4, 0 MRK jeweils leicht gespreizt
Polarität, Höhlen (L. WILLIAMS)	92g	-R, D in R´s Kreis, M_4-D_b, OZK
Polarität, Linke Körperseite	92e	D_3-$Z_4R_4K_4$, O M
Polarität, Rechte Körperseite	92d	D_3-$Z_4M_4R_4$, O K
Polarität, Zahnfleisch	92f	MR/D, OZK
Priorität	86	D_2–M_4,M_g–R_b, O ZK
Priorität, absolut (HARTMANN)	93m	D_2-M_n, Mg-R_b, O ZK
Processing	87	Z_p–D_a, M_4–D_5, R_4–D_4, K_4–Dn
Psychischer Fokus (SMT)	94c	D_3-K_a, O MRK gerollt
Psychische Segmentation	94d	D_b-R_c, D_e-M_f, Z MRK gerade u. in Flexion
Psychische Umkehrung (JJK)	94a	O MR, ZK 90°-Flexion
Segmentation	87	D_2–$Z_nM_nR_nK_n$
Segmentation der Hemisphären	93a	D_1-M_4R_4, D_3-Z_4K_4
Spagyrik (L. WILLIAMS)	93h	$ZMKR_p$-Handinnenfläche, Daumenspitze in Z-Kreis
Spannung	89	–M,–R_4, –K_n, O Z, D 9O° lat. zu Z
Struktur-Ebene	86	D_p–Z_p, O MRK
Subluxation (Gelenk)	88	D_b–K_c, O RMZ
Subtilkörper	88	O ZK, D 90° lat. zu Z, MR 90° zu ZK
Super-TL (VAN ASSCHE)	93l	Klauenhand, D 90° lateral ausgestreckt
Sympathikotonie (L. WILLIAMS)	93b	$Z_nM_nR_n$ – Daumenballen, D_2-Z_b, K_4-R_7
Systemische Adaptation	97	$Z_4M_4R_4K_4$ – Daumenballen, OD
Toxizität allgemein (HEBS)	89	D_p–M_n, O ZRK
Toxizität spezifisch	89	D_4–R_4, O ZMK, Z u. M leicht gespreizt
Toxische Metalle	89	O K, D_3–Z_4M_4, R_4–M_5
Toxisch belastetes Ganglion (WILLIAMS)	89	K_d–D_3, R_p–D_n, M_4–D_b, Z_4 Da
Trauma	93e	Hand als Faust; D auf Endgelenke (außer K)
Trauma, gegenwärtiges *(GBK)*	93f	Hände als Fäuste, Arme überkreuzt mit Berührung der gegenüberliegenden Schulter
Uvula	91	O K, ZMR/D
Viren	88	–R, –K, D_3–M_4, De–Z_4
Vitalkörper (WILLIAMS/BEARDALL)	102	D_2-Z_b, $Z_4M_4R_4K_4$-, Palmarfläche 1
Wesenheiten (R. L. SHANE)	93k	-R, D_p-R_b, K_4-R_7, Z_n-D_f, M_4-D_a
Zahnfehlbelastung (L. WILLIAMS)	92b	D_3-M_c, Z_f-D_n RK mittlere u. distale Gelenke in Flexion,
Zerreißen des ätherischen Netzes *(TLF)*	93j	-M, D_3-Z_4, O RK
Zunge, Mund, Parotis, oberes Lymphsystem	91	–M, D_p, O ZRK
Zungenmuskulatur	91	O Z, MRK/D

12

Erklärung der Abkürzungen:

O	=	abstehend
D_nD_d	=	Übergang Daumen–Nagel u. ulnare Daumenfläche
D	=	Daumen
Z	=	Zeigefinger
M_nM_e	=	Übergang Mittelfinger–Nagel u. ulnare Mittelfingerfläche
M	=	Mittelfinger
R	=	Ringfinger
K	=	Kleinfinger
n	=	Nagel
–	=	Finger in Handinnenfläche
p	=	palmare Fläche der distalen Phalangen
a–f	=	laterale und mediale Fingerflächen des Daumens
a–h	=	laterale und mediale Fingerflächen der übrigen Finger
1–6	=	palmare und dorsale Fingerflächen des Daumens
1–8	=	palmare und dorsale Fingerflächen der übrigen Finger

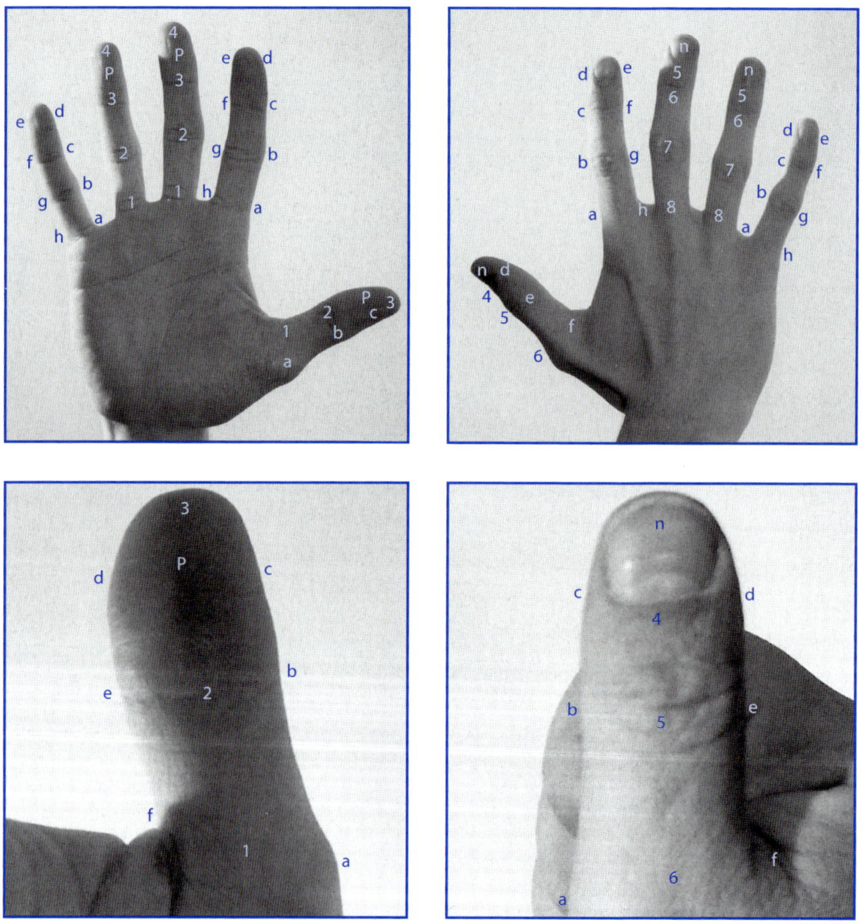

Abb. 85: Zahlen und Buchstaben an den Fingern zur Positionsbeschreibung der BC-Handmodes nach BEARDALL

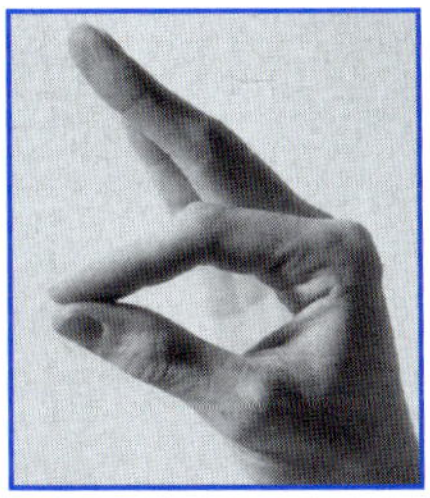

Struktur
Daumen auf Zeigefinger
D_p–Z_p, O MRK

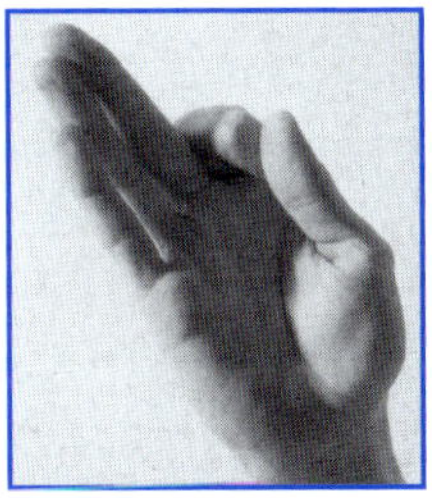

Muskel
Daumen auf Zeigefinger-Nagel
Z_n–D_p, O MRZ

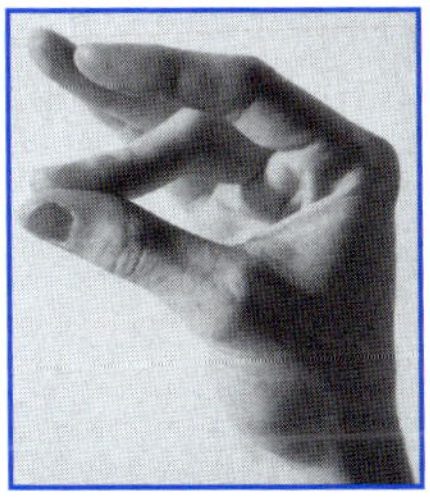

Chemie
Daumen auf Mittelfinger
D_p–M_p, O ZRK

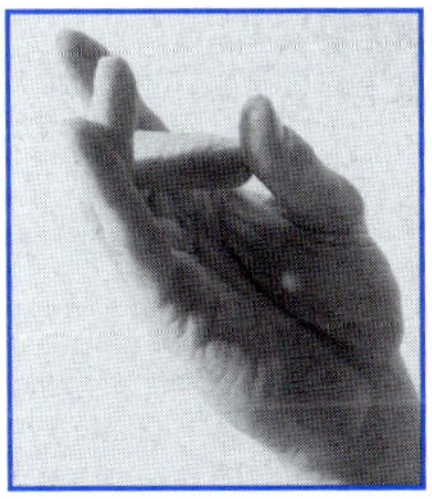

Priorität
Mittelfinger auf Daumenfalte
D_2–M_4, M_g–R_b, OZK

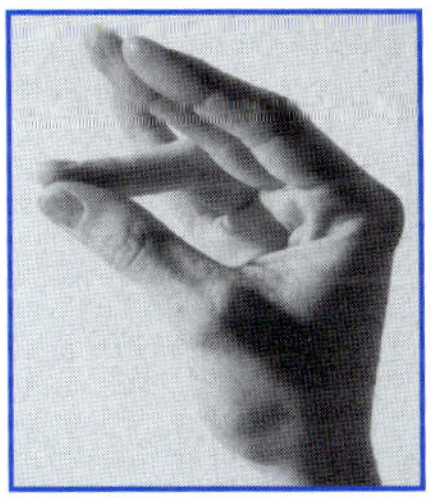

Emotion
Ringfinger auf Daumen
D_p–R_p, O ZMK

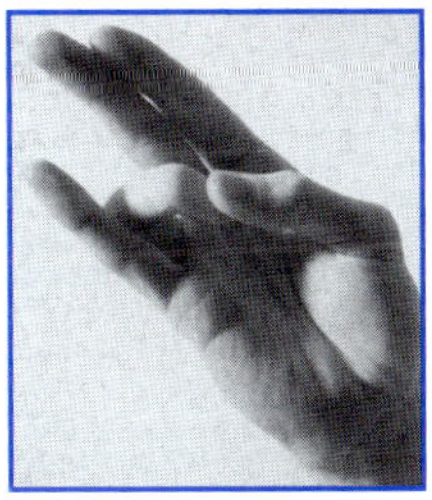

Bach-Blüten
Daumen auf Ringfinger-Nagel
D_p–R_n, O ZMK

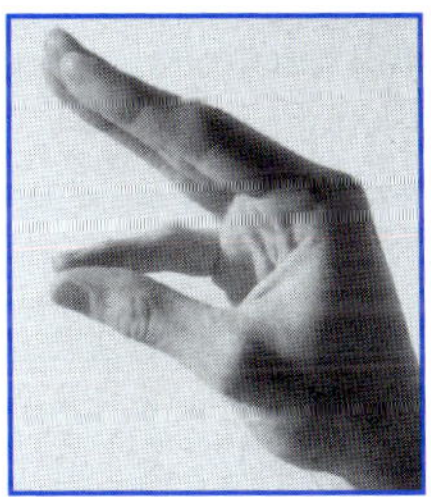

Elektrisch
kleiner Finger auf Daumen
D_p–K_p, O ZMR

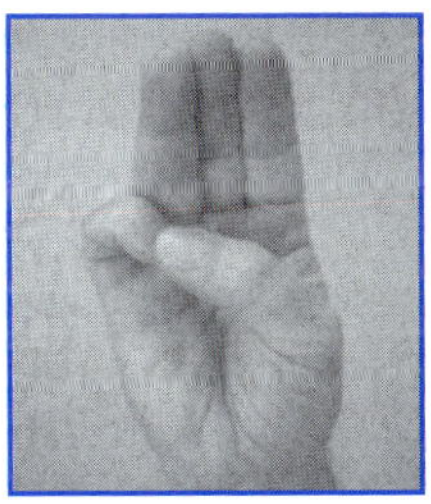

Akupunktur (v. ASSCHE)
Daumen auf kleiner Finger-Nagel
D_p–K_n, O ZMR

Abb. 86: Auswahl von Mudras für den „Biocomputer"

Mudras oder Biocomputer-Handmodes nach BEARDALL bzw. Fingerdeterminatoren, wie STOKES sie nennt, braucht man in der medizinischen Kinesiologie, um bestimmte Informationen beim Patienten abzufragen. Sie wirken über eine „Aktivierung propriozeptiver Reflexkreise in Form codierter Informationsimpulse" (LECHNER). Die entsprechenden Fingerpositionen werden in das Energiefeld des Patienten gehalten und anschließend wird sofort der AR oder ein Muskeltest durchgeführt. Bei Änderung der Polarität trifft die entsprechende Information zu. Bei den Mudras für die Ebenen weiß man dann, auf welcher Ebene sich das Krankheitsgeschehen zurzeit äußert und wo es zuerst angegangen werden muss. Sprechen mehrere Ebenen an, muss nach einer Segmentation gefahndet werden bzw. nach der Priorität, mit der der Körper behandelt werden will. Letzteres trifft auch beim Ansprechen mehrerer Organe bzw. Pathologien zu. Spricht das Mudra für Bach-Blüten oder dasjenige für Akupunktur an, so können diese Therapien eingesetzt werden. Das Muskel-Mudra deutet auf eine muskuläre Pathologie hin.
BEARDALL gibt über 350 weitere Handmodes an, mit deren Hilfe man den Patienten kinesiologisch untersuchen kann. Daneben gibt es noch die Biophotonen-Mudras nach VAN BENSCHOTEN (s. Abb. 156, 158).

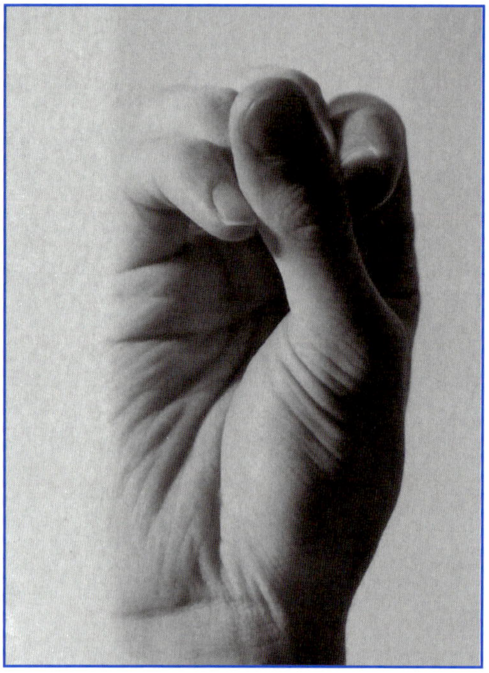

Segmentation D_2–Z_n M_n R_n K_n

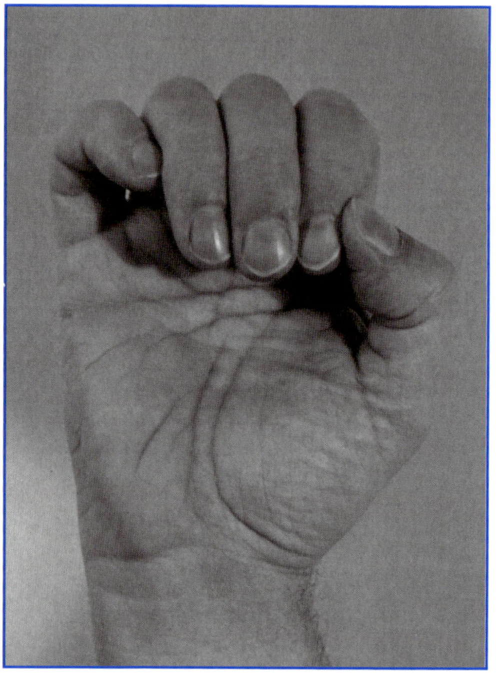

Computerclearing D_3–Z_c, –Z, –M, –R, R_f–K_d

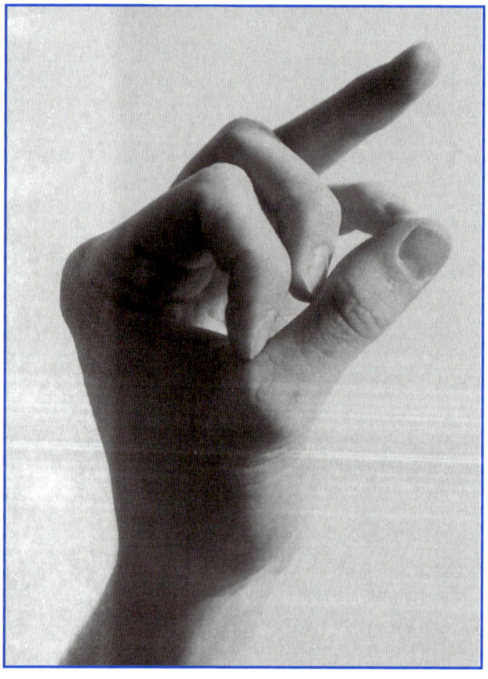

Isolation (n. v. Assche) D_3–K_4, Z_n–D_f, M_n–D_2, OR

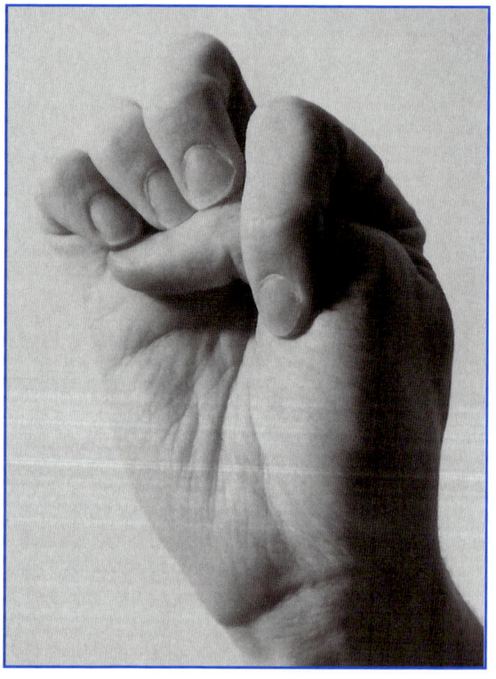

Processing Z_p–D_a, M_4–D_5, R_4–D_4, K_4–D_n

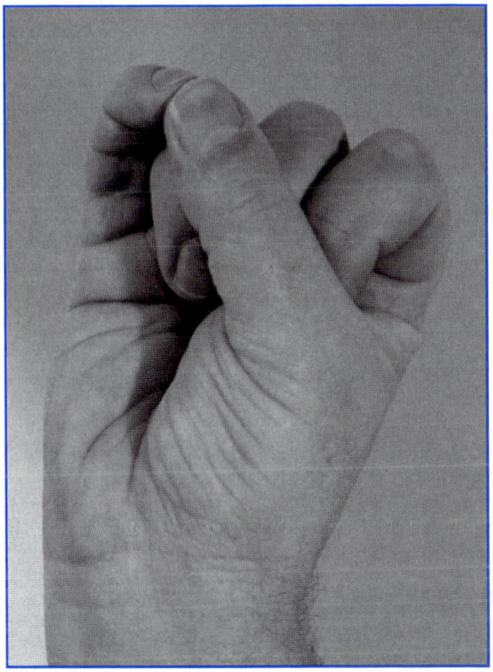

Boot up Z_4–D_f, –M, –R, K_p–R_7, D_3–K_4

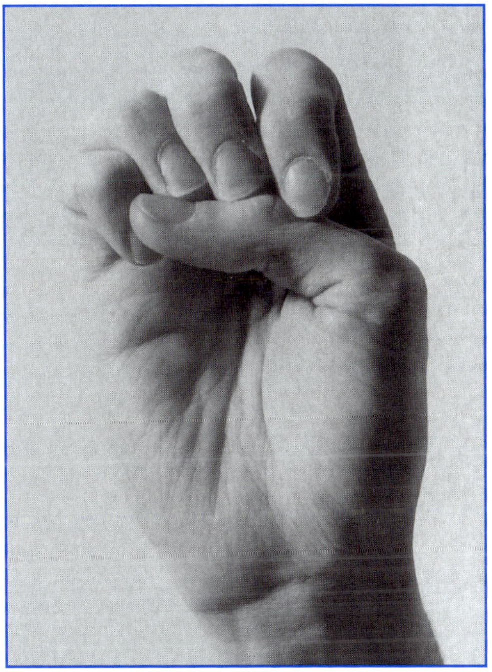

BC-Adaptation D_p K_n, R_4–D_n, M_4–D_4, Z_4–D_5

Abb. 87: Mudras (Biocomputer-Handmodes) zur Ermittlung der Funktionsfähigkeit des Biocomputers (s. auch S. 306 f)

Hat man am Ende einer Therapie eine Oszillation bzw. einen Yin-AR/schwachen Muskel, die/den man durch das Processing-Mudra beheben kann, so ist der Biocomputer „in Arbeit" und braucht Zeit zur Stabilisierung. Erst danach darf weitergetestet werden (im Falle der Oszillation).
Ist der BC abgestürzt (keine Reaktion bei CH auf den Plexus palmaris bds.), prüft man mit dem Boot up-Mudra die Notwendigkeit eines neuen „Kaltstarts".
Beim Ansprechen des Segmentations-Mudras muss meist ein Computer-Clearing gemacht werden (Polaritätswechsel durch entsprechendes Mudra). Das Mudra zeigt an, dass man in einer Therapiesitzung mehrere Ebenen zusammen behandeln muss, weil sie zusammengehören, da der ursprüngliche Stress so groß war, dass er in Segmente geteilt werden musste. Welche Ebenen (Segmente) das sind, wird durch gleichzeitiges Berühren der p Flächen der einzelnen gefundenen Ebenen ermittelt (s. Text zu Abb. 42). Deshalb können beide fast gleichwertig gebraucht werden. Will man jedoch eine Segmentation über die entsprechend gefundenen Einzelebenen behandeln (in einer Sitzung), benutzt man das Prioritäts-Mudra zum Einstieg in die zuerst zu behandelnde Ebene.
Zu Beginn einer Sitzung prüft man den BC auf Adaptation mittels des Mudras oder durch CH auf den Plexus palmaris bds. (Handchakra, s. Text: Abb. 95)
Diese Mudras müssen auch immer wieder bei Einzelproblemen abgefragt werden.
Am Ende einer Behandlungssitzung zeigt ein Yin-Zustand, der durch das Processing-Mudra einen Polaritätswechsel erfährt, eine gute, tief greifende Therapie an; erfolgt der Polaritätswechsel nicht, ist es ein pathologischer Yin-Zustand, der weiter behandelt werden muss.

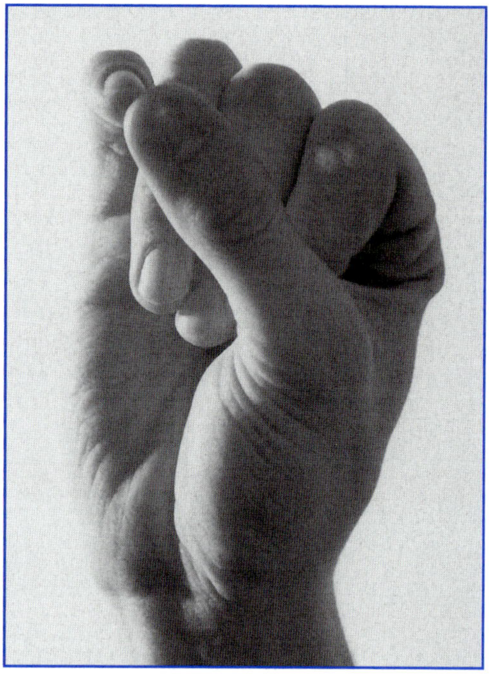

Parasiten –Z, –M, –R, D_3–K_4

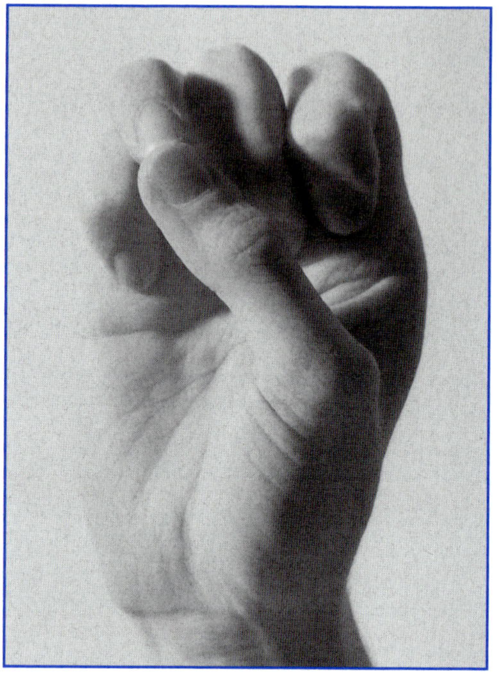

Pilze –Z, –M, –K, D_3–R_4

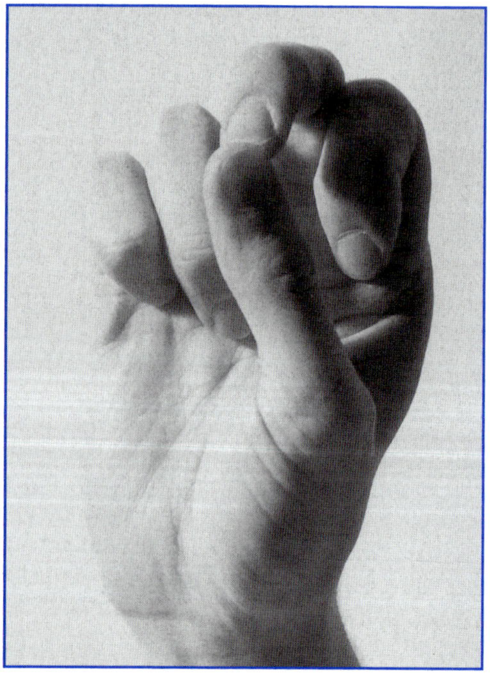

Bakterien –Z, –R, –K, D_3–M_4

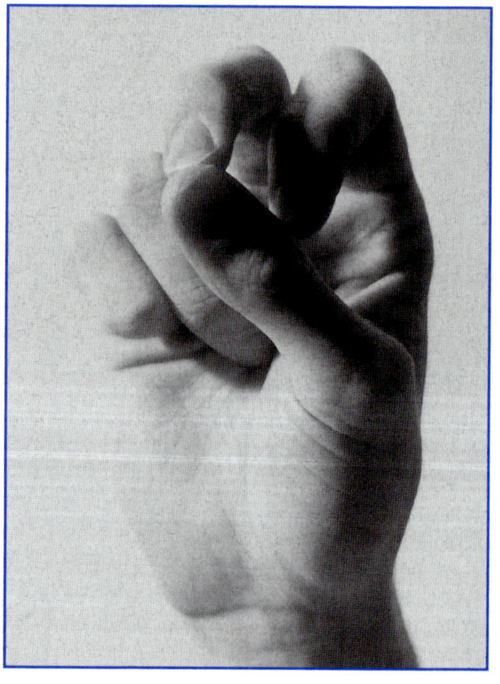

Viren –R, –K, D_3–M_4, D_e–Z_4

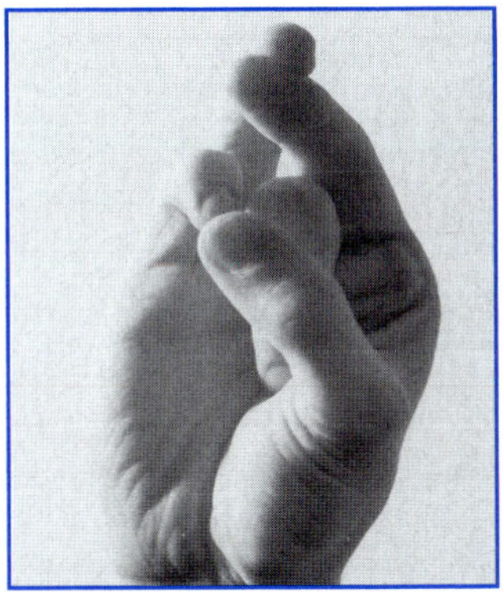

Dominantes, primäres Störfeld (wenn Körper es zeigen kann, Solihin-Thom/Williams) –M, D_p–K_p, R_p–Z_n, OZR

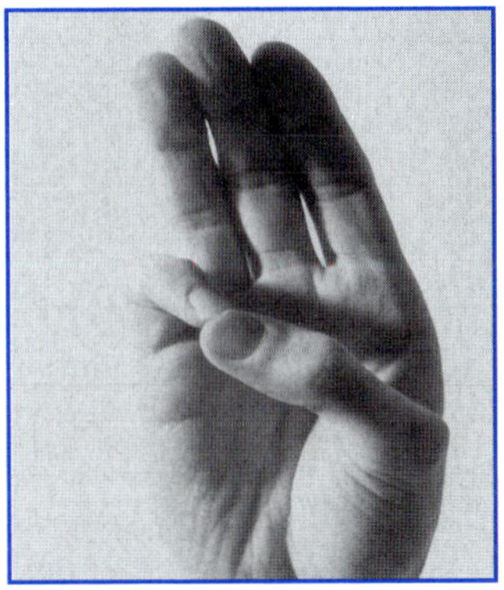

Akuter Herd/Herdswitching (Switching n. Klinghardt) D_3–K_4, OZMR

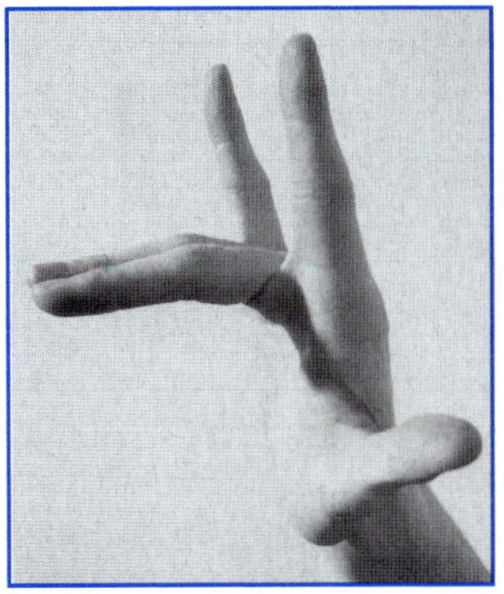

Subtilkörper OZK, D 90° lat. zu Z, MR 90° zu ZK

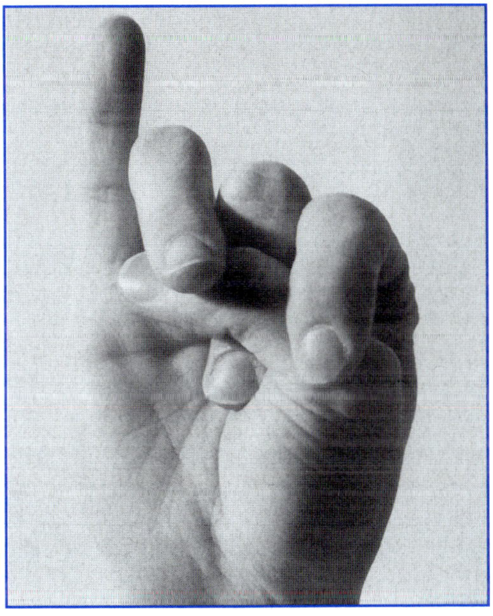

Geopathie D_5–Z_4, –M, D_4–R_4, OK

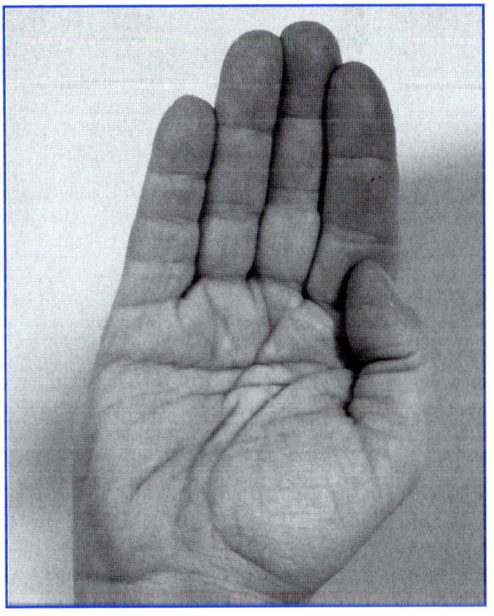

Chakra D_d–Z_a, O ZMRK

Abb. 88: Biocomputer-Mudras

Die Abbildung zeigt einige wichtige Screening-Mudras zur Aufdeckung der angegebenen Pathologien. Beim Ansprechen (Polaritätsänderung) können sie jeweils (allein) über die XY-Linie (s. Abb. 109) gespeichert und dann als „File" genutzt werden, d. h. alle danach erhobenen Diagnosen beziehen sich nur auf dieses Programm, solange es gespeichert bleibt. Das gilt im Übrigen für alle Mudras, wenn sie im Biocomputer gespeichert wurden; man kann jedoch die Mudras auch als „File" benutzen, wenn sie vor dem Einspeichern keine Polaritätsänderung bewirkt haben. Sprechen mehrere an, muss über das Prioritäts-Mudra (s. Abb. 86) (erneuter Polaritätswechsel) der primär zu behandelnde Bereich ermittelt werden.

Bitte beachten: Anschließend nicht vergessen, den jeweils gespeicherten File wieder „herauszunehmen". Das geschieht analog dem Einspeichern, nur diesmal auf der Linie zwischen Xiphoid und Bauchnabel (s. Abb. 109).

12

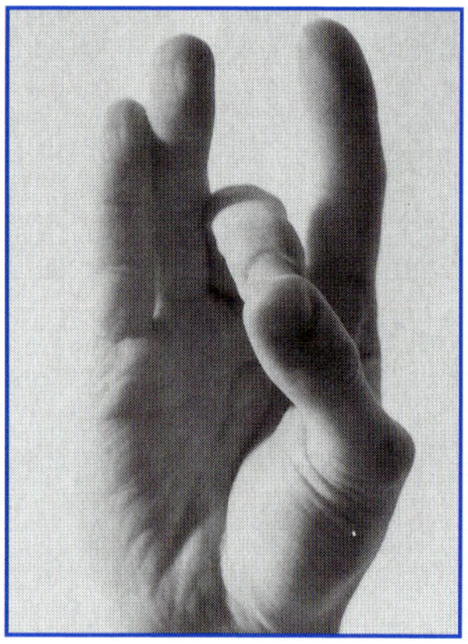

Toxizität (allg.) (HEBS)
D_p–M_n, O ZRK

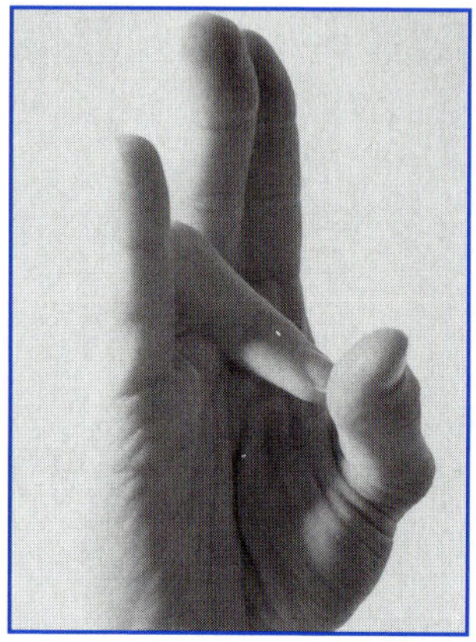

Spezifische Toxizität D_2–R_4, OMZK
Z u. M leicht gespreizt

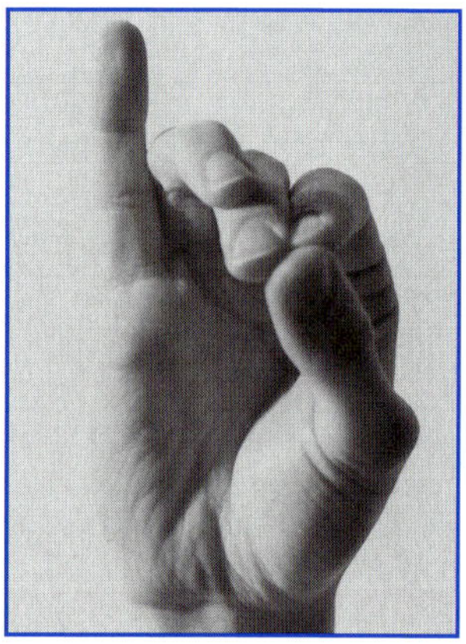

Toxische Metalle
OK, D_3–Z_4M_4,R_4–M_5

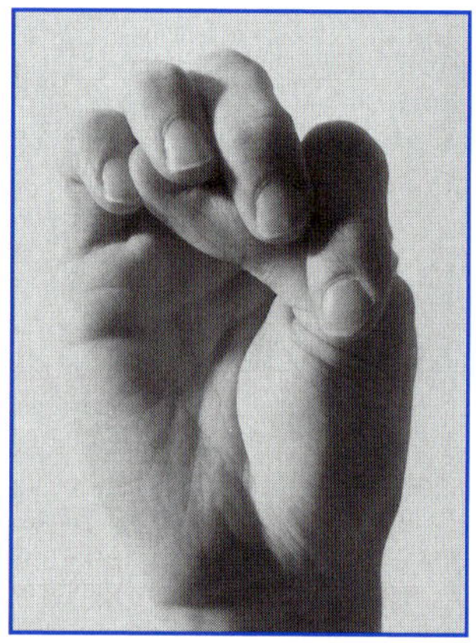

Toxische belast. Ganglion (WILLIAMS)
K_d–D_3, R_p–D_n, M_4–D_b, Z_4–D_a,

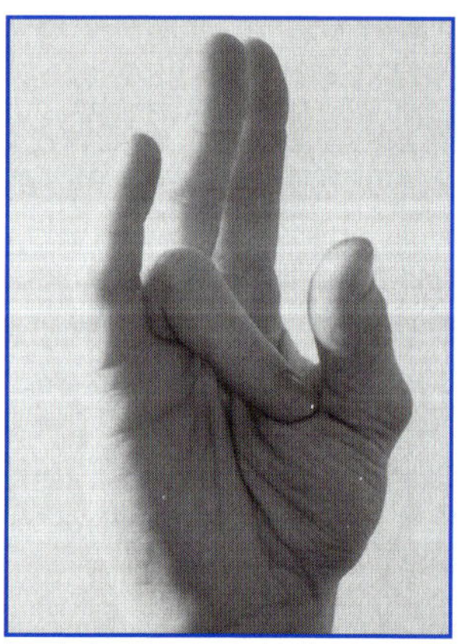

„Entzündung" D_1–R_4, OZMK,
Z, M leicht gespreizt

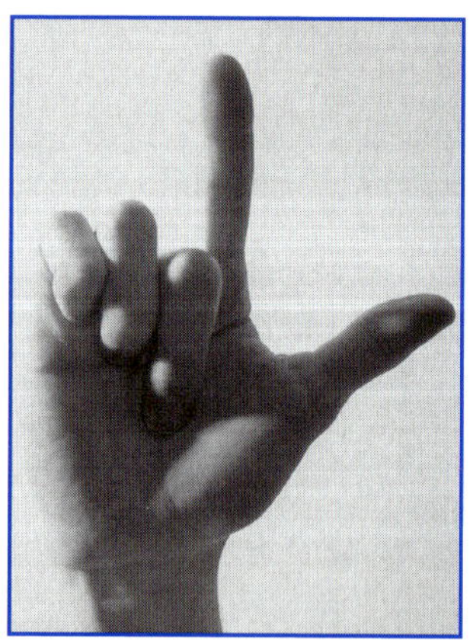

Spannung –M, –R_4, –K_n, O Z,
D 90° lat. zu Z

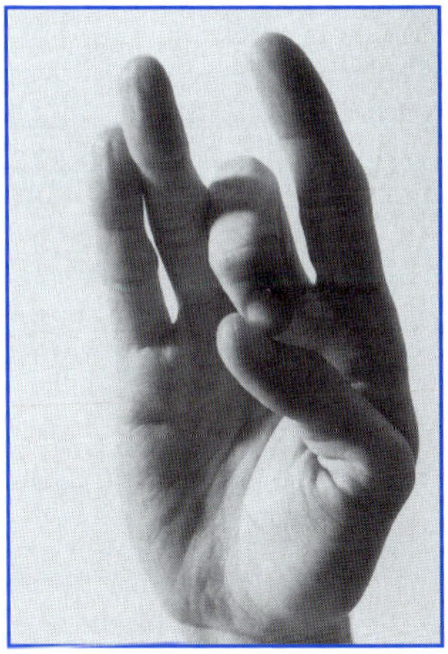

Allergie (HEBS) D_nD_d–M_n M_e
(re. Winkel) O ZRK

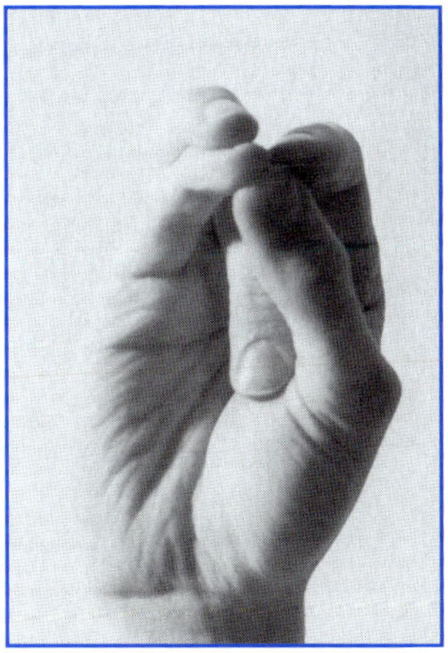

primäre Allergie autoimmun
–M, D_3–Z_4K_4, R_4/K_n

Abb. 89: Mudras zur Ermittlung der oben genannten Pathologien

S. 442, 1. Reihe links: Bei Ansprechen (Polaritätswechsel) des Toxizitäts-Mudras besteht irgendeine toxische Belastung, die über Nosoden, Isopathika u. Ä. abgeklärt werden muss.
1. Reihe rechts: Das spezifische Toxizitäts-Mudra kann als File benutzt werden und spricht sowohl im akuten Fall (z. B. bei Materialien wie Zement, Composites usw., Umweltgiften und Medikamenten) als auch bei chronischen Toxikosen (z. B. bei Lösungsmitteln und Pflegemitteln) an.
2. Reihe links: Toxische Metallbelastungen werden durch das Ansprechen des o. g. Mudras ermittelt, die dann durch entsprechende potenzierte Metalle (Isopathika) oder originale Metallproben differenziert werden müssen.
2. Reihe rechts: Dieses Handmode nach L. L. Williams spricht bei entsprechender Belastung der sympathischen und parasympathischen Ganglien an, wenn die Toxine z. B. durch axonalen Transport weitergewandert sind und sich in den jeweils der Region zugehörigen benachbarten Nervengeflechten gesammelt haben. Im Kopfbereich sind dann vor allem folgende Ganglien zu untersuchen bzw. zu behandeln: *Ggl. jugulare und nodosum* (Vagus-Ganglien), *ciliare, sphenopalatinum, oticum, semilunare, submandibulare, cervicale sup. und med., stellatum*, wobei das Vagus-Ganglion das am meisten betroffene ist. Nach der operativen odontogenen Herdsanierung z. B. kann so einem möglichen Rezidiv vorgebeugt werden, da es ohne „Bereinigung" der entsprechenden Toxine aus den im Test positiv gefundenen Ganglien leicht zu einer retrograden Toxinausschüttung in das ursprünglich betroffene ostitische Areal kommt.
3. Reihe links: Bei Polaritätswechsel durch das „Entzündungs-Mudra" kann man davon ausgehen, dass die vom Patienten angegebene Schmerzen z. B. nach Inkorporieren einer Krone o. Ä., durch eine „noch nicht abgeklungene Entzündungsreaktion" (Williams) verursacht werden, die man dann therapeutisch z. B. durch Akupunktur, Laser oder homöopathische Medikamente beeinflussen kann.
3. Reihe rechts: Das „Spannungs-Mudra" zeigt bei Polaritätswechsel die mechanische Irritation (Kompression) der Dentintubuli durch den Befestigungszement oder die Krone selbst an und muss den Therapeuten beim Sistieren der Schmerzen dazu veranlassen, die entsprechende prothetische Arbeit wieder zu entfernen.
Seite 443 oben links: Das HEBS-Allergie-Mudra spricht zwar auch allgemein, besonders aber bei Nahrungsmittelallergien an und zeigt nach dem Einspeichern die wirkliche Allergenität des betreffenden (Nähr-) Stoffs an, die im normalen Muskeltest bei einem starken substantiellen Defizit dieses Stoffes überdeckt werden kann. In der AK testet man daher ca. 30 Sek., nachdem der Körper das Defizit energetisch ausgeglichen hat, nach und bekommt dann eine hypo- oder hypertone Reaktion, falls der Stoff unverträglich ist.
rechts: Das „primäre Allergie-Mudra", das ebenfalls bevorzugt auf Lebensmittelallergien anspricht, ist besonders bei der blockierten Regulation bzw. dem Computer-Virus als mögliche Ursache zu testen und kann nach Einspeichern bei verschiedenen positiv getesteten Allergenen das primäre herausfiltern. (s. auch Abb. 110+111)

12

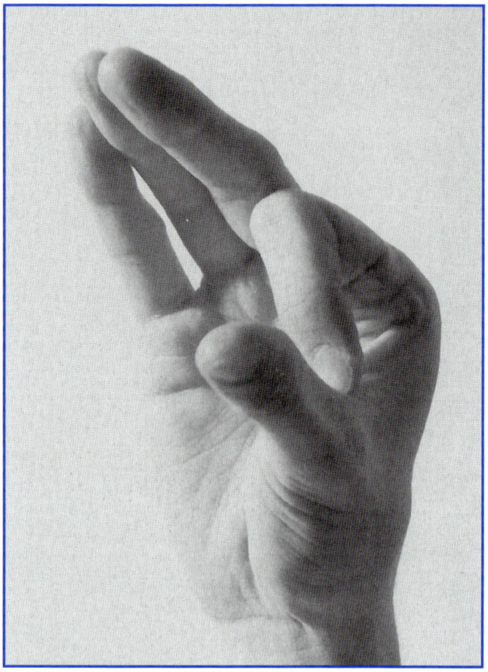

TMG D_f–Z_n, O MRK

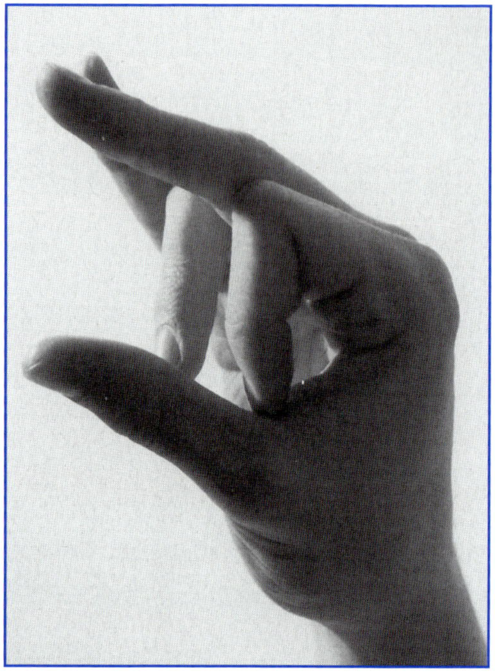

TMG in Relation zu anderen Gelenken D_f–Z_n, D_2–R_4, O MK

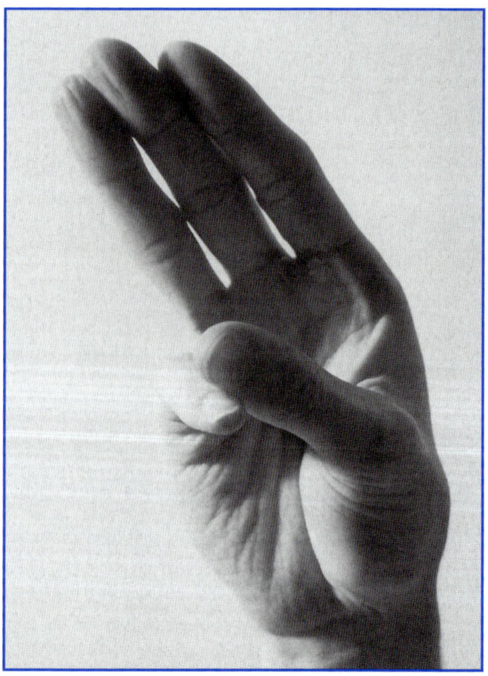

Subluxation (= Läsionen an Gelenken) D_b–K_c, ORMZ

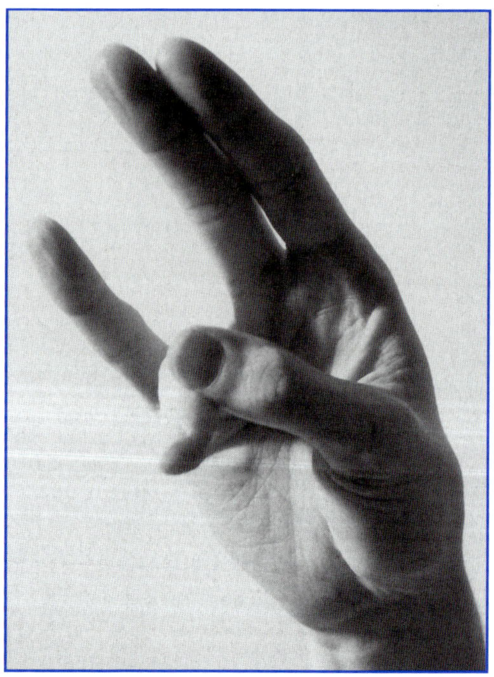

Ligament D_2–R_c, OKMZ

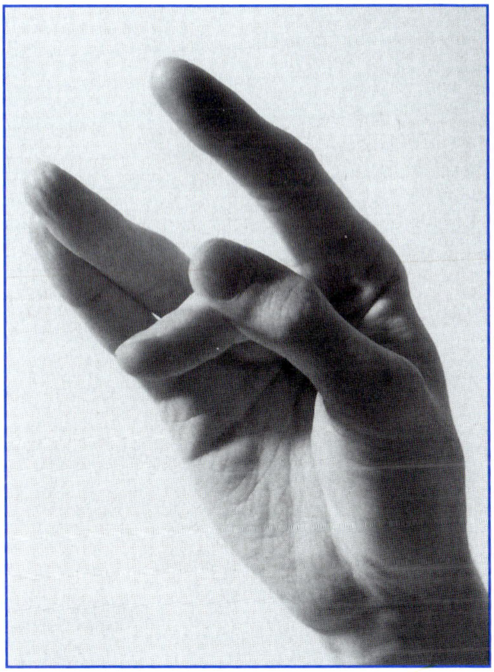

Faszie D_2–M_c, O KRZ

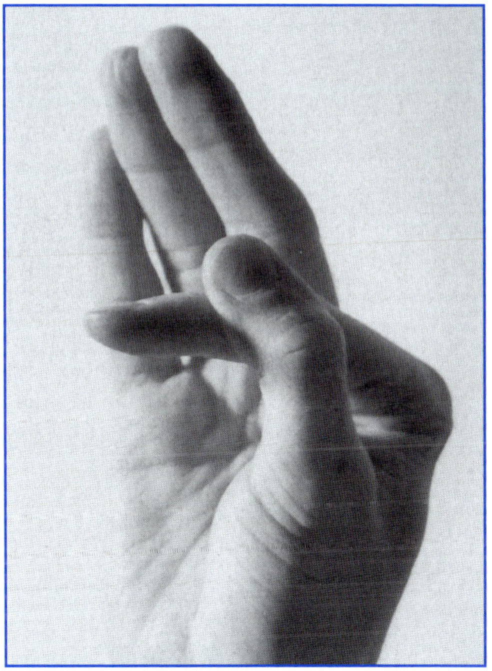

Muskulatur (Gelenk) D_2–Z_c, O KRM

Abb. 90: Mudras für das TMG und andere Gelenke

Diese Mudras werden im zahnärztlichen Bereich für das TMG und seine Differentialdiagnostik benutzt. In der Allgemeinmedizin können sie auch für jedes andere Gelenk eingesetzt werden (außer dem TMG-Mudra selbst natürlich).

Wie bei jedem Mudra zeigt die Polaritätsänderung (+AR / Muskelreaktion) beim Einbringen in das Energiefeld des Patienten die entsprechende Pathologie an, wenn das entsprechende Gelenk vorher durch TL/CL/CH ermittelt wurde.

Beim TMG-Mudra selbst zeigt die Polaritätsänderung eine TMG-Pathologie an. Hier kann man (wie sonst auch) die Information über das Mudra einspeichern, um anschließend die Differentialdiagnostik durchzuführen (s. auch Abb. 73 bis 80).

Beachten Sie bitte auch die vier Ebenen und die Segmentation. Das TMG reagiert besonders oft auf die psychisch-emotionale Ebene.

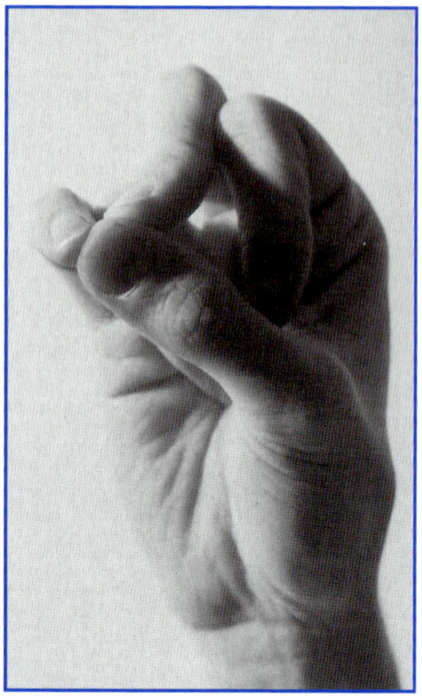

Homöopathie (generell)
M_4 K_4–D_3, Z_4–D_f, –R

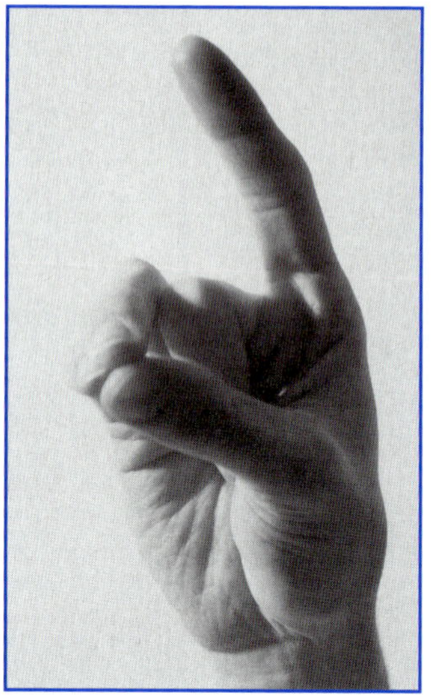

Homöopathie (chronisch)
O Z, –M, D_3–R_4K_4

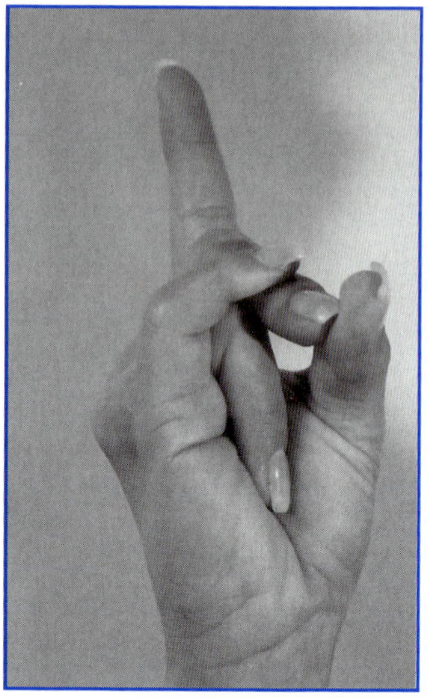

Konstitutionsmittel
–R, D_2–M_4, O Z, K_c–M_f

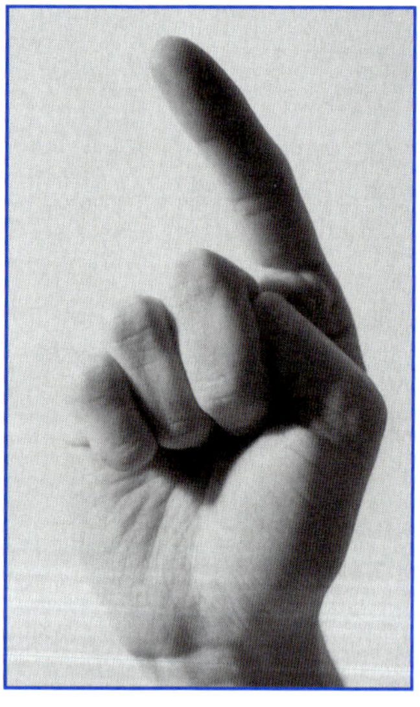

Zungenmuskulatur
O Z, MRK/D

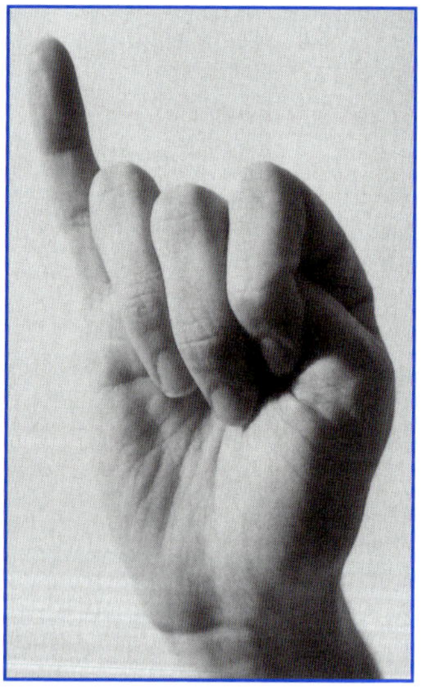

Uvula
O K, ZMR/D

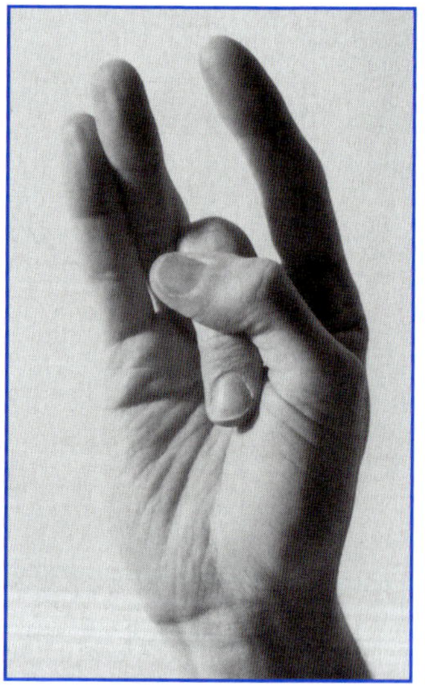

Mund, Zunge, Parotis, oberes Lymphsystem
–M, D_p/M, OZRK

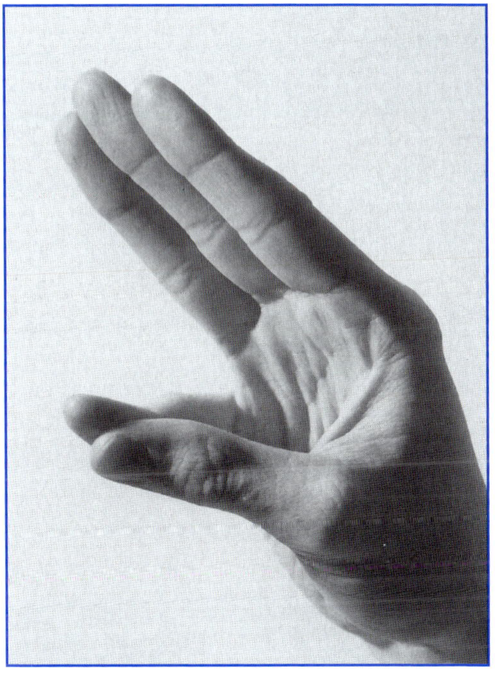

Intraossale Läsion
D_2–K_3, O ZMR

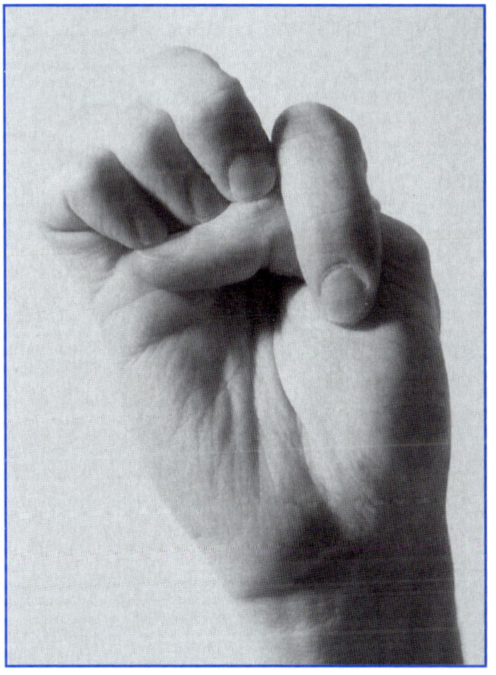

Lovett-Brother
Z_4–D_a, M_4–D_5, R_4–D_5, K_4–D_n

Abb. 91: Biocomputer-Handmodes (Mudras), die in der Ganzheitlichen (Zahn-) Heilkunde oft gebraucht werden

S. 458, 1. Reihe:
links: Homöopathie (generell); **Mitte:** Homöopathie (chronisch); **rechts:** Konstitutionsmittel
Sie geben an, ob Homöopathie generell, eine höhere Potenz (chronisches Leiden) oder ein Konstitutionsmittel angezeigt ist.
2. Reihe links: Zungenmuskulatur
Mitte: Uvula
rechts: Mund, Zunge, Parotis, „oberes Lymphsystem“
Zur Übersicht für die o. g. Regionen kann dieses Mudra genommen werden. Ändert sich bei positivem Mudra durch Hinzunehmen des Prioritäts-Mudras die Polarität erneut, kann durch anschließende TL/CL ermittelt werden, welche der genannten Strukturen zuerst behandelt werden muss
Sie werden bei den genannten Organen bzw. deren Pathologien angewendet.
Bei Zungenmuskeln und Uvula sollten neben der Priorität zuerst die Ebenen überprüft werden, über die therapiert werden muss. Strukturell kann eine hypertone Zungenmuskulatur z. B. für eine blockierte Schädelatmung verantwortlich sein; chemisch muss man z. B. an Dysbiose oder Mykose denken; psychisch-emotional kann z. B. eine Sexualproblematik dahinterstecken und auf der Informationsebene sollte an eine Belastung durch Mundströme oder Schwermetalle gedacht werden.
S. 459 links: Spricht z. B. das Mudra für die intraossale Läsion an (Polaritätsänderung), müssen die betroffenen Knochen mit osteopathischen Methoden behandelt werden (oft UK, *Os frontale*).
S. 459 rechts: Spricht das Mudra „Lovett-Brother“ an, so weiß man, dass HWS-LWS-Läsionen vorhanden sind, die zusammengehören und sich gegenseitig bedingen. Daher nach Ermittlung des spezifischen Wirbels die Priorität testen. Die gesetzmäßige Beziehung zwischen beiden ist folgende: C_1–L_5, C_2–L_4, C_3–L_3, C_4–L_2 C_5–L_1

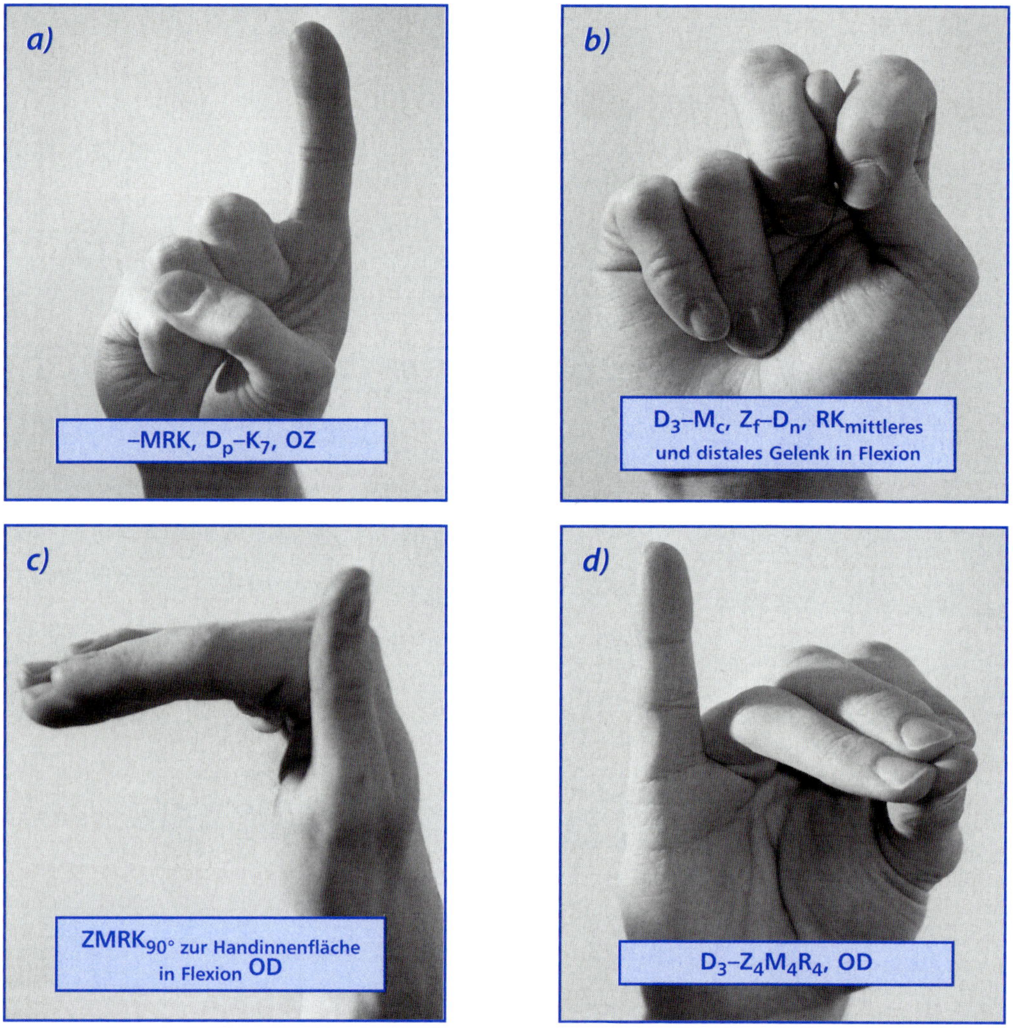

Abb. 92: Mudras für die Ganzheitliche Zahnheilkunde

a) **Dentaler Galvanismus:** –MRK, D_p–K_7, O Z

Es dient zur Bestimmung von Problemen bei zu hohen Strom-, Spannungs- und Energiewerten durch Metalle/Materialien untereinander bzw. im Verhältnis zur Schleimhaut.

b) **Zahnfehlbelastung:** D_3–M_c, Z_f–D_n, RK $_{\text{mittleres u. distales Gelenk in Flexion}}$

Bei Hypertonus, MR, +AR besteht eine Malokklusion bzw. eine Kieferfehlstellung im Sinne einer Angle-Klasse 1, 2 oder 3; auch bei TMG-Problemen. Man beachte auch die nichtzahnärztlichen Ursachen auf den vier Ebenen und die Belastungen des Vagus-Ganglions durch Herde, Toxine usw.

c) **Gewebe-Mudra:** ZMRK $_{\text{90° zur Handinnenfläche in Flexion,}}$ O D

Bei Ansprechen des Mudras benötigt der Organismus zur Heilung Organpräparate, evtl. auch homöopathisiert, hier evtl. für das Zahnfleisch, in anderen Sparten für andere Gewebe, besonders wenn die Mudras „Polarität“ ansprechen (siehe dort).

d) **Polarität,** rechtsseitig: D_3–$Z_4M_4R_4$, OK

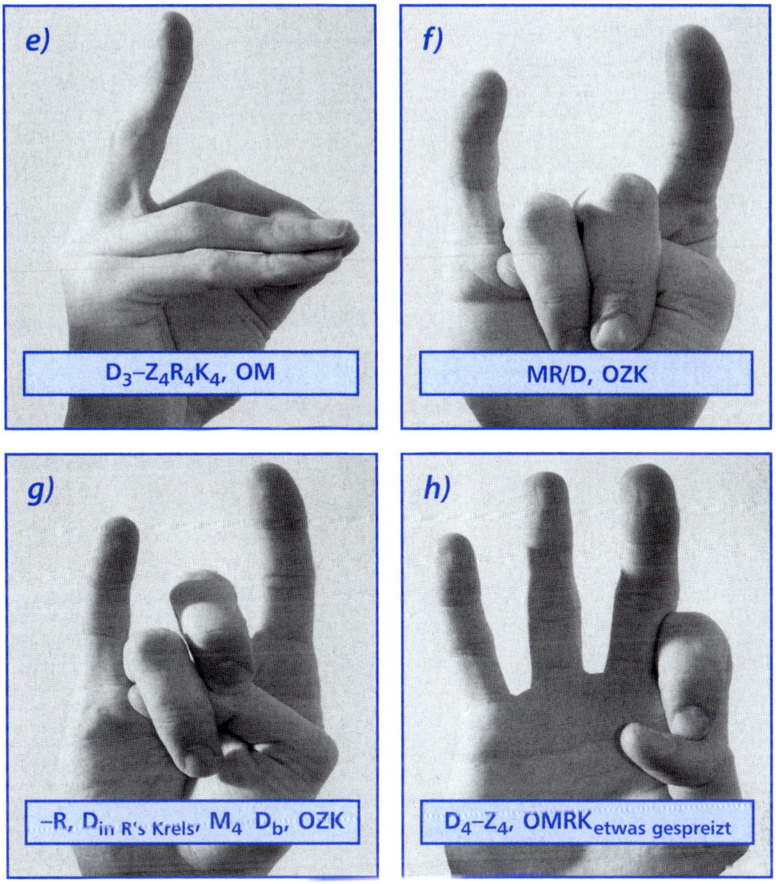

e) **Polarität, linksseitig:** D_3-$Z_4R_4K_4$, OM

Polaritäts-Mudras zeigen chronisch *gestörte* Felder/Regionen des Körpers an, im Gegensatz zu *Störfeldern*, von denen eine Fernwirkung ausgeht.

Rechtsseitige Polarität zeigt also chronische Schmerzen auf der rechten Körperhälfte an, linksseitige Polarität auf der linken Körperhälfte, wenn z. B. ein Patient ordnungsgemäß herdsaniert ist, aber dennoch Schmerzen auf der entsprechenden Seite hat.

Durch *Two pointing* kann dann die genaue Stelle ermittelt werden.

f) **Polarität Zahnfleisch:** MR/D, OZK

Dieses Mudra spricht an, wenn das Zahnfleisch chronisch entzündet ist oder durch andere Belastungen *gestört* ist.

Durch TL/CL an der betreffenden Gingiva-Stelle können die Ursachen ermittelt/gegengetestet werden.

g) **Polarität Höhlen:** -R, $D_{in\ R's\ Kreis}$, M_4-D_b, OZK

Dieses Mudra zeigt sämtliche Hohlräume als gestörte Felder/Bereiche an, z. B. NNH, Därme, Speiseröhre usw., die nach Ansprechen gegengetestet und auf die Ursache untersucht werden müssen, z. B. chronische Kieferhöhlenschmerzen trotz kausaler Therapie im ZMK-Bereich.

h) **Polaritäts-Segmentations-Mudra:** D_4-Z_4, OMRK $_{etwas\ gespreizt.}$

Es verschafft Zugang zu den vier Minicomputern – ausgenommen den Primärcomputer = höheres Selbst – u./o. Regionen mit hoher energetischer bzw. neurologischer Funktion (wie Nabel, Nacken, TMG und Augen) und wird zum Computer-Clearing benutzt.

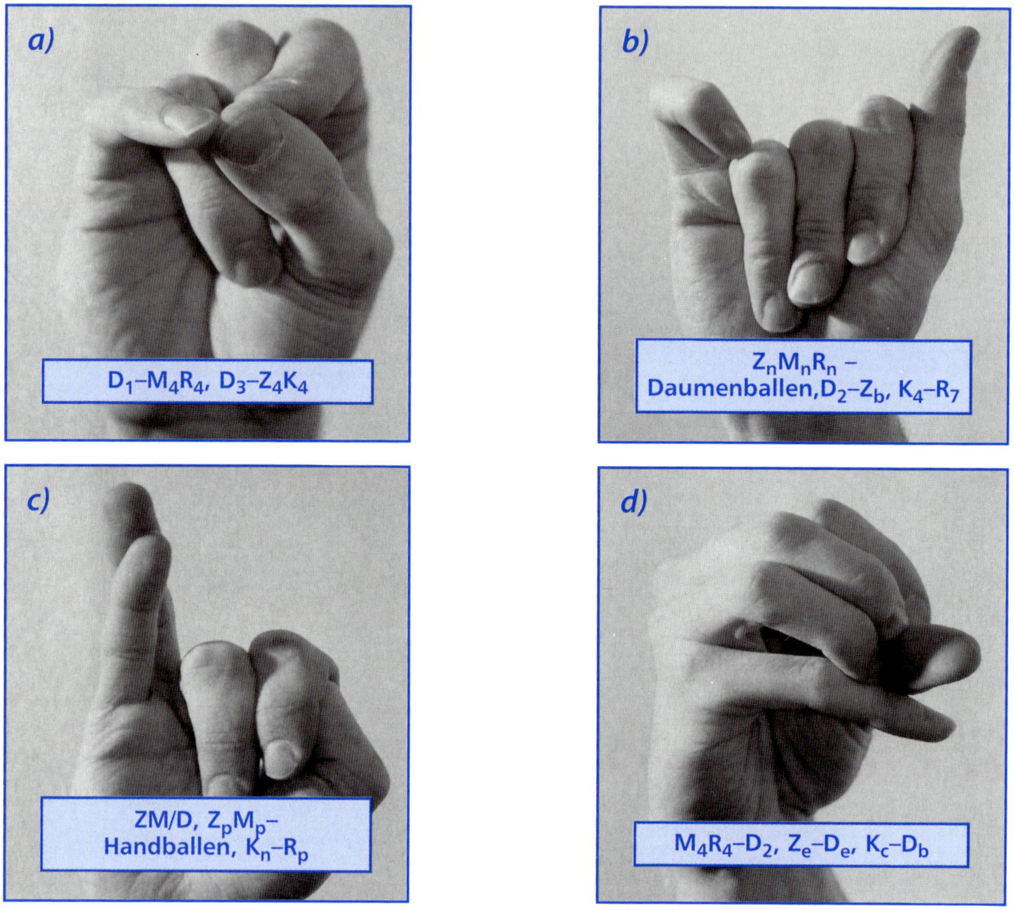

Abb. 93: **Einige allgemein nützliche und wichtige Mudras (a-p)**

a) **Trennung der Hirnhälften (Segmentation der Hemisphären):** D_1–M_4R_4, D_3–Z_4K_4
Es spricht an bei neurologischer Dysorganisation des Gehirns bzw. bei dessen Switching (besonders im *Corpus callosum*).

b) **Sympathikotonie:** $Z_nM_nR_n$ – Daumenballen, D_2-Z_b, K_4-R_7
Befindet sich ein Patient im Hypertonus oder hat er einen „Computervirus", dann ist er im Zustand der Sympathikotonie, als Folge der Adaptation auf den ursächlichen Stress.
Das Mudra gibt an, dass ein solcher Zustand beim Patienten vorliegt bzw. dass der Patient auf einen Stress orthosympathisch reagiert.

c) **Parasympathikotonie:** ZM/D, Z_pM_p–Handballen, K_n–R_p
Zeigt sich ein Patient im Yin-Zustand (generell oder lokal), so befindet er sich in Parasympathikotonie, und zwar aufgrund einer chronischen Fehlsteuerung oder akut als vagotone Antwort auf einen Stress.
Testet das Mudra positiv, kann man auch eine Behandlung auf diese Weise beginnen, um die Ursache der Vagotonie zu ermitteln.

d) **Ausgang:** M_4R_4–D_2, Z_e–D_e, K_c–D_b
Dieses Mudra ist nützlich, wenn man eine Behandlung unterbrechen will/muss, ohne dass die bis dato erfolgte Therapie verloren geht. Auch nach vielen „Computer-Crashs" kann man das Ausgangs-Mudra am Ende einer Sitzung einspeichern, damit der Patient bis zur nächsten Sitzung die Informationen im Biocomputer besser verarbeiten kann.

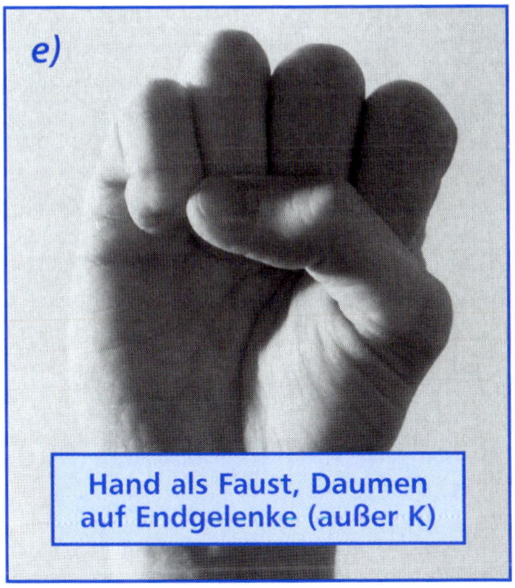

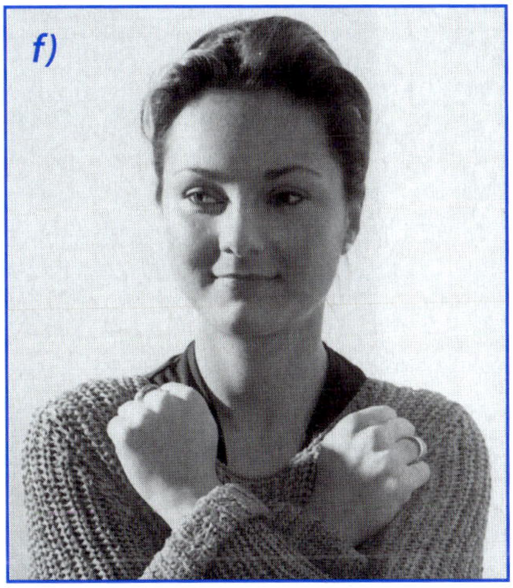

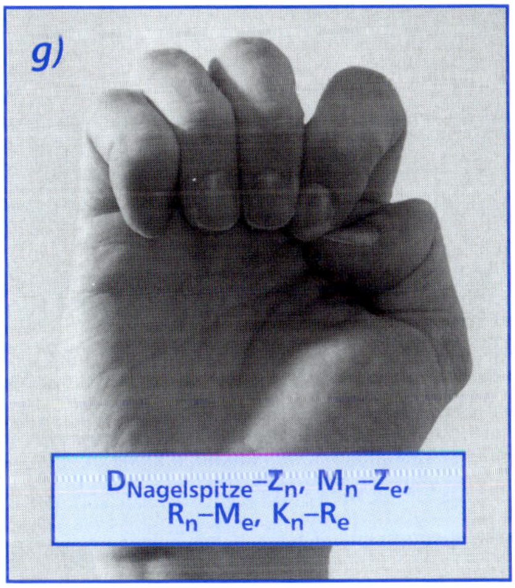

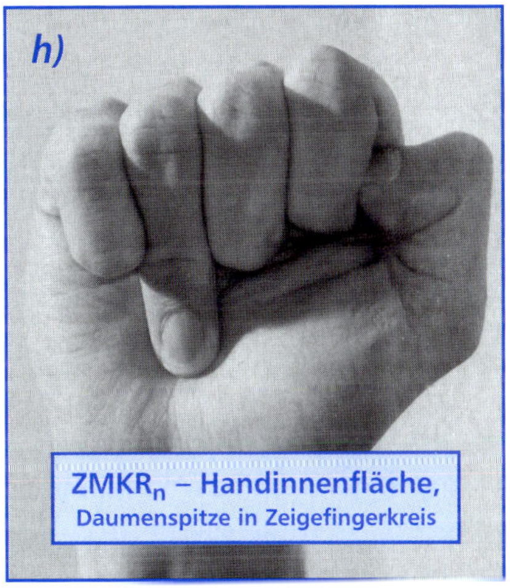

(Fortsetzung: d)

Zu Beginn der nächsten Sitzung wird, falls der Patient ein positives Handchakra hat, das Ausgangs-Mudra gegengetestet und im positiven Falle wieder eingespeichert. Dann kann man ersehen, wie der Körper die Informationen verarbeitet hat, und man kann i. d. R. dort weiterfahren, wo man bei der letzten Sitzung aufgehört hat, meist jedoch mit noch mehr Klarheit des BC.

e) **Trauma:** Hand als Faust, Daumen auf Endgelenke (außer K)
Dieses Mudra reagiert besonders auf *alte* strukturelle und psychische Traumata, deren Bereiche man dann durch *Two pointing* ermittelt und ätiologisch untersucht/behandelt.

f) **Gegenwärtiges Trauma:** Fäuste bei gekreuzten Armen auf die gegenüberliegende Schulter (testen, welcher Arm oben liegen soll).
Es reagiert besonders auf *aktuelle* strukturelle und psychische Traumata, deren Bereiche nach Auffinden ätiologisch untersucht/behandelt werden müssen.

g) **Nosoden:** $D_{Nagelspitze}–Z_d$, $M_n–Z_e$, $R_n–M_e$, $K_n–R_e$
Beim Ansprechen dieses Mudras benötigt der Patient therapeutisch Nosoden (gilt auch für Sanum-Haptene).

h) **Spagyrische Alchemie:** $ZMKR_p$-Handinnenfläche, Daumenspitze in Zeigefingerkreis. Spagyrika (s. Kap. 13.3) sind indiziert, wenn dieses Mudra anspricht.

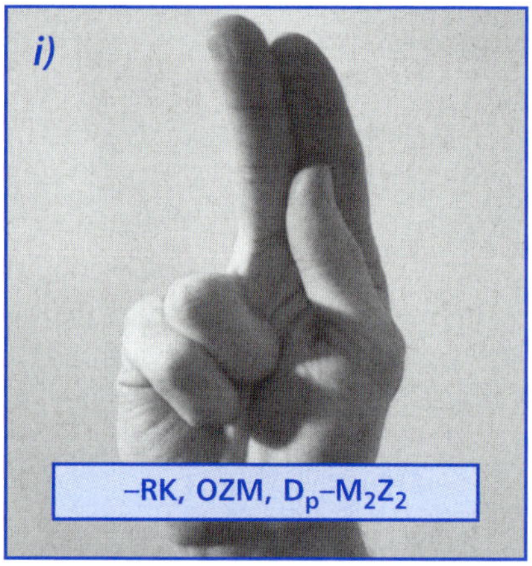

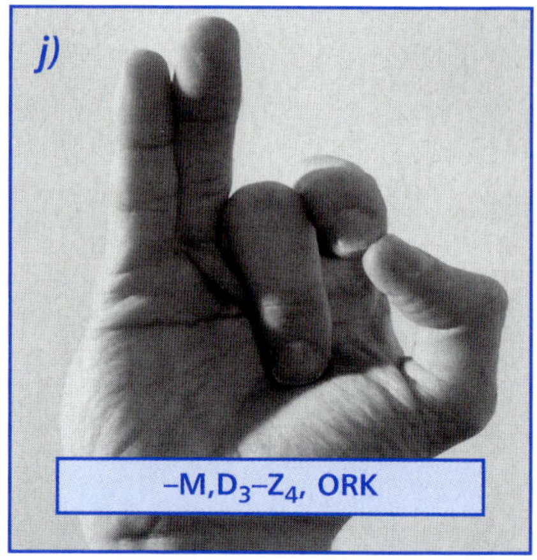

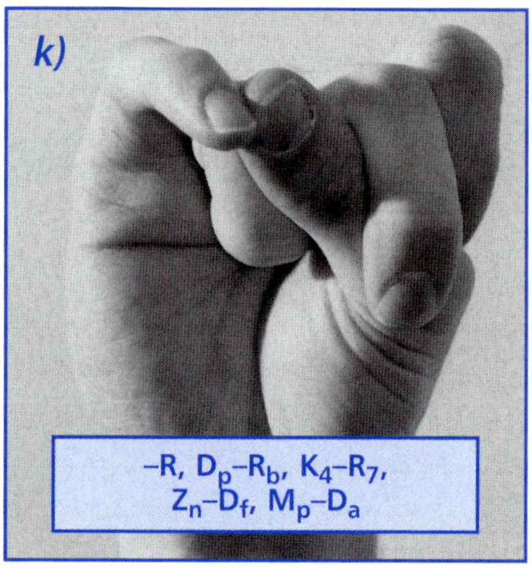

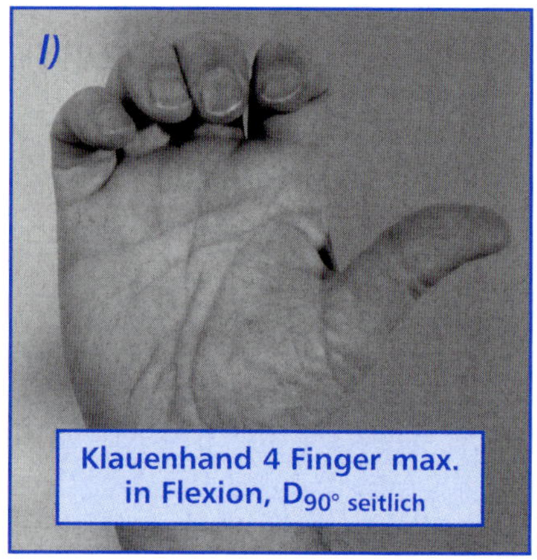

i) **Ahnenlinie, Stammbaum:** –RK, OZM, D_p-M_2Z_2
Dieses Mudra dient zur Klärung, ob ein getestetes Problem mit dem Familiensystem z. B. im Sinne HELLINGERS zu tun hat.

j) **Zerreißen / des ätherischen Netzes:** –M, D_3–Z_4, ORK
Das Mudra zeigt ein Loch in der Aura des Patienten (alle Energiekörper), sei es durch einen Schock, ein Trauma, Drogen, andere Langzeitbelastungen oder Fremdenergien.

k) **Wesenheiten (Entitäten):** –R, D_p–R_b, K_4–R_7, Z_n–D_f, M_p–D_a
Fremdenergien können durch dieses Mudra detektiert werden, wenn sie das Energiefeld des Menschen chronisch belasten und sich u. U. als chronisch negative Gedanken manifestieren.
Vor allem im Zusammenhang mit traumatisierenden Ereignissen findet man das Mudra als Therapieblockade positiv, d. h. in diesen Fällen muss man die Fremdenergien erst auflösen, um einen Therapieerfolg zu erzielen.
Oft tritt es in Verbindung mit den Mudras „Karma" (s. Abb. 104) o./u. „Kausalkörper" (s. Abb. 102) auf. Dieses Mudra kann man auch als Differenzialdiagnose benutzen, um *echten* geopathogenen oder E-Smog-Stress (Träger- und getragene Wellen, KUNNEN) von dem Stress zu unterscheiden, bei dem Entitäten die Trägerwellen der Geopathie bzw. des E-Smogs benutzen, um ihre eigenen Energien aufzumodulieren (getragene Wellen; ROSSAINT). Dann muss man die Ursache suchen („wer, was, wann, wo und wie"), die dazu führt, dass der Patient trotz der gelungenen physikalischen Geopathie- bzw. E-Smog-Beseitigung immer noch z. B. auf die Belastungsampullen des Lykotronic-Systems für Geopathie und E-Smog reagiert.

l) **Super-TL (VAN ASSCHE):** Klauenhand 4 Finger maximal in Flexion, $D_{90°\ \mathrm{seitlich}}$

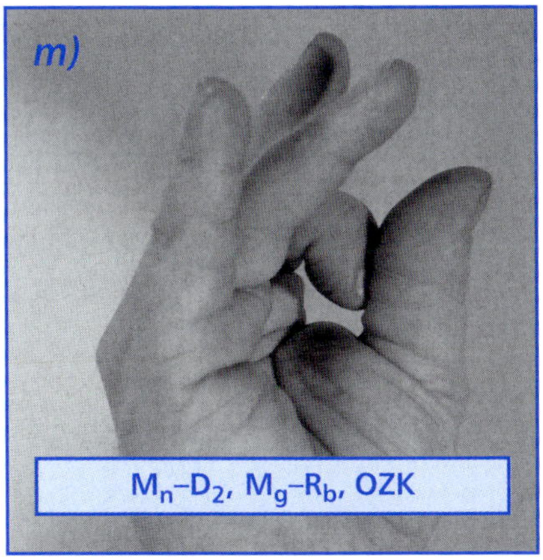

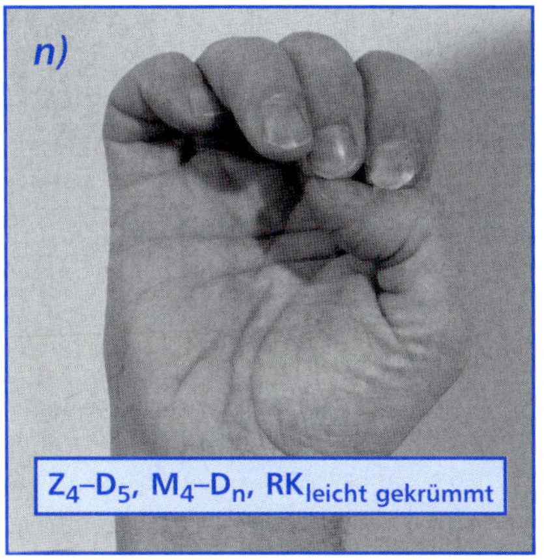

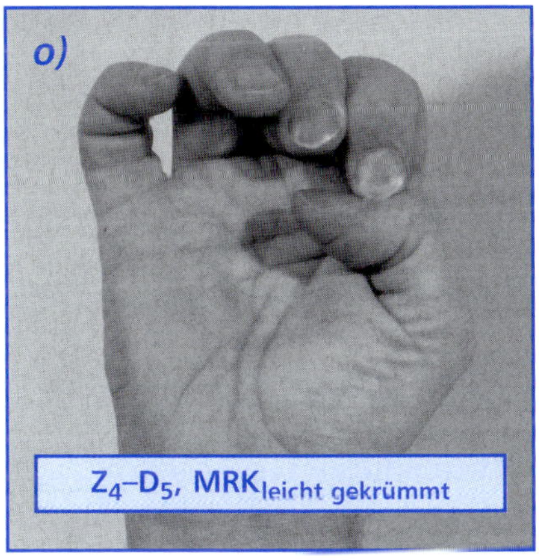

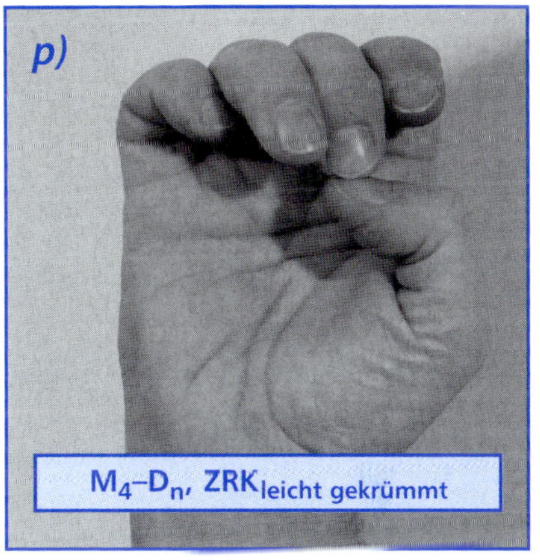

(Fortsetzung: l)

Dieses Mudra zeigt, wo ein Kernproblem des Patienten liegt, mit dem der Körper nicht alleine fertig wird. Nach dem Einspeichern verschwindet oft der AR, aber es zeigt sich ein positives Handchakra. Spricht dieses Mudra an, so hat es meist Priorität in der Behandlung.

m) **Absolute Priorität (Hartmann):** M_n–D_2, M_g–R_b, OZK

Hat man mehrere Prioritäten gefunden, kann über dieses Mudra die weitere Differenzierung erfolgen, welche der gefundenen primären Pathologien der Körper vorrangig behandelt haben will.

In Verbindung mit dem Adaptations-Mudra (s. Abb. 87) kann es – genau wie beim Prioritäts-Mudra (s. Abb. 86) – Klarheit darüber geben, ob die gefundenen Pathologie wirklich (absolute) Priorität besitzt oder nicht doch noch eine Adaptation aus einer anderen „Kausalkette" ist.

Reagiert im *Two pointing* auch noch das Mudra „Systemische Adaptation" (s. Abb. 97, dann muss man vor allem die Hierarchie der Minicomputer beachten (s. Abb. 123 und Kap. 2).

n) **More-Mudra:** Z_4–D_5, M_4–D_n, RK leicht gekrümmt.

Am Ende einer Behandlung zeigt das More-Mudra an, ob der Patient noch mehr Therapie braucht.

o) **More-Mudra, mehr von Gleichem:** Z_4–D_5, MRK leicht gekrümmt.

Dieses Mudra zeigt an, dass man noch mehr von der gleichen Behandlungsart durchführen muss, als man bis dato getan hat. Hat man z. B. Akupunktur durchgeführt, so braucht der Patient dann noch mehr Akupunktur.

p) **More-Mudra, mehr von anderem:** M_4-D_n, ZRK leicht gekrümmt.

Spricht dieses Mudra am Ende einer Sitzung an, braucht der Patient noch eine andere Therapieart als bisher in dieser Sitzung. Hat man z. B. bisher Akupunktur angewandt, so braucht der Patient jetzt evtl. noch Mineralien o. Ä. oder eine energetische Psychotherapie etc., je nachdem, was dann anspricht.

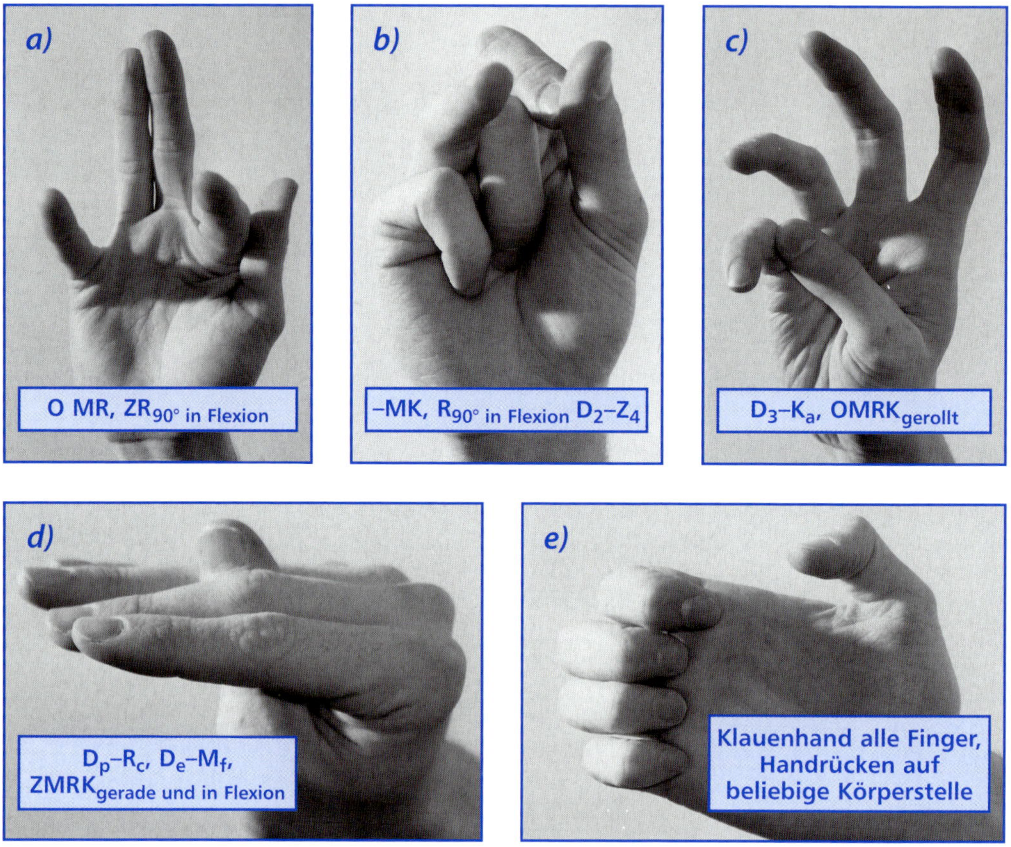

Abb. 94: Einige psychisch-emotionale Mudras, wie sie in der ZÄPE benutzt werden

a) **Psychische Umkehrung:** OMR, $ZR_{90°\ in\ Flexion}$

Dieses Mudra zeigt die immer häufiger werdende psychische Umkehrung (PU) an, die bei der energetischen Psychotherapie (s. Kap. 14) aber auch beim Nichtansprechen einer Therapie auftaucht, indem der Patient *unbewusst* kinesiologisch gegensätzlich zu dem reagiert, wie er *bewusst* antwortet (Switching).

b) **Emotionale Blockade:** –MK, $R_{90°\ in\ Flexion}$, D_2–Z_4

Dieses Mudra zeigt emotionale Barrieren auf, die sich z. B. auf negative Glaubenssysteme oder psychische Blockaden (z. B. Angst, Ärger, Traurigkeit) beziehen, die man eruieren muss.

c) **Psychischer Fokus:** D_3-K_a, $OMRK_{gerollt}$

Dieses Mudra entspricht auf psychischem Sektor dem dominanten Störfeld auf körperlicher Ebene. Es zeigt den primären, negativen Glaubenssatz eines Patienten an, von dem die weitere Entfaltung negativ beeinflusst wird.

d) **Psychische Segmentation:** D_b–R_c, D_e–M_f, $ZMRK_{gerade\ und\ in\ Flexion}$

Dieses Mudra zeigt die Themen (auch Reste eines Problems) an, die der Patient aus seinem Bewusstsein abgespalten (segmentiert) hat.

e) **Kernemotion:** Klauenhand alle Finger, Handrücken auf beliebige Körperstelle

Dieses Mudra spricht an, wenn ein Organ durch eine unverarbeitete Emotion belastet wird. Dann muss man den Ursprungskonflikt analog (PK/PPE) suchen und mit entsprechenden Techniken (PK/PPE, energetische Psychotherapie etc.) behandeln.

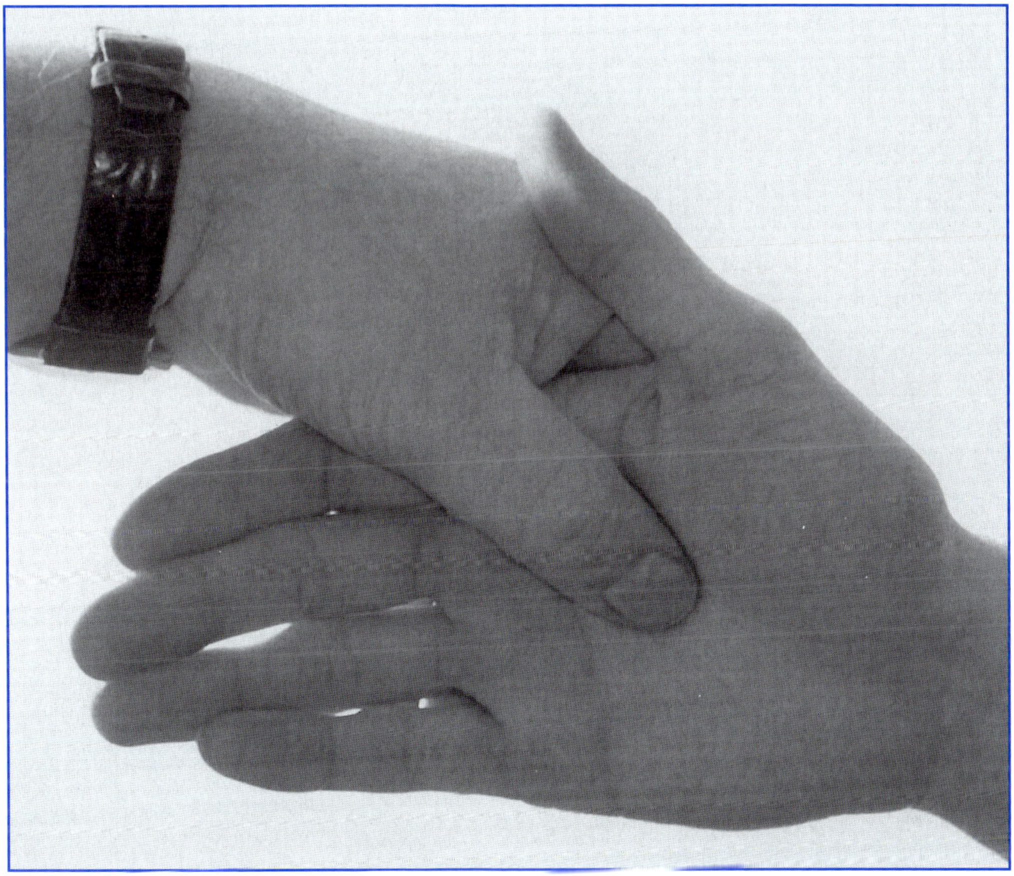

Abb. 95: „Handchakra"

Zu Beginn einer Testung, sozusagen auf der DOS-Ebene, wird bei gleicher Armlänge das so genannte „Handchakra" nach Ashly Robinson benutzt, das heißt, man führt nacheinander beidseitig je ein CH in den Handteller an der Stelle aus, wo sich das energetische Chakra der Hand befindet *(Plexus palmaris superf. et prof.)*, um festzustellen, ob die gleiche Armlänge eine Neutralstellung oder bereits ein Yang-AR als Zeichen einer Adaptation ist.

Erfolgt danach **kein +AR beidseitig**, liegt eine **Neutralstellung** vor und man kann den Test in der normalen Abfolge beginnen.

Ein **+AR auf einer Seite** ist ein **Yang-AR**, der als Notruf des Körpers zu bewerten ist. Man muss dann herausfinden, welcher akute Zustand diesen Yang-AR hervorgerufen hat, und zwar im Sinne des PPOR nach Beardall.

Dieser Zustand ist einem „Prä-Crash" des BC gleichzusetzen, d. h. der Organismus kann weiteren Stress nur schwer verarbeiten, ohne Gefahr zu laufen, ihn nicht mehr bewältigen zu können. Dieser akute Zustand muss erst beseitigt werden. Kinesiologisch heißt das, dass man sehr vorsichtig mit weiteren CHs sein muss, da der BC leicht abstürzt („Computer-Crash")

Innerhalb eines Files dient das „Handchakra" während des Testes dazu festzustellen, ob der BC noch *online* oder bereits abgestürzt ist. Dabei muss eine Seite mit einem +AR reagieren, die andere darf es nicht.

Erfolgt innerhalb des Files **beidseitig kein AR** bzw. reagieren *beide* Seiten mit einem +AR, liegt ein **„Computer-Crash"** vor, dessen Ursache dann gefunden werden muss. Um den BC neu zu starten, kann man das *Boot-up*-Mudra (s. Abb. 87) benutzen.

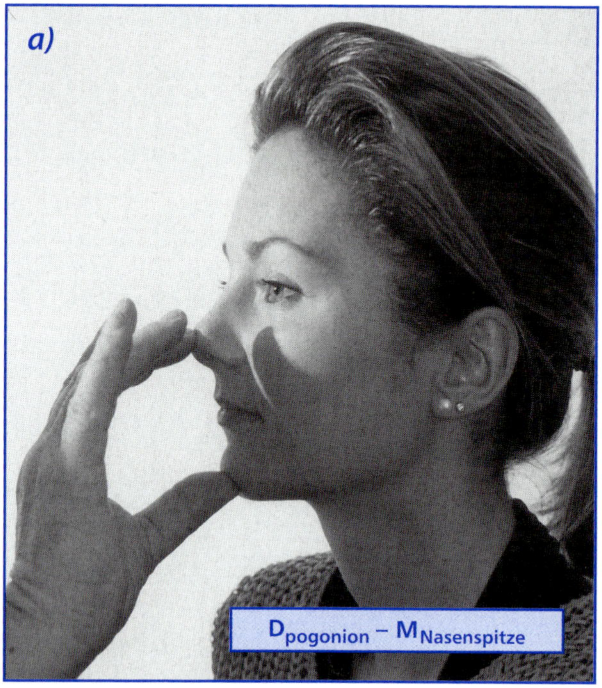

Abb. 96: Diagnose- und Therapie-Mudras

a) On display: $D_{pogonion}$ – $M_{Nasenspitze}$
Mit diesem Mudra kann man überprüfen, ob eine Information, die man im BC abgefragt hat, auf dem Bildschirm (Display) des BZ vorhanden ist, und kann sie dann einspeichern.

b) 5-Elemente-Mudra (R. UTT):
D_p–K_2, OZMR
Dieses Mudra zeigt eine Störung in den 5 Elementen und die Indikation einer Therapie mit den 5 Wandlungsphasen an.
In der ZÄPE dient es u. a. zum Auffinden des betroffenen Funktionskreises im Mund (s. Abb. 25) u./o. des zuerst zu klopfenden 5-Elemente-Punktes in der KFT (s. Kap. 14.6 und Abb. 26, 114).

c) NMK-Mudra (GROSSE-LINDEMANN):
D_3–K_4, R_4–D_d, M_4–D_e, Z_4–D_{ef}
Dieses Mudra wird vor allem zur Balance eines Akupunkturpunktes, besonders für den Hirnbereich benutzt. Es kann aber auch allgemein benutzt werden, wenn es positiv reagiert, indem man es so lange über den gefundenen Bereich hält, bis es beim anschließenden Test nicht mehr reagiert.

12

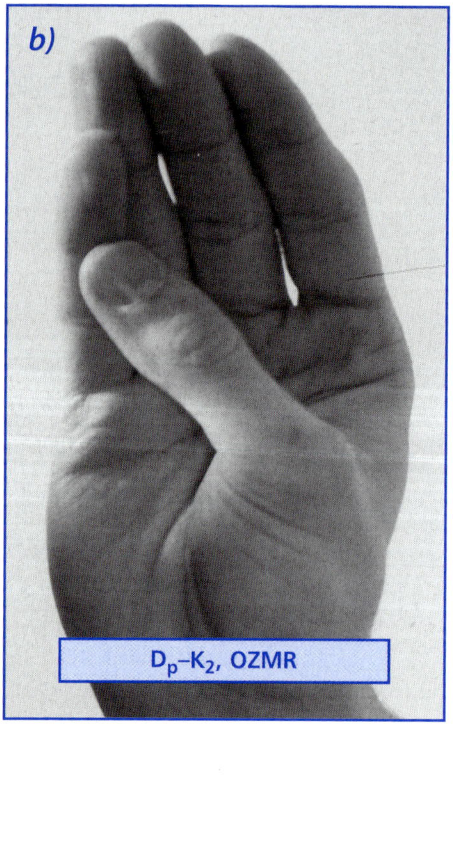

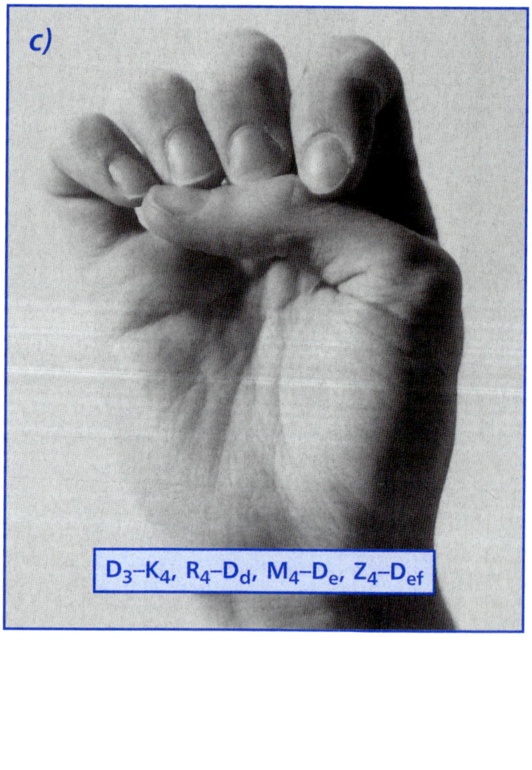

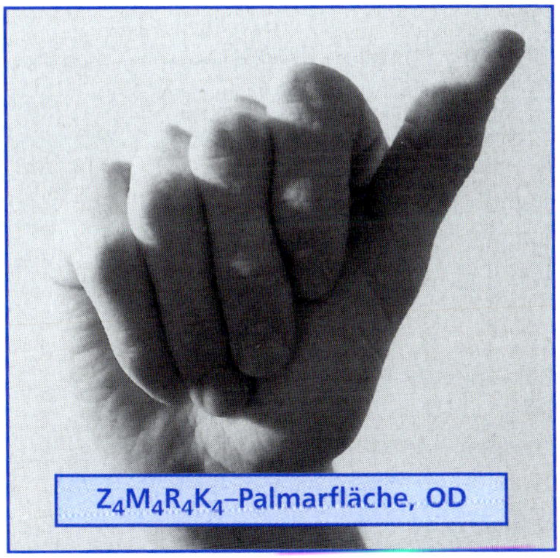

$Z_4M_4R_4K_4$–Palmarfläche, OD

Abb. 97: Mudra (Handmode) für systemische Adaptation nach A. Beardall

Man benutzt es, um anzuzeigen, dass eine Adaptation in einem ganzen System, z. B. im endokrinen, Gefäß-, Nervensystem oder in einem der fünf Minicomputer erfolgt ist.

Gerade bei den Minicomputern findet man dadurch diejenigen, die sich als System in Adaptation befinden, und kann dem BC durch Ermittlung der Ursachen dieser Adaptation eine bessere Steuerungsqualität geben. Außerdem kann es benutzt werden, wenn der Patient sich im generellen Hypertonus befindet und ein ganzes System daran schuld ist. Durch Einspeichern (nach Ansprechen) kann man dann die systemisch adaptierte Stelle durch TL/CL suchen, beklopft diese bis zum positiven Handchakra und diagnostiziert dann die Ätiologie (dominanter Herd, toxische Metalle etc.)

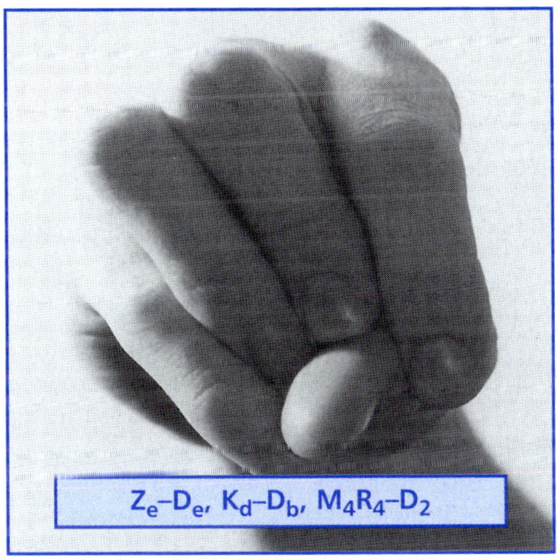

Z_e–D_e, K_d–D_b, M_4R_4–D_2

Abb. 98: Nerventherapie Z_e–D_e, K_d–D_b, M_4R_4–D_2

Dieses Mudra zeigt an, dass man therapeutisch über das Nervensystem arbeiten muss; es beinhaltet sowohl das vegetative wie auch das bewusste Nervensystem und die Neurotransmitter.

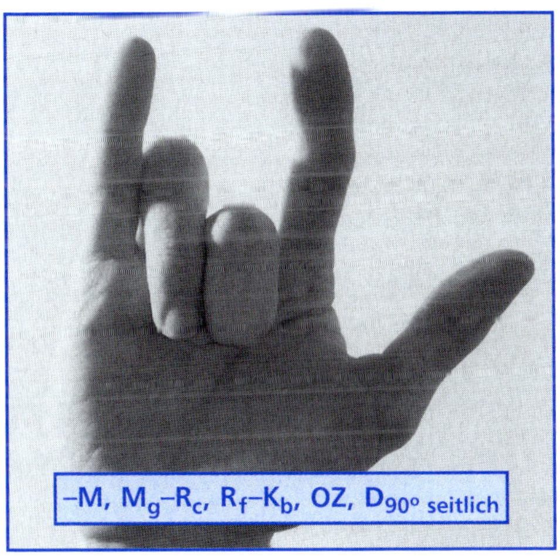

–M, M_g–R_c, R_f–K_b, OZ, $D_{90°}$ seitlich

Abb. 99: Mudra Neuraltherapie –M, M_g–R_c, R_f–K_b, OZ, $D_{90°}$ seitlich

Dieses Mudra zeigt an, dass man therapeutisch Neuraltherapie einsetzen soll, sei es als Injektion, als IR-Laser oder Akupunktur oder sogar in Form essentieller Öle.

Beachten Sie, dass vielleicht auch eine Neuraltherapie im Energiefeld (Aura) möglich ist.

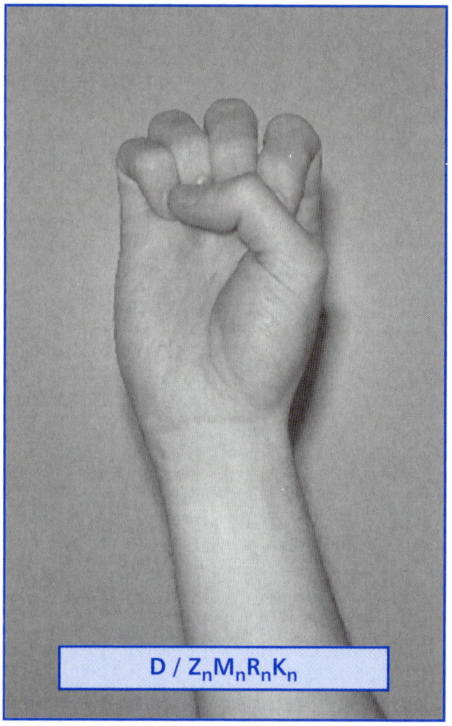

Abb. 100:

„Integrierte Persönlichkeit“, D / $Z_nM_nR_nK_n$

Dieses Mudra dient dazu, die eigene („ungesunde“, falsche) Identifikation mit unseren (alten, jetzigen) Rollen (Namen, Beruf, z. B. Zahnarzt etc.), einem unserer „Körper“ (physisch, emotional, mental), einem anderen Menschen etc. zu erkennen und gegebenenfalls zu korrigieren.

Über die Regressionstechnik kann man den Zeitpunkt und das Thema der falschen Identifikation herausfinden. Bei der Prüfung auf Identifikation mit einem der „Körper“ sollte allein die Identifikation (als integrierte Persönlichkeit) mit der Seele / dem höheren Selbst / der Essenz („Ich bin Seele / höheres Selbst / Essenz“) keinen Stress erzeugen, d. h. keine(n) MR / +AR zeigen.

Nach Ansprechen und Einspeichern des Mudras (MR / +AR) muss der Patient auf ein gleichseitiges Dreieck schauen, wodurch ein normotoner Muskel bzw. gleiche Armlänge auftritt. Dagegen wird im Two pointing die Testung auf die verschiedenen Identifikationen durchgeführt.

Das Desidentifizieren kann eine lange Zeit in Anspruch nehmen und wird durch Aufdecken und Behandeln der Situationen, Ursachen und Hintergründe mit entsprechenden Techniken (PK, MFT, PPE, KFT, TK) korrigiert.

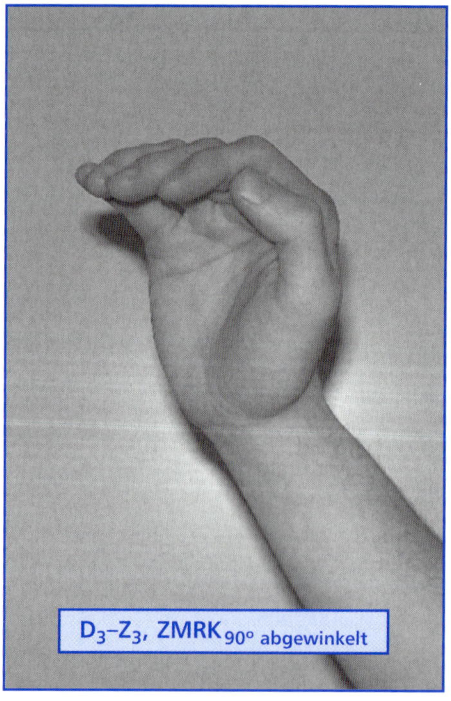

Abb. 101:

Aura-Scanning D_3-Z_3, $ZMRK_{90°}$ abgewinkelt

Mit diesem Mudra scannt man im Abstand von ca. 3 cm vom Körper die Energieblockaden der Aura, besonders des ätherischen Körpers, die durch die „eigene Aktion oder Reaktion in einer bestimmten Situation aus der Vergangenheit“ (Fremming/Havsboel) mit negativem Einfluss auf die Aura entstanden sind.

Durch Herausfinden der Situationen, die der Patient nicht ausreichend zum „Lernen“ genutzt hat, und durch den Bezug zur Gegenwart kann der Patient erkennen, dass jede dieser Situationen „die gleiche Lernmöglichkeit schon in vielen Verkleidungen“ bot und dass „jede die gleiche verborgene Gelegenheit bot, mehr Weisheit zu erwerben ... Das Wichtige dabei ist, auf die eigenen Handlungen und Reaktionen zu schauen und die ‚Weisheit' der Erfahrung zu verstehen, – nicht das, was andere uns angetan haben.“ (Fremming/Havsboel)

Das Ziel der Behandlung ist dabei die Rücknahme der Projektionen, d. h., mit dem neu erworbenen Verständnis die alte Situation „neu zu erschaffen“ (zu visualisieren), indem man sich darin „auf ideale Weise handeln oder reagieren sieht“ (Fremming/Havsboel).

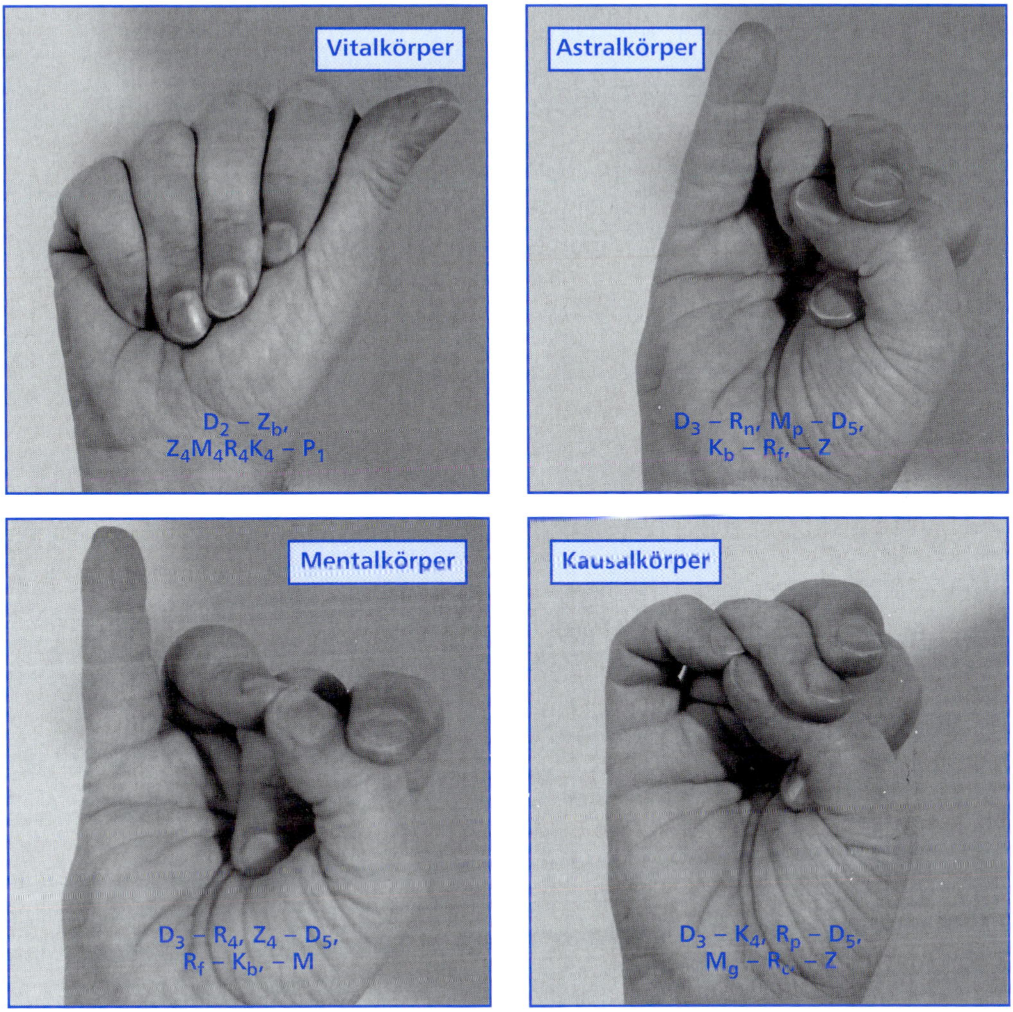

Abb. 102: Mudras nach A. Beardall / L. Williams für die verschiedenen Energiekörper

Will man identifizieren, welcher Energiekörper gestört ist bzw. von welcher der Schichten eine Störung ausgeht, werden die Mudras für den *Vital-, Astral-, Mental- und Kausalkörper* jeweils einzeln auf den RFR gelegt. Ein(e) + AR/MR zeigt den Befund an.

Spricht der *Astralkörper* an, kann man im *Two pointing* zum Beispiel nach einer *gestörten Emotion* suchen oder man kann das B-Mudra für *Parasiten* (um nur eines zu nennen) gegentesten; bei positivem Befund (Polaritätswechsel) erlaubt dies die Diagnose „astrale Parasiten" (s. Kap. 15).

Hat man zum Beispiel einen pathologischen Akupunkturpunkt oder eine andere Pathologie (zum Beispiel Schwermetalle, Kieferhöhle, TMG etc.) „eingespeichert" und testet die einzelnen Energiekörper dagegen (*Two pointing*), kann man dadurch die *Quelle der Störung* ermitteln: Spricht dann zum Beispiel der *Vitalkörper* an, so reicht es, den Akupunkturpunkt / die Pathologie mit einer geeigneten Methode zu behandeln (zum Beispiel Nadel, Laser, Farbe beim Akupunkturpunkt; Medikamente / Amalgamentfernung, -ausleitung / Schiene bei entsprechender Pathologie).

Spricht dagegen im *Two pointing* zum Beispiel der *Mentalkörper* oder der *Kausalkörper* an, müssen diese durch geeignete Methoden (zum Beispiel MFT, KFT o.Ä.) behandelt werden.

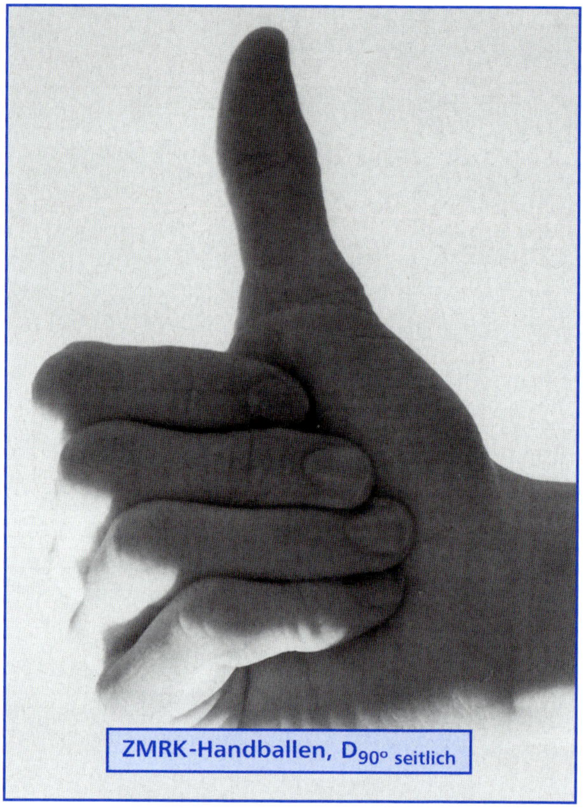

Abb. 103: Akasha-Chronik, ZMRK-Handballen, D $_{90°}$ seitlich

Die Akasha-Chronik ist in der Philosophia perennis vergleichbar einer Bibliothek oder einem Supercomputer, in der/dem *alles* (alle Information des gesamten Kosmos; alles, was jemals geschah oder geschehen wird) aufgezeichnet ist und aus der/dem bei Bedarf die Information für eine zu beantwortende Frage herausgeholt werden kann.

Im Sinne der Quantenphilosophie ist sie die „Summe aller Möglichkeiten", entspricht also dem Vakuum, aus dem bei Resonanz aus Virtualität Realität wird (s. Kap. 16).

Sie entspricht dem morphischen Feld nach R. Sheldrake. In ihm vernetzen sich die individuellen Bewusstseinsfelder „zu einem gemeinsamen Gesamtgewebe, das als gesammeltes kosmisches Wissen in einer anderen Dimension archiviert wird" (Holitzka).

Spricht das Mudra an, muss man es einspeichern und evtl. in Kombination mit dem Karma-Mudra (s. Abb. 104) über den RFR die einzelnen Energiekörper bzw. die einzelnen Ebenen auf Resonanz zu den Problemthemen des Patienten hin untersuchen.

Das Mudra bedeutet, dass die Lösung eines Problemkreises nicht vordergründig – analog gesehen: nicht im Arbeitsspeicher des BC – zu finden ist und sich quasi im Zustand der „impliziten Ordnung" (Bohm) befindet. Erst durch die entsprechende Resonanz wird sie in der „expliziten Ordnung" sichtbar.

Manchmal muss man auch Besetzungsphänomenen (Entitäten, Wesenheiten, s. Abb. 93k), der Besessenheit, dem Chartres-Filter (s. Abb. 116) nachgehen, wenn das Mudra anspricht. Als Therapie kann dann u. a. die Spagyrik nach Zimpel (z. B. UVSROIS, CITROENS(V) der Fa. Phylak) eingesetzt werden, die auch als Differenzierung benutzt werden kann, wenn der Test auf Elektrosmog bzw. Geopathie positiv ausfällt und die üblichen Mittel dagegen (z. B. Geovita®, aura geo®, aura elect® u. Ä.) keine Resonanz zeigen. Sollten weitere Maßnahmen nötig sein, muss der Therapeut sich entsprechende Kenntnisse aneignen oder den Patienten an einen erfahrenen Fachmann verweisen.

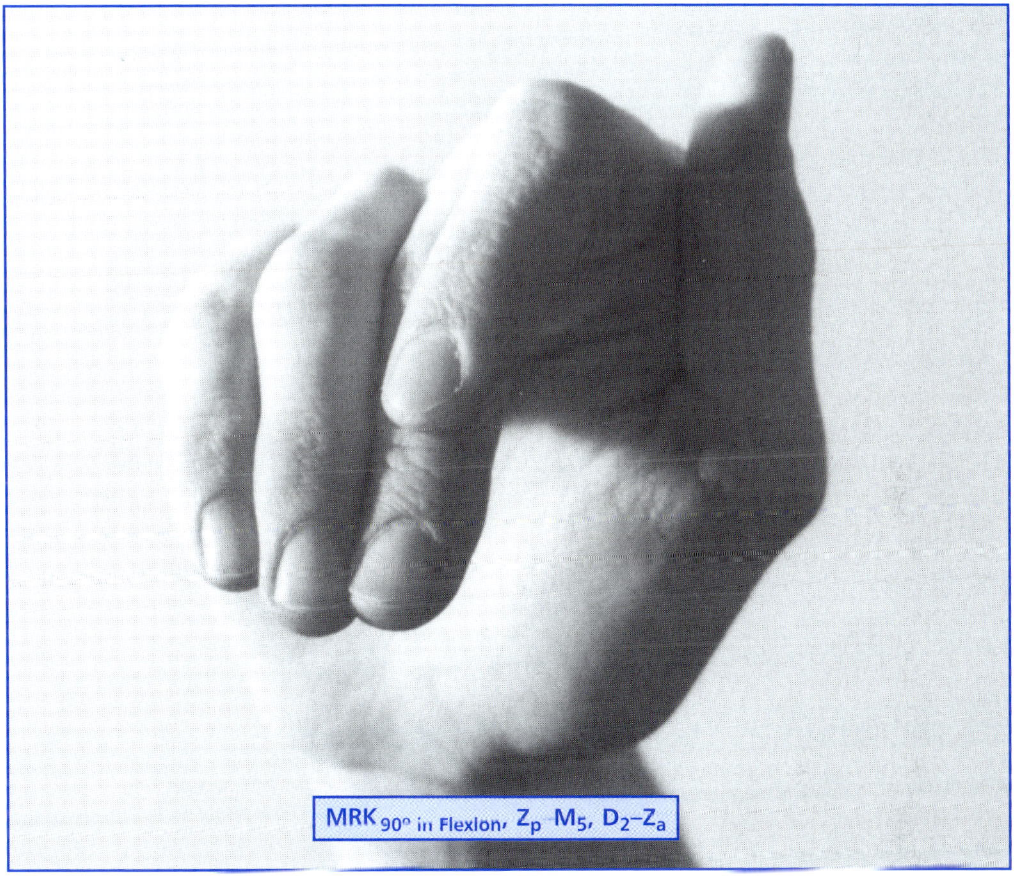

Abb. 104: Karma-Mudra, MRK $_{90°\ \text{in Flexion}}$, Z_p–M_5, D_2–Z_a

Man kann Karma als ein universelles Gesetz verstehen, „das die innere Harmonie und die logische Ordnung des Kosmos aufrechterhält" (S. SHIVANANDA, zitiert in SHERWOOD). Es verbindet die Wirkungen unserer Handlungen in allen Dimensionen mit ihren Ursachen und manifestiert sich daher auch in den verschiedenen feinstofflichen Energiekörpern der Lebewesen.

Spricht dieses Mudra an, dann hat die zu testende „Fragestellung" irgendetwas mit einer Erfahrung bzw. Tat (Aktion) aus vorangegangenen Lebenszyklen zu tun. D. h., das jetzige Geschehen oder Symptom ist die Folge eines alten, aus früheren Zeiten stammenden, noch nicht gelösten Problems, das ermittelt werden muss und dessen Lösung jetzt evtl. durch Spagyrika nach ZIMPEL (max. 3 x 7 Tr.), durch Homöopathika, Regressionstherapie, psychosomatische Energetik, energetische Psychotherapie (bes. KFT), PK (bes. schamanistische PK), PPE o. Ä. möglich ist.

Dabei findet man immer pathologische Befunde an den Chakren über das Chakren-Mudra (s. Abb. 105) sowie besonders auf der Kausalebene (s. Kap. 14.6) über das Kausalfeld-Mudra (s. Abb. 102), vor allem, wenn sie Priorität haben.

Man kann Karma auch ansehen als die Gesamtmenge an feinstofflicher Materie, die sich in der Aura des Menschen als „karmischer Ballast" (K. SHERWOOD) angesammelt hat und den Fluss der Energie (Chi, Prana) im Energiekörper und in den Energieträgersystemen (z. B. Meridiane, Nadis) des Menschen beeinträchtigt. Dadurch verschleiert dieser Ballast „die bewusste Wahrnehmung des Selbst und von allem, was daraus hervortritt"(SHERWOOD). Außerdem schwächt dieser Ballast die Grenzen des Menschen und macht ihn dadurch anfälliger für Fremdenergien. Daher muss man auch an Besetzungsphänomene denken (s. Abb. 93 j+k).

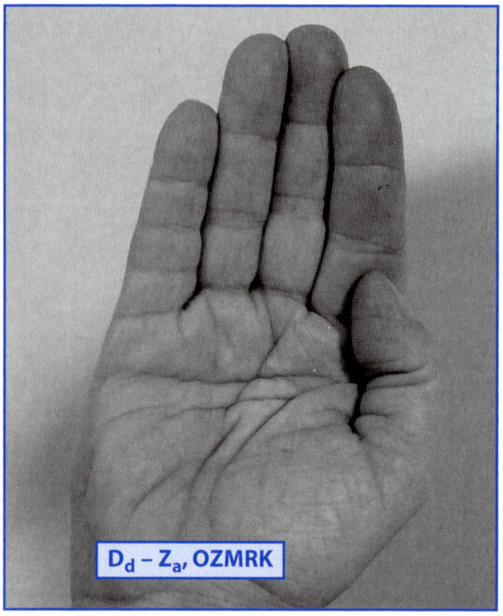

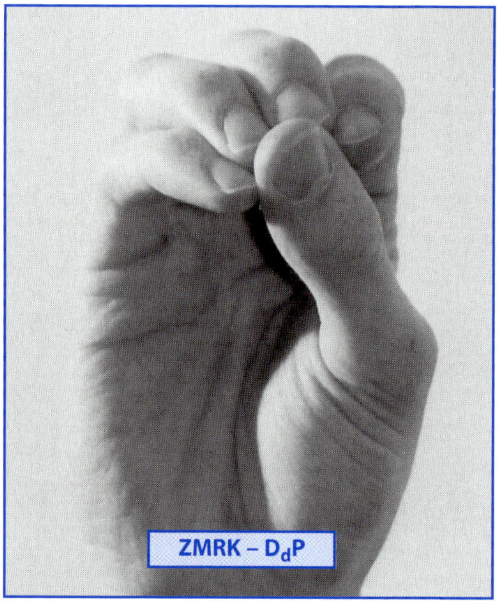

Abb. 105: Mudras als funktionelle Hologramme (Rossaint),
hier am Beispiel der Mudras für **Chakren:**
Links: **Handmode** nach A. Beardall mit entsprechender Kennzeichnung: D_d–Z_a, OZMRK. Rechts: **Biophotonen-Mudra (B-Mudra)** nach M. M. van Benschoten mit dazugehöriger Kennzeichnung: ZMRK–D_dP

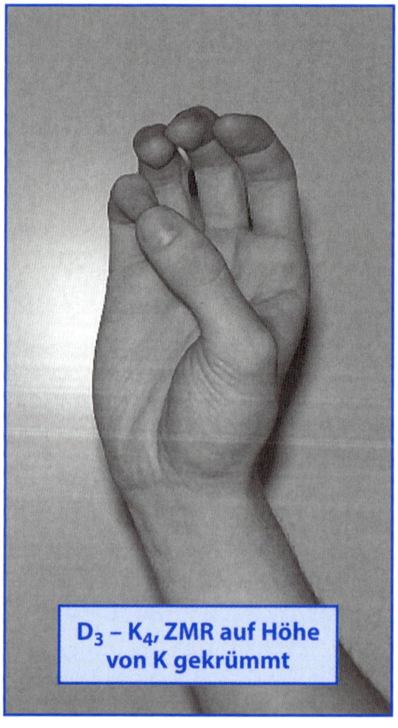

Abb. 106: Mudra „Karmische Bande", D_3-K_4, ZMR auf Höhe von K gekrümmt

Dieses Mudra kommt oft in Verbindung mit dem Handmode „Karma" vor (s. Abb.104). Beim Ansprechen dieses Mudras besteht ein „karmisches Band" zwischen dem Getesteten und einer anderen Person bzw. Personen, mit der/denen er einen Konflikt hat, der nicht innerhalb kurzer Zeit gelöst wurde/wird. Dies kann sich über Inkarnationen hinziehen und sich auf so viele ungelöste Konflikte beziehen, dass der Patient das Gefühl hat, dass das Leben ihn „stranguliert" (Fremming/Havsboel). Das Mudra zeigt an, dass man jetzt in der Lage ist, diese Bindungen bewusst zu lösen, was sowohl dem hilft, der loslässt, als auch dem, der losgelassen wird. Wenn man sich karmisch an sich selbst gebunden fühlt, sei es aus früheren Zeiten dieses Lebens oder aus früheren Inkarnationen, so kann man diese Bande auf die gleiche Art lösen.
Nach dem Ansprechen und Einspeichern ermittelt man die betroffenen Chakren mit den zugehörigen Themen im *Two pointing* und testet dann die Ursachen/Hintergründe dieser karmischen Bande.
Um sie aufzulösen muss man die daraus abgeleiteten Glaubenssätze des Patienten herausfinden und besonders der Frage nachgehen, „was in dieser Beziehung gelernt werden konnte, wie sich das Leben verändert hat, wie die Entwicklung war, worin … das Geschenk" besteht (Fremming/Havsboel).

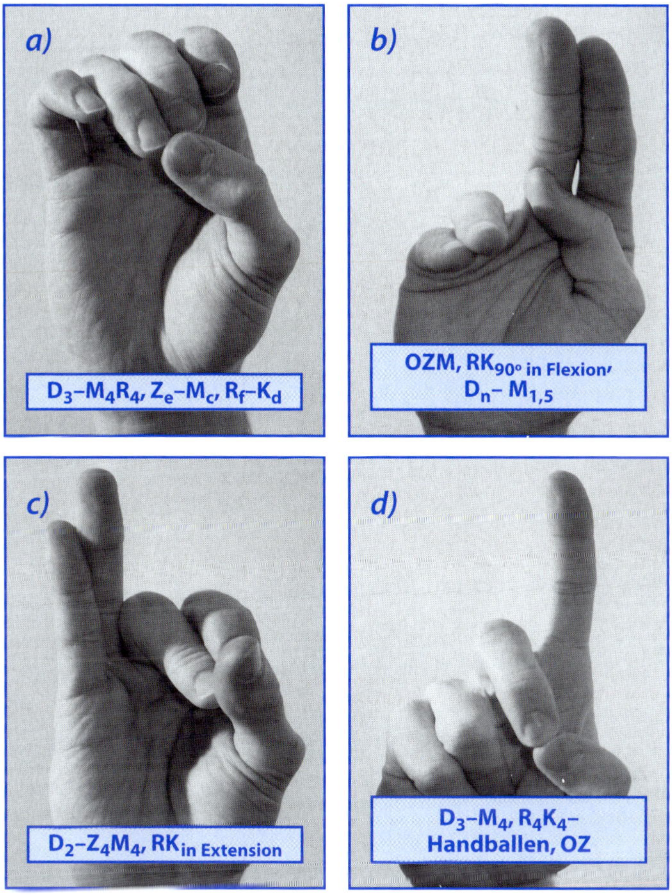

Abb. 107: Einige Mudras für den Stoffwechsel (z. B. für Schwermetallausleitung)

a) **Fettstoffwechsel:** D_3–M_4R_4, Z_e–M_c, R_f–K_d

Dieses Mudra zeigt alle Störungen des Fettstoffwechsels an, sei es aufgrund von Mangelerscheinungen (z. B. Omega-Fettsäuren), von Malabsorption (z. B. Bitterstoffe, Enzyme) oder Leberfunktionsstörungen (z. B. Schwermetalle).

b) **Leberentgiftung** (Williams): OZM, $RK_{90°\ in\ Flexion}$, D_n–$M_{1,5}$

Dieses Mudra zeigt an, dass bei einer toxischen Belastung z. B. durch Schwermetalle oder andere Toxine eine Leberentgiftung angezeigt ist, aber auch, dass spezifische Entgiftungsvorgänge angesprochen werden (z. B. Phase 1 oder 2 der Leberentgiftung, z. B. bei Phenol oder Koffein Cytochrom P450, Phase 1).

c) **Allergie, Phenole:** D_2–Z_4M_4, $RK_{in\ Extension}$

Dieses Mudra spricht an, wenn z. B. Phenole (auch natürliche in Nahrungsmitteln) eine Unverträglichkeit auslösen. Solche typischen Phenole sind z. B. Acetaldehyd, Capsicain, Eugenol, Nikotin, Quercetin, Vanillylamine.

d) **Glutathion:** D_3–M_4, R_4K_4–Handballen, OZ

Dieses Mudra spricht an, wenn die Umwandlung von oxydiertem in reduziertes Glutathion in Phase 2 gestört ist, sei es aufgrund von Mangelzuständen an Vitaminen, Spurenelementen, Fettsäuren, oder aufgrund von Schwermetallbelastungen, die reduziertes Glutathion (evtl. auch S-Acetylglutathion nach Ohlenschläger) benötigen.

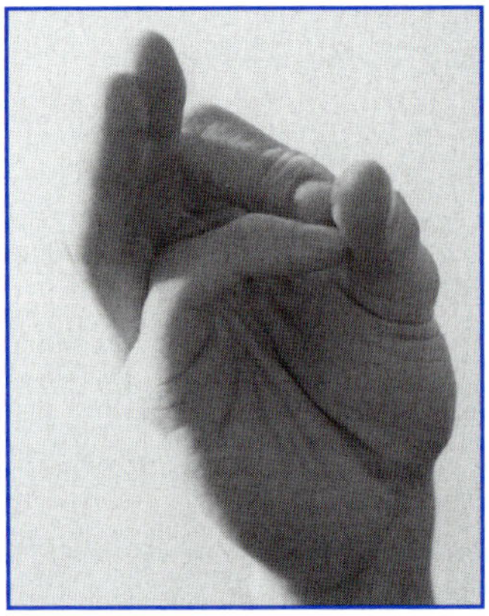

Primär-Computer-Komponente
D_2–Z_4K_4,OMR

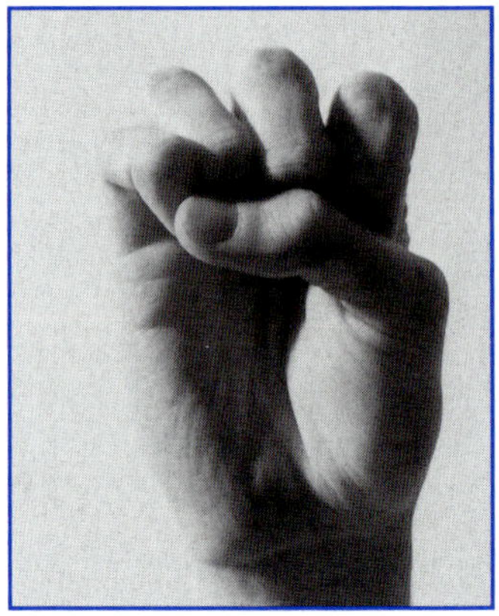

Einstieg in Primär-Computer
D_f–Z_n, D_f–M_n, D_e–R_n, D_d–K_n

TL / CL mit Zunge am harten Gaumen

Primär-Computer-Test

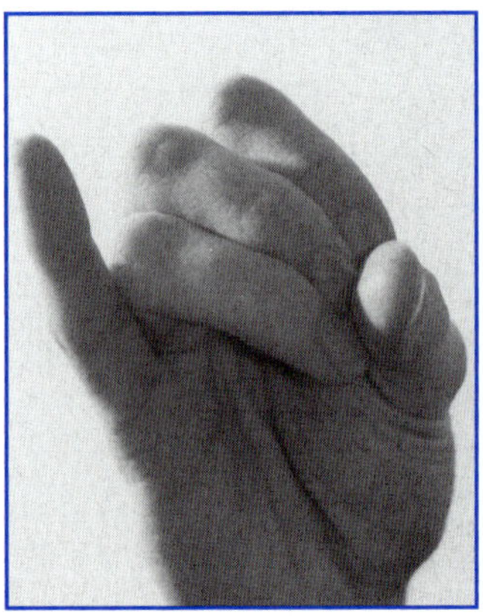

Endokriner-Computer-Komponente
O K, D_2–$Z_4M_4R_4$

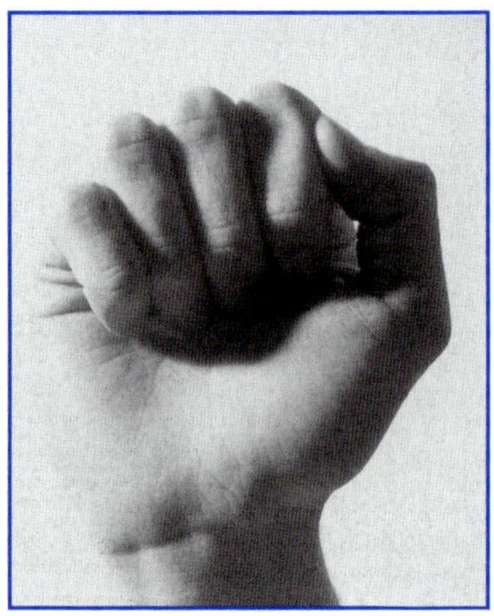

Einstieg in 3E-Computer
D_3–Z_c, ZMRK palmar gebeugt

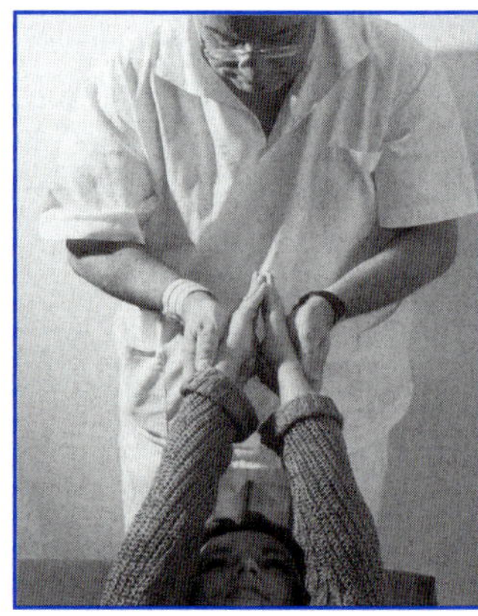

AL-Test (3E-Computer)

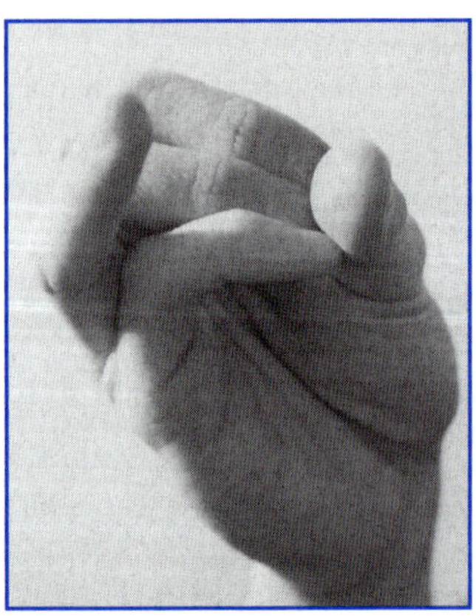

Spinal-Computer-Komponente
OR, D_2–$Z_4M_4K_4$

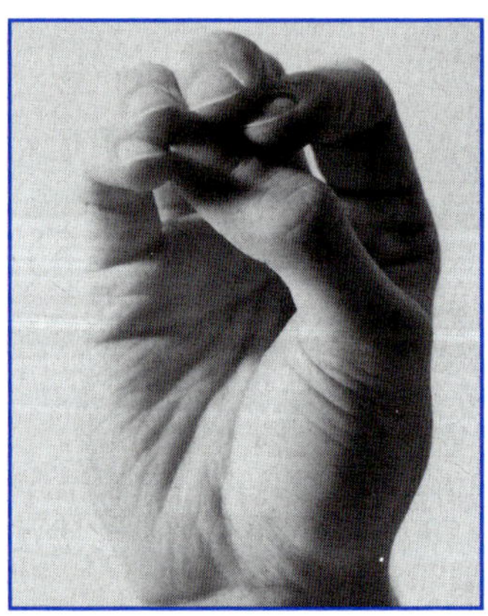

Einstieg in Spinal-Computer
D_3–M_pR_p, K_4–D_c, D_d–Z_4

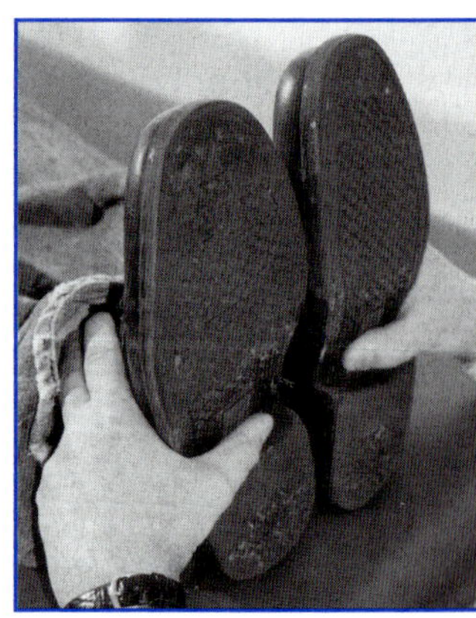

BL-Test (Spiral-Computer)

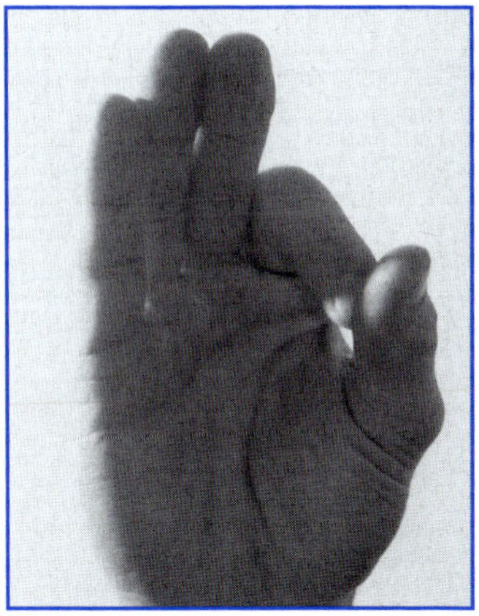

Lokal-Computer-Komponente
D_2–Z_4, OMRZ

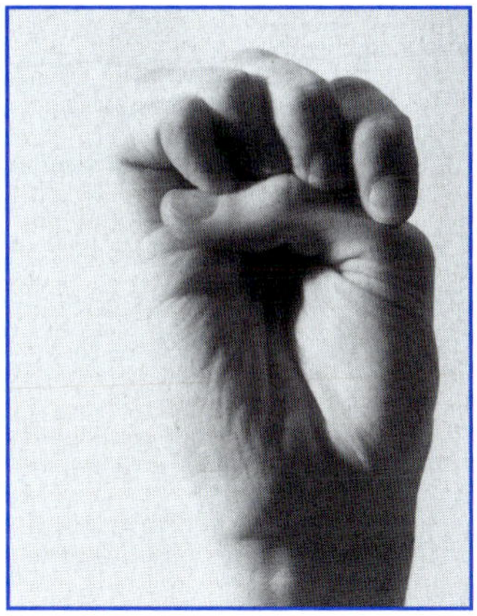

Einstieg in Lokal-Computer
D_6–Z_4, D_6–M_4, D_5–R_4, D_4–K_4

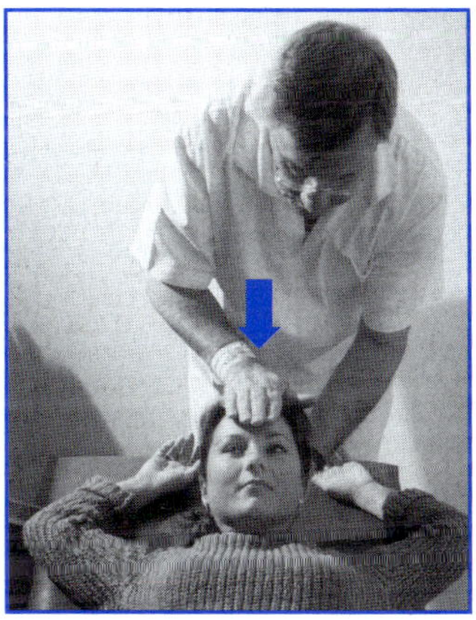

5Q-Test: Kopf (Lokal-Computer)

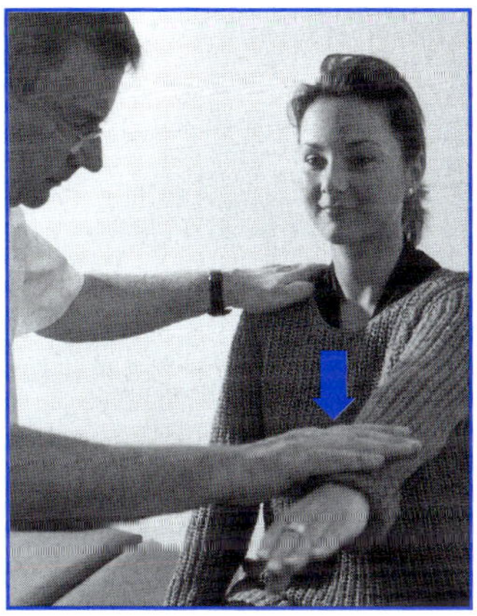

5 Q-Test: Brust

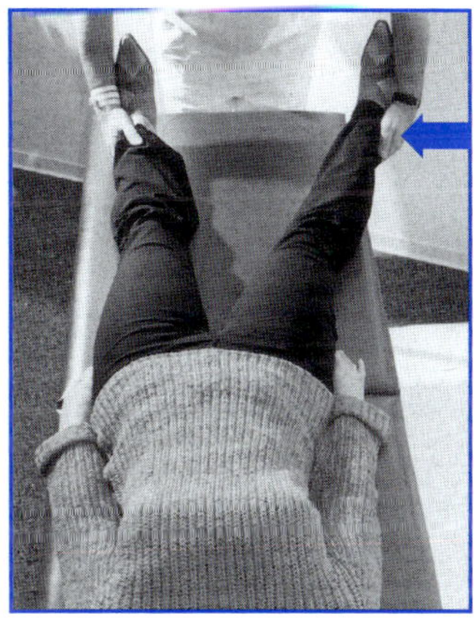

5Q-Test: Becken (Lokal-Computer)

12

Abb. 108: Untersuchung der Mini-Biocomputer

S. 476, 1. Reihe: Mudras und Test für Primär-Computer
2. Reihe: Mudras und Test für Endokrin-Computer
Test mittels Armlänge (AL); bei gleicher AL: o.B.; ungleiche AL: Pathologie
Sie zeigt auch einen Hypertonus des *M. psoas* auf der kurzen Seite an.
Im Gegensatz zu AR wird bei AL die Muskelkette ganz aktiviert, d.h. die Arme werden bei ausgestreckten Fingern kräftig über den Kopf gezogen.
3. Reihe: Mudras und Test für Spinal-Computer
Test mittels Beinlänge (BL); hier: pathologischer Befund (s. vorige Seite)

S. 477, 1. Reihe: Mudras für Lokal-Computer (5 Quadranten)
2. Reihe, links: 5-Q-Test mittels Nackenflexoren (Kopf; s. auch Abb. 49)
Mitte: 5-Q-Test mittels Armstrecker (Brust; s. auch Abb. 52)
rechts: 5-Q-Test mittels Beinabduktoren (Becken). Werden sie um mindestens 45° abduziert (RD = Hüftabduktionstest), so sind alle Beinabduktoren erfasst *(Mm. glutaeus medius, glutaeus medius, glutaeus minimus, TFL, psoas major)*

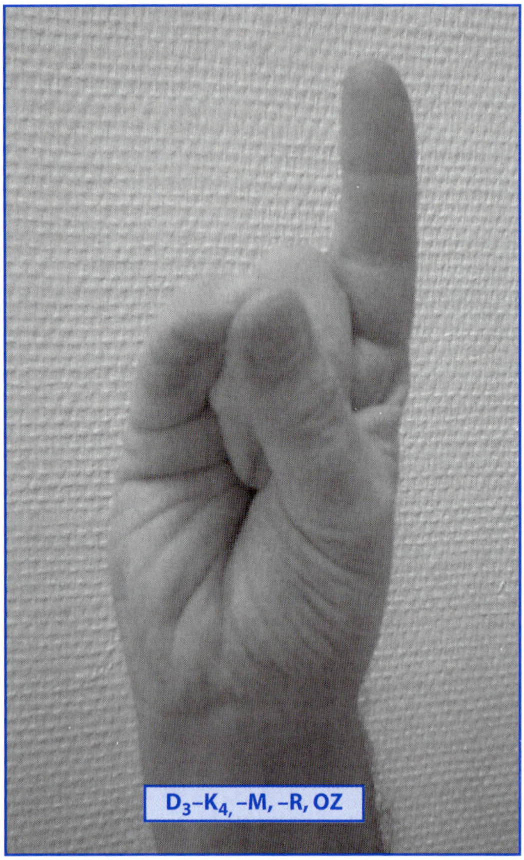

Abb. 109 a:
Mudra Erlaubnis *(permission)*
D_3–K_4, –M, –R, OZ

Mit diesem Mudra holt der Therapeut sich vom höheren Selbst die Erlaubnis, einen Themenkomplex anzusprechen und zu behandeln, falls er positiv testet. Das gilt besonders in Verbindung mit den folgenden Mudras: Karma, Akasha, Energiekörper (Aura), Kern-Emotion o. Ä. Bei negativem Test muss das entsprechende Thema zu einem anderen (dem richtigen) Zeitpunkt behandelt werden.

Abb. 109b: Die Lage der Resonanzpunkte aus der Aurikulomedizin (Bahr)

Seite 479 oben:
auf der Stirn, zur Bestimmung der Belastung durch die entsprechenden Stoffe. Ist jeweils ein Punkt durch TL/CL oder 3-Volt-Hämmerchen (+AR/MR/Resonanz) ermittelt worden, wird er über die XY-Linie eingespeichert. Der Au- und der Ag-Punkt wurden von Rossaint gefunden (s. auch S. 291).

Unten links: XY-Linie nach Nogier
zur Einspeicherung jeglicher Information in den BC. Mit dem Daumen wird vom Inn-Trang bis zum Haaransatz eine Linie auf der Haut „gezogen". Dadurch ist die kurz zuvor an einem Punkt oder einer Somatotopie durchgeführte TL/CL, die eine Muskelreaktion oder einen +AR ergeben hat, eingespeichert (Verweilmodus) und man kann die nötige Therapie durchführen. Im Falle der o.g. Substanzen ermittelt man ihre homöopathische Potenz, die den Polaritätswechsel hervorruft. Hat man ein(e) Mudra/Pathologie eingespeichert, sucht man die zugehörige(n) Ebene(n) und die dazu passenden Heilmittel/Therapiemethoden. Der Yin-Tang (Inn-Trang)-Punkt wird auch zur Ermittlung einer Oszillation mittels Articain (lokale Resonanz) bzw. + 3-Volt-Hämmerchen benutzt, während bei der Inversion zusätzlich noch die +9-Volt-Stabseite rechts bzw. links bei Erdung gehalten wird (vgl. Abb. 116).

Unten rechts: XY-Linie auf dem Körper
zum Entfernen der vorher eingespeicherten Information aus dem BC. Hier „zieht" man die Linie vom Xiphoid bis zum Nabel über die Haut. Dann darf die vorher gespeicherte Information (z. B. Pathologie, Mudra, Substanz) nicht mehr in Form des AR bzw. des schwachen/hypertonen Muskels zu finden sein.

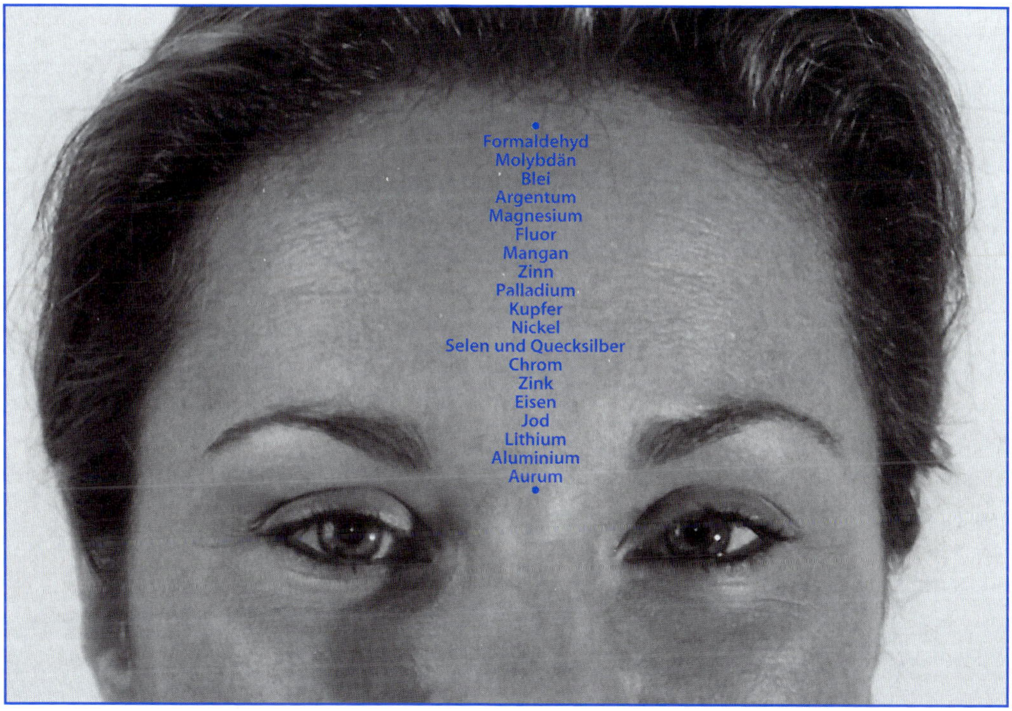
Formaldehyd
Molybdän
Blei
Argentum
Magnesium
Fluor
Mangan
Zinn
Palladium
Kupfer
Nickel
Selen und Quecksilber
Chrom
Zink
Eisen
Jod
Lithium
Aluminium
Aurum

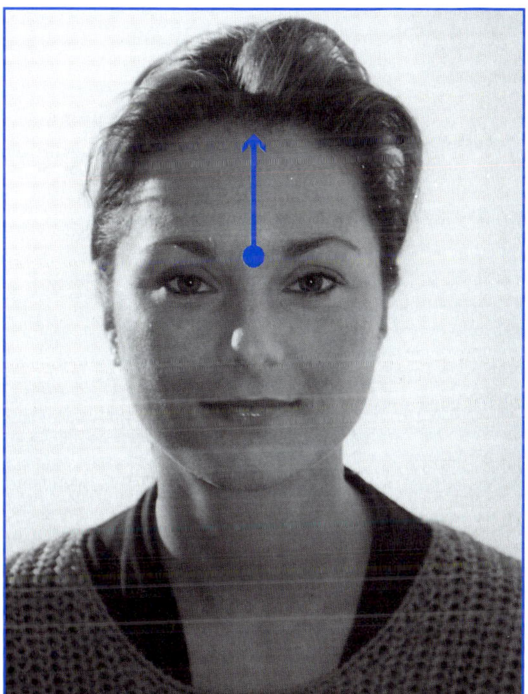

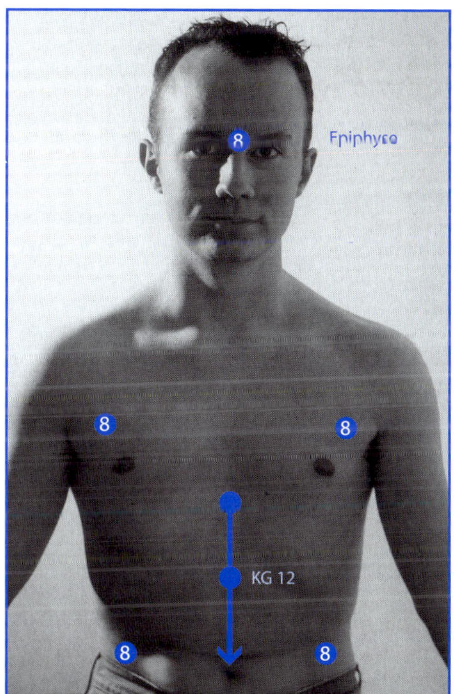
8
Epiphyse
8
8
KG 12
8
8

12

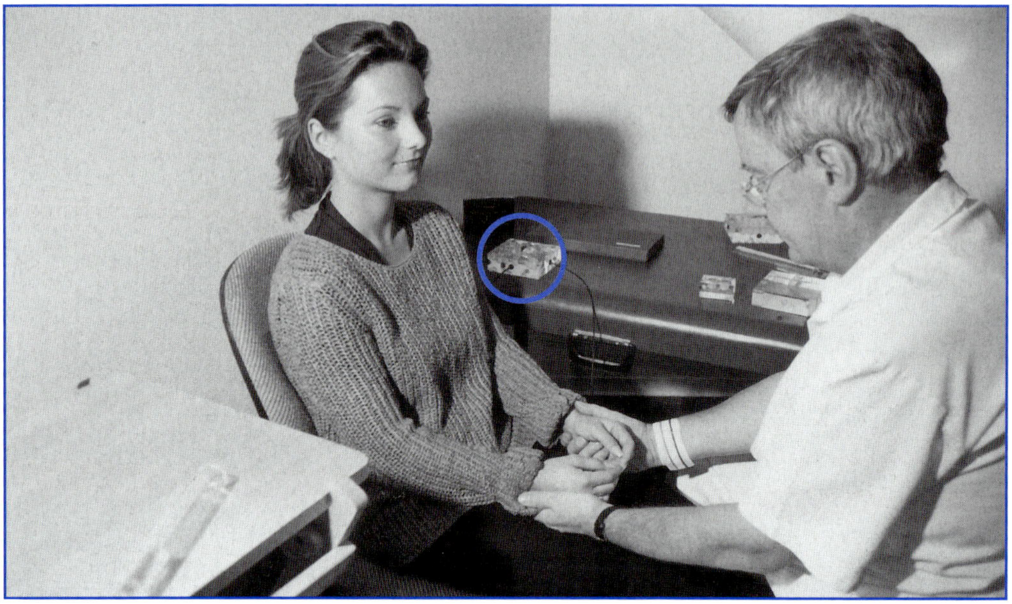

Abb. 110: Werkstofftest mittels AR

Hier wird gerade ein Bionator (s. Kreis) getestet. Die zahnärztlichen Werkstoffe und Metalle können auch in der linken Hand gehalten oder unter die Zunge gelegt werden. Das Gleiche gilt für Nahrungsmittel und Medikamente. Dazu können natürlich auch die entsprechenden Allergie-MP (1, 2 oder 3) genommen werden. Der Kontrollmesspunkt (KMP-Allergie) gibt dabei Auskunft über das generelle Vorhandensein einer Allergie auf der entsprechenden Körperseite.

Da beim Vorhandensein einer Duralrohrverdrehung (*dural torque*) das Einbringen von Werkstoffen, Nahrungsmitteln und Medikamenten in den Mundraum auf der rechten Zungenseite eine andere Reaktion ergibt als auf der linken, muss dieser *dural torque* vorher getestet werden; dieser Test erfolgt über den *M. psoas* bei gleichzeitigem Anheben des anderen Beines, wobei der Psoas alleine vorher normoton sein muss. Eine MR zeigt das Problem. Die AK verlangt den oralen (bzw. nasalen) Provokationstest, wo möglich.

Eine anfänglich positive Reaktion auf ein Medikament kann nach ca. 30 Sekunden umkippen, wenn evtl. die Unverträglichkeit der Begleit- und Zusatzstoffe zutage tritt. Daher muss man nach dieser Zeit das erste Ergebnis überprüfen. Um eine Unverträglichkeit von einer Allergie zu unterscheiden, benutzt Hebs das Allergie-Mudra. Erfolgt eine Polaritätsänderung nach Einspeichern dieses Mudras durch einen der o. g. Stoffe, so liegt eine Allergie vor. Testet nach Hebs (ohne Mudra) eine Substanz zuerst schwach und nach ca. 30 Sekunden stark, so liegt lediglich eine Unverträglichkeit vor, da der Körper sich daran adaptiert hat, während er bei einer Allergie *immer* reagiert.

Werkstoffe, Nahrungsmittel und Medikamente werden in der Regel mehrmals hintereinander aufgelegt. Wird der getestete Muskel beim ersten Auflegen schwach und anschließend sofort wieder normoton, so bedeutet das Testobjekt zwar einen Stress für den Organismus, der jedoch kompensiert wird; bleibt er bei weiterem Auflegen gleich schwach, so liegt eine Allergie vor. Wird der Muskel bei jedem Auflegen schwächer, ist das Testobjekt toxisch für den Patienten. Analoges gilt für den AR, der bei einer Allergie immer gleich groß bleibt und im Falle einer Toxizität immer größer wird. Hier: –AR = Verträglichkeit.

Alle diese Tests dürfen erst nach Untersuchung und ggf. nach Korrektur des Biocomputers durchgeführt werden.

Beachten Sie den Unterschied zwischen peripherer (s. Bild) und zentraler Testung: Periphere Auflage wirkt wie die *Zugabe* eines Materials, zentrale Auflage wie die *Wegnahme*; Ersteres ist also eine zusätzliche *Belastung*, das Zweite eine *Entlastung* durch das Material. MR/AR bei beiden zeigt jeweils eine Unverträglichkeit, zum einen wenn man neues Material inkorporiert, zum anderen wenn das schon inkorporierte stört.

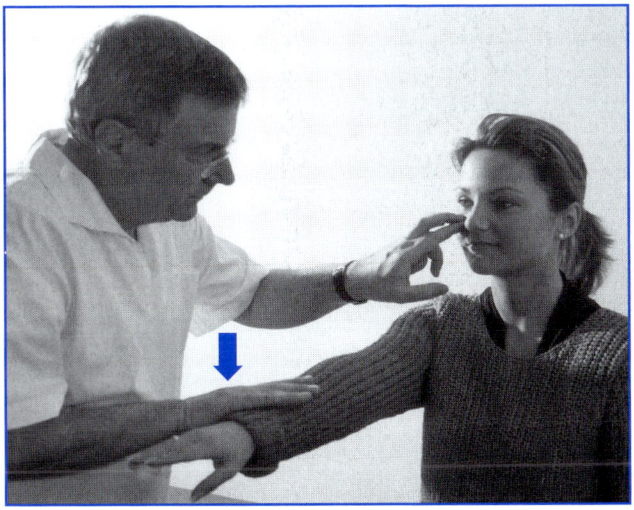

Abb. 111:
Schwermetalle können getestet werden durch CL/TL am Allergiepunkt unter dem rechten Auge, auf dem *Foramen infraorbitale* (Ma 4 nach VOLL, Ma 1 nach TCM).

Es ist ein Screeningpunkt für alle Allergien im Körper. Bei der CL/TL fragt man: „Haben Sie irgendeine Allergie im Körper?", und testet dann. Wird der IM hypo- bzw. hyperton, bedeutet das: „Ja". Das gilt auch für Allergien auf Medikamente. Man kann auch die EAV-Allergiemesspunkte nehmen, mit entsprechendem Muskeltest.

Ein Allergiehinweis kann ebenso über die Lykotronic-Testampulle „globale Allergie" erfolgen und/oder mit Hilfe der entsprechenden Präparate aus dem Testsatz nach SCHIMMEL (Histamin D12, Allergie Inj. usw.; s. Abb. 10).

Nach KLINGHARDT/WILLIAMS liegt der „Meisterpunkt der Allergien" im 4. ICR rechts parasternal.

Neben dem HEBS-Allergie-Mudra gibt es auch ein Mudra für „primäre Allergie" (s. Abb. 89) mit dem entsprechenden Hinweis auf die Bedeutung, besonders bei einer durch Nahrungsmittelallergien „eingeschränkten Regulation". Reagiert man beim Halten dieses Mudras (erst in jeder Hand einzeln, dann zusammen bds.) im Muskeltest jeweils schwach, besteht keine primäre Nahrungsmittelallergie(!). Jedoch besteht im Falle einer jeweils hypertonen Reaktion eine *chronische* Allergie, während eine *akute* Allergie sich durch unterschiedliche Reaktionen zeigt (z. B. re. hypoton und li. hyperton bzw. *vice versa*: KLINGHARDT).

Man vergesse nicht die psychogene Komponente, da eine Allergie auch vom Bewusstseinszustand des Patienten abhängt und durch Emotionen unterhalten werden kann.

In der Kinesiologie testet man vier verschiedene „Allergiearten" (nach SCHMITT/LEBOWITZ) mit bestimmten Testsubstanzen (bei aufgelegtem Allergen):

1) die „histamininduzierte Allergie" mit Histamin D12 oder Histidin (AS)
2) die „Kinin-Allergie" mit Zink oder cholecystokininhaltigem Pankreas-Extrakt bzw. mit Aprotinin (Trasylol)
3) die „Thymus-Allergie" mit Kupfer oder durch TL/CL auf Thymus
4) die „Cholin-Allergie" mit Cholin oder Niacinamid oder durch TL/CL am NL-Punkt der Leber

Je nachdem, welche Substanz den durch das Allergen induzierten AR/hypo-/hypertonen Muskel ausgleicht, ist die entsprechende „Allergie" vorhanden und man gibt diese Substanz während der Karenzzeit als Therapeutikum.

Beachten Sie bitte:

1. Eine Allergie geht auch oft mit einer Sucht einher (Suchtallergie, *addictive allergy*), besonders wenn das Allergen einen Muskel hyperton macht.
2. Oft ist bei einer Allergie auch der Atlas blockiert. Und oft ist eine Allergie „versteckt", d. h. sie kann durch die o. g. Maßnahmen nicht sofort entdeckt werden, sondern muss erst provoziert werden, durch …

a) TL/CL an 3E 21 oder
b) durch Auflegen der Südpolseite eines Magneten auf KG 6 (STZ) über das Allergen oder
c) durch Erzeugen eines *Dural-torque*-Problems mittels zwei Keilen (einer auf das re. Acetabulum, der andere unter die li. Schulter.

12

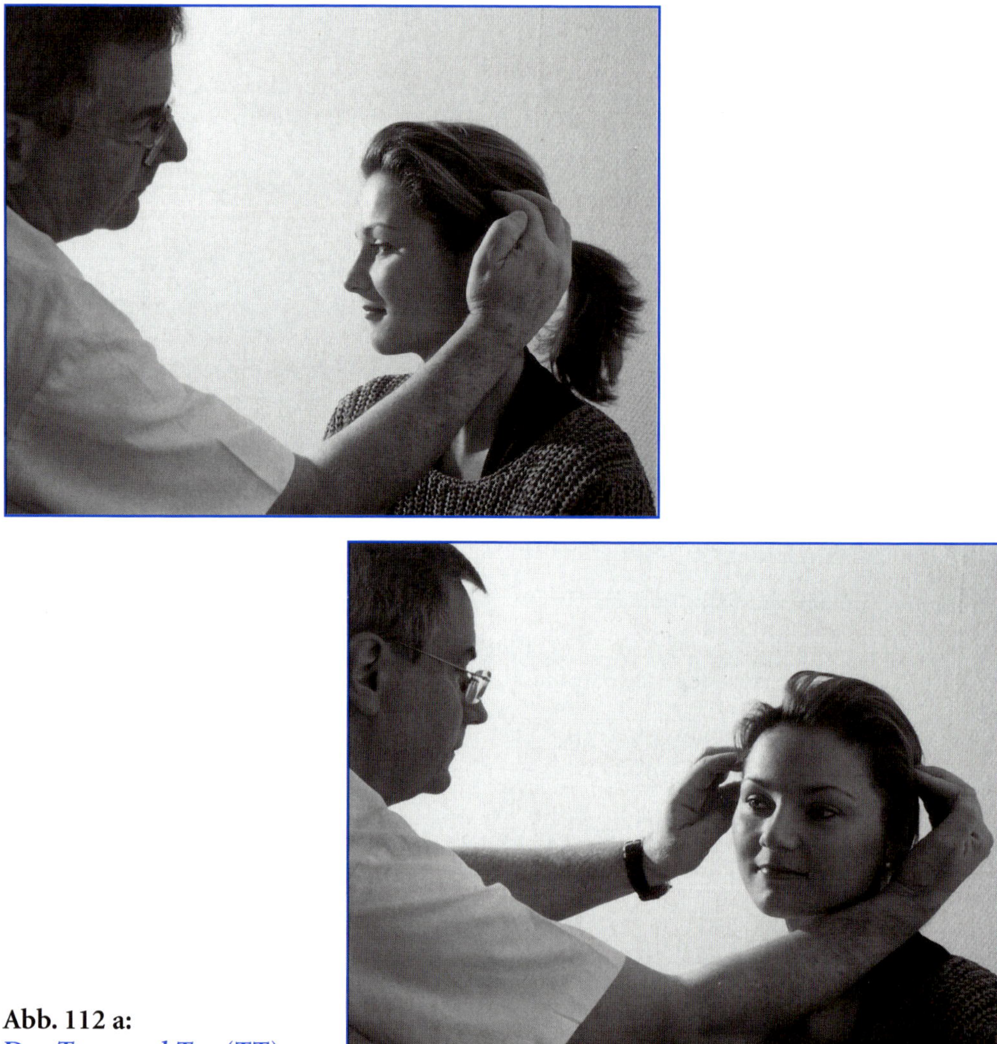

Abb. 112 a:
Der *Temporal Tap* (TT)

Dies ist eine kinesiologische Maßnahme zur Kontrolle autonomer Funktionen, einseitig (links, für die linke Hemisphäre) und beidseitig (rechts) durchgeführt. Die Fingerkuppen werden auf vier Areale geklopft, die auf der *Sutura temporo-parietalis* liegen, beginnend oberhalb des Ohransatzes. Vorher werden verbale (oder nonverbale) Suggestionen gegeben, z. B.:

„Würgen ist überflüssig, würgen ist nicht nötig."

„So viel Speichel ist überflüssig, so viel Speichel ist nicht nötig."

„Es gibt keinen Grund, so viel zu bluten; so viel zu bluten ist überflüssig."

Dabei muss etwas Zeit vergehen, bis das Klopfen durchgeführt wird, damit die Suggestion Erfolg hat.
Kennt man die laterale Hirndominanz, kann der TT einseitig durchgeführt werden; sicherheitshalber nimmt man immer beide Seiten. Erfolgsaussichten ca. 80–90 % bei richtigem Vorgehen. Das rechte Gehirn reagiert auf negative Formulierungen, während das linke Gehirn positive Suggestionen verarbeitet.
Will man eine gerade eingegebene Information (z. B. Challenge, Korrektur) wieder neutralisieren, klopft man die Rees-Punkte mehrmals hintereinander gegen den Uhrzeigersinn (*reverse TT*).

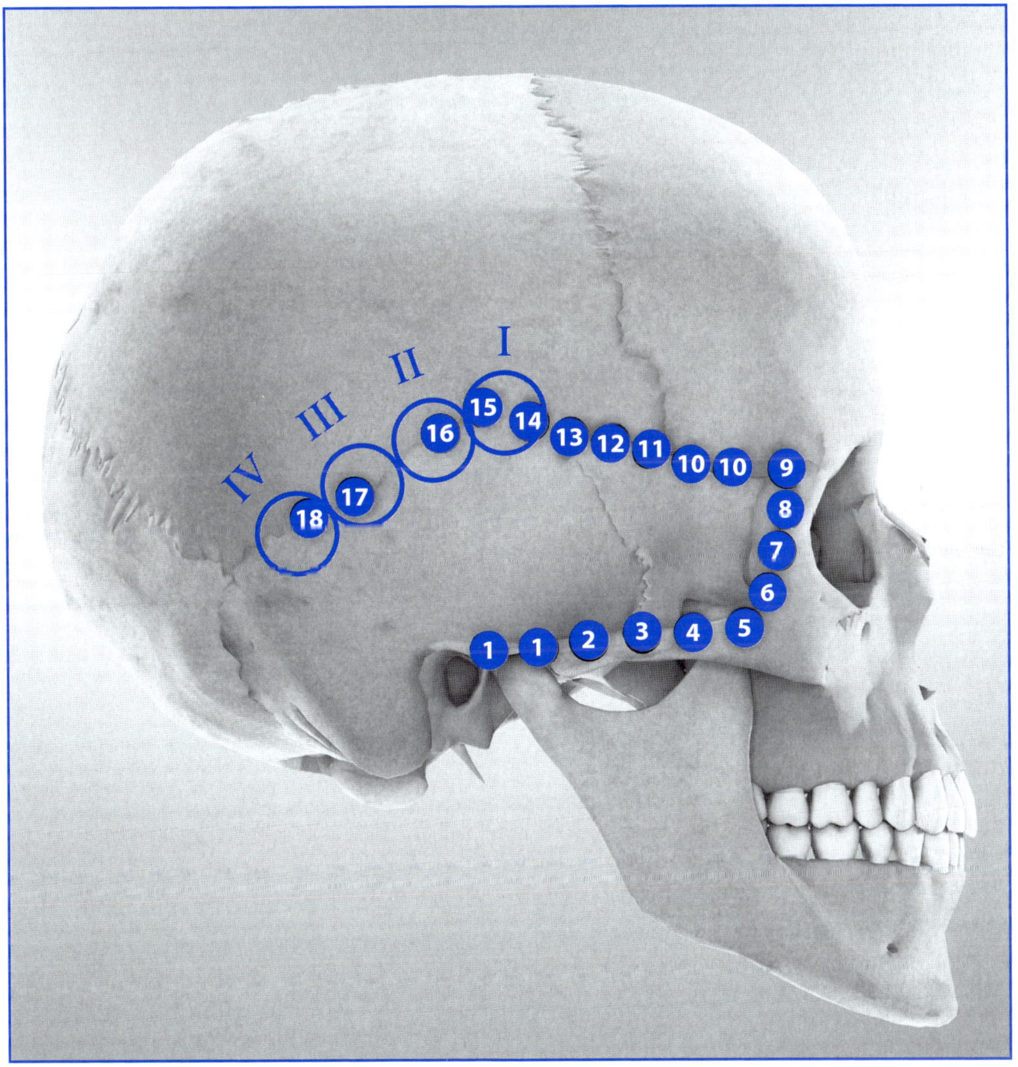

Abb. 112 b: **Die vier Areale (I–IV), die die fünf Rees-Punkte umfassen (hier auf der rechten Kopfseite für die rechte Hemisphäre)**

Der Zeigefinger des Therapeuten soll während des Klopfens auf Areal I liegen, der Mittelfinger auf II, der Ringfinger auf III und der kleine Finger auf IV.

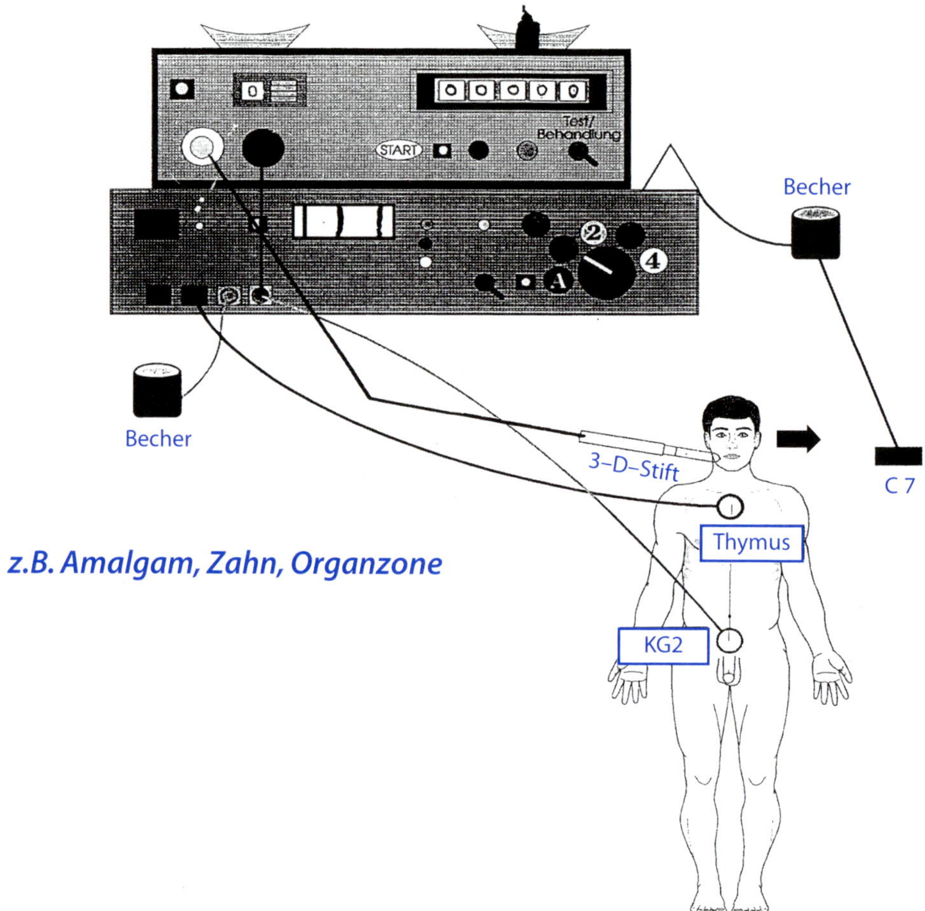

Abb. 113: Bioregulative Zwischenschaltung
nach Lechner (s. auch S. 317) und Informationsabnahme vom Körper (z. B. Zahn, Amalgam, Organzone) mittels Lykotronic/Bionik-Korrelator (s. auch S. 321 ff.)
Bei der Bioregulativen Zwischenschaltung ist der Bionik-Korrelator (oberes Gerät) ausgeschaltet; der rechte Schalter des Lykotronic-Gerätes (unteres Gerät) steht auf Stufe 1 (Grün); eine 3-D-Elektrode liegt auf KG 2 (Rot); eine weitere 3-D-Elektrode liegt auf Thymus (Schwarz); eine Flach-Elektrode liegt auf C 7 (Blau). Die Stufe Grün (1 oder 3) ist im Lykotronic-Gerät die Neutralstellung, während Stufe 2 (Blau) Yin-Charakter und Stufe 4 (Gelb) Yang-Charakter hat.
Der Einsatz des Lykotronic-Gerätes in der Bioregulativen Zwischenschaltung erlaubt es dem Zahnarzt, der die evtl. vorhandenen BC-Fehler (Dysorganisation usw.) mit den sonst in der PE üblichen Therapiemethoden (z. B. osteopathische Techniken, Akupunktur usw.) nicht beseitigen kann, den Patienten für diese Sitzung, in der die BC-Probleme auftauchen, testfähig zu machen, indem er seine BC-Arbeitsspeicherkapazität erhöht. Dafür wird nach der Befundaufnahme des BC, während der Lykotronic-Schalter auf Grün (1 o. 3) steht, das Gerät – sollten BC-Fehler da sein – auf Automatik (A) gestellt, und zwar an besonderen symmetrischen Steuerungszonen (z. B. Schläfe beiderseits, Vagus-Ganglion bds., 6. oder 7. Chakra). Nach der Beseitigung der BC-Dysorganisation wird das Gerät wieder auf Grün gestellt und bleibt so während der übrigen Diagnosestellung. Dieses Vorgehen ist nicht zu verwechseln mit einer klassischen Lykotronic-Therapie über Schalter A (Automatik) oder die noch durchzuführende klassische PE-Behandlung aufgrund der BC-Fehler; verwendet man die Lykotronic-Testampullen (s. Abb. 9), so werden sie in den Eingangsbecher (links vorne) gelegt und bei Stufe 1 (Grün) getestet.

Zur Informationsabnahme mittels Bionik-Korrelator wird der 3-D-Stift auf die gewünschte Struktur gehalten, während im „Aufnahmebecher" (oben rechts) eine neutrale Leerampulle zur Aufnahme (Imprägnierung) der entsprechenden Information steckt. Bei Null-Stellung aller Schalter in den Sichtfenstern (obere Reihe) und Stellung des Kippschalters auf Übertragung (rechts unten) wird der Informationsübertragungsvorgang (im Verhältnis 1:1) durch den Startknopf aktiviert und ist in ca. 1,2 Sek. abgeschlossen. Diese Methode ist vor allem zur Verträglichkeitsprüfung unbekannter, im Mund des Patienten befindlicher zahnärztlicher Materialien angezeigt (weiteres Vorgehen s. Text S. 339), aber auch zur Ermittlung der Pathogenität bestimmter Organzonen (z. B. Appendix) interessant (s. Priority-Master S. 321).
Braucht man anschließend zur Therapie oder weiteren Testung eine bestimmte „Potenz" dieser 1:1-Übertragung (s. Text S. 322 f.), kann diese ebenfalls mit dem Bionik-Korrelator hergestellt werden – 1:1-imprägnierte Ampulle dazu in „Abgabebecher" (oben links), neue Neutral-Ampulle in „Aufnahmebecher" (oben rechts) und Einstellen der gewünschten „Potenz" in den Sichtfenstern, Aktivierung des Startknopfes, Kippschalter unten rechts auf Test/Behandlung. Die Höhe der zum Ausgleich eines Störfeldes oder einer Materialverträglichkeit benötigten Potenz entscheidet darüber, ob man konservativ (ab D18/24) oder chirurgisch bzw. mittels Materialentfernung vorgehen muss (unterhalb D12).
Mittels Spezialtestampullen und Bionik-Korrelator kann besonders die Materialwahl bzw. -(un)verträglichkeit noch genauer, mit höherer Testsicherheit und vor allem individuell ermittelt werden: So reagiert z. B. die „Unverträglichkeit-Master-Ampulle" (UV-Master) beim MT bzw. AR nur dann, wenn wirklich eine Unverträglichkeit vorliegt. Man geht genauso vor wie bei der Prioritätsbestimmung mit dem „Priority-Master" (s. S. 321): Nach Herstellung einer Kopie des UV-Masters mit dem Korrelator auf Wasser und der Hinzugabe einer vom Körper abgenommenen Patienteninformation (z. B. Speichel, Urin, Blut oder Organinformation) darf es beim anschließenden Test dieser neuen Ampulle (Filter) keine Reaktion geben (Ø MR, Ø AR) geben. Beim weiteren Testen sprechen über diese individuelle Filterampulle wirklich nur die individuell unverträglichen Stoffe an.
Über die im Basistest evtl. gefundenen Pathologieampullen, z. B. „Allergie" oder „Dentale Metalle", die dann als Information zur o. g. Filterampulle zusätzlich jeweils einzeln übertragen werden, kann dann die Aussage noch spezifischer erfolgen. Im Falle der „dentalen Metalle" z. B. sind dann alle Metalle unverträglich, die eine MR bzw. einen +AR ergeben.
Bei der Spezialampulle „Dental-Master", die sich *nur* auf dentale Werkstoffe bezieht, kann sogar über eine vorher mit dem Korrelator festgelegte Potenzstufe die Verträglichkeit ermittelt werden. Das Vorgehen geschieht analog dem UV-Master-Test, nur mit dem Unterschied, dass die Übertragung (Kopierung) des dentalen Masters in einer der gewünschten Signifikanz entsprechenden Potenz erfolgt.
Ist die mit der globalen Informationsübertragung des Patienten zusätzlich versehene Filterampulle, die ja keine Reaktion hervorrufen darf, hergestellt, so kommt es bei der weiteren Testung nur zur Testreaktion (MR, AR), wenn der programmierte Schwellenwert (Potenzstufe) erreicht oder überschritten ist.

Dabei ist die Bewertung der Signifikanz folgende:

D2-D12: unverträglich bis gering verträglich
D12-D18: gering bis einigermaßen verträglich
D18-D24: einigermaßen bis gut verträglich
D24-D200: gut bis ausgezeichnet verträglich.

Für die Ermittlung eines optimalen Zahnmetalls wird z. B. eine D30 des Dentalmasters durch Übertragung hergestellt und mit einer Globalinformation des Patienten (z. B. Blut) geprägt. Über diese nicht reagierende Testampulle sprechen dann im weiteren Test nur jene Metalle an, die individuell für diesen Patienten ab der D30 verträglich sind.
Überträgt man dagegen z. B. eine D12 des dentalen Masters mittels des Bionik-Korrelators auf Wasser (+ Globalinformation des Patienten 1:1), um die evtl. Unverträglichkeit etwa einer im Mund befindlichen Legierung, zu ermitteln, so wird durch Hinzugabe der Gegentestampulle „Blau" (s. später) in der D12 zur Filterampulle sichergestellt, dass nur *unter* dem vorgegebenen Stellenwert angezeigt wird, so dass dann nur die massiv störenden Metalle beim Test sichtbar werden.
Die Gegentestampullen „Gelb" (bei Medikamenten) und „Blau" (bei den Testampullen = Belastungsampullen des Lykotronic Testsatzes) dienen normal der Erhöhung der Testsicherheit (entsprechend den Gegentestampullen (+) bei der Geopathie und der EM-Belastung; s. Abb. 9) und werden im Basistest auch so angewandt, d. h. indem man die Gegentestampullen jeweils zum ansprechenden Medikament bzw. zur ansprechenden Testampulle anschließend dazugibt; dann muss ein Polaritätswechsel eintreten, sonst besteht eine Diskrepanz, die man eruieren muss. Beim Unverträglichkeitstest wird die Gegentestampulle „Blau" jeweils in der gleichen Potenz wie der Dental-Master übertragen (s. o.).

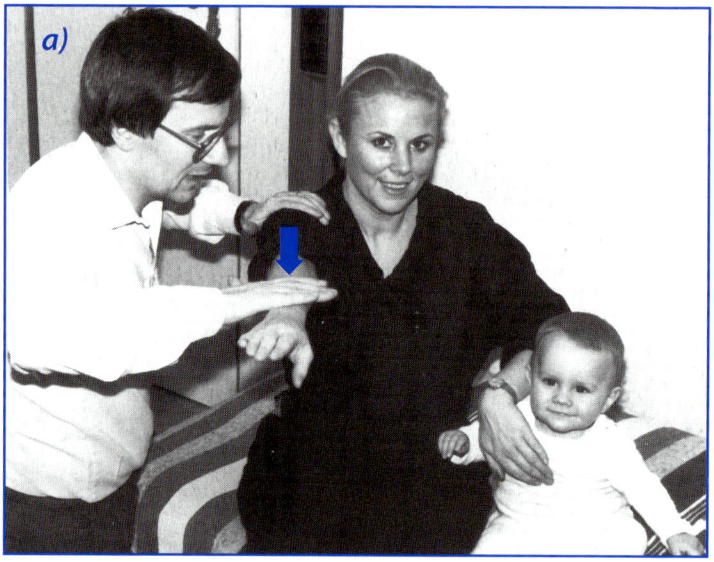

Abb. 114:
Der so genannte Surrogattest

a) bei einem Säugling am Thymuspunkt (KG 21),
b) bei einem Erwachsenen am EAV-Messpunkt Lymphe 3 zur Abklärung eines NNH-Geschehens
Testmuskel: *Deltoideus anterior* als IM, bzw. der jeweils spezifische Muskel entsprechend dem zu testenden Punkt oder irgendein anderer geeigneter Muskel, der zum getesteten System einen Bezug hat, z. B. aufgrund der 5-Elemente-Lehre (Wandlungsphasen).
Fungiert der Therapeut selbst als Surrogat, so wendet er den Selbsttest an (s. Abb. 71).
Im zahnärztlichen Bereich wird der Surrogattest besonders gerne intra operationem zur Kontrolle der Knochensituation nach Excochleation bzw. Ausfräsen der Alveole benutzt. Dazu berührt die Helferin, deren Biocomputer in Ordnung sein muss, den in die Alveole gehaltenen scharfen Löffel, während der Zahnarzt die Helferin testet.

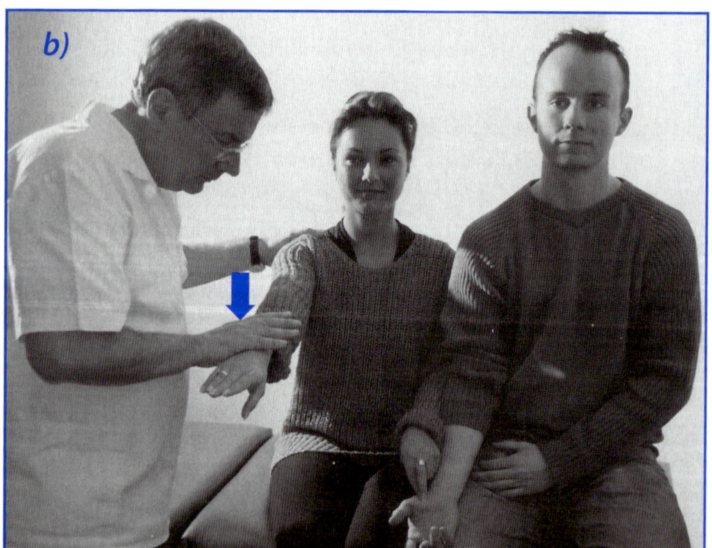

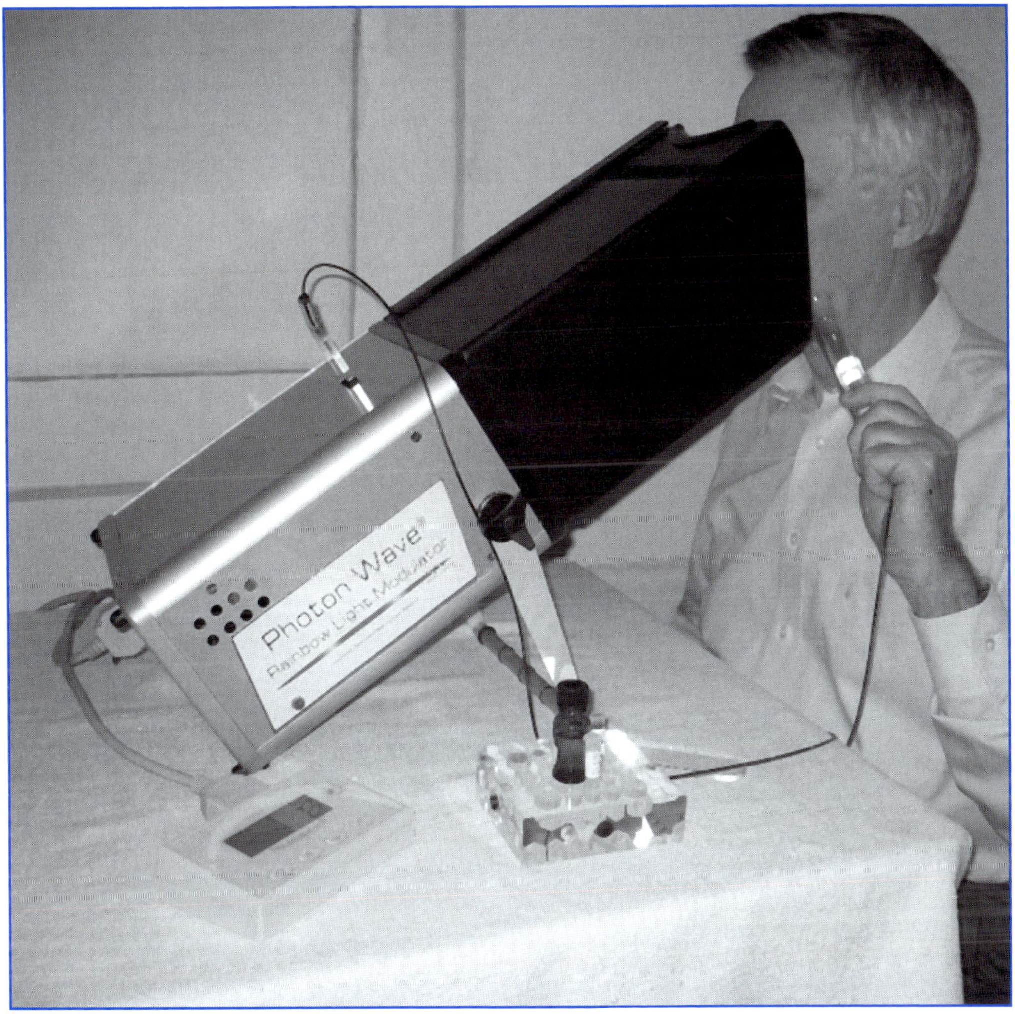

Abb. 115: Therapie mit RFR und Photon-Wave®-Lichtgerät

Ist ein Allergen oder Toxin „positiv“ getestet worden, kann es auf den RFR gelegt und über den LWL mit dem Photon-Wave®-Lichtgerät nach L. Vermeire verbunden werden. Dazu dient eine Plexiglasscheibe (nach Klinghardt mit oder ohne Loch – je nach Anwendungswunsch mit oder ohne Reversion der Information), über die die zur Therapie nötige Farbe und Frequenz aus dem *Photon Wave®* über die Augen eingestrahlt wird, während der Patient vor dem Gerät sitzt.

Die Verstärkung der Information und die größere Eindringtiefe bis in die Zellnuklei erfolgt über den Minitubus des RFR, der auf der Scheibe steckt (s. Bild).

Ein zweiter LWL kann die Information der auf der Wabe befindlichen Allergene/Toxine/Medikamente zur Therapie – wie abgebildet – über das „Koaxialkabel“ des RFR lokal auf die zu therapierende Region bzw. das zu therapierende Organ – hier den linken UK in Regio 36 – einstrahlen. Dadurch kommt es zu eindrucksvollen therapeutischen Erfolgen bezüglich o.g. Belastungen.

Auch bei emotionalem Stress wie beim posttraumatischen Stress-Syndrom tut das *Photon Wave®* sehr gute Dienste, wenn die während der PK-Sitzung (PPE, MFT, KFT) ermittelte, das jeweilige Trauma ausgleichende Farbe mit entsprechender Frequenz im Sinne der Resonanz eingestrahlt wird.

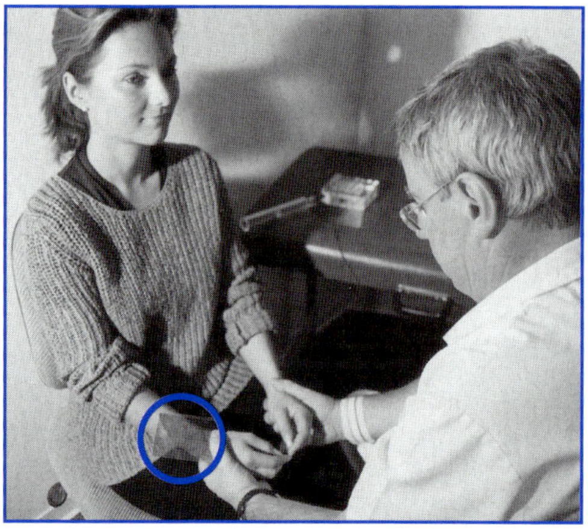

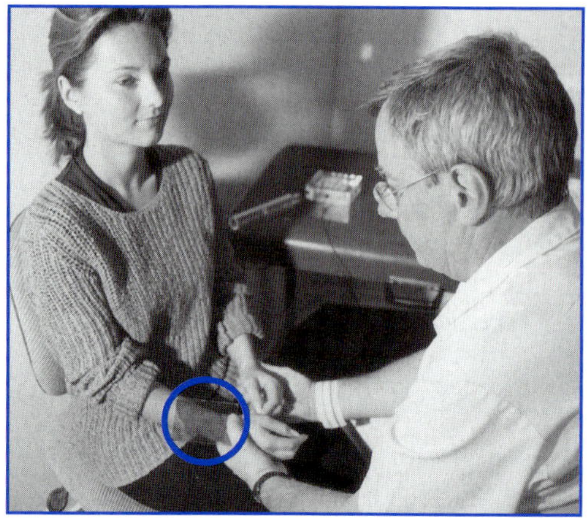

Chartres-Filter-Test: **links:** –AR = o. B. **rechts:** +AR: Identitätsproblem

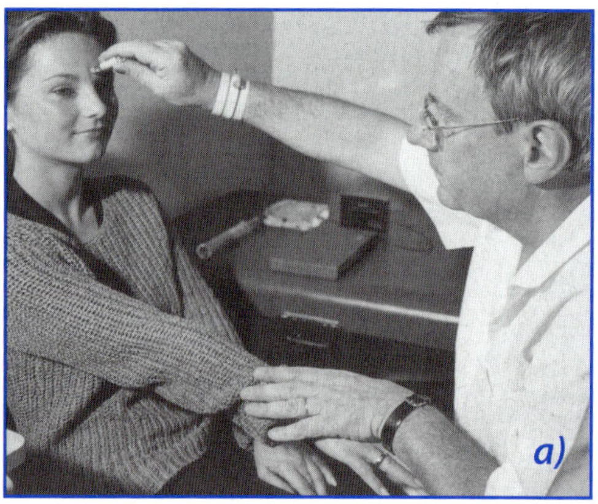

Test auf Oszillation mit Articain

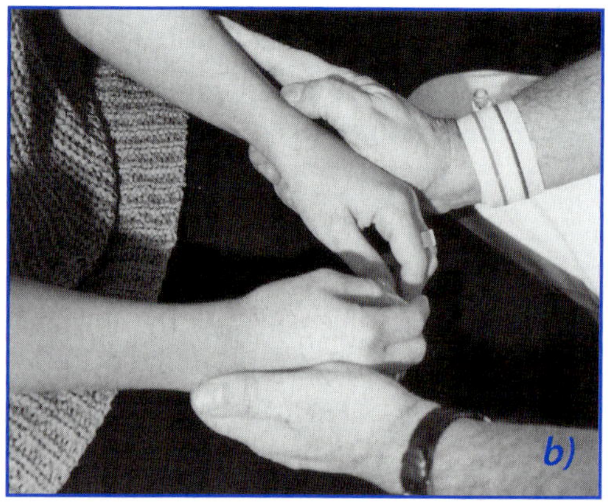

Test auf Oszillation: s. Text

Abb. 116: Biocomputer-Prüfungen in der PE

Seite 488, 1. Reihe: Identitätsproblematik mittels Chartres-Filter. **Links:** Neutral: –AR: normale Reaktion = keine Identitätsprobleme. **Rechts:** +AR: pathologische Reaktion = Identitätsprobleme
2. Reihe: Oszillation mittels a) Resonanzmittel (Articain) (+AR/MR = Oszillation) und b) Fingerzeig (mehrmals) auf Haut: Erfolgt immer ein +AR oder ein –AR, dann besteht keine Oszillation. Erfolgt mal ein +AR, mal ein –AR, dann liegt eine Oszillation vor (s. auch S. 203 f.). Oszillation = absolutes Diagnose- und Therapiehindernis.
3. Reihe: Psychische Umkehrung = Krankheitsgewinn (hier nonverbal getestet, mit rechter Patientenhand auf Nabel und linker Therapeutenhand darüber; s. auch S. 307 f.) Testmuskel hier: *M. deltoideus.* Sitzt man vor dem Patienten bzw. bei klassischem PE-Test geht auch AR. +AR/MR = psychische Umkehrung; dann evtl. verbaler Test (s. S. 307)

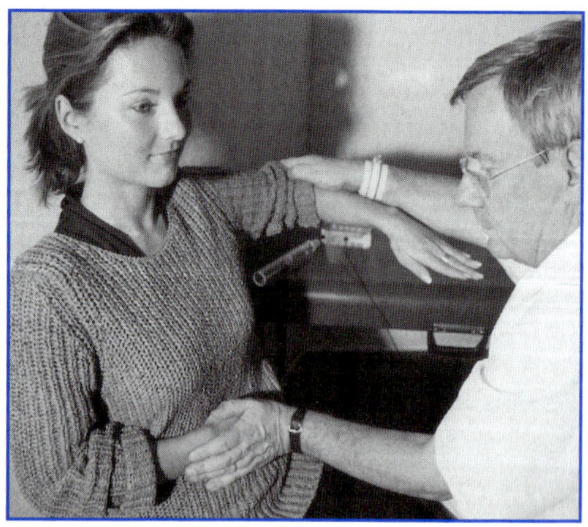

Psychische Umkehrung: nonverbal

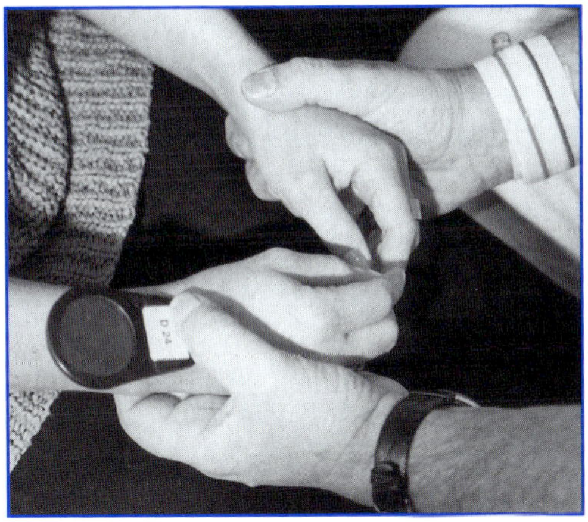

Inversion: Kodak-Filter 24 rot

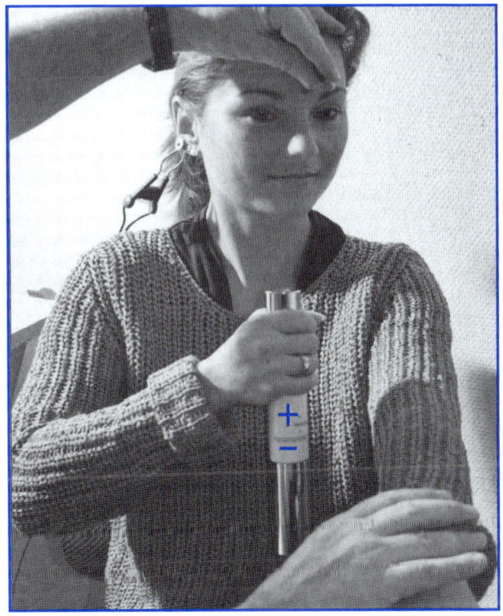

Inversion: Articain an Yin-Trang und 9-Volt-Stab (re)

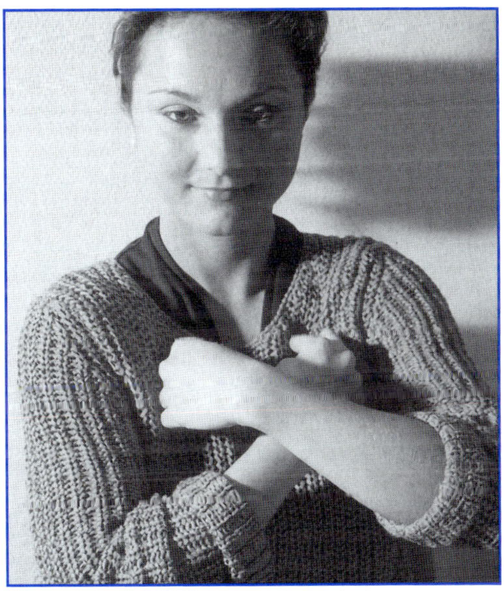

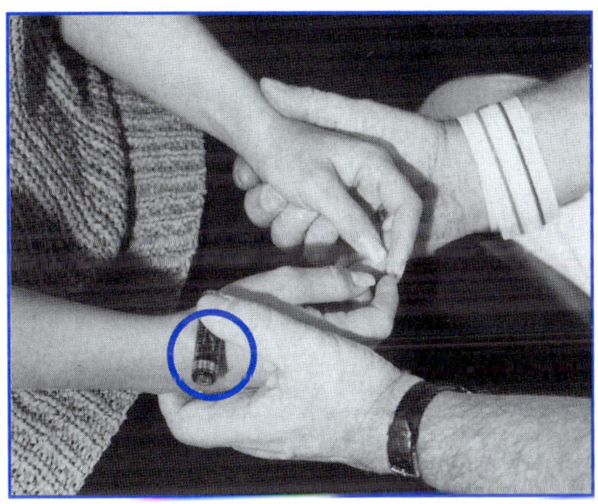

verborgene Dysorganisation:

links: Feintest (TL/CL Ni 27 bds. überkreuzt)

rechts: Screening-Test (mit Batterie)

S. 489, 1. Reihe links: Inversion mittels Kodakfilter Rot Nr. 24 (hier für rechte Seite): Hier: –AR = normale Reaktion. +AR = Inversion (rechts) = Blockade der 1. Rippe (rechts). (Inversion nach Oszillation testen). Beide Seiten testen (s. auch S. 307 f.).
rechts: Inversion mittels Resonanzmittel (Articain) mit + 9V-Stab + Erdung (hier für rechte Seite) (+ AR/MR – Inversion – absolutes Diagnose- und Therapiehindernis).
2. Reihe: Verborgene Dysorganisation
rechts: Grobtest (Screening): +AR / = normale Reaktion, hier: –AR = Hinweis auf verborgene Dysorganisation; dann: –> Feintest
links: Feintest, TL / CL an Ni 27 bds. mit überkreuzten Händen, die sich nicht berühren: +AR= verborgene Dysorganisation

12

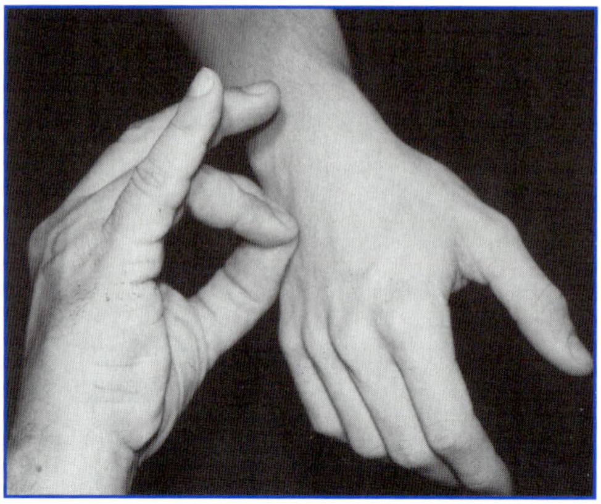

3 E 4: Mineralstoffe

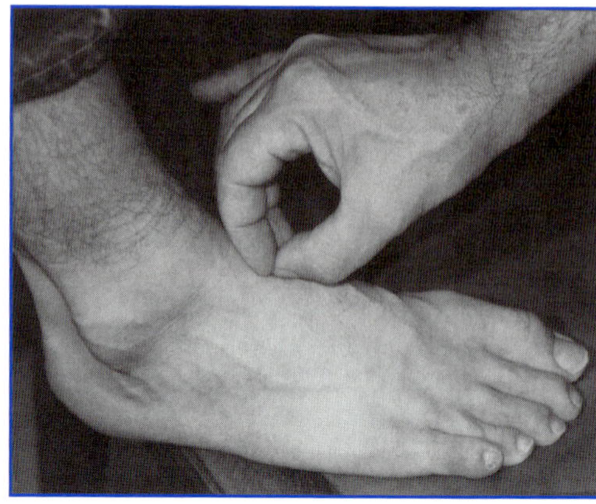

Ma 41: Vitamine

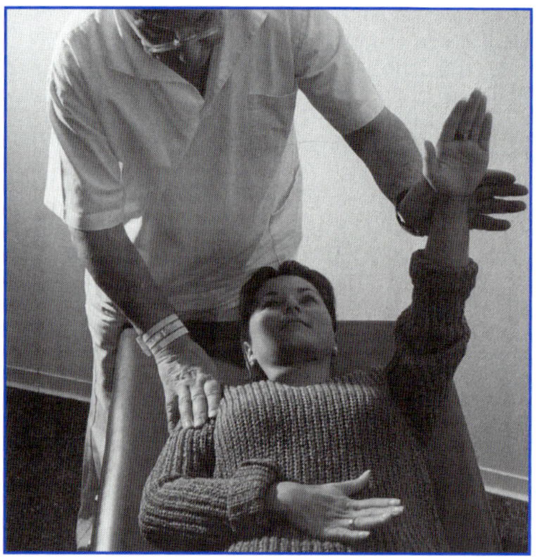

Computer-Virus u. MR (s. Text)

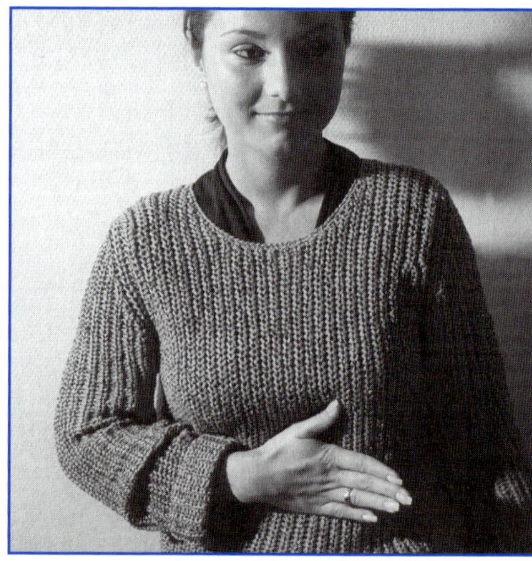

Computer-Virus u. AR (s. Text)

Abb. 117: Screeningpunkte

1. Reihe links: TL/CL mit Hilfe des „Biophotonen-Mudras" (VAN BENSCHOTEN) an 3E 4 als Hinweispunkt für Mineralstoffe und Spurenelemente nach UTT. Für Spurenelemente s. auch Abb. 58 und 59.

1. Reihe rechts: TL/CL mit Hilfe des „Biophotonen-Mudras" (VAN BENSCHOTEN) an Ma 41 als Hinweispunkt für Vitamine nach UTT. Testmuskel hier: *M. deltoideus ant.*

2. Reihe links: TL/CL *(Plexus palmaris superficialis et profundus)* auf KG 8 (Nabel) mit überextendierten Fingern für den Computer-Virustest (hier: re Seite, offene Augen) mittels Armstrecker für die Yang-Anteile (bewusst), während die Yin-Anteile (unbewusst) mit geschlossenen Augen getestet werden.

Als Armstrecktest (s. S. 198 f.) wird er für eine offene/blockierte (eingeschränkte) Regulation genommen (Neuralkinesiologie). Normale Reaktion: M. muss abschalten (OFF); blockierte Regulation/Computer-Virus: M. bleibt angeschaltet (ON, hyperton). Ist er zu Beginn schon OFF, muss er auf ON-Stellung gehen (Normoreaktion).

2. Reihe rechts: Führt man den Test mittels AR durch, erfolgt zuerst die TL/CL und anschließend nimmt man sofort den AR (+AR: normal; –AR: pathologisch; s. Abb. 29). Besteht als Ausgangslage ein Anfangs-AR (Yin-AR), hat man bei normaler Reaktion nach der TL/CL (+AR) eine ON-Stellung (Yang-AR oder neutral).

Holistische Kinesiologie Physio-Energetik

Biocomputer – Minimum:	Autonomes Nervensystem Adaption Computer-Virus ANS-Blockade Dysorganisation (Switching, Isolation, Segmentation) Übertragung

BC-Problem: klassische PE-Behandlung – Lykotronic (Bioregulative Zwischenschaltung nach LECHNER)

Körpereigene Prioritäten:	Testsätze Ebenen, Mudras
Eigentliches Problem:	Ebenen (Struktur, Chemie, Psyche, Information) BC (Überprüfung: Funktionsfähigkeit, Einspeicherung) Prioritäten, Resonanznetze, Mudras Testsätze (Nosoden-Indikation, SM)

Abb. 118: **Übersicht über die in der PE übliche Herangehensweise an ein Problem**
(s. Abb. 85 ff.)

Kurzteste

Immer auf PRIORITÄTEN testen

Immer auf PRIMÄR/SEKUNDÄR testen

Immer EBENEN abfragen

Immer FUNKTIONSKREISE beachten

Abb. 119 a: **Kurzteste**
Steht als Fragestellung bei einer PE-Untersuchung nur ein spezielles Thema an (Kurztest), so ist auf die o. g. Vorgaben zu achten (s. Abb. 86 bis 91).

Kurzteste

Beispiel Zahnschmerz:

Überprüfung der Ausgangslage

Testfähigkeit BIOCOMPUTER:

Adaptation, Yang-AR, Yin-AR, hyperton,
Switching, Segmentation, Isolation
Computer-Virus, ANS (Kin./PE)

REAKTION AUF PROVOKATION (TL/CL, CH):

normoton, hypoton/hyperton
+AR, –AR

Abb. 119 b: **Mindestanforderungen an einen Kurztest bei Zahnschmerzen**
(s. auch Abb. 85 bis 94)

Kurzteste

Beispiel Materialtest:

Biocomputer inkl. Mini-BC und 5-Quadranten
Reaktion (hyper-, hypo-, normoton)
Borderline
Zentrale (Wegnahme)
Peripherie (Zugabe)
Psyche/Emotion (Metallgespräch)

Material: Nativ-Probe, D6, D30

Abb. 119 c: **Anforderungen an einen Materialtest im Sinne einer isolierten Fragestellung**
(s. auch S. 322 f.)

Kurzteste

Beispiel Symptom X:

Biocomputer/Minicomputer/5-Quadranten
Speichern (TL/CL, CH, Gedanke)
Ebenen (Struktur, Chemie, Psyche, Information)
Biocomputer: Overload, Crash, Dysorganisation, hyperton, PPOR
Ursachen: Nosoden, Mudras
Funktionskreise (Resonanznetze): Prioritäten

Abb. 119 d: Anforderungen an den Untersuchungsgang bei einem Symptom X
(s. auch S. 287 ff.)

Vorschlag für PE-Testreihenfolge in der Ganzheitlichen Zahnheilkunde mit/ohne „Bioregulative Zwischenschaltung“

Was	Womit Warum	Normale Reaktion (oB)	Wie/Wo
Übertragung	Rotlicht	–AR/ØMR	Patient–Therapeut Therapeut–Patient
BC-Adaptation	Mudra CH–Handchakra	–AR bds. ØMR bds.	Abb. 87
Oszillation	Fingerzeig mehrmals; Ultracain; +3-Volt-Hammer Kodakfilter: 25–44a–58	immer gleiche Reaktion –AR/ØMR –AR/ØMR	S. 312; Abb. 116 Inn-Trang vor Ohr
Computervirus– offene/blockierte Regulation Herdswitching Doppelswitching	Lykotr.-Amp. TL/CL: KG 8– Handchakra Mudra Mudra	–AR/ØMR +AR/MR –AR/ØMR –AR/ØMR	Abb. 9 Abb. 117 AR und M.-test einseitig re + li bds. nacheinander
Inversion	Kodakfilter: 24 rot; +3V– Hammer/Erd./ 9-V.-stab(+), Ultracain	–AR/ØMR	peripher Abb. 116; Inn-Trang nach Oszillation +–Seite jew. gleiche Seite
Dysorganisation Switching Isolation Segmentation verborg. Dysorganisation	 TL/CL Mudra Mudra Batterie TL/CL	 –AR/ØMR –AR/ØMR –AR/ØMR +AR/ØMR –AR/ØMR	Abb. 121 Ni27 bds.;KG8–GG2;KG24–GG26 Abb. 87 Abb. 87 peripher; Abb. 116 Ni 27 über Kreuz; Abb. 116
Overload	Mudra	–AR/ØMR	GG 20; Abb. 122
Identität	Chartres-Filter Konzentration auf sich	–AR/ØMR –AR/ØMR	Abb. 116 S. 310
Psych. Um- kehrung (Krank- heitsgewinn)	verbal nonverbal	–AR/ØMR –AR/ØMR	S. 312 KG 8: li. Therapeutenhand auf re. Patientenhand; Abb. 116
Minicomputer	AL, BL, M.-test AR	ØMR, BL, AL –AR	Abb. 108, 123 S. 312
Eigentliche Pathologie Herde/ Störfelder	TL/CL/CH(Priorität) Aurikulomedizin Lykotronic-Ampullen/ SCHIMMEL-Ampullen	–AR/ØMR –AR/ØMR –AR/ØMR –AR/ØMR	2 Finger; 2 Hände; (Mudra) Abb. 125 Abb. 9 Abb. 10
Ebenen	Mudras	–AR/ØMR	Abb. 86
Zu Beginn: Yin-AR/hypo- tone Mm.	Übertragung H_2O-Mangel Externa (Quartz, Schmuck etc.) Pathologie	–AR/ØMR, –AR/ØMR, –AR/ØMR, wenn nicht vorhand.	s. oben. Ni 27 bds., KG 8 Kopfhaare reiben, Abb. 168 entfernen s. oben
systemische Adaptation	Mudra	–AR/ØMR	Abb. 97

Abb. 120: ZÄPE-Testreihenfolge

12

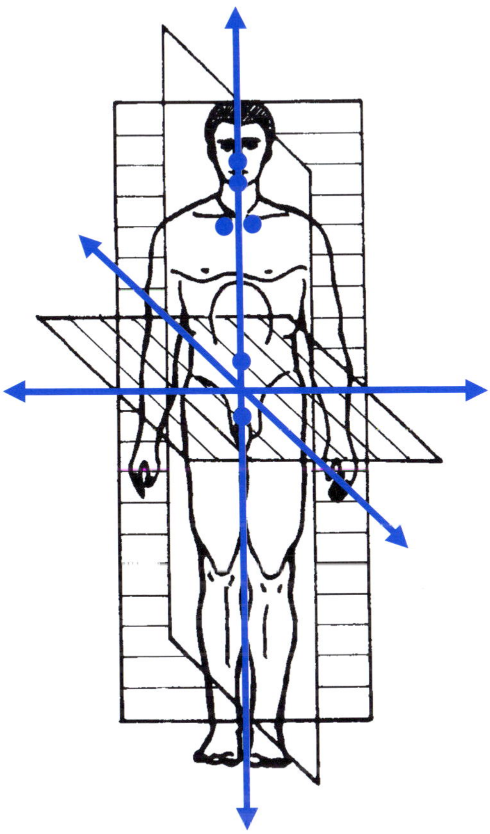

Abb. 121: Neurologische Dysorganisation nach GOODHEART

Im Rahmen der Untersuchung des „Biocomputers" wird mit Hilfe der CL/TL an den Akupunkturpunkten Ni 27 bds. (für die rechte und linke Körperhälfte), GG 26 und KG 24 (für die obere und untere Körperhälfte) sowie KG 8 (Nabel) und GG 2 (Coccyx, für die vordere und hintere Körperhälfte) geprüft, ob eine solche Dysorganisation bzw. eine Adaptation vorliegt. Bei Vorhandensein muss sie beseitigt werden, da es sonst, genau wie bei ihrem Nichterkennen, zu falschen Testergebnissen kommt. Klinisch zeigt sie sich nach VON ASSCHE z. B. in Konzentrationsschwäche, Dyslexie, Ungeschicklichkeit, Schwierigkeiten sich auszudrücken schlechtem Körpergefühl und Stressempfindlichkeit.

Auch das Erkennen und Beseitigen der anderen Fehlfunktionen des „Biocomputers" (z. B. Oszillation, „Virus", Isolation, Segmentation; s. S. 312 f) schafft erst die Voraussetzung dafür, dass der eigentliche Test fehlerfrei ablaufen kann. Selbst während des normalen Testvorgangs muss zwischendurch immer wieder der Biocomputer überprüft werden.

Die CL/TL erfolgt jeweils mit Zeige- und Mittelfinger der re. und li. Patientenhand gleichzeitig auf den o. g. Punkten. Anschließend wird sofort der AR bzw. Muskeltest durchgeführt. Nur bei der Untersuchung auf ein „Virus" und beim Batterietest (s. Abb. 116) muss sich eine Polaritätsänderung ergeben. Bei den anderen „Computertests" zeigt eine Polaritätsänderung die betreffende Fehlfunktion bzw. Pathologie an. Erst bei intaktem Biocomputer kann der eigentliche Test (z. B. Materialien, Medikamente, TMG, Organe) erfolgen, da sonst evtl. nur die Adaptationen erfasst werden.

Die Punkte Ni 27 bds. und KG 8 können auch zum Prüfen auf eine Selbsttestung benutzt werden: indem der Therapeut sie bei sich selbst massiert. Ist ein Testergebnis, d. h. ein pathologischer Befund, nach Massage der Punkte nicht mehr vorhanden, hat man als Therapeut sich selbst, d. h. seine eigene Pathologie getestet. (Das Bild wurde nach einer Vorlage von H. GELB umgezeichnet.)

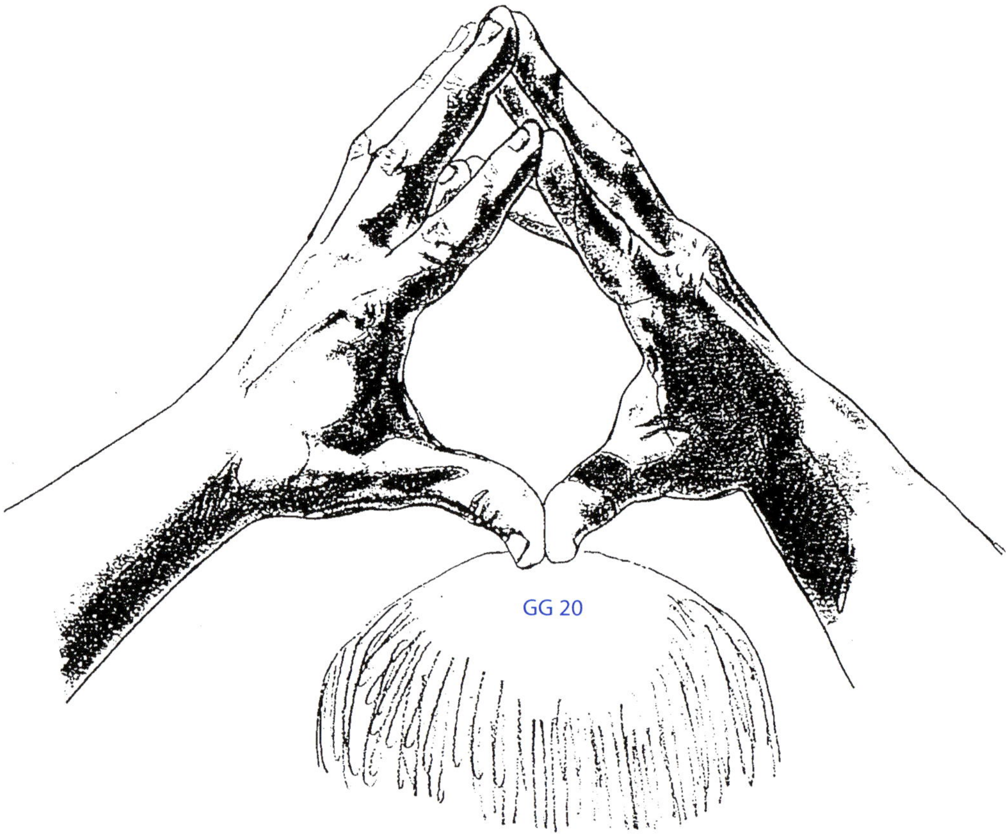

GG 20: D_p–D_p 180° zu Z_p–Z_p, M_p–M_p, R_p–R_p, K_p–K_p

Abb. 122: Overload-Mudra zur Überprüfung der Arbeitsspeicherkapazität des Biocomputers

TL/CL auf GG 20. Eine anschließend auftretende Polaritätsänderung (+AR/MR) zeigt eine zu geringe Arbeitskapazität für den zu verarbeitenden Informationsinput an (s. auch S. 313).

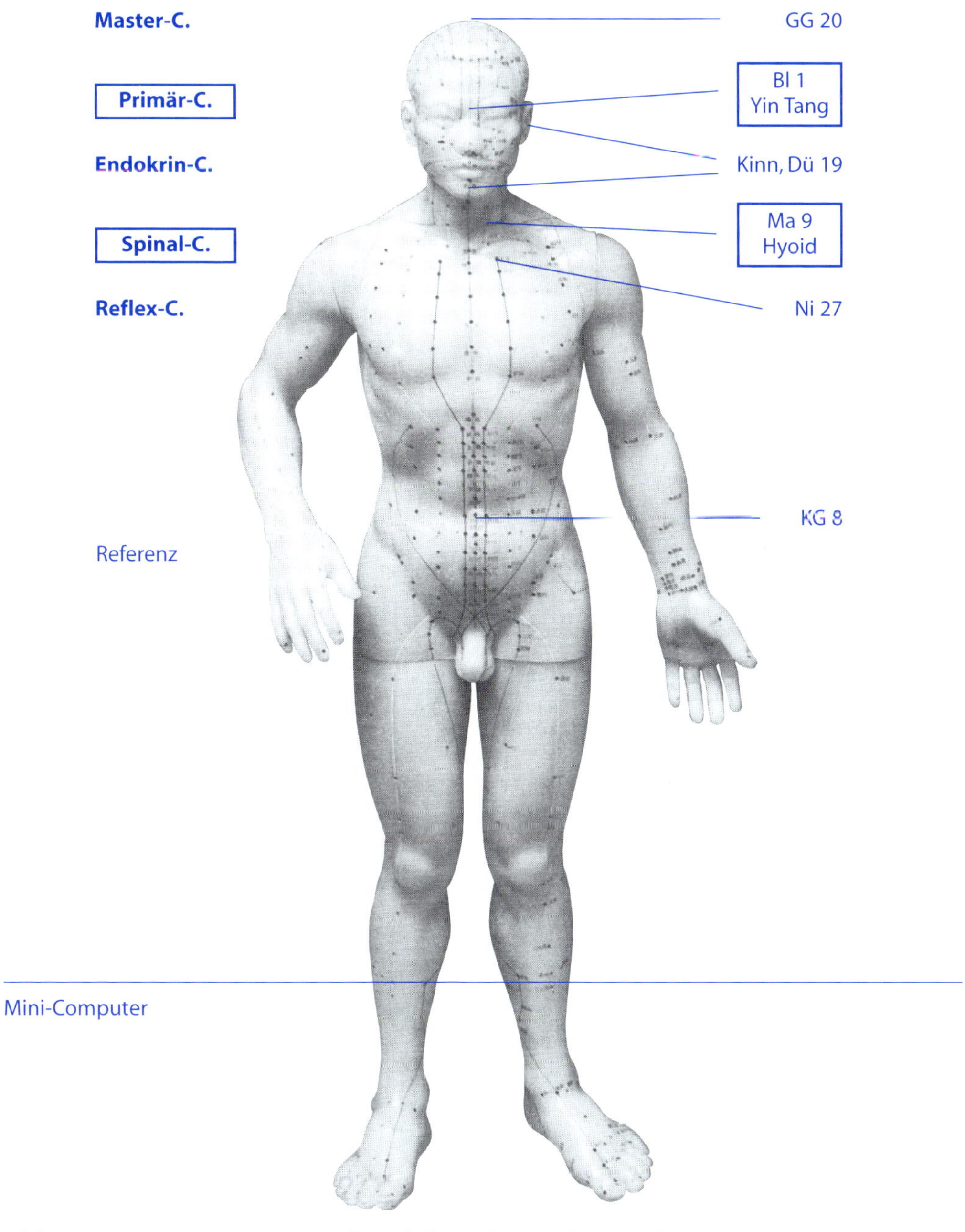

Abb. 123: Die „Minicomputer" und ihre Akupunkturpunkte,

über deren Challenge kontrolliert werden kann, ob am entsprechenden Teilcomputer diagnostiziert und therapiert werden muss. Der Challenge erfolgt durch gleichzeitiges Beklopfen des Referenzpunktes (KG 8) und der jeweiligen einzelnen Punkte für die entsprechenden Teilcomputer. Bei einer Reaktion (+AR/hypo- bzw. hypertone Muskelreaktion) muss am entsprechenden System so lange weitergetestet werden, bis der Challenge negativ ist (s. auch S. 312).

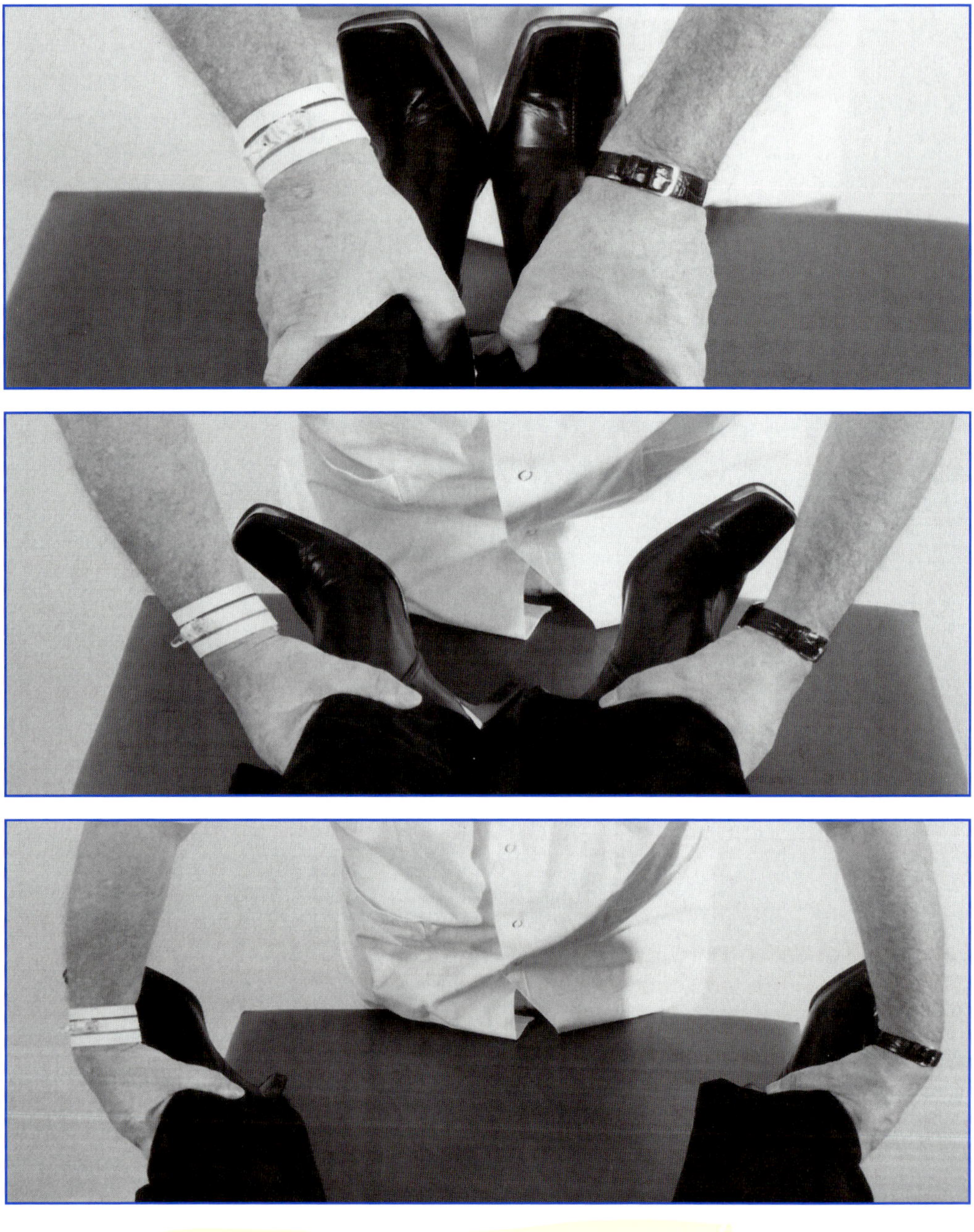

Abb. 124: **Leg lock zum Einspeichern von Informationen im BC**

Erster Schritt: Ausgangsstellung der Beine
Zweiter Schritt: Außenrotation der Füße bzw. des Femur zum Ingangsetzen des BC.
Dritter Schritt: Verriegelung des BC mit Spreizen der Beine durch den Therapeuten.
Der Patient darf danach während der Testung die Beine nicht mehr bewegen, sonst wird die Einspeicherung der Fragestellung unterbrochen.

(Rechtshänder)

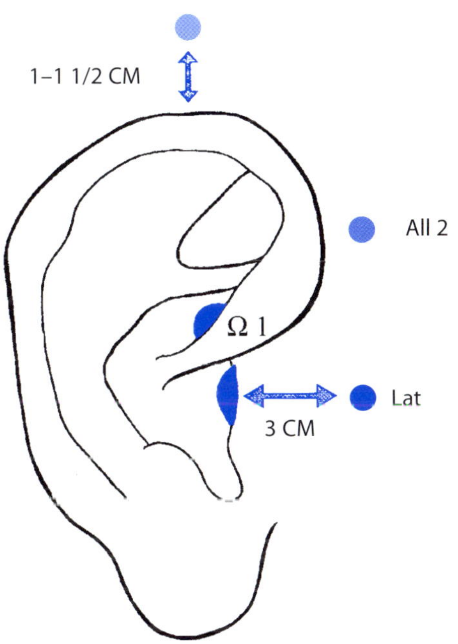

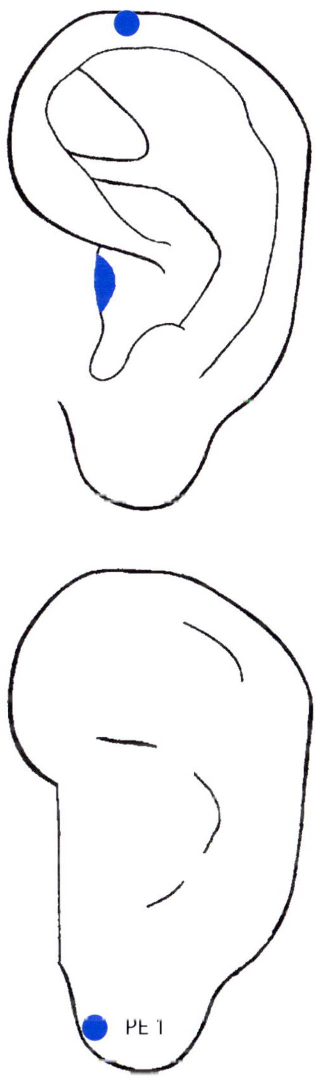

1) All 1 (Histamin) (aktiver toxischer Herd)
2) All 2, KS–9–1 (Endoxan)
3) Prostaglandin E1 (PE 1)
4) Vitamin C
5) Lateralitätssteuerpunkt (Ginseng)

All 1	Bl 40 (54); * Di 3
All 2	KS–9–1; * All 1
PE 1	Gbl 41; * Org. deg. 3
Vit. C	BE1–1; * Org deg. 1
Lateralitätspunkt	Di–1–1; * Ndg 1

* nach VOLL

Abb. 125: Die fünf Störfeld-Hinweispunkte der Aurikulomedizin (BAHR) am Ohr und ihre entsprechenden Körperpunkte sowie ihre lokalen Resonanzsubstanzen

Für den Linkshänder liegt All1 am rechten Ohr, während die anderen Punkte am linken Ohr zu finden sind. Es sind Gold-Punkte und sie sind in der mittleren Gewebeschicht zu finden (s. S. 348 f.). Der Ω 1 Punkt ist ein Sonderfall für das Amalgamstörfeld und ebenfalls diagnostisch zu nutzen. Bei +AR/MR nach TL/CL: Hinweis auf Amalgambelastung, vor allem, wenn der Patient den +9-Volt-Stab in der rechten und den –9-Volt-Stab in der linken Hand (oberflächliche Gewebeschicht) hält (s. S. 348 f. und Abb. 134).

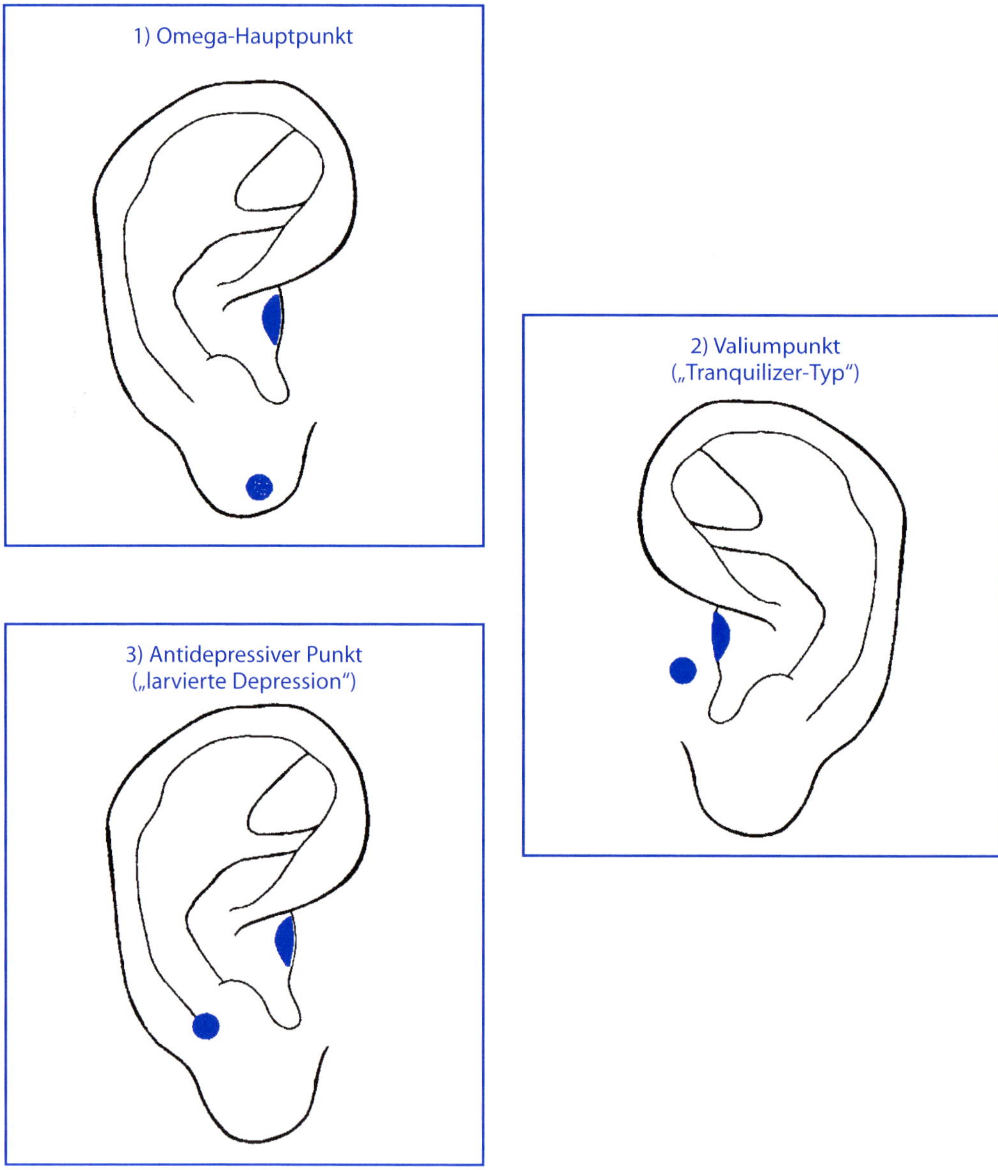

Abb.126: Die psychischen Störfelder der Aurikulomedizin (Bahr)

Bei Rechtshändern befinden sich der Omega-Hauptpunkt und der antidepressive Punkt am rechten Ohr (Gold), während der Valium-Punkt sich links befindet. Bei Linkshändern ist es umgekehrt. Man beachte, dass nahezu die gleiche Stelle den antidepressiven Punkt (Punkt der Freude) und den Kiefergelenkspunkt repräsentiert.

Laut B. Strittmatter findet man den Omega-Punkt oft bei „postherpetischen“ Beschwerden, bei denen der Infekt schon Jahre zurückliegt, während der antidepressive Punkt oft bei „Kopfschmerzen und Wirbelsäulensyndromen“ und der Valium-Punkt bei Reizblasen und -Prostatitiden auftaucht.

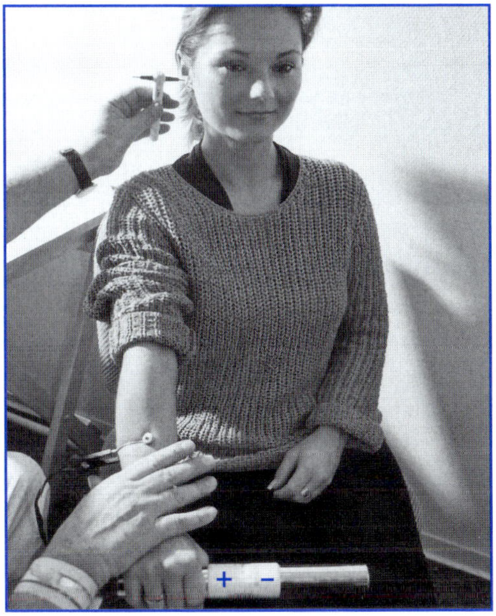

Abb. 127:
Herd- / Störfeldtest der Aurikulomedizin

Für **Rechtshänder**: an der Repräsentationsstelle für den *rechten Kieferbereich* am Ohr *in der tiefen Gewebeschicht* (+9-Volt-Stab in der *rechten Hand*, Erdung) mit der +-Seite des 3-Volt-Hämmerchens. Alternativ kann die jeweilige Störfeldhinweis-Substanz der zu untersuchenden fünf Störfeldtypen (lokale Resonanz) genommen werden.
Die TL / CL erfolgt am Herdpunkt: Kiefer rechts.
MR / +AR bedeutet: Im ZMK-Gebiet rechts ist ein Herd/Störfeld vom jeweiligen Typ vorhanden.
Bei **Linkshändern** erfolgt die Untersuchung analog auf der linken Seite.

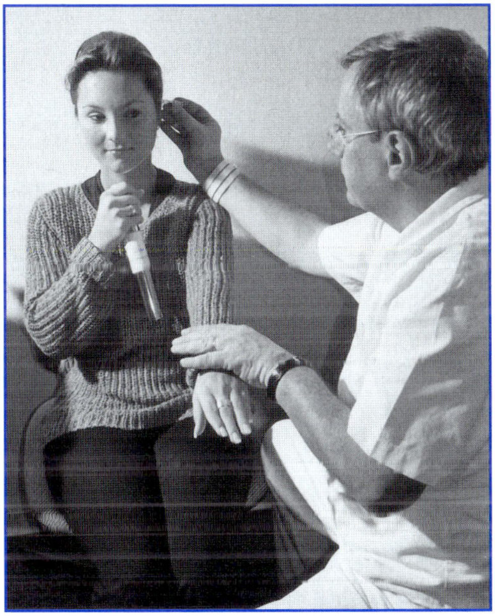

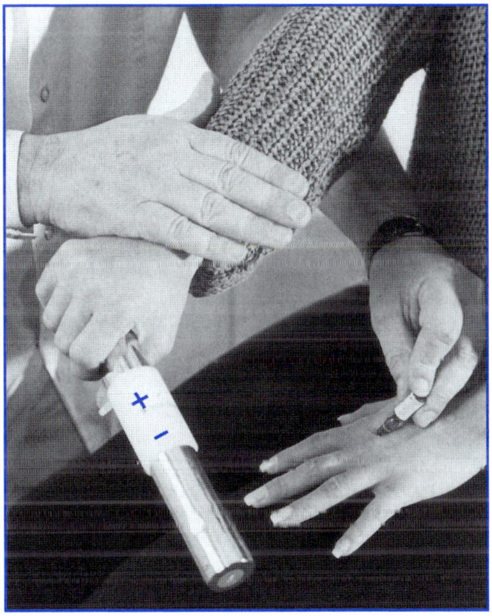

Abb. 128: Histaminstörfeld-Test

Für *Rechtshänder*: in der *mittleren Schicht* (+9-Volt-Stab in der rechten Hand, Erdung) der Aurikulomedizin am **Störfeld-Hinweispunkt Histamin am linken Ohr** (höchste Stelle am Ohr).
Alternativ kann **Di 3-1** (= Ndg 3 nach Voll) **links** genommen werden.
Das Histaminstörfeld (aktives, toxisches Störfeld) ist das stärkste der fünf Störfeldtypen.
Bei *Linkshändern* ist alles umgekehrt. TM: *M. deltoideus anterior*

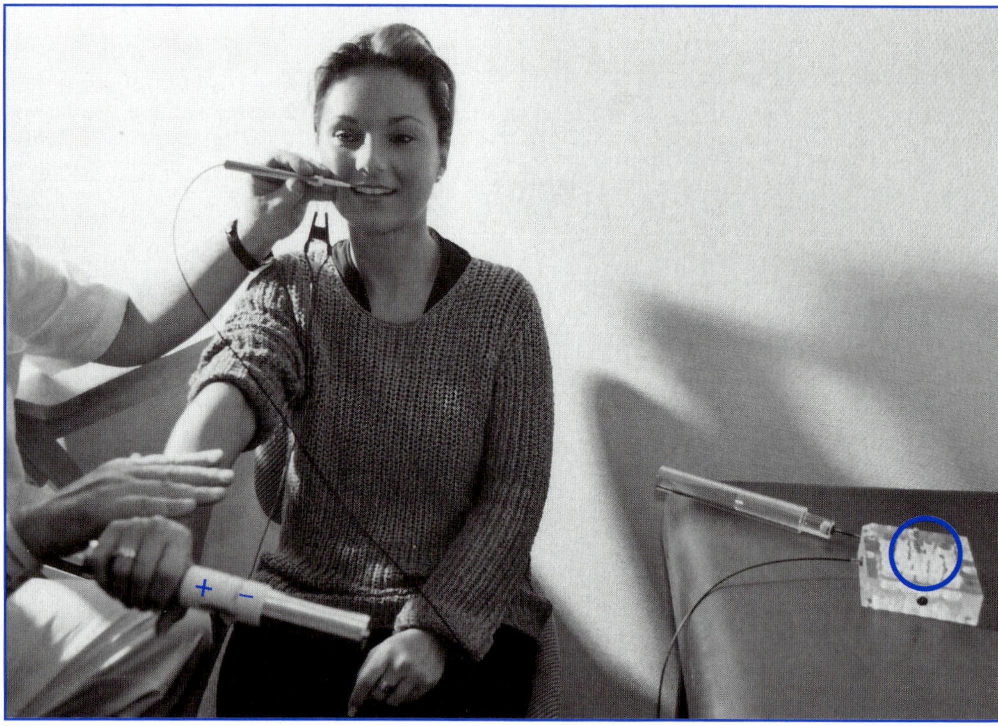

Abb. 129: Ermittlung der *intraoralen* Struktur eines Histamin-Störfeldes

Für **Rechtshänder**: tiefe Schicht mit der +9-Volt-Stabseite rechts für die rechte Gebiss-Seite
Am **Störfeld-Hinweispunkt** des Ohres links bzw. an Di 3-1 (= Ndg 3 nach VOLL) links für das aktive, toxische Störfeld (= Histaminstörfeld) wurde – mit der +9-Volt-Seite in der rechten Hand – schon ermittelt, dass es sich um ein Histamin-Störfeld handelt, und es wurde mit der Resonanzsubstanz Histamin in der Wabe des RFR über die XY-Linie gespeichert.
Der *IM* ist dadurch entweder a) hypoton oder b) hyperton bzw. es besteht ein +AR; die TL/CL eines Zahnes / einer Narbe o. Ä. (s. Bild) macht den IM im Falle von a) normoton / hyperton oder im Falle von b) normoton / hypoton bzw. gleicht den AR aus (erneuter +AR zur gleichen Armlänge), wenn dies die verursachende Struktur, d. h. das gesuchte Histamin-Störfeld ist.
Für **Linkshänder** unterscheidet sich die Prozedur nur im ersten Teil, d. h. der Ermittlung am Störfeld-Hinweispunkt rechts mit der +9-Volt-Stabseite in der linken Hand. Auch bei ihm wird die verursachende Struktur in der rechten Gebiss-Seite in der tiefen Schicht mit dem Stab in der gleichen, hier rechten Hand gesucht.

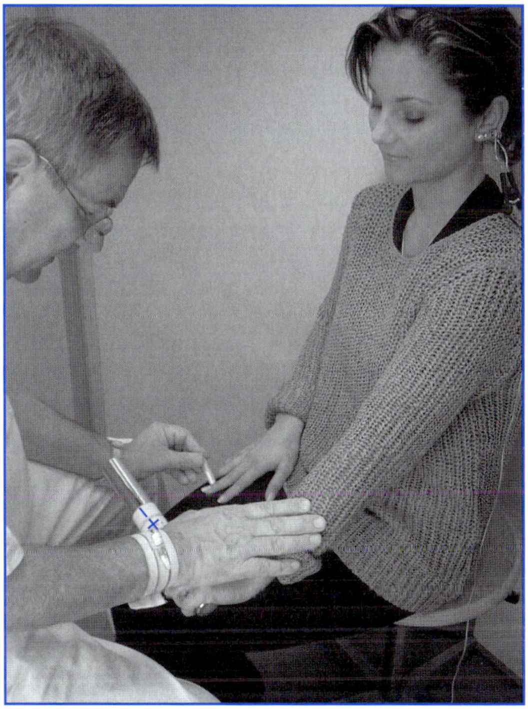

Abb. 130:
Endoxan-Störfeldtest am Störfeld-Hinweispunkt der Aurikulomedizin

Für ***Rechtshänder***: in der *mittleren Schicht (+9-Volt-Stab in linker Hand, Erdung)*, an KS 9-1 Punkt (= All 1-Punkt, Voll) der *rechten Hand*. Alternativ kann der Punkt am rechten Ohr benutzt werden (s. Abb. 125). Das Endoxan-Störfeld ist das zweitstärkste Störfeld.
Bei ***Linkshändern*** ist alles umgekehrt.
TM: *M. deltoideus anterior*

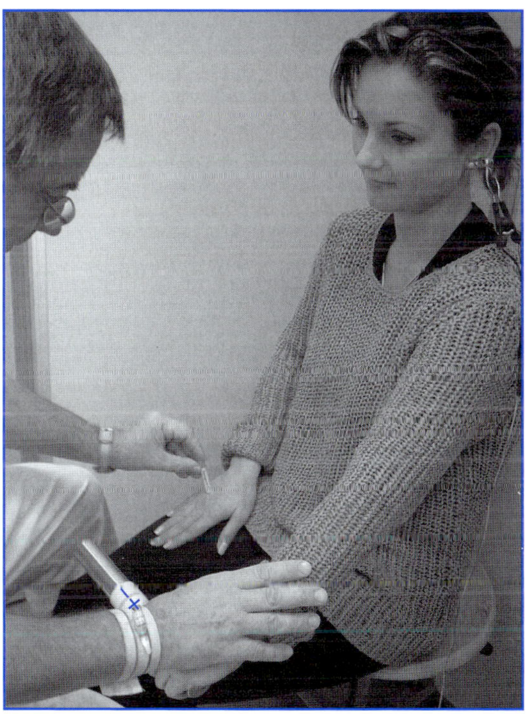

Abb. 131:
PE 1-Störfeldtest am Störfeld-Hinweispunkt der Aurikulomedizin

Für ***Rechtshänder***: in der *mittleren Schicht (+9-Volt-Stab in linker Hand, Erdung)*, an OrdDeg 3 (Voll) der *rechten Hand*.
Alternativ kann der Punkt am rechten Ohr benutzt werden (s. Abb. 125). Das PE 1-Störfeld ist das drittstärkste Störfeld.
Bei ***Linkshändern*** ist alles umgekehrt.
TM: *M. deltoideus anterior*

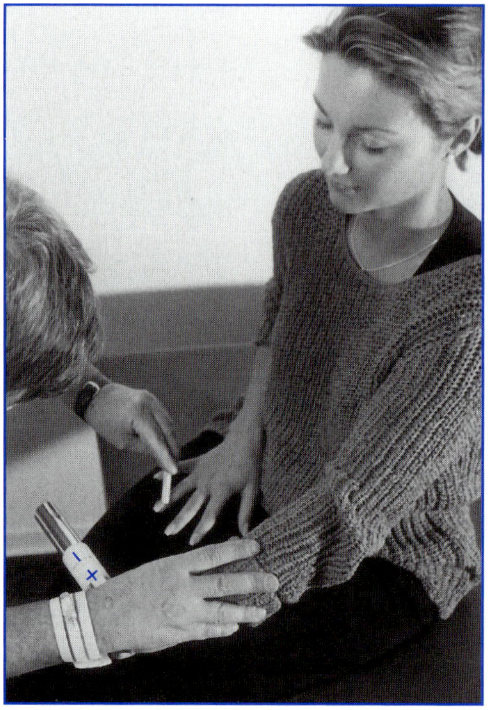

Abb. 132:
Vitamin-C-Störfeldtest an OrgDeg 1 rechts

Dieser Testpunkt der Aurikulomedizin kann alternativ zum Ohrpunkt (s. Abb. 125) genommen werden. Bei *Rechtshändern* liegt er auf der rechten Hand, bei *Linkshändern* auf der linken Hand.

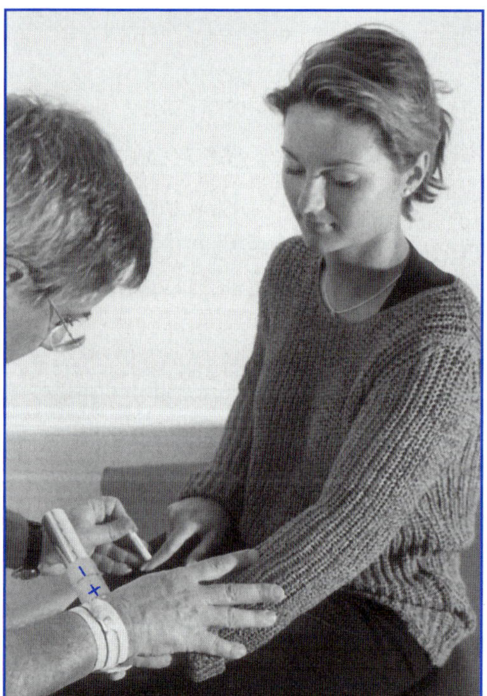

Abb. 133:
Lateralitätsstörfeld, Test an Ndg 1 rechts

Dieser periphere Testpunkt kann an Stelle des Punktes am Ohr (s. Abb. 125) genommen werden. Für Rechtshänder erfolgt der Test an der rechten Hand, für Linkshänder an der linken Hand.

Abb. 134:
Amalgam-Störfeldtest am Omega-1-Punkt in der oberflächlichen Schicht

(s. auch Abb. 125, 135)
Für Rechtshänder: am rechten Ohr; 9-Volt-Stab in beiden Händen, Pluspol in rechter Hand, Erdung. Bei Linkshändern wird der Pluspol in der linken Hand gehalten und der Omega-1-Punkt links getestet.
TM: *M. deltoideus anterior*

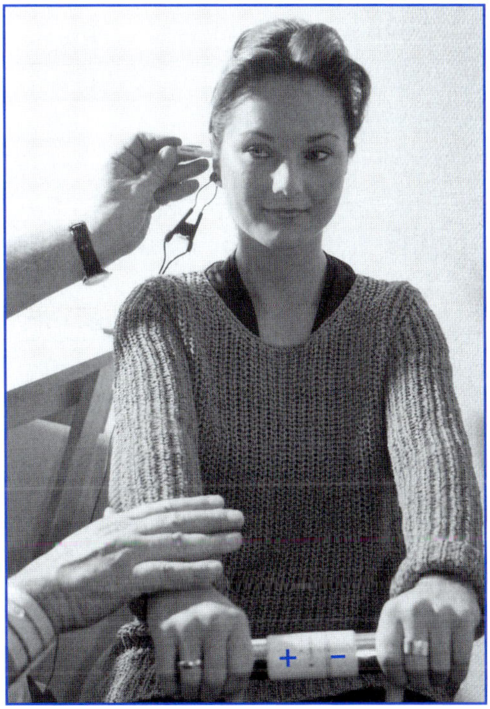

Abb. 135:
Amalgamstörfeld, psychische Störfelder und Störfeld-Hinweispunkt Omega II

Für Rechtshänder – oberflächliche Schicht
Psychotrope Omega-Punkte
Omega II: Umweltbeziehungen; Lebensraum; Wohlstand; Verhältnis zu anderen Dingen und Menschen; Geschlechtliches (fehlende Erfüllung)
Omega I: vegetative Persönlichkeit; Entfaltung im Ernährungsbereich; toxische Einflüsse
Omega: psychische Persönlichkeit; Entfaltung im intellektuellen Bereich; RNS-Punkt

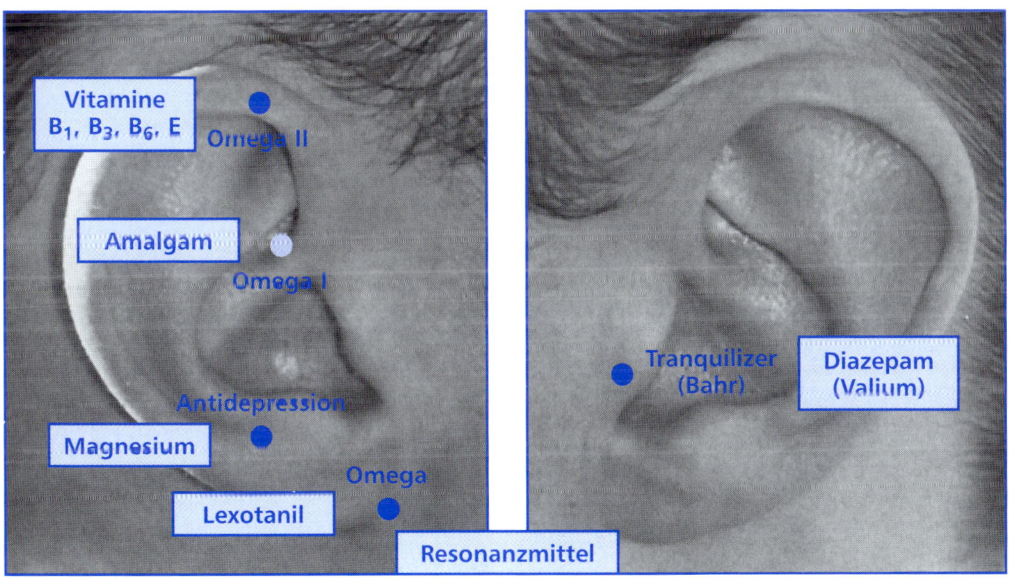

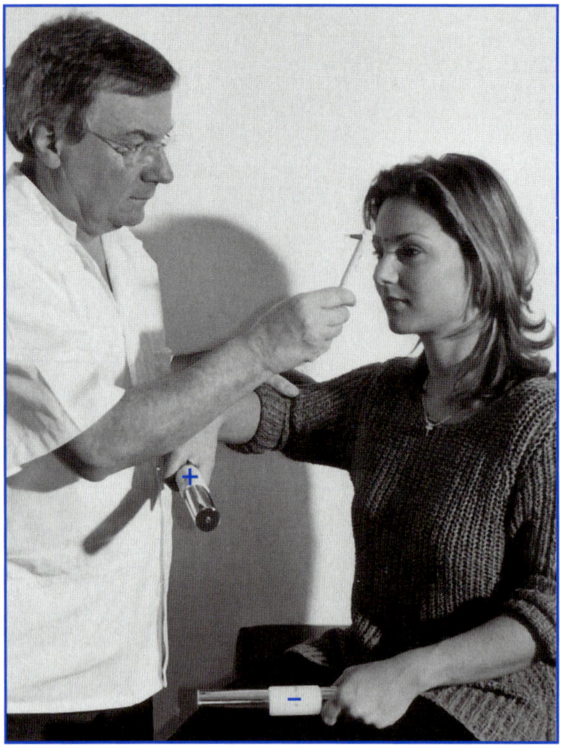

Abb. 136:

Prüfung der Lateralität analog der Aurikulomedizin

Während der Patient den +9-Volt-Stab in der rechten Hand und den –9-Volt-Stab in der linken Hand hält, wird der Yin-Trang (Inn-Trang) mit dem +3-Volt-Hämmerchen auf eine(n) MR/AR überprüft. (Hier wird der *M. deltoideus* getestet.)

MR/+AR bedeutet: Der **Patient ist Linkshänder**.

Keine **MR/-AR** bedeutet: Der **Patient ist Rechtshänder**.

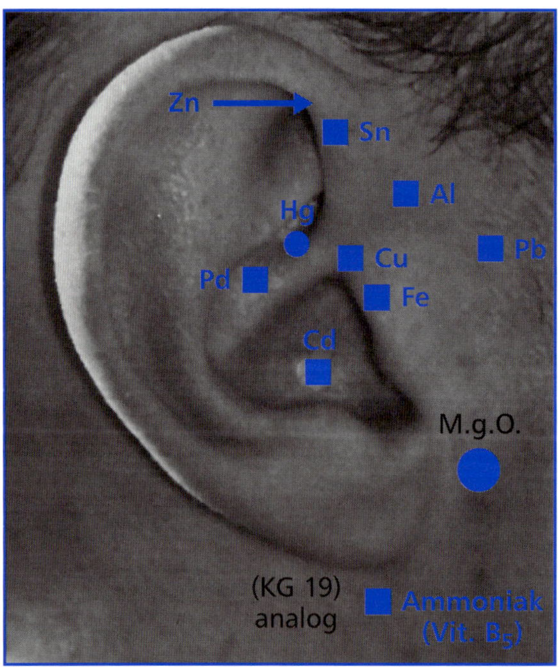

Abb. 137:

Testpunkte der Schadstoffe am Ohr

Der Test gemäß der Aurikulomedizin erfolgt durch lokale Resonanz mit den entsprechenden Resonanzmitteln oder dem 3-Volt-Hämmerchen in der *oberflächlichen* Schicht der Aurikulomedizin, d. h. mit dem 9-Volt-Stab in beiden Händen gleichzeitig entweder über den MT bzw. BOT oder RAC.

Eine Störung durch die Schadstoffe kann aber in allen drei Schichten erfolgen. Dabei kommt es zu einer Schwächung der gesamten Yin-Energie, deren Stärkung durch Nadelung/Laser/Farblicht an folgenden Ohr-Punkten erfolgt: 0-Punkt, GG 4 (retro), Ni 3 (Meisterpunkt gegen Oszillation) und Thymus. **Am Körper** findet man Hinweise auf folgende Schadstoffe an: KG12: Hg; KG13: Vanadium; KG14: Co; (KG19): Ammoniak; KG22: Formaldehyd.

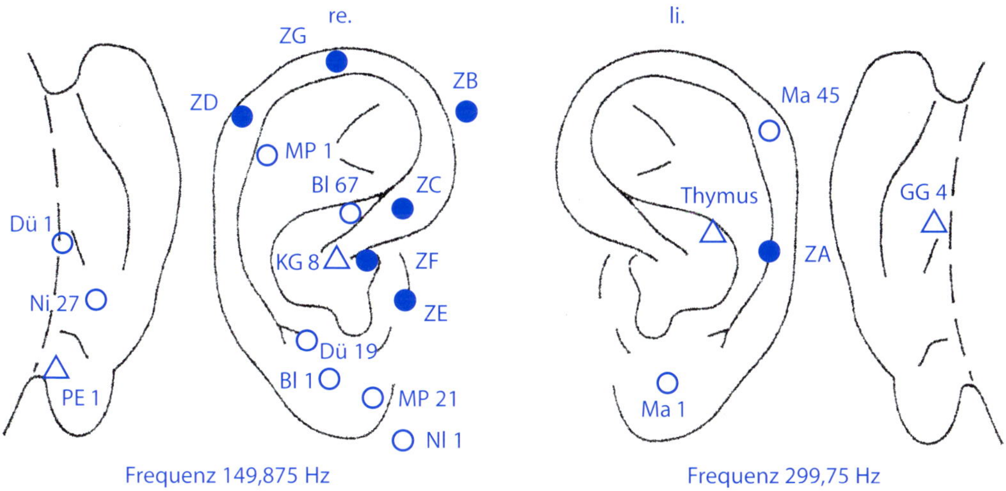

Abb. 138: Anfangs- und Endpunkte der Meridiane am Ohr ○ sowie die zonendominanten Punkte ZA – ZG ●

Frequenzen für die zonendominanten Punkte der Zone F (ZF) und der Zone A (ZA) der Aurikulomedizin: Über diese Punkte können nach ALTROCK Allergien behandelt werden, sei es mit Aurikulomedizin (frequentiell), Bioresonanztherapie oder der Pyramide nach HÖPFNER (s. ALTROCK: *Gefahren durch Dentalmaterialien* ...) Auch die 3-D-Elektroden des Lykotronic-Gerätes kann man auf diese Punkte setzen, um Allergien zu beseitigen:

Die zonendominanten Punkte ZA und ZF sind übergeordnete Punkte für die so genannten „Allergieachsen", die sich jeweils auf dem dem Punkt gegenüberliegenden Ohr befinden und darauf hindeuten, dass eine genetische Schwäche vorhanden ist. Die Allergiebehandlung über das Ohr mit den o. g. Methoden funktioniert auch deshalb so gut, weil die Anfangs- und Endpunkte der Meridiane von Ni/Bl, Ma/Mi-Pa, die von SCOTT zur Allergiebehandlung mittels Klopfen (Allergieklopfen) benutzt werden (s. S. 190), am Ohr ihre Entsprechung haben (BAHR) und dort genauso benutzt werden können wie am Körper.

Auch die zonendominanten Punkte der anderen Zonen nach *Nogier* (B, C, D, E, G) – jeder Zone entsprechen nicht nur spezifische Frequenzen, sondern auch bestimmte Krankheitsbilder – haben eine „Meisterwirkung über ihre jeweilige Zone und können daher bei entsprechenden Symptomen der jeweiligen Zone (z. B. Nutritionsstörungen (B), Muskelschmerzen (C), Verspannungen (D), Lumboischialgien (E), psychosomatische Störungen (G)) therapeutisch übergeordnet angesetzt werden (Nadel, Laser)".

Die Punkte (△) PE 1, Thymus, GG 4 und KG 8 sind übergeordnete Punkte und dienen zur energetischen Stärkung (Goldnadel) der "Mitte".

PE 1 ist der Meisterpunkt gegen Affektionen der Gelenke; er hat Indikationen wie das Hormon Prostaglandin.

Der Thymuspunkt ist der Meisterpunkt gegen alle entzündlichen und rheumatischen Geschehen sowie wichtigster Anti-Störfeld-Punkt. (Erst zuletzt nadeln, da beim Nadeln alle anderen pathologischen Punkte für kurze Zeit gelöscht werden.)

KG 8 entspricht dem Nullpunkt bzw. Plexus solaris und ist indiziert bei vegetativem Ungleichgewicht. (Verstärkte Wirkung zusammen mit GG 4)

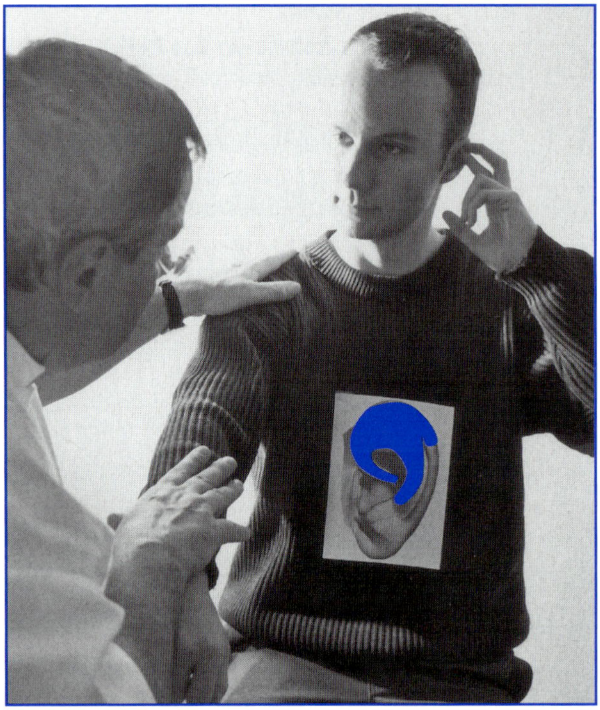

Abb. 139:
Muskeltest an der Reflexzone des Ohres mesodermalen Ursprungs in Phase 1 der Aurikulomedizin (Trigeminusinnervation): Niere, Eileiter, Skelett, Muskulatur, Uterus

Testet der Muskel dabei schwach, dann sind das Mesoderm und die damit angeschlossenen Systeme am Krankheitsgeschehen beteiligt bzw. von ihm betroffen.

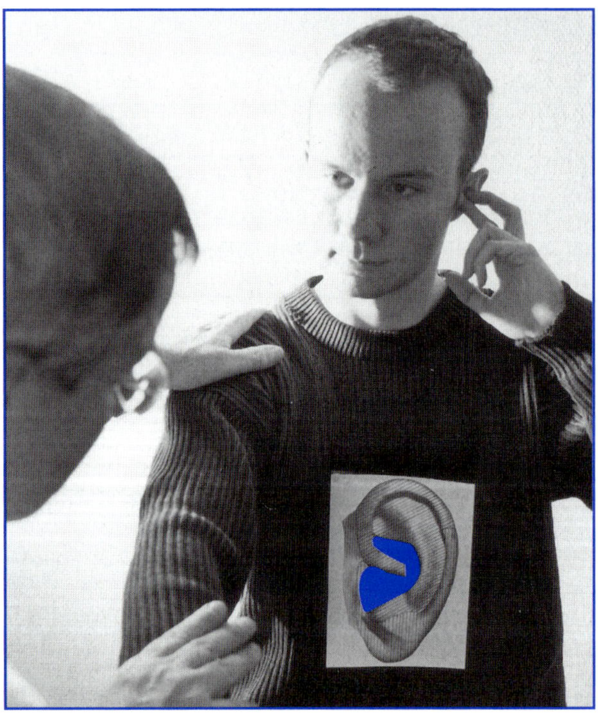

Abb. 140:
Muskeltest an der Reflexzone des Ohres entodermalen Ursprungs in Phase 1 der Aurikulomedizin (Vagusinnervation): Eingeweide

Testet der Muskel schwach, sind das Entoderm und die damit angeschlossenen Systeme vom Krankheitsgeschehen betroffen bzw. an ihm beteiligt.

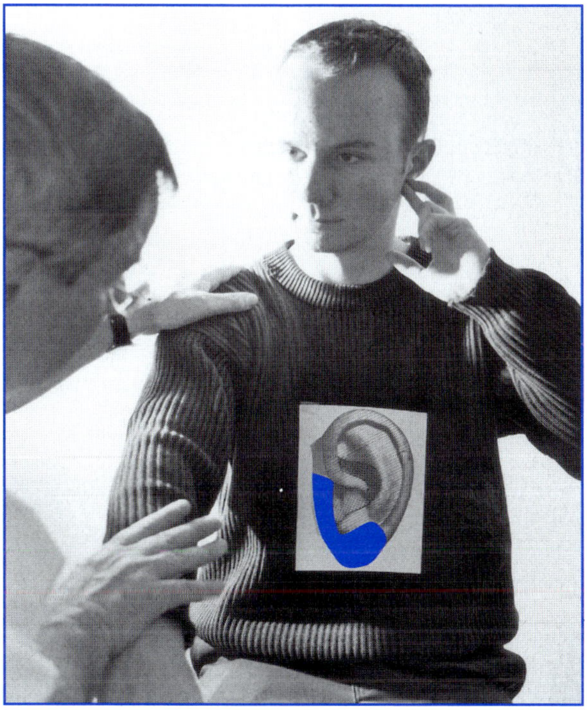

Abb. 141:
Muskeltest an der Reflexzone des Ohres ektodermalen Ursprungs in Phase 1 der Aurikulomedizin (Plexus cervicalis superficialis): Gehirn, Rückenmark usw.

Testet der Muskel schwach, sind das Ektoderm und die damit angeschlossenen Systeme vom Krankheitsgeschehen betroffen bzw. an ihm beteiligt. Durch weiteres „Abfragen" der Zonen und Punkte kann das Problem eingekreist werden (s. auch Abb. 138).
Für Phase 2 und 3 gilt Entsprechendes. Welche Phase beim Patienten vorliegt, kann man über Filter ermitteln, wie sie in der Aurikulomedizin benutzt werden (Kodak-Farbfilter 12 gelb; peripher aufgelegt = Phase 1, zentral aufgelegt = Phase 2, zentral und peripher = Phase 3). Bei den Phasen 2 und 3 ist die Topographie des „auf dem Kopf stehenden Embryos" der Phase 1 (wie von NOGIER angegeben) jeweils um 90° verschoben.

Organpräparate:

Gl: D5 <- D6 <-	% <- D8 D10 ->	D12 -> % -> D15* -> D20* ->D30*
*= 2 Potenzschritte weniger als alte Organpräparate		

Degeneration	neutrale Potenz	Entzündung (akut)

Organpräparate	(GL) D5	1 x – schwacher Herd 2 x = deutlicher Herd 3 x = starker Herd

Nosoden:

D3 D4 D5 D6	<- D7 ->	D8 D10 D12 D15	D30 D60 D100 D200
Entzündung	neutrale Potenz	Gesundung –	alter Prozess

Nosoden	D3	1 2 x D3 – schwacher Herd 2-3 x D3 = deutlicher Herd 3 u. mehrmals D3 = starker Herd

Abb. 142: Herdstärken u. die Bedeutung der Potenzen für Organpräparate u. Nosoden

Abb. 143:

Energetische Psychotherapie

nach CALLAHAN, CRAIG, GALLO, KLINGHARDT u.a.

Zuerst das Problem auf Stress-Skala beurteilen:
SUD 1 (⬇) – 10 (⬆)

So viele Klopfdurchgänge (siehe I + II), bis SUD gleich 2 ist. Dann während Dauerklopfen an G-Linie von unten nach oben langsam die Augen rollen. Wenn Augen oben: tief ein-, dann ausatmen, dann z–s–z.

Bleibt SUD = 1, dann ist das Problem energetisch entkoppelt. Sobald SUD wieder steigt, neuer Durchgang evtl. mit neuen Facetten.

Behandlung 6 Wochen lang mehrmals täglich (für dauerhafte Wirkung).

I.
Klopfreihenfolge
1-9/11-16
6-9 x je Punkt
bds. (17:halten)

4a retro:

Bl 10-Gbl 20
(Occipitallinie)

II. KFT
s. ***PU*** rechts

III.
a: **KG 17** +
G-Linie
(s. 16)

b: **PN-Z reiben**

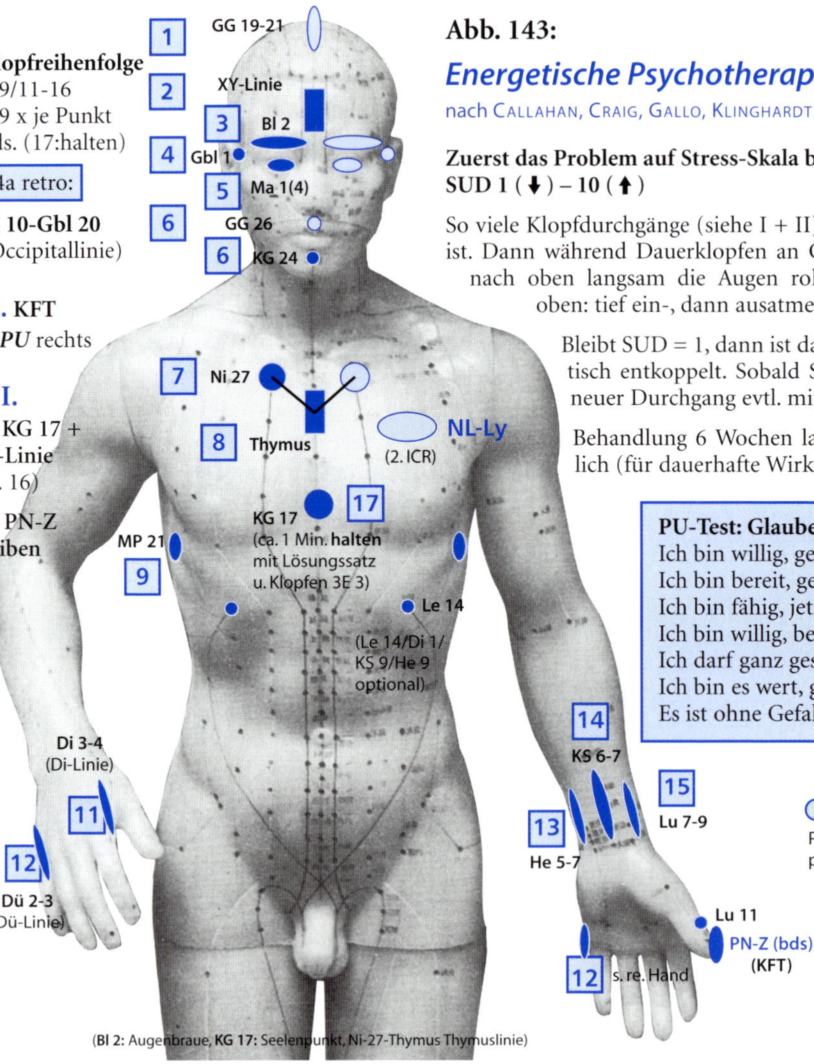

(**Bl 2:** Augenbraue, **KG 17:** Seelenpunkt, Ni-27-Thymus Thymuslinie)

PU-Test: Glaubenssätze
Ich bin willig, gesund zu sein.
Ich bin bereit, gesund zu werden.
Ich bin fähig, jetzt ganz …
Ich bin willig, bereit und fähig …
Ich darf ganz gesund sein.
Ich bin es wert, ganz gesund …
Es ist ohne Gefahr für mich, …

Punkte bds. bei psych. Umkehrung

II. Bei psychischer Umkehrung (PU):
Di 1, 3–4; Dü 3; GG 19–21, 26; Bl 2; Ni 27; Gbl 1; klopfen; **NL-Ly** reiben

II. PU: Während des Klopfens / Reibens **laut** sagen: „Auch wenn ich das Problem … habe, **achte ich mich** und akzeptiere mich von ganzem Herzen.
Ich **entscheide mich** jetzt …"

Während des **Dauerklopfens** an **3E 3–4** *(G-Linie) (16)*: Kopf gerade; Augen auf, Augen zu; klassisch: rechts unten – links unten – rechts im Kreis – links im Kreis. **KFT**: Lemniskate; summen (s) – zählen (z, 5 bis 1) – summen (s); tief ein- und ausatmen. (Melodie)

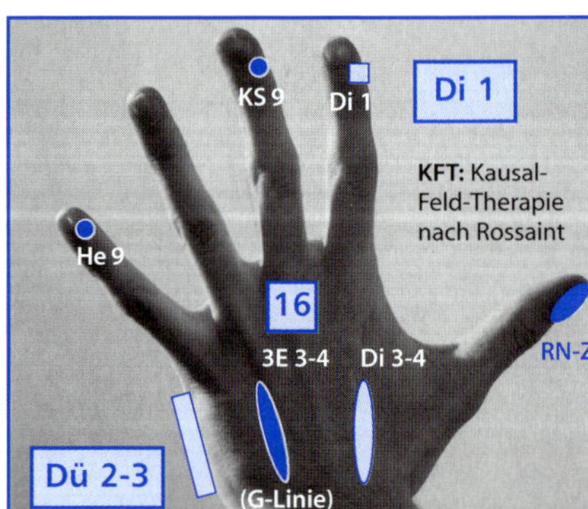

KFT: Kausal-Feld-Therapie nach Rossaint

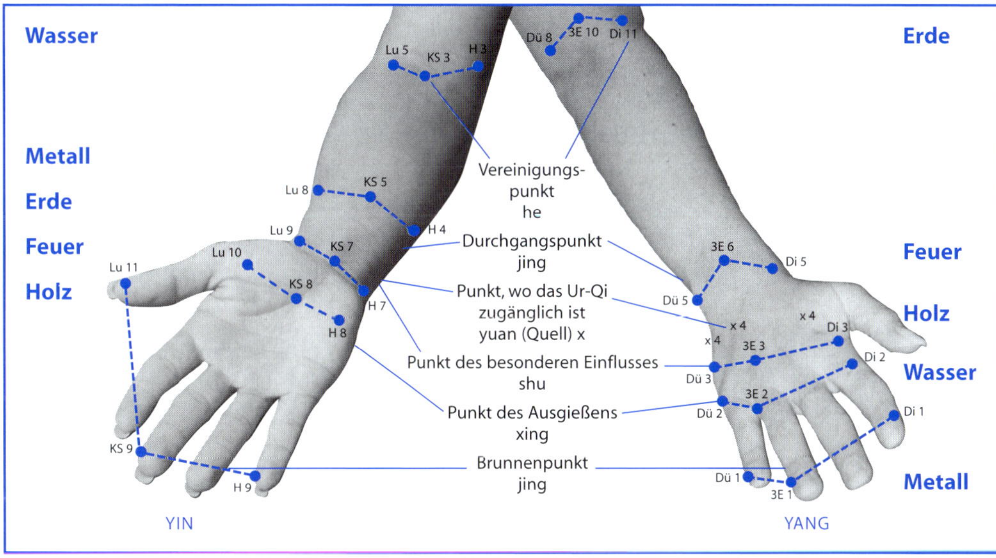

Abb. 144: Die 5-Elemente-Punkte an Händen und Füßen

Die Punkte der 5 Wandlungsphasen an Händen und Füßen („antike Punkte") werden in der ZÄPE ***primär im Rahmen der Kausalfeld-Therapie*** (KFT) nach Rossaint benutzt.
Zunächst wird über den Bauchnabel/Mund (s. Abb. 57) das *Element* ermittelt, das im Test den Ausgleich einer gefundenen Pathologie des Kausalfeldes bringt.
Der *zuerst* zu *klopfende Punkt* (Holz-, Feuer-, Erde-, Metall-, Wasserpunkt) der gefundenen Wandlungsphase wird dann kinesiologisch durch TL/CL bzw. über Audiodateien ermittelt. Die weitere Reihenfolge der zu klopfenden Punkte ergibt sich aus dem Ko- bzw. Shen-Zyklus (s. Abb. 26).
Die 5-Elemente-Punkte müssen *auch dann* ermittelt werden, wenn zum kinesiologischen Ausgleichen einer Pathologie das Mudra „5 Elemente" anspricht (s. Abb. 96b).

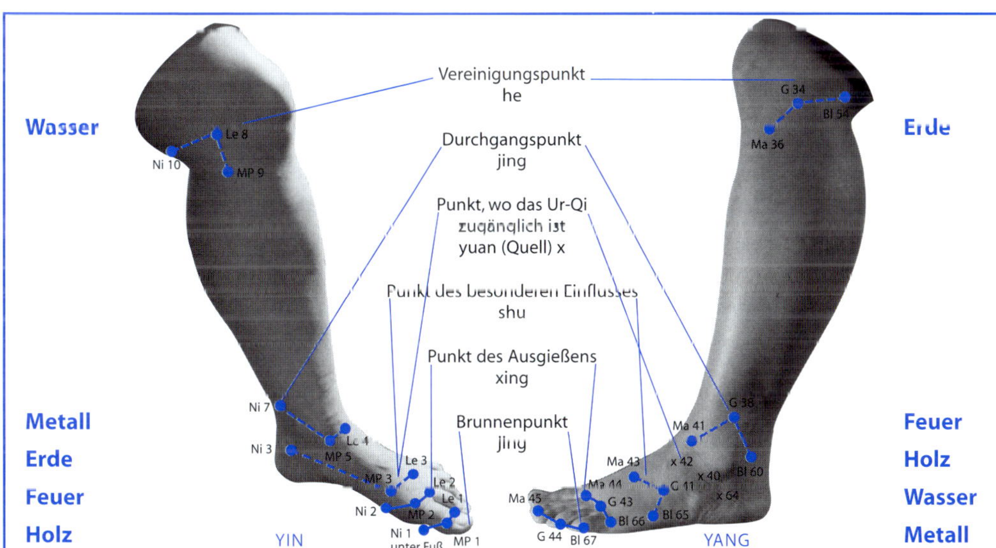

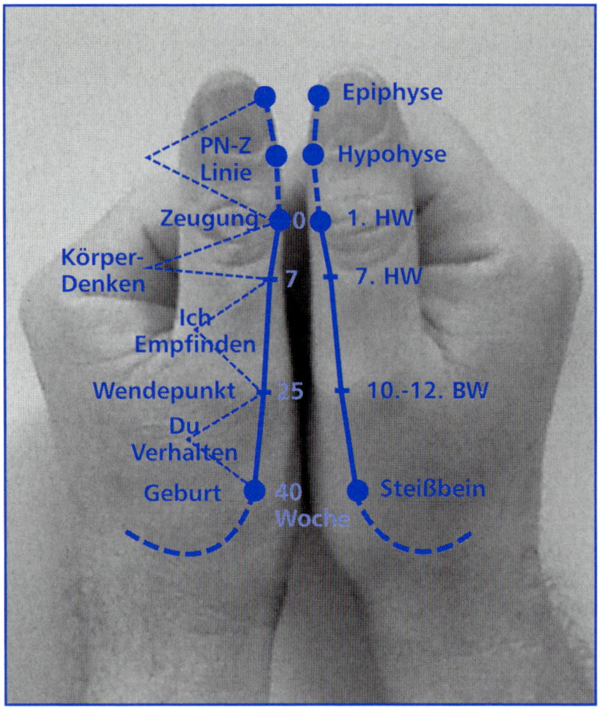

Abb. 145:
Metamorphosis nach Robert St. John

Die Abbildung zeigt die Lage der PNZ-Linie und die nachfolgende Zeitspanne bis zur Geburt (auf der Knochenkante am Daumen). Analoges gilt für den Großzeh und die Knochenkante am Innenfuß. Anatomisch entspricht diese Linie dem Kopf und der Wirbelsäule.

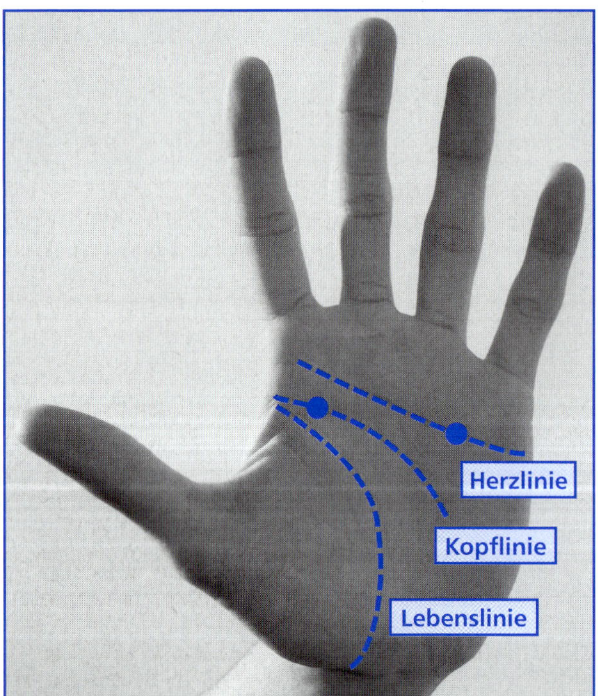

Abb. 146:
Palm Therapy nach M. Zwang

Zur Ortung der Druckpunkte auf der Kopf- bzw. Herzlinie sind die wichtigsten Handlinien eingezeichnet.
Bitte beachten: Kopf- und Lebenslinie laufen hier im Bereich des Zeigefingers parallel. Der Druckpunkt liegt daher etwas mehr in Richtung Zeigefinger (Metacarpale 1).
Im Falle *sich vereinigender Linien* liegt der Druckpunkt mehr in Richtung von Metacarpale 2, ca. 0,5 cm vor der Vereinigung.
Der Punkt auf der Herzlinie ist immer gleich in Richtung Metacarpale 5 gelegen.
Vorgehen = siehe S. 247

Frontzähne – Nieren/Blasen-Funktionskreis

Festigkeit, Vertrauen, Beständigkeit, Partnerschaft

POSITIV	Standhaftigkeit, Durchhaltevermögen, Verlässlichkeit, Treue, Geradlinigkeit; Urvertrauen, das feste Bindungen ermöglicht; Bejahen von Ordnung und Gesetzmäßigkeit, Annehmen des Vorgegebenen, Gehorsam
NEGATIV	Übertriebenes Sicherheitsbedürfnis, Mangel an Vertrauen, Angst
EMOTION	Sexuelle Sicherheit, Unschlüssigkeit, Fairness, Unfairness

Abb. 147: Zugehörigkeit des Nieren/Blasen-Funktionskreises zum Frontzahngebiet

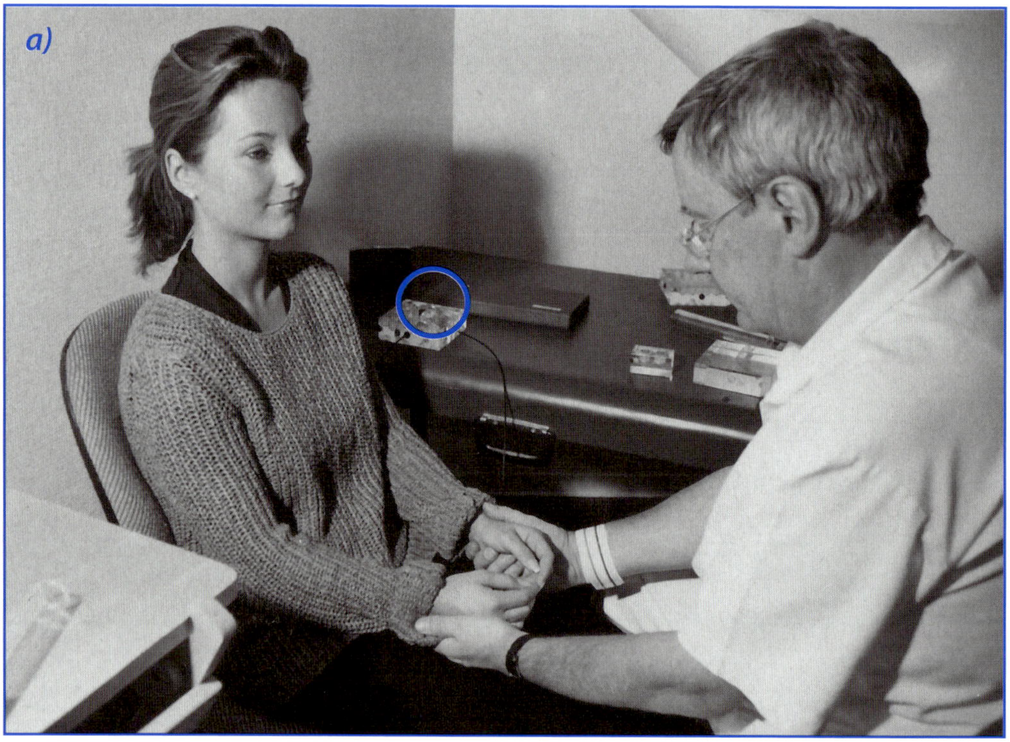

Abb. 148: RFR-Anordnung beim Armlängenreflex-Test

Abb. 148 a zeigt eine **RFR-Anordnung *mit* LWL** (= Version A), der hinter dem Patienten hängt und die Wabe mit dem „Koaxialkabel" (Tubus + Innenelektrode) verbindet (hier links). Das „Koaxialkabel" kann von überall (je nach Lage der Innenelektrode im Tubus) im Abstand bis 6 Meter auf den Patienten gerichtet sein, üblicherweise circa 1 m. In der ZÄPE wird es vorzugsweise in Höhe des Schlüsselbeins des Patienten gelegt (s. aurikulomedizinische Methoden). Auf der Wabe befindet sich ein *Bionator* (Kreis) zur Verträglichkeitstestung: Hier *kein AR* = Zeichen der Verträglichkeit oder einer Blockade (Differentialdiagnose nötig, durch Approximation der Spindelzellen des *PMC/Latissimus dorsi*).
Im Hintergrund auf der Liege ein Lykotronic-Testsatz und verschiedene Waben bzw. ein Medikamentenabgreifer (kleines Gerät), die hier aber alle ohne Funktion sind.

16

Abb. 148 b zeigt eine **RFR-Anordnung *ohne* LWL** (= Version B) mit auf der Wabe platziertem Polarisationsfilter (nach KLINGHARDT) zum Test auf einen „Computervirus" (= ER in der RD).
Wabe und Polarisationsfilter stehen zunächst *parallel* zur Körperachse des Patienten.
Hier *kein AR* = Zeichen eines „Computervirus". Der Grad der Drehung des Polarisationsfilters im Uhrzeigersinn bis zur Polarisationsänderung (positiver AR) zeigt den Schweregrad des Computervirus (der Blockade).

Abb. 148 c zeigt einen **positiven AR als Zeichen einer offenen Regulation** (= **kein „Computervirus"** (hier parasympathische Reaktion; bei einer orthosympathischen Reaktion würde der rechte Arm kürzer).
Der gleichzeitig angeschlossene Walkman (mit Musik, s. o.) ist bei diesen Testschritten ausgeschaltet und wird erst im Falle eines gefundenen Computervirus eingeschaltet, um die Dysorganisation zu beseitigen (es sei denn, man will die Ursachen finden).
Bei der auf dem Bild gezeigten Anordnung wird dann das **Energiefeld** des Patienten *harmonisiert*. Reicht das nicht, muss das „Koaxialkabel" bzw. der Minitubus auf zentrale Strukturen bzw. im Test gefundene Akupunkturpunkte/Somatotopien gehalten werden, während die Musik läuft.

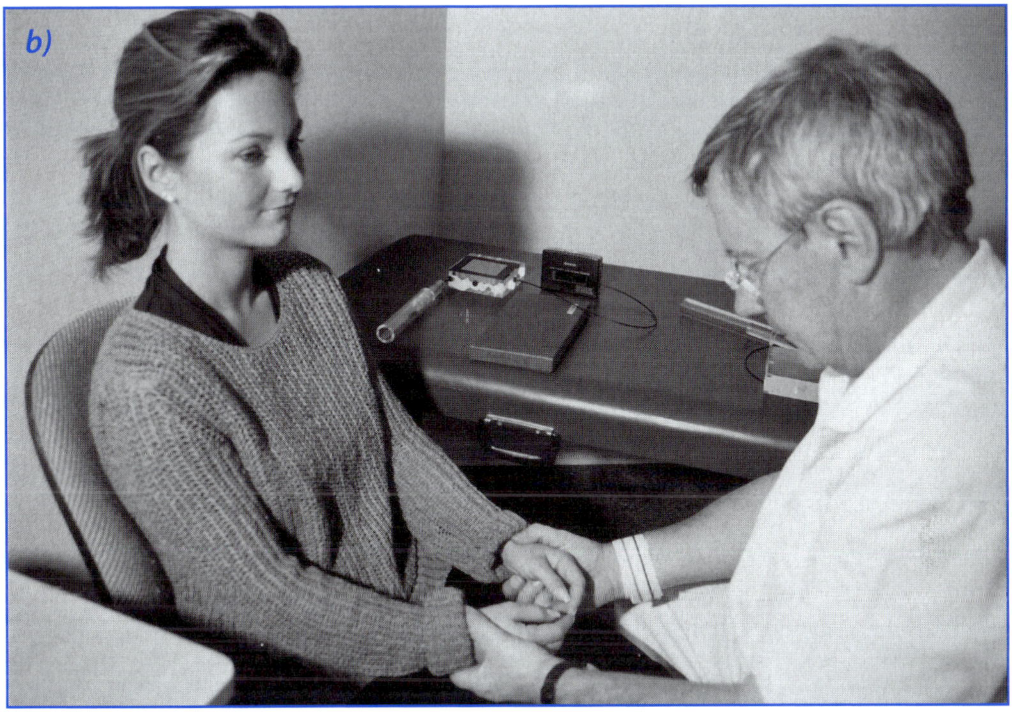
b)

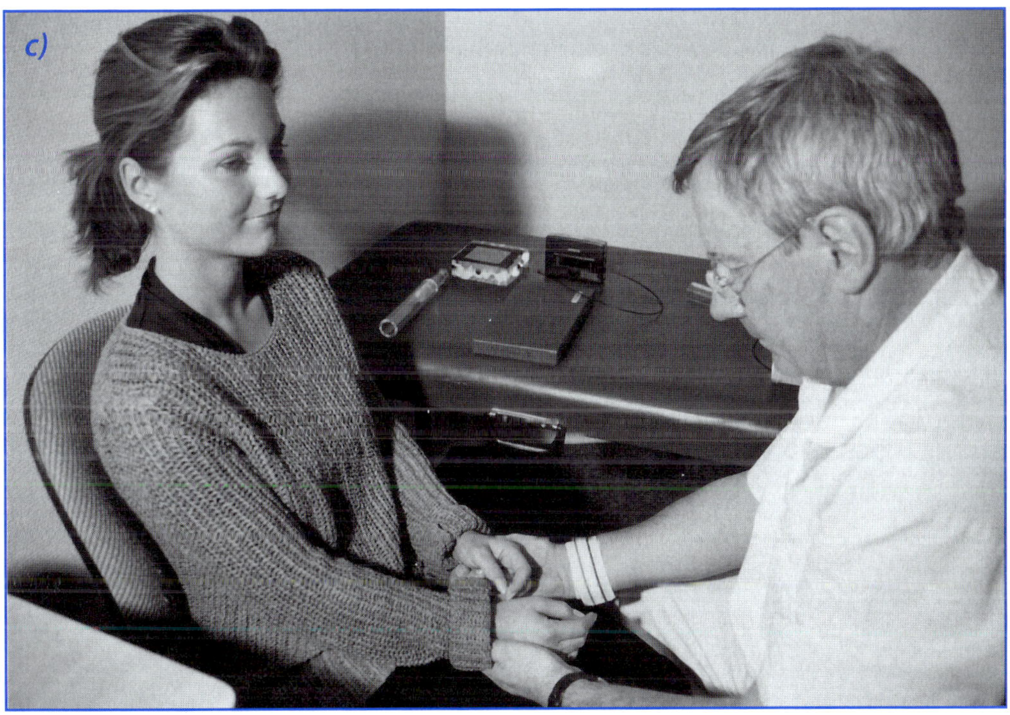
c)

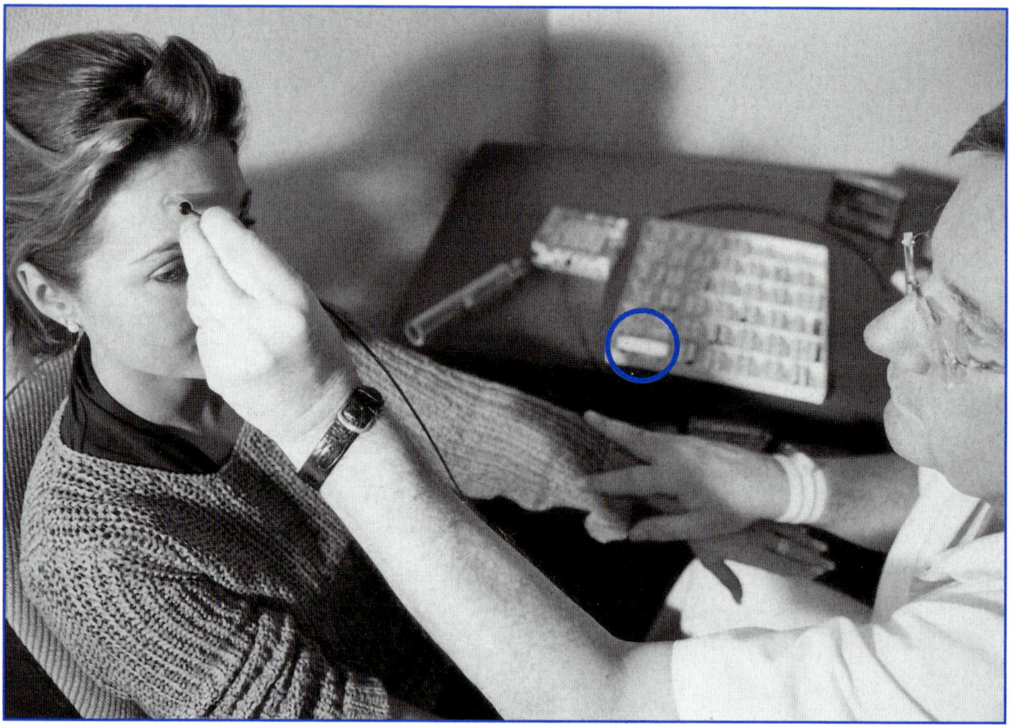

Abb. 149: Direkter Resonanztest mit dem Mini-Tubus

Unter Zuhilfenahme des kabellosen ***Medikamentenabgreifers*** des RFR (Kreis) wird hier die Schwermetallbelastung an Gbl 14 für das Gehirn mit dem ***Mini-Tubus*** getestet, wenn die normale TL/CL mit den Fingern dort keine Reaktion mehr ergibt.
Befindet sich unter dem Medikamentenabgreifer oder in der Wabe z. B. Amalgam als Testsubstanz, so wird sich eine vorhandene *intranukleare* Intoxikation durch eine(n) MR/+AR zeigen. *Ohne Mini-Tubus*, alleine mit dem LWL, wird nur eine Belastung bis ins Protoplasma der Zelle (intrazellulär) gefunden, was dem Vorgehen OMURAS beim direkten Resonanztest entsprechen würde
Dann kann man auf Grund der Eindringtiefe bei der Funktion des Mini-Tubus die Medikamente herausfiltern, die die *intranukleare* Schädigung beseitigen können.
Dadurch kann eine dann erneut durchgeführte normale TL/CL mit den Fingern wieder die *extrazelluläre* Grundsystembelastung anzeigen.
TM: *Deltoideus anterior*

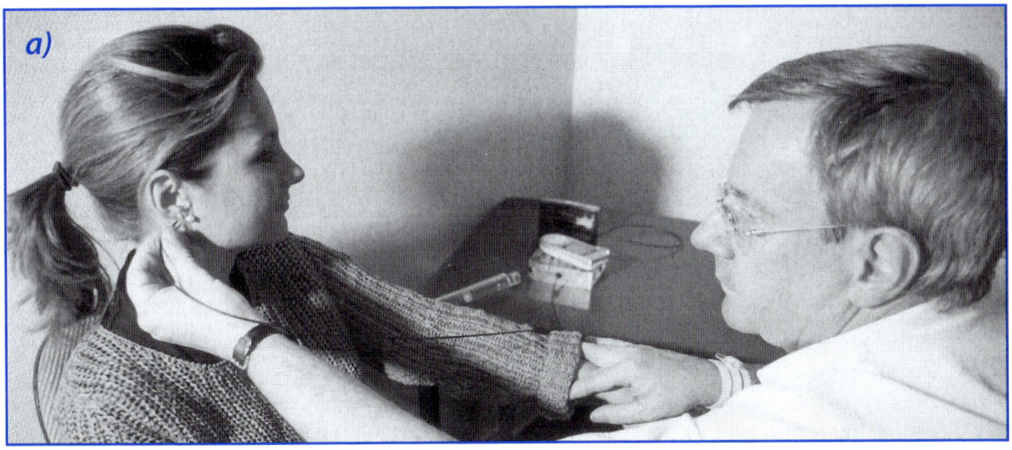

Abb. 150: E-Smog-Behandlung mit dem RFR

Abb. 150 a zeigt die Anordnung des RFR mit eingeschaltetem Walkman (Barockmusik, Walzer, Gregorianischer Choral) bei *E-Smog* durch ein Handy (eingeschaltet), mit Behandlung des *Vagus-Ganglions* mittels Minitubus bei gleichzeitiger Harmonisierung der *Aura* durch das „Koaxialkabel".

Abb. 150 b zeigt die Anordnung des RFR mit eingeschaltetem Walkman bei E-Smog durch ein Handy (eingeschaltet), mit Behandlung zentraler Strukturen durch Halten der „Koaxialkabel" am *Tai-Yang* bei gleichzeitiger Harmonisierung der *Aura*.

Diese Anordnung kann auch für Toxine/Allergene oder bei Geopathiestress angewandt werden.

Immer werden nach erfolgter Diagnose die verursachenden spezifischen Substanzen (Allergene/Toxine) bei angeschaltetem Walkman (inkl. Musik) auf die Wabe gelegt.

Im Falle einer Geopathie wird entweder die Belastungsampulle aus dem Lykotronic-Testsatz in/auf die Wabe gelegt oder man setzt sich auf die geopathogene Zone.

Die Behandlungsdauer hängt von der Vorbelastung des Systems ab und liegt zwischen 2 und 15 Minuten; die Behandlung wird unterstützt durch das Einbringen unarzneilicher Substanzen (während der Therapiezeit) in die Wabe und deren anschließende Einnahme durch den Patienten (für längere Zeit, notfalls immer, wenn der Stressor nicht vermieden werden kann).

Manchmal muss bei Feststellung einer E-Smog- bzw. Geopathie-Belastung über die rein physikalische Ebene hinaus auch an Besetzungsphänomene gedacht werden; vor allem dann, wenn die üblichen Mittel gegen den (geo)physikalischen Stress keine Resonanz zeigen (s. auch Abb. 93 k).

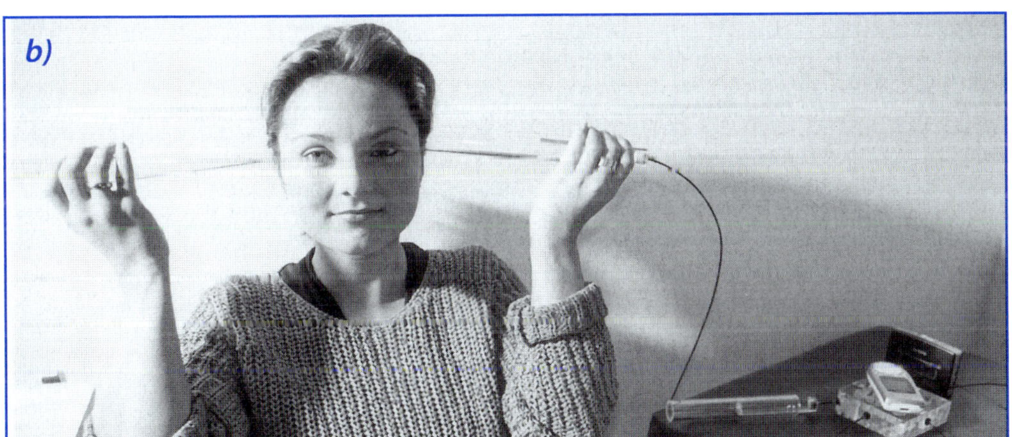

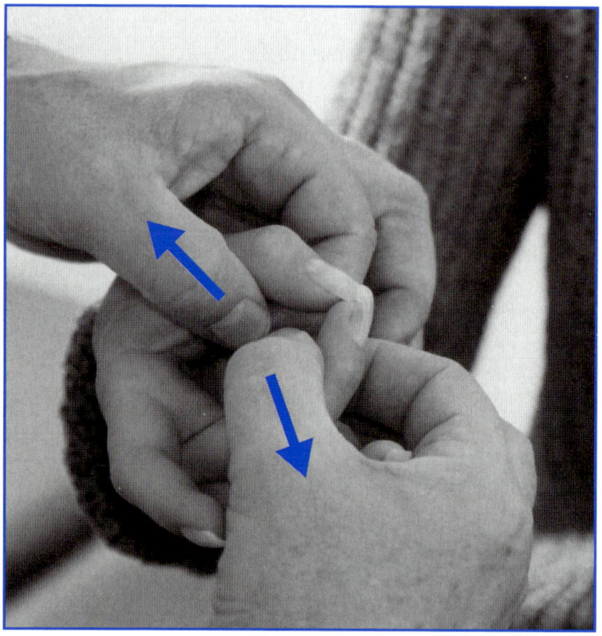

Abb. 151:
Bidigitaler O-Ring-Test (BOT) von OMURA in Abwandlung nach VAN BENSCHOTEN

Der Patient bildet mit Daumen und Mittelfinger den ersten O-Ring (Kopf gerade).
Der Therapeut bildet mit Daumen und Zeigefinger den zweiten O-Ring.
Beim Auseinanderziehen muss darauf geachtet werden, dass der Therapeut auf der gleichen Ebene zieht.
Der Kopf muss gerade stehen; dann sollte der BOT normoton sein.
Bei Kopfdrehung sollte der BOT abschalten (hypoton werden).
TM: *M. opponens pollicis, M. flexor digitorum, M. flexor poll. longus*
Test auf Hypertonus: Spindelzelltechnik an den angegebenen Muskeln.

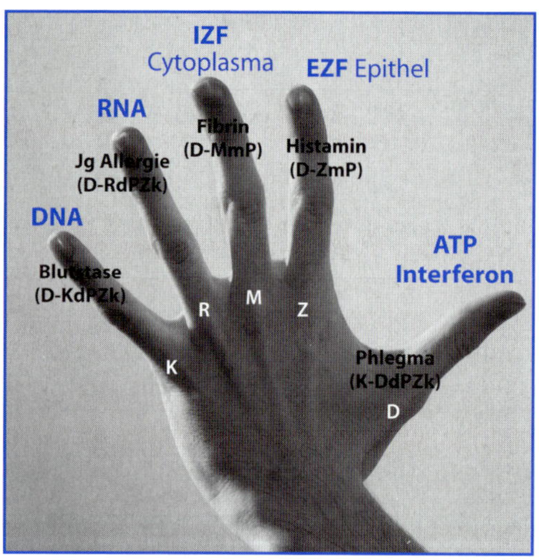

Zellstrukturen (Energiefeld) und pathogenetische Faktoren **(Hautoberfläche)** der Fingerspitzen-**Shixuan**-Punkte

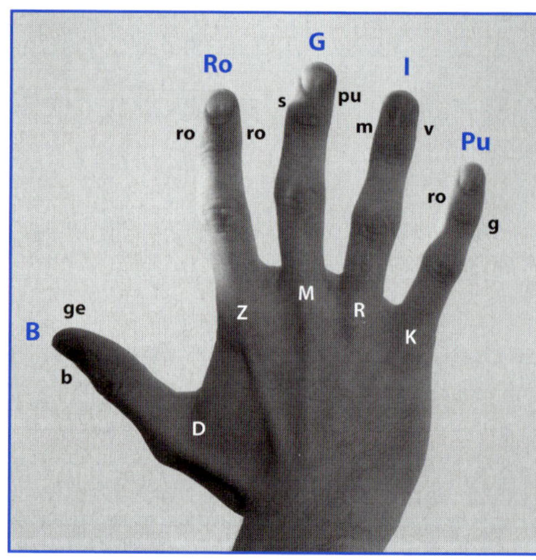

Biophotonenemissions**farben** der Fingerspitzen-**Shixuan**-Punkte und der Nagelbett-**Jing-Well**-Punkte

Abb. 152: Biophotonenabstrahlung der Finger nach VAN BENSCHOTEN

Bedeutung der Abkürzungen:
DNA: Desoxyribonukleinsäure – **RNA:** Ribonukleinsäure – **IZF:** Intrazellularflüssigkeit – **EZF:** Extrazellularflüssigkeit – **ATP:** Adenosintriphosphat – **DZMRK:** Finger (s. Mudras)
B, b: blau – **Ro, ro:** rot – **G, g:** grün – **I:** indigo – **Pu, pu:** purpur – **ge: gelb** – **s:** scharlachrot – **m:** magenta – **v:** violett – **mP:** mittlere Phalanx – **dP:** distale Phalanx – **k:** kontaktieren: ApPkt

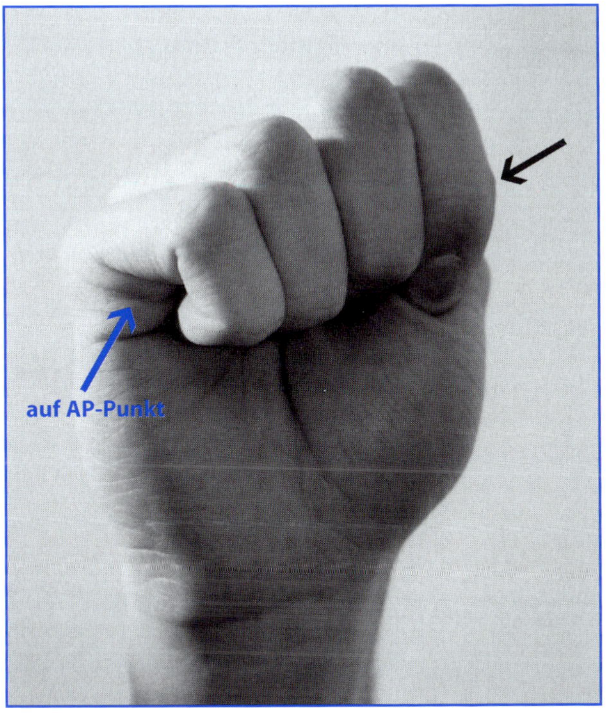

Abb.153:
Yin-Anoxie-Test nach VAN BENSCHOTEN

Das Bild zeigt das B-Mudra für Yin-Emission; es entspricht dem schwarzen Filter der Aurikulomedizin; es zeigt ein Energiedefizit mit geringer Biophotonen-Emission und Akkumulation von CO_2 an

Der Daumen wird unter die anderen vier fest in die Innenhand gedrückten Finger gesteckt.

Jeder Akupunkturpunkt, der auf das Yin-Mudra reagiert, muss auf pathogenetische Faktoren untersucht werden. Bitte beachten: Bei chronischen Krankheiten sind oft 2-Punkt-Messungen bilateral nötig! (Vektoren) Denken Sie auch an den Yin-Yang-Vektor-Test.

(s. auch Abb. 155)

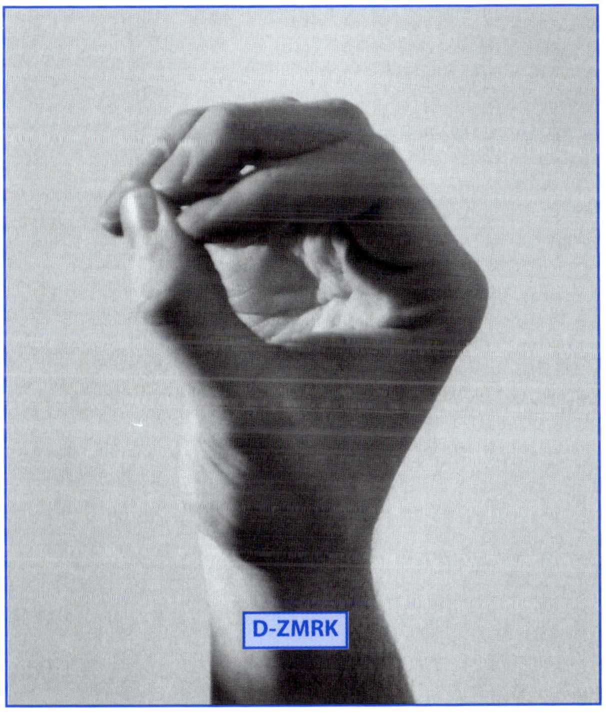

Abb. 154:
B-Mudra für Yang-Emission nach VAN BENSCHOTEN

Es entspricht dem weißen Filter der Aurikulomedizin und zeigt einen Energieüberschuss an mit einem *Übermaß an Biophotonen-Emission.*

In der Regel wird es mit dem B-Mudra für Yin als Vektor (Yin-Yang-Vektor) zwischen zwei Akupunkturpunkten eingesetzt. *Allein* wird es äußerst selten gebraucht, evtl. wenn die Tonifikation und Wiederherstellung von Energie Priorität hat.

Noch seltener wird es als doppelter Yang-Test benutzt, d. h. an Akupunkturpunkten auf beiden Seiten des Körpers oder an zwei verschiedenen Akupunkturpunkten gleichzeitig als Vektor, evtl. am Tai Yang bds. bei MS.

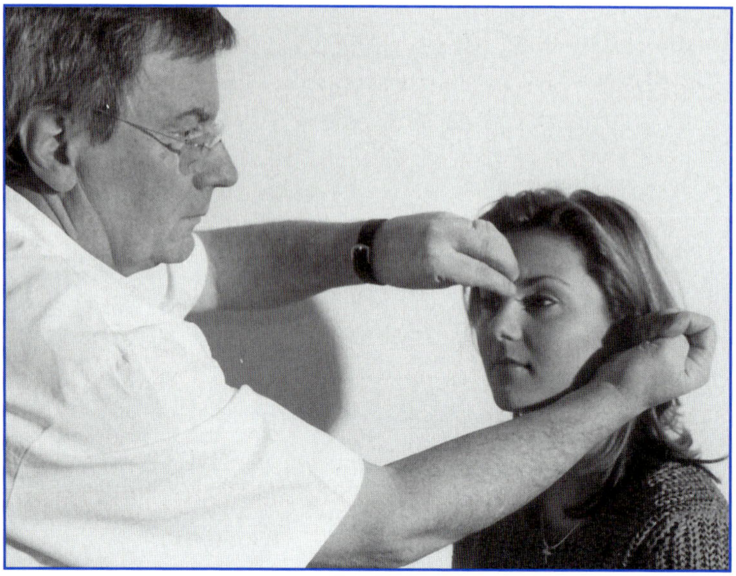

Abb. 155:
Vektor Yin-Trang 0-Punkt Ohr nach van Benschoten

Zu Beginn des Testes wird dieser sensibelste Yin-Yang-Vektor zur *Überprüfung auf pathogenetische Faktoren*, d. h. als Suchfunktion benutzt. Er sagt nur aus, dass Pathologien vorhanden sind, aber nichts darüber, welche es sind.
Ihre Eruierung erfolgt an den Akupunkturpunkten (vertikal/horizontal/diagonal) mittels bilateralem Yin-Yang-Vektortest und anschließend mit den B-Mudras.
Am *Ende* der Testung, am klinischen Endpunkt, schließt sich der Vektor Yin-Trang – 0-Punkt; er sollte dann *negativ* sein, d. h. es sollte kein(e) +AR/MR mehr erfolgen. Andernfalls muss nach weiteren pathogenetischen Faktoren gesucht werden.

Biophotonen-Mudras*

Fingerspitzen-Biophotonen-Emission
***nach* M. M. van Benschoten**

*Da man bei **B-Mudras*** meist die **Fingerspitzen*** (**Shixuan-/JingWell**-Pkte.) benutzt, wird die übliche Mudrakennzeichnung dafür (D_3, Z_4, M_4, R_4 K_4) aus praktischen Gründen weggelassen.
k = kontaktieren: AP-Pkt, dP, mP = dist., mes. Phalanx

Finger-spitzen	Biophotonen-Emission	Zellstruktur (Energiefeld)	Pathogenet. Faktor (Hautoberfläche)
D	blau	ATP / Interferon	Phlegma (KDdP Zk)
Z	rot	EZF / Epithel	Histamin (D-ZmP)
M	grün	IZF / Cytoplasma	Fibrin (D-MmP)
R	indigo	RNA	Ig. Allergie(DRdP Zk)
K	purpur	DNA	Blutstase (DKdP Zk)
D-Z	orange	Fettgewebe	Bakterien
D-ZM	gelb	Lymphe	Vitaminmangel
D-ZMR	zitronengelb	Zellmembran	Lipide
D-M	türkis	Mitochondrien	Viren
D-R	violett	DNA	Toxine
D-K	scharlachrot	DNA	Degeneration (CA)
KR	magenta	DNA	Hämorrhagie

Abb. 156: Tabelle der Biophotonen-Mudras nach van Benschoten (s. Abb. 152)

18

Toxine: D-R	**Tox**	**Nahrungsgifte, Salmonellen**
	Tox Zk	**Rauchtoxine, Luftverschmutzung, Tabak, Lösungsmittel,** Indol, Scatol, Kiefer-Ostitis, Mercaptan, Thioäther, Formaldehyd, Petroleum, Gegrilltes
	Tox Mk	**Medikamenten-Rückstände, Milchprodukte, Metabolite toxischer Stoffe inkl. Pestizide u. SM,** DDT, Silberamalgam, Pb, Petroleum, Methanol **Antibiotika- u. Chemotherapeutika-Rückstände,**
	Tox ZMk	Kiefer-Ostitis, Hg, Pb, PCP **Petrochemische Mittel, Pestizide**
	Tox Kk	**Schwermetalle, bakterielle, virale, Dysbiose- u. Pilz-Toxine,** Formaldehyd, Dioxin; Diphterinum, Indol, Scatol
	Toxic Block	D – MdP: andere als o.g. Toxine **(Bezug zum Ca-Kanal der Zellmembran)**
Entzündungen		**Histamin:** D-Zmp **Aminosäuren (AS):** D-MK **Enzyme Rk** (D-ZMKRk) **Gewebeschaden:** ZM **Yin-Mangel *(yin xu)*, Dehydration:** MR-DdP Dk

Abb. 157:
Klinische Anwendungen des Biophotonen-Tests für Toxine und Entzündungen

Die jeweiligen B-Mudras sind über den zu untersuchenden Akupunkturpunkten bzw. Arealen zu halten, während man kinesiologisch testet. **Fettgedruckt** sind die Haupttoxine der jeweiligen Kategorie, die dann aufgeschlüsselt werden müssen.
Bei den *Entzündungen* findet man je nach der Stärke der Entzündung *verschiedene Signale* z. B. ...
– für *milde* Entzündungen: AS-Signale,
– für *stärkere* Entzündungen: Enzyme Rk-Signale,
– für *noch stärkere* Entzündungen: *tissue damage-* plus Enz Rk- oder *tissue damage-* plus AS-Signale.
Ist der Patient dehydriert, spricht das **Dehydrations-Mudra** (s. Abb. 168) an, wie es oft zu Beginn einer Untersuchung der Fall ist, wenn der Patient von Anfang an einen +AR bzw. einen schwachen Muskel / BOT hat.

Biophotonen-Mudras* (B-Mudras) Pathogenetische Faktoren nach M.M. VAN BENSCHOTEN**				*Aus **praktischen Gründen** werden die sonst bei den Mudras üblichen **Fingerspitzen**bezeichnungen, z. B. D3, K4, R4, M4, Z4, hier weggelassen, da bei den **B-Mudras** meist nur die Spitzen (**Shixuan**-Punkte) benutzt werden. **Hautoberfläche		
Bakterien	D-Z	Lipide	D-ZMR	Histamin		D-ZmP
Viren	D-M	Hormone	D-MRK	Fibrin		D-MmP
Toxine	D-R	Enzyme	D-ZMK	Ig Allergie		D-RdP Zk
Degener. (CA)	D-K	Neurotransmitter	D-ZRK	Blutstase		D-KdP Zk
Dysbiose	D-ZK	Gewebeschaden (tissue damage)	ZM	Entzündung:	leicht:	AS(D- MK)
Parasiten	D-MR				mittel:	Enzyme Rk (D-ZMK Rk)
Mykosen	D-RK	Nekrose	MR			
		Hämorrhagie	RK		schwer:	ZM + Enz Rk
		Geopathie	ZMRK			
Vitamine	D-ZM	Knochenläsion: Mineralien Mk		tox. Metalle: (Mineralien Kk) D-ZR Kk		
Mineralien	D-ZR					
Aminosäuren	D-MK					

D = Daumen – Z = Zeigefinger – M = Mittelfinger – R = Ringfinger – K = Kleiner Finger
k = kontaktieren: AP-Punkt (Hautoberfläche) – mP = mittlere Phalanx – dP = distale Phalanx

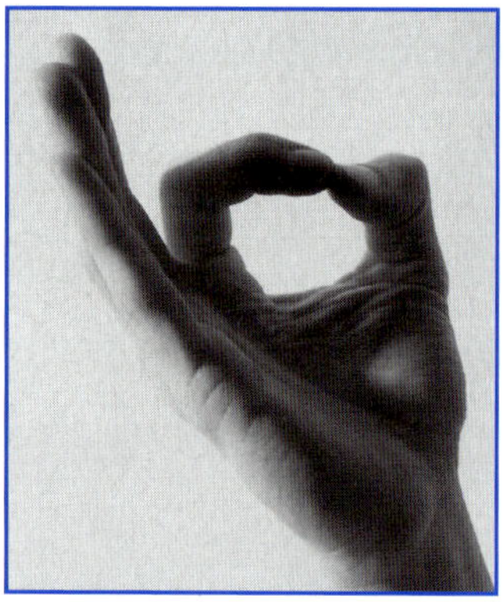
B-Mudra Bakterien (D–Z)

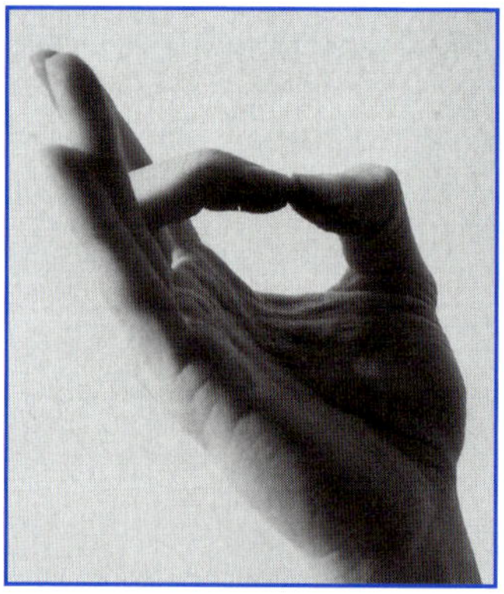
B-Mudra Viren (D–M)

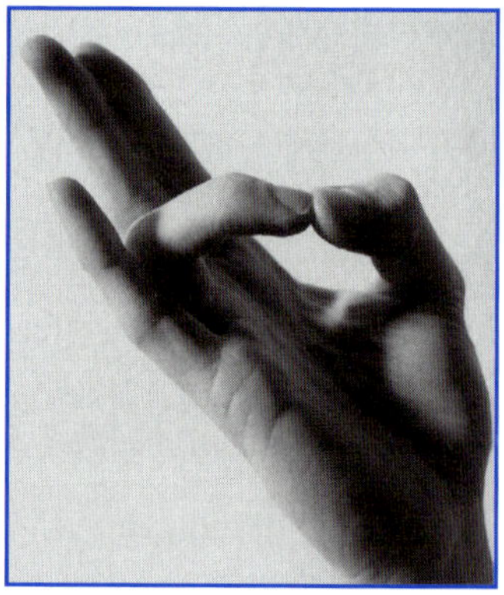
B-Mudra Toxine (D–R)

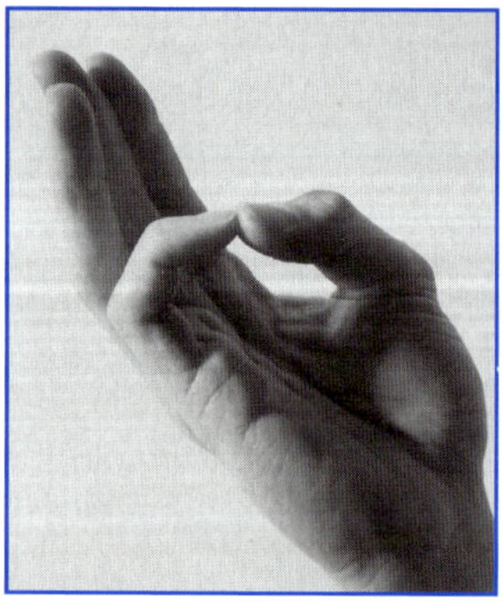
B-Mudra Degeneration (D–K)

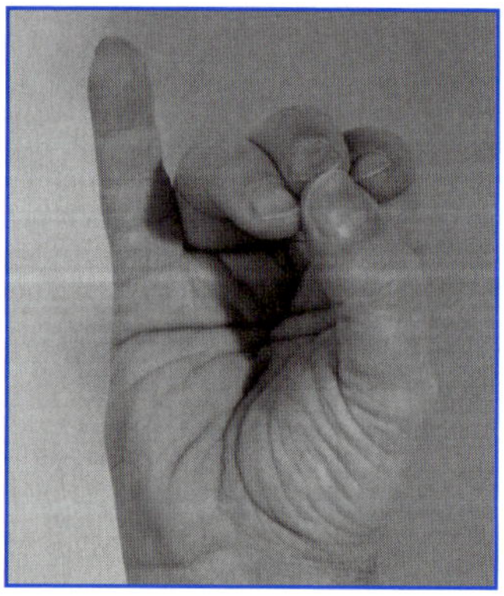
B-Mudra Lipide (D–ZMR)

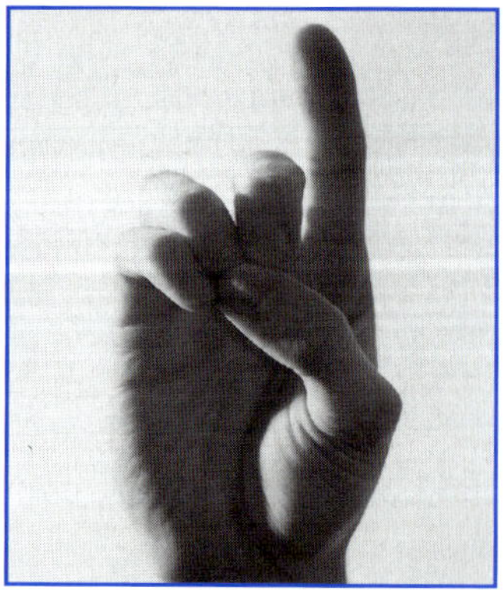
B-Mudra Hormone (D–MRK)

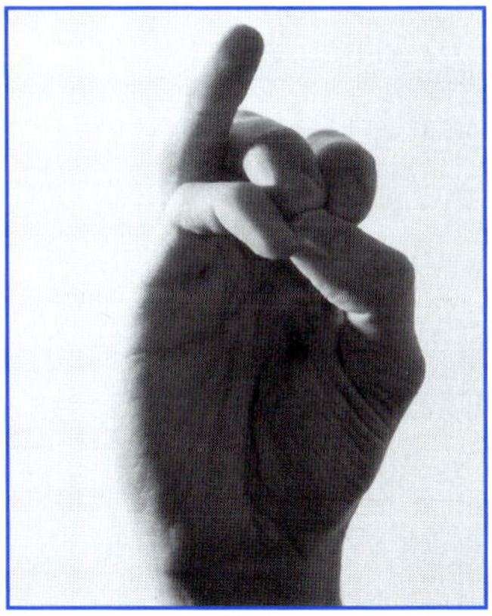

B-Mudra Enzyme (D–ZMK)

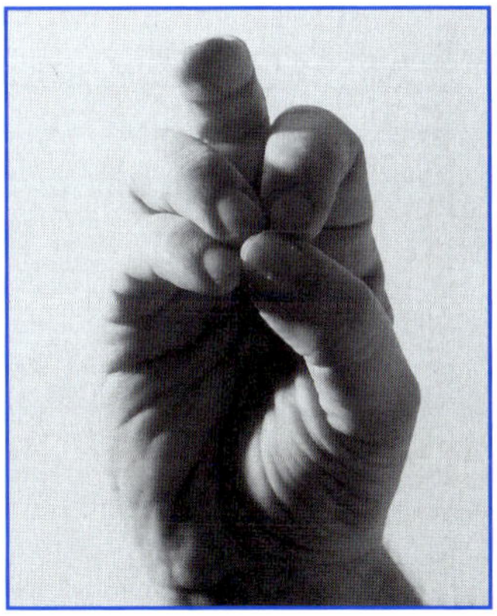

B-Mudra Neurotransmitter (D–ZRK)

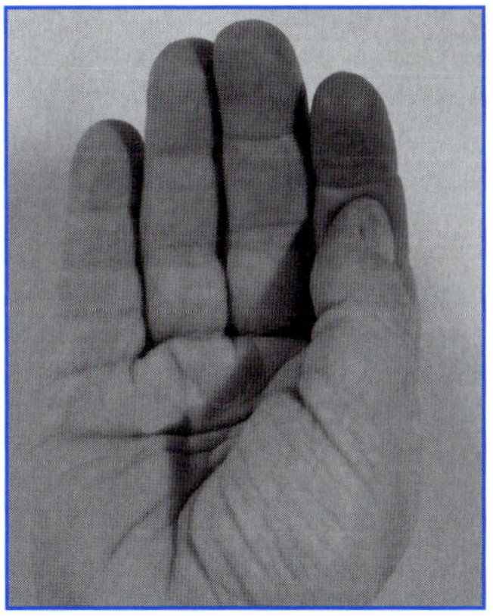

B-Mudra Histamin (D–ZmP)

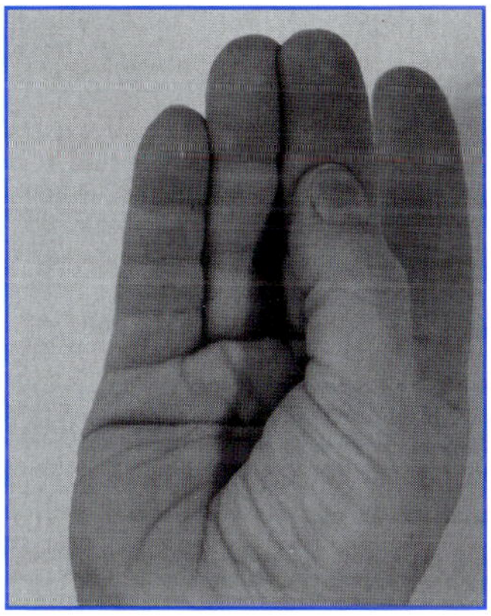

B-Mudra Fibrin (D–MmP)

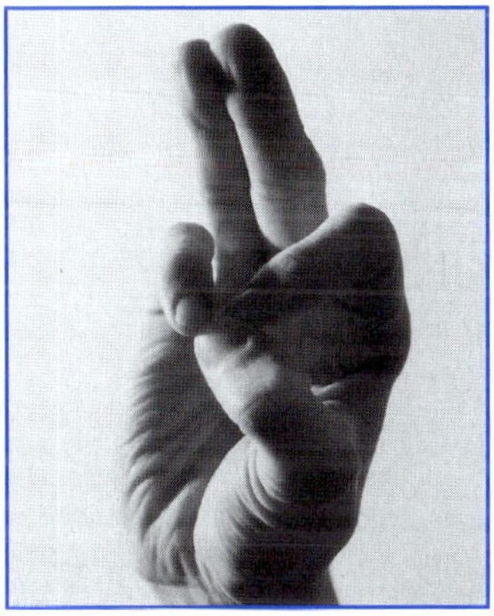

B-Mudra Dysbiose (D–ZK)

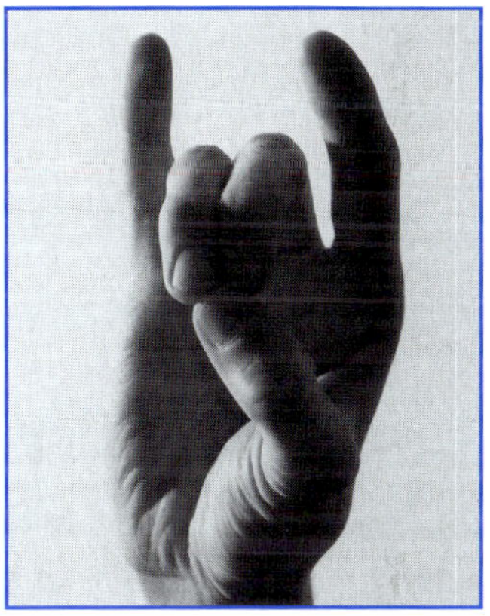

B-Mudra Parasiten (D–MR)

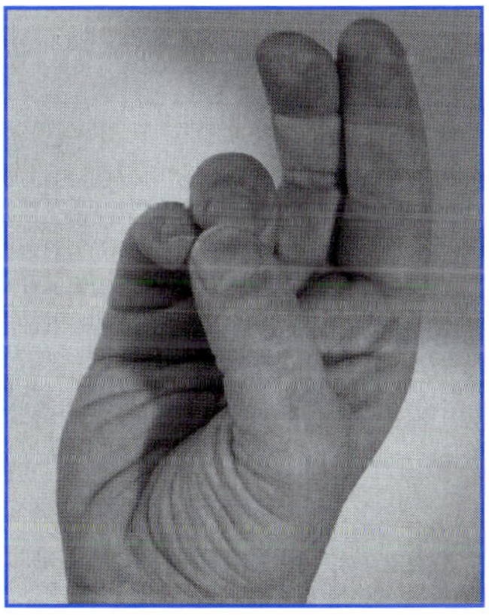

B-Mudra Mykosen (D–RK)

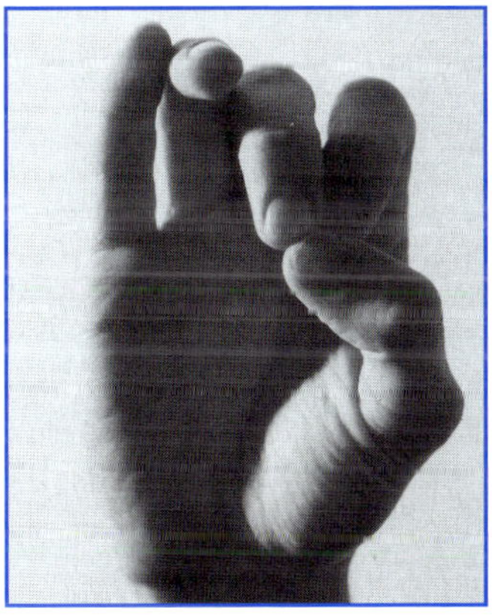

B-Mudra Vitamine (D–ZM)

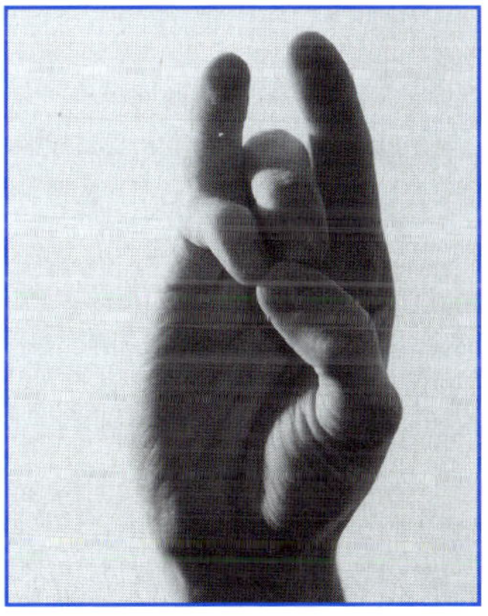

B-Mudra AS (D–MK)

Abb. 158: Biophotonen-Mudras für pathogenetische Faktoren

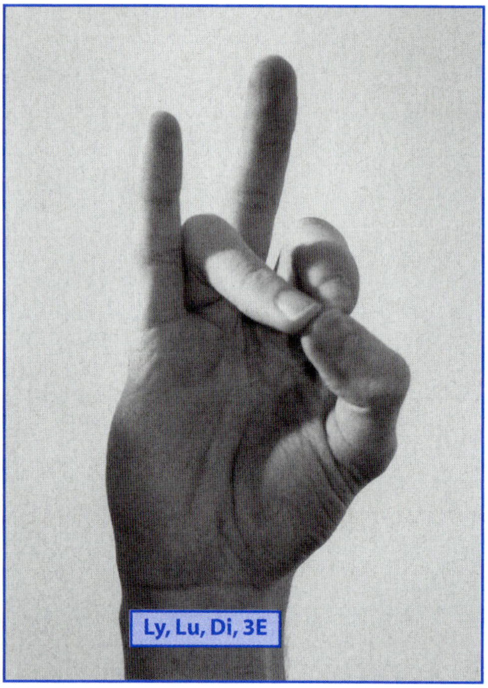

Abb. 159:
Biophotonen-Mudra Mineralien (D-ZR) nach VAN BENSCHOTEN

Min Mk:	Ca-Phosphat (Knochenprobl.), Calculi biliares, – renales
Min Kk:	Ag, Cd, Cu sulf., Fe, Hg, Na fluor., Pb chlor., – met., Sn, Stront. carb., Zn oxyd.
Min + Enz (D-ZMK):	bes. an M Sx: Mineralienmangel

Ly, Lu, Di, 3E bedeutet, dass diese Meridiane an den Fingern für die Bedeutung der Mudras herangezogen werden.

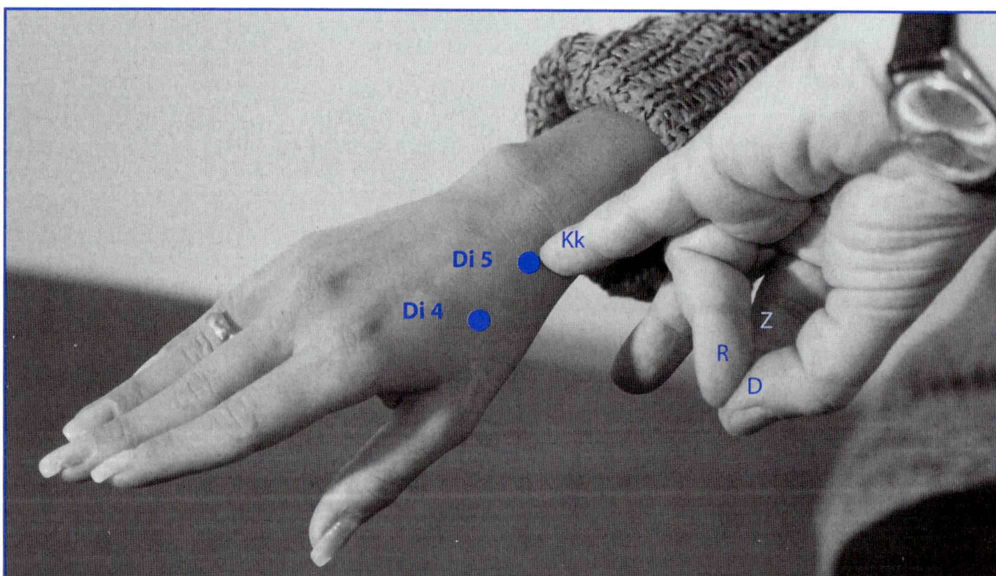

Abb. 160: Biophotonen-Mudra Schwermetalle (Min Kk) nach VAN BENSCHOTEN
an **Di 5** für: Mundhöhle, Zähne, Ndi. lymph. submand.
Alternatives Mudra:
B-Mudra: *toxic block* (D-MdP) mit Bezug zum Ca-Kanal der Zellmembran (D-ZMR, im Energiefeld halten)

Abb. 161:
Medikamententest an Di 5 für eine Pathologie im ZMK-Bereich

Di 5 ist (im Sinne der Akupunkturpunkte als Hologramme) zur Messung von Pathologien im ZMK-Bereich bzw. an den *Ndi. lymphatici submandibulares* geeignet (s. Abb. 160).
Das Bild zeigt den Test dort mit Hilfe des Minitubus und des kabelfreien Medikamentenabgreifers. Beachten Sie die Eindringtiefe bis in den Zellkern.
Am rechten Arm des Therapeuten sieht man eine Ampulle mit *potenziertem DNS* (Potenzakkord D_6-D_8-D_{10}-D_{12}-D_{30}-D_{200}), wie man sie analog der ABT in der ZÄPE verwendet, um die eigenen Pathologien nicht beim Patienten zu finden und doch energetisch eng genug mit ihm verbunden zu sein.

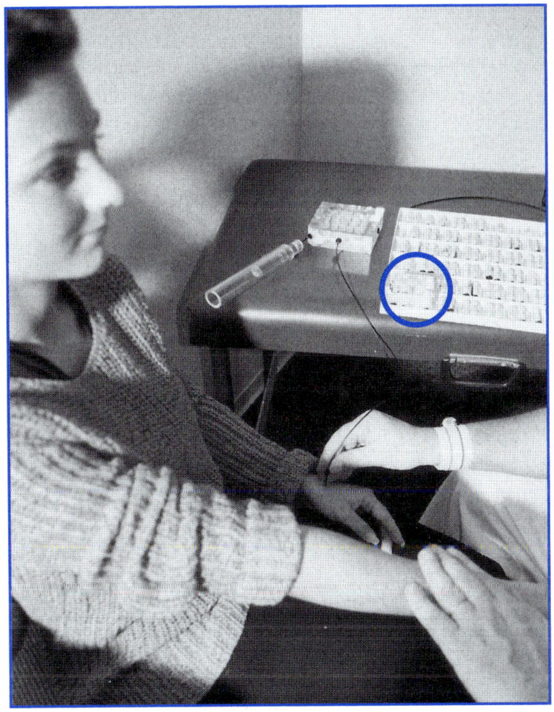

Abb. 162:
Akupunkturpunkt-Biophotonen-Test nach VAN BENSCHOTEN …

an **Di 5** für **Mundhöhle** und **Nodi lymph. submandibulares** zur Ermittlung der entsprechenden Pathologien.
Yin-Mudra oder Yin-Yang-Vektortest bds. mit anschließenden **B-Mudras** für:
Mineralien Mk (Calc. phosphat) = Knochenläsion;
Mineralien Kk = tox. Metalle;
Bakterien (für Randspalt) = Bakterien;
AS, Enz Bk, Gewebeschaden = Entzündung verschiedener Stärke;
ZM – Gewebeschaden (bes. an **Gbl 34**, Trauma, muskulo-skelettales System)
Toxine, Viren, Parasiten = Toxine, Viren, Parasiten ;
Tox Zk, Tox ZMk = Kieferostitis;
Tox Zk = Mercaptan, Formaldehyd ;
Tox Mk = Pb met.; SiA,
Tox Kk = Hg, Ni, Pb, Formaldehyd, Toxine der Bakterien;
Pilze, PilzeZk, Pilze ZMk = Monilia alb., Mucor racemosus, – mucedo;
Pilze Mk = Monilia alb., Cephalosporen

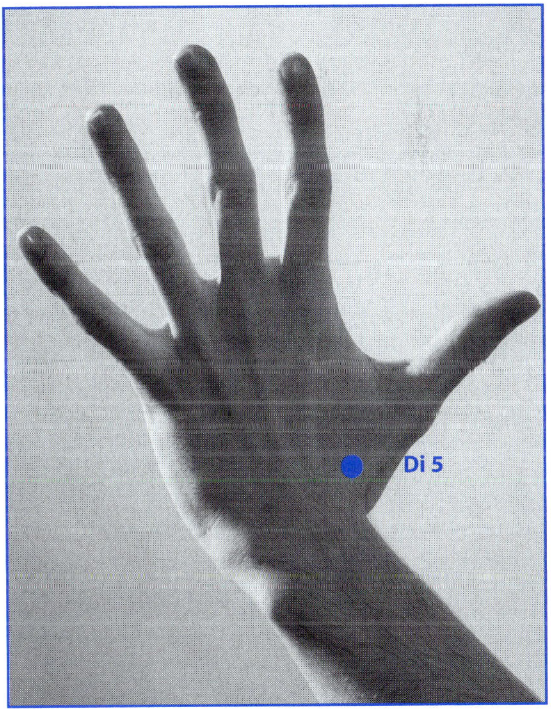

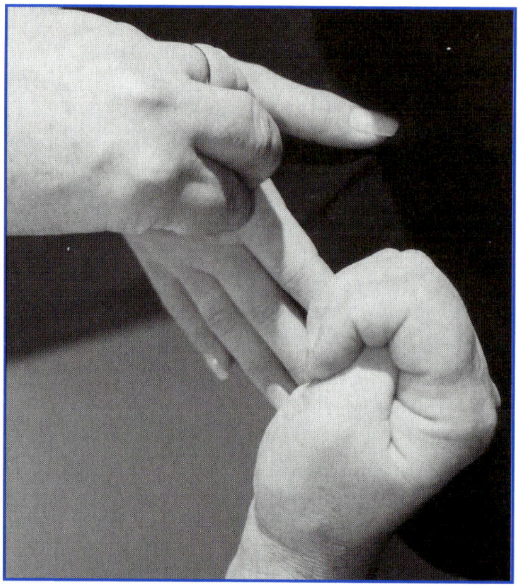

Abb. 163:
Vektor Di 1 – Di 3 rechts nach VAN BENSCHOTEN

Der Vektor Di 1 – Di 3 rechts gibt Auskunft über das *Colon ascendens, links* entsprechend über das *Colon descendens.*
Das Yin-Mudra wird hier auf Di 1, das Yang-Mudra auf Di 3 gehalten.
Der Vektor entspricht in MANDELS psionischem Gitter dem vertikalen Meridianverlauf. Analog diesem Vektor können alle Meridiane mit zwei Punkten abgefragt werden.

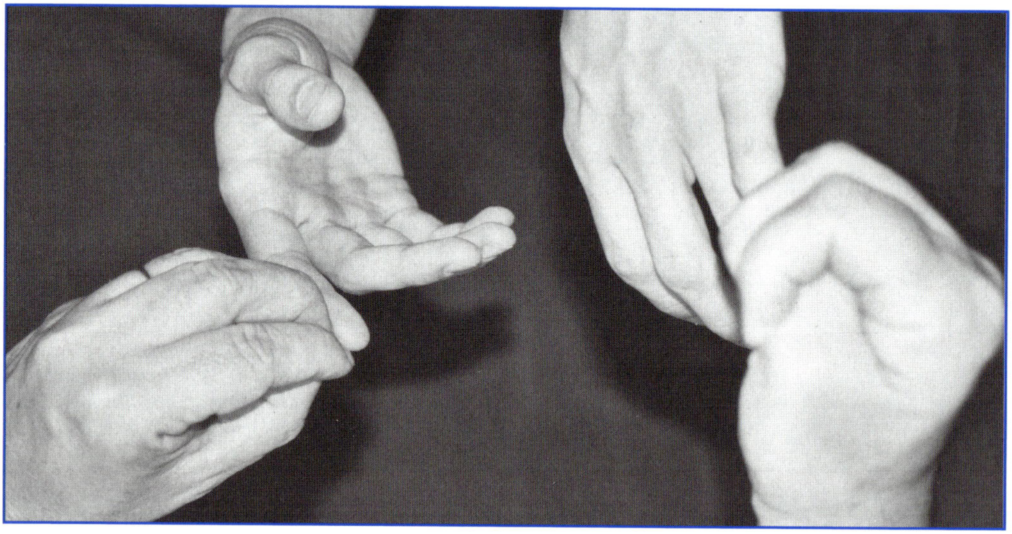

Abb. 164 : Vektor Dü 1 – Di 1

Den Vektor Dünndarm 1 (Dü 1) – Dickdarm 1 (Di 1) kann man dazu benutzen, eine *Pathologie des ganzen Darms* anzuzeigen, besonders wenn der Test von Einzelpunkten oder anderen Darmabschnitten keinen Befund ergibt.
Dazu wird auf der einen Seite das B-Mudra für Yin und auf der anderen Seite das B-Mudra für Yang gehalten, mit anschließendem Test.
Bei positivem Befund wird auf der einen Seite das Yin-Mudra gehalten und auf der anderen Seite wird mit den entsprechenden Mudras auf die pathogenetischen Faktoren bzw. funktionellen Störungen hin untersucht. Der Vektor entspricht im psionischen Gitter dem horizontalen Meridianverlauf.
Findet man auch diesen Vektor negativ, kann *alternativ Magen 27 (Ma 27)* bds. als Messpunkt für das *Intestinum* (Dickdarm-Dünndarm) getestet werden.

Abb. 165:
Vektor Dü 3 – Gbl 14 nach van Benschoten

Der Vektor Dü 3 – Gbl 14 gibt Auskunft über *emotionale oder mentale Probleme* auf Grund aufsteigender *intestinaler Infekte/Dysbiosen* etc., wenn im Test ein(e) +AR/MR auftritt
Das Yin-Mudra wird auf Dü 3, das Yang-Mudra auf Gbl 14 (Gehirn) gehalten. Bei positivem Befund wird an Dü 3 das Yin-Mudra gehalten und an Gbl 14 werden gleichzeitig die pathogenetischen Faktoren ermittelt.
Der Vektor entspricht im psionischen Gitter Mandels dem diagonalen Meridianverlauf.
Analog diesem Vektor können andere Vektoren an verschiedenen Meridianen mit zwei Punkten getestet werden.

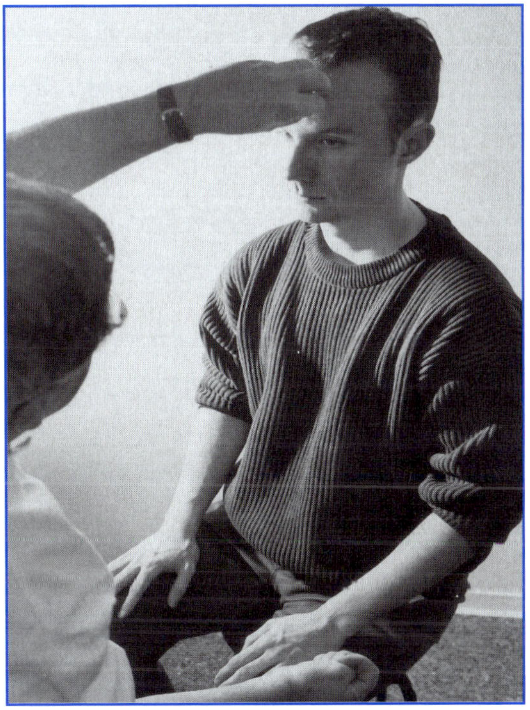

Abb. 166:
Ermittlung einer Kieferhöhlen-Pathologie

Den Vektor Ma 1 li – Ma 1 re benutzt man (bei gleichzeitigem bilateralem Halten des B-Mudras Yin bzw. Yang auf Ma 1), um Pathologien der Kieferhöhlen zu eruieren. Analoges gilt für die anderen Nebenhöhlenpunkte (Bl 2 [Stirnhöhle], Di 20 [Siebbeinzellen], Brillenstegpunkt nach Beisch [Keilbeinhöhle]). Bei positivem Befund (+AR/MR) wird das B-Mudra Yin auf einer Seite gehalten, während auf der anderen Seite die (B-)Mudras für die pathogenetischen Faktoren / funktionellen Störungen nacheinander auf „Ansprechen" untersucht werden. Eine Polaritätsänderung zeigt den Befund an.
Die Stärke der Belastung wird bestimmt durch Ermittlung der Anzahl der Klopfschläge *(Tapping)* mit dem gefundenen Mudra auf den entsprechenden Akupunkturpunkt bzw. der DNS-Ampulle, die den/die +AR/MR neutralisiert (s. Kap. 14.6).
Der anschließende Medikamententest muss so oft nacheinander durchgeführt werden, bis keine Reaktion mehr auf die DNS-Ampulle erfolgt bzw. kein *Tapping* mehr anspricht.

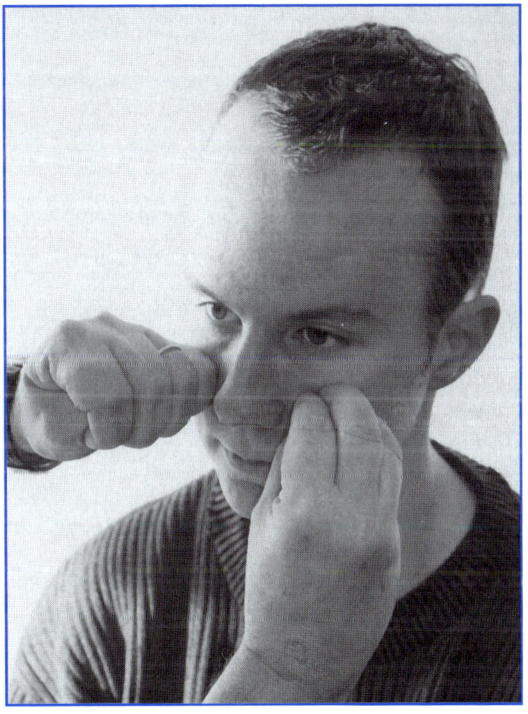

18

Mi	10	(Makrophagen) für bakterielle Infektionen
Lu	10	(NK-Zellen) für virale Infektionen
Lu	7	(CD 8 = T8 cytotoxische T-Zellen)
Gbl	31/39	(Knochenmark)
KG	20	(Thymus)(CD4 = T4 Helfer-Zellen)
3E	5	(IgA, Lymphe)(CD4 = T4 Helfer-Zellen)
Di	10	(IgG)
Di	11	(IgM)
Di	13	(IgE) , auch für Parasiten

Abb. 167: Messpunkte für die Immunsystem-Dysfunktion
im Akupunkturpunkt-Biophotonen-Test nach M. M. van Benschoten. Die Punkte sind erst testbar nach Beseitigung der Hauptinfektionen/Toxine.

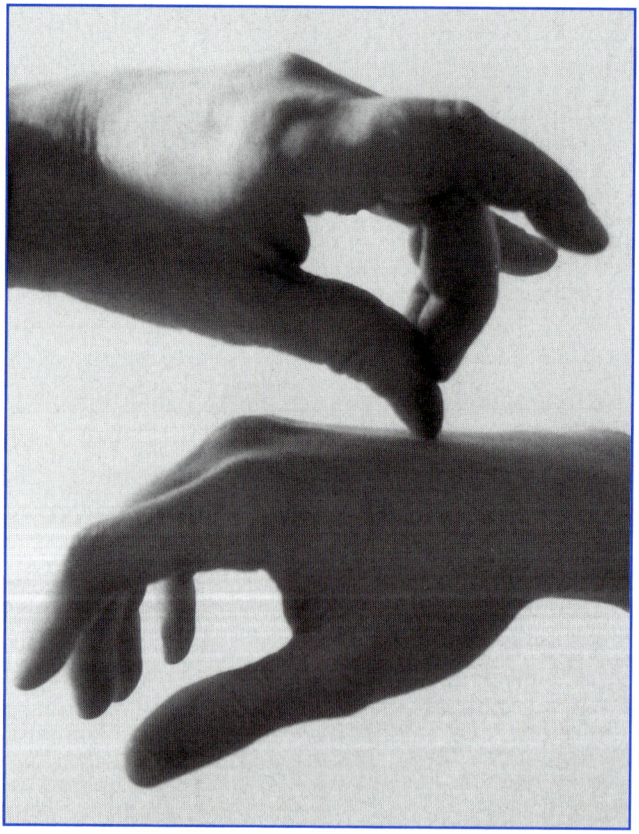

Abb. 168:
B-Mudra Dehydration (MR-DdP, Dk)
Hier gehalten auf KS 8d (Wailaogong)

Elektroakupunktur (R. Voll)

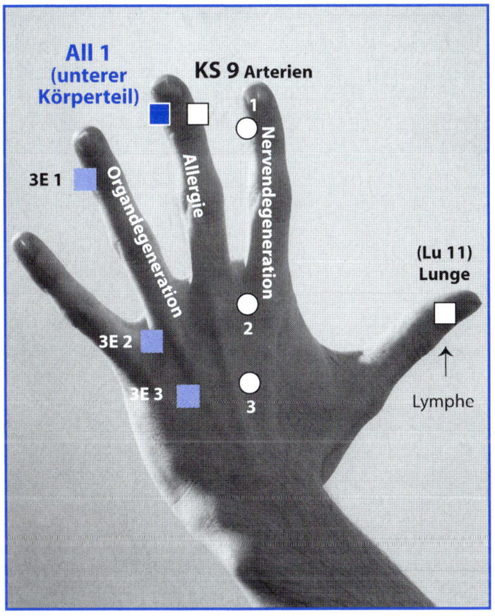

Biophotonen (M. M. van Benschoten)

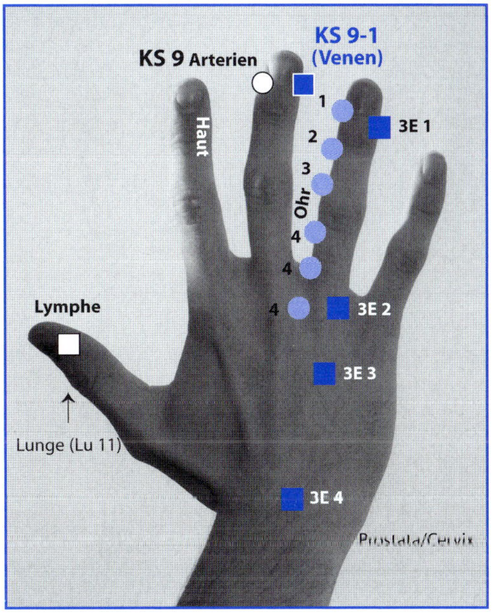

Abb. 169: Meridiane an den Händen als strukturelle Hologramme

Links: Elektroakupunktur

3E 1: Keimdrüse/Nebenniere
3E 2: Thyreoidea/Thymus/Parathyreoidea
3E 3: Hypophyse/Epiphyse

Organdegeneration

Rechts: Biophotonentest

3E 1: Hypophyse
3E 2: Ovarien / Testes
3E 3: Mamma

Ohr

1: N. stato-acusticus
2: Innenohr
3: Mittelohr
4: Ossicula auditus

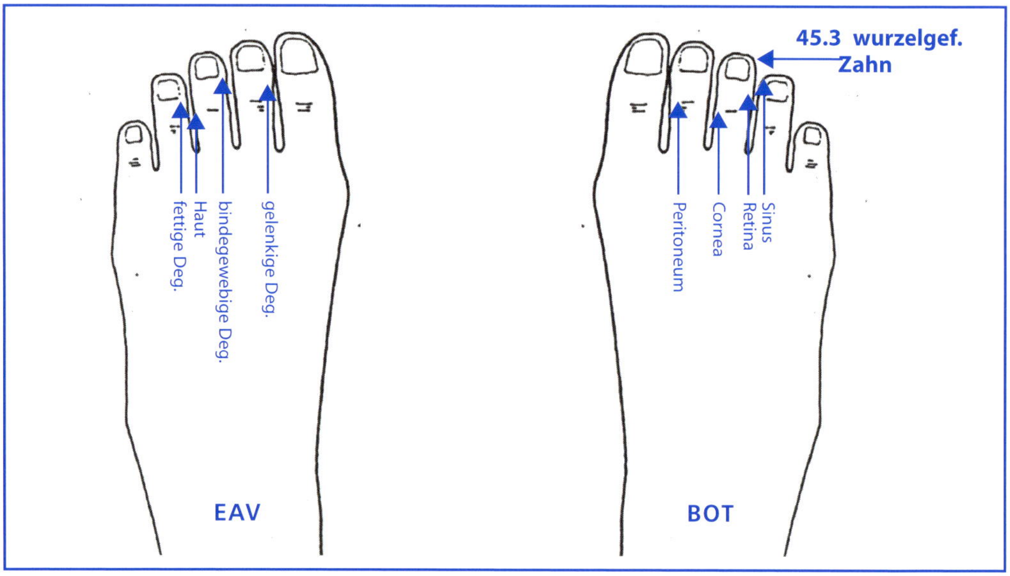

Abb. 170: Meridiane an den Füßen als strukturelle Hologramme

Die Organpräparate-Resonanz ist abhängig vom Eingangsstrom (gilt auch für Abb. 169).

Links: *Elektrodiagnostik:* Elektroakupunktur (VOLL), Spannung > 180 mV

Rechts: *BOT, OMURA:* Biophotonentest (VAN BENSCHOTEN), Spannung 0 Volt

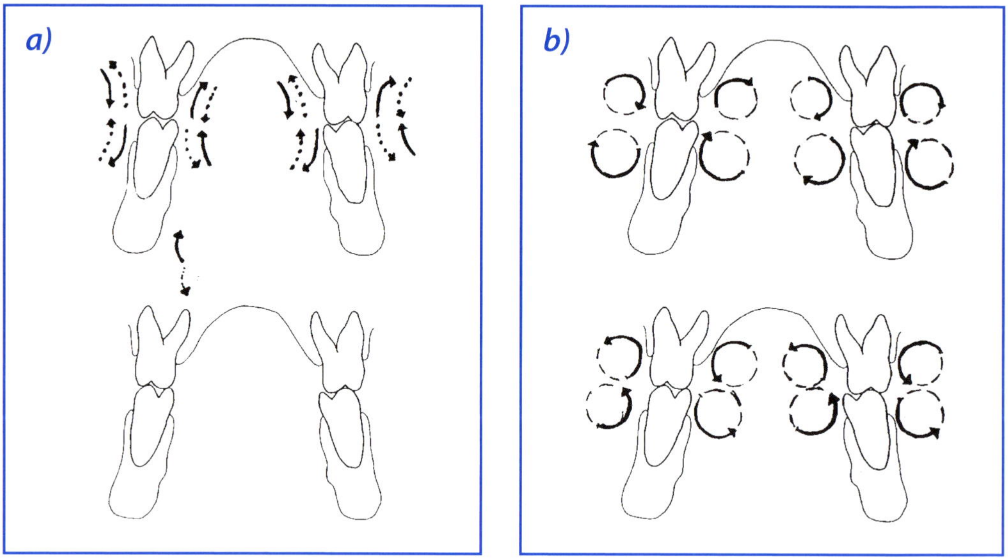

Abb. 171: Richtungen der Massage bei der Mund-Innen-Massage nach ROSSAINT (MIM) (s. auch S. 353 ff.)

Literaturverzeichnis

Hier sind nur die wichtigsten Bücher, Zeitschriften und Artikel aufgeführt. Weitere Literaturangaben sind in den angeführten Büchern zu finden. Darüber hinaus wurden die in diesem Buch verarbeiteten Informationen und Fakten in Kursen, Fortbildungsveranstaltungen, Seminaren und persönlichen Gesprächen gesammelt. Nähere Auskünfte dazu erteilt der Autor gerne auf Anfrage.

Abele, J., und Herz, K.: *Die Eigenharnbehandlung*, Heidelberg: Haug, 1994

Abrezol, R.: *Bewußt heilen mit Sophrologie*, München: Irisiana, 1980

Abrezol, R.: *Vital und gesund mit Sophrologie*, Heidelberg: Hüthig, 1996

Achterberg, J., Dossey, B., Kolkmeier, L.: *Rituale der Heilung*, München: Goldmann, 1996

Adler, E.: *Allgemein-Erkrankungen durch Störfelder (Trigeminusbereich)*, Heidelberg: Verlag für Medizin Dr. Ewald Fischer, 1976

Albrecht, H. J. (Hrsg.): *Kreative Homöopathie. Gesammelte Veröffentlichungen von Antonie Peppler*, Großheubach: CKH-Verlag, Bd. 1: 2000, Bd. 2: 2002

Allen, W. M.: „Kraniosakrale Therapie“, in: Buchmann, J., und Weber, K.: *Weiche Techniken in der manuellen Medizin*, Stuttgart: Hippokrates, 1994

Altrock, Th.: „Neue Entdeckung: Es geht auch mit der Ohrakupunktur“ (Beitrag zum Thema: Löschen von Allergien ohne Karenz), in: *RT I*, Heft 13, Okt. 1993, Brügemann Inst. Gauting

Altrock, Th.: *Gefahren durch Dentalmaterialien und Umweltnoxen*, Heidelberg: Hüthig, 1997

Andrews, E.: *Muskel-Coaching. Angewandte Kinesiologie in Sport und Therapie*, Kirchzarten: VAK, 1993

Anemüller, H.: *Naturheilverfahren, Ernährungstherapie*, Stuttgart: Hippokrates, 1998

Angerer, J., Hartmann, E., König, H., Purner, J., Schmitz-Petri, W., Ott, Th.: *Mensch – Wünschelrute – Krankheit*, St. Gallen: M- und T-Verlag, 1985

Appell, R. G. (Hrsg.): *Homöopathie, Psychotherapie und Psychiatrie*, Heidelberg: Haug, 1994

Arnold, A.: *Rhythmus und Berührung*, München: Goldmann, 1995

Arnoul, Fr.: *Der Schlüssel des Lebens: Heilung durch die biologische Therapie nach Prof. Enderlein*, Remagen: Edition Asklepios im Reichl Verlag, 1992

Aschoff, D.: *Ernährungsrichtlinien für Patienten, die gesund werden und bleiben wollen*, Remscheid: Paffrath, 1985

Assche, R. van: „Cranio-sakrale Therapie und Physioenergetik“, in Rossaint, A., Lechner, J., van Assche, R.: *Das cranio-sakrale System*, Heidelberg: Hüthig, 1991

Assche, R. van: „Was ist Osteopathie?“, in Mastalier, O.: *Ganzheitliche Zahn-, Mund- und Kieferheilkunde*, München: Urban und Schwarzenberg, 1995

Assche, R. van: *Kinesiologia holistica*, Madrid: Altalena, 1987

Assche, R. van: *Physioenergetik* (Kursreihe in Wittlich, Münstermaifeld und Moselkern), Sindelfingen: Lehrinstitut für Physioenergetik, 1982–1985

Auras-Blank, H., Blank, W. D.: *Aurasskopie*, Witten: Selbstverlag, 1985

Literaturverzeichnis

Bach, E.: *Blumen, die unsere Seele heilen*, München: Hugendubel, 1979

Bach, E.: *Gesammelte Werke: Von der Homöopathie zur Bach-Blütentherapie*, Grafing b. München: Aquamarin, 1988

Bach, H.-D.: *Krankheit und Zunge*, Tutzing: BIO Ritter Verlag, 1993

Bacher, M.: „Ganzheitliche Behandlung von Parodontopathien", in: *GPW* 3/98, S. 17-24

Bachler, K.: *Erfahrungen einer Rutengängerin*, Linz: Veritas, 1979

Bahnemann, F.: „Mundatmung als Krankheitsfaktor", in: *Fortschr. Kieferorthop.* 40 (1979)

Bahnemann, F.: „Über die Bedeutung der Zusammenhänge zwischen dem Geburtsvorgang und den mit Schädelverformungen und Gesichtsasymmetrien korrelierenden Kieferanomalien", in: *Fortschr. Kieferorth.* 47, 3 (1986)

Bahnemann, F.: „Über Para- und Dysfunktionen beim Gnatho-Vertebral-Syndrom und die Möglichkeiten ihrer Therapie", in: *ZM* (1973), Nr. 20

Bahnemann, F.: Anthropologische *Grundlagen einer Ganzheitsmedizin aus kieferorthopädischer Sicht*, Heidelberg: Haug, 1992

Bahr, F.: „Die psychotropen Blockadepunkte", in: *Schmerz & Akupunktur* 1/2004, S.12–15

Bahr, F.: *Systematik und Praktikum der wissenschaftlichen Ohrakupunktur für mäßig Fortgeschrittene*, München: Selbstverlag, 1989

Bahr, F.: *Systematik und Praktikum der wissenschaftlichen Ohrakupunktur für Fortgeschrittene*, München: Spatz in Komm., 1994 (Stufe 3 der „Lehrbuchreihe wissenschaftliche Akupunktur und Aurikulomedizin. Ohrakupunktur für Fortgeschrittene")

Bahr, F.: *Wissenschaftliche Ohrakupunktur in der Praxis*, Heidelberg: Verlag für Medizin Fischer, 1980

Baier-Wolf, U., Kienle, K.: *Craniale Osteopathie und Applied Kinesiology*, Wörthsee: AKSE-Verlag, 2003

Baklayan, A. E.: *Parasiten – die verborgene Ursache vieler Erkrankungen*, München: Goldmann, 1999

Balters, W.: *Ausgewählte Schriften und Vorträge*, hrsg. von Chr. Herrmann, Heidelberg: Selbstverlag, 1973

Banis, R.: „Die Bedeutung seelischer Konflikte", in: *EHK* 1 (2004), S. 21-27

Banis, R.: „Die Chakren und ihre Beziehung zur funktionellen Medizin", in: *EHK* 1 (1989), S. 19–23

Banis, R.: „Herddiagnostik mit regulationsmedizinischen Verfahren", in: *EHK* 9 (1988), S. 537–540

Banis, R.: „Theorie und Praxis der Vegatest-Methode", in: *EHK* 4 (1987), S. 239–245

Banis, R.: *Durch Energieheilung zu neuem Leben*, Petersburg: Verlag Via Nova, 2002

Banis, R.: *Psychosomatische Energetik. Das Lehrbuch für Therapeuten*, Kirchzarten: VAK, 2003

Bänziger, M.: *Das altägyptische Lebensbuch*, Hausen: Osiris, 1979

Literaturverzeichnis

Bänziger, M.: *Das Ich und sein Schicksal*, Herlisberg: Osiris AG Wissenschaftl. Institut auf Basis altägyptischer Weisheit, 2001

Barral, J.-P., Mathieu, J.-P., Mercier, P.: *Handbuch für die Osteopathie: Die Untersuchung der Wirbelsäule*, Gent: The International Academy of Osteopathy, 1994

Barral, J.-P., Mercier, P.: *Handbuch für die Osteopathie: Viszerale Manipulationen I*, Gent: The International Academy of Osteopathy,1994

Barral, J.-P.: *Visceral Manipulation*, Seattle: Eastland Press,1988

Batmanghelidj, F.: *Sie sind nicht krank, Sie sind durstig! Heilung von innen mit Wasser und Salz*, Kirchzarten: VAK, 2003

Batmanghelidj, F.: *Wasser – die gesunde Lösung. Ein Umlernbuch*, Kirchzarten: VAK, 1996

Batmanghelidj, F.: *Wasser hilft. Allergien – Asthma – Lupus. Ein Erfahrungsbuch*, Kirchzarten: VAK, 2001

Batmanghelidj, F.: *Wassertrinken wirkt Wunder. Erfolgsberichte von chronisch Kranken. Ein Mutmachbuch*, Kirchzarten: VAK, 2004

Bauer, J., und Heine, H.: „Akupunkturpunkte und Fibromyalgie", in: *Biol. Med.* 1998; 27 (6): S. 257–261

Bauer, J.: *Das Gedächtnis des Körpers*, Frankfurt: Eichborn, 2002

Beardall, A. G.: *Clinical Kinesiology*, Oregon: Selbstverlag, 1986 (PO BOX 1752, Lake Oswego, Oregon 97034, U.S.A.)

Becker, W. (Hrsg.): *Ganzheitliche Zahnheilkunde in der Praxis*, Balingen: Spitta, 1993

Begher, F.-J.: „EAV und Umweltbelastung", in: *Ärztezeitschrift für Naturheilverfahren* 11 (1989)

Begher, F.-J.: *Die Behandlung von Erkrankungen der Kopforgane, deren Gewebssysteme und der Luftwege mittels Elektroakupunktur nach Dr. Voll (EAV)*, Überlingen: Selbstverlag, 1999

Beisch, K.: „Die anatomisch-physiologische Entsprechung der Yang-Niere", in: *Akupunktur Theorie – Praxis* 1/1979, S. 11-20

Beisch, K.: „Die Bedeutung der hypermobilen Niere für die Immunsituation des Menschen – neue Aspekte zur Alternative Immunsuppression / Immunstimulation", in: *Ärztezeitschrift f. Naturheilverfahren* 9/1982, S. 510–522

Beisch, K.: „Die gesamtmedizinische Bedeutung des achten Zahnfaches", in: *PJ* 4/1995, S. 161–168

Beisch, K.: „Die Verantwortung des Zahnarztes bei chronischen Krankheiten", in: *PJ* 4/1995, S. 181–187

Beisch, K.: *Systemdenken in der Medizin. Neue Forschungsergebnisse der EAV*, Uelzen: ML-Verlag, 1987

Benschoten, M. M. van: „A critical investigation of electrodiagnostic instrumentation using Omura´s bi-digital O-ring test". *Amer. J. Acupunc.* 1991, 19 (3): 237-40

Benschoten, M. M. van: „A new diagnostic test for acupuncturists". *Amer. J. Acupunc.* 1988, 16 (2): 119-24

Literaturverzeichnis

Benschoten, M. M. van: „Acupoint biophoton diagnostics and HIV pathogenesis: A five-year review". *Amer. J. Acupunc.* 1996, 24 (2/3): 177-94

Benschoten, M. M. van: „Acupoint diagnostics and autoimmun disease". *Amer. J. Acupunc.* 1995, 23 (2): 169-82

Benschoten, M. M. van: „Acupoint diagnostics: Yin-yang biophoton test of pathogenetic energies and functional disturbances". *Amer. J. Acupunc.* 1993, 21 (4): 339-50

Benschoten, M. M. van: „Acupoint energetics of mercury toxicity and amalgam removal with case studies". *Amer. J. Acupunc.* 1994, 22 (3): 251-62

Benschoten, M. M. van: „Acupuncture Point Resonance and Medication Testing Errors Due to Electrode Artifacts". *Amer. J. Acupunc.* 1997; 25 (4): 283-89

Benschoten, M. M. van: „Acupuncture Point Sequences: Clinical Insights on Disease Progression". *Amer. J. Acupunc.* 1998, 26 (2/3): 151-61

Benschoten, M. M. van: „Anterior genetic information points and miasmatic analysis". In: *Biological Therapy*, 1990; 8 (2): 41-2

Benschoten, M. M. van: „Biocompatibility of acupuncture nedles: Clinical failures due to toxicity, infection and metal intolerance". *Amer. J. Acupunc.* 1997, 25 (1): 39-49

Benschoten, M. M. van: „Black bands: Eliminating interference fields from the examiner in bioenergetic diagnostics". *The Tester* 1989, 2 (4): 24-26

Benschoten, M. M. van: „Clinical responses to Chinese herbal formulars in HIV-positive patients". *International J. Oriental Med.* 1991, 16 (3): 176-80

Benschoten, M. M. van: „Dairy products and disease: Acupoint diagnostics and case studies". *Amer. J. Acupunc.* 1995, 23 (4): 347-60

Benschoten, M. M. van: „Diagnostic homeopathy: TCM protocol". *Amer. J. Acupunc.* 1989; 17 (3): 241-50

Benschoten, M. M. van: „Management of systemic fungal infections by chinese herbal medicine". *Amer. J. Acupunc.* 1990; 18 (3): 241-45

Benschoten, M. M. van: „Measurement of acupoint biophoton emissions via Omura´s bidigital O-ring test with case studies". *Amer. J. Acupunc.* 1992, 20 (3): 257-65

Benschoten, M. M. van: „Neuromuscular circuit test update: New methods of direct and indirect testing with materia medica". *Amer. J. Acupunc.* 1987, 15 (4): 327-34

Benschoten, M. M. van: „Neuromuscular circuit testing for diagnosis and treatment of infections disease and ecologic illness". *Amer. J. Acupunc.* 1986, 14 (4): 355-57

Benschoten, M. M. van: „Techniques and clinical application of spin resonance and quantization of acupuncture point energetic". *Amer. J. Acupunc.* 1991, (1): 33-35

Benschoten, M. M. van: „Toxic residues in common foods: Acupoint diagnostics and Chinese materia medica". *Amer. J. Acupunc.* 1993, 21 (2): 163-69

Benschoten, M. M. van: „Treatment of Lyme disease via Omura´s test of acupoints and Chinese herbal formulas". *Amer. J. Acupunc.* 1992, 20 (4): 363-67

Literaturverzeichnis

Benschoten, M. M. van: „Update on Chinese herbal formulars for HIV and AIDS related opportunistic infection". *Int. J. Oriental Med.* 1994, (3): 19

Benseler, G. E., Schenkel, K.: *Griechisch-deutsches Schulwörterbuch,* Leipzig/Berlin: Teubner, 1911

Bergemann, H.: „Die philosophischen Grundlagen der lamaistischen Medizin in der Schau des Zahnarztes", Sonderheft aus Heft XIII/XIV der Abhandlungen des Naturwissenschaftlichen Vereins für Schwaben e.V., 1958

Bergemann, H.: „Weisheitszähne sichern die Vollkommenheit des Ganzen", in: *ZM* (1981) Nr. 4

Berger, S. M.: *Hilfe bei Immunschwächen*, München: Goldmann, 1986

Bergsmann, O. und R.: *Projektionssymptome*, Wien: Facultas Universitätsverlag, 1988

Bergsmann, O., Bergsmann, R, Kellner, M. (Hrsg.): *Grundsystem und Regulationsstörungen*, Heidelberg: Haug, 1984

Bergsmann, O., und Perger, F.: *Risikofaktor Herdgeschehen*, Wien: Facultas Universitätsverlag, 1993

Bergsmann, O.: „Asymmetrische Leukozytenbefunde bei Lungentuberkulose", in: *Wiener klinische Wochenschrift* 77 (1965), S. 618-621

Bergsmann, O.: „Der Herd als pathogenetischer Faktor", in: *Phys. Med. u. Reh.* 18/5/237 (1977)

Bergsmann, O.: „Pathogenetische Aktivität der Störfelder", in: *Der informierte Arzt* 20 (1980), S. 41–48

Bergsmann, O.: „*Störfeld Narbe – Wertigkeit und Elimination*", in: Ganzheitsmedizin 4, 1992, S. 5–10

Bergsmann, O.: *Beiträge zur Regulationspathologie* (Schriftenreihe EHK, Bd. 11), Heidelberg: Haug, 1976

Bergsmann, O.: *Bioelektrische Funktionsdiagnostik*, Heidelberg: Haug, 1979

Bergsmann, O.: *Elektrodiagnostik – Möglichkeiten und Grenzen*, Wien: Facultas Universitätsverlag, 1992

Bergsmann, O.: *Objektivierung der Akupunktur als Problem der Regulationsphysiologie*, Heidelberg: Haug, 1974

Bergsmann, O.: *Risikofaktor Standort*, Wien: Facultas Universitätsverlag, 1990

Bergson, H.: *Materie und Gedächtnis*, Hamburg: Felix Meiner, 1991

Berry, C. R.: *Die Erlöserfalle*, München: Kösel, 1990

Bertholdt, P.: „Der zahnärztliche Materialtest", in: *BZM* 4/93

Bettman, M.: *Chance über die ZEITSCHIENE*, Gütersloh: Turmalin, 1999

BFD (Hrsg.): *Diagnostische Akupunkturverfahren*, Berlin: BFD und CON Verlags Gesellschaft, 1998

Biber, K., und Milz, M.: „Der Stellenwert der körperzentrierten Psychotherapie nach Hendricks in der Psycho-Kinesiologie", in: *Hier und Jetzt* 2/1999, Seite 13-16

Literaturverzeichnis

Bingen, Hildegard von: *Heilwissen*, Freiburg: Herder, 1991

Bingen, Hildegard von: *Metaphysik der Seele*, München: Heyne, 1989

Blome, G.: *Das neue Bach-Blüten-Buch* (Neuausgabe), Kirchzarten: VAK, 2004

Blome, G.: *Mit Blumen heilen*, Freiburg: Bauer, 1985

Blüher, H.: *Traktat über die Heilkunde*, Stuttgart: Klett, 1976

Bohm, D.: *Die implizite Ordnung. Grundlagen eines dynamischen Holismus*, München: Goldmann, 1987

Bolen, J. Sh.: *Das Tao der Psychologie: Sinnvolle Zufälle*, Basel: Sphinx, 1989

Born, J.: *„Das Gelbe vom Ei und dessen Quintessenz"*, in: Raum & Zeit 3/2001, S. 68–74

Born, J.: „Kinesiologie – ein neuer Begriff in der Zahnmedizin", in: *BZM* 4/1986

Born, J.: *Zahnärztliche Kinesiologie* (Skripten der Praxiskurse in Hamburg 1983–1984)

Bossy, J., Prat-Pradal, D., Tailandier, J.: *Die Mikrosysteme der Akupunktur*, Essen: VGM, 1993

Braden, G.: *Das Erwachen der neuen Erde*, Freiburg: Hans Nietsch, 1999

Breiner, M. A.: *Whole-Body Dentistry*, Fairfield: Quantum Health Press, 1999

Broich, I.: *Das Mundorgan*, Heidelberg: Haug, 1988

Broich, I.: *Sprache – Mundraum – Seele*, Heidelberg: Hüthig, 1992

Brookes, D.: *Lectures on cranial osteopathy*, Wellingborough/Northhamptonshire: Thorsons, 1981

Brügemann, H. (Hrsg.): *Diagnose und Therapieverfahren im ultrafeinen Bioenergie-Bereich*, Heidelberg: Haug, 1984

Bruker, M. O.: *Unsere Nahrung – unser Schicksal*, Hopferau: Bioverlag Gesundleben, 1982

Bruker, M. O.: *Vorsicht Fluor*, Hopferau: Bioverlag Gesundleben, 1984

Buchheit, H.: „Quecksilber-Belastungen und Interaktionen mit Kupfer und Zink in Bezug zur Neurologie", in: *EHK* 12 (1989)

Buchholz, W.: *Bildatlas der französischen Ohrakupunktur*, Krefeld: Munks, 3. Aufl. 1989

Buchholz, W.: *Praxis der französischen Ohrakupunktur*, Krefeld: Münks, 1996

Buchner, Chr.: *Stillsein ist lernbar*, Kirchzarten: VAK, 1994

Buchner, Chr.: *Touch for Health im Kopf und in der Tasche*, Kirchzarten: VAK, 1996

Budwig, J.: *Das Fettsyndrom*, Freiburg: Hyperion, 1972

Budwig, J.: *Fotoelemente des Lebens*, Innsbruck: Resch, 1979

Budwig, J.: *Kosmische Kräfte gegen Krebs*, Freiburg: Hyperion, 1971

Burgerstein, L.: *Heilwirkung von Nährstoffen*, Heidelberg: Haug, 1985

Burtscher, E., Eppler-Tschredel, M., Gerz, W., Suntiaigler, A.: *AK-Meridian-Therapie (AKMT)*, Wörthsee: AKSE-Verlag, 2001

Buthke, M.: „Praxismethode zur Empfindlichkeitstestung von Resonanzhomöopathika gegenüber unterschiedlichen pathogenen Pilzspezies in vitro", in: *EHK* 43 (12) 1994: S. 745–47

Literaturverzeichnis

Caffin, M.: *Was Zähne zeigen*, Braunschweig: Aurum,1998

Calamini, M., und Grüner, C.: *Zähne und Gesundheit*, Heidelberg: Haug, 1997

Callahan, R. J., und Callahan, J.: *Den Spuk beenden. Klopfakupressur bei posttraumatischem Stress*, Kirchzarten: VAK, 2001

Callahan, R. J.: *Der unwiderstehliche Drang. Süchte – und was Sie dagegen tun können*, Kirchzarten: VAK, 1991

Callahan, R. J.: *Leben ohne Phobie. Wie Sie in wenigen Minuten angstfrei werden*, Kirchzarten: VAK, 1987

Capra, F.: *Das neue Denken*, München: dtv, 1992

Cernay, I.: *Umweltgifte. Krank ohne Grund?*, München: Südwest, 1995

Chamberlain, D.: *Woran Babys sich erinnern. Die Anfänge unseres Bewusstseins im Mutterleib*, München: Kösel, 2001

Char, J. K.: *Holistic Dentistry. Vol.1*, Aiea (Hawaii): Nutri-kinetic Dynamics Inc., 1980

Chenaux, G.: „Sophrologie und Zahn-, Mund- und Kieferheilkunde“ (Vortrag bei der Medizin. Woche 1984 in Baden-Baden, unveröffentlichtes Manuskript)

Chitty, J., und Muller, M. L.: *Einfach mehr Energie. Wie Sie jederzeit aus Ihrer inneren Quelle schöpfen können*, Kirchzarten: VAK, 1994

Cleff-Menne, Cl.: „Palladium im EAV-Untersuchungsgang“, in: *PJ* 4/95, S. 173–175

Coca, A. F.: *Der Pulstest*, Freiburg: Hyperion, 1985

Collins, E. N.: „Akupunktur bei Hals-, Nasen-, Ohren-Erkrankungen“, in: *Akupunktur/Aurikulomedizin* 2/1999, S. 5–16

Cornelius, P.: *Nosoden und Begleittherapie*, München: Pflaum, 1990

Cramer, F.: *Symphonie des Lebendigen*, Frankfurt: Insel, 1998

Cross, L.: *Die Cross-Methode*, München: Zabert Landmann, 2002

D`Adamo, P. J.: *4 Blutgruppen – 4 Strategien für ein gesundes Leben*, München: Piper, 1999

Dahlke, R.: *Bewußt fasten*, München: Urania, 1980

Dahlke, R.: *Der Mensch und die Welt sind eins*, München: Hugendubel, 1987

Dahlke, R.: *Die Psychologie des blauen Dunstes*, München: Knaur, 1989

Dahlke, R.: *Gewichtsprobleme*, München: Knaur, 1989

Dahlke, R.: *Krankheit als Symbol*, München: Bertelsmann, 1996

Das, S.: *Ohne Inweltentgiftung keine ganzheitliche Therapie*, Regensburg: Joh. Sonntag, 1989

Daskalos: *Esoterische Lehren*, München: Droemer Knaur, 1991

Daunderer, M.: *Amalgam*, Landsberg: ecomed, 1995

Daunderer, M.: *Formaldehyd*, Landsberg: ecomed, 1995

Daunderer, M.: *Holzgifte*, Landsberg: ecomed, 1995

Daunderer, M.: *Klinische Toxikologie in der Zahnheilkunde*, Landsberg: ecomed, o. J.

Literaturverzeichnis

Daunderer, M.: *Lösemittel*, Landsberg: ecomed, 1995

Daunderer, M.: *Palladium*, Landsberg: ecomed, 1995

Daunderer, M.: *Umweltgifte*, Landsberg: ecomed, 1995

Davidson, J.: *Das Geheimnis des Vakuums*, Düsseldorf: Omega, 2000

Davis, R.: *Legasthenie als Talentsignal*, Genf: Ariston, 1995

De Coster, M., und Pollares, A.: *Viszerale Osteopathie*, Stuttgart: Hippokrates, 1997

Deggeller, L.: „Psyche und Immunsystem", in: *EHK* 5/1992, S. 329-336

Degroote, F.: *Notes on miasm heredity and reundy-interactions*, Brügge/Belgien: Selbstverlag, 1994

Degroote, F.: *Physical Examination and Observations in Homeopathy*, Gent/Belgien: Homeoden Bookservice, 1992

Dennison, P.: *Befreite Bahnen*, Kirchzarten: VAK, 1984

Dennison, P.: *Brain-Gym*, Kirchzarten: VAK, 1991

Dennison, P.: *EK für Kinder*, Kirchzarten: VAK, 1987

Desnizza, V.: *Schmerzfrei durch Kochsalz*, Köln: vgs, 1995

Dethlefsen, Th.: *Krankheit als Weg*, München: Bertelsmann 1983

Dethlefsen, Th.: *Schicksal als Chance*, München: Bertelsmann, 1978

Dettlaff, S.: „Diagnostik der Belastung durch dentale Metalle", in: *GPW* 1/98: S. 11-21

Dettlaff, S.: „Therapie der Belastung durch dentale Metalle", in: *GPW* 2/98: S. 4-12

Diamond, J.: *Der Körper lügt nicht*, Kirchzarten: VAK, 1984

Diamond, J.: *Die heilende Kraft der Emotionen*, Kirchzarten: VAK, 1987

Diamond, J.: *Lebensenergie in der Musik* (Bd. 1), Kirchzarten: VAK, 2002

Diamond, J.: *Die Diamond-Farbmeditation*, Kirchzarten: VAK, 2004

Dietrich, A.: *Propädeutik der Ganzheitlichen Medizin und Zahnmedizin*, Heidelberg: Haug, 1998

Djerassi, E., Owtscharov, R.: „Radioisotope Untersuchungen der Dentin-Zement-Grenze im Tierexperiment", in: *Zahnärztl. Praxis* 2/1967, S. 31

Döbereiner, W.: *Astrologisch-medizinische Diagnose und Homöopathie*, München: Hugendubel, 1980

Döbereiner, W.: *Weg der Aphrodite*. Flumserberger Seminare, Bd. 10, München: Verlag Döbereiner, 1990

Dobler, G., und Birkholz, W.: *Gesundheit maßgeschneidert mit dem Muskeltest*, Kirchzarten: VAK, 1999

Dobler, G.: *Kinesiologie*, München: Urban und Fischer, 1999

Dorfer, L.: „Aktueller Amalgam-Review. Teil 1, 2 und 3", in: *Akupunktur/Aurikulomedizin* 2, 3 und 4/1997

Dorfer, L.: „Die 5 Wandlungsphasen aus klassischer Sicht – Anwendung in Diagnostik und Therapie", in: *Akupunktur/Aurikulomedizin* 2, 3/1996

Literaturverzeichnis

Draczynski G.: „Das Krebsgeschehen“, in: *Raum und Zeit* (1983), Heft 7

Draczynski G.: „Die Belastung der vegetativen Grundformationen durch Herde“, in: *EHK* 8 (1977)

Draczynski G.: „Die Neuraltherapie nach Huneke aus der Sicht des Systems der Grundregulation“, in: *EHK* 4 (1989)

Driscart, N.: *Een Boodschap van Hoop*, Selbstverlag: Aerebeekstraat 7 A, 1540 Herne, Belgien

Droß, G.: „Der Zahn-Kiefer-Bereich aus neural-therapeutischer Sicht“, in: *Ärztezeitschr. f. Naturheilverf.* 5/1998, S. 315–320

Dürr, H.-P., Popp, F. A., Schommers, W.: *Elemente des Lebens*, Zug/Schweiz: SFG-Servicecenter Fachverlage GmbH Kusterdingen, 2000

Dychtwald, K.: *Körperbewußtsein*, Essen: Synthesis, 1982

Ebm, M.: *Gift im Mund*, Wessobrunn: Medizin-und-Neues-Bewußtsein-Verlags GmbH, 1985

Eickhorn, C.: „Somatopsychische Beziehungen bei Untersuchungen mit BFD“, in: *EHK* 4 (1987), S. 246–251

Eickhorn, R., und Schimmel, H. W.: „Die Elektrophysiologische Terminalpunktdiagnose“, in: *Biol. Med.* 1998, 27 (5), S. 220–222

Eismann, G.: „Gesamtkinesiologie in der allgemeinmedizinischen Praxis, besonders bei Allergiepatienten“, in: *EHK* 4/1997, S. 227–228

Elsen, H. G.: „Der Mensch und Amalgam“, in: *EHK* 31 (1982), Heft 7

Ermann, M., Neuhauser, W.: *Der orofaciale Schmerz*, Berlin: Quintessenz, 1990

Ertl, A.: *Kinesiologie*, München: Südwest, 1996

Eversaul, G.: *Dental Kinesiology*, Las Vegas: Selbstverlag, 1980

Fasching, G.: *Das Kaleidoskop der Wirklichkeiten – Über die Relativität naturwissenschaftlicher Erkenntnis*, Wien: Springer, 1999

Feild, R.: *Leben um zu heilen*, Südergellersen: Bruno Martin, 1985

Feinen, F. J.: *Neuere Ergebnisse der Medikamententestung*, Remscheid: Selbstverlag, 1980

Feldhaus, H.-W.: *Homöopathie und ganzheitliche Zahnmedizin*, Stuttgart: Sonntag, 1995

Feoly, R. A. (Hrsg.): *Clinical Cranial Osteopathy: Selected Readings*, Meridian/Idaho: The cranial Academy, 1988

Ferreira, P., Hendel, B.: *Wasser & Salz*, Herrsching: Ina, 2001

Fisch, G.: *Chinesische Heilkunde in unserer Ernährung*, Essen: Synthesis, 1983

Fischer-Reska, H.: *Die Entsäuerungs-Revolution*, München: Südwest, 2003

Fleischer-Peters, A., und Scholz, M.: *Psychologie und Psychosomatik in der Kieferorthopädie*, München/Wien: Hanser, 1985

Földi, M.: *Erkrankungen des Lymphsystems*, Baden-Baden: G. Witzstrock, 1971

Fonder, A. C.: *The dental Physician*, Blacksburg/Virginia: University Publications, 1977

Literaturverzeichnis

Fonk, I.: „Erkrankungen durch dentale Werkstoffe aus der Sicht nichtzahnärztlicher Fachdisziplinen“, in: *Forum des Praktischen und Allgemein-Arztes* 29 (1990), Nr. 2, S. 40–43

Fonk, I.: „Zahnsanierung – ein gesundheitliches Risiko?“, in: *Ärztezeitschr. f. Naturheilverf.* 6/91, S. 478–484

Fonk, I.: *Darmparasitose – die zentrale Immunstörung*, Uelzen: ML-Verlag, 1992; außerdem in: *EHK* 5/1992, S. 337–344

Ford, Cl. W.: *Wo Körper und Seele sich berühren*, Kirchzarten: VAK, 1991

Frank, W.: *Frank und frei I*, Wolnzach: Kastner, 2001

Frankenberger, A.: *Die kalifornischen Blütenessenzen*, München: Knaur, 1993

Freesmeyer, W.: *Funktionelle Befunde im orofazialen System und deren Wechselwirkung*, München: Hanser, 1987

Freesmeyer, W.: *Klinische Prothetik*, Bd. 1, Heidelberg: Hüthig, 1995

Freesmeyer, W.: *Zahnärztliche Funktionstherapie*, München: Hanser, 1993

Fremming, G., Havsboel, R.: *Transformation durch Kinesiologie 1-5*, Kirke Hyllinge (Dänemark): Polaris International College, 2001

Friese, K. H.: „Homöopathische Behandlung der Amalgamvergiftung“, in: *EHK* 4/1996, S. 251–253

Friese, K. H.: *Homöopathie in der HNO-Heilkunde*, Stuttgart: Hippokrates, 1998

Friese, K. H.: *Komplementäre Hals-Nasen-Ohrenheilkunde*, Heidelberg: Haug, 1998

Fritsche, H.: *Christliche Heilkunst*, Bad Pyrmont: L. Friedrich, 1945

Fritsche, H.: *Der große Holunderbaum*, Kettig ü. Koblenz: Osiris, 1964

Fritsche, H.: *Die unbekannten Gesundheiten*, Göttingen: Burgdorf, 1983

Fritsche, H.: *Erhöhung der Schlange*, Göttingen: Burgdorf, 1979

Fritsche, H.: *Samuel Hahnemann. Idee und Wirklichkeit der Homöopathie*, Göttingen: Burgdorf, 1982

Frost, R.: *Grundlagen der Applied Kinesiology*, Kirchzarten: VAK, 1998

Fuchs, M.: *Funktionelle Entspannung*, Stuttgart: Hippokrates, 1979

Fudalla, S. G.: *Die Gegenwart als Patient*, Herford: Nicolaische Verlagsbuchhandlung, 1969

Fudalla, S. G.: *Die Infrastruktur des Organismus*, Uelzen: ML-Verlag, 1989

Fudalla, S. G.: *Herd und Regulation*, Bochum: Verlag Volksheilkunde, 1979

Fuhrmann, M. und Neuffer Speidel, G. (Hrsg.): *Physioenergetik* (Informationsschrift), Sindelfingen: Lehrinstitut für Physioenergetik, 1984

Fuhrmann, M.: „Wegweiser auf dem Gebiet der Physikalischen Therapie. Physioenergetik, was ist das?“, in: *Physiotherapie* 75 (1984), Heft 3

Füss, R., Mandel, P.: *Farbpunktur bei Wirbelsäulen- und Gelenkerkrankungen*, Sulzbach/Taunus: Energetik-Verlag, 1993

Literaturverzeichnis

Gallo, F. P., und Vincenzi, H.: *Gelöst – entlastet – befreit: Klopfakupressur bei emotionalem Stress*, Kirchzarten: VAK, 2001

Gallo, F. P.: *Energetische Psychologie*, Kirchzarten: VAK, 2000

Gallo, F. P.: *Handbuch der energetischen Psychotherapie*, Kirchzarten: VAK, 2002

Garliner, D.: *Myofunktionelle Diagnose und Therapie der gestörten Gesichtsmuskulatur*, München: ZMS-Verlag, 1980

Garten, H.: „Allgemeinmedizin – Kinesiologie – Zahnmedizin", in: *Ärztezeitschrift für Naturheilverfahren* 5/91

Garten, H.: „Applied Kinesiology versus Neuralkinesiologie", in: *Sanum-Post* 34/1996, S.18–21

Garten, H.: „Die Kinine und ihre Bedeutung im Allergiegeschehen", in: *Ärztezeitschr. f. Naturheilverf.*, 5/1998, S. 310–314

Garten, H.: „Klinische Ökologie – Applied Kinesiology und Akupunktur", in: *Akupunktur – Theorie und Praxis* Heft 4, 1993

Garten, H.: „Möglichkeiten der Verwendung von Applied Kinesiology (AK) in Kombination mit Akupunktur in der Praxis – ein Fallbeispiel", Veröffentlichung der Deutschen Gesellschaft für Applied Kinesiology, München, o. J.

Garten, H.: *Applied Kinesiology*, Bd. 1–3, München: Video-Commerz, o. J.

Garten, H.: *Die Praxis des manuellen Muskeltests*, München: Video-Commerz, o. J.

Garten, H.: *Lehrbuch Applied Kinesiology*, München: Urban & Fischer, 2004

Gary, J. (Schöttl, W.): „Behinderung der oberen Luftwege und TMJD/MPD", in: *ICCMO-Brief* (4) Dez. 1995, Seite 5–7

Gauthier, Y.: *Das Gesundheitsbuch für die Zähne*, München: Scherz, 1992

Gehm, H.: *Elektroneuraldiagnostik und -therapie. Die Topographie*, Linden-Leihgestern: Selbstverlag, 1999 (ISBN 3-00-003780-2)

Gelb, H.: *Clinical Management of Head, Neck and TMJ-Pain and Dysfunction*, London: Saunders, 1977

George, M.: *Die Himmlischen und ihre Kinder*, Marktoberdorf: Argo, 2001

Gerz, W.: „Working with Homeopathic Preparations in AK", in: *ICAK-E Collected papers*, March 1990

Gerz, W.: „A. K. – Einsatzmöglichkeiten in der naturheilkundlichen Praxis", in: *Naturheilpraxis* 8/91

Gerz, W.: „Ganzheitliche Therapiemöglichkeiten bei Schwermetallbelastungen", in: *BZM* 3/93

Gerz, W.: „Kinesiologie – Grundlage und Geschichte", in: *EHK* 12/1992

Gerz, W.: „Tinnitus – Diagnose- und Therapiemöglichkeiten mit der AK", in: *Naturheilpraxis* 2/89

Gerz, W.: *Applied Kinesiology* (Video), Gießen: Pascoe, 1997

Gerz, W.: *Das ist Applied Kinesiology (AK)*, Oberhaching: Gesundheits-Dialog-Verlag, 1994

Gerz, W.: *Hilfe durch Naturheilweisen*, Oberhaching: Sportinform-Verlag, 1989

Gerz, W.: *Lehrbuch der Applied Kinesiology (AK) für die naturheilkundliche Praxis*, Wörthsee: AKSE-Verlag, 1996

Gesellschaft Anthroposophischer Ärzte in Deutschland: Kompendium. *Arzneimittel und Behandlungsmethoden für die zahnärztliche Praxis*, Filderstadt: Selbstverlag, 2004

Geuer, F. (Hrsg.), und Balters, W.: *Leitfaden der Bionator-Technik*, Waldbröl (Büscherhof 10A): Selbstverlag, o. J.

Glaser, M., und Türk, R.: *Herdgeschehen*, Heidelberg: Verlag für Medizin Dr. Ewald Fischer, 1982

Gleditsch, A.: *Vom Bewußtsein zum Gewißsein*, Augsburg: Opal, 1991

Gleditsch, J. M.: *Mundakupunktur*, Schorndorf: WBV, 1979

Gleditsch, J. M.: *Reflexzonen und Somatotopien als Schlüssel zu einer Gesamtschau des Menschen*, Schorndorf: WBV, 1983

Gleditsch, J.: „Regulations- und Ordnungsmechanismen in der Akupunktur“, in: *EHK* 12 (1989)

Gleditsch, J.: *Akupunktur in der Hals-Nasen-Ohren-Heilkunde*, Stuttgart: Hippokrates, 1997

Gleditsch, J.: *MAPS Mikro-Akupunktur-Systeme*, Stuttgart: Hippokrates, 2002

Gleichmann, E., Griem, P., Mikecz, A.: „Mechanismen von Immunreaktionen gegen Schwermetalle“, in: *Kongress Prakt. Umwelt u. Medizin* 98

Gleick, J.: *Chaos – die Ordnung des Universums*, München: Knaur, 1990

Gloy, K.: „Die historischen Wurzeln des Analogiedenkens“, in: Appell, R. G. (Hrsg.): *Homöopathie und Philosophie & Philosophie der Homöopathie*, Eisenach: Bluethenstaub, 1998

Golemann, D.: *Emotionale Intelligenz*, München/Wien: Hanser, 1996

Goodheart, G.: *Applied Kinesiology*. Research Manual, Detroit: Selbstverlag, 1985

Goodheart, G.: *You´ll be better. The story of Applied Kinesiology*, Geneva/Ohio: AK Printing, o. J.

Goodrich, J.: *Natürlich besser sehen*, Kirchzarten: VAK, 1986

Gosau, H. D.: „Amalgamsanierung – aber richtig“, in: *BZM* 8 (1992), S. 149–151

Gosau, H. D.: *Herderkrankungen*, Rheda Wiedenbrück: Akademie für biokybernetische Ganzheitsmedizin, 1988

Grabowski, S.: „Über natürliche Radiaesthesie und Antenneneffekte molekularer Strukturen“, in: *Grenzgebiete der Wissenschaft* 41 (1992) 1, S. 51–79

Graf, K.: „Parodontitis marginalis und Parodontaltherapie aus ganzheitlicher Sicht“, in: *GPW* 3/98, S. 4–9

Grandjean, M., Bornhofen, P. (Hrsg.): *Warum denn so verbissen?*, Sulzberg: Joy, 2003

Grasse, E., Riss, K.-L.: *Selbsthilfeprogramm Körper – Seele*, München: Knaur, 1995

Grasse, E.: *Chakren- und Auradiagnose*, München: Droemer Knaur, 1993

Greenman, Ph. E.: *Lehrbuch der osteopathischen Medizin*, Heidelberg: Haug, 1998

Literaturverzeichnis

Greenwood, M., Nunn, P.: *Paradox and Healing*, Victoria B.C.: Paradox, 1994

Grof, St.: *Das Abenteuer der Selbstentdeckung*, Reinbek: Rowohlt, 1994

Grof, St.: *Geburt, Tod und Transzendenz*, Reinbek: Rowohlt, 1993

Große-Lindemann, I.: *Neuro Meridian Kinestetik* (Kursskript), 48565 Steinfurt-Borghorst: Selbstverlag, o. J.

Grüber, I.: *Praxisbuch Kinesiologie*, München: Südwest, 1998

Guggenbichler, N.: „Erst die Dosis macht das Gift", in: *BZM* 2/95, S. 72–77

Guggenbühl-Craig, M.: *Macht als Gefahr beim Helfer*, Basel: S. Karger, 1978

Gutknecht, N., Franzen, R., Kia, A., Drexler, H. Lampert, F.: „Elektrochemische Bestimmung des Korrosionszustandes von Amalgamfüllungen mit dem DMA-Meter", in: *ZMK* (19) 10/03, S. 638–644

Guzek, G., Lange, E.: *Pilze im Körper. Krank ohne Grund?*, München: Südwest, 1994

Haken, H.: *Erfolgsgeheimnisse der Natur: Die Lehre vom Zusammenwirken*, Frankfurt/Berlin: Ullstein, 1991

Hamer, R. G.: *Krebs – Krankheit der Seele*, Köln: Amici di Dirk, 1987

Hamer, R. G.: *Vermächtnis einer neuen Medizin*, Bd. 1, Köln: Amici di Dirk, 1987

Hamre, H. J. (Friese, K. H.): *Amalgam*, Stuttgart: Hippokrates, 1997

Hänisch, R.: „Das odontogene Störfeld in der Geriatrie", in: *Ärztezeitschrift für Naturheilverfahren* 2 (1989), S. 137–145

Hansson, T.: *Physiotherapie bei craniomandibulären Funktionsstörungen*, Berlin: Quintessenz, 1993

Hanzl, G. S.: „Kopfschmerz-Diagnostik und Therapie aus der Sicht des EAV-Arztes", in: *Ärztezeitschrift für Naturheilverfahren* 2 (1989), S. 146–154

Hanzl, G. S.: „Medizinische Systemdiagnostik – Elektroakupunktur nach Voll", in: *Phillip Journal* 4/95, S. 153–160

Hanzl, G. S.: „Regulationsmedizin – Eine Standortbestimmung", in: *RegulationsMedizin* 1/1996, S. 5–8

Hanzl, G. S.: „Resonanzphänomene – Erklärung des sog. 'Medikamententests'", in: *Panta* 4, Heft 1 (1993), S. 6–11

Hanzl, G. S.: „Von der morphologischen zur kybernetischen Medizin – über die bevorstehende Revolution wissenschaftlichen Denkens", in: *EHK* 1 (1989), S. 1–8

Hanzl, G. S.: *Das neue medizinische Paradigma*, Heidelberg: Haug, 1995

Harrison, J.: *Liebe deine Krankheit, sie hält dich gesund*, München: Hugendubel, 1988

Härtel, H.: *Bildatlas der Herddiagnostik im Kieferbereich*, Heidelberg: Haug, 1992

Hartmann, E.: *Krankheit als Standortproblem*, Heidelberg: Haug, 5. Aufl. 1986

Hartmann, S.: *Emotionale Freiheit. Soforthilfe in Stress-Situationen mit Akupressur*, Kirchzarten: VAK, 2002

Hartmann, S.: *EmoTrance. Wie Sie belastende Emotionen in befreiende Energie umwandeln*, Kirchzarten: VAK, 2003

Hasler, U. E.: *Die Apotheke in uns*, Heidelberg: Haug, 1994

Hausmann, G. S.: „FocalScan. Eine nichtinvasive Methode der Gewebsdiagnostik", in: *GPW* 4/96, S. 25–33

Hauss, R., Pies, Chr., Lau, W.: „Parodontitis: Gensondendiagnostik und neue adjuvante Therapie mit dent-Nosoden", in: *GPW*, 3/98, S. 25–30

Hauss, W. (Hrsg.): *Die Arteriosklerose. Pathogenese der arteriosklerotischen, der rheumatischen und weiterer reaktiver, chronischer Mesenchymerkrankungen*, Darmstadt: Steinkopff, 1990

Hauss, W., Junge-Hülsing, G., Gerlach, U.: *Die unspezifische Mesenchymreaktion*, Stuttgart: Thieme, 1968

Hay, L. L.: *Heile Deinen Körper. Seelisch-geistige Gründe für körperliche Krankheit und ein ganzheitlicher Weg, sie zu überwinden*, Freiburg: Lüchow, 1983

Hay, L. L.: *Umkehr zur Liebe, Rückkehr zum Leben*, München: Heyne, 1992

Hecker, U.: *Ohr-, Schädel-, Mund-, Hand-Akupunktur*, Stuttgart: Hippokrates, 1996

Hehenkamp, C.: *Das Indigo-Phänomen*, Darmstadt: Schirner, 2003

Heidemann, Chr.: *Meridian-Therapie*, Bd. 1 u. 2, Badenweiler, 1986 bzw. 1988

Heine, H., Spranger, H., Schaeg, G.: „Zur speziellen Immunologie der Mundschleimhaut. Feinstrukturelle Untersuchungen an Gewebsproben behandelter Parodontitis-Patienten", in: *BZM* 1/1993, S. 5–10

Heine, H.: „Autoimmunität – aus biologisch-medizinischer Sicht", in: *BM* 5, Okt. 2000, S. 233–241

Heine, H.: „Chronisches Erschöpfungssyndrom und Grundregulation", in: *Ärztezeitschrift für Naturheilverfahren* 42, 11 (2001), S. 774–780

Heine, H.: „Die Grundregulation aus neuer Sicht", in: *Ärztezeitschrift für Naturheilverfahren* 12 (1987)

Heine, H.: „Funktionelle Morphologie der Akupunkturpunkte", in: *Akupunktur - Theorie und Praxis* 1 (1988)

Heine, H.: „Gesundheit – Krankheit – Streß", in: *BM* 1997; 26 (5), S. 200–204

Heine, H.: „Reduktion von Radikalen in der Grundsubstanz durch Polysaccharid-Kieselsäure-Wasserkomplexe", in: *Ärztezeitschrift für Naturheilverfahren* 44, 12 (2003) S. 897–902

Heine, H.: „Weitreichende Wechselwirkungen als Grundlage der Homöostase – Funktionelle Aspekte der Neuraltherapie", in: *EHK* 4 (1989), S. 196–198

Heine, H.: *Lehrbuch der biologischen Medizin*, Stuttgart: Hippokrates, 1997

Heinz, U. J.: *Spagyrik, die medizinische Alternative*, Freiburg: Bauer, 1985

Helling, R., Feldmeier, M.: *Aurikulomedizin nach Nogier*, Stuttgart: Hippokrates, 1999

Hellinger, B.: *Die Mitte fühlt sich leicht an*, München: Kösel, 1996

Literaturverzeichnis

Hellinger, B.: *Finden, was wirkt*, München: Kösel, 1996

Hellinger, B.: *Ordnungen der Liebe*, Heidelberg: Carl Auer-Systeme-Verlag, 1994

Helms, P.: „Zahngesundheit auch bei synthetischer Säuglingsernährung?", in: *GPW* 1/98, S. 27–31

Henk, F.: *Herdlehre*, Wien: Selbstverlag, 1988

Herrmann, Ch.: „Der Einfluß des Magnetfeldes auf die Kfo-Behandlung", in: *BZM* 1 (1986)

Herrmann, Ch.: „Die ganzheitliche Kieferorthopädie verhindert systematische Extraktionen", in: *BZM* 5 (1989)

Herrmann, Ch.: „Die Kieferorthopädie und ihr Bezug zum Lymphsystem", in: *Biolog. Medizin* 1/1985

Herrmann, Ch.: „Die praktische Anwendung des psychologischen Regulationssystems für die KFO", in: *BZM* 1992

Herrmann, Ch.: „Kieferanomalie und ihr psychoneurotischer Hintergrund", in: *BZM* 2, 1993

Herrmann, Ch.: „Zahn-, Mund- und Kieferheilkunde", in: *Die Psychologie des 20. Jahrhunderts*, Zürich: Kindler, 1981

Herrmann, Ch.: *Balters. Vorträge, Artikel, Briefe, Fragmente* (Nr. 1), Heidelberg: Selbstverlag, 1991

Herrmann, Ch.: *Ganzheitliche Kieferorthopädie*, Heidelberg: Hüthig, 1997

Herschel, St.: *Der Armlängenreflex*, Bad Hersfeld: Neuromedizin-Verlag, 2002

Heyer, H.: „Die Elektroakupunktur nach Voll", in: *Ärztezeitschrift für Naturheilverfahren* 40, 10 (1999), S. 690–699

Hiener, S.: *Der homöopathische Seelenspiegel*, Bd. 1 und 2, Stühlingen: Sulamith, 2001

Hildegard von Bingen: siehe unter „Bingen, Hildegard von"

Hill, B.: *Ionic Channels of Excitable Membranes*, Sunderland/Massachusetts: Sinauer Associates, 1992

Hoffmann, K.-U.: *Rheuma heilt man anders*, Rheine: Vier Flamingos Verlag, 1991

Hofmann, U.: *Krank durch Amalgam – und was dann?*, Marburg: Institut für Naturheilverfahren, 1996 (ISBN:3-9802168-2-9)

Holl, O.: „Akupunktur und 'Applied Kinesiology'", in: *Akupunktur/Aurikulomedizin* 4/1998

Höppner, S., Rang, N. G.: *Cranio Sacral Osteopathie*, Stuttgart: Hippokrates, 1998

Höting, H.: *Lebenskraft Urin*, München: Goldmann, 1994

Hübner, G.: „Cardiospermum Halicabacum; ein neues Mittel zur Behandlung der Konstitution", unveröffentlichtes Vortragsmanuskript

Hübner, G.: „Gesundheit und Krankheit als Informationsproblem", unveröffentlichtes Manuskript des Vortrags beim IBM-Symposium Bad Neuenahr, Dez. 1984

Hübner, G.: „Konstitution und Homöopathie", in: *BZM* 4 (1991), S. 165–169

Hübner, G.: „Wissenschaftstheoretische Bemerkungen zur Diskussion über medizinische Außenseitermethoden“, in: *Ärztezeitschr. f. Naturheilverf.* 4/1983, S. 199–210

Hübner, G.: „Zum Problem der Kombinierbarkeit homöopathischer Mittel und Potenzen“, in: *AHZ*, 238 (1993) 6, S. 235–241

Huf, H.: „Der Zahnarzt als iatrogener pathogener Faktor“, in: *Panta* 2, Heft 2 (1991), S. 21–25

Hülsberg, M.: „Amalgam-Eliminierungstherapie“, in: *BM* 4, 8/96, S. 166–171

Jaeggi, S.: *Das neue Weltbild*, München: Knaur, 1995

Jahoda, J.: „Lykotronic: Diagnostik und Therapie“, in: *Placebo* 2 (1994) S. 23–24, *Placebo* 3 (1995) S. 26–27, *Placebo* 1 (1995) S. 27–30

Jampolski G. G.: *Wenn deine Botschaft Liebe ist*, München: Kösel, 1985

Johnston, B. J.: *Eine Heilweise des Neuen Zeitalters*, Friedberg (Bayern):Opal, 1983

Juchli, L.: *Heilen durch Wiederentdecken der Ganzheit*, Stuttgart: Kreuz, 1985

Jung, C. G.: *Mensch und Seele*, Olten: Walter, 1971

Jurriaanse, A.: *Philosophie der Synthese*, München: Neue Aspekte, 2002

Kalbermatten, R.: *Wesen und Signatur der Heilpflanzen*, Aarau (Schweiz): AT Verlag, 2002

Kanyon, J., Schimmel, H.: *Die Medizin des 21. Jahrhunderts*, München: Sonntag, 1990

Kaplan, R.-M.: *Die Integrative Sehtherapie*, Freiamt: Arbor, 2000

Kaplan, R.-M.: *Bewusstes Sehen*. München: Econ Ullstein List, 2001

Kappelsberger, E., Pollmer, U.: *Iß und stirb*, Köln: Kiepenheuer und Witsch, 1992

Kares, H., Leiner, D., Mohamed, A.: „Craniomandibuläre Dysfunktion und Cranio-Sacral-Therapie“, in: *GPW* 1/98, S. 4–10

Kares, H.: „Homöopathie bei der Behandlung der Parodontopathien“, in: *GPW* 3/98, S. 10–16

Karkalis, E.: „Wirkung von Quecksilber auf das menschliche Nervensystem“, in: *BZM* 12, 1 (1996), S. 26–31

Kaufmann, Chr.: *Körper-Harmonie*, München: Droemer Knaur, 1985

Keding-Pütz, Chr.: *Gesund durch analytische Kinesiologie*, Wiesbaden: Jopp, 1999

Keding-Pütz, Chr.: *Gesund durch psychologische Kinesiologie*, Wiesbaden: Jopp, 2000

Kellner, G.: „Nachweismethoden der Herderkrankungen und ihre Grundlagen“, in: *Therapiewoche* 15 (1965), S. 1267–1274

Kellner, G.: „Objektivierbare Parameter zur vegetativen Ausgangslage (Regulationsprüfung)“, in: *Die Heilkunst* 1978, Heft 3

Kellner, G.: „Regulationspathologie, Mechanismus und praktische Bedeutung“, in: *Die Heilkunst* 1978, Heft 5

Kellner, G.: „Wirkung des Herdes auf die Labilität des humoralen Systems“, in: *Österr. Z. Stomatol.* 60 (1963), S. 312

Kellner, G.: „Zur Histochemie der Narbe“, in: *Hippokrates* 36 (1965), S. 774–785

Literaturverzeichnis

Kharitidi, O.: *Das weiße Land der Seele*, München: List, 1997

Kiefer, K.-R.: „Dysfunktionale Behandlung im Rahmen eines ganzheitlichen zahnärztlichen Behandlungskonzepts", in: *GPW* 4/96, S. 19–24

Kinon, M.: *Mykosen*, Waldeck: Felicitas Hübner, 1986

Kinon, U.: *Allergie …, was nun?*, Hamburg: Jahn u. Ernst, 1988

Kinon, U.: *Virusinfekte*, Eschborn: Verlegergemeinschaft Naturheilkunde und Psychologie, 1989

Kisselowa-Janewa, A.: „Herdprobleme bei Kindern und Jugendlichen", in: *BZM* 12, 1 (1996), S. 23–25

Klein, F., Strittmatter, B.: „Diagnostik und Therapie bei Amalgambelastung", in: *Der Akupunkturarzt/Aurikulotherapeut* 2/1992, S. 7–18

Klein, N., Dahlke, R.: *Das senkrechte Weltbild*, München: Hugendubel, 1986

Klein, N.: *Der wunderbare Kreis*, München: Hugendubel, 1988

Klinghardt, D., Williams, L.: „Zur gezielten Anwendung der Sanum-Arzneimittel mit Hilfe der 'Neuralkinesiologie'", in: *Sanum-Post* Nr. 30, Jg. 1995, S. 2–8

Klinghardt, D., Williams, L.: *Neuralkinesiologie I, II, III* (Seminarskripten), Kirchzarten: VAK, 1996

Klinghardt, D.: „Algenpräparat hilfreich bei Amalgamausleitung", in: *EHK* (48) 7/99, S. 435–438

Klinghardt, D.: „Das autonome Nervensystem und seine Beziehung zu neuroendokrinen Funktionen und chronischem Schmerz", in: *Hier und Jetzt* 2/1999, S. 6–9

Klinghardt, D.: „Emotionen aus neurophysiologischer Sicht", in: *Hier und Jetzt* 1/1998, S. 7–9

Klinghardt, D.: „Entblockieren und Behandlung des Switching mit der Farbbrillen- und Augenbewegungsmethode", in: *Hier und Jetzt* 1/1999, S. 5–9

Klinghardt, D.: „Heart Rate Variability-Test zur Diagnostik funktioneller Störungen", in: *Hier und Jetzt* 1/1999, S. 10–12

Klinghardt, D.: „Heilen mit Licht", in: *Hier und Jetzt* 3/2001, S. 18–21

Klinghardt, D.: „Neuro-Psycho-Kinesiologie" (Kursskript), Wien: Arbeitsgemeinschaft für Physioenergetik, 1994

Klinghardt, D.: „Psycho-Kinesiologie und systemische Familientherapie nach Hellinger", in: *Hier und Jetzt* 1/1998, S. 10–13

Klinghardt, D.: *Lehrbuch der Psycho-Kinesiologie*, Freiburg: Bauer, 1998

Klinghardt, D.: *Psycho-Kinesiologie*, Bd. 1 und 2 (Video), Freiburg: Bauer, 1993

Klinghardt, D.: *Psycho-Kinesiologie*, Freiburg: Bauer, 1998

Kobau, Chr. (Hrsg.): *Ganzheitlich und naturheilkundlich orientierte Zahnmedizin*, Klagenfurt: Selbstverlag (Postfach 222), 1997

Kobau, Chr.: *Body balance*, Klagenfurt: Selbstverlag (Postfach 222), 1994

Koch, F. W.: *Saure Nahrung macht krank*, Stuttgart: Frech, 1984

Koch, W.: *Amalgam, Wissenschaft und Wirklichkeit*, Freiburg: Öko-Institut e.V., Institut für Angewandte Ökologie, 1991

Koenig, L.: „Physikalische Grundlagen zum virtuellen Testen“, in: *Regul. Med.* 1/1996, S. 9–12

Köhler, B.: „Auswirkungen der Bioresonanztherapie auf humoraler Ebene“, in: *EHK* 3a (1989), S. 168–171

Köhler, B.: „Betrachtungen zum tieferen Verständnis des Zeitbegriffs“, in: *CO'MED* 2/1995, S. 32–36

Köhler, B.: „Biophysikalische Informationstherapie – Mystik oder Physik?“, in: *EHK* 4/1997, S. 210–214

Köhler, B.: „Ein neues Denkmodell für ein besseres Verständnis des Informations-Transfer im Organismus“, in: *CO'MED* 3/1995, S. 18–21

Köhler, B.: „Einführung eines neuen Therapiekonzepts mit Tönen, Farben, Edelsteinen, Metallen, Magnetfeld uns moduliertem Softlaser in die Praxis“, in: *EHK* 3a (1989), S. 178–185

Köhler, B.: „Form und Funktion aus der Sicht der Quantenmedizin“, in: *BZM* 12, 1 (1996), S. 14–18

Köhler, B.: „Heilung durch bioenergetische Informationsübertragung – Wunschtraum oder Wirklichkeit?“, in: *Ärztezeitschrift f. Naturheilverf.* 45, 1 (2004), S. 24–33

Köhler, B.: *Biophysikalische Informations-Therapie*, Niebüll: Videel, 2003

Köhler, B.: *Grundlagen des Lebens – Stoffwechsel und Ernährung*, Niebüll: Videel, 2001

Köhler, B.: *Symmetropathie*, Freiburg: Medicus, 1999

Kolisko, L.: *Physiologischer und physikalischer Nachweis der Wirksamkeit kleinster Entitäten (1923–1959)*, Stuttgart: Selbstverlag der Arbeitsgemeinschaft anthroposophischer Ärzte, 1960

Köster, W.: *Hahnemann und C. G. Jung*, Heidelberg: Haug, 1992

Köster, W.: *Spiegelungen zwischen Körper und Seele*, Heidelberg: Haug, 1993

Kradolfer, F.: „Überlegungen zum Störfeld in der Aurikulomedizin“, in: *Der Akupunkturarzt/Aurikulotherapeut* 7-8/1987, S. 152–156

Krahl, M.: „Ein operationales Modell der Angewandten Kinesiologie (Appl. Kin.)“, in: *EHK* 4/1993, S. 249–255

Krämer, D.: *Neue Therapien mit Bachblüten*, Interlaken: Ansata, 1990

Krämer, E.: „Die Elektrophysiologische Terminalpunktdiagnose“, in: Infobrief Nr. 6 der Internationalen Ärztegesellschaft für Funktionelle Medizin und Regulation, 1998

Kramer, F. (Hrsg.): *Focus* Hefte Nr. 1–36, Nürnberg (über Zahnmedizin und EAV)

Kramer, F.: „Über die Bedeutung von Zusammensetzung und Verarbeitung zahnärztlicher Metalle für deren Verträglichkeit“, in: *BZM* 2/95, S. 57–62

Kramer, F.: *Elektroakupunktur in der zahnärztlichen Praxis*, Heidelberg: Haug, 1994

Kramer, F.: *Lehrbuch der Elektroakupunktur*, Bd. I–IV, Heidelberg: Haug, 1976–1981

Literaturverzeichnis

Kratky, K. W.; Wallner, F. (Hrsg.): *Grundprinzipien der Selbstorganisation*, Darmstadt: Wissenschaftliche Buchgesellschaft, 1990

Kratzer, H.: „Arzt – Patient, ein kybernetisches System", in: *BZM* 1 (1989)

Kratzer, H.: „Individualität des Behandlers und seiner Methoden", in: *EHK* 2 (1989), S. 85–88

Kress, R.: „Energetische Psychotherapie", in: *Hufeland Journal* 5 (1990)

Kretschmer, P. M.: *Wetter und Klima – Dein Schicksal*, Bühl/Baden: Konkordia, 1960

Kreyer, G.: „Amalgamintoleranz und Persönlichkeitsstruktur", in: *ZM* 88 (19), 1998, S. 46–50

Kroon, C. van der: *Die goldene Fontäne*, Köln: VGS, 1994

Krost, W.: *Ganzheitlich naturgemäße Zahnheilkunde mit der Elektroakupunktur nach Voll*, o. O.: Selbstverlag, 1989

Kunnen, W.: „Diagnose und Therapie im Bereich der Biosphäre, Geobiologie und Oikopathologie", in: *Wetter – Boden – Mensch* 20/1986

Kunnen, W.: „Hintergründe des elektromagnetischen Phänomens", in: *CO'MED* 4/99, S. 48–49

Kunnen, W.: „Vom Wirken der Energien in der Biosphäre", in: *CO'MED* 7/98, S. 30–31

Kunnen, W.: „Wissen ist besser als Glauben", in: *Zeitschrift für gesundes Wohnen* (Sonderdruck o. J. mit Kursunterlagen über Radiästhesie), 2002

Kunnen, W.: «Le corps est avant tout une antenne», in: *Le cahiers de la Bioenergie*, Nr. 11, 1er trimestre 1999, S. 8-14

Kunnen, W.: Persönliche Mitteilung

Kurtz, R., Prestera, H.: *Botschaften des Körpers*, München: Kösel, 1984

Kurzweil, R.: *Homo sapiens*, Köln: Kiepenheuer und Witsch, 1999

Kushi, M. u. A.: *Allergien und Immunsystem*, Völklingen: Ost-West-Bund, 1991

Kushi, M.: *Handbuch der fernöstlichen Diagnose*, Völklingen: Ost-West-Bund, 1990

Kütemeyer, M.: „Das Chronic-fatigue-Syndrom: Eine Form der Angstneurose", in: *Akt. Neurol.* 18 (1991), S. 188–191

Kütemeyer, M.: „Differenzierte Therapie von Rückenschmerzen", in: *Arzneimitteltherapie* 9/93, S. 308–309

Kütemeyer, M.: „Psychosomatische Aspekte bei schmerzhaften Schultererkrankungen", in: *Med. Orth. Techn.* 5/93, S. 222–229

Kütemeyer, M.: „Welche Heilmittel braucht die Medizin?", in: *Ärztl. Praxis*, 44/1993

La Tourelle, M., Courtenay, A.: *Was ist Angewandte Kinesiologie?*, Kirchzarten: VAK, 1992

Lad, V.: *Das große Ayurveda-Heilbuch*, Aitrang: Windpferd, 2003

Lange, E.: *Heildiät gegen Pilze im Körper*, München: Südwest, 1996

Laszlo, E.: *Kosmische Kreativität*, Frankfurt/Leipzig: Insel, 1995

Leber, Douglas: „Die amerikanische Elektroakupunktur nach Voll", Marburg: Selbstverlag des Instituts für Naturheilverfahren, o. J.

Lechner, H.: „Ist der physioenergetische Armlängenreflextest zur odontogenen Störfeldsuche geeignet?", in: *GPW* 2/96, S. 15–20

Lechner, H.: „Orthocraniale Prothetik", in: *GPW* 1/96, S. 20–24

Lechner, H.: „Systemische Antwort auf Titan", in: *AZN* 1/2004, S. 15–18

Lechner, H.: „Verträglichkeit von Titanimplantaten", in: *GZM – Praxis und Wissenschaft* 1/2004, S. 56–58

Lechner, H.: *Störfelddiagnostik, Medikamenten- und Materialtest*, Teil 1 und Teil 2, Kötzting: Verlag für ganzheitliche Medizin, 1997 und 2000

Lechner, J.: „Dysgnathische Hypophysenstörungen", in: *BZM* 4/1986

Lechner, J.: „Holistische Aspekte der Zahn-Metalle" (Teil 1 und 2), in: *BZM* 4/93 und 1/94

Lechner, J.: „Immunologie und dentale Schwermetalle. Kongreßbericht der Intern. MELISA Study Group", in: *GPW* 2/98, S. 36–42

Lechner, J.: „Immunstress durch Zahnmetalle und Elektrosmog", in: *Raum und Zeit* 74/1995, S. 5–14

Lechner, J.: „Neuartige energetische Harmonisierung mittels ‚Chip'", in: *GPW* 1/98, S. 22–26

Lechner, J.: „Neuraltherapie und odontogene Herdsanierung", in: *Erfahrungsheilkunde* 28 (1979), Heft 1

Lechner, J.: „Spektralanalytische Untersuchung von chronisch entzündlich verändertem Kieferknochen und seine Wirkung auf das Mineralgleichgewicht des Vollblutes", in: *Erfahrungsheilkunde* 29 (1980), Heft 5

Lechner, J.: „Vom Amalgam zum Gold oder 'vom Regen in die Traufe?'", in: *GPW* 4/96, S. 11–18

Lechner, J.: „Zahnheilkunde und craniale Osteopathie", in: Rossaint, A. L., Lechner, J., van Assche, R.: *Das cranio-sakrale System*, Heidelberg: Hüthig, 1996

Lechner, J.: „Zur Wirkung von DMPS und DMSA", in: *BZM* 4/95

Lechner, J.: *Armlängenreflex-Test und Systemische Kinesiologie. Das Handbuch*, Kirchzarten: VAK, 2002

Lechner, J.: *Chronisch entzündliche Veränderungen im Kieferknochen und ihre Darstellung in Röntgenbild und Spektralanalyse*, Berlin: Quintessenz, 1980

Lechner, J.: *Herd, Regulation und Information*, Heidelberg: Hüthig, 1998

Lehmann, R. R.: *Ökologie der Mundhöhle*, Stuttgart: Thieme, 1991

Leib, S.: *Aurikulomedizin als komplementäre biologische Medizin*, Schorndorf: WBV, 1994

Lermer, St.: *Krebs und Psyche*, München: Goldmann, 1987

Lesch, M., Förder, G.: *Kinesiologie*, München: Gräfe und Unzer, 1994

Liebke, F.: *MSM – eine Super-Substanz der Natur*, Kirchzarten: VAK, 2002

Liem, T.: *Kraniosakrale Osteopathie*, Stuttgart: Hippokrates, 1998

Literaturverzeichnis

Ligner, B., van Assche, R.: *Gelenke der unteren Extremität. Mobilisation und Korrektur*, Kötzting: Verlag für Osteopathie Dr. Erich Wühr, 1993

Lionell, F.: *Aufbruch zu neuem Bewußtsein*, Genf: Ariston, 1985

Loewit, K., Wense, Th., Wunderer, H. in: *Österr. Z. Stomatol* 70 (1973)

Ludwig, W., Schimmel, H. W.: *Photonen in der Heilkunde*, Selbstverlag der Internationalen Ärztegesellschaft für Funktionelle Medizin und Regulation, 1994

Lühr-Lehrs, A.: *Neue Naturheilmittel gegen Angst, Depressionen, Allergien, Ekzeme, Pilzinfektionen*, Köln: Lühr-Lehrs-Arzneimittel, 1995

Lüscher, M.: *Das Harmoniegesetz in uns*, Düsseldorf: Econ, 1985

Lüscher, M.: *Der 4-Farben-Mensch*, Düsseldorf: Econ, 1988

Lüscher, M.: *Die Lüscher-Farben*, München: Mosaik, 1989

Lüscher, M.: *Lüscher-Colors: Konflikt-Analyse*, Kirchzarten: VAK, 2000

Magoun, H. J.: *Osteopathy in the cranial field*, Kirksville/Missouri: Journal Printing, 1976

Maguire, A.: *Hauterkrankungen als Botschaft der Seele*, München: Knaur, 1993

Maharishi Mahesh Yogi: *Die Wissenschaft vom Sein und die Kunst des Lebens*, Bielefeld: Kamphausen, 1998

Mahnke, M., Engels, W.: *Grenzen leben*, Frankfurt: Fischer, 1997

Mahony, F.: *Hyperton-X*, Kirchzarten: VAK, 1993

Majtényi, G.: „Auf dem Weg des medizinischen Paradigmenwechsels – das zirkuläre Netzwerk Mensch als somatopsychische Einheit", in: *EHK* 4/1996, S. 241–244

Mandel, P.: *Energetische Terminalpunktdiagnose*, Essen: Synthesis, 1983

Mandel, P.: *Esogetik*, Bruchsal: Energetik-Verlag, 1991

Mandel, P.: *Lichtblicke in der ganzheitlichen (Zahn-)Medizin*, Bruchsal: Energetik-Verlag, 1989

Mandel, P.: *Praktisches Handbuch der Farbpunktur*, Sulzbach: Energetik-Verlag, o. J.

Markert, C.: *So retten Sie Ihre Zähne*, Hopferau: Bioverlag Gesundleben, 1983

Markides, K.: *Der Magus von Strovolos*, München: Droemer Knaur, 1995

Marschner, G. (Hrsg.): *Dokumentation zur bioelektronischen Funktionsdiagnostik und Therapie. Bd. 1*, Heidelberg: Haug, 1980

Martel, J.: *Mein Körper – Barometer der Seele*, Kirchzarten: VAK, 2003

Martinetz, D.: *Nahrungsgifte*, Berlin: Urania, 1995

Mastalier, O.: *Ganzheitliche Zahn-, Mund- und Kieferheilkunde*, München: Urban und Schwarzenberg, 1995

Mastalier, O.: *Herd- und Störfeldtestmethoden der Ohrakupunktur für Zahnärzte und Ärzte*, Braunschweig: Friedr. Vieweg u. Sohn, 1983

Mastalier, O.: *Immunologische Aspekte in der Zahn-, Mund- und Kiefer-Heilkunde*, Berlin: Quintessenz, 1989

Mastalier, O.: *Reflextherapien in der Zahn-, Mund- und Kiefer-Heilkunde*, Berlin: Quintessenz, 1987

Maturana, H., Varela, F.: *Autopoiesis. The Organization of the Living*, Dordrecht (NL): Reidel, 1980

Maturana, H., Varela, F.: *Der Baum der Erkenntnis*, München: Goldmann, 1990

Mayer, A.: „Sogenannte Mystik in der Medizin?", in: *Phys. Med. u. Reh.* (1973), Heft 12

McDermott, I., O'Connor, J.: *NLP und Gesundheit. Die offenen Geheimnisse der Gesunden*, Kirchzarten: VAK, 2003

Mees, L. F. C.: *Das menschliche Skelett. Form und Metamorphose*, Stuttgart: Urachhaus, 1981

Meiers, P.: *Zur Toxizität von Fluorverbindungen*, Heidelberg: Verlag für Medizin Dr. Ewald Fischer GmbH, 1984

Meixner, S., Tumpold, E.: *Kinder aufs Lernen vorbereiten*, München: Knaur, 1996

Meuris, J.: *Homöotherapie in der zahnärztlichen Praxis*, Heidelberg: Haug, 1983

Meyenburg, C. (Hrsg.): *Achter, X und über Kreuz. Edu-Kinestetik in Theorie und Praxis*, Kirchzarten: VAK, 1996

Meyenburg, C. (Hrsg.): *Die Sache mit dem X: Brain-Gym® in der Schule*, Kirchzarten: VAK, 1994

Meyer, G.: *Mesenchymreaktivierung und Allergie – ein neuer Weg in der EAV*, Uelzen: ML-Verlag, 1990

Meyer-Winkelbaur: *Biostrahlen*, Wien: Orac, 1983

Meyl, K., von Butlar, J.: *Neutrinopower*, Marktoberdorf: Argo, 2000

Meyl, K.: „Elektrosmog – die physikalischen Grundlagen", in: www.k-meyl/aufsätze.de

Meyl, K.: „Freie Energie und Wechselwirkung der Neutrinos", in: www.k-meyl/aufsätze.de

Meyl, K.: „Longitudinalwellen-Experiment nach Nikola Tesla", in: www.k-meyl/aufsätze/Skalarwellen/skalarwellen.html.de

Meyl, K.: „Teslastrahlung", in: www.k-meyl/aufsätze.de)

Meyl, K.: *Elektromagnetische Umweltverträglichkeit*, Teil 1, Villingen-Schwenningen: Indel, 1998

Meyl, K.: *Elektromagnetische Umweltverträglichkeit*, Teil 2, Villingen-Schwenningen: Indel, 1999

Meyl, K.: *Potentialwirbel*, Bd. 1, Villingen-Schwenningen: Indel, 1990

Meyl, K.: *Skalarwellentechnik/Dokumentation*, Villingen-Schwenningen: Indel, 2001

Mieg, R.: *Zähne als Krankheitsursache*, München: Ehrenwirth, 1996

Moehle, K.-H.: Persönliche Mitteilung

Morgan, D. H. / House, L. R. (Hrsg.): *Das Kiefergelenk und seine Erkrankungen*, Berlin: Quintessenz, 1985

Mühlemann, H. R.: *Einführung in die orale Präventivmedizin*, Bern: Huber, 1974

Muller, M. L.: *Selbsthilfeübungen zur kranialen Integration*, Kirchzarten: VAK, 1996

Müller-Fahlbusch, H.: *Ärztliche Psychologie und Psychosomatik in der Zahnheilkunde*, Stuttgart: Thieme, 1992

Literaturverzeichnis

Müller-Mees, E.: *Pilzerkrankungen*, München: Knaur, 1995

Murdock, M.: *Der Weg der Heldin*, München: Hugendubel, 1994

Mutter, J.: *Amalgam – Risiko für die Menschheit*, Weil der Stadt: Fit fürs Leben Verlag in der NaturaViva Verlags GmbH, 2000

Nagel, H., Strittmatter, B.: „Biokompatibilität zahnärztlicher Werkstoffe", in: *Der Akupunkturarzt/Aurikulotherapeut* 1/1992, S. 27–34

Naidu, B. G.: Seminarunterlagen der Phylak Sachsen (Schweiz), Lützelflüh 1998

Nawrocki, W.: „Aurikulomedizin", in: *Essentia* Nr. 8, Winter 1982

Nawrocki, W.: „Reinkarnationstherapie, Esoterik und Medizin – ein neuer Weg" (Vortrag bei der Medizin. Woche Baden-Baden 1981, unveröffentlichtes Manuskript)

Nawrocki, W.: *Transformation, das Geheimnis dieser Welt*, Frankfurt: Alpha und Omega, 1995

Nogier, P. F. M.: *Lehrbuch der Aurikulomedizin*, Lyon: Maisonneuve, 1969

Nogier, R.: *Einführung in die Aurikulomedizin*, Heidelberg: Haug, 1994

Nolte, H. G.: „Unvollständige Bemerkungen zu Bang-toxischen Zuständen – Erfahrungsmodelle zu neurologischen Erkrankungen", in: *Vega-Mitteilungen*, 1988

Nolte, H. G.: „Zum fokaltoxischen Postappendektomiesyndrom", in: *Vega-Mitteilungen* 3/1981, S. 17-20

Nolting, S. (Hrsg.): *Mykosen des Verdauungstraktes*, Hamburg: medi, 1995

Ohashi, W.: *Körperdeutung*, Freiburg: Bauer, 1994

Olvedi, U.: *Evolution im Alltag*, München: Goldmann, 1987

Olvedi, U.: *Wir sind alles ganz normale Mystiker*, München: Pfeiffer, 1984

Omura, Y. et al.: „Bi-directional transmission of molecular information by photon or electron beams passing in the close vicinity of specific molecules, and its clinical and basic research applications: ...", in: *Acupunct Electrother Res* 1992, 17 (1), S. 29–46

Omura, Y., Beckman, S. L: „Role of mercury (Hg) in resistant infections and effective treatment of Chlamydia trachomatis and Herpes family viral infections (and potential treatment for cancer) by removing localized Hg deposits with Chinese parsley and delivering effective antibiotics using various drug uptake enhance-ment methods", in: *Acupunct Eletrother Res* 1995, 20 (3-4), S. 195–229

Omura, Y., Losco, B. M., Takeshige, C.: „Non-invasive evaluation of the effects of opening and closing the eyes, and of exposure to a minute light beam, as well as to electrical or magnetic field on the melatonin, serotonin, and other neuro-transmitters of human pineal gland representation areas and the heart", in: *Acupunct Electrother Res* 1993, 18 (2), S. 125–151

Omura, Y., Shimotsura, Y., Fukuoka, A., Fukuoka, H., Nomoto, T.: „Significant mercury deposits in the internal organs following the removal of dental amalgam, and development of pre-cancer on the gingiva and the sides of the tongue and their represented organs as a result of inadvertent exposure to strong curing light (used to solidify synthetic dental filling material) and effective treatment: a clinical case report, along with organ representation areas of each tooth", in: *Acupunct Electrother Res* 1996, 21 (2), S. 133–160

Omura, Y.: „Accurate localisaton of organ representation areas of the feet and hands using the Bi-Digital O-Ring Test resonance phenomenon", in: *Acupunct Eletrother Res* 1994, 19 (2-3), S. 153–190

Omura, Y.: „Impression on observing psychic surgery and healing in Brazil which appear to incorporate (+) qi gong energy and the use of acupuncture points", in: *Acupunct Eletrother Res* 1997, 22 (1), S. 17–33

Omura, Y.: „Meridian-like networks of internal organs, corresponding to traditional Chinese 12 main meridians and their acupuncture points as detected by the Bi-Digital O-Ring Test imaging method: search for the corresponding internal organ of Western medicine for each meridian", in: *Acupunct Electrother Res* 1987, 12 (1), S. 53-70

Omura, Y.: „New simple early diagnostic methods using Omura´s Bi-Digital O-Ring Dysfunction Localization Method and acupuncture organ representation points, and their applications to the 'drug and food compatibility test' for individual organs and to auricular diagnosis of internal organs", in: *Acupunct Electrother Res* 1981, 6 (4), S. 239–254

Omura, Y.: „Normal and abnormal relationship between brain circulation estimated by supraorbital temperature measurements and grasping force of the corresponding hands: Their clinical application for diagnosis and evaluation of various modes of treatment", in: *Acupunctur Electrother Res* 1978, 3, S. 49–96

Omura, Y.: „Re-evaluation of the classical acupuncture concept of meridians in Oriental medicine by the new method of detecting meridian-like network connected to internal organs using Bi-Digital O-Ring-Test", in: *Acupunct Electrother Res* 1986, 11 (3-4), S. 211–231

Omura, Y.: „Simple non-invasive early detection and localisation of specific cancer tissues of internal organs and differentiation of cancer tissue from surrounding areas infected by cancer related viruses, as well as evaluation of their micro-circulatory condition and drug uptake using the Bi-Digital O-Ring Test", in: *Acupunct Electrother Res* 1990, 15 (3-4), S. 217–233

Omura, Y.: „The Bi-Digital O-Ring Test: Critical evaluation of its abnormal responses with laboratory tests including 'blood pressure and blood flow method', 'blood chemistry', etc., and 'neutrological method'", in: *Acupunct Electrother Res* 1983, 8 (1), S. 37–43

Omura, Y.: „Transmission of molecular information through electro-magnetic waves with different frequences and its application to non-invasive diagnosis of patients as well as detection from patients X-ray film of visible and not visible medical information", in: *Acupunct Electrother Res* 1994, 19 (1), S. 39–63

Omura, Y.: „Accurate localisation of organ representation areas of the tongue, using the Bi-Digital O-Ring Test", in: *Acupunct Electrother Res* 1991, 16 (1-2), S. 27–43

Omura, Y.: „Bi-digital o-ring test molecular identification and localisation method" and its application in imaging of internal organs and malignant tumors as well as identification and localisation of neurotransmitters and micro-organism", in: *Acupunct Electrother Res* 1986, 11 (2), S. 65–100

Ong, G., Omura, Y.: „Practical clinical application of the Bi-Digital O-Ring Test in the diagnosis, treatment and follow-up of tuberculosis and parazitic infection", in: *Acupunct Electrother Res* 1986, 11 (3-4), S. 243–250

Literaturverzeichnis

Orsatelli, J.: *De L`identification des groupes reactionnels interdentaires et quelques applications en therapeutique medical. These Odontologie*, Marseille, 1976

Ouspensky, P. D.: *Die Psychologie der möglichen Evolution des Menschen*, Berlin: Plejaden Verlagsgesellschaft, , 1988

Paracelsus: *Mikrokosmos und Makrokosmos*, München: Diederichs, 1989

Parker, L.: *Das Praxisbuch der Kinesiologie*, München: Goldmann, 1996

Peck, M. S.: *Der wunderbare Weg*, München: C. Bertelsmann, 1986

Peeters, L., Lason, G.: *Handbuch für die Osteopathie: Das Becken*, Gent: The International Academy of Osteopathy, 1993

Peppler, A.: *Die psychologische Bedeutung homöopathischer Arzneien*, Großheubach: CKH, Bd. 1: 1998, Bd. 2: 2002

Peppler, A.: *Persönlichkeitsentwicklung nach der homöopathischen Schwermetall-Ausleitung aus der Sicht der Kreativen Homöopathie*, Großheubach: CKH, 2003

Perger, F., Maruna, R.: „Ergebnisse von Blut-, Harn- und Haaranalysen auf Schwermetalle“, in: *BZM* 3/1987, S. 107–114

Perger, F., Maruna, R.: „Gestaltwandel des Herdgeschehens unter Berücksichtigung der humoralen Veränderungen“, in: *Ärztezeitschrift f. Naturheilverf.* (1985), Heft 8

Perger, F.: „Akupunktur und Herdforschung“, in: *DZA* 1/1983

Perger, F.: „Chronische Entzündung und Karzinom aus der Sicht des Grundsystems“, in: *Wien. med. Wschr.* 128 (1978), S. 31 ff.

Perger, F.: „Das Grundsystem nach Pischinger“, in: *Phys. Med. u. Reh.* 20 (1969), Heft 6

Perger, F.: „Der Darm als Störfeld – Mykosen, Lamblien, Amöben“, in: *Ärztezeitschr. f. Naturheilverf.* 26 (1985), Heft 5

Perger, F.: „Die Erfassung der unspezifischen Abwehrleistungen mit dem Elpimed-Test“, in: *Erfahrungsheilkunde* 30 (1981), Heft 1

Perger, F.: „Die Grundregulation bei der PCP“, in: *Ärztezeitschrift f. Naturheilverf.* 25 (1984), Heft 1

Perger, F.: „Die Irrtümer der Herdforschung und ihre Überwindung“, in: *Phys. Med. u. Reh.* 19/3/139 (1978)

Perger, F.: „Die Praxis der Herdsanierung“, in: *Erfahrungsheilkunde* 28 (1981), Heft 11

Perger, F.: „Die sogenannte Abwehrschwäche – Herdbelastung als Ursache“, in: *D. pr. Arzt* 1986, 11

Perger, F.: „Die Summation von Reizen im Grundregulationssystem“, in: *Ärztezeitschr. f. Naturheilverfahren* 10/90

Perger, F.: „Grundregulation und Herdbelastung“, in: *Ärztezeitschr. f. Naturheilverfahren* 3/89

Perger, F.: „Herdgeschehen und Krankenstände in einem Industriebetrieb“, in: *Arb.-, Soz.- und Prävent.-Med.* 12 (1977), S. 264

Perger, F.: „Herdtherapie, Erfolg und Mißerfolg", in: *Erfahrungsheilkunde* 27 (1978), Heft 12

Perger, F.: „Immunmodulation durch Schwermetallbelastungen", in: *Ärztezeitschr. f. Naturheilverfahren* 3/91

Perger, F.: „Kostensparender Effekt durch Herd- und Regulationsbehandlung", unveröffentlichtes Manuskript des Vortrags beim 35. Jahreskongreß der DAH, Bad Nauheim 1984.

Perger, F.: „Lehren aus der Herdforschung", in: Akademie Praxis und Wissenschaft (Hrsg.): *Pro und Kontra: Alternative Methoden in der Zahn-, Mund- und Kieferheilkunde*, München: Hanser, 1992

Perger, F.: „Psychosomatische oder somatopsychische Erkrankung?", in: *Erfahrungsheilkunde* 31 (1982), Heft 12

Perger, F.: „Reaktionslagenbestimmung, Sanierungszeitpunkt und Schutztherapie bei herdbedingten und herdbeeinflußten Erkrankungen", in: *Österr. Zeitschrift Stomatol.* 71 (1976), S. 429–435

Perger, F.: „Regulationsveränderungen innerhalb von 3 Dezennien", in: *Erfahrungsheilkunde* 33 (1984), Heft 2

Perger, F.: „Rehabilitation durch Einregulierung des Grundsystems", in: *Phys. Med. u. Reh.* 20 (1979), Heft 11

Perger, F.: „Schwermetallbelastungen", in: *Ärztezeitschr. f. Naturheilverfahren* 3/91

Perger, F.: „Sinn und Unsinn von Herdsanierungen …", in: *Rheuma* 4 (1984), 1

Perger, F.: „Somatopsychische Veränderungen durch Schwermetallbelastung", in: *Natura Med.* 11 (1988)

Perger, F.: „Über die Notwendigkeit einer Teamarbeit bei Herd- und Regulationstherapie", in: *Erfahrungsheilkunde* 33 (1984), Heft 8

Perger, F.: „Umweltbedingte Therapieversager", in: *Ärztezeitschrift für Naturheilverf.* 11 (1989)

Perger, F.: *Kompendium der Regulationspathologie und -therapie*, München: Sonntag, 1990

Peschanel, F. D.: „Ursachen-Auflösung und tiefe Heilung. Die LifeKinetics Therapie", in: *CO'MED* 1/04, S. 67–69

Peters, A.: *Synchronoptische Weltgeschichte*, Grundband 1965 und Indexband1970, München: Universum

Peters, K., Kliner, K., Schmidt, H.: „Umweltmedizinische Diagnostik am Beispiel der Schwermetall-belastung", in: *BM* 4, 8/96, S. 172–176

Petricek, E., Völkel, U.: *Die Akupunktur in der zahnärztlichen Praxis*, Heidelberg: Hüthig, 1998

Petricek, E., Zeitler, H.: *Die Akupunktur in der Zahnheilkunde*, Heidelberg: Haug, 1978

Petricek, E.: Die Therapie mit Rechtsmilchsäure (L (+)-Milchsäure) im Zahn-, Mund- und Kieferbereich", in: *BZM* 3 (1988)

Petzold, Th. D.: „Die Seele als salutogene Leitlinie", in: *EHK* 3/2004, S. 146–153

Pflaum, H., Pflaum P.: *Synopsis der Regulations-(Zahn-)Medizin*, Heidelberg: Haug, 2000

Literaturverzeichnis

Pflaum, H.: „Ausleitungsvorgänge zur Inweltsanierung“, in: *EHK* 9 (1988), S. 541–548

Pflaum, H.: *Blitzdiagnosen bei Herderkrankungen und Toxikosen anhand von Syndrombildern*, Würzburg: Selbstverlag, 1983

Pflaum, H.: *Praktikum der Bioelektronischen Funktions- und Regulationsdiagnostik (BFD)*, Heidelberg: Haug, 1979

Pfromm-Tittmann, S.: „Die Beobachtung der Regulation in der psychologischen Praxis“, unveröffentlichtes Manuskript des Referats auf der DAH-Tagung 1979 Bad Nauheim

Pfromm-Tittmann, S.: „Korrespondenzen zwischen Psychodiagnostik und medizinischer Diagnostik“, in: *Praxis der Kinderpsychologie* 3/1978

Pfromm-Tittmann, S.: „Neue Möglichkeiten der Psychodiagnostik“, unveröffentlichtes Manuskript des Vortrags bei der EAV-Tagung am 10./11. Juni 1978 in Baden-Baden.

Pies, J.: *Alpha-Liponsäure – das Multitalent*, Kirchzarten: VAK, 2003

Pietschmann, H.: „Paradigmenwechsel und Paradigmenvielfalt“, in: *Grundlagen für eine integrative Ganzheitsmedizin*, Schriftenreihe hrsg. von A. Stacher, Bd. 10, Wien: Facultas, 1993

Pietschmann, H.: *Das Ende des naturwissenschaftlichen Zeitalters*, Berlin: Ullstein, 1987

Pietschmann, H.: *Die Welt, die wir uns schaffen*, Wien: Paul Zsolnay, 1984

Pirlet, K.: „Zur Problematik der Vollwerternährung“, in: *EHK* 5/1992, S. 345–356

Pischinger, A.: *Das System der Grundregulation*, Heidelberg: Haug, 1975

Ploum, A.: *Spiegel des Universums*, Aachen: Hoppers, 1996

Podvoll, E. M.: *Verlockung des Wahnsinns*, München: Hugendubel, 1994

Pollmer, U., Fock, A., Gonder. U., Haug, K.: *Prost Mahlzeit! Krank durch gesunde Ernährung*, Köln: Kiepenheuer & Witsch, 1994

Popp, F. A.: „Biophotonen – neue Grundlagen zum Verständnis der modernen biokybernetischen Medizin“, in: *Reg. Med.* 4 (1), 1999, S. 3–9

Popp, F. A.: „Die DNA – Quelle elektromagnetischer Regelung in biologischen Systemen“, in: *Ärztezeitschr. f. Naturheilverf.* 7/1983, S. 361–366

Popp, F. A.: „Polarität und biologische Funktionen“, in: *Erfahrungsheilkunde* 31 (1982), Heft 3

Popp, F. A.: „Über die Bedeutung elektromagnetischer Kopplungen in biologischen Systemen“, in: *Phys. Med. u. Reh.* 6/1980, S 334–338

Popp, F. A.: „Zur Frage der Wirksamkeit von Arzneimitteln um und über D23“, in: *EHK* 7/1980, S. 570–574

Popp, F. A.: *Bericht an Bonn*, Essen: VGM, 1986

Popp, F. A.: *Neue Horizonte in der Medizin*, Heidelberg: Haug, 1983

Prudden, B.: *Pain Erasure*, New York: Ballantine Books, 1982

Quadromed GmbH (Hrsg.): *Kleines Handbuch des autonomen Resonanz-Testes – ART*, Königswinter: Selbstverlag, 1997

Raab, H.: *Die vegetativen Grundlagen dentogener Herderkrankungen*, Wien: Wilhelm Maudrich, 1972

Rademacher, P. G,. Bachmann, A.: *Handbuch der VEGATEST-Methode*, Schiltach: VEGA Grieshaber, 1983

Raith, E., Ebenbeck, G.: *Psychologie für die zahnärztliche Praxis*, Stuttgart: Thieme, 1986

Ramm-Bonwitt, I.: *Mudras – Geheimsprache der Yogis*, Freiburg: Bauer, 1997

Randoll, U. G.: *Von der Gnathologie und Artikulationslehre zur ganzheitlichen Zahnmedizin*, Heidelberg: Haug, 1992

Randolph, Th. G., Atoss, R. W.: *Allergien: Folgen von Umweltbelastung und Ernährung*, Karlsruhe: Müller, 1984

Rau, Th.: „Übereiweißung und Übersäuerung", in: *Sanum-Post* 33/1995, S. 2–12

Rauch, E.: *Die Darmreinigung nach F. X. MAYR*, Heidelberg: Haug, 1987

Raue, H.: „Die Amalgamvergiftung ist kein Spaß", in: *Ärztl. Praxis* 36/1987, S. 1201–1203

Raue, H.: „Offiziell nicht anerkannte Heilverfahren im Spiegel verfehlter Kritik", in: *Der Augenarzt* 17 (1983), Heft 1

Raue, H.: „Programmierte Fehldiagnosen in Klinik und Praxis durch Nichtanerkennung amalgambedingter Krankheiten", in: *EHK* 5 (1989), S. 294–297

Raue, H.: „Therapieresistenz. Denken Sie an die Zahnfüllung", in: *Ärztl. Praxis* 32 (1980)

Ravnik, C., Skrk, J., Vrbosek, V.: „Penetration der bakteriellen Antigene, markiert mit J-131, durch intakten Schmelz und durch das Dentin", in: ZOBOZDRAVSTVENI VESTNIK, Letnick XXv, St. 1-2, Leto 1970

Reckeweg, H. H.: *Homotoxikologie*, Baden-Baden: Aurelia, 1977

Reich, H.: *Seelenbilder*, Zürich: Rascher, 1960

Reichert, P. (Hrsg.): *Biologische Zahnmedizin*, Heidelberg: Hüthig, 1990

Reichert, P. (Hrsg.): *Biologische Zahnmedizin*, Uelzen: ML-Verlag, 1992

Retzlaff, E. W.: *The cranium and its sutures*, Heidelberg: Springer, 1987

Richard, J.-P.: *Die Wirbelsäule aus Sicht der Osteopathie*, Kötzting: Verlag für Osteopathie Dr. Erich Wühr, 1993

Ripota, P.: *Astromedizin*, München: Mosaik, 1986

Ripota, P.: *Die Geburt des Wassermannzeitalters*, München: Goldmann, 1987

Ripota, P.: *Heilung aus dem Chaos. Die neue Medizin für das Wassermannzeitalter*, Genf: Ariston,1989

Risi, A.: „Wie alt ist die Welt?", in: *Wege und Visionen* 3/97, S. 7–13

Risi, A.: *Der Multidimensionale Kosmos*, Zürich: Govinda, Bd. 1: *Gott und die Götter*, 1996; Bd. 2: *Unsichtbare Welten*, 1998; Bd. 3: *Machtwechsel auf der Erde*, 1999

Roads, M.: *Der Junge ohne Schatten*, Interlaken: Ansata, 2002

Literaturverzeichnis

Roads, M.: *Prinzipien der Wahrheit. Ganzheitliche Gesundheit*, Gamlitz (Österreich): Verlag Naturgarten

Roberts, J.: *Gespräche mit Seth*, Genf: Ariston, 1979

Rochlitz, St.: *Aus dem Vollen schöpfen: Energiebalance für jeden mit der Rochlitz-Methode* Kirchzarten: VAK, 1996

Rochlitz, St.: *Die fehlende Dimension*: Energiebalance, München: Knaur, 1989

Roeber, G.: *Das Vegetativum und seine Philosophie*, Heidelberg: Haug, 1983

Rosen, J. Freiherr von: *Stufenplan für die Behandlung chronischer Krankheiten*, Heidelberg: Haug, 1993

Rosenberg, A.: *Durchbruch zur Zukunft. Der Mensch im Wassermann-Zeitalter*, Bietigheim: Turm, 1971

Rossaint, A .L.: Produktinformation zum RFR und Gebrauchsanweisung siehe unter www.rossaint.de

Rossaint, A. L., Lechner, J., van Assche, R.: *Das cranio-sakrale System*, Heidelberg: Hüthig, 1996

Rossaint, A. L.: „Akupunktur als Grundlage der EAP", unveröffentlichtes Manuskript des Vortrag bei einer Aachener Fortbildung, Oktober 1977

Rossaint, A. L.: „Applied Kinesiology", in: Mastalier, O.: *Ganzheitliche Zahn-, Mund- und Kieferheilkunde*, München: Urban und Schwarzenberg, 1995

Rossaint, A. L.: „Das Analogiedenken in der Zahnheilkunde, insbesondere in der Prothetik und konservierenden Zahnmedizin", in: *BZM* 1 (1989)

Rossaint, A. L.: „Das Analogiedenken in der Zahnheilkunde", in: Kobau, Chr.: *Ganzheitlich und naturheilkundlich orientierte Zahnmedizin*, Klagenfurt: Selbstverlag, 1997 (ISBN 3-9500303-4-4)

Rossaint, A. L.: „Das cranio-sakrale System in der Zahnheilkunde", in: *GPW* 4/98, S. 19–23

Rossaint, A. L.: „Das erweiterte Umfeld des Weisheitszahnes aus der Sicht der holistischen Zahnheilkunde", in: *Bioenergetik* 16 (1990), S. 5–13

Rossaint, A. L.: „Das Herdgeschehen aus der Sicht der EAP", unveröffentlichtes Manuskript des Vortrags bei einer Aachener Fortbildung, Oktober 1977

Rossaint, A. L.: „Der kinesiologische Test", in: *EHK* 2/92

Rossaint, A. L.: „Die Zähne als Spiegel psychischer und emotionaler Muster", unveröffentlichtes Manuskript des Vortrags beim Forum „Bioenergetik in der Zahnheilkunde", Düsseldorf 1991

Rossaint, A. L.: „Energetische Beziehungen zwischen Zahn-Kiefer-Gebiet, Körper und Seele", unveröffentlichtes Manuskript eines Vortrags, Stolberg, April 1984.

Rossaint, A. L.: „Erfahrungsheilkunde (EHK) in einer gestörten Innen- und Umwelt am Beispiel der Parodontopathien", in: *BZM* 1 (1988)

Rossaint, A. L.: „Gedanken über die Akupunkturpunkte als strukturelle Hologramme", in: *Reg Med* 7, Teil 1 in: Heft 3/2002, S. 65-67; Teil 2 in: Heft 4/2002, S. 82-83

Rossaint, A. L.: „Herd- und Schwermetalltestungen mittels aurikulomedizinischer Methoden in der ZPE“, in: *GPW* 2/2000, S. 11–16

Rossaint, A. L.: „Kinesiologie und Physioenergetik in der ganzheitlichen Zahnheilkunde, insbesondere in der Kieferorthopädie“, in: *BZM* 2/1987

Rossaint, A. L.: „Kinesiologische Testung psychosomatischer Zusammenhänge in der holistischen (Zahn-) Medizin“, in: *EHK* 5/2001, S. 272–279

Rossaint, A. L.: „Kontaktlose Medikamententestung in den bio-energetischen Testverfahren, besonders in der Kinesiologie (RD, PE) und der zahnärztlichen PhysioEnergetik mit Hilfe des Rossaint-Frequenz-Resonators (RFR)“, in: *Hier & Jetzt*, 4/2000, S. 11-18; erweitert unter: www.rossaint.de

Rossaint, A. L.: „Kontaktlose Resonanztestung in den bioenergetischen Testverfahren mit Hilfe des Rossaint-Frequenz-Resonators (RFR). Teil 1, in: *EHK* 5/2002, S. 325–333; Teil 2 in: *EHK* 7/2002, S. 481-487; Teil 3 in: *EHK* 9/2002, S. 624-632

Rossaint, A. L.: „Medikamenten-, Nahrungsmittel-, Materialbestimmung sowie Störfelddiagnostik mit Hilfe des kinesiologischen Tests“, Teil 1, in: *BZM* 3 (1994), und Teil 2, in: *BZM* 4 (1994)

Rossaint, A. L.: „Medizin im Umbruch“, in: *EHK* 1/1993

Rossaint, A. L.: „Mund-Innen-Massage (MIM) und Mund-Außen-Massage (MAM) als Hilfsmaßnahmen zur energetischen Stabilisierung der orofacialen Muskulatur“, in: Berndsen, K.-J., Berndsen, S. (Hrsg.): *Neuromotorische Koordinationsstörungen und Auswirkungen auf die orofaziale Muskulatur*, Frankfurt: Peter Lang, 1991

Rossaint, A. L.: „Oiko-Geo-Pathologie und ihre Verbindung zur (Zahn-) Heilkunde“, in: *BZM* 14, 3/1998, S. 108–117

Rossaint, A. L.: „Physikalische Grundlagen und biologisch-medizinische Schlußfolgerungen für den berührungslosen Resonanztest mittels des Rossaint-Frequenz-Resonators“, in: *Hier & Jetzt* 3/2001 (siehe auch unter www.rossaint.de)

Rossaint, A. L.: „Resonanztherapien – und was steckt dahinter?“, in: *Zeitschrift für Traditionelle Chinesische Medizin* 4/93

Rossaint, A. L.: „Stellungnahme zum Artikel ‚Sheldrakes morphische Felder‘ von Dr. Hanzl“, in: *RegMed* 2/97, S. 63 f. (siehe auch unter www.rossaint.de)

Rossaint, A. L.: „Störfelddiagnostik mittels Armlängenreflextest unter besonderer Berücksichtigung des ZMK-Gebietes“, in: *EHK* 5/2000, S. 317–328

Rossaint, A. L.: „Werdegang einer zahnärztlichen Behandlung aus hermetischer Sicht“, in: *Einblick* 2/2001, S.7 ff.

Rossaint, A. L.: „Zur Analogie des Herdgeschehens und der Herdprophylaxe“, in: *BZM* 2/1991

Rossaint, A. L.: *Ganzheitliche Zahnheilkunde*, Heidelberg: Hüthig, 4. Aufl. 1997

Rossmann, N.: „Neue Anschauungen über die Meßgrößen in der Elektroakupunktur nach Voll“, in: *Ärztezeitschrift für Naturheilverfahren* 5 (1989), S. 400–402

Literaturverzeichnis

Rost, A.: *Thermographie und Thermoregulationsdiagnostik*, Uelzen: ML-Verlag, 1980

Roy, R., Lage-Roy, C.: *Homöopathischer Ratgeber Nr. 1–15*, Murnau: Lage und Roy, 1994–1995

Ruf, I.: „Periarthritis humeroscapularis", in: *PJ* 4/95, S. 177–179

Ruf, I.: *Atlas der Elektroakupunktur nach Voll*, Uelzen: ML-Verlag, 1986

Rusznyak I., Földi M., Szabo G.: *Lymphologie, Physiologie und Pathologie der Lymphgefäße und des Lymphkreislaufes*, Stuttgart: G. Fischer, 1969

Sagan, S.: *Entities. Parasites of the Body of Energy*, Sydney: Clairvision School Foundation, 1994

Sagan, S.: *Heilende Planetenkräfte*, Freiburg: Ebertin, 1998

Saint Pierre, G., Boater, D.: *Die Metamorphische Methode*, Berlin: Plejaden Verlagsgesellschaft, 1983

Samlert, H.: „Die Diagnose- und Therapiehindernisse in der Körperakupunktur", in: *Der Akupunkturarzt/Aurikulotherapeut* 3-4/1987, S. 70–75

Sandler, B.: *Vollwerternährung schützt vor Kinderlähmung und anderen Viruserkrankungen*, Lahnstein: EMU, 1986

Sanford, J. A.: *Unsere unsichtbaren Partner*, Interlaken: Ansata, 1986

Sarkisyanz, H.: *Mykosen-Diagnostik und Therapie in der Elektroakupunktur nach Voll (EAV)*, Uelzen: ML-Verlag 1993

Schäfer, K.: „Amalgam und Grundsystem", in: *GPW* 2/98, S. 16–20

Schäfer, K.: „Wissenschaftlicher Erkenntnisstand zur Amalgamverträglichkeit", in: *GPW* 3/96, S. 5–9

Schärer, P.: *Werden, Inhalt und Ziel aller Dinge*, Arlesheim: Carl-Huter-Verlag, 1991

Scharl, H. H.: *Die Organsprache*, München: T. Marczell, 1976

Scharl, W.: *Psychosomatische Medizin für die tägliche Praxis*, München: Pflaum, 1985

Schatz, A., Lesch, M.: „Kinesiologie in der Zahnheilkunde", Kursskript des IAK Freiburg

Scheffer, M., Storl, W.-D.: *Neue Einsichten in die Bach-Blüten-Therapie*, München: Heyne, 1994

Scheffer, M.: *Bach-Blütentherapie*, München: Hugendubel, 1981

Scheffer, M.: *Erfahrungen mit der Bach-Blütentherapie*, München: Hugendubel, 1985

Schelton, H. M.: *Food Combining made Easy*, San Antonio/Texas: Willow, 1982

Schenk, Chr.: „Kinesiologische Testverfahren aus energetischer Sicht", in: *Hier und Jetzt* 2/1999, S. 10–12

Schimmel, H. W.: „Beobachtungen über bestimmte pathogenetische Grundmuster in der Medizin", in: *Acta Biologica* 1/1987

Schimmel, H. W.: „Der Photonen-Resonanz-Test – eine innovative Ergänzung der Elektroakupunktur", in: *EHK* 9/2001, S. 532–540

Schimmel, H. W.: „Herddiagnostik – Herddominanz – Dominanzverschiebung, Herdsanierung", in: *Acta Biologica* 2/1980

Schimmel, H. W.: „Resonanzhomöopathie – eine Weiterentwicklung der klassischen Homöopathie“, in: *EHK* 12/1994, S. 740–744

Schimmel, H. W.: „Resonanzhomöopathie für Fortgeschrittene“, Workshop-Script 1997, hrsg. von der Int. Ärztegesellschaft f. funktionelle Medizin und Resonanzhomöopathie

Schimmel, H. W.: „Resonanzhomöopathie: FM-Meridian-Akkorde“, hrsg. von der I. Ä. F. M. R., 1995

Schimmel, H. W.: „Toxische Informationen in der DNA als Ursache von gesundheitlichen Störungen – Diagnose und Therapie“, in: *EHK*, 45 (7), 1996, S. 446–451

Schimmel, H. W.: „Wege zu neuer Erfahrung und neuer Erkenntnis“, in: *EHK* 3 (1989), S. 150–151

Schimmel, H. W.: „Zur Störfelddiagnostik im Zahn- und Kieferbereich mit dem VegaTest II“, in: *Vega-Mitteil.* 3/1981, S.1–16

Schimmel, H. W.: *Funktionelle Medizin*, Heidelberg: Haug, Teil 1: 1991, Teil 2: 1993

Schimmel, H. W.: *Funktionelle Medizin; Resonanzhomöopathie*, Baden-Baden: Selbstverlag der I. Ä. F. M. R., 1998

Schimmel, H. W.: *Handbuch für den Photonen-Resonanz-Test*, Baden-Baden: Selbstverlag der Resolux GmbH, 2001

Schimmel, H. W.: *Pathogenetische Grundmuster und Kausalitätsketten*, Gießen: Pascoe, 1989

Schimmel, H. W.: Verschiedene Artikel in *Vega-Mitteilungen* III, 3/1981, IV, 4/1982; V, 1/1983; V, 2/1983, VI, 1/1984, VI, 2/1984, VII, 2/1985 (Hefte können bei Vega bestellt werden.)

Schimmel, H. W.: „Ausgewählte homöopathische Einzelmittel und ihre Resonanzbeziehungen zu Akupunkturmeridianen“, in: *EHK*, 44 (8), 1995, S. 500–502

Schimmel, H.: „Bewährte Therapierichtlinien bei chronischen Erkrankungen. Das Syndrom der sogenannten dentogenen Fokaltoxikose“, in: *Acta Biologica* 1/1976

Schloßer, H.: „Verträglichkeitstest fest in der Mundhöhle eingegliederter Materialien“, in: *BZM* 4 (1992)

Schmeer, E. H.: *Homöopathie – Psychosomatik – Paramedizin*, Leer: Verlag Grundlagen u. Praxis, 1982

Schmid, H. D., Bahr, F.: „Zahnkorrespondenzlokalisationen“, in: *Der Akupunkturarzt/Aurikulotherapeut* 4/1992, S. 17–24

Schmid, H. D.: „Ohrakupunktur in der Zahn-, Mund- und Kieferheilkunde“, in: *Der Akupunkturarzt/Aurikulotherapeut* 1/1993, S. 19–34, und 2/1993, S. 26–42

Schmidt, A.: *Vega Mitteilungen* IV (1982), Heft 2

Schneider, R.: *Leitfaden und Lehrkurs der Ruten- und Pendelkunst*, München: Selbstverlag des Forschungskreises für Geobiologie e.V., 1977

Schöhl, H.: *Gebißkrankheiten und Gesundheit*, Uelzen: ML-Verlag, 1994

Schöttl, R.: „Die cranio-mandibuläre Orthopädie“, in: *GPW* 1/96, S. 12–19

Literaturverzeichnis

Schöttl, R.: „Die nichtinvasive Kiefergelenksdiagnose durch Computersonographie“, in: *ICCMO-Brief* (4) Dez. 1995, S. 13–18

Schöttl, W.: „Die Grenzen zwischen Biologie und Mechanik bei Kiefergelenkserkrankungen“, unveröffentlichtes Manuskript eines Vortrags in Mutters, Mai 1983

Schöttl, W.: „Einschleifen von Bißorthesen bei Nichteinhaltung der RKP als zentrale Unterkieferposition“, in: *ICCMO-Brief* (4) Dez. 1995, S. 9–12

Schöttl, W.: „Gnathologie und ganzheitliche Kieferorthopädie“, in: *BZM* 2 (1989)

Schöttl, W.: *Cranio-mandibuläre Regulation*, Heidelberg: Hüthig, 1991

Schramm, H.-J.: Erfahrungen mit der Kinesiologie am Krankengut einer allgemeinärztlichen *Praxis. Biol. Med.* 1997; 26 (3): 115-21

Schuh, E.: „Kritische Prüfung elektrischer, thermischer und humoraler Methoden zur Lokalisation des Fokus“, in: *Wiener med. Wochenschrift* 1/1968, S.13–18

Schuh, E.: „Stellung der Zahnheilkunde in der Diagnose und Therapie des Herdgeschehens“, in: *Zahnärztl. Praxis* 9/1969, S. 97–100

Schuitemaker, G. E.: *Orthomolekulare Ernährungsstoffe*, Freiburg: Verlag für orthomolekulare Medizin, 1986

Schuldt, H.: *Bioenergetisches Akupunkturkonzept*, Schorndorf: WBV-Verlag, 1981

Schünke, Kuhlmann, Lau: *Orthomolekulare Medizin*, Lürschau: Bio/Medoc Verlag, 1991

Schwamm, E.: „Thermographische Störfelddiagnostik“, in P. Dosch (Hrsg.): *Freudenstädter Vorträge* 1974, Bd. 2., Heidelberg: Haug, 1974

Schwarz, E.: „Grundregulation und Herderkrankungen“, in: *Erfahrungsheilkunde* 28 (1979), Heft 7

Schwarz, E.: „Herderkrankung und Verlaufsformen“, in: *Phys. Med. u. Reh.* (1973), Heft 10

Schweitzer, P.: *Neue Erkenntnisse zum Verständnis der Geopathie*, Heidelberg: Haug, 1984

Schwerin, H. E. (Übers., Hrsg.): *Kybalion. Eine Studie über die hermetische Philosophie des alten Ägyptens und Griechenlands*, Ulm: Arkana, 1960

Scott, J., Goss, K.: *Allergie und der Weg, sich in wenigen Minuten davon zu befreien*, Kirchzarten: VAK, 1990

Seem, M., Kaplan, J.: *Geistkörper-Heilung*, München: Heyne, 1994

Selawry, A.: *Metall-Funktionstypen in Psychologie und Medizin*, Heidelberg: Haug, 1985

Selye, H.: *Stress without Disstress*, New York: McGraw-Hill, 1974

Selye, H.: *The Stress of Life*, New York: McGraw-Hill, 1956

Sergueef, N.: *Die kraniosakrale Osteopathie bei Kindern*, Kötzting: Verl. f. Osteopathie Dr. Wühr, 1995

Sherwood, K. A.: *Chakras und Karma*, Darmstadt: Schirner, 2003

Sherwood, K. A.: *Chakra-Therapie*, Darmstadt: Schirner, 2003

Sherwood, K.: *Die Kunst des spirituellen Heilens*, Freiburg: Bauer, 1984

Shinnick, P.: „An introduction to the basic technique and theory of Omura's bidigital o-ring test", in: *Amer J Acupunc*, 1996, 24 (2/3), S. 195–204

Siegel, A.: *Fließende Kräfte. Durch Polarität zu dynamischem Gleichgewicht*, Kirchzarten: VAK, 1993

Siegel, St., Lowe, E.: *Der Patient, der seinen Therapeuten heilte*, München: Hugendubel, 1995

Silva, K. da, Rydl, Do-Ri: *Energie durch Bewegung*, München: Knaur, 1995

Silva, K. da, Rydl, Do-Ri: *Kinesiologie*, München: Knaur, 1993

Sitchin, Z.: *Am Anfang war der Fortschritt*, München: Knaur: 1991

Sitchin, Z.: *Der kosmische Code*, Rottenburg: Kopp, 2000

Sitchin, Z.: *Der zwölfte Planet*, München: Goldmann, 1983

Smith, T. H.: *Das kosmische Erbe*, Neuhausen: Govinda, 2001

Smriz, R.: *Amalgam – die verharmloste Zeitplombe*, Ulm: Hippokrates Akademie Verlag, 1989

Sollmann, A.: „Craniocaudale Herdbeziehungen im Organismus", in: *Erfahrungsheilkunde* 20 (1971), 7

Spinetta, J.: *Das Gesicht, Ausdruck der Seele*, München: Knaur, 1989

Springer, S. P.: *Linkes – rechtes Gehirn*, Heidelberg: Spektrum Akademischer Verlag, 1998

Sradj, N.: „Wahrnehmung und Falschnehmung der Zeit", in: *EHK* 12/2003, S.826–834

St. John, R.: *Metamorphose. Die pränatale Therapie*, Essen: Synthesis, 1984

Stacher, A., Bergsmann, O. (Hrsg.): *Grundlagen für eine integrative Ganzheitsmedizin*. Schriftenreihe Bd. 10, Wien: Facultas-Universitätsverlag, 1993

Sternbach, A. S.: *Schmerzpatienten*, Heidelberg: Verlag für Medizin Dr. Ewald Fischer, 1983

Sterneder, H.: *Das kosmische Weltbild*, Freiburg: Bauer, 1969

Stetter, C.: *Denn alles steht seit Ewigkeit geschrieben. Die geheime Medizin der Pharaonen*, Augsburg: Bechtermünz-Verlag im Weltbild-Verlag, 1997

Stokes, G., Whiteside, D.: *One Brain. Leichter lernen durch Gehirnintegration*, Kirchzarten: VAK, 1990 (inzwischen vollständig überarbeitet)

Stokes, G., Whiteside, D.: *Tools of the trade*, Kirchzarten: VAK, 1992 (inzwischen vollständig überarbeitet)

Stone, R.: *Polaritätstherapie*, München: Hugendubel, 1989

Straube, E.-M.: „Korrelation zwischen Störherddiagnostik und Quecksilberausscheidung im Urin", in: *Der Akupunkturarzt/Aurikulotherapeut* 3/1991, S. 25–36

Strittmatter, B.: „Das Störfeld – Grundlagen und klinische Auswirkungen", in: *Akupunktur/Aurikulomedizin* 1/1996, S. 3–21 u. 2/1996

Strittmatter, B.: „Diagnose- und Therapietechniken der Ohrakupunktur, Stufe 1", in: *Der Akupunkturarzt/Aurikulotherapeut* 3/1992, S. 2–55

Strittmatter, B.: „Die psychotropen Blockadepunkte in der Praxis", in: *Schmerz & Akupunktur* 1/2004, S.16–19

Literaturverzeichnis

Strittmatter, B.: „Fluoridbehandlung als Therapiehindernis", in: *Der Akupunkturarzt/Aurikulotherapeut* 2/1991, S. 27–30

Strittmatter, B.: „Grundsätzliches zur Ohrakupunktur bei Linkshändern", in: *Der Akupunkturarzt/Aurikulotherapeut* 1/1991, S. 6–14

Strittmatter, B.: „Lokalisationen auf der Ohrmuschel", in: *Der Akupunkturarzt/Arikulotherapeut* 3/1991, S. 10–25 und 4/1991, S. 8–22

Strittmatter, B.: „Verborgene Störfelder – häufiger Grund für ‚unerklärliche' Therapieresistenz in der Akupunktur. Teil 1 und 2", in: *Akupunktur/Aurikulomedizin* 1 und 2/1997

Strittmatter, B.: *Das Störfeld in Diagnostik und Therapie*, Stuttgart: Hippokrates, 1998

Strobel, H.: *Das Zahnweh, subjektiv genommen …*, Freiburg: Walter, 1990

Stute, W., Cross, L., Siebert, G.: „Craniomandibuläre Disorder bei gesamtkörperlicher Fehlstatik und Dynamik", unveröffentlichtes Manuskript des Vortrags bei der AGF-Jahrestagung 1989 in Bad Nauheim

Susswein, L.: *Die wissenschaftlichen Grundlagen der Gesamtkinesiologie*, o. O.: Selbstverlag, 1997

Talbot, M.: *Das holographische Universum*, München: Knaur, 1994

Talbot, M.: *Mystik und Neue Physik*, München: Heyne, 1989

Tecker, G.: *Morbus Crohn, Colitis ulcerosa. Darmerkrankungen aus ganzheitlicher Sicht*, Berlin: Verlagsgesellschaft Gesundleben, 1985

Teegen, F.: *Die Begegnung mit dem Schatten*, Reinbek: Rowohlt, 1985

Teegen, F.: *Ganzheitliche Gesundheit*, Reinbek: Rowohlt, 1983

Tepperwein, K.: *Die Botschaft deines Körpers*, Triesen: Carval, 1984

Tepperwein, K.: *Krankheiten aus dem Gesicht erkennen*, München: mvg, 1995

Tepperwein, K.: *Krise als Chance*, München: mvg,1996

Tepperwein, K.: *Was dir deine Krankheit sagen will*, München: mvg, 1990

Teschler, W.: *Das Polarity-Fußbuch*, Aitrang: Windpferd, 1993

Teschler, W.: *Das Polarity-Handbuch*, Haldenwang: Schangrila, 1984

Thie, J. F.: *Gesund durch Berühren – Touch for Health*, Basel: Sphinx, 1983

Thie, J., Thie, M.: *Touch for Health in Aktion. Grundtechniken und neue Dimensionen*, Kirchzarten: VAK, 2003

Thiele, E., Clausnitzer, R., Clausnitzer, V.: *Myofunktionelle Therapie*, Heidelberg: Hüthig, 1992

Thielemann, K.: „Der Einfluss der Herdlehre auf die Ausübung der Zahnheilkunde", in: *Phys. Med. u. Rehabilitation* 10/1967

Thielemann, K.: „Die Bedeutung der Gebißsanierung", in: *EHK* 7/1969

Thomas, C.: *Ein ganz besonderer Saft – Urin*, Köln: VGS, 1994

Thomas, F.: „Die Anwendung einfacher Prinzipien der Regelung komplexer Systeme auf die Humanmedizin", in: *DFVLR-Mitteilung* 84–13. Wissenschaftliches Berichtwesen der DFVLR, Köln

Thompson, R., F.: *Das Gehirn*, Heidelberg: Spektrum Akademischer Verlag, 2001

Thomsen, J.: „Dentallegierungen aus biokybernetischer Sicht", in: *PJ* 4/95, S. 169–172

Thomsen, J.: „Die EAV-Diagnostik der Regulationsstörung durch zahnärztliche Lokalanästhetika", in: *BZM* 2/95, S. 63–68

Thomsen, J.: *Odontogene Herde und Störfaktoren*, Uelzen: ML-Verlag, 1985

Thurnell-Read, J.: *Was mich gesund macht: Health Kinesiology verstehen und erleben*, Kirchzarten: VAK, 2002

Tietze, H. G.: *Entschlüsselte Organsprache*, Genf: Ariston, 1985

Till, Th.: *Keine Zahngesundheit ohne Ausschaltung der Fehler in Ernährung und Therapie*, Königstein-Falkenstein: Falkenstein, 1987

Till, Th.: *Nahrung und Gebißverfall*, Wien: Wilhelm Maudrich, 1972

Till, Th.: *Schach unserem Gebißverfall*, Hoya: Semmelweis, 1985

Tomatis, A. A.: *Der Klang des Lebens*, Reinbek: Rowohlt, 2003

Topping, W. W.: *Das Muskeltest-ABC. Lage der Muskeln – Testpositionen – Biokinetische Übungen*, Kirchzarten: VAK, 2003

Topping, W. W.: *Körperenergien in der Balance*, Kirchzarten: VAK, 1989

Trinscher, K.: *Die Gesetze der biologischen Thermodynamik*, Wien: Urban u. Schwarzenberg, 1981

Trinscher, K.: *Natur und Geist*, Wien: Herder, 1981

Türk, R.: „Herdsanierung – wann und wie", in: *Ärztezeitschrift für Naturheilverfahren* 4 (1989), S. 305–331

Uhle, M.: *Was kann man heute überhaupt noch essen?*, München: Goldmann, 1989

Ulmer, E.: „Verbesserung der Materialverträglichkeit durch Eliminierung der getesteten Stressfaktoren", in: *GPW* 2/98, S. 22–26

Ulmer, E.: *Herddiagnostik und Therapie mit bioelektronischer Funktionsdiagnostik*, Schorndorf: WBV, 1988

Ulsamer, B.: *Ohne Wurzeln keine Flügel*, München: Goldmann, 1999

Upledger J. E.: *Somato-emotionale Praxis der Cranio-sacralen Therapie*, Heidelberg: Haug, 1999

Upledger, J. C., Vredevoogd, J. D.: *Craniosacral Therapy*, Seattle: Eastland Press, 1983

Upledger, J.: *Cranio sacral Therapy II. Beyond the dura*, Seattle: Eastland Press, 1988

Upledger, J.: *Lehrbuch der Kraniosakraltherapie*, Heidelberg: Haug, 3. überarb. Aufl. 1996

Upledger, J.: *Somato-emotional release and beyond*, Seattle: Eastland Press, 1990

van Assche: siehe unter Assche

van Benschoten: siehe unter Benschoten

Volkmer, D.: *Amalgam-itäten*, Bruchsal: Energetik, 1992

Volkmer, D.: *Die Kunst des Knirschens*, Bruchsal: Energetik, 1994

Volkmer, D.: *Eigener Herd Goldes Wert?*, Bruchsal: Energetik, 1993

Literaturverzeichnis

Volkmer, D.: *Homöopathie. Die sanfte Zahnheilkunde*, Bruchsal: Energetik, 1993

Volkmer, D.: *Jenseits der Molaren*, Bruchsal: Energetik, 1988

Volkmer, D.: *Mars im Spiegel*, Bruchsal: Energetik, 1991

Volkmer, D.: *Selbstmord mit Messer und Gabel?*, Bad Soden: Selbstverlag, 1980

Volkmer, D.: *Wege zum Vegatest*, Bruchsal: Energetik, 1992

Voll, R.: „Energetische Beziehungen von Organpaaren zu Nasennebenhöhlen, Odontonen und Tonsillen", in: *Akupunktur – Theorie und Praxis* (1976), Heft 3

Voll, R.: *25 Jahre Elektroakupunktur nach Voll und Medikamententestung*, Uelzen: ML-Verlag, 1982

Voll, R.: *Kopfherde*, Uelzen: ML-Verlag, 1974

Voll, R.: *Neue Forschungsergebnisse der Elektroakupunktur nach Voll*, Uelzen: ML Verlag, 1987

Voll, R.: *Topographische Lage der Meßpunkte der Elektroakupunktur*, Uelzen: ML-Verlag, 1968

Voll, R.: *Wechselbeziehungen von Odontonen und Tonsillen zu Organen, Störfeldern und Gewebesystemen*, Uelzen: ML-Verlag, 1977

von Buenger, P.: *Physik und Traumzeit*, Altenkirchen (Moonweg 4): Selbstverlag, 1997

von Buttlar, J.: *Gottes Würfel. Schicksal oder Zufall*, München: Knaur, 1995

von Ditfurth, H.: *So laßt uns denn ein Apfelbäumchen pflanzen*, München: Knaur, 1985

von Koerber, K. W. u.a.: *Vollwerternährung*, Heidelberg: Haug, 1987

von Koerber, K., Männle, T.; Leitzmann, C.: *Vollwert-Ernährung*, Heidelberg: Haug, 1984

von Ravanelli, O.: „Was ist BFD?", in: *EHK* 1 (1988), S. 554–562

von Treuenfels, H.: „Das Gnatho-Vertebral-Syndrom", in: *EHK* 11 (1989), S. 805–818

von Treuenfels, H.: „Die Praxis der ganzheitlich ausgerichteten Kieferorthopädie", in: *GPW* 4/96, S. 5–10

von Treuenfels, H.: „Dysgnathien, Haltungsfehler und Deformitäten der Wirbelsäule", in: *Colloqu. med. dent. Der Zahnarzt* 28 (1984), Hefte 6 und 8

Wagner, F.: *Reflexzonenmassage*, Linz: Veritas, 1984

Walb, H.: *Die Haysche Trennkost*, Heidelberg: Haug, 1987

Walker, N.W.: *Darmgesundheit*, Ritterhude: Waldthausen, 1995

Walther, D. S.: *Applied Kinesiology Synopsis*, Pueblo/Colorado: Systems DC, 1988

Walther, D. S.: *Applied Kinesiology, Vol.1, Basic Procedures and Muscle Testing*, Pueblo/Colorado: Systems DC, 1981

Walther, D. S.: *Applied Kinesiology. The advanced approach in chiropractic*, Pueblo/Colorado: Systems DC, 1976

Warnke, U.: „Vernetzung biologischer Systeme", in: Simma-Kletschka, I. (Hrsg.): *Ganzheitliche Zahnheilkunde*, Schriftenreihe Bd. 21 der Wiener internationalen Akademie für Ganzheitsmedizin, Wien: Facultas, 2000, S. 28–43

Warnke, U.: *Der Mensch und die dritte Kraft*, Saarbrücken: Popular Academic Verlags-Gesellschaft, 1995

Warnke, U.: *Die geheime Macht der Psyche*, Saarbrücken: Popular Academic Verlags-Gesellschaft, 1998

Warnke, U.: *Diesseits und jenseits der Raum-Zeit-Netze*, Saarbrücken: Popular Academic Verlags-Gesellschaft, 2001

Warnke, U.: *Gehirn-Magie*, Saarbrücken: Popular Academic Verlags-Gesellschaft, 1998

Warnke, U.: *Risiko Wohlstandsleiden*, Saarbrücken: Popular Academic Verlags-Gesellschaft, 1993

Watzlawick, P.: *Menschliche Kommunikation*, Berlin/Stuttgart/Wien: Huber, 1980

Weber, G.: *Zweierlei Glück*, Heidelberg: Carl Auer, 1997

Weber, W.: „Steuern und gesteuert werden – neue Aspekte in der Informations- und Quantenmedizin", in: *EHK* 5/2001, S. 252–267

Weber, W.: *Krankheit als Ausdrucksform*, Heidelberg: Haug, 1993

Weerth, R.: *NLP und Imagination*, Paderborn: Junfermann, 1992

Weidemann, M., Voltner, M.: *Au Backe,* Heidelberg: Verlag Völkner u. Weidemann, 1983

Weinreb, F.: *Vom Sinn des Erkrankens*, Bern: Origo, 1979

Weiss, H.: *Kranker Darm – kranker Körper*, Heidelberg: Haug, 1988

Wendt, L., Petri, S.: *Eiweißfasten*, Heidelberg: Haug, 1985

Wendt, V. K.: Polarität. *Das kosmische Gesetz der Ureinheit*, Basel: Sphinx, 1986

Wenger, W., Poe, R.: *Der Einstein-Faktor*, Kirchzarten: VAK, 2001

Werner, Chr.: *Transformation. Das Geheimnis dieser Welt,* Frankfurt: Alpha und Omega, 1995

Werthmann, K.: *Enterale Allergien*, Heidelberg: Haug, 1986

White, J.: *Australische Bush-Blüten-Essenzen*, Chieming: Laredo, 1996

Wichmann, J.: „Homöopathie – Wissenschaft und Magie", in: *EHK* 12/2003, S. 842–847

Wienrich, H.: *Homöopathie in der Zahnheilkunde*, München: Sonntag, 1982

Williams, L., Klinghardt, D.: *Neuralkinesiologie I, II, III* (Seminarskripten), Kirchzarten: VAK, 1996

Williams, L., Shane, R.: *A Manual of Dominant Focus Therapeutics*, Seattle: Selbstverlag, 1993

Williams, L.: „Neuralkinesiologie" (Skript zum GZM-Seminar), in: *GPW* 3/96, S. 10–14

Willke, H.: *Systemtheorie*, Stuttgart: Fischer, 1992

Wittig, A.: *Die Behandlung chronischer Krankheiten mit homöopathischen Mitteln*, München: T. Marezell, 1981

Wolcott, W. L., und Fahey, T.: *Essen, was mein Körper braucht. Metabolic Typing – die passende Ernährungsform für jeden Stoffwechseltyp*, Kirchzarten: VAK, 2002

Wolinsky, St.: *Die Essenz der Quantenpsychologie*, Kirchzarten: VAK, 2001

Woltersdorf, H. W.: „Phänomen Schmerz", in: *CO'MED* 3/1995, S. 26–29

Literaturverzeichnis

Wühr, E. (Hrsg.): *Quintessenz der chinesischen Akupunktur und Moxibustion*, Kötzting: Verlagsgesellschaft für TCM, 1988

Yamamoto, T.: *Neue Schädelakupunktur YNSA*, Freiburg: Chun-Jo Verlag, 1996

Yiamouyiannis, J.: *Früher alt durch Fluoride*, Ritterhude: Waldthausen, 1988

Ziegler, A. J.: *Krankheitsbilder*, Frankfurt: Fischer, 1989

Ziegler, A. J.: *Morbismus*, Zürich: Schweizer Spielverlag, 1979

Ziff, S.: *Amalgam, die toxische Zeitbombe*, Waldeck: Felicitas Hübner, 1985

Zoll, St. J.: *Die Verbindung zwischen Akupunktur und der modernen bioenergetischen Medizin*, Heidelberg: Haug, 1992

Zörner, R.: *Die Psyche, der heimliche Zahnkiller*, o. O., 2000 (ISBN 3-9500865-0-1)

Zwang, M.: *Palm Therapy – Program your mind through your palms*, Los Angeles/Kalifornien: Ultimate Mind Publisher, 1995

Zwang, M.: *Ultimate Prophecy – Book one*, Los Angeles/Kalifornien: Ultimate Mind Publisher, 1996

Adressenverzeichnis

Seminarveranstalter, bei denen AK, Medizinische Kinesiologie oder Physio-Energetik erlernt werden können:

Deutschland:

APPLIED KINESIOLOGY SEMINARS EUROPE (AKSE) WOLFGANG GERZ, Wörthsee, Tel.: 089-7809331, E-Mail: sonnenlaeng@t-online.de, Website: www.akse.de

Deutsche Ärztegesellschaft für Applied Kinesiology (DÄGAK) – Offizielles Chapter des International College of Applied Kinesiology (ICAK), Nederlinger Straße 35, 80638 München, Tel.: 089-1595951, E-Mail: VKMAKPG@aol.com

Dr. Alexander Rossaint, von-Coels-Straße 230, 52080 Aachen, E-Mail: dr@rossaint.de, Website: www.rossaint.de

IAK Institut für Angewandte Kinesiologie Freiburg, Eschbachstraße 5, 79199 Kirchzarten, E-Mail: info@iak-freiburg.de

International College of Applied Kinesiology-Deutschland (ICAK-D), Geschäftsstelle: Mietenkamerstraße 186, 83224 Grassau, E-Mail: AK@ICAK-D.de, Website: www.icak-d.de

International Medical Society for Applied Kinesiology (IMAK) – Internationale Ärztegesellschaft für Applied Kinesiology, Geschäftstelle: Münzstraße 17, 86956 Schongau, Fax: 08861-900584, Website: www.icak-d.de

Lehrinstitut für Physio-Energetik, Gudrun Neuffer-Speidel, Wurmbergstraße 5, 71063 Sindelfingen. (Vgl. auch die deutsche Website: www.physioenergetik.de)

Österreich:

Arbeitsgemeinschaft für Physio-Energetik (Raphael van Assche), Frimberger Gasse 6-8, A-1130 Wien, Website: www.physioenergetik.at

International College of Applied Kinesiology-Österreich (ICAK-A), Geschäftsstelle: Fürstenhofgasse 8, A-9360 Friesach, E-Mail: office@imak.co.at, Website: www.icak-a.at

Stichwortverzeichnis

Stichwortverzeichnis

H

Stichwortverzeichnis

M

Stichwortverzeichnis

Stichwortverzeichnis

T

Stichwortverzeichnis

Personenverzeichnis

Personenverzeichnis

Personenverzeichnis

Abkürzungsverzeichnis

ABT : Akupunkturpunkt-Biophotonen-Test
AL : Arm-Länge
ANS : Autonomes Nerven-System
AR : Arm-Reflex
AV : Alveolar
BC : Biocomputer
BFD : Bioelektrische Funktions-Diagnostik
BL : Bein-Länge
BSG : Blut-Senkungs-Geschwindigkeit
CH : Challenge
CL : Circle Localisation
CRI : Cranial-Rhythmus-Index
CSF : Cerebro-Spinal-Flüssigkeit
CSS : Cranio-Sakral-System
CST : Cranio-Sakral-Therapie
DDG : Decoder-Dermo-Gramm
EAP : Elektro-Aku-Punktur
EAV : Elektro-Akupunktur nach Voll
EFT : Emotional Freedom Technique
ER : Eingeschränkte Regulation
GG : Gouverneurs-Gefäß
HM : Homöopathie
Ig G : Immun-globulin G
ICF : Intra-celluläre Flüssigkeit
IM : Indikator-Muskel
IMG : Internationale Medizinische Gesellschaft
Inj. : Injektion
ISG : Ileo-Sakral-Gelenk
KFO : Kiefer-Orthopädie
KFT : Kausal-Feld-Therapie
KG : Konzeptions-Gefäß
LWL :Lichtwellenleiter
MAM : Mund-Außen-Massage
MFT : Mental-Feld-Therapie
MIM : Mund-Innen-Massage
MR : Muskel-Reaktion
MS : Multiple Sklerose
MT : Medikamenten-Test
NAEM : Negative Affect Erasing Method
NLP : Neuro-Linguistisches Programmieren
NNH : Nasen-Neben-Höhlen
O_2 : Sauerstoff
OP : Operation
PU : Psychische Umkehrung
RES : Retikulo-Endotheliales System
SEG : Segment-Elektro-Gramm
SM : Schwermetalle
TAT : Tapas Acupressure Technique
TFT : Thought Field Therapy
ThRD : Thermo-Regulations-Diagnostik
TL : Therapie-Lokalisation
TMG : Temporo-Mandibular-Gelenk
VRT : Vegetativer-Reflex-Test
ZÄPE : ZahnÄrztliche Physio-Energetik
ZK : Zahnärztliche Kinesiologie
ZMK : Zahn-Mund-Kiefer

Dr. Alexander L. Rossaint

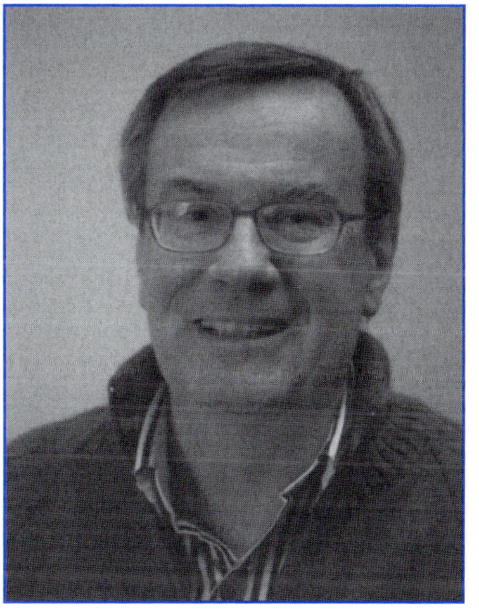

Dr. Alexander L. Rossaint (Jahrgang 1945) studierte Zahnheilkunde von 1965 bis 1970 an der Johannes-Gutenberg-Universität in Mainz unter Prof. Jung, einem Schüler Eulers. 1971 Promotion zum Dr. med. dent. mit einem medizinhistorischen Thema. Ab 1974 als praktischer Zahnarzt in Aachen-Eilendorf tätig.

Seit 1972 Beschäftigung mit biologischer Medizin und Zahnmedizin durch intensive Fortbildung auf den Kongressen des Zentralverbandes der Ärzte für Naturheilverfahren in Freudenstadt, der Ärzte für Erfahrungsheilkunde in Baden-Baden, der Deutschen Medizinischen Arbeitsgemeinschaft für Herd- und Regulationsforschung in Bad Nauheim sowie auf Tagungen der Medizinisch-Biologischen Arbeits- und Fortbildungsgemeinschaft deutscher Zahnärzte (jetzt: Internationale Gesellschaft für ganzheitliche Zahnmedizin), des Forschungskreises für Geobiologie, der Deutschen Akademie für Akupunktur und Aurikulomedizin, der Internationalen Gesellschaft für Biologische Medizin, der Internationalen Medizinischen Gesellschaft für Elektroakupunktur nach Voll und der Internationalen Gesellschaft für Kirlianfotographie und bioelektrische Diagnose und Therapie.

Seit 1974 Kurse und Vorträge über Elektroakupunktur und Ganzheitliche Zahnheilkunde. 1976–1977 Ausbildung in Homöopathie für Zahnärzte. Ab 1978 Ausbildung in Esoterischer Psychologie und Reinkarnationstherapie sowie Astrologie (Münchner Rhythmenlehre nach Döbereiner). Ab 1982 Ausbildung in Kinesiologie Eversaul, Physio-Energetik (van Assche) und cranialer Osteopathie (Eversaul, van Assche) sowie in craniosakraler Therapie (Upledger). 1987 Heilpraktikerprüfung.

1985 veröffentlichte A. Rossaint sein erstes Buch: *Ganzheitliche Zahnheilkunde in physischer, psychischer und metaphysischer Schau.* Seit 1985 hält er Kurse, Seminare und Vorträge im In- und Ausland.

Johann Lechner:

Armlängenreflex-Test und Systemische Kinesiologie

In diesem Handbuch führt Dr. Johann Lechner Schritt für Schritt in die Systemische Kinesiologie mit dem Armlängenreflex-Test ein. Bei dieser Untersuchungsmethode, die er selbst mitentwickelt hat, steht die Aufdeckung tief liegender Belastungsphänomene im Vordergrund. Mit dem Armlängenreflex-Test nach Raphael van Assche steht Ärzten, Heilpraktikern und Therapeuten ein einfaches, aber aussagekräftiges Mittel zur Verfügung, mit dem sie Fragen an den Organismus ihrer Patienten stellen können. Die energetischen Bedingungen von Störungen können so sicher aufgedeckt werden. Mit der Systemischen Kinesiologie lassen sich auch die verschiedensten Substanzen auf ihre individuelle Verträglichkeit beim Patienten testen.

256 Seiten, 175 Abbildungen, Hardcover (17 x 24,5 cm)
ISBN 3-935767-01-3

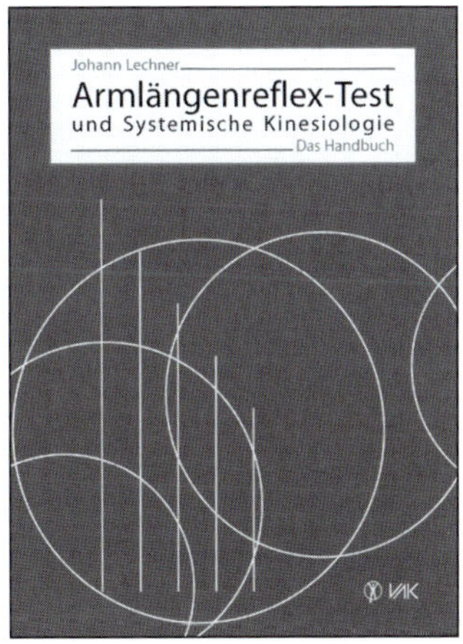

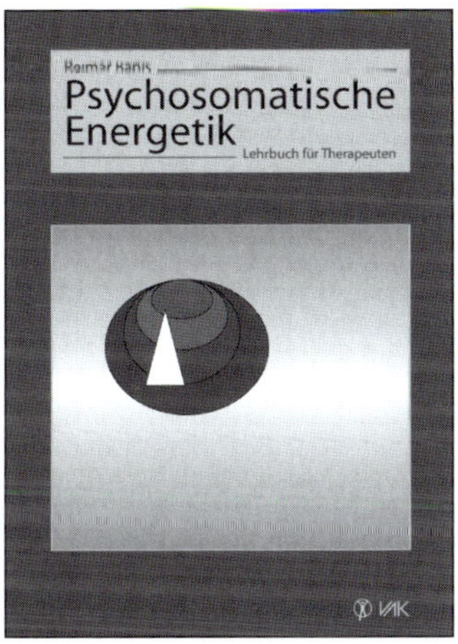

Reimar Banis:

Psychosomatische Energetik

Heilung durch Lösung krank machender Konflikte – in Diagnose und Therapie ist die Psychosomatische Energetik eine seit Jahren erfolgreich praktizierte Alternative zu langwierigen Psychotherapien.
Dieses Handbuch für Therapeuten vermittelt das theoretische Wissen und die praktische Handhabung dieser tief greifenden Heilungsmethode: Neu entwickelte homöopathische Komplexmittel lösen sowohl die Energiestauungen im Körper als auch die dahinterliegenden emotionalen Konflikte auf. Mit leicht verständlicher und bebilderter Testanleitung.

261 Seiten, 45 Fotos und Abbildungen
Hardcover (17 x 24,5 cm)
ISBN 3-935767-28-5

Robert Frost:

Grundlagen der Applied Kinesiology

Applied Kinesiology (AK) ist die von G. Goodheart entwickelte Form des diagnostischen Muskeltestens, eine Synthese orthopädischer und naturheilkundlicher Untersuchungs- und Therapieansätze, auf der alle späteren Richtungen der Angewandten Kinesiologie fußen. Das Buch vermittelt Prinzipien und Anwendungen der AK – auch für Leser ohne medizinische Vorbildung. Test- und Stärkungstechniken für 32 Muskeln sind mit Fotos präzise beschrieben. Für Praktiker der AK wie für Kinesiologieanwender eröffnen sich hier neue Perspektiven zur Effektivierung ihrer Arbeit.

277 Seiten, 298 Fotos und Abbildungen
Hardcover (18 x 24,5 cm)
ISBN 3-932098-27-7

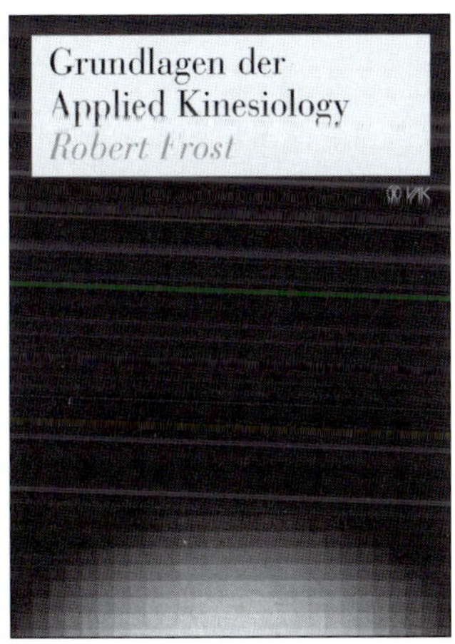